U0231142

Cancer Drug Design and Discovery

抗肿瘤药物
设计与发现

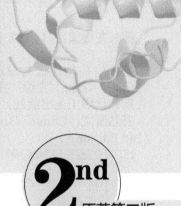

[英] 斯蒂芬·奈德尔 （Stephen Neidle） 主编

盛春泉 李敏勇 周虎臣 主译

2nd 原著第二版

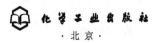

化学工业出版社

·北京·

本书以抗癌药物设计与发现为主线，从基本原理、方法学、临床研究中的药物、新化合物和临床抗癌药物应用现状等几个部分系统地阐述了当代癌症治疗药物发现的综合靶标、技术与模型、快速循证医学原则与临床试验设计的审批，代表性地描述了方法学中所涉及的具体实例和发现的新药，前瞻性地指出在临床上抗癌药物应用过程中无论是常规化疗药物还是目前研究较多的分子靶向药物均存在产生耐药性的问题。

　　本书适合于药学专业和有机化学专业、生物制药专业的教学、科研、管理和情报人员，癌症相关的基础与临床研究人员阅读。

图书在版编目（CIP）数据

抗肿瘤药物设计与发现 /（英）斯蒂芬·奈德尔
（Stephen Neidle）主编；盛春泉，李敏勇，周虎臣主译.
北京：化学工业出版社，2017.1（2020.8 重印）
书名原文：Cancer Drug Design and Discovery
(2nd Edition)
ISBN 978-7-122-28399-3

Ⅰ.①抗… Ⅱ.①斯… ②盛… ③李… ④周…
Ⅲ.①抗癌药-研究 Ⅳ.①R979.1

中国版本图书馆 CIP 数据核字（2016）第 258387 号

Cancer Drug Design and Discovery
ISBN 97801 24095038
This edition of Cancer Drug Design and Discovery by Stephen Neidle is published
by arrangement with ELSEVIER INC., a Delaware corporation having its principal
place of business at 360 Park Avenue South, New York, NY 10010, USA
本书中文简体字版由 ELSEVIER INC. 授权化学工业出版社独家出版发行。

北京市版权局著作权合同登记号：01-2016-5991

责任编辑：李晓红　　　　　　　　　　装帧设计：王晓宇
责任校对：宋　夏

出版发行：化学工业出版社（北京市东城区青年湖南街 13 号　邮政编码 100011）
印　　装：北京建宏印刷有限公司
710mm×1000mm　1/16　印张 37¼　彩插 16　字数 695 千字
2020 年 8 月北京第 1 版第 3 次印刷

购书咨询：010-64518888　　　　　　售后服务：010-64519661
网　　址：http://www.cip.com.cn
凡购买本书，如有缺损质量问题，本社销售中心负责调换。

定　　价：188.00 元　　　　　　　　　　　　　版权所有　违者必究

中文版序言

PREFACE

　　中国学术界和快速发展的制药工业界在肿瘤领域开展了高水平研究，并正在为全球肿瘤药物发现和开发做出日益重要的贡献。因此，我为本书能在中国引起了足够的兴趣并授权出版中文版而感到高兴，也非常乐意为本书的中文版写一个序言。

　　2008年，在本书的第一版前言中我写到："公众和生物医学领域对抗肿瘤新药的需求非常迫切"。如今看来更是如此。近几年，制药工业经历了一段前所未有的混乱时期，但正在研发的抗肿瘤新药数量并没有出现下降的迹象，每年进入一期临床试验新药和联合用药组合的数量一直保持在数百个。这种趋势始于2008年，到2016年变得更加明显。随着科学家们对人类肿瘤发病分子机理和遗传学机制的深入理解，这些进展正在转化为新的治疗药物。其中最好的例子或许是恶性黑色素瘤细胞中致癌基因 *BRAF* 突变被证实，这一结果推动了高效抑制剂的研发，其中一些抑制剂在临床使用中效果显著，但快速耐药是目前面临的严峻挑战。另一项重要的临床进展是化疗耐药性前列腺癌的治疗，得益于激素通路抑制剂阿比特龙（abiraterone，Zytiga™）被加速审批进入临床应用，诸多男性患者此前悲观的态度正在发生改变。该药是学术界研发肿瘤药物的一个非常成功的案例，这并不令人吃惊，近五年学术机构参与度不断增加是抗肿瘤新药研发的一个显著趋势。学术机构通常配备优于企业研究人员的化学家和生物学家，并由他们领导团队，以确保拥有出类拔萃的专业技术。然而，大多数新药持续出自于制药工业界，甚至拥有最佳资源的学术项目有时还是需要与工业界紧密联系。因此，本书的作者组成具有多样性，他们来自大小型制药公司、高校和研究所，见证了抗肿瘤药物发现从开始到繁盛的历程。

　　从1986年到2002年，本书第一版的编写始于我在英国癌症研究所工作之时，那时我能够优先联系到许多卓越的临床医生和科学家，尤其是 Tim McElwain，Tom Connors 和 Ken Harrap，他们在推进癌症治疗标准化的过程中起到了关键作用，最重要的是他们将实验室科学成果转化为临床应用，最终使患者受益。秉持这种精神，我希望第二版继续在肿瘤药物发现的基础和转化中起到积极作用。编写本书的核心目标是，使其再次成为21世纪肿瘤药物发现的重要参考书目，涵盖了从靶标识别和确证、先导物发现和优化，到药理学评价、最终的临床试验和注册整个过程，以便读者对该领域有整体的了解，对关键问题和涉及的复杂性有更好的理解。这一版仍然分为五个部分：基本原理、方法学、临床用药、新药和临床肿瘤药物现状。有些章节在原来基础上进行更新，尤其是有重大进展的部分；其他新章节反映了日益重要的特定主题。这一版中没有阐述肿瘤生物学基础，因为读者可以从大量优秀的参考书中获取相关知识。本书的特色是用特定药物研发案例贯穿于多数章节，其中一些案例仍然以问题结尾，可以用在课堂教学中。希望本书的中文版不仅限于应对那些难治癌症带来的挑战，并在培养新一代中国肿瘤科学家和临床医生方面也能起到积极作用。

感谢所有对本书做出贡献的人，不仅因为他们的努力工作和无私奉献，也对他们面对挑战性交稿截止期限的合作精神致以谢意。感谢我的同事 Hilary Calvert，因为他非常爽快地答应以一位临床专家的视角为本书撰写序言。Hilary Calvert 不仅在多个重要肿瘤药物的临床试验中做出贡献，而且对本领域的基本科学原理有着深厚的理解。来自美国和英国 Elsevier 学术出版社的工作人员经验丰富而且非常专业，确保这项工作得以顺利完成，特别感谢 Andy Albrecht 和 Kristine Jones 的专业支持。非常感谢第二军医大学药学院盛春泉教授及其同事成功地承担了本书英文版的翻译任务。最后，也是最重要的，非常感谢我的妻子 Andrea，感谢她坚定的支持、中肯的建议和耐心的陪伴。

Stephen Neidle

2016 年 12 月于伦敦

译者前言
PREFACE

肿瘤是一种严重威胁人类健康的重大疾病，也是全球新药研发的热点领域，据估计当前制药工业大约有40%的新药研发经费投入到抗肿瘤药物上。在我国，癌症发病率和死亡率均呈上升趋势，亟须研制具有知识产权的抗肿瘤创新药物。《抗肿瘤药物设计与发现》（Cancer Drug Design and Discovery）正是一本系统介绍抗肿瘤新研发的学术专著。本书英文版由英国伦敦大学药学院（University College London）Stephen Neidle教授主编，第一版于2008年由Elsevier公司出版，随即获得了学术界广泛的关注和好评，也已成为全球抗肿瘤药物研究人员的重要参考书。第二版于2014年出版，新增了抗肿瘤新药发现的新技术和各个领域的新进展，包括肿瘤基因组学、个体化给药、DNA靶向药物等。

本书以抗肿瘤药物设计与发现为主线，分为基本原理和方法学（第1～4章），实验室和临床阶段药物（第5～18章），临床上抗肿瘤药物应用现状（第19～20章）三篇，共计20章。本书41位作者来自8个国家的科研院所或制药公司，均是各自领域的杰出学者。本书内容涵盖了抗肿瘤新药研发链的全过程，并重点介绍了药物设计、先导化合物发现和优化、候选药物的临床前研究和临床评价中所涉及的新理论、新技术、新靶点和在研新药。本书提供了大量抗肿瘤新药研发的案例和参考文献，并前瞻性地指出了当前研究所面临的问题和未来的发展方向。

本书的三位主译均从事抗肿瘤新药研发相关的研究，在科研工作中也经常从本书中获得知识、思路和灵感，感谢化学工业出版社的邀请，促使我们将本书翻译为中文版，希望为我国从事抗肿瘤新药研发的研究人员提供一本有价值的参考书。

除了三位主译，第二军医大学药学院董国强（第8章）、缪震元（第3章）、庄春林（第13章）、武善超（第14章）、宋云龙（第15章）、郑灿辉（第12章）、刘娜（前言、第4章、词汇表、索引）、山东大学药学院杜吕佩（第11、16、17章）、马朝（第18、19章）、姜天宇（第10、20章）、上海交通大学药学院朱明彦（第1、2、5～7章）、赵亚雪（第9章）、刘嘉慧（第5、9章）、张晋毅（第6、7章）、康宁（第1章）等也承担了部分翻译工作，刘娜女士担任了本书翻译组的秘书，在此一并感谢。全书译稿由盛春泉、李敏勇、周虎臣审校和修改。

由于译者水平和能力有限，疏漏和不足之处在所难免，敬请读者朋友批评指正。

盛春泉，李敏勇，周虎臣
2016年11月

1972 年，作为英国马斯登皇家医院新任职的一名实习医生，我被要求对一位病人使用"铂类药物"。之后，这位病人剧烈呕吐并且很快进入肾功能衰竭，但是她的卵巢癌消失了。她是首批使用顺-二氨基二氯化铂有疗效的卵巢癌病人之一。但此药并不是第一个直接作用的细胞毒抗癌药物。从 Goodman 和 Gilman 发现并发表"氮芥治疗癌症可以使肿瘤缩小"以来，医学发展了 25 年时间才实现这一成绩。源于发现第一次世界大战中接触芥子气的士兵体内白细胞数量下降，Goodman 和 Gilman 研发了一系列水溶性类似物，并最终于 1946 年发表。随之，大量双官能团烷基化试剂被开发，其中一部分应用至今。

顺铂是 Rosenberg 在一次偶然观察中发现的，他发现电流穿过培养的细菌导致电极分解产生顺铂。顺铂及后继开发的类似物卡铂、奥沙利铂等与烷化剂的作用机理相似，都是与 DNA 交联形成加合物。铂类似物极大地拓展了抗癌药物的应用，尤其在有效治疗生殖细胞肿瘤、延长卵巢癌病人生命、结直肠癌的辅助治疗和缓解肺癌等方面贡献卓越。

同样在 20 世纪 40 年代末的美国波士顿，Sydney Farber 发现并记录了急性白血病儿童血液中的叶酸水平很低。给予叶酸补充剂能够引起白血病的加速效应而非减缓疾病。这一现象导致了第一个靶向抗癌药甲氨蝶呤的出现，它干扰叶酸代谢并阻止细胞分裂，阻断 DNA 合成所必需的胸腺嘧啶核苷和嘌呤碱基的合成。新的抗叶酸药物随后相继问世，特别是培美曲赛，目前已成为治疗间皮瘤和肺癌的主要药物。培美曲赛不同于甲氨蝶呤，它能够直接作用于胸苷酸合成酶，该酶负责脱氧尿苷酸到胸苷的转化，这一途径专属用于 DNA 合成。

在接下来的几十年中，大量的天然产物也被证实可用于癌症治疗，其中作用于微管的药物（长春碱类和紫杉醇类）尤为重要。长春碱是礼来公司研究长春花治疗特性时发现的。长春碱联合其他药物（甲氨蝶呤和 6-巯嘌呤）使儿童白血病治疗方案得以改进。20 世纪 80 年代，第二类微管结合药物紫杉醇类在紫杉的树皮中被发现。这类药物（紫杉醇和多西他赛）通过结合、稳定微管蛋白，从而抑制细胞有丝分裂，它们在治疗乳腺癌、肺癌和卵巢癌等多数肿瘤中扮演着重要的角色。另一组天然产物通过抑制拓扑异构酶起效。蒽环类（如多柔比星）结合 DNA 并抑制拓扑异构酶 II 将 DNA 再连接，从而导致 DNA 链断裂；鬼臼毒素类（如依托泊苷）也抑制拓扑异构酶 II；喜树碱类似物（如拓扑替康和伊立替康）抑制拓扑异构酶 I。上述药物被广泛应用在常见癌症治疗中。

直到 20 世纪 90 年代，前文所提到的药物（包括治疗乳腺癌和前列腺癌的激素类药物）构成了系统性癌症治疗的基本手段。它们对癌症治疗的影响是巨大的。多数白血病和血液系统恶性肿瘤能够被治愈；联合用药作为外科手术后的辅助手段提高了部分常见肿瘤（尤其是乳腺癌和结直肠癌）患者的生存率；另一方面，部分肿瘤（如卵巢癌）患者虽然还未能完全治愈，但生存时间被大大延长。值得注意的是，所有细胞毒药物（非激素类药物）对增殖期细胞均有毒性。基于这种作用模式，细胞毒药物不仅有抗癌作用，对于骨髓、毛囊和胃肠黏膜等其他增殖组织大多也有毒性。令人惊讶的是，任何癌症的治愈和生存时间的延长都是通过非特异性治疗达到的。

20 世纪 90 年代初，一个普遍的观点是通过发明更好的靶向药物可以使该领域得到进一步发展。生物学的进步开始逐步阐明细胞信号通路、细胞表面受体对于生长因子的作用，激活传导信号并传递至细胞核来开启细胞分化机制等问题。这些通路中的突变可以引起组成性激活、导致致癌基因识别，进而揭示癌症的遗传成因。基于药物化学和结构生物学的发展，使得"设计"药物来特异性抑制这些通路成为可能。大部分制药公司和学术机构放弃了新型细胞毒药物的研究项目，更青睐于开发针对细胞信号通路的靶向药物。到目前为止，近 20 年进入临床评价的新型抗癌候选新药大多数是这类靶向药。其中部分靶向药对某种特定类型的癌症已经产生了巨大的影响，但是总体来讲效果不佳。因毒副作用导致给药剂量受限，靶向药的联合用药也尤其成问题。

研究人员对表皮生长因子受体（EGFR）酪氨酸激酶抑制剂联合化疗药物治疗肺癌进行了初步试验，结果显示没有使患者生存时间延长（事实上，数据没有统计学差异）；进一步对化疗耐药患者单独用药，试验结果发现疗效有统计学意义，但仅为中度的改善，能够使患者生存期延长数月。目前，治疗肾癌和肝癌的靶向药也已经获批。但是，该类药对于延长生存期有中等的效果，但无法治愈。

造成上述令人失望结果的原因可能是这类药物虽然靶向了某种生物化学通路，但并未靶向癌症本身。的确，信号转导通路负责涵盖多种重要脏器在内的正常组织的体内平衡，不论其是否增殖。而所谓"过时"的细胞毒药物原则上更多地定位在增殖组织中。

前文中提到，靶向药已经出现了一些令人惊喜的成果。在成功的案例中，有证据表明，部分药物靶标具有肿瘤细胞特异性，且对肿瘤细胞存活也是必需的。伊马替尼成功改善了慢性粒细胞白血病的预后效果。其靶标 Bcr-Abl 融合蛋白是染色体（费城染色体）异位的产物，也是白血病发病的原因。EGFR 激酶抑制剂对一小部分肺癌患者的治疗效果非常好，这部分患者体内存在 EGFR 激活突变。激活突变几乎仅发生在非吸烟患者身上，暗示该突变是他们患癌的主要原因。另一小部分不吸烟肺癌患者肿瘤细胞中存在 *ALK* 基因移位，抑制剂可以直接定位于此且产生很强的活性。本书中，另一个例子是对肿瘤细胞系统性的基因组学研究。大约 50% 的恶性黑色素瘤患者体内发生 *BRAF* 基因特异性激活突变。*BRAF* 抑制剂为这些难治性肿瘤患者带来希望。

因此，我们应该聚焦于研发肿瘤特异性的新药，而非针对肿瘤和正常组织都依赖的普通通路。本书对此阐述了几种策略。由于肿瘤患者存在非常大的差异性，因此个性化治疗开始得到重视。提高全基因组测序的实用性并降低其成本非常重要，这能够使个性化治疗得以开展。基于肿瘤发生过程中 DNA 修复缺陷，通过开发基于"致死合成"理念的特定 DNA 修复抑制剂，肿瘤选择性治疗将成为可能。某些情况下，可以用抗体将非特异性药物用于靶向治疗肿瘤，另外，利用中间代谢能量通路中的特异性突变也是可行的。

最后，我们需要加速的步骤是临床开发进程。近些年，实施必要的临床评价增加了时间和成本，监管环境现已变得日益严格。虽然我们正在研发的药物仅在一小部分有特定基因标志的患者中有效，但是现有的临床试验方法很难在这部分特定患者中评价疗效，这些问题在本书的最后部分有相关论述。

Hilary Calvert
癌症研究所
英国伦敦大学学院

前　言

FOREWORD

　　2008 年，在本书第一版前言中，我写道："公众和生物医学领域对抗肿瘤新药的需求非常迫切"。如今看来更是如此。近五年，制药工业经历了一段前所未有的混乱时期，但正在研发的抗肿瘤新药数量并没有出现下降的迹象，每年进入一期临床试验新药和联合用药组合的数量一直保持在数百个。这种趋势始于 2008 年，到 2013 年变得更加明显。随着科学家们对人类肿瘤发病分子机理和遗传学机制的深入理解，这些进展正在转化为新的治疗药物。其中最好的例子或许是恶性黑色素瘤细胞中致癌基因 *BRAF* 突变被证实，这一结果推动了高效抑制剂的研发，其中一些抑制剂在临床使用中效果显著，但快速耐药是目前面临的严峻挑战。另一项重要的临床进展是化疗耐药性前列腺癌的治疗，得益于激素通路抑制剂阿比特龙（abiraterone，Zytiga™）被加速审批进入临床应用，诸多男性患者此前悲观的态度正在发生改变。该药是学术界研发抗肿瘤药物的一个非常成功的案例，这并不令人吃惊，近五年学术机构参与度不断增加是抗肿瘤新药研发的一个显著趋势。学术机构通常配备优于企业研究人员的化学家和生物学家，并由他们领导团队，以确保拥有出类拔萃的专业技术。然而，大多数新药持续出自于制药工业界，甚至拥有最佳资源的学术项目有时还是需要与工业界紧密联系。因此，本书的作者组成具有多样性，他们来自大小型制药公司、高校和研究所，见证了抗肿瘤药物发现从开始到繁盛的历程。

　　从 1986 年到 2002 年，本书第一版的编写始于我在英国癌症研究所工作之时，那时我能够优先联系到许多卓越的临床医生和科学家，尤其是 Tim McElwain，Tom Connors 和 Ken Harrap，他们在推进癌症治疗标准化的过程中起到了关键作用，最重要的是他们将实验室科学成果转化为临床应用，最终使患者受益。秉持这种精神，我希望第二版继续在抗肿瘤药物发现的基础和转化中起到积极作用。编写本书的核心目标是，使其再次成为 21 世纪抗肿瘤药物发现的重要参考书目，涵盖了从靶标识别和确证、先导物发现和优化，到药理学评价、最终的临床试验和注册整个过程，以便读者对该领域有整体的了解，对关键问题和涉及的复杂性有更好的理解。第二版仍然分为五个部分：基本原理、方法学、临床用药、新药和临床肿瘤药物现状。有些章节在原来基础上进行更新，尤其是有重大进展的部分；其他新章节反映了日益重要的特定主题。该版中没有阐述肿瘤生物学基础，因为读者可以从大量优秀的参考书中获取相关知识。本书的特色是用特定药物研发案例贯穿于多数章节，其中一些案例仍然以问题结尾，可以用在课堂教学中。希望本书不仅限于应对那些难治癌症带来的挑战，并在培养新一代肿瘤科学家和临床医生方面也能起到积极作用。

感谢所有对本书做出贡献的人，不仅因为他们的努力工作和无私奉献，也对他们面对挑战性交稿截止期限的合作精神致以谢意。感谢我的同事 Hilary Calvert，因为他非常爽快地答应以一位临床专家的视角为本书撰写序言。Hilary Calvert 不仅在多个重要肿瘤药物的临床试验中做出贡献，而且对本领域的基本科学原理有着深厚的理解。来自美国和英国 Elsevier 学术出版社的工作人员经验丰富而且非常专业，确保这项工作得以顺利完成，特别感谢 Andy Albrecht 和 Kristine Jones 的专业支持。最后，也是最重要的，非常感谢我的妻子 Andrea，感谢她坚定的支持、中肯的建议和耐心的陪伴。

Stephen Neidle
药学院
英国伦敦大学学院

主 编 简 介

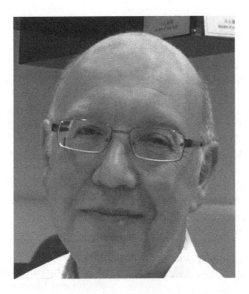

　　Stephen Neidle，伦敦大学学院药学院化学生物学教授，他带领一支多学科交叉的肿瘤药物发现团队，从事胰腺癌和其他临床急需解决的癌症治疗新策略研究。研究成果获得英国皇家化学会 Sosnovsky 奖与学科交叉奖，以及法国治疗学会的安万特药物化学奖。担任 2011—2012 年美国癌症研究协会肿瘤研究化学工作组主席，Bioorganic and Medicinal Chemistry Letters 杂志欧洲主编。

编 写 人 员

Paola B. Arimondo Institut de Recherche Pierre Fabre, Centre de Recherche et Développement, Toulouse, France

Christian Bailly Institut de Recherche Pierre Fabre, Centre de Recherche et Développement, Toulouse, France

Tracy M. Bryan Children's Medical Research Institute, Westmead, NSW, Australia; University of Sydney, Sydney, NSW, Australia

Silvia Chioato Pfizer Srl, Milan, Italy

Scott B. Cohen Children's Medical Research Institute, Westmead, NSW, Australia; University of Sydney, Sydney, NSW, Australia

Ian Collins Cancer Research UK Cancer Therapeutics Unit, The Institute of Cancer Research, London, UK

Robert Blake Crochet Department of Biological Sciences, Louisiana State University, Baton Rouge, LA, USA

Nicola J. Curtin Newcastle Cancer Centre, Northern Institute for Cancer Research, Newcastle University, Newcastle upon Tyne, UK

William A. Denny Auckland Cancer Society Research Centre, School of Medical Sciences, University of Auckland, New Zealand

Erling Donnelly Pfizer Inc, Cambridge, MA, USA

Daniele Generali U.O. Multidisciplinare di Patologia Mammaria, U.S. di Terapia Molecolare e Farmacogenomica, Az. Istituti Ospitalieri di Cremona, Cremona, Italy

Nicolas Guilbaud Institut de Recherche Pierre Fabre, Centre de Recherche et Développement, Toulouse, France

Ian R. Hardcastle Newcastle Cancer Centre, Northern Institute for Cancer Research, Newcastle University, Newcastle upon Tyne, UK

Adrian L. Harris Molecular Oncology Laboratory, Cancer Research UK, Weatherall Institute of Molecular Medicine, John Radcliffe Hospital, Oxford, UK

Philip A. Harris GlaxoSmithKline, Collegeville, PA, USA

John A. Hartley Cancer Research UK Drug-DNA Interactions Research Group, UCL Cancer Institute, London, UK

Rolf W. Hartmann Pharmaceutical & Medicinal Chemistry, Saarland University, Saarbrücken, Germany; Helmholtz Institute for Pharmaceutical Research Saarland (HIPS), Saarbrücken, Germany

Qingzhong Hu Pharmaceutical & Medicinal Chemistry, Saarland University, Saarbrücken, Germany

Donna M. Huryn Center for Chemical Methodologies and Library Development (UPCMLD), University of Pittsburgh, Pittsburgh, PA, USA

Federico Innocenti Eshelman School of Pharmacy, Institute for Pharmacogenomics and Individualized Therapy, University of North Carolina, Chapel Hill, NC, USA; Linerberger Comprehensive Cancer Center, School of Medicine, University of North Carolina, Chapel Hill, NC, USA

Harren Jhoti Astex Therapeutics, Cambridge, UK

Keith Jones Cancer Research UK Cancer Therapeutics Unit, The Institute of Cancer Research, London, UK

Yong-Hwan Lee Department of Biological Sciences, Louisiana State University, Baton Rouge, LA, USA

David Norton Astex Therapeutics, Cambridge, UK

Puja Pathuri Astex Therapeutics, Cambridge, UK

Gordon W. Rewcastle Auckland Cancer Society Research Centre, School of Medical Sciences, University of Auckland, New Zealand

Minsuh Seo Department of Biological Sciences, Louisiana State University, Baton Rouge, LA, USA

Swee Sharp Cancer Research UK Cancer Therapeutics Unit, The Institute of Cancer Research, London, UK

Zahid H. Siddik Department of Experimental Therapeutics, The University of Texas MD Anderson Cancer Center, Houston, TX, USA

Christopher A. Slapak Lilly Research Laboratories, Eli Lilly and Company, Indianapolis, IN, USA

Ross Soo Department of Hematology–Oncology, National University Health System, Singapore; Cancer Science Institute of Singapore, Singapore

Malcolm F.G. Stevens Centre for Biomolecular Sciences, University of Nottingham, Nottingham, UK

David Taylor UCL School of Pharmacy, London, UK

Dominic Tisi Astex Therapeutics, Cambridge, UK

Christopher G. Tomlinson Children's Medical Research Institute, Westmead, NSW, Australia; University of Sydney, Sydney, NSW, Australia

Stephany Veuger Newcastle Cancer Centre, Northern Institute for Cancer Research, Newcastle University, Newcastle upon Tyne, UK

Richard A. Walgren Lilly Research Laboratories, Eli Lilly and Company, Indianapolis, IN, USA

Henriette Willems Astex Therapeutics, Cambridge, UK

Peter Wipf Center for Chemical Methodologies and Library Development (UPCMLD), University of Pittsburgh, Pittsburgh, PA, USA

Paul Workman Cancer Research UK Cancer Therapeutics Unit, The Institute of Cancer Research, London, UK

Wei-Peng Yong Department of Hematology–Oncology, National University Health System, Singapore; Cancer Science Institute of Singapore, Singapore

目 录
CONTENTS

第一篇
基本原理与方法学

第1章
现代抗癌药物发现：整合靶标、技术和治疗手段的个性化药物

Paul Workman，Ian Collins

1.1 引言：变化的时代

最近 15 年，抗癌药物的发现经历了一系列瞩目的改变。发生了哪些变化呢?第一，抗癌药物的分子靶标发生了巨大变化，现在的靶标反映了我们对基因和表观遗传变异的认识不断加深，人们意识到基因和表观遗传变异会异常调节细胞的生物化学反应过程和信号网络，从而引发癌症并使其恶化[1,2]。第二，整合并综合运用强效的新药研发技术，对抗癌药物的发现起到了巨大的作用[3]。第三，这些靶标和技术已在临床成为典范，在此基础上，过去的 15 年中出现了许多新的治疗方法[4]。本书将结合新型抗癌药物研发过程中的诸多重要方面结合到一起，特别是小分子药物发现的过程。这一章，我们将对现代抗癌药物的发现进行全面介绍，并回顾现代小分子抗癌药物的发现，这些成功案例是建立在靶标、治疗、技术三方面紧密结合的基础之上的，就这点而言，抗癌药物引导了个性化药物的发展。但是，与细胞毒性药物相同，抗药性也是分子靶向药物亟待解决的问题。

为此，首先我们要回顾已取得的进展以及目前的局限，为理解如何推动领域的发展提供基础。之后，我们将详细总结从分子靶标识别到候选药物选择的全过程，包括一些对特殊案例进行分析。最后，我们将从以上内容得出一些结论，并展望未来，包括使用联合疗法克服抗药性问题的前景。

1.2 成功和局限

1.2.1 细胞毒性药物

诞生于 20 世纪 50 年代的第一代抗癌药物几乎都是细胞毒性药物，它们的作用是通过破坏 DNA、抑制 DNA 合成或干扰细胞分裂，如阻断拓扑异构酶或与微管结合来实现的[5,6]。其中许多药物是从大量化合物中筛选出有杀死癌细胞作用的小分

子，如天然产物紫杉醇是微管抑制剂[7]。DNA-烷基化试剂最初是硫芥和氮芥，后来经过结构修饰控制其化学反应速率，产生了环磷酰胺和异环磷酰胺[8]。在那个最初的肿瘤细胞毒性药物时代，抗肿瘤药物的发展还没有借助我们现在的癌症基因和分子基础的知识。然而许多药物也是"分子靶向"的，例如，抗叶酸胸苷酸合酶抑制剂是根据当时的药物化学原理，对单一的确定的分子靶点进行构效关系研究和 X 射线单晶衍射而设计得到的[9]。

历史上有许多值得一提的用细胞毒性药物治疗癌症的成功案例。无论在当时的光学显微镜时代还是在最近的分子水平研究中，这些疾病存在众多的形式。结构、组织和分子类型不同，有效的治疗药物也随之变化。细胞毒性药物在治疗白血病、淋巴瘤、睾丸癌和儿童恶性肿瘤中取得了巨大的成功，使存活率大幅提高（www.cancer.org/acs/groups/content/@epidemiologysurveilance/documents/document/acspc-031941.pdf）。同时，细胞毒性药物对乳腺癌和前列腺癌的辅助化疗也有成功的案例，但对成人上皮细胞癌的治疗并无杰出疗效。尽管取得了这些进步，癌症仍然是美国第二大致死疾病（http://www.cdc.gov/nchs/data/nvsr/nvsr61_06.pdf）。此外，尽管许多癌症的发生率呈现下降趋势，但人乳头瘤病毒相关的口咽癌、黑色素瘤、胰腺癌、肝癌和肾癌等癌症的发生率却在升高。世界范围的癌症负担增加在某些意义上表明了发达国家和发展中国家的人口结构变化，具有癌症高发风险的老年人的数量正在增长[10]。新靶点和新技术的应用带来的巨大的机遇，加上对癌症治疗的急切需求将是抗癌药物发展的持续推动力。

1.2.2　新型分子抗癌药物

20 世纪 90 年代末开始，人们逐渐认识到对经典细胞毒性药物的微调已经不能提高生存率。对乳腺癌和前列腺癌分别应用抗雌激素和抗雄激素疗法，在特殊的癌症亚型中仍然有效，例如最近批准的药物阿比特龙（abiraterone，Zytiga）治疗转移性阉割抵抗前列腺癌[11]（见第 11 章），但是我们需要新的治疗方法应对更广的疾病类型。这个观点与基于癌症基础研究和大规模基因组学诞生的新型分子靶点理论不谋而合。根据习惯用法，我们将使用"分子抗癌药物"术语来指代分子水平上作用于癌症成因相关靶点的药物。如 1998 年的曲妥单抗（trastuzumab）（表 1.1；并见 http://www.centerwatch.com/patient/drugs/druglist.html）上市以来，包括抗体和小分子药物在内的许多创新药物获得了美国食品药品管理局（FDA）的批准，表明新型分子靶点方法的成功。

作为第一个现代的分子靶向癌症治疗案例，人源单克隆抗体曲妥单抗对 ERBB2/HER2 癌蛋白过表达（DNA 扩增所致）的乳腺癌患者显示出治疗活性[12]。这些患者代表了约 30%的淋巴结阳性乳腺癌患者，20 个月内的复发率降低了 50%。自从 1998 年得到批准，曲妥单抗已经成为转移性 ERBB2/HER2 阳性乳腺癌治疗标准的一部分，这也证明了通过生物分子标志划分病人进行个性化治疗的潜力[13]。

表 1.1　已获得美国 FDA 上市许可的癌症分子靶向治疗药物示例（1998—2012）[①]

年份	药物	药物类型	疾病症状	主要分子靶点
2012	恩杂鲁胺	小分子	转移性阉割抵抗性前列腺癌	雄性激素受体
	帕唑帕尼	小分子	软组织肉瘤	血管内皮生长因子受体（VEGFR）1，2，3
	瑞格非尼	小分子	转移性结直肠癌[②]	多重激酶
	帕妥珠单抗	抗体	转移性乳腺癌[③]	表皮生长因子受体 II（ERBB2）
	卡非佐米	小分子	多发性骨髓瘤[④]	26S 蛋白酶体
	阿西替尼	小分子	肾癌[⑤]	血管内皮生长因子受体（VGFR）1，2，3
	维莫德吉	小分子	基底细胞癌	刺猬信号通路
	博舒替尼	小分子	慢性髓细胞性白血病	BCR-ABL，SRC
	依维莫司	小分子	ER-阳性，HER2-阴性乳腺癌	雷帕霉素靶标蛋白（mTOR）
2011	阿比特龙	小分子	转移性阉割抵抗性前列腺癌[⑥]	细胞色素 17（CYP17）
	维罗非尼	小分子	不可切除或转移性 BRAFV600E-阳性黑色素瘤[⑦]	BRAFV600E
	伊匹单抗	抗体	不可切除或转移性黑色素瘤	淋巴细胞抗原-4（CTLA-4）
	克唑替尼	小分子	EML4-ALK-阳性非小细胞肺癌[⑧]	淋巴瘤激酶（ALK），c-MET
	凡德他尼	小分子	甲状腺癌	血管内皮生长因子受体（VGFR），表皮生长因子受体（EGFR）
	舒尼替尼	小分子	胰腺神经内分泌肿瘤[⑨]	多重激酶
	本妥昔单抗	抗体-细胞毒偶联药物[⑩]	霍奇金淋巴瘤和间变性大细胞淋巴瘤	CD30
	依维莫司	小分子	胰腺神经内分泌肿瘤[⑨]	mTOR
2010	曲妥单抗	抗体	胃癌[⑪]	ERBB2
2009	帕唑帕尼	小分子	肾癌	VEGFR1，2，3
	Romedepsin	小分子	皮肤 T 细胞淋巴瘤	组蛋白去乙酰化酶（HDAC）
	贝伐珠单抗	抗体	肾癌[⑫]	VEGF
	奥法木单抗	抗体	B 细胞慢性淋巴细胞白血病	CD20
	依维莫司	小分子	肾癌	mTOR
2007	拉帕替尼	小分子	转移性乳腺癌[⑬]	EGFR，ERBB2
	替西罗莫司	小分子	肾癌	mTOR
	尼罗替尼	小分子	慢性骨髓白血病	BCR-ABL，c-KIT，血小板衍生生长因子受体（PDGFR）
2006	达沙替尼	小分子	耐伊马替尼慢性骨髓性白血病	BCR-ABL，SRC
	舒尼替尼	小分子	肾癌，胃肠道间质瘤	多重激酶（PDGFR，VEGFR，c-KIT）
	帕尼单抗	抗体	结肠直肠癌	EGFR
	伏立诺他	小分子	皮肤 T 细胞淋巴瘤	HDAC

年份	药 物	药物类型	疾病症状	主要分子靶点
2005	索拉非尼	小分子	肾上皮细胞癌	VEGFR，C-RAF，PDGFR
2004	贝伐单抗	抗体	转移性结肠癌	VEGF
	西妥昔单抗	抗体	表达 EGFR 转移性结肠癌	EGFR
	埃罗替尼	小分子	转移性非小细胞肺癌	EGFR
2003	易瑞沙	小分子	转移性非小细胞肺癌⑭	EGFR
	硼替佐米	小分子	多发性骨髓瘤⑮	26S 蛋白酶体
2002	伊马替尼	小分子	胃肠道间质瘤	c-KIT，PDGFR
	90Y-替伊莫单抗	放射性标记的抗体	非霍奇金淋巴瘤	CD20
2001	阿伦单抗	抗体	B 细胞慢性淋巴细胞白血病	CD52
	来曲唑	小分子	转移性乳腺癌⑯	芳香化酶
	伊马替尼	小分子	慢性骨髓白血病	BCR-ABL
1999	依西美坦	小分子	转移性乳腺癌⑰	芳香化酶
1998	曲妥单抗	抗体	HER2-阳性转移性乳腺癌⑱	ERBB2

① 见 www.centerwatch.com。
② 曾经接受多重疗法的病人。
③ 结合使用曲妥单抗和多西他赛。
④ 病人之前至少接受两种治疗，包括硼替佐米和免疫调节药物，治疗结果是病情恶化。
⑤ 在接受一种系统性治疗之后。
⑥ 与强的松联合使用。
⑦ FDA 认证公司的诊断测试证明存在 BRAFV600E 突变。
⑧ FDA 认证公司的诊断测试证明存在 ALK 重新排列。
⑨ 无法切除的局部晚期或转移疾病。
⑩ 靶向 CD30 的单抗可断裂地偶联单甲基阿里他汀 E。
⑪ 与顺铂和氟嘧啶联合使用。
⑫ 与干扰素阿尔法 2α联合使用。
⑬ 与卡培他滨联合使用。
⑭ 二线治疗。
⑮ 之前接受过至少两种治疗的病人。
⑯ 对患有局部晚期或转移性乳腺癌的绝经妇女的一线治疗。
⑰ 对患有乳腺癌晚期的绝经妇女使用他莫昔芬治疗，使病情出现恶化的病例。
⑱ 二线或三线治疗。

　　第一个成功的小分子靶向癌症治疗是酪氨酸激酶抑制剂（TKI）伊马替尼（imatinib，Gleevec；见图 1.1 本章讨论的伊马替尼和其他小分子的化学结构）。伊马替尼被认为是致癌信号传导蛋白靶向药物的原型[14]，尽管它可作为原型的程度一直存在争议，因它不够典型，所以有人认为它代表了"明显的异类"而不是"代表药物"[15,16]。伊马替尼的首要靶点是阿贝尔森（Abelson）酪氨酸激酶（ABL），慢性骨髓白血病（CML）所发生的染色体易位会激活 ABL，产生 BCR-ARL 融合蛋白，这种分子异常行为产生了对 ABL 激酶特殊的依赖性。这就解释了为什么伊马替尼对慢性期的慢性骨髓白血病如此有效，30 个月时中位总生存率达 88%[17]。同等重要的是，ABL 对于正常组织没有毒性，这可以解释为什么即使长期治疗，伊马替尼也有良好的耐受性。伊马替尼成为治疗 CML 的一线药物，随之产生了多种第二代 BCR-ARL 抑制剂如达沙替尼（dasatinib）（表 1.1）[18]。在某种程度上，伊马替尼在患者上产生的耐药性促使着新的 BCR-ABL 抑制剂的研发（将在本章讨论）。

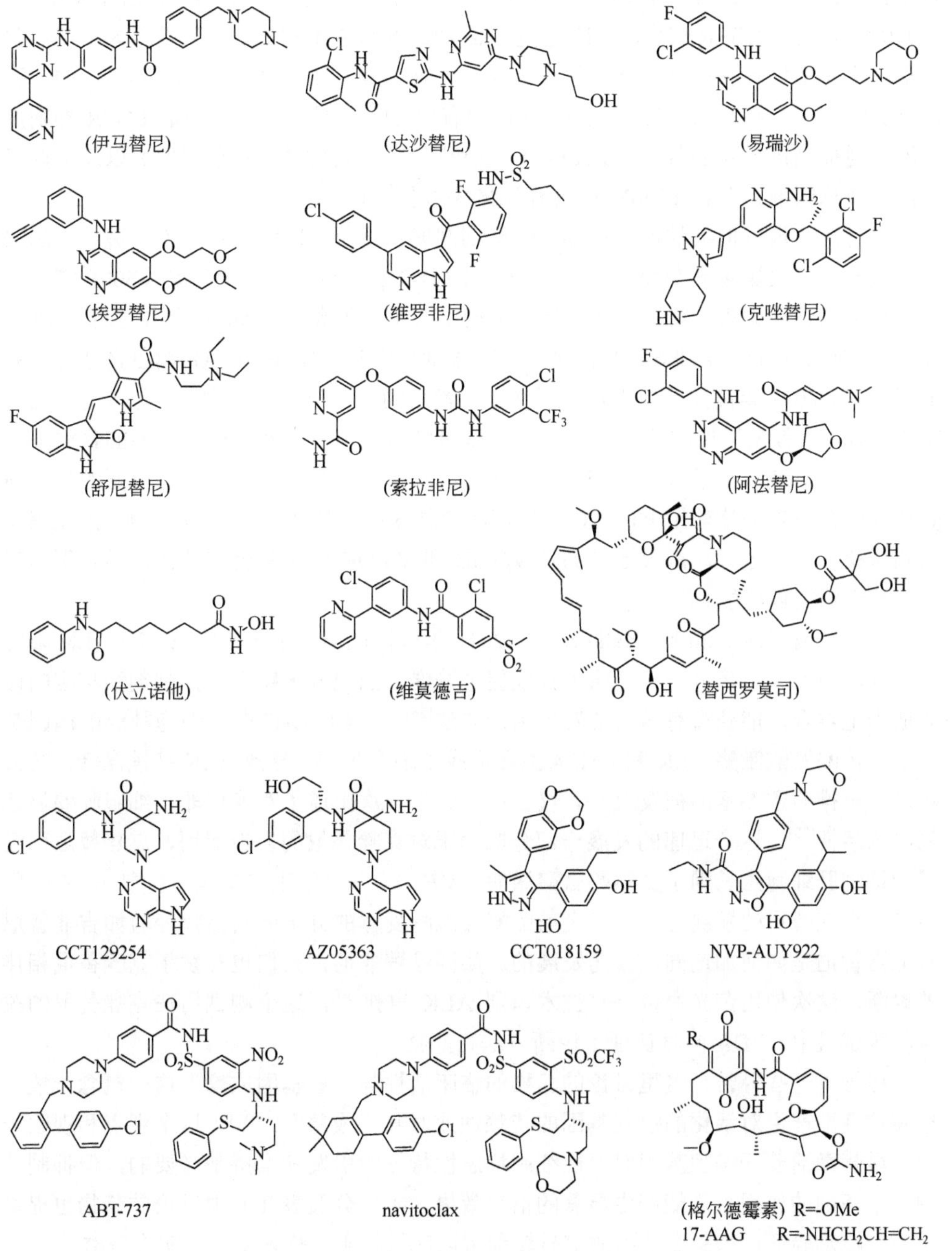

（伊马替尼）　（达沙替尼）　（易瑞沙）

（埃罗替尼）　（维罗非尼）　（克唑替尼）

（舒尼替尼）　（索拉非尼）　（阿法替尼）

（伏立诺他）　（维莫德吉）　（替西罗莫司）

CCT129254　AZ05363　CCT018159　NVP-AUY922

ABT-737　navitoclax　（格尔德霉素）R=-OMe
17-AAG　R=-NHCH₂CH=CH₂

图 1.1　上文中小分子的化学结构

吉非替尼（gefitinib，Iressa）和埃罗替尼（erlotinib，Tarceva）是第一代表皮生长因子受体（EGFR）酪氨酸激酶的小分子抑制剂，对非小细胞肺癌（NSCLC）显示活性。埃罗替尼和化疗联合使用与只化疗相比可以提高病人的生存率[19]。吉非替尼在最初用药时只对一小部分 NSCLC 患者有效，继续使用会使患者产生 EGFR 活化突变[20]。一开始，人们对 EGFR 突变和 TKI 敏感性之间的联系并不相信，主要是因为早期试验人群的突变率低且肿瘤组织样本生长缓慢。从 2005 年开始，多种针对 NSCLC 的前瞻性试验证明了药物对 EGFR 突变 NSCLC 的有效性[21]。最近研发更多的 EGFR 抑制剂是不可逆抑制剂如阿法替尼（afatinib），它可以共价结合在野生型 EGFR 以及降低了与第一代抑制剂结合到 T790M 激酶看门突变体上[22]。

另有两个最近批准的信号传导激酶抑制剂展示了研发靶向治疗药物的进步。2002年，人们发现丝氨酸/苏氨酸蛋白激酶 B-Raf（B-RAF）的突变，尤其是 V600E 突变是许多癌症的致癌因素，特别是恶性黑色素瘤中发生率很高（达 50%）[23]，抑制剂维罗非尼（vemurafenib，Zelboraf）在早期的临床试验中对 V600E BRAF 黑色素瘤有很高的活性[24]，2011 年被批准成为治疗恶性黑色素瘤的第一个靶向药物[25]。与伊马替尼在BCR-ABL 依赖型慢性粒细胞白血病中的作用机理相同，维罗非尼以重要的致癌基因为靶向，明显地改善了 V600E B-RAF 病人的肿瘤反应和病人存活率。重要的是，与之相伴的在患者治疗前用 RT-PCR 来检测患者肿瘤内 V600E B-RAF 等位基因的诊断，与临床研发平行进行，意外地检测到 V600D 和 V600K 致癌基因突变体，为真正的靶向治疗策略提供可能。

克唑替尼（crizotinib，Xalkori）在 2011 年获得批准，用于治疗 EML4-ALK 阳性非小细胞肺癌。该药进一步证明了实践促进发展。当把分子靶点、抑制剂和相应的诊断适当地结合，能获得有潜力的靶向治疗方法[26]。大约 5%的非小细胞肺癌的病因是由于受体酪氨酸激酶 ALK 和 EML4 蛋白形成了融合蛋白，导致 ALK 持续激活。2007年这个重排的致癌基因被发现[27]，仅三年后就第一次报道了对晚期非小细胞肺癌显著的临床活性[28]，这个迅速的发展一部分归功于对克唑替尼的重新运用，克唑替尼已经用于抑制肝细胞生长因子受体酪氨酸激酶（MET），并且发现它也具有抑制 ALK 的作用[29]。克唑替尼的发展也显示了之前酪氨酸激酶受体的分子靶向治疗经验如吉非替尼和厄洛替尼是如何加速同类新药发展的。如同维罗非尼，人们也开发了克唑替尼相伴的诊断，这次使用荧光原位杂交技术识别 ALK 重排[30]，这个测试用在克唑替尼的关键临床试验中，FDA 同时认证了诊断方法和药物。

尽管有一些警告，这里讨论的药物的临床活性与"癌基因成瘾"这一概念一致，即癌症逐渐产生对活化的癌症基因的依赖性或对其"成瘾"[31-33]。这个观点和观察一致，尽管激活若干癌症基因对恶性细胞标志性特征的引发和维持是必要的，但抑制其中一个基因的作用就可能产生显著的治疗效果。本部分及表 1.1 中讨论的药物也提供了一个概念验证，抑制癌基因的信号转导可以获得临床治疗效果，使病人获益。

除了靶向癌症基因信号通路，小分子激酶抑制剂和抗体也验证了抑制血管生成的抗癌机理。实体瘤的生长需要新生血管的支持，因此血管生成的过程就成为一个合理的治疗调节靶点。贝伐单抗（bevacizumab，Avastin）是一个单克隆抗体，它可以与血管内皮生长因子（VEGF）结合，VEGF 在血管生成中驱动内皮细胞的增殖和功能，不同的实体癌症中均可以看到上述活动[34]。当与细胞毒性药物结合使用时，贝伐单抗可以延长癌症晚期患者的生存时间达几个月，如结直肠癌[35]。小分子激酶抑制剂舒尼替尼（sunitinib，Sutent）和索拉非尼（sorafenib，Nexovar）在肾细胞癌症的活性很可能、至少部分是因为它们抑制的酪氨酸激酶活性与 VEGF 和另一个血管生长因子——血小板源生长因子（PDGF）的膜受体有关。然而这些药物抑制了一系列激酶，成为"多靶点"激酶抑制剂[36]。这对这些药物归属一个分子靶点的作用有些难度，而这种多药理作用对发挥最大的功效十分必要。

伏立诺他（vorinostat，Zolinza）在 2006 年获得批准用来治疗皮肤 T 细胞淋巴瘤，它代表了第一个靶向染色质修饰酶的药物进入临床[37]。组蛋白在核小体中对 DNA 起支架作用，组蛋白乙酰转移酶（HATs）和组蛋白去乙酰化酶（HDACs）通过组蛋白氨基酸残基的乙酰化来调控基因表达，并且组蛋白功能化构象的变化决定了 DNA 可否由转录因子转录。在不同的癌症中可以观察到编码 HATs 的基因突变、过度表达、易位或放大。HDACs 与癌基因蛋白产物协同发挥癌基因转录后修饰的作用。伏立诺他的作用机理可能有以下两个，一是改变组蛋白和转录因子乙酰化而改变基因表达，二是抑制细胞周期蛋白去乙酰化而改变其功能[38]。在治疗皮肤 T 细胞淋巴瘤的临床二期试验中，伏立诺他对于曾接受高强度治疗的病情恶化或治疗困难的患者显示出 30% 的总体响应率[39]。

1.3 分子靶向治疗面临的挑战

本节讨论的药物以精确的分子为靶点，这些靶点通常为在癌症发生和发展中起作用的单一蛋白，其作用机理无疑与细胞毒性药物有很大的区别。这些药物有充足的治疗活性，足以获得监管审批。另一方面，一系列的并发症和局限也浮现出来[4,40]。包括临床相关机理的不确定性，意想不到的毒性，最重要的是逐渐发展的耐药性[41]。作为其中第一点的例证，曲妥单抗的一部分活性来源于抗体对细胞直接产生的细胞毒性，而且对受体信号的作用仍不明确。除此之外，曲妥单抗和蒽环霉素化疗联合使用会增加心脏毒性。

伊马替尼治疗 CML 时，加速期和急变期的响应不如慢速期明显，可能是因为在恶化的疾病中存在其他的癌基因。伊马替尼的耐药性普遍存在，它的形成与突变有关，突变直接导致伊马替尼无法结合在激酶的 ATP 结合区域[42]，或者激活了不依赖 BCR-ABL 的通路，如通过 SRC-家族的非受体酪氨酸激酶传递信号[43]。另一方面，尼罗替尼（tasigna）、达沙替尼（sprycel）和博舒替尼（bosulif）对多种突变体仍能保持敏感性，同时可以抑制 SRC 家族激酶[43,44]。尽管这些药物可以有效地解决一系列激酶 P-loop 被修饰的耐伊马替尼 BCR-ABL 突变体，突变体 T3151 用已批准的药物仍然难以进行治疗[45]。

激酶域突变同样是格非替尼和埃罗替尼治疗 NSCLC 产生二次耐药的原因，尤其是在 EGFR 外显子 20 发生突变的 T790M 突变体。因此，格非替尼和埃罗替尼的治疗结果是有限的，治疗 NSCLC 时应用 TKI 疗法不可避免地会引起耐药性[46]。同样的，替代的抑制剂将会克服这些问题，如不可逆 EGFR、ERBB2 和 ERBB4 激酶抑制剂阿法替尼，是治疗突变体以及野生型 EGFR 最有效的药物[47]。不考虑 EGFR 的突变状态，经过格非替尼和埃罗替尼的治疗有达到20%的肿瘤样品出现 MET 基因放大和/或 MET 信号的活化，这提供了药物产生耐药性的另一种机制[48]，这个例子中克唑替尼可以治疗这种情况。在这里，结合 MET 抑制剂治疗是一种对抗耐药性的方法。其他易解决的耐 EGFR 抑制剂机理已经描述[49]。一种称为 EGFR 信号垂直阻断的疗法可能会增强对疾病的控制，即针对 EGFR 靶点的细胞内受体酪氨酸激酶抑制剂和细胞外抗体结合治疗[50]。激酶域突变同样是克唑替尼产生耐药性的原因[51]。

就维罗非尼而言，尽管 V600E BRAF 的剪接变异体具有耐药性已知，但 V600E BRAF 的进一步突变没有引起耐药性[52]。相反，在引起促分裂原活化蛋白激酶（MAPK）信号通路保留的 V600E B-RAF 非依赖方式中，包括 EGFR 和其他潜在的受体酪氨酸激酶的激活、RAF 原癌基因丝氨酸/苏氨酸蛋白激酶（C-RAF）表达上调、切换到丝氨酸/苏氨酸蛋白激酶 A-RAF（ARAF）或 C-RAF 的信号通路和成神经细胞瘤 RAS 病毒致癌基因同源体（NRAS）致癌活化的机理十分重要[25,53]。另一个问题是 ATP 竞争性抑制剂如维罗非尼，抑制 V600E BRAF 突变体的胞外信号调控激酶（ERK）的信号传导，相反却会激活野生型 B-RAF 在细胞内的信号通路。人们提出一些机理，野生型 BRAF 与相关蛋白如 C-RAF、A-RAF 或 Ras1 激酶抑制物（KSR）通过形成同源二聚体或异源二聚体进行转录活化，激酶抑制剂与一个部分的结合可抑制该酶的作用，但是能够稳定二聚体并且促进其他部分的激活[54]。相反的，V600E 突变的 B-RAF 以单体形式活化。这种野生型 B-RAF 转录活化信号的矛盾结果是 V600E B-RAF 抑制剂具有特殊的毒性。用维罗非尼治疗患者，会伴随着皮肤鳞癌和良性角化棘皮瘤的发生，这种并发症与野生型 B-RAF 细胞的 RAS 突变被激活有关[55]。尽管表面的角化棘皮瘤可以通过手术去除，但是 RAS 突变在深层器官如肺和结肠导致细胞恶性发展的隐患仍然存在[56]。解决旁路信号通路激活的现象推荐采用联合治疗方法，尤其是结合使用 B-RAF 和 MAPK 激酶抑制剂。

谈到多靶点抑制剂药物如索拉非尼和舒尼替尼，其多靶点的性质在某种程度上会容易混淆药物的作用机理，不同小分子和抗体对 VEGF-VEGF 受体轴所产生的不同治疗效果的原因仍不清楚[57]。FDA 于 2008 年批准贝伐单抗上市用来治疗转移性乳腺癌，而 2011 年在美国撤回了批准。尽管药物显示出减慢病情发展的作用，但是没有充足的证据来支持，中和其产生的不良反应后贝伐单抗可以延长生存时间或提高生存质量[58]。贝伐单抗治疗乳腺癌的临床应用，例证了分子靶向药物的两个局限。第一，尽管以癌症特异性过程为靶点，分子靶向药物并非没有重大的不良反应，药物或抗体治疗的不良反应相对于其优势以及病情的严重性仍需要谨慎权衡[59]。就这点而言，一些受体酪氨酸激酶抑制剂显示出心脏毒性，可能与机理相关，也可能是药物产生了脱靶激酶抑制作用[60,61]。

另一个局限是分子靶向药物没有如预期产生跨肿瘤组织的作用。应用 V600E B-RAF 抑制剂维罗非尼进一步体现这一问题，当维罗非尼作为单独使用的药物治疗 V600E B-RAF 结肠直肠癌，尽管有特异性突变基因出现，仍然不能发挥药效[62]。敏感性缺乏可能与结肠癌细胞 EGFR 的反馈激活有关，黑色素瘤细胞的 EGFR 表达水平较低，故而保留对 V600E BRAF 抑制剂的敏感性。因此，致癌基因突变与否决定治疗的响应。同时，表 1.1 的数据清楚地显示了若干批准的分子靶向药物可以在多种肿瘤组织类型通用，阐明了不同的肿瘤类型的潜在分子损伤具有普遍性仍是个有效的理论，可以进行开发，增加对患者的益处。

1.4 面对肿瘤药物发现和发展的挑战

前面的章节论述了新兴分子治疗的总体结果，对于小分子药物发展，值得注意的是，许多药物直接指向相同的分子靶点集合。这种重复反映出某些已经认可的抗癌靶点的重要性，而在几个相同靶点的药物中做出选择在临床实践中十分必要，但对目前已获批的分子靶向药物的选择方法仍有明显的空缺。例如，尽管有持续的临床前研究，至今仍没有直接对细胞循环或有丝分裂激酶有效的小分子获得批准[63]。其上游受体酪氨酸激酶已经广泛成药，作用在下游有丝分裂信号通路节点的抑制剂仍然限制在 BRAF 和哺乳动物类雷帕霉素靶蛋白（mTOR）抑制剂。然而目前的临床试验末期表明磷酸肌醇 3-激酶、蛋白激酶 B（PKB 或称为 AKT）、MEK 和检查点激酶 1（CHK1）的抑制剂，可能会在不远的将来出现来填补这些空缺[4]。

对肿瘤药物研发整体成功率的评价展现了这项工作的挑战性[15,64,65]。一个经常被引用的分析显示，在 1990—2000 年间，已经进入临床试验的癌症药物的失败率比其他治疗领域都高[64]。进入临床的抗癌药物只有 5%获得了上市批准，其余 95%的药物全部失败。而其他疾病药物的成功率为 11%，是癌症药物成功率的两倍。后续的研究将统计时间延长到 1990—2006 年，US 对肿瘤药物成功批准率仍维持在较低水平（8%）。一份新药发展经济学报告的分析发现抗癌药物的研发受益于 FDA 非常不均衡的优先评审评级，占有很高的份额，孤儿药物指定批准，抗癌药物包含在 FDA 加速通过的项目中[66]。分析报告的作者同样发现，癌症药物与其他药物的临床认证比例实际上是接近的，但是有很大比例的癌症候选药物在临床评估的末期阶段被舍弃掉，这个阶段出现失败的代价昂贵。这个研究同样显示出临床癌症药物的研发时间线比其他治疗领域更长，可能与需要对许多适应证做出评价有关。在最近的分析中，2000—2009 年间癌症药物的平均研发时间为 6.9 年，只有神经中枢药物的研发时间长于这个时间[67]。然而作者提到，自 20 世纪 80 年代起，经过 2000—2009 年，新抗癌药物批准的数量每十年都有稳固显著的增长。当时的激酶抑制剂的研发数据说明激酶抑制能够更成功地完成从一期临床试验到药物审批的过程（两个之中就有一个），比抗癌药物的总体有更好的前景[68]。与早期 Kola 和 Landis 的分析相同，药物从临床二期到三期过渡的淘汰率最高，表明癌症药物研发过程中保证药物足够的治疗效果仍然是主要的挑战。由于药物主要在最后阶段失败，因此每个批准的新药的全部成本均超过十亿美元[69,70]。

显然，我们希望可以提高抗癌药物的成功率，缩短研发时间，更早识别出失败的药物。这有利于我们理解癌症药物在临床淘汰的原因，也让我们将注意力集中在最不确定的领域。统计显示癌症药物失败的原因也随着时间变化[64]。在 1990 年早期，较差的药代动力学以及有限的生物活性是主要的问题。这个问题让人们开始运用吸收、分布、代谢和排泄（ADME）性质来预测分析[71]。这些分析实验的运用，清除了 ADME 性质较差的化合物，截至 2000 年临床失败率从 40%下降到 10%[64]。因此，临床研发中药物淘汰的主要原因变成治疗效果不佳（30%）和不可耐受的毒性（30%）。近日，一份关于多种疾病适应证的分析显示，药效缺失（51%）和毒性（19%）仍然是二期研发中主要的失败原因[72]。为减少失败，我们尤其需要关注以上这些因素。

治疗效果不佳导致的失败可以从选择更好的分子靶点来改进[4,15,73]。对于靶点的选择和确认，经过临床实践，有关最佳靶点的看法已经与第一代分子靶点药物不同[40]。第一，人们对基因靶点确认技术，如 RNA 干扰（RNAi）方法，和应用药理抑制剂探测靶点生物功能[74,75]这两种技术之间局限的内在不同有深刻的理解。所以，在确认新靶点时应着重使用多种方法，这引起人们更加关注临床前小分子的品质，使它们成为为确认靶点所使用的更加"符合目的"的化学探针[76]。运用综合方法发现和精制候选药物（将会在本章后面谈到），对于针对生物靶点的化学探针的发现和确认是十分宝贵的。与靶点确认的技术更佳应用相平行的是，人们逐渐更深刻地认识到，有效的靶点由什么组成以及/为了获得良好治疗效果需要哪些基于基因或表观遗传修饰的背景[77]。功能基因组学技术包括 RNAi 和针对基因已研究透彻的一系列癌细胞的化合物筛选，这些技术的应用逐渐增加，使我们能以更系统的方法定义靶点与其发挥功能所处环境的正确组合[78]。潜在靶点的范围亦已扩大，如对癌症细胞存活至关重要的生存通路，是多个潜在的基因或表观遗传改变所引起的应激反应，因此将需要在更大的基因范围中寻找靶点[79]，这些包括蛋白质量控制机制、DNA 损伤检测和修复程序[80,81]。

值得注意的是，在基因组序列时代，我们对许多癌症在基因水平的认识、癌症基因和潜在分子靶点的发现已经大大提高[82]，靶点选择一直保持很大程度的特别性。Patel 等人[83]近期发表了一项系统客观多层面的计算方法用以评估和优先考虑潜在靶点，内容包括基于先验结构生物学和药理学数据评价一个给定靶点的成药性。值得强调的是，化学生物学、细胞或动物模型中临床前数据的重现性十分重要。在这些临床前数据的基础上确认评价临床前靶点，开展药物发现项目[84]。

患有人类癌症的动物模型有更强的预测效果，试验结果将会提高临床前药物研发的成功率[85-88]。随着越发强调原位移植和早期人源性异种移植，在分子层面表征人类移植瘤的免疫抑制小鼠对药物发现仍然有作用[89]。基因工程鼠模型（GEMMs）在验证模拟癌症靶点生物学中的应用为后续更好的动物模型的发展提供了一条道路[90,91]。例如，能在胰腺细胞表达内源性突变 Kirsten 小鼠肉瘤病毒原癌同源基因（*K-RAS*）和 *p53* 等位基因的小鼠，会发展出胰腺肿瘤，这种肿瘤与人类胰腺导管癌的药理特性和分子特点十分接近。这个模型已经用来解释胰腺癌化疗的严重耐药性，并验证阻碍耐药性的新靶点[92,93]。

产生不耐受不良反应会使药物有被淘汰的风险，不过不良反应可以通过预测在靶和脱靶毒性的方法来减轻[94]。相比作用在临床有先例的靶点，作用在一个无先例的分子靶点的新药会有更高的风险[95]，但是同时，高风险药物也带有更多潜在的创新性。由 DiMasi 和 Grabowski 发表的分析表明抗癌药物成为首发药物的概率最高。另外，在一期和二期临床试验中谨慎地应用生物标志法可以识别药物敏感度最高的病人，可以给提出的小分子机理提供概念证据。除了明确的靶点确认和选择、运用更多的模型预测药效和毒性之外，生物标志法的应用也可以使最后阶段的失败率降到最低[14,96-98]。在本章中描述的维罗非尼和克唑替尼研发过程及相伴随的诊断测试证明，这个方法的成功已经得到验证。本章的后面部分，我们将提倡结合使用患者选择生物标志和药代动力学-药效学节点作为"药理定位跟踪"概念的一部分，两种方法共同使用可以帮助我们在临床研发中的决策[97,99-102]。

分子靶点药物的耐药机制的快速产生削弱了曾经很成功的药效。为了解决这个问题，关于耐药机制的研究已经提出，并进入新的分子靶向药物的临床前发现阶段[41,78]。新的分子靶点可以连同具有调节耐药机制的同伴靶点共同考察，可能需要结合抑制耐药机制以达到新靶点药物的药效最大化。一个特异性靶点药物达到最大药效的基因背景也可以由合成毒性方法确定[103,104]。靶向药物的组合疗法的需求鼓励了商业机制的实现，即人类首次在临床试验中将药物组合使用，否则药物将会因为专利利益各异而单独发展[105]。自身指向多靶点的小分子药物被称为"选择性无选择抑制剂"[36]，受控的多药理作用被设计成为一个单独的化学药物。"选择性无选择抑制剂"也重新获得了利用价值。然而对突变基因会产生潜在耐药性的靶点，多重特异性抑制剂的组合使用使长期适应性治疗更加灵活。

最近的基因测序研究展示了在个别患者的肿瘤内基因杂合率的范围[106]。这表明带有多位点疾病的患者所患上的肿瘤，更可能有多重不同的分子损伤，因此对于治疗也有不同的敏感性。例如，在一项对肾透明细胞癌的研究中，体细胞突变与结构上定义的基本肿瘤区域不相同，基本位点与远程转移的突变也不相同[107]。一份关于耐 BRAF 抑制剂黑色素瘤的研究发现病灶水平内可以观察到分子异质性，在一个独立的转移位点存在两种完全不同的亚克隆体[108]。为应对靶点药物耐药性以及肿瘤异质性的问题，个性化癌症药物的概念在逐渐变化。多种基因型在一位患者肿瘤负荷中出现促使了关于新分子靶点药物结合使用以提高治疗效果的研究[41,78]。例如，一个长期治疗的多发性骨髓瘤案例中，观察发现肿瘤的克隆构造随着治疗的选择压力而改变[109,110]，这表明个性化重复的诊断和治疗对于减缓治疗造成的癌症基因进化是十分必要的。

1.5 综合的小分子药物发现和发展

　　小分子抗癌药物的成功发现和发展高度依赖于许多科目创造性的相互影响：包括遗传学、基因组学、生物信息学、细胞和分子生物学、结构生物学、肿瘤生物学、药理学、药代动力学和代谢学、药物化学和实验药学。一系列强有力的技术的应用产生了重大的影响，如应用高通量基因组学的方法发现新靶点、识别分子生物标志[78,111]，应用生物化学或基于细胞的高通量筛选方法发现药物研发的化学出发点[112,113]。X 射线晶体衍射的应用对基于结构的药物设计已经产生了深远的影响[114]，尤其是应用在基于片段的化学起始点的发现上[115]。生物信息学和化学信息学在数据分析中已逐渐不可或缺，高通量基因和化学筛选方法产生的大量数据会应用生物信息学和化学信息学的方法分析[116,117]，然而虚拟化学方法仍然是广泛和常规使用的生成和优化先导化合物的方法[4]。

　　临床前小分子药物研发通常被描述为一个线性过程，从分子靶点到早期"苗头化合物"和先导化合物，再到高度优化的先导化合物，最后是临床评估的候选药物。尽管这是一段有用且并不完全错误的描述，但更全面的说明见图 1.2，展示了现代药物

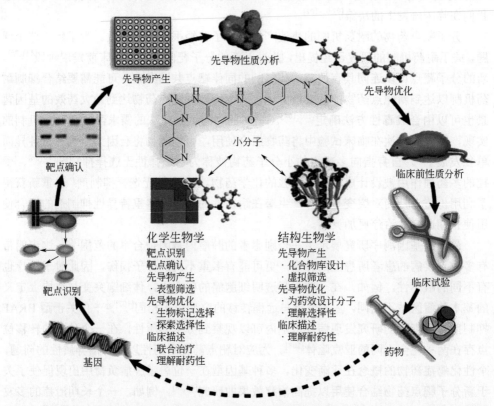

图 1.2　现代药物发现的过程经常会是一条完整的、非线性的道路。结构生物学和由各种方法综合而来的"化学生物学"共同将药物发现过程中的多个元素连接在一起（见彩图）[3]

发现的完整方法[3]。通过这个模型我们可以发现，在加速通往临床的道路上，结构生物学和由各种方法综合而来的"化学生物学"起到了关键作用。例如，为了得到预期的药理学结果和识别可能的生物标志，小分子化学探针常用来验证靶点，选择引导药物研发的生物模型[76]。在药物发现项目中，小分子化学探针也可以作为探路者，用来发现潜在障碍和后期克服障碍的方法。

将药物研发的过程可视化地描述为一个圆圈而不是一条直线，对强调不同的元素如何紧密连接以及过程中不同阶段之间所保留的前馈和反馈因素有很大帮助。例如，临床前基础研究和转化研究的观察发现可以迅速对临床研发产生影响。同样的，疾病反馈信息、耐药机理和从临床到实验室变化而来的生物标志都可以成为推动靶点选择的创新和抑制剂优化的动力。因此，药物的发现和发展与当代其他领域的转化研究相同，实验室-临床以双向沟通的方式对彼此产生影响。

尽管在特定的药物发现项目中，许多独立的途径或技术就可以产生深远的影响，但是提到如何提高进入临床的创新抗癌药物的质量和稳健性，或减少从新的分子靶点到批准药物中消耗的时间和成本，综合使用各种方法和技术显得尤为重要。

1.6　新的分子靶点：可以成药的癌症基因组和表观基因组

药物发现和发展成功的决定性条件是选择可能达到最佳药效的靶点[4,15,73]。众多因素都会影响靶点的选择，包括：①癌症产生和发展过程中与靶点的相关性；②靶点的技术可行性或"成药性"。随着人类基因组序列的绘制，"成药基因"概念已经逐渐普及并对研发有帮助[83,118,119]。因为癌症的异常基因和表观遗传高于其他疾病，而且人们对癌症细胞与正常细胞的基因的区别逐渐加深认识，"癌症基因成药"概念已经包含在当代研究方法中了[1-3,6,120]。

有多种方法可以完成新靶点的识别和识别后的确认。收集到符合预期机理达到治疗效果的证据之后，才可以完成靶点在临床最终的认证。然而新靶点成药在起初总是不可避免地缺少安全性的保证。图 1.3（A）描述了恶性肿瘤相关基因的不同等级，展示了所选靶点如何被癌症基因控制并导致多条生物化学通路变化，以及随之产生的若干明显的癌症特点（图片由 Hanahan 和 Weinberg 完成）[121,122]。癌症特点包括细胞过度增殖、细胞不适当的存活和凋亡减少、无限增殖、入侵组织、血管生成、转移或蔓延到体内较远位置，这些都是实体肿瘤致死的原因。能量代谢通路的重新计算和免疫检查的逃逸作为附加的癌症特点，扩大了新靶点治疗的机会[122]。细胞毒素 T 淋巴细胞相关的抗原 4（CLTA-4）抗体伊匹单抗（Yervoy）用来治疗转移性黑色素瘤已通过批准，证明以免疫激活为靶点的癌症治疗有巨大的潜力[123]。

不同类型的基因、通路和癌症特性提供了不同水平上消除癌症的多种方法，可以使用单一药物，或者更可能使用组合药物来达到更好的临床治疗效果。从商业化药学研究角度来看，从不同等级选择不同的靶点可以分散风险，而不是将所有药物发现的鸡蛋放在一个篮子里。成药性也十分重要［见图 1.3（B），本章后续也会提到］。

图 1.3（C）强调了小分子生物标志和小分子癌症治疗的发现和发展蕴藏着巨大的价值，所以两者可以共同应用于推动癌症药物私人化或个性化发展上。现代药物发现项目诞生时，没有制订利用一个或多个生物标记物选择病人和规划靶点的计划，将会很难理解[97]（本章后面会提到）。考虑到我们现在对于许多肿瘤较高内在遗传异质性的理解和预期治疗过程中定期重新评估靶向治疗和肿瘤基因的匹配性需求，这样做特别重要。

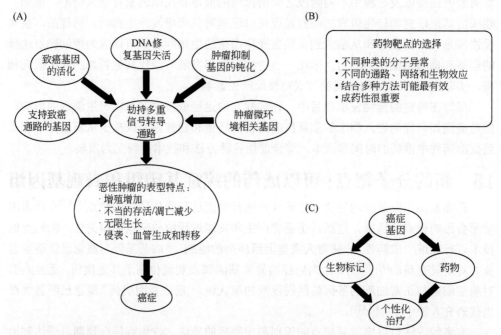

图 1.3　与癌症相关的基因和生物机理的开发用于发展新疗法。（A）与癌症相关的基因是药物发现的潜在靶点；（B）新药研发的不同项目可以根据对癌症产生不同生物效应和表型特点的不同类别靶点的选择进行建立，靶点的成药性也应当给予适当关注（见本章内容）；（C）新癌症基因转化为药物和生物标记，生物标记的综合运用对传统药物发展为个性化药物至关重要

　　当代抗癌药物发现方法的核心是识别异常基因或畸变表观遗传基因，这些异常变化绑架了细胞信号网络从而引起各种不同的癌症[124,125]，因此产生癌症的典型特性或表型特征。恶性肿瘤的分子水平认知可以追溯到20世纪60年代和20世纪70年代对引起癌症的动物病毒的研究，20世纪70年代和20世纪80年代发现了致癌基因和抑癌基因，到20世纪90年代才认识到癌症基因是如何破坏细胞生理过程的[126,127]。尽管将癌症理解为一种异常基因和信号通路引起的疾病不是新颖的概念，但是将分子肿瘤学与药物开发结合，并作为抗癌药物发现的丰富靶点资源，仅仅15年。这就要求文明演化以及技术和科学进步。
　　抗癌药物的最佳靶点即不良反应最小的靶点是那些癌症细胞和正常细胞间的主

要差异。回顾过去，与细胞毒试剂相关的抗恶性细胞增生的毒性已经不令人吃惊了，因为许多重要的正常组织中也包含快速增生的细胞，靶向 DNA 迅速合成和癌症细胞分裂的药物会对增生细胞产生作用。分子癌症治疗的发展力求避免如细胞毒性药物一样的毒性，而是通过以癌症细胞中更加特异性的生理过程为靶点达到治疗效果。尽管药物产生的一些显著的不良反应可能是不可避免的，因为药物所干扰的生化通路和生理过程对正常细胞也有十分重要的作用，但是药物治疗窗的潜力是很清晰的。

Kamb 等人[15]已经表明，那些在正常细胞中有必要功能的癌症药物靶点和那些有非必要功能的靶点是有本质上的区别的。他们所提出的并非不合理，那些作用在必要功能的药物与干扰非必要功能的药物相比，治疗指数更窄。伊马替尼（本章中讨论）就是一个极好的例子，它作用的靶点在正常细胞中属于非必要功能（如：ABL 激酶）。尽管 Kamb 等人[15]没有放弃对作用在正常细胞必要功能的药物的研发，但是在越来越窄的治疗指数的影响下，他们将这种药物描述为"新细胞毒试剂"。

再次回到图 1.3（A），癌基因，即潜在药物靶点，可以被分为以下几类：①激活的致癌基因（如：RAS，RAF 和 PIK3CA）；②失活的抑癌基因（如：p53 和 PTEN）；③失活后导致 DNA 修复缺陷的基因（如：BRVA1 和 BRVA2）；④支持致癌通路的基因，如编码分子伴侣热休克蛋白 90（HSP90）和组蛋白去乙酰化酶类的基因，它们与蛋白翻译后修饰、核染色质修饰和控制基因表达有关；⑤控制肿瘤微环境的基因，包括癌症-宿主相互作用。

另一个分析不同癌症基因靶点的方法是根据"依赖性"分为不同的 4 类[73]。第一类，"基因依赖"，与本章中提到的癌基因成瘾概念相关。如作者引用的伊马替尼，应用在 BRC-ABL 易位引起的白血病和 MEK1/2 抑制剂用在 BRAF 突变的黑色素瘤模型[128]。第二类，"协同依赖性"，从合成致死性的概念中发现，指特定功能的基因缺失会诱发癌细胞对第二种功能药理学调整作为响应[103]。应用在药物研发中，如多 ADP-核糖聚合酶（PARP）抑制剂会优先杀死 BRCA 缺陷的乳腺癌细胞[129]。第三类，"世系依赖性"，指产生于某种组织或细胞的癌症有多种相同的特点，其中一些癌症会对某种细胞系产生依赖。抗荷尔蒙药物是个例证，该类药物靶向乳腺癌和前列腺癌的性激素依赖性，与肿瘤来源的正常组织相同。进一步的例子是识别分化调节因子 MITF（小眼畸形相关转录因子）作为黑色素瘤中放大的原癌基因[130]，以及某种肺腺癌对发展调节因子 TTF1（甲状腺转录因子-1）的依赖性[131]。第四类，由 Benson 等人[73]发现，被称为"宿主依赖"。这是基于对肿瘤微环境的相关生理因子的识别，包括肿瘤-宿主细胞相互作用，这种识别对了解癌症的恶性发展十分重要。药物作用在该类靶点的例子有抗体（贝伐单抗）和小分子（索拉非尼和舒尼替尼）抑制 VEGF-VEGF 受体轴。药物作用于缺氧诱导因子（HIF）也属于这一类，当肿瘤内缺氧时，随后的肿瘤抑制因子 VHL 缺失，缺氧诱导因子（HIF）会上调，药物将作用于入侵和转移。

保持不间断复制的恶性状态使细胞高度紧张，应对这种压力而活化的通路出现对于治疗性干预也是重要的靶点集合。这些机理在良性细胞中出现并且是对短期压力的响应，但是在癌症细胞中这种机理的活化速度很慢，逐渐成为癌症细胞存活的根本[79]。两个当前药物发现工作的关键例子如下：分子伴侣的蛋白内稳态功能，如热休克蛋白90（HSP90）[81]和监视、直接修复受损 DNA 的 DNA 损伤应答通路[80]。另一个例子是癌细胞中为生产 ATP 从线粒体氧化磷酸化作用转换为有氧糖酵解，这个转换由 Warburg 第一次发现，距今已有 80 年[132]。这些非癌基因成瘾性的例子人们正逐渐增长对它们的兴趣，因为它们体现了多种潜在致癌基因或致癌表观遗传活动的协同点，靶向这些通路中关键元素的药物与靶向某个特异性癌基因的药物相比可能能够对更广范围的基因起作用。

几年时间内，我们已经从对抗癌药物新靶点的缺乏的察觉进步到拥有大量新靶点的阶段。来自惠康基金会（http://www.sanger.ac.uk/genetics/CGP/Census）的不间断调研对突变而与癌症产生关联的人类基因进行了记录，有超过 450 个单独体细胞突变[83]。此外，新的癌症基因在继续被识别出来。癌症基因发现最早起因于谨慎的假说驱动的细胞和分子生物学研究，现在逐渐变为全组基因高通量系统筛选技术驱动，包括基因拷贝数分析、基因表达谱、基因重新排序和表观遗传标记分析[82]。基于阵列的 DNA 复制数和基因表达谱可以用来鉴定放大的或过表达的基因，为高通量突变分析提供补充方法。高通量 RNAi 技术的应用也可以扩展到基因和靶点发现的领域[133]。

发现 B-RAF 是黑色素瘤和其他癌症的真实致癌基因，是高通量癌症基因组突变检测分析的第一个例子[23]。从那时开始，通过高通量基因测序识别出的致癌基因数量快速增长，包括肺癌的 EFGR、骨髓增生性疾病的 JAK2、子宫内膜癌的 FGFR2 和成神经细胞瘤的 ALK[134]。高分辨率拷贝数分析的方法在众多基因中识别出 MITF 是黑色素瘤的一个致癌基因[130]，CDK8 是结肠直肠癌的致癌基因[135]。第二代 DNA 测序在大量并行序列生成之前对单个 DNA 分子在固相阵列或珠粒上扩增，通量上的提高和花费的减少使全部染色体的完全测序成为可能。因此，癌症遗传信息量在未来会大量增加，这依靠来自多国的努力，如国际癌症基因组协会（ICGC）的支持[136]。

这里概述的研究显示大量的癌症基因参与了人类恶性肿瘤。此外，任何一个基因在人类癌症中的参与度通常都很低（例如，与 B-RAF 相比），并且许多癌症拥有大量的潜在致癌基因。这强化了为探测癌症基因而进行的高通量癌症基因组重新测序的价值。然而这些发现显示了对于具有特殊驱动突变适合给定药物靶点的潜在少数病人的药物研发以及其具有大量突变时选择哪个靶点进行药物研发的挑战性。另外，还有一种可能性，许多突变都发生在编码特殊通路的基因上，因此，突变基因的普通下游基因可以用药，或者突变通过"非癌症基因依赖"带来了对普通存活机制的依赖性[79]。

虽然本章中描述的所有高通量全组基因技术对于基因发现的重要性无可估量，但是在候选靶点数量非常多时，这个技术不见得能够帮助我们确认或优先选择出对癌症药物发现有意义的潜在新靶点。优先次序是必须建立的，怎么做呢？癌症靶点的确认和优先选择是没有清单可参考的，但是从数十年的靶向分子治疗工作中可以总结出一些经验法则，其中包括系统观点的建议[83]。将人类遗传学和基因组学结合，和过表达、突变、借助 RNAi 的基因敲除的功能性分析，以及转基因修饰小鼠癌症模型或其他模式生物都被证明对靶向药物研究有效[4,73]。

以癌基因为例，那些在癌症中发生突变的基因（有高频率更理想）；位于遗传或表观遗传异常的通路的基因；当过表达或突变时，出现相关癌症表型的基因；当敲除时会出现癌症表型的缺失的基因；致癌活性可以从一种动物模型中概括出来的基因都可能定义为高优先级基因。医疗方面的迫切需求程度常会对制药和生物技术公司产生影响，这其中，潜在市场规模也是一个不可避免的考虑因素，众所周知这一点很难预测。这个领域有个很有名的例子，伊马替尼研发项目一度要被放弃，就是因为考虑到商业收入的多少，但是伊马替尼成为了一个高效的获益数十亿美元的药物。学术界和其他非营利药物研究组不会受到那么多商业考量的束缚，使一些罕见癌症如儿童恶性肿瘤的潜在治疗方法得以探索。此外，个性化抗癌药物的方向是运用靶向特定机理的药物治疗更狭窄定义的患者群体。针对性强的药物只能治疗部分的癌症患者，会降低潜在市场的规模。这表明，药物发现和研发领域的新兴经济模型对于适应个性化药物治疗十分重要[137]。这可能包括强调建立一个学术、商业非盈利药物发现研究科学家之间的合作关系，以获得更多合作的、"开源"的靶点确认方法[138]。

除了靶点基因确认等因素，越具有成药性的靶点将会赋予越高的优先级，这样的靶点能够开发药物的技术可行性更高[118]。拥有内源性小分子的受体、活性位点定义明确的酶（如激酶）和蛋白质-蛋白质相互作用其中产生作用的小区域可以视为依照现有的技术具备成药性。另一方面，尽管肿瘤抑制基因 p53 和它的调节剂 HDM2 之间或细胞凋亡调节剂 BCL 和 BAK 之间相互作用的抑制剂案例显示出成药性的范围正在扩大[139]，蛋白-蛋白相互作用的大片结构域成药仍然很困难。磷酸酶也是一个有挑战性的靶点，尽管发现了几个磷酸酶的有效抑制剂，其中一些已经进入早期临床试验，但是提高细胞透性和选择性仍然具有挑战[140]。而且许多其他有潜力的重要靶点无法成药，例如，目前没有药物可以直接抑制突变的 RAS G 蛋白、髓细胞组织增生病毒致癌基因同系物（MYC）肿瘤蛋白或者再度恢复的 p53 突变体。

在感兴趣的特定靶点无法成药的情况下，根据生化通路知识可以选择下游靶点成药。例如，尽管 RAS 本身不能被抑制，下游 MEK 1/2 激酶已经证明可以由小分子抑制剂控制，有趣地显示出变构调节的特点[128]。最近的临床数据显示抑制 MEK 与抑制 V600E BRAF 激酶结合对无进展生存期有利，对于扭转选择性抑制 V600E BRAF 产生的 MAPK 信号通路重新激活同样有利[141]。抑制 RAS 异戊烯化可以遏制肿瘤蛋白膜定位，在技术上证明是可行的，尽管 RAS 异戊烯化抑制剂的临床意义还不明确[142]。

最经典的成药家族靶点，G 蛋白偶联受体（GPCRs）在早期研究中没有像癌症基因一样被重视[143]。越来越多的证据显示了 GPCRs 与癌症的产生和发展之间的联系[144]。与某些癌症的 GPCRs 过表达相同，大量的 GPCRs 与生长因子受体之间的相互交流也支持 GPCR 在异常癌症信号通路发展中的作用。用类 GPCR 蛋白的处理来治疗癌症已经得到证明，例如已经批准用 Smoothened（SMO）受体配体维莫德吉（Erivedge）治疗基底细胞癌[145]。SMO 是拥有 7 个跨膜螺旋的受体，维莫德吉与 SMO 结合，阻止刺猬（Hedgehog，Hh）信号通路的激活，抑制 Hh 转录因子 Gli1 和 Gli2 的活化。有趣的是，维莫德吉是在小鼠纤维母细胞通路表型筛选中发现的，筛选使用 Gli 转录因子控制的荧光素酶报告基因，由音猬蛋白（Shh）配体引发信号通路，Gli 转录因子结合并识别信号通路的抑制剂[146]。

　　这里给出的例子展示出一个好的靶点必须通过与疾病机制和成药潜力相关的双重测试。同时，不能过度保守，要寻找创造性解决方法以扩大可成药的癌症基因范围，这点非常重要。在不久以前，激酶被认为是高危靶点，现在激酶的成药频率仅次于GPCR[118]。一个靶点的成药性经常用将其放在已知的过去显示出技术可行性的基因家族的方法进行估计。公开可获取的数据库，如由我们的药物发现单位开发的 canSAR（http://cansar.icr.ac.uk），对于评估蛋白序列、癌症新靶点和已知靶点的结构同源性或找到对某一类蛋白靶点具有调节作用的已报道化合物是非常有帮助的[117]。根据蛋白结构或同源性结构重新预测成药性通常会运用几种不同的计算工具，在本质上都是寻找并列举出蛋白表面可能与小分子结合的潜在口袋[83,147]。

　　本章中讨论的所有因素都涉及相关疾病和技术可行性，为什么作用在潜在新靶点的药物将对癌细胞和普通细胞产生治疗差异，能够得到这个假设是非常有价值的[15]。假说是基于一个或更多癌症依赖性，例如原癌基因成瘾性的开发或合成致死性的前景——即当出现特定基因缺损时靶点抑制才有效，只有药物或基因缺损单独出现不会产生作用。人们可以从转基因小鼠模型中得到有用的信息，但是应该明白基因操作不像小分子调节剂，不会经常生产出相同的结果[74,75]。一个有效且有选择性的小分子化合物，可以是天然产物，也可以是合成药物，都会对靶点的确认非常有用[76]。

　　尽管基于癌基因成瘾性和其他癌症依赖性机理的药物毒性对正常组织仍然发生[59]。例如 EGFR 抑制剂产生皮疹[148]或者 PI3 激酶-AKT-mTOR 通路抑制剂会导致高血糖症和高脂血症[149]。尽管在组织培养或模型生物中可以调查出可能的目标效果和确定的脱靶效应，对于具有很好效能、选择性以及药代动力学性质的化合物，治疗指数可能最好应该由动物模型评估。

　　关于靶点确认的最后一个重要话题是药物靶点的选择，这是基于科学、经验和实践的综合判断，当然会有失败的风险。明智的靶点选择是根据大量系统的多层面分析，加上平衡了不同种类生物特点和不同生物技术风险之后的谨慎选择（图 1.3）。

1.7　从药物靶点到候选药物开发

1.7.1　药物发现方法总述

　　成功的药物发现需要生物学、药理学和药物化学的基本原则之间创造性的相互作用。图 1.4 中显示了小分子药物发现的各个阶段。靶点确认和选择之后，会出现一个或多个化学出发点，通常是由一些类型的活性筛选产生的"苗头"化合物，对靶点具有初步的生物活性。苗头化合物随后进入苗头化合物开发阶段进行评估。接下来，在苗头化合物到先导化合物阶段，选出的苗头化合物根据预先制定的标准（请见本章下一节）转化成更可靠的化学实体成为先导化合物。经过先导化合物的性质分析阶段，选中的化合物在先导化合物的优化阶段再改进，得到一个或多个化合物进入临床前研究。在成功的剂型和毒性研究之后，会有一个候选分子准备进入临床试验。

小分子药物发现的引擎包括化学合成和生物评价的迭代循环。每一次循环都会产生假设，决定设计、合成和测试哪个化合物。现代先导物优化着眼于多种参数同时优化，尤其是效能、选择性和 ADMET（吸收、分布、代谢、排泄和毒性）或 DMPK（药物代谢和药代动力学）的全部参数。

待测化合物的生物学特性需要一系列的实验进行评估，这一般被称为"生物测试串联"[图 1.4（B）]。这个串联是一系列适当的对预期治疗机理和影响有预测性的实验，使选出的化合物能够进行进一步的评估或结构修饰。经过许多轮的结构优化，提高化合物的生物特性，为临床前和临床研究提供候选药物。我们需要注意生物测试是否可以精确地反映最终药物所需要的生物特性，包括对靶点和通路上的生物标志的调节。

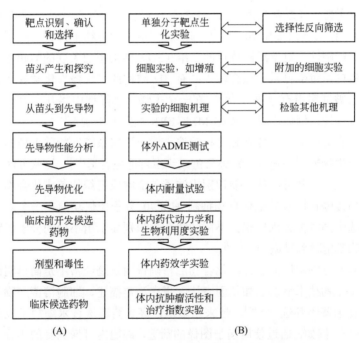

图 1.4　原理图：（A）药物发现中从靶点识别到临床候选
药物的各个阶段；（B）一个典型的生物测试流程

从靶点识别到抗癌药物的管理批准一般要花费 10～15 年，临床前研究通常需要 5～10 年。如果能够更快速地评估化合物结构逐步优化对提高化合物的生物学特性的成败，如现在这种情况，那么就能在任意给定时间段内有更多的评估机会。

1.7.2　苗头化合物和先导化合物的产生

在选择靶点之后，小分子药物发现的下一个关键步骤就是产生先导化合物。天然产物经过上千年的进化通常"已优化"了生物系统相容性[150]，而天然产物之外，小分子化合物能够从药物发现项目进入临床候选药物的概率非常低。然而它们代表了化学出发点，在成药前要经过相当多的结构修饰和生物性质的优化。

小分子药物发现所需的化学出发点可能来源于内源性生物配体的结构、已经存在的药物或者有生物活性的天然产物。或者，它们也可能来自化合物集合的高通量筛选或重点筛选，越来越普遍地，可能是根据靶点的结构生物学信息设计并筛选出来的[4]。有生物活性的天然产物是癌症细胞毒性药物的起源，例如微管毒性药物紫杉烷或长春花生物碱家族、DNA 烷基化试剂丝裂霉素或拓扑异构酶抑制剂喜树碱衍生物。然而，天然产物也会成为特定分子靶点的抑制剂，如已批准临床使用的 mTOR 抑制剂替西罗莫司和依维莫司就是天然产物雷帕霉素的同系物[151]。

对具有化学结构多样性的大量小分子库进行生物化学高通量筛选对于获得针对单独的癌症分子靶点（经常是重组蛋白）的先导化合物十分有效[113]。著名的例子如激酶[152,153]和分子伴侣蛋白 HSP90[154,155]。典型的 HTS 针对约十万到一两百万个化合物的小分子库进行筛选。对于活性位点的三维（3D）结构密切关联的酶超家族，例如人类激酶组的蛋白，对部分具有适合靶点共有 3D 结构的"优势"化学骨架的较小的化合物库的筛选被证明很有效果[156,157]。在一个生物化学筛选中将几个酶串联成信号级联已证明是可行的，例如，寻找 RAS-MEK-ERK 通路的抑制剂[158]。

然而许多有趣的靶点不能单独进行筛选。对于这些系统，特殊表型的筛选会在整个细胞或单一生物模型中进行，如斑马鱼或线虫可能更合适[112]。这些方法为同时探测多个靶点提供机会，并且必然只能识别出渗透入细胞或组织的苗头化合物。例如化合物使细胞蛋白乙酰化以及其他化合物抑制 HSP90 分子伴侣功能在一个双重有效的基于细胞的筛选中同时被识别出来；不同的化合物识别显示出不同的分子机制，但不是所有的化合物都能做到精确定义[159]。

识别那些通过细胞层面筛选的化合物的精确作用轨迹经常不是简单明确的，但可以用多种化学生物技术解决，如基因表达、蛋白测定描述、细胞溶菌产物亲和力色谱分析或酵母化学基因筛选[160,161]。越来越多地，高含量筛选技术缩短了表型筛选相关的机理解释[162]。例如，通过使用基于图像的筛选，细胞内可探测到的小分子展现出了非常奇特的表型效应，因此更窄范围的分子靶点可以在原位被检测出来。这种筛选已经识别出 AKT 激酶抑制剂[163]，它通过考察对标记蛋白招募到细胞膜的作用的抑制而观察 FOXO1a 的转移筛选出同时抑制 PI3K-AKT 通路和核蛋白转运机器的抑制剂[164]。对于基于特殊信号通路机理的细胞筛选经常使用荧光素酶报告基因作为测量读数，对于识别成药靶点和有技术难度的靶点的苗头化合物作用通路十分有帮助。本章中讨论过的维莫德吉的识别，是从荧光素酶报告基因测定得到 Hh 信号通路抑制剂[146]。另一个例子，用荧光素酶报告基因来筛选 Wnt 信号通路抑制剂，识别出了端锚聚合酶 1 和 2 为新的可成药靶点，这个系统在过去很难被小分子抑制[165]。

第一个更加系统、大规模基于癌细胞的筛选的方法是使用 "NCI60 人体肿瘤细胞板"，这是在美国国家癌症研究所的赞助下开发而来的（NCI[166-168]；见 http://dtp.nci.nih.gov/docs/compare/compare_intro.html）。药物和化合物敏感性的大量筛选，连同多种基因和分子特点的分类，生成了一个大的公众可用的数据库，可作为化学生物学和药物发现研究的一部分。例如，这个数据库可以查询对形态异常细胞系作用的化合物或与一个药物靶点的已知抑制剂同类的活性化合物。在一个相关的 "联系图" 方法中，可以找到模拟特定疾病或小分子干扰相关基因表达谱的类似的化合物[169]。对更大范围的癌细胞系筛选中，由惠康基金会和麻省总医院癌症中心共同建立了一个公众可用的癌症项目药物敏感性的基因组学，去寻找癌症的分子特征，用来预测靶点对抗肿瘤药物的响应[170]（请见 http://www.cancerrxgene.org）。这个项目大范围地筛选了抗癌药物，包括候选药物和已表征的化学探针，使用了大于 1000 个基因表征过的人癌症细胞系，这个数量可以更好地代表人类癌症的基因多样性。细胞系的敏感模式与基因和表达数据相关，这些数据可以识别基因特点，预测敏感性。同样的，癌症细胞系百科全书汇编了来自 947 种癌症细胞系的基因表达、染色体复制数、测序和化合物敏感性数据[171]。

有效的生物物理学技术使小分子先导化合物日益增加，它们可以测量并表征化合物与生物靶点的结合。基于核磁共振（NMR）、X 射线晶体衍射或等表面离子体共振的筛选平台能够探测小分子与蛋白间较弱的相互作用和被称为 "碎片" 的较低分子量的化合物。尤其是使用 NMR 或 X 射线晶体衍射完成基于碎片的筛选，在寻找新化学先导化合物中很有价值[115,172]（第 4 章会详细讨论这个问题）。以我们的工作为例，7-氯杂吲哚经虚拟和结晶学筛选，确认是结合在 AKT 的 ATP 位点的一个碎片[173]。一个嵌合的 AKT-PKA（蛋白激酶 A）蛋白用来引导基于结构的优化，将一个片段加工成为一个更有效、更有选择性，同时在体内有口服活性的 AKT 抑制剂 CCT129254[174,175][图 1.6（A）]。这个系列的先导化合物最后发展成为临床候选药物 AZD5363[176]。配体-靶点复合物的结构细节直接让最初的先导化合物通过基于结构的设计得到改进，这些信息在吡唑间苯二酚 HSP90 抑制剂 CCT018159 成为临床候选药物 NVPAUY922 的过程中也发挥作用[155,178][图 1.6（B）和 "案例分析" 章节]。

先导化合物的物理化学和结构特征是决定它们能否成为临床候选药物的关键。最好避免一些有疑问的化学官能团，尤其是那些与常见的非特异性活动或化学反应性产生的毒性相关的官能团，或者是对常见生物测定读数有影响的官能团[180-182]。已经有一些从经验得到的类药和类先导物的化学空间定义，它们由简单计算的性质组成，例如分子量、亲油性、氢键结合能力、表面极性和分子柔性[183-186]。这些定义并不是严格规定，但对于提高发现作用于整个器官的有效药物可能性的更广阔化学空间的定义，仅运用药物发现科学中积累的经验是不够的。一个药物不仅能够显示出在分子靶点有效的作用，而且还要平衡水和非水的溶解性，才能充分地分布在人体内水和非水药代动力学区域之间。

先导物与药物的性质之间产生的差别解释了分子大小和复杂性增加经常伴随着先导化合物到候选药物的优化过程[187]。应用类先导物和类药参数来选择合适的小分子，对于确立小分子库和在先导物优化阶段小分子的选择十分实用[188]（表 1.2）。相似的注意事项也可用于非临床使用的化学探针或工具化合物的优化中，对于这些材料形成"适合因子"的概念[76]。正如任何概率性参考会有例外出现，从 ABT-737 优化为有口服活性的临床候选药物 navitoclax（为了提高口服吸收违反五条利宾斯基定律中的三条），这表明类药化学空间的界限不是严格定义的（请见"案例分析"章节）。

表 1.2　片段、先导化合物和药物的典型物理化学及生物性质

性质	片段	先导化合物	药物
分子量（MF）	<300	<400	<500
亲脂性（$\log P$）	<3	<4	<5
氢键供体原子（OH，NH）	≤3	≤4～5	≤5
氢键受体原子（N，O）	≤3	≤8～9	≤10
极性表面积（PSA）	—	—	≤140～150A2
可旋转键（nRot）	—	≤8	≤10
化学反应基团	—	不出现	不出现
靶点活性（IC_{50} 或 K_i）	>>10^{-5}～10^{-6} mol/L	10^{-6}～10^{-7} mol/L	10^{-8}～10^{-9} mol/L
构效关系（SAR）	NMR 或 X 射线数据	建立有效的 SAR	完全理解的 SAR

注：—表示不确定。

　　计算技术也可对先导化合物的发现起作用。运用虚拟筛选可检测化合物与已知配体构效关系产生或蛋白-抑制剂共晶结构产生的三维模型中结合位点的匹配程度[190,191]。随后，仍然需要对"虚拟苗头化合物"进行生物化学筛选以寻找并确认有效的生物活性化合物，但是虚拟筛选可以减少需要测定的化合物数量，例如检查点激酶 1（CHK1）抑制剂的发现[192,193]。

　　寻找小分子先导物最适宜的策略是依靠分子靶点的性质和相关生物学。在某些情况下对靶点的化学生物学或 3D 结构不太了解，但是生物化学评价可靠，然后在大量多样的化合物数据库进行高通量筛选也经常可以得到有效的小分子。或者当靶点属于一个已表征的蛋白家族，或者该靶点的若干个小分子配体已知，筛选集中的化合物库更合适，库内的化合物都是与靶点有相互作用的一个谱系的小分子。这种策略在发现激酶抑制剂领域尤其成功，尽管也有警告表示这种先导化合物和这类靶点其他成员发生交叉反应性的可能性越来越大。然而也可以利用这种交叉反应性产生新的先导化合物，如伊马替尼的发现（请见"案例分析章节"）。在这种情况下，为靶点引入选择性成为药物化学优化的重要目标。运用基于碎片筛选得到的先导化合物经常依赖于借助 NMR 或晶体衍射得到的靶点生物分子的结构。然而，酶超家族内的蛋白结构的相似性也可以转化为优势，通过使用替代蛋白或嵌合蛋白，正如寻找 AKT 抑制剂过程所示，使用 AKT-PKA 嵌合体做结晶片段筛选[173]。

1.7.3　先导化合物性质分析和多参数优化

从小分子药物发现项目中产生的化合物在成为临床候选药物前，经常需要不断的结构优化。这涉及提高关键参数包括效能和对靶点生物分子和在细胞内作用机制的特异性。药物性质包括化合物对设计给药途径的兼容性，有效分布在靶点组织和细胞并保持一段时间，相关的体内药效学用以概括体外细胞所见的效果和确认药物对靶点的作用，最重要的是，适当的体内模型的耐受性和对肿瘤的效力。合适的临床前治疗性能分析的完成对证明化合物从"符合目标"向假设检验临床试验发展非常重要。特别是当一个首发药物被认为根据分子靶点和发现这些靶点药物的方法都不能确定完全有效而直到临床研究显示出治疗用途才能确定小分子的作用，并且在临床研究中显示的主要作用机理是对于分子靶点的调节[3]。

在选择一个或几个进入优化阶段前，预期的先导化合物系列的在这里描述的性质的可实现性的潜能要进行评价。除了对靶点的效能，配体的效率已经证明是衡量化学结构与靶点相互作用有效性的因素[194]。有成效的构效关系（SARs）的确立对于关联化学结构的变化与靶点和细胞效能的关系是必要的，这通过某些机制的生物标志物可知，此外还有其他性质需要被优化的范围[195]。药物化学家有一个主要工具来设计改进小分子药物所需的多种参数：化合物的分子结构。多重 SARs 定义了化合物性质对结构改变的响应。如本章中所述，实现苗头化合物到先导化合物，再到临床候选药物的优化过程将会经过一连串生物测试评估，由逐渐复杂的测定组成［图 1.4（B）］。驱动小分子改进的是一个迭代的药物化学循环，包括化合物设计、合成、生物评价和解读。每个测定都会给新设计的化合物提供反馈，目的是改进化合物的性质（图 1.5）。这些测定将会有相关的阈值与期望的治疗结果相连，阈值如门卫一般，判断化合物是否有必要进入下一步的评价。然而需要注意的是图 1.5 的模式只是说明而不是强制。许多例子中，将早期未优化的化合物进一步通过级联实验来帮助验证实验本身，并预测给定的化合物系列未来的挑战。对于新的靶点分子，早期的发现过程与验证级联实验方法学密切相关，因为级联实验是用来发现药物分子的。多重的相关的循环保持相互接合是很重要的，以便新化合物的设计可以从多重生物信息参数中得到参考。

构效关系中任何一种性质与另外一种性质可能是互为补充的，部分一致的或与其相反的。因此，临床候选药物将会定位在多重构效关系间一个可接受的交叉点，可能不会将任一构效关系优化到最佳。精确的治疗性能旨在演变为科学进步，以及对药物分子药学性质的更多了解。因此，尽管表面上有系统进步，但先导化合物优化和候选药物选择的不同阶段仍需要专业的判断指引。自然地，实验测定结果对临床候选化合物的选择影响最大，因为实验结果与药物临床总体表现例如体内功效、药效、药代动力学和耐受性研究的相关程度最高。幸运的是，不同构效关系的中心结构决定因素可能分布在分子的不同区域。例如，受体酪氨酸激酶抑制剂，伊马替尼、达沙替尼、格非替尼和埃罗替尼的结构包含的侧链主要对药代动力学性质产生影响而不是靶点

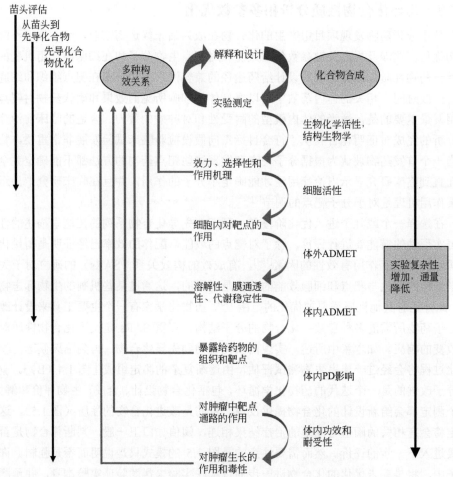

图 1.5 药物发现是化合物设计、合成和评价的迭代循环

随着化合物的生物性质概况越发细致，为评估药物而进行的测定实验的数量和复杂性也在增加

效能。配体-蛋白复合物的结构显示了侧链所在区域背向激酶区域而指向溶剂[120] [图 1.6（C）]。运用这种方法可以识别苗头化合物的功能区域，通过结构修饰来改变对靶点的效能或物理化学性质，NVP-AUY922 是 HSP90 的间苯二酚异恶唑抑制剂，它的改进过程如图 1.6（B）所示。在一般情况下，可能同时改变多个构效关系十分困难，有时也可能偶遇同时优化的可能，例如在试图避免 hERG 在离子通道的抑制作用时，改造后的碱性化合物具有很高的亲脂性，还能产生最佳的靶点活性[196]。如果不能找到同时出现在一个简单结构上多种性质的可接受组合，会阻止一个候选药物从一系列化合物中被识别出来。出于这个原因，考虑多种结构不同的苗头作为化学出发点，在药物发现早期是十分有益的。

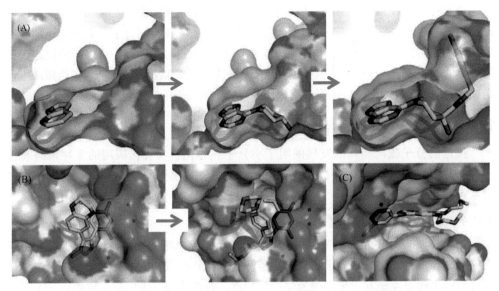

图 1.6   在新靶点的药物发现中基于结构的设计（见彩图）

配体以棍状模型显示，颜色根据原子类别显示（碳=绿色）。蛋白质以透明表面形式显示，颜色根据原子类别显示（碳=灰色）。（A）一系列 X 射线晶体结构显示了 7-氮杂吲哚与嵌合蛋白的 PKA-PKB 的 ATP 位点结合（源自 PDB 库 2UVX[173]），由片段生长成为更强效和更有选择性的吡咯嘧啶 PKB 抑制剂（源自 PDB 库 2VNY[174]），紧跟着是有口服活性的 CCT129254（源自 PDB 库 2X39[175]）。（B）CCT018159 结合到 HSP90 ATP 酶区域（源自 PDB 库 2BRC[177]）的晶体结构和成为临床候选药 NVP-AUY922 结合在 HSP90 ATP 酶区域（源自 PDB 库 2VCI[178]）。CCT018159 中与蛋白的结合水分子相互作用的间苯二酚基团被保留，而后加的氨基取代基与蛋白具有新的相互作用使效能提高。调节药物药代动力学表现的吗啉基团伸向外面溶剂中。（C）埃罗替尼结合到 EGFR 激酶域的 X 射线晶体结构的细节（源自 PDB 库 1M17[179]）显示出官能团的分离，包括调节靶点结合，进入结合口袋以及伸向溶剂的调整溶解性和药代动力学性质的基团

  现代药物发现中，尽早开始多参数优化非常重要[197]。这其中包括化合物结构类型的谨慎选择，根据类药和类先导的经验从这些化合物中选择进入苗头化合物阶段，以提高药物从苗头化合物发展到候选药物的成功率[3]。在苗头化合物评估和苗头化合物到先导物的初期阶段，重点自然会放在对化合物在体外生物化学和细胞实验的评估。另一个重点是在项目早期就研发出通用可靠的有机全合成路线。然而评价初期先导物的药代动力学（ADMET）表现是很重要的，研究发现这可以显著降低在临床研究后期由化合物药代性质不全而导致失败的概率[64]。高通量实验评估化合物体外表现的评价体系是完备的，然而因为容量的限制，在体内测试如此大量的化合物性质是不可能的。因此，生物实验结果的反馈所消耗的时间是化合物优化的限速步骤。对于药代动力学，应用盒式给药方案同时评估多个化合物，可能是提高化学药测试容量的方法[198,199]。另外，有限时间点采样方案用来比较一个系列的化合物可以减少体内试验的负担，最近具有口服生物可利用的CHK1抑制剂的发现就应用了这个方案[200]。

功效的评估，如移植瘤生长抑制需经过3～4周的给药期，是十分耗费时间的，也限制了迭代循环的次数，应该在一个更合理的时间内完成。对于分子靶点药物，短期靶点的调节和下游药效学影响的体内评估（典型为2～24 h的时间进程）可以起到快速选择化合物的作用，这些化合物可以到达并调节预期的分子靶点。确立"药学逐位跟踪"也是很重要的一部分，它可以证明作用机理并确认靶点分子治疗适宜临床应用[97,201]。

1.8 分子靶向癌症治疗的案例分析

挑选的分子靶向药物的发展阐明了小分子先导化合物优化应用的多种策略和技术。在几个案例中，临床研究的信息反馈到早期药物发现过程被证明是很重要的，本节重点强调这一点。

1.8.1 伊马替尼和达沙替尼

高选择性的BCR-ABL激酶抑制剂是从一系列苯氨基嘧啶蛋白激酶C的抑制剂中得到的，选择依据是先导物分子的三维构象，这就是"靶点跃迁"的例子，指化学先导物针对一个靶点而研发出来，成为化学起始点，改造成同一蛋白超家族中另一个靶点的抑制剂。先导物优化使伊马替尼集中于通过引入可溶性基团提高药代动力学性质[反应式1.1（A）][202]。伊马替尼治疗慢性粒细胞白血病临床试验的成功，给研发分子靶向的小分子药物治疗肿瘤提供了重要的概念证明。观察发现，伊马替尼抑制了有限的几个其他激酶，其中包括肿瘤蛋白c-KIT，对它的抑制使治疗胃肠基质肿瘤的临床试验获得成功，因为胃肠基质肿瘤经常由突变的KIT激酶导致[203]。随着慢性粒细胞白血病患者体内耐伊马替尼激酶突变体的出现，第二代抑制剂由此产生，例如达沙替尼，针对更加保守的激酶的活性形式，并且抑制许多耐伊马替尼突变体，也包括其他癌症靶点，如SRC[43,44]。

1.8.2 索拉非尼

索拉非尼体现应用组合化学的方法得到并优化先导化合物，从一个特殊结构——二芳基脲得到索拉非尼［反应式1.1（B）][204]。尽管研发为靶向CRAF的抑制剂，随后索拉非尼就被发现具有有用的受体酪氨酸激酶多重药理学活性，尤其是抑制VEGF受体、PDGF受体、c-KIT和FLT3激酶，因此该药获得批准，治疗肾细胞癌症[205]。尽管索拉非尼对RAF亚型有活性，但在黑色素瘤中单独使用索拉非尼并没有显示抑制活性。

1.8.3 维罗非尼

由于认识到V600E BRAF突变在黑色素瘤的发展中的重要性，以致癌BRAF为靶点成为一个主要的目标[23]。V600E BRAF抑制剂首发药物的发现——维罗非尼表明蛋白结构信息可以在药物发现初期用来产生新的先导化合物结构，并证明了依靠基于片段的技术识别抑制剂骨架［反应式1.1（C）][25]。这开始于用一种宽泛的途径寻找激酶靶点家族的抑制剂。一个包含20000个片段的数据库（分子量在150～350）在高浓度下经多激酶筛选，识别出由238个化合物组成的小组，包括7-氮杂吲哚，对至少三种激酶有可测得活性，结晶显示小分子结合在ATP位点[206]。对7-氮杂吲哚骨架简单修饰产生了单基取代的3-苯氨基-7-氮杂吲哚，晶体显示它与激酶Pim-1结合模式良好（Pim1 $IC_{50} \sim 100$ μmol/L）。在这些数据的基础上，进一步的修饰得到了3-苄基-7-氮杂吲哚同系物，与FGFR1共结晶时该同系物显示与激酶天冬氨酸-苯丙氨酸-甘氨酸（DFG）基序有相互作用，且效能提高（FGFR1 $IC_{50} \approx 2$ μmol/L）。根据这段基序制备了单、双取代的7-氮杂吲哚化合物库并经过多个激酶的筛选。从中筛选出的一组化合物带有特殊的二氟苯磺酰胺取代基，对V600E BRAF有很高的效能。突变体和野生型BRAF蛋白共结晶帮助指导针对这个特殊分子靶点的抑制剂结构优化，最终得到维罗替尼[207]。

1.8.4　HSP90 抑制剂 17-AAG 和 NVP-AUY922

临床途径发现药物17-AAG的实例证明临床试验的成功推动了分子伴侣HSP90的小分子抑制剂的寻找[208]。天然产物格尔德霉素的衍生物[154]在肿瘤组织中显示了对靶点的抑制特性，在黑色素瘤患者中也显示出活性，但是这类化合物有溶解性、剂型和代谢等问题[208,209]。高通量筛选出的3-(2,4-二羟苯基)-吡唑苗头化合物CCT018159[177]的优化，显示了蛋白结构信息在引导化合物功能性基团的选择和定位，以提高抑制剂对HSP90 ATP酶核酸结合位点的亲和力中的应用。这最初得到的效能显著提高的氨基吡唑VER-49009［反应式1.1（D）］，反映了它与ATP口袋的蛋白表面形成更多的氢键[210]。等温线滴定量热学与蛋白-配体晶体结合模式分析提供了一个有效的方法来阐明抑制剂-蛋白相互作用的热力学。后续的先导化合物优化集中在增加抑制剂的亲和力，同时提高药代动力学性质和体内效力，最终得到异噁唑临床候选药物NVP-AUY922（图1.6）[178,211,212]。

1.8.5　ABT-737 和 Navitoclax

BCL-2同源区域3（BH3）类似物ABT-737的发现显示了基于片段的方法如何用于对付处于可成药区域边缘的分子靶点［反应式1.1（E）][213]。抗凋亡BCL-2家族蛋白和带有BH3区域的凋亡前体蛋白的异源二聚体化抑制了凋亡前体搭档的功能[214]。这种蛋白-蛋白相互作用的特点是BH3区域的疏水α-螺旋对接到BCL-2蛋白相应深度的疏水凹槽内。这种螺旋对接的蛋白-蛋白相互作用位点现在被认为是一个普通的基序，可能被小分子抑制，因为结合位点相对封闭并具有刚性[215]。基于NMR的生物物理筛选识别出与BCL-X_L疏水凹槽中两个分离的位点结合较弱的片段[216]。成对的片段用多种方法连接，最终识别出了同时占据两个位点的连接分子。通过由NMR结构研究引导的集中化合物库合成进行效能优化，得到BCL-X_L-BH3相互作用的高效抑制剂，进一步优化抑制剂体内效能得到ABT-737[213]。尽管在体内有活性和效能，ABT-737缺乏口服生物利用度。因此，进一步优化分子的外围基团以提高细胞内活性和体内药代动力学特性，得到口服剂型navitoclax（ABT-263）[189]。ABT-737和navitoclax的发现显示了药物设计领域新技术的应用，新技术拓展了经典成药空间的界限。值得注意的是，navitoclax挑战了传统意义上对小分子"类药性"的定义，以及在大小和疏水性方面的限制[183]。

反应式 1.1 分子癌症治疗中小分子先导化合物的产生和优化的一些案例分析（见彩图）

（A）伊马替尼的骨架结构苯胺嘧啶是从蛋白激酶 C 的抑制剂筛选中得到的，并且仅通过增加了一个甲基取代基（红色）而获得了对 BCR-ABL 的选择性。先导化合物的优化集中在提高 DMPK 特性上（蓝色）。第二代 BCR-ABL 抑制剂达沙替尼对一些伊马替尼耐药的 BCR-ABL 突变体激酶也有活性。（B）多靶点激酶抑制剂索拉非尼发现的起点来自对大量化合物进行的 CRAF 蛋白的高通量筛选（HTS），在中心脲结构上两个取代基的组合变化产生了有效能的先导化合物（红色）。先导物优化集中于提高效能和体内抗肿瘤活性（蓝色）。（C）维罗非尼的骨架结构 3-苯氨基-7-氮杂吲哚是一个结合在激酶（包括 BRAF）ATP 结合位点的低分子量药物片段，是通过生物化学和结晶组合筛选的方法得到的。对该片段的修饰产生了活性更强的 3-苄基-7-氮杂吲哚抑制剂（红色）。集中的化合物库与基于结构的设计结合得到优化的化合物维罗非尼（PLX4720）（蓝色）。（D）对 HSP90 ATP 酶的高通量筛选发现了新型间苯二酚吡唑抑制剂 CCT018159，并且该小分子与酶进行了共结晶。基于结构的设计指导了添加亲脂性和产生氢键的官能团的定位，以形成具有细胞活性的抑制剂 VER-49009（红色）。进一步对效能、药代动力学和药效学性质的优化（蓝色）获得了异噁唑临床候选药物 NVP-AUY922。（E）用 NMR 进行筛选发现了与 BCL-X_L 蛋白上两个相邻的次位点结合较弱的片段。将片段连接以保持它们的方向并进行取代获得了抑制 BH3 对 BCL-X_L 的结合可以占据全部的结合位点的有效抑制剂（红色）。基于结构的设计进行效能和体内功效优化以及随后的口服药代动力学性质优化，得到了临床候选药物 navitoclax（蓝色）

1.9 生物标志、药理学逐位追踪和临床研发

　　新抗癌药物研发的一个非常重要的元素就是患者生物标志以及药物动力学-药效学端点的选择[97,99-101,111,201]。事实上，这种标记在临床前和临床阶段都需要。生物标志具有很大的信息量，对药物研发十分重要，在我们的研发中心有"无生物标志，无项目"的规则。

　　分子诊断需要被用来选择最适合的动物模型和患者来评估某种药物的活性。分子生物标志同样非常必要地用来判断药物对期望靶点的调节机制，并帮助判断最佳的剂量和给药计划。很明显，生物标志使临床试验更加智能、包含更多信息，也使临床前和临床阶段做出的决定更理性、更有效[250]。然而，在癌症药物早期临床试验的广泛应用仍然需要一些时间[98,217]。

　　如前所述，"药理学逐位追踪"的概念已经作为一个合理和实用的框架被提倡，用来评估先导化合物在临床前发现和候选药物在临床试验中的表现。除此以外，药理学逐位追踪也是一种工具，评估药物在研发的不同阶段的失败可能性，以及做出"去或留"的重要决定（例如：是否应该进入下一阶段或放弃药物）。

　　药理学逐位追踪的应用关系到一系列重要问题（图1.7）：
- 靶点的状态是如何与肿瘤产生关联的？
- 什么样的预测实验可以检测分子的偏差，鉴定适合的患者群体？
- 活性药物水平在血浆和肿瘤组织中是否一致？
- 感兴趣的分子靶点是否被抑制了？
- 靶点所在的生物化学通路是否得到调节？
- 是否预期地影响生理过程，例如一个或多个癌症的重要特征？
- 以上这些参数是否与疗效或毒性相关？或者是否能解释药物产生的作用？
- 临床反应的媒介端点（如肿瘤标志、循环肿瘤细胞或功能成像）可以用来测试——调节靶点是有益的——这一假说吗？
- 当病情恶化，会发生什么样的分子变化（如潜在的耐药机制）？
- 什么样的非传统疗法或适当的结合治疗可以应对耐药机制？

　　理想情况下，逐位追踪每个阶段的数据都应该收集起来，如图1.7所示。没能达到适宜的药物暴露时间或对期望靶点、通路的调节或生物效应，意味着项目中可能存在危险。问题的一个简单解决方法可能是需要改变剂量或给药时间。另外，可能涉及化合物或药物的结构优化。最严重的是，如果不能达到期望的端点，"留下"的决定可能导致项目的终结。因此，借助逐位追踪，最后阶段淘汰的问题可以降到最低。同样重要的要强调的是，这种方法在临床试验假设检验中支持了分子癌症治疗方法的可行性。在靶点得到调节、药物有治疗活性的情况下，逐位追踪可将结果从机理上明确地解释出来。另一方面，可以看到靶点调节，但是没有治疗效果，可能因为分子靶点在人类癌症中不是有效的。如果靶点没有被抑制，在更好的候选药物出现前，就无法得出机理的结论。

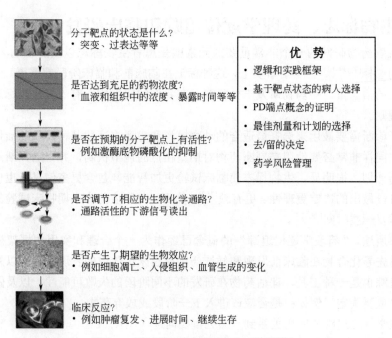

分子靶点的状态是什么？
- 突变、过表达等等

是否达到充足的药物浓度？
- 血液和组织中的浓度、暴露时间等等

是否在预期的分子靶点上有活性？
- 例如激酶底物磷酸化的抑制

是否调节了相应的生物化学通路？
- 通路活性的下游信号读出

是否产生了期望的生物效应？
- 例如细胞凋亡、入侵组织、血管生成的变化

临床反应？
- 例如肿瘤复发、进展时间、继续生存

优 势
- 逻辑和实践框架
- 基于靶点状态的病人选择
- PD端点概念的证明
- 最佳剂量和计划的选择
- 去/留的决定
- 药学风险管理

图 1.7　药理学逐位追踪图示（见彩图）

参数的层次集合提供了概念上和实践的框架，可以帮助在临床前和临床药物研发中做出决定。逐位追踪与分子靶点的状态（通过药代动力学暴露时间和药效学在靶点的影响）、通路、对治疗和毒性反应的生物影响相关联，也对选择最佳药物剂量和计划有帮助

　　预后、作用机理或是药效生物标志可能从分子靶点和同源通路得到更加清晰的理解。另外，高通量基因和蛋白方法促进了生物标志的发现[78,111]。免疫印迹和基于ELISA的免疫测定经常使用，后者的优势在于可以精确定量。以上两个实验是极其重要的，因为靶点调节的范围和时间的知识经常是缺失的。如果这些实验测定可以多路同时工作，将会更有用处。用这种方法，在多个分子靶点或几条通路上的影响，包括中靶和脱靶的变化，就可以确定了。如果是寻找激酶抑制剂的情况，免疫组织化学会在临床试验中广泛应用[218]。然而免疫学实验有大量的要求，如检查抗体有必需的特异性，确保抗原决定簇的稳定性（尤其是蛋白磷酸化端点），保证最佳的、稳健的可重复的实验条件[219]。生物标志需要经过严格的验证，不仅在科学的适应性方面，还有准确性、可重复性或稳健性，以及监管部门批准视角的审核。

　　在癌症药物早期临床试验中，使用生物标志端点做决定的障碍是伦理和逻辑的原因[98,217]。尤其是治疗前和治疗后的活体组织检查是药效学生物标志所必需的，并且可能会限制招募实验。代替的组织如皮肤、毛囊和外周血液单核细胞可能提供有用的引导，但是不一定表现得与癌症相同，循环肿瘤细胞可以用在生物标志研究[220]。血浆中可溶的分泌生物标记物也需要评估。微创端点的发展，如使用正电子发射断层扫描技术和核磁共振波谱及成像技术等是非常重要的[102]。微创生物传感器技术的可用性在将来有令人期待的潜力[221]。

根据生物标志物出现和分子靶点的状态，选择最适合的病人进入某一特定药物的临床试验可以大大促进临床研发的进程。由维罗非尼和克唑替尼快速的审批通过和伴随其中的诊断性测试一起验证了上面的观点，对明确的患者群体，药物显示了显著的药效[25,26]。预计生物标志物的应用将会增长，药代动力学-药效学关系将会显示临床试验活性。

临床试验设计的其他方面将会继续发展，包括初期和后期试验[98,222-224]。新分子靶点药物和细胞毒性试剂的一期试验设计有很大不同。新靶点药物对于提高到最大的耐受剂量不都是适宜的。尽管一些分子癌症治疗之后可以看到肿瘤收缩，但是治疗趋向于抑制细胞生长而不是细胞毒性试剂。因此，在二期试验设置中以RECIST（实体肿瘤中响应评价标准）为标准，响应率的应用可能不适合最佳的。随机的终止试验在一些例子中已经证明是有益的。除了评估肿瘤的差异，显然新的分子治疗药物的不良反应与以往的细胞毒剂不同，经常会牵连未扩散的组织[225]。临床试验的另一个关键区域将是处理药物组合。很多计算和试验方法都在预测有效的组合，这是为了用更有创造力的方式运行试验。

1.10　结论和展望：朝着个性化的分子抗癌药物发展

小分子靶向抗癌药物如伊马替尼、格非替尼、埃罗替尼、维罗非尼、克唑替尼和本章中讨论的其他药物清晰地证明了可以通过研发特异性作用在致癌的异常靶点的药物获得临床效果。过去15年，我们一直在关注细胞毒性药物，这类药物可以损伤DNA、抑制增殖，但是不能对恶性细胞有选择性。而现在，我们将目光集中在分子靶点药物，分子靶点与遗传和表观遗传的异常有关，细胞中异常的出现推动了恶变和恶化的进程[1,3,6]。虽然我们仍然处在早期阶段，针对癌症基因组成药已成为现实。逐渐增加的分子靶点药物的药典在表1.1中列出，毋庸置疑，这些药物对病人有益，可以延长患者生命，提高生存质量。另一方面，尽管分子靶点方法的重要性和有效性已经完善，癌症仍然是一个复杂的疾病，目前的治疗方法并不是最佳的，许多障碍需要克服，尤其是克隆异质性和生物化学反馈回路引起的耐药性[41]。

关于分子靶点方法的有效性和如何改善方式以面对未来科学的或经济的挑战的辩论一直持续不断[40,226,227]。癌症发展的基础特征是遗传不稳定性[121]。鉴于此，回顾过去，就会发现期望以单一基因变化为目标就可以对疾病持续产生影响的想法是很天真的。对于一个指定的病人，驱动癌症恶化的遗传异常随着时间的流逝不可能保持不变。因此就变成一群活动目标，其中既有未经治疗的疾病中的异常，也有对治疗干预做出的应答。

面对如此复杂的现实，一条前进的道路已经很明确，涉及更加响应于靶点治疗的设计、发现、传递的观点[41,77]。癌症细胞的遗传不稳定性、克隆异质性以及克隆进化是产生耐药性的原因，通过理解和预估产生耐药性的途径，我们寻求发展诊断和治疗机制来解决疾病潜在驱动的复杂性和突变性。很明显，分子靶点治疗的发展不会单独发生。药物分布在全身，是治疗浸染转移性癌症的根本，经常发现新靶点药物在已经经过几轮初治的晚期病人得到批准（见表1.1呼应注）。然而更早的时候，许多局限性疾病通过手术和放疗常常是高度可控的，甚至是可治愈的。将靶点药物和这种模式的治疗相结合，在治疗方法内同时使用或辅助使用，可能提高大范围癌症的治疗效果[228,229]。

很显然，新的小分子靶点会继续从人类癌症和模式生物的高通量分析中产生。一个特殊的挑战是，重新认识到在相对少数的癌症中发生许多分子异常，第二个挑战，也是更常见的，是多个常见的异常都同时出现在一种癌症中[230]。此外，克隆进化过程的深层理解已经显示了单一病人的肿瘤负荷在原发点和转移处的分子特征有多大的不同；而这些分子特征是如何随着时间而改变并对治疗干预做出回应的[78,106]。关于靶点需要单独成药的范围以及人类癌症的多样基因将集中在若干成药通路的程度都是不清楚的。当然，决定需要分出优先特征，在本章我们描述了对待这个问题的不同方法。然而在分子癌症治疗第一次浪潮的药物发现中，分子靶点的选择是不可避免的，紧跟的是目前科学界感兴趣（流行）的基因和通路，分子特征概述的技术使运行大型无偏见筛选成为可能。高通量方法的应用将加速所有潜在靶点的描述和阐明，改进的技术将提高分子探测、分类、监视、治疗和潜在预防癌症的水平。

关于靶点的功能种类，癌症蛋白激酶组的成药在单一激酶或紧密联系的激酶亚型组的方面现在很容易做到[231]。下一个挑战将是改善激酶抑制剂的合理组合防止疾病耐药性的产生，或者优化激酶抑制剂在一个治疗框架内的连续应用以延长无法医治的耐药性的出现时间[41,232]。PI3K信号通路或HSP90分子伴侣的大量药物靶点现在已经进入末期临床试验，并将在未来展示出治疗潜力[233,234]。临床上已出现能够对抗表观遗传靶点的药物，如已发现的HDACs和DNA甲基转移酶，组蛋白甲基转移酶抑制剂和染色质阅读溴区4（BRD4）抑制剂[124]。

然而其他靶点，尤其是许多蛋白-蛋白相互作用和某些酶如磷酸酶，以现在的技术处理仍然非常困难棘手。但是，BH3模拟物如ABT-737和navitoclax[213]，以及nutlin MDM2结合药物[235]的诞生，表明某些小区域的蛋白-蛋白相互作用具有成药性。此外，磷酸酶抑制剂也已诞生[140]。难以成药的转录因子通路，如Wnt/α-连环蛋白通路，也可被通路网络中新识别的靶点控制，如端锚聚合酶更有可能被小分子成功抑制[165]。

癌症基因和靶点清单继续增加，我们必须改进评价和优先排序的方法，因为更好的目标选择会得到更好的药物[83]。以上例子清楚地证明了高通量RNAi方法的应用对靶点发现和评价非常有效。然而剔除靶点不一定与小分子抑制产生一样的效果，显性抑制物和探针化合物的药理学抑制可能具有优势[74,76]。转基因小鼠模型在实验中很有价值。尽管它们不总是与人类疾病精确地相似，人们仍然在优化改善它们的预测能力。利用致癌基因依赖和成瘾仍然很重要，但是越来越强调能够产生合成致死作用，正如PARP抑制剂在BRCA基因缺陷的癌症细胞和患者体内的表现[129]，或者强调靶向压力生存通路的非致癌基因成瘾[79]。为了使癌症可以在其所有恶性表型临床表现的水平被攻击，需要有对每个性状都能够调节的药物。基于机理的抗血管再生药物和抗体已进入临床试验[214]。端粒酶抑制剂显示出阻挡肿瘤细胞无限增殖化的潜力[236]。然而特异性阻止入侵和转移的方法较少，这个领域需要更多的投入。对转移前微环境和宿主基质环境的调节促进肿瘤生长新位点的建立的认识，提供了抑制转移和入侵的通路和受体新靶点[237]。但是，对于这种药物的临床端点是有疑问的。基质金属蛋白抑制剂发展为临床药物时，没有充足的考虑其作用机制和在入侵过程中的生物效应，这至少部分解释了这类药物表现不佳[238]。抗转移靶点药物的临床评估更有挑战性，因为为了证明药物的效力，实验将会消耗非常长的时间。这类药物的实验需要更进一步，因为转移是癌症死亡的主要原因。

转向药物化学领域的发展，毫无疑问的是识别类药和类先导化合物化学特性已经提高了针对新靶点优化而识别出的先导化合物的质量。高通量、多参数特征描述的使用让我们能够预估潜在的问题，如药物代谢和毒性，这两个性质能够在先导化合物优化程序中处理，比过去要提前。关于临床前药物发现更加"整体"的观点可以使在相当复杂的寻找和优化大量不同药学性质和生物活性使它们出现在一个单独的分子个体中的任务的成功率提高。化学生物方法、X射线晶体学、NMR的应用都对这个任务有明显的帮助。

本章一直强调的重点，药物化学家、生物学家、临床医生等要面对的一个主要的挑战是，即使有新的信号抑制剂出现，耐药性仍然会是一个问题。我们也知道在一种特定癌症中可能会有几个癌症基因或通路运行。考虑到这两件事，为了得到最佳治疗效果，显然组合治疗是必需的。依据个体恶性肿瘤的遗传和表观遗传细节、肿瘤组织中识别出的基因谱以及对特定靶点治疗潜在机理的耐药性的理解，高频出现的靶点药物可以以合理的方式组合在一起。这种假说驱动的方法由无偏见的大规模组合筛选完善[41,77]。未来药物发现的一个挑战是研发耐受良好的单一药物，多种药物组合不降低治疗指数是可能的。显然多靶点激酶抑制剂，如索拉非尼和舒尼替尼因为击中了多个靶点，是有用的药物。在一个单独药物分子[239]上设计可控的多药理作用的普遍方法是处理组合靶点抑制和多成分组合的耐受性这两个问题所需要的。除此之外，一些调节通路特殊节点可以影响多重下游靶点的药物将有巨大的潜力，其中最著名的是分子伴侣HSP90抑制剂[81]，或控制组蛋白密码的染色质修饰酶抑制剂[124]。

通过关注信号通路、网络和系统，人类基因组测序的潜力将最好地展现，这个说法存在争议[240]。当我们开始更多地理解癌症基因操纵的复杂网络，似乎明显需要系统的生物方法不仅去全部理解这些网络在动力学、结果、通路的交叉、反馈和前馈环路等方面的功能，还去弄清楚扰乱哪里才能得到最大的治疗效果[241]。系统工程逻辑再一次告诉我们，组合方法可能克服信号网络的稳健性[242]。基础广泛的系统生物学方法用于药物发现需要计算能力和生物信息资源去实现[240,241]，这将比现在广泛使用的高通量"电子生物学"用于数据发掘更强大[243]。

作为一个会有更多细节阐述的补充区域，肿瘤干细胞的出现是目前引发大家相当大兴趣的一个话题，它具有让整个肿瘤重新生长的潜力[244]。最近肿瘤克隆异质化的数据显示，除了组成肿瘤的竞争性亚克隆，每一个都来源于不同的癌症干细胞群体。因此，癌症干细胞在分子上定义和表征，并识别针对这些细胞的治疗靶点是很重要的[245]。面临的一个挑战是发现能够作用在肿瘤干细胞而不会过度影响正常干细胞的药物。

尽管前方有大量的挑战，我们荣幸进行癌症药物发现工作，这将会是它最激动人心的年代。人们认为，为每一个基因编码的蛋白设计识别它的化学探针是一个可以实现的科学目标[246]。在癌症治疗中与那个目标相当的是为每一个癌症基因编码的致癌蛋白发现它的分子靶点药物，或至少是所有关键的致癌途径。基于个体癌症的基因和分子组成，这些分子癌症药物可以与个性化输送治疗相结合，还可以根据病人的反应和治疗的结果调整用药。正如本章所强调的，我们日渐可以控制靶点和技术，我们开始建立治疗体系。在2007年，人类基因组测序需要花费少于一百万美元[247]，到2010年，人类基因组的3×10^9个碱基对用不到五万美元可以测序[248]。截止2012年，这个花费降到大约7700美元（序列的每兆个碱基花费10美分）（见http://www.genome.gov/sequencingcosts）[249]；1000美元测出的基因已经可见，向基于基因组定制的治疗和预防测序的前景更近了一步。

全部信息和工具的综合运用对药物发现、发展和临床应用的成功是很重要的。团队合作也是根本且最重要的组成部分。癌症药物发现的未来挑战——来自技术、临床和社会（在最后一个的情况下，例如，谁会为昂贵的癌症药物发展买单，罕见癌症的药物如何发展，如何缩短科技创新与临床转化的差距）将需要学术界、政府和公司协同行动，使利用癌症基因组开发个性化癌症药物的潜在福利真正惠及癌症患者。

1.11　信息公开

作者已经或曾经与多家公司有合作或商业关系，包括 Antisoma、Astex 制药、阿斯利康、Caliper 生命科学、癌症研究有限责任公司、Chroma 治疗、Cyclacel 制药、基因泰克、默克雪兰诺、Nextech 投资、诺华、Piramed 制药（由罗氏收购），Sareum 有限责任公司、Vernalis 有限责任公司和山之内制药（现在为安斯泰来）。

致谢　作者在英国癌症研究中心癌症治疗单位（http://www.icr.ac.uk/research/research_divisions/Cancer_Therapeutics/index.shtml）所做的工作主要由英国癌症研究项目（拨款编号为 C309/A11566）和癌症研究所支持。Paul Workman 是英国癌症研究中心终身会员。我们感谢我们在癌症治疗单位和英国癌症研究中心的同事，以及外部合作者给予我们宝贵的意见与建议。

参　考　文　献

[1] Workman P. Drugging the cancer kinome: progress and challenges in developing personalised molecular cancer therapeutics. Cold Spring Harb Symp Quant Biol, 2005, 70: 499-515.

[2] Yap TA, Workman P. Exploiting the cancer genome: strategies for the discovery and clinical development of targeted molecular therapeutics. Annu Rev Pharmacol Toxicol, 2012, 52: 549-573.

[3] Collins I, Workman P. New approaches to molecular cancer therapeutics. Nat Chem Biol, 2006, 2: 689-700.

[4] Hoelder S, Clark PA, Workman P. Discovery of small molecule cancer drugs: successes, challenges and opportunities. Mol Oncol, 2012, 6: 155-176.

[5] Chabner BA, Roberts TG. Chemotherapy and the war on cancer. Nat Rev Cancer, 2005, 5: 65-72.

[6] Workman P. Genomics and the second golden era of cancer drug development. Mol BioSyst, 2005, 1: 17-26.

[7] Rowinsky EK, Onetto N, Canetta RM, Arbuck SG. Taxol: the first of the taxanes, an important new class of antitumour agents. Semin Oncol, 1992, 19: 646-692.

[8] Colvin OM. An overview of cyclophosphamide development and clinical applications. Curr Pharm Des, 1999, 5: 555-560.

[9] Marsham PR, Wardleworth JM, Boyle FT, Hennequin LF, Kimbell R, Brown M, et al. Design and synthesis of potent non-polyglutamatable quinazoline antifolate thymidylate synthase inhibitors. J Med Chem, 1999, 42: 3809-3820.

[10] Varmus H, Trimble EL. Integrating cancer control into global health. Sci Transl Med 2011: 3: 101cm28.

[11] Pezaro CJ, Mukherji D, De Bono JS. Abiraterone acetate: redefining hormone treatment for advanced prostate cancer. Drug Discov Today, 2012, 17: 221-226.

[12] Pegram MD, Pienkowski T, Northfelt DW, Eiermann W, Patel R, Fumoleau P, et al. Results of two open-label, multicenter phase II studies of docetaxel, platinum salts, and trastuzumab in HER2-positive advanced breast cancer. J Natl Cancer Inst, 2004, 96: 759-769.

[13] Stern HM. Improving treatment of HER2-positive cancers: opportunities and challenges. Sci Transl Med, 2012, 4: 127rv2.

[14] Sawyers CL. Opportunities and challenges in the development of kinase inhibitor therapy for cancer. Genes Dev, 2003, 17: 2998-3010.

[15] Kamb A, Wee S, Lengauer C. Why is cancer drug discovery so difficult? Nat Rev Drug Discov, 2007, 6: 115-120.

[16] Kaelin W G Jr. Gleevec: prototype or outlier? Sci STKE, 2004, 12: 225.

[17] Lahaye T, Riehm B, Berger U, Paschka P, Muller MC, Kreil S, et al. Response and resistance in 300 patients with BCR-ABL-positive leukemias treated with imatinib in a single center: a 4.5-year follow-up. Cancer, 2005, 103: 1659-1669.

[18] Bixby D, Talpaz M. Seeking the causes and solutions to imatinib-resistance in chronic myeloid leukaemia. Leukaemia, 2011, 25: 7-22.

[19] Eberhard DA, Johnson BE, Amler LC, Goddard AD, Heldens SL, Herbst RS, et al. Mutations in the epidermal growth factor receptor and in KRAS are predictive and prognostic indicators in patients with non-small-cell lung cancer treated with chemotherapy alone and in combination with erlotinib. J Clin Oncol, 2005, 23: 5900-5909.

[20] Lynch TJ, Bell DW, Sordella R, Gurubhagavatula S, Okimoto RA, Brannigan BW, et al. Activating mutations in the epidermal growth factor receptor underlying responsiveness of non-small-cell lung cancer to gefitinib. N Engl J Med, 2004, 350: 2129-2139.

[21] Pao W, Chmieleck J. Rational, biologically based treatment of EGFR-mutant non-small-cell lung cancer. Nat Rev Cancer, 2010, 10: 760-774.

[22] Solca F, Dahl G, Zoephel A, Bader G, Sanderson M, Klein C, et al. Target binding properties and cellular activity of afatinib (BIBW 2992), an irreversible ErbB family blocker. J Pharmacol Exp Ther, 2012, 343: 342-350.

[23] Davies H, Bignell GR, Cox C, Stephens P, Edkins S, Clegg S, et al. Mutations of the BRAF gene in human cancer. Nature, 2002, 417: 949-954.

[24] Flaherty KT, Puzanov I, Kim KB, Ribas A, McArthur GA, Sosman JA, et al. Inhibition of mutated, activated BRAF in metastatic melanoma. N Engl J Med, 2010, 363: 809-819.

[25] Bollag G, Tsai J, Zhang J, Zhang C, Ibrahim P, Nolop K, et al. Vemurafenib: the first drug approved for BRAFmutant cancer. Nat Rev Drug Discov, 2012, 11: 873-886.

[26] Gerber DE, Minna JD. ALK inhibition for non-small cell lung cancer: from discovery to therapy in record time.

Cancer Cell, 2010, 18: 548-551.

[27] Soda M, Choi YL, Enomoto M, Takada S, Yamashita Y, Ishikawa S, et al. Identification of the transforming EML4-ALK fusion gene in non-small-cell lung cancer. Nature, 2007, 448: 561-566.

[28] Kwak EL, Bang YJ, Camidge DR, Shaw AT, Solomon B, Maki RG, et al. Anaplastic lymphoma kinase inhibition in non-small-cell lung cancer. N Engl J Med, 2010, 363: 1693-1703.

[29] Christensen JG, Zou HY, Arango ME, Li Q, Lee JH, McDonnell SR, et al. Cytoreductive antitumor activity of PF-2341066, a novel inhibitor of anaplastic lymphoma kinase and c-Met, in experimental models of anaplastic large-cell lymphoma. Mol Cancer Ther, 2007, 6: 3314-3322.

[30] Shaw AT, Solomon B, Kenudson MM. Crizotinib and testing for ALK. J Natl Compr Canc Netw, 2011, 9: 1335-1341.

[31] Felsher DW. Oncogene addiction versus oncogene amnesia: perhaps more than just a bad habit? Cancer Res, 2008, 68: 3081-3086.

[32] Weinstein IB. Cancer. Addiction to oncogenes—the Achilles heel of cancer. Science, 2002, 297: 63-64.

[33] Weinstein IB, Joe AK. Oncogene addiction. Cancer Res, 2008, 68: 3077-3080.

[34] Ellis LM. Bevacizumab. Nat Rev Drug Discov, 2005(Suppl.): S8-9.

[35] Kabbinavar FF, Hambleton J, Mass RD, Hurwitz HI, Bergsland E, Sarkar S. Combined analysis of efficacy: the addition of bevacizumab to fluorouracil/leucovorin improves survival for patients with metastatic colorectal cancer. J Clin Oncol, 2005, 23: 3706-3712.

[36] Morphy R. Selectively nonselective kinase inhibition: striking the right balance. J Med Chem, 2010, 53: 1413-1437.

[37] Richon VM, Garcia-Vargas J, Hardwick JS. Development of vorinostat: current applications and future perspectives for cancer therapy. Cancer Lett, 2009, 280: 201-210.

[38] Marks PA, Breslow R. Dimethylsulfoxide to vorinostat: development of this histone deacetylase inhibitor as an anticancer drug. Nat Biotechnol, 2007, 25: 84-90.

[39] Olsen EA, Kim YH, Kuzel TM, Pacheco TR, Foss FM, Parker S, et al. Phase Ⅱb multicenter trial of vorinostat in patients with persistent, progressive, or treatment refractory cutaneous T-cell lymphoma. J Clin Oncol, 2007, 25: 3109-3115.

[40] Bates S, Amiri-Kordestani L, Giaccone G. Drug development: portals of discovery. Clin Cancer Res, 2012, 18: 23-32.

[41] Al-Lazikani B, Banerji U, Workman P. Combinatorial drug therapy for cancer in the post-genomic age. Nat Biotechnol, 2012, 30: 1-3.

[42] Shah NP, Sawyers CL. Mechanisms of resistance to STI571 in Philadelphia chromosome-associated leukemias. Oncogene, 2003, 22: 7389-7395.

[43] Kujawski L, Talpaz M. Strategies for overcoming imatinib resistance in chronic myeloid leukemia. Leuk Lymphoma, 2007, 48: 2310-2322.

[44] Shah NP, Tran C, Lee FY, Chen P, Norris D, Sawyers CL. Overriding imatinib resistance with a novel ABL kinase inhibitor. Science, 2004, 305: 399-401.

[45] Quintas-Cardama A, Kantarjian H, Cortes J. Bosutinib for the treatment of chronic myeloid leukemia in chronic phase. Drugs Today, 2012, 48: 177-188.

[46] Brugger W, Thomas M. EGFR-TKI resistant non-small cell lung cancer (NSCLC): new developments and implications for future treatment. Lung Cancer, 2012, 77: 2-8.

[47] Miller VA, Hirsh V, Cadranel J, Chen YM, Park K, Kim SW, et al. Afatinib versus placebo for patients with advanced, metastatic non-small-cell lung cancer after failure of erlotinib, gefitinib, or both, and one or two lines of chemotherapy (LUX-Lung 1): a phase 2b/3 randomised trial. Lancet Oncol, 2012, 13: 528-538.

[48] Nguyen KS, Kobayashi S, Costa DB. Acquired resistance to epidermal growth factor receptor tyrosine kinase inhibitors in non-small-cell lung cancers dependent on the epidermal growth factor receptor pathway. N Engl J Med, 2009, 10: 281-289.

[49] De Castro DG, Clarke PA, Al-Lazikani B, Workman P. Personalized cancer medicine: molecular diagnostics,

predictive biomarkers and drug resistance. Clin Pharmacol Ther, 2013, 93: 252-259.

[50] Regales L, Gong Y, Shen R, de Stanchina E, Vivanco I, Goel A, et al. Dual targeting of EGFR can overcome a major drug resistance mutation in mouse models of EGFR mutant lung cancer. J Clin Invest, 2009, 119: 3000-3010.

[51] Choi YL, Soda M, Yamashita Y, Ueno T, Takashima J, Nakajima T, et al. EML4-ALK mutations in lung cancer that confer resistance to ALK inhibitors. N Engl J Med, 2010, 363: 1734-1739.

[52] Poulikakos PI, Persaud Y, Janakiraman M, Kong X, Ng C, Moriceau G, et al. RAF inhibitor resistance is mediated by dimerization of aberrantly spliced BRAF (V600E). Nature, 2011, 480: 387-390.

[53] Alcala AM, Flaherty KT. BRAF inhibitors for the treatment of metastatic melanoma: clinical trials and mechanisms of resistance. Clin Cancer Res, 2012, 18: 33-39.

[54] Poulikakaos PI, Rosen N. Mutant BRAF melanomas-dependence and resistance. Cancer Cell, 2011, 19: 11-15.

[55] Su F, Viros A, Milagre C, Trunzer K, Bollag G, Spleiss O, et al. RAS mutations in cutaneous squamous-cell carcinomas in patients treated with BRAF inhibitors. N Engl J Med, 2012, 366: 207-215.

[56] Downward J. Targeting RAF: trials and tribulations. Nat Med, 2011, 17: 286-288.

[57] Jain RK, Duda DG, Clark JW, Loeffler JS. Lessons from phase III clinical trials on anti-VEGF therapy for cancer. Nat Clin Pract Oncol, 2006, 3: 24-40.

[58] Dienstmann R, Ades F, Saini KS, Metzger-Filho O. Benefit-risk assessment of bevacizumab in the treatment of breast cancer. Drug Saf, 2012, 35: 15-25.

[59] Giamas G, Man YL, Hirner H, Bischof J, Kramer K, Khan K, et al. Kinases as targets in the treatment of solid tumors. Cell Signal, 2010, 22: 984-1002.

[60] Dasanau CA, Padmanabhan P, Clark 3rd BA, Do C. Cardiovascular toxicity associated with small molecule tyrosine kinase inhibitors currently in use. Expert Opin Drug Saf, 2012, 11: 445-457.

[61] Force T, Kolaja KL. Cardiotoxicity of kinase inhibitors: the prediction and translation of preclinical models to clinical outcomes. Nat Rev Drug Discov, 2011, 10: 111-126.

[62] Prahallad A, Sun C, Huang S, Di Nicolantonio F, Salazar R, Zecchin D, et al. Unresponsiveness of colon cancer to BRAF(V600E) inhibition through feedback activation of EGFR. Nature, 2012, 483: 100-103.

[63] Komlodi-Pasztor E, Sackett DL, Tito Fojo A. Inhibitors targeting mitosis: tales of how great drugs against a promising target were brought down by a flawed rationale. Clin Cancer Res, 2012, 18: 51-63.

[64] Kola I, Landis J. Can the pharmaceutical industry reduce attrition rates? Nat Rev Drug Discov, 2004, 3: 711-715.

[65] Reichert JM, Wenger JB. Development trends for new cancer therapeutics and vaccines. Drug Discov Today, 2008, 13: 30-37.

[66] DiMasi JA, Grabowski HG. Economics of new drug development. J Clin Oncol 2007: 25: 209-216.

[67] Kaitin KI, DiMasi JA. Pharmaceutical innovation in the 21st century: new drug approvals in the first decade, 2000-2009. Clin Pharmacol Ther 2011: 89: 183-188.

[68] Walker I, Newell H. Do molecularly targeted agents in oncology have reduced attrition rates? Nat Rev Drug Discov, 2009, 8: 15-16.

[69] Adams CP, Brantner VW. Estimating the cost of new drug development: is it really $802 million? J Clin Oncol, 2006, 21: 3683-3695.

[70] Vernon JA, Golec JH, DiMasi JA. Drug development costs when financial risk is measured using the FamaFrench three-factor model. Health Econ, 2010, 19: 1002-1005.

[71] Kassel DB. Applications of high-throughput ADME in drug discovery. Curr Opin Chem Biol, 2004, 8: 339-345.

[72] Arrowsmith J. Phase II failures: 2008-2010. Nat Rev Drug Discov 2011: 10: 328-329.

[73] Benson JD, Chen YN, Cornell-Kennon SA, Dorsch M, Kim S, Leszczyniecka M, et al. Validating cancer drug targets. Nature, 2006, 441: 451-456.

[74] Kaelin WG. Use and abuse of RNAi to study mammalian gene function. Science, 2012, 337: 412-422.

[75] Knight ZA, Shokat KM. Chemical genetics: where genetics and pharmacology meet. Cell, 2007, 128: 425-430.

[76] Workman P, Collins I. Probing the probes: fitness factors for small molecule tools. Chem Biol, 2010, 17: 561-577.

[77] De Palma M, Hanahan D. The biology of personalized cancer medicine: facing individual complexities underlying

hallmark capabilities. Mol Oncol, 2012, 6: 111-127.

[78] Lee AJX, Swanton C. Tumour heterogeneity and drug resistance: personalising cancer medicine through functional genomics. Biochem Pharmacol, 2012, 83: 1013-1020.

[79] Luo J, Solimini NL, Elledge SJ. Principles of cancer therapy: oncogene and non-oncogene dependence. Cell, 2009, 136: 823-837.

[80] Basu B, Yap TA, Molife LR, de Bono JS. Targeting the DNA damage response in oncology: past, present and future perspectives. Curr Opin Oncol, 2012, 24: 316-324.

[81] Travers J, Sharp S, Workman P. HSP90 inhibition: two-pronged exploitation of cancer dependencies. Drug Discov Today, 2012, 17: 242-252.

[82] Lizardi PM, Forloni M, Wajapeyee N. Genome-wide approaches for cancer gene discovery. Trends Biotechnol, 2011, 29: 558-568.

[83] Patel MN, Halling-Brown MD, Tym JE, Workman P, Al-Lazikani B. Objective assessment of cancer genes for drug discovery. Nat Rev Drug Discov, 2013, 12: 35-50.

[84] Begley CG, Ellis LM. Drug development: raise standards for preclinical cancer research. Nature, 2012, 483: 531-533.

[85] Becher OJ, Holland EC. Genetically engineered models have advantages over xenografts for preclinical studies. Cancer Res, 2006, 66: 3355-3359.

[86] Kamb A. What's wrong with our cancer models? Nat Rev Drug Discov, 2005, 4: 161-165.

[87] Sausville EA, Burger AM. Contributions of human tumour xenografts to anticancer drug development. Cancer Res, 2006, 66: 3351-3354.

[88] Workman P, Aboagye EO, Balkwill F, Balmain A, Bruder G, Chaplin DJ, et al. Guidelines for the welfare and use of animals in cancer research. Br J Cancer, 2010, 102: 1555-1577.

[89] Tentler JJ, Tan AC, Weekes CD, Jimeno A, Leong S, Pitts TM, et al. Patient-derived tumour xenografts as models for oncology drug development. Nat Rev Clin Oncol, 2012, 9: 338-350.

[90] Gopinathan A, Tuveson DA. The use of GEM models for experimental cancer therapeutics. Dis Model Mech, 2008, 1: 83-86.

[91] Singh M, Murriel CL, Johnson L. Genetically engineered mouse models: closing the gap between preclinical data and trial outcomes. Cancer Res, 2012, 72: 2695-2700.

[92] Cook N, Frese KK, Bapiro TE, Jacobetz MA, Gopinathan A, Miller JL, et al. Gamma secretase inhibition promotes hypoxic necrosis in mouse pancreatic ductal adenocarcinoma. J Exp Med, 2012, 209: 437-444.

[93] Olive KP, Jacobetz MA, Davidson CJ, Gopinathan A, McIntyre D, Honess D, et al. Inhibition of Hedgehog signaling enhances delivery of chemotherapy in a mouse model of pancreatic cancer. Science, 2009, 324: 1457-1461.

[94] Whitebread S, Hamon J, Bpjanic D, Urban L. In vitro safety pharmacology profiling: an essential tool for successful drug development. Drug Discov Today, 2005, 10: 1421-1433.

[95] Ma P, Zemmel R. Value of novelty? Nat Rev Drug Discov, 2002, 1: 571-572.

[96] Roberts TG, Lynch TJ, Chabner BA. The phase III trial in the era of targeted therapy: unravelling the "go or no go" decision. J Clin Oncol, 2003, 21: 3683-3695.

[97] Sarker D, Workman P. Pharmacodynamic biomarkers for molecular cancer therapeutics. Adv Cancer Res, 2007, 96: 213-268.

[98] Tan DW, Thomas GV, Garrett MD, Banerji U, de Bono JS, Kaye SB, et al. Biomarker-driven early clinical trials in oncology. Cancer J, 2009, 15: 406-420.

[99] Workman P. Challenges of PK/PD measurements in modern drug development. Eur J Cancer, 2002, 38: 2189-2193.

[100] Workman P. How much gets there and what does it do? The need for better pharmacokinetic and pharmacodynamic endpoints in contemporary drug discovery and development. Curr Pharm Des, 2003, 9: 891-902.

[101] Workman P. Auditing the pharmacological accounts for Hsp90 molecular chaperone inhibitors: unfolding the relationship between pharmacokinetics and pharmacodynamics. Mol Cancer Ther, 2003, 2: 131-138.

[102] Workman P, Aboagye EO, Chung Y, Griiifiths JR, Hart R, Leach MO, et al. Minimally invasive pharmacokinetic and pharmacodynamic technologies in hypothesis-testing clinical trials of innovative therapies. J Natl Cancer Inst, 2006, 98: 580-598.

[103] Kaelin W G Jr. The concept of synthetic lethality in the context of anticancer therapy. Nat Rev Cancer, 2005, 5: 689-698.

[104] Chan DA, Giaccia AJ. Harnessing synthetic lethal interactions in anticancer drug discovery. Nat Rev Drug Discov, 2011, 10: 351-364.

[105] The Lancet Oncology. The sum is greater than the parts. Lancet Oncol, 2010, 11: 103.

[106] Greaves M. Cancer stem cells: back to Darwin? Semin Cancer Biol, 2010, 20: 65-70.

[107] Gerlinger M, Rowan AJ, Horswell S, Larkin J, Endesfelder D, Gronroos E, et al. Intratumor heterogeneity and branched evolution revealed by multiregion sequencing. N Engl J Med, 2012, 366: 883-892.

[108] Wilmott JS, Tembe V, Howle JR, Sharma R, Thompson JF, Rizos H, et al. Intratumoral molecular heterogeneity in a BRAF-mutant, BRAF inhibitor-resistant melanoma: a case illustrating the challenges for personalized medicine. Mol Cancer Ther, 2012, 11: 2704-2708.

[109] Egan JB, Shi CX, Tembe W, Christoforides A, Kurdoglu A, Sinari S, et al. Whole-genome sequencing of multiple myeloma from diagnosis to plasma cell leukemia reveals genomic initiating events, evolution, and clonal tides. Blood, 2012, 120: 1060-1066.

[110] Keats JJ, Chesi M, Egan JB, Garbitt VM, Palmer SE, Braggio E, et al. Clonal competition with alternating dominance in multiple myeloma. Blood, 2012, 120: 1067-1076.

[111] Dalton WS, Friend SH. Cancer biomarkers-an invitation to the table. Science, 2006, 312: 1165-1168.

[112] Clemons PA. Complex phenotypic assays in high-throughput screening. Curr Opin Chem Biol, 2004, 8: 334-338.

[113] Macarron R, Banks MN, Bojanic D, Burns DJ, Cirovic DA, Garyantes T, et al. Impact of high-throughput screening in biomedical research. Nat Rev Drug Discov, 2011, 10: 188-195.

[114] Van Montfort RL, Workman P. Structure-based design of molecular cancer therapeutics. Trends Biotechnol, 2009, 27: 315-328.

[115] Carr RA, Congreve M, Murray CW, Rees DC. Fragment-based lead discovery: leads by design. Drug Discov Today, 2009, 10: 987-992.

[116] Gaulton A, Bellis LJ, Bento AP, Chambers J, Davies M, Hersey A, et al. ChEMBL: a large-scale bioactivity database for drug discovery. Nucleic Acids Res, 2012, 40: D1100-1107.

[117] Halling-Brown MD, Bulusu KC, Patel M, Tym JE, Al-Lazikani B. canSAR: an integrated cancer public translational research and drug discovery resource. Nucleic Acids Res, 2012, 40: D947-956.

[118] Hopkins AL, Groom CR. The druggable genome. Nat Rev Drug Discov, 2002, 1: 727-730.

[119] Overington JP, Al-Lazikani B, Hopkins AL. How many drug targets are there? Nat Rev Drug Discov, 2006, 5: 993-996.

[120] Collins I, Workman P. Design and development of signal transduction inhibitors for cancer treatment: experience and challenges with kinase targets. Curr Signal Transduct Ther, 2006, 1: 13-23.

[121] Hanahan D, Weinberg RA. The hallmarks of cancer. Cell, 2000, 100: 57-70.

[122] Hanahan D, Weinberg RA. Hallmarks of cancer: the next generation. Cell, 2011, 144: 646-674.

[123] Hodi FS, O'Day SJ, McDermott DF, Weber RW, Sosman JA, Haanen JB, et al. Improved survival with ipilimumab in patients with metastatic melanoma. N Engl J Med, 2010, 363: 711-723.

[124] Popovic R, Licht JD. Emerging epigenetic targets and therapies in cancer medicine. Cancer Discov, 2012, 2: 405-413.

[125] Vogelstein B, Kinzler KW. Cancer genes and the pathways they control. Nat Med, 2004, 10: 789-99.

[126] Varmus H. The new era in cancer research. Science, 2006, 312: 1162-1165.

[127] Varmus H, Pao W, Politi K, Podsypanina K, Du YC. Oncogenes come of age. Cold Spring Harb Symp Quant Biol, 2006, 70: 1-9.

[128] Solit DB, Garraway LA, Pratilas CA, Sawai A, Getz G, Basso A, et al. BRAF mutation predicts sensitivity to MEK

inhibition. Nature, 2006, 439: 358-362.

[129] Lord CJ, Ashworth A. Targeted therapy for cancer using PARP inhibitors. Curr Opin Pharmacol, 2008, 8: 363-369.

[130] Garraway LA, Widlund HR, Rubin MA, Getz G, Berger AJ, Ramaswamy S, et al. Integrative genomic analyses identify MITF as a lineage survival oncogene amplified in malignant melanoma. Nature, 2005, 436: 117-122.

[131] Tanaka H, Yanagisawa K, Shinjo K, Taguchi A, Maeno K, Tomida S, et al. Lineage-specific dependency of lung adenocarcinomas on the lung development regulator TTF-1. Cancer Res, 2007, 67: 6007-6011.

[132] Zhao Y, Liu H, Riker AI, Fodstad O, Ledoux SP, Wilson GL, et al. Emerging metabolic targets in cancer therapy. Front Biosci, 2011, 16: 1844-1860.

[133] Chatterjee-Kishore M, Miller CP. Exploring the sounds of silence: RNAi-mediated gene silencing for target identification and validation. Drug Discov Today, 2005, 10: 1559-1565.

[134] Chin L, Hahn WC, Getz G, Meyerson M. Making sense of cancer genomic data. Genes Dev, 2011, 25: 534-555.

[135] Firestein R, Bass AJ, Kim SY, Dunn IF, Silver SJ, Guney I, et al. CDK8 is a colorectal cancer oncogene that regulates beta-catenin activity. Nature, 2008, 455: 547-551.

[136] ICGC, Hudson TJ, Anderson W, Artez A, Barker AD, Bell C, et al. International network of cancer genome projects. Nature, 2010, 464: 993-998.

[137] Dixon J, England P, Lawton G, Machin P, Palmer A. Medcines in the 21st century: the case for a stakeholder corporation. Drug Discov Today, 2010, 15: 700-703.

[138] Norman T, Edwards A, Bountra C, Friend S. The precompetitive space: time to move the yardsticks. Sci Transl Med, 2011, 3: 76cm10.

[139] Wilson AJ. Inhibition of protein-protein interactions using designed molecules. Chem Soc Rev, 2009, 38: 3289-3300.

[140] Barr AJ. Protein tyrosine phosphatases as drug targets: strategies and challenges of inhibitor development. Future Med Chem, 2010, 2: 1563-1576.

[141] Flaherty KT, Infante JR, Daud A, Gonzalez R, Kefford RF, Sosman J, et al. Combined BRAF and MEK inhibition in melanoma with BRAF V600 mutations. N Engl J Med, 2012, 367: 1694-703.

[142] Tsimberidou AM, Chandhasin C, Kurzrock R. Farnesyltransferase inhibitors: where are we now? Expert Opin Investig Drugs, 2010, 19: 1569-1580.

[143] Futreal PA, Coin L, Marshall M, Down T, Hubbard T, Wooster R, et al. A census of human cancer genes. Nat Rev Cancer, 2004, 4: 177-183.

[144] Lappano R, Maggiolini M. G protein-coupled receptors: novel targets for drug discovery in cancer. Nat Rev Drug Discov, 2011, 10: 47-60.

[145] Sekulic A, Migden MR, Oro AE, Dirix L, Lewis KD, Hainsworth JD, et al. Efficacy and safety of vismodegib in advanced basal-cell carcinoma. N Engl J Med, 2012, 366: 2171-2179.

[146] Robarge KD, Brunton SA, Castanedo GM, Cui Y, Dina MS, Goldsmith R, et al. GDC-0449-a potent inhibitor of the Hedgehog pathway. Bioorg Med Chem Lett, 2009, 19: 5576-5581.

[147] Fauman EB, Rai BK, Huang ES. Structure-based druggability assessment-identifying suitable targets for small molecule therapeutics. Curr Opin Chem Biol, 2011, 15: 463-468.

[148] Li T, Perez-Soler R. Skin toxicities associated with epidermal growth factor receptor inhibitors. Targeted Oncol, 2009, 4: 107-119.

[149] Busaidy NL, Farooki A, Dowlati A, Perentesis JP, Dancey JE, Doyle LA, et al. Management of metabolic effects associated with anticancer agents targeting the PI3K-Akt-mTOR pathway. J Clin Oncol, 2012, 30: 2919-28.

[150] Mann J. Natural products in cancer chemotherapy: past, present and future. Nat Rev Cancer 2002: 2: 143-8.

[151] Hartford CM, Ratain MJ. Rapamycin: something old, something new, sometimes borrowed and now renewed. Clin Pharmacol Ther, 2007, 82: 381-388.

[152] Goldstein DM, Gray NS, Zarrinkar PP. High-throughput kinase profiling as a platform for drug discovery. Nat Rev Drug Discov, 2008, 7: 391-397.

[153] Wesche H, Xiao S, Young SW. High-throughput screening for protein kinase inhibitors. Comb Chem High

Throughput Screen, 2005, 8: 181-195.

[154] McDonald E, Jones K, Brough PA, Drysdale MJ, Workman P. Inhibitors of the HSP90 molecular chaperone: attacking the master regulator in cancer. Curr Top Med Chem, 2006, 6: 1091-107.

[155] McDonald E, Jones K, Brough PA, Drysdale MJ, Workman P. Discovery and development of pyrazole-scaffold Hsp90 inhibitors. Curr Top Med Chem, 2006, 6: 1193-1203.

[156] Prien O. Target-family-oriented focused libraries for kinases-conceptual design aspects and commercial availability. ChemBioChem, 2005, 6: 500-505.

[157] Harris CJ, Hill RD, Sheppard DW, Slater MJ, Stouten PF. The design and application of target-focused compound libraries. Comb Chem High Throughput Screen, 2011, 14: 521-531.

[158] Newbatt Y, Burns S, Hayward R, Whittaker S, Kirk R, Marshall C, et al. Identification of inhibitors of the kinase activity of oncogenic V600E BRAF in an enzyme cascade high-throughput screen. J Biomol Screen, 2006, 11: 145-154.

[159] Hardcastle A, Tomlin P, Norris C, Richards J, Cordwell M, Boxall K, et al. A duplexed phenotypic screen for the simultaneous detection of inhibitors of the molecular chaperone heat shock protein 90 and modulators of cellular acetylation. Mol Cancer Ther, 2007, 6: 1112-1122.

[160] Bantscheff M, Drewes G. Chemoproteomic approaches to drug target identification and drug profiling. Bioorg Med Chem, 2012, 20: 1973-1978.

[161] Hart CP. Finding the target after screening the phenotype. Drug Discov Today, 2005, 10: 513-519.

[162] Feng Y, Mitchison TJ, Bender A, Young DW, Tallarico JA. Multi-parameter phenotypic profiling: using cellular effects to characterize small-molecule compounds. Nat Rev Drug Discov, 2009, 8: 567-578.

[163] Lundholt BK, Linde V, Loechel F, Pedersen HC, Moller S, Praestegaard M, et al. Identification of Akt pathway inhibitors using redistribution screening on the FLIPR and the IN cell 3000 analyzer. J Biomol Screen, 2005, 10: 20-29.

[164] Kau TR, Schroeder F, Ramaswamy S, Wojciechowski CL, Zhao JJ, Roberts TM, et al. A chemical genetic screen identifies inhibitors of regulated nuclear export of a Forkhead transcription factor in PTEN-deficient tumor cells. Cancer Cell, 2003, 4: 463-476.

[165] Huang SM, Mishina YM, Liu S, Cheung A, Stegmeier F, Michaud GA, et al. Tankyrase inhibition stabilizes axin and antagonizes Wnt signalling. Nature, 2009, 461: 614-620.

[166] Boyd MR, Paull KD. Some practical considerations and applications of the National Cancer Institute in vitro anticancer drug discovery screen. Drug Discov Res, 1999, 34: 91-109.

[167] Park ES, Rabinovsky R, Carey M, Hennessy BT, Agarwal R, Liu W, et al. Integrative analysis of proteomic signatures, mutations, and drug responsiveness in the NCI 60 cancer cell line set. Mol Cancer Ther, 2010, 9: 257-267.

[168] Shoemaker RH. The NCI60 human cancer screen. Nat Rev Cancer, 2006, 6: 813-823.

[169] Lamb J, Crawford ED, Peck D, Modell JW, Blat IC, Wrobel MJ, et al. The connectivity map: using gene-expression signatures to connect small molecules, genes and disease. Science, 2006, 313: 1929-1939.

[170] Garnett MJ, Edelman EJ, Heidorn SJ, Greenman CD, Dastur A, Lau KW, et al. Systematic identification of genomic markers of drug sensitivity in cancer cells. Nature, 2012, 483: 570-575.

[171] Barretina J, Caponigro G, Stransky N, Venkatesan K, Margolin AA, Kim S, et al. The Cancer Cell Line Encyclopedia enables predictive modelling of anticancer drug sensitivity. Nature, 2012, 483: 603-607.

[172] Hajduk PJ, Greer J. A decade of fragment-based drug design: strategic advances and lessons learned. Nat Rev Drug Discov, 2007, 6: 211-219.

[173] Donald A, McHardy T, Rowlands MG, Hunter LK, Davies TG, Berdini V, et al. Rapid evolution of 6-phenylpurine inhibitors of protein kinase B through structure-based design. J Med Chem, 2007, 50: 2289-2292.

[174] Caldwell JJ, Davies TG, Donald A, McHardy T, Rowlands MG, Aherne GW, et al. Identification of 4-(4-aminopi-peridin-1-yl)-7H-pyrrolo[2,3-d]pyrimidines as selective inhibitors of protein kinase B through fragment elaboration. J Med Chem, 2008, 51: 2147-2157.

[175] McHardy T, Caldwell JJ, Cheung KM, Hunter LJ, Taylor K, Rowlands M, et al. Discovery of 4-amino-1-(7*H*-pyrrolo[2,3-*d*]pyrimidin-4-yl)piperidine-4-carboxamides as selective, orally active inhibitors of protein kinase B (Akt). J Med Chem, 2010, 53: 2239-2249.

[176] Davies BR, Greenwood H, Dudley P, Crafter C, Yu DH, Zhang J, et al. Preclinical pharmacology of AZD5363, an inhibitor of AKT: pharmacodynamics, antitumor activity, and correlation of monotherapy activity with genetic background. Mol Cancer Ther, 2012, 11: 873-887.

[177] Cheung KM, Matthews TP, James K, Rowlands MG, Boxall KJ, Sharp SY, et al. The identification, synthesis, protein crystal structure and in vitro biochemical evaluation of a new 3,4-diarylpyrazole class of Hsp90 inhibitors. Bioorg Med Chem Lett, 2005, 15: 3338-3343.

[178] Brough PA, Aherne W, Barril X, Borgognoni J, Boxall K, Cansfield JE, et al. 4,5-Diarylisoxazole Hsp90 chaperone inhibitors: potential therapeutic agents for the treatment of cancer. J Med Chem, 2008, 51: 196-218.

[179] Stamos J, Sliwkowski MX, Eigenbrot C. Structure of the epidermal growth factor receptor kinase domain alone and in complex with a 4-anilinoquinazoline inhibitor. J Biol Chem, 2002, 277: 46265-46272.

[180] McGovern SL, Caselli E, Grigorieff N, Shoichet BK. A common mechanism underlying promiscuous inhibitors from virtual and high-throughput screening. J Med Chem, 2002, 45: 1712-1722.

[181] Baell JB, Holloway GA. New substructure filters for removal of pan assay interference compounds (PAINS) from screening libraries and for their exclusion in bioassays. J Med Chem, 2010, 53: 2719-2740.

[182] Rishton GM. Nonleadlikeness and leadlikeness in biochemical screening. Drug Discov Today, 2003, 8: 86-96.

[183] Lipinski CA, Lombardo F, Dominy BW, Feeney PJ. Experimental and computational approaches to estimate solubility and permeability in drug discovery and development settings. Adv Drug Deliv Rev, 2001, 46: 3-26.

[184] Lu JJ, Crimin K, Goodwin JT, Crivori P, Orrenius C, Xing L, et al. Influence of molecular flexibility and polar surface area metrics on oral bioavailability in the rat. J Med Chem, 2004, 47: 6104-6107.

[185] Veber DF, Johnson SR, Cheng HY, Smith BR, Ward KW, Kopple KD. Molecular properties that influence the oral bioavailability of drug candidates. J Med Chem 2002: 45: 2615-2623.

[186] Vieth M, Siegel MG, Higgs RE, Watson IA, Robertson DH, Savin KA, et al. Characteristic physical properties and structural fragments of marketed oral drugs. J Med Chem, 2004, 47: 224-232.

[187] Oprea TI, Davis AM, Teague SJ, Leeson PD. Is there a difference between leads and drugs? A historical perspective. J Chem Inf Comput Sci, 2001, 41: 1308-1315.

[188] Lumley JA. Compound selection and filtering in library design. QSAR Comb Sci, 2005, 24: 1066-1075.

[189] Park C, Bruncko M, Adickes J, Bauch J, Ding H, Kunzer A, et al. Discovery of an orally bioavailable small molecule inhibitor of prosurvival B-cell lymphoma 2 proteins. J Med Chem, 2008, 51: 6902-6915.

[190] Cheng T, Li Q, Zhou Z, Wang Y, Bryant SH. Structure-based virtual screening for drug discovery: a problemcentric review. AAPS J, 2012, 14: 133-141.

[191] Ripphausen P, Nisius B, Bajorath J. State-of-the-art in ligand-based virtual screening. Drug Discov Today, 2011, 16: 372-376.

[192] Foloppe N, Fisher LM, Howes R, Potter A, Robertson AG, Surgenor AE. Identification of chemically diverse Chk1 inhibitors by receptor-based virtual screening. Bioorg Med Chem, 2006, 14: 4792-4802.

[193] Lyne PD, Kenny PW, Cosgrove DA, Deng C, Zabludoff S, Wendoloski JJ, et al. Identification of compounds with nanomolar binding affinity for checkpoint kinase-1 using knowledge-based virtual screening. J Med Chem, 2004, 47: 1962-1968.

[194] Hopkins AL, Groom CR, Alex A. Ligand efficiency: a useful metric for lead selection. Drug Discov Today, 2004, 9: 430-431.

[195] Andricopulo AD, Montanari CA. Structure-activity relationships for the design of small-molecule inhibitors. Mini Rev Med Chem, 2005, 5: 585-593.

[196] Jamieson C, Moir EM, Rankovicz Z, Wishart G. Medicinal chemistry of hERG optimizations: highlights and hang-ups. J Med Chem, 2006, 49: 5029-5046.

[197] Davis AM, Keeling DJ, Steele J, Tomkinson NP, Tinker AC. Components of successful lead generation. Curr Top

Med Chem, 2005, 5: 421-439.

[198] Smith NF, Hayes A, James K, Nutley BP, McDonald E, Henley A, et al. Preclinical pharmacokinetics and metabolism of a novel diaryl pyrazole resorcinol series of heat shock protein 90 inhibitors. Mol Cancer Ther, 2006, 5: 1628-1637.

[199] Smith NF, Raynaud FI, Workman P. The application of cassette dosing for pharmacokinetic screening in smallmolecule cancer drug discovery. Mol Cancer Ther, 2007, 6: 428-440.

[200] Lainchbury M, Matthews TP, McHardy T, Boxall KJ, Walton MI, Eve PD, et al. Discovery of 3-alkoxyamino5-(pyridin-2-ylamino)pyrazine-2-carbonitriles as selective, orally bioavailable CHK1 inhibitors. J Med Chem, 2012, 55: 10229-10240.

[201] Yap TA, Sandhu SK, Workman P, de Bono JS. Envisioning the future of early anticancer drug development. Nat Rev Cancer, 2010, 10: 514-523.

[202] Capdeville R, Buchdunger E, Zimmerman J, Matter A. Glivec (ST571, imatinib), a rationally developed, targeted anticancer drug. Nat Rev Drug Discov 2002: 1: 493-502.

[203] Judson I. Gastrointestinal stromal tumours (GIST): biology and treatment. Ann Oncol, 2002, 13: 287-289.

[204] Lowinger TB, Riedl B, Dumas J, Smith RA. Design and discovery of small molecules targeting Raf-1 kinase. Curr Pharm Des, 2002, 8: 2269-2278.

[205] Strumberg D. Preclinical and clinical development of the oral multikinase inhibitor sorafenib in cancer. Drugs Today (Barcelona), 2005, 41: 773-784.

[206] Tsai J, Lee JT, Wang W, Zhang J, Cho H, Mamo S, et al. Discovery of a selective inhibitor of oncogenic B-Raf kinase with potent antimelanoma activity. Proc Natl Acad Sci U S A, 2008, 105: 3041-3046.

[207] Yang H, Higgins B, Kolinsky K, Packman K, Go Z, Iyer R, et al. RG7204 (PLX4032), a selective BRAFV600E inhibitor, displays potent antitumor activity in preclinical melanoma models. Cancer Res, 2010, 70: 5518-5527; correction in 70, 9527.

[208] Banerji U, O'Donnell A, Scurr M, Pacey S, Stapleton S, Asad Y, et al. Phase I pharmacokinetic and pharmaco-dynamic study of 17-allylamino, 17-demethoxygeldanamycin in patients with advanced malignancies. J Clin Oncol, 2005, 4152-4161.

[209] Banerji U, Walton M, Raynaud F, Grimshaw R, Kelland L, Valenti M, et al. Pharmacokinetic-pharmacodynamic relationships for the heat shock protein 90 molecular chaperone inhibitor 17-allylamino, 17-demethoxygeldana-mycin in human ovarian cancer xenograft models. Clin Cancer Res, 2005a, 11: 7023-7032.

[210] Dymock BW, Barril X, Brough PA, Cansfield JE, Massey A, McDonald E, et al. Novel, potent small- molecule inhibitors of the molecular chaperone Hsp90 discovered through structure-based design. J Med Chem, 2005, 48: 4212-4215.

[211] Eccles SA, Massey A, Raynaud FI, Sharp SY, Box G, Valenti M, et al. NVP-AUY922: a novel heat shock protein 90 inhibitor active against xenograft tumor growth, angiogenesis, and metastasis. Cancer Res, 2008, 68: 2850-2860.

[212] Sharp SY, Prodromou C, Boxall K, Powers MV, Holmes JL, Box G, et al. Inhibition of the heat shock protein 90 molecular chaperone in vitro and in vivo by novel, synthetic, potent resorcinylic pyrazole/isoxazole amide analogues. Mol Cancer Ther, 2007, 6: 1198-1211.

[213] Oltersdorf T, Elmore SW, Shoemaker AR, Armstrong RC, Augeri DJ, Belli BA, et al. An inhibitor of Bcl-2 family proteins induces regression of solid tumours. Nature, 2005, 435: 677-681.

[214] Chongaile TN, Letai A. Mimicking the BH3 domain to kill cancer cells. Oncogene, 2008, 27: S149-157.

[215] Fry DC. Drug-like inhibitors of protein-protein interactions: a structural examination of effective protein mimicry. Curr Protein Pept Sci, 2008, 9: 240-247.

[216] Petros AM, Dinges J, Augeri DJ, Baumeister SA, Betebenner DA, Bures MG, et al. Discovery of a potent inhibitor of the antiapoptotic protein Bcl-XL from NMR and parallel synthesis. J Med Chem, 2006, 49: 656-663.

[217] Parelukar WR, Eisenhauer EA. Phase I trial design for solid tumor studies of targeted, non-cytotoxic agents: theory and practice. J Natl Cancer Inst 2004: 96: 990-997.

[218] Baselga J, Albanell J, Ruiz A, Lluch A, Gascon P, Guillern V, et al. Phase II and tumor pharmacodynamic study of gefitinib in patients with advanced breast cancer. J Clin Oncol, 2005, 10: 5323-5333.

[219] Henson DE. Back to the drawing board on immunohistochemistry and predictive factors. J Natl Cancer Inst, 2005, 97: 1796-1797.

[220] Attard G, de Bono JS. Utilizing circulating tumor cells: challenges and pitfalls. Curr Opin Genet Dev, 2011, 21: 50-58.

[221] Corrie SR, Fernando GJ, Crichton ML, Brunck ME, Anderson CD, Kendall MA. Surface-modified microprojection arrays for intradermal biomarker capture, with low non-specific protein binding. Lab Chip, 2010, 10: 2655-2658.

[222] Ratain MJ, Eckhardt SG. Phase II studies of modern drugs directed against new targets: if you are fazed, too, then resist RECIST. J Clin Oncol, 2004, 22: 4442-4445.

[223] Brunetto AT, Kristeleit RS, de Bono JS. Early oncology clinical trial design in the era of molecular-targeted agents. Future Oncol, 2010, 6: 1339-1352.

[224] Scher HI, Nasso SF, Rubin EH, Simon R. Adaptive clinical trial designs for simultaneous testing of matched diagnostics and therapeutics. Clin Cancer Res, 2011, 17: 6634-6640.

[225] Molife LR, Alam S, Olmos D, Puglisi M, Shah K, Fehrmann R, et al. Defining the risk of toxicity in phase I oncology trials of novel molecularly targeted agents: a single centre experience. Ann Oncol, 2012, 23: 968-973.

[226] Sams-Dodd F. Is poor research the cause of the declining productivity of the pharmaceutical industry? An industry in need of a paradigm shift. Drug Discov Today 201210.1016/j.drudis.2012.10.010.

[227] Swinney DC, Anthony J. How were new medicines discovered? Nat Rev Drug Discov, 2011, 10: 507-519.

[228] Begg AC, Stewart FA, Vens C. Strategies to improve radiotherapy with targeted drugs. Nat Rev Cancer, 2011, 11: 239-253.

[229] Boere IA, Hamberg P, Sleijfer S. It takes two to tango: combinations of conventional cytotoxics with compounds targeting the vascular endothelial growth factor-vascular endothelial growth factor receptor pathway in patients with solid malignancies. Cancer Sci, 2010, 101: 7-15.

[230] Greenman C, Stephens P, Smith R, Dalgliesh GL, Hunter C, Bignell G, et al. Patterns of somatic mutation in human cancer genomes. Nature, 2007, 446: 153-158.

[231] Zhang J, Yang PL, Gray NS. Targeting cancer with small molecule kinase inhibitors. Nat Rev Cancer, 2009, 9: 28-39.

[232] Janne PA, Gray N, Settleman J. Factors underlying sensitivity of cancers to small-molecule kinase inhibitors. Nat Rev Drug Discov, 2009, 8: 709-723.

[233] Neckers L, Workman P. Hsp90 molecular chaperone inhibitors: are we there yet? Clin Cancer Res, 2012, 18: 64-76.

[234] Yap TA, Garrett MD, Walton MI, Raynaud F, de Bono JS, Workman P. Targeting the PI3K-AKT-mTOR pathway: progress, pitfalls, and promises. Curr Opin Pharmacol, 2008, 8: 393-412.

[235] Vassilev LT, Vu BT, Graves B, Carvajal D, Podlaski F, Filipovic Z, et al. In vivo activation of the p 53 pathway by small-molecule antagonists of MDM2. Science, 2004, 303: 844-888.

[236] Buseman CM, Wright WE, Shay JW. Is telomerase a viable target in cancer? Mutat Res, 2012, 730: 90-97.

[237] Zoccoli A, Iuliani M, Pantano F, Imperatori M, Intagliata S, Vincenzi B, et al. Premetastatic niche: ready for new therapeutic interventions? Expert Opin Ther Targets, 2012, 16(Suppl. 2): S119-129.

[238] Zucker S, Cao J, Chen WT. Critical appraisal of the use of matrix metalloproteinase inhibitors in cancer treatment. Oncogene, 2000, 19: 6642-6650.

[239] Koutsoukas A, Simms B, Kirchmair J, Bond PJ, Whitmore AV, Zimmer S, et al. From in silico target prediction to multi-target drug design: current databases, methods and applications. J Proteomics, 2011, 74: 2554-2574.

[240] Fishman MC, Porter JA. Pharmaceuticals: a new grammar for drug discovery. Nature 2005: 437: 491-493.

[241] Kitano H. A robustness-based approach to systems-oriented design. Nat Rev Drug Discov, 2007, 6: 202-210.

[242] Fitzgerald JB, Schoeberl B, Nielsen UB, Sorger PK. Systems biology and combination therapy in the quest for clinical efficacy. Nat Chem Biol, 2006, 2: 458-466.

[243] Loging W, Harland L, Williams-Jones B. High throughput electronic biology: mining information for drug

discovery. Nat Rev Drug Discov, 2007, 6: 220-229.

[244] Baccelli I, Trumpp A. The evolving concept of cancer and metastasis stem cells. J Cell Biol, 2012, 198: 281-293.

[245] Maitland NJ, Collins AT. Cancer stem cells-a therapeutic target? Curr Opin Mol Ther, 2010, 12: 662-673.

[246] Schreiber SL. Stuart Schreiber: biology from a chemist's perspective. Interview by Joanna Owens. Drug Discov Today, 2004, 9: 299-303.

[247] Wolinsky H. The thousand-dollar genome. Genetic brinkmanship or personalized medicine? EMBO Rep, 2007, 8: 900-903.

[248] Bonetta L. Whole-genome sequencing breaks the cost barrier. Cell, 2010, 141: 917-919.

[249] Shendure J, Aiden EL. The expanding scope of DNA sequencing. Nat Biotechnol, 2012, 30: 1084-94.

[250] Gelmon KA, Eisenhauer EA, Harris AL, Ratain MJ, Workman P. Anticancer agents targeting signaling molecules and the cancer cell environment: challenges for drug development? J Natl Cancer Inst, 1999, 91: 1281-1287.

推荐的深入阅读

Al-Lazikani B, Banerji U, Workman P. Combinatorial drug therapy for cancer in the post-genomic age. Nat Biotechnol, 2012, 30: 1-3.

A review of approaches using drug combinations to tackle the problems of genetic heterogeneity and drug resistance in personalized cancer medicine.

Benson JD, Chen YN, Cornell-Kennon SA, Dorsch M, Kim S, Leszczyniecka M, et al. Validating cancer drug targets. Nature, 2006, 441: 451-456.

A review containing a systematic categorization of cancer molecular targets and a discussion of the approaches to validating targets prior to, and during, a drug discovery project.

Collins I, Workman P. New approaches to molecular cancer therapeutics. Nat Chem Biol, 2006, 2: 689-700.

A review of the application of chemical biology to interconnect stages in the discovery and development of molecularly targeted cancer therapeutics.

Workman P, Collins I. Probing the probes: fitness factors for small molecule tools. Chem Biol, 2010, 17: 561-577.

A review of guidelines or "fitness factors" that should be considered to help determine if a particular small-molecule probe is suitable for chemical biology research to elucidate new biology.

Davis AM, Keeling DJ, Steele J, Tomkinson NP, Tinker AC. Components of successful lead generation. Curr Top Med Chem, 2005, 5: 421-439.

A review of good medicinal chemistry practice in the discovery and development of small-molecule therapeutics from highthroughput screening.

Hart CP. Finding the target after screening the phenotype. Drug Discov Today, 2005, 10: 513-519.

A review of the experimental approaches used to identify the discrete molecular target(s) of biologically active compounds identified through whole-cell or organismal phenotypic screens.

Lee AJX, Swanton C. Tumour heterogeneity and drug resistance: personalising cancer medicine through functional genomics. Biochem Pharmacol, 2012, 83: 1013-1020.

A review of the use of functional genomics technologies in understanding drug resistance and tumor heterogeneity, and the application of this approach to personalized cancer medicine.

Patel MN, Halling-Brown MD, Tym JE, Workman P, Al-Lazikani B, Objective assessment of cancer genes for drug discovery. Nat Rev Drug Discov, 2013, 12: 35-50.

Describes an objective, systematic computational approach to assess biological and chemical space that can be applied to human gene sets to prioritize targets for therapeutic exploration.

Sarker D, Workman P. Pharmacodynamic biomarkers for molecular cancer therapeutics. Adv Cancer Res, 2007, 96: 213-268.

A review of the discovery, validation, and implementation of pharmacodynamic biomarkers in the development and clinical evaluation of molecular cancer therapeutics.

有用的网址

American Cancer Society, Inc. Cancer Facts and Figures 2012, http: //www.cancer.org/acs/groups/content/@epidemiologysurveilance /documents/document/acspc-031941.pdf; 2012.
   A report from the American Cancer Society detailing statistical data on cancer incidence, mortality and survival.

The Institute of Cancer Research. CanSAR, https: //cansar.icr.ac.uk; 2012.
   Entry point to an integrated database that brings together biological, chemical, pharmacological (and eventually clinical) data, in order to help with hypothesis generation in cancer research and to support translational research.

Thompson Centerwatch. Drugs approved by FDA, http: //www.centerwatch.com/patient/drugs/druglist.html; 2012.
   A list of drugs approved by the US F.D.A., ordered by year and therapeutic class.

U. S. Center for Disease Control. National Vital Statistics Report, http: //www.cdc.gov/nchs/data/nvsr/nvsr61/ nvsr61_06.pdf; 2012.
   A preliminary report of data on causes of death in the USA for 2011.

U. S. Food and Drug Administration. Drugs@FDA, http: //www.accessdata.fda.gov/scripts/cder/drugsatfda/; 2012.
   Entry point to Drugs@FDA, a searchable database of the approval process for small molecule and biological therapeutics, including data submitted to support regulatory approval.

U. S. National Cancer Institute. NCI-60 in vitro anticancer screen, http: //dtp.nci.nih.gov/docs/compare/compare_ intro.html; 2012.
   Entry point to a searchable relational data base (COMPARE) on the sensitivity to >100,000 drugs and compounds that have been screened against the NCI-60 human tumor cell line panel. Also included is a wealth of genomic, molecular and biochemical data on the same panel, allowing correlations to be made with computational tools also available on these Websites.

U. S. National Human Genome Research Institute. U. S. National Institutes of Health DNA Sequencing Costs, http:// www.genome.gov/sequencingcosts; 2012.
   The National Human Genome Research Institute (NHGRI) tracks the costs associated with DNA sequencing performed at the sequencing centers funded by the Institute.

Wellcome Trust and Massachusetts General Hospital Cancer Center. Genomics of Drug Sensitivity in Cancer Project, http:// www.cancerrxgene.org; 2012.
   Compounds, including cytotoxic chemotherapeutics as well as targeted therapeutics from commercial sources, academic collaborators, and from the biotech and pharmaceutical industries, are screened against >1000 genetically characterized human cancer cell lines, and the sensitivity patterns are correlated with genomic and expression data.

Wellcome Trust Sanger Institute Cancer Genome Project. Cancer Gene Census, http: //www.sanger.ac.uk/genetics/ CGP/Census; 2012.
   An ongoing effort to catalog those genes for which mutations have been causally implicated in cancer.

（朱明彦，康宁译）

第2章
药物基因组学和个体化用药在癌症治疗中的应用

Wei-Peng Yong，Ross Soo，Federico Innocenti

2.1 简介

人们很早就意识到不同个体对同一药物的反应是不同的。简单来说，治疗时存在四种不同的反应表型：有效且不良反应和毒性很小，有效但不良反应和毒性严重，无效但不良反应和毒性很小，无效且不良反应和毒性严重。宿主、肿瘤和外在因素会影响个体对抗肿瘤药物的反应。

药物基因组学致力于识别和建立基因突变体和药物反应之间的关系。在宿主（种系多态性）或肿瘤组织（体细胞突变）中会出现遗传变异，患者的遗传信息使治疗药物及剂量选择的个体化成为可能，从而增大治疗成功的概率，减少不良反应和毒性的发生。

遗传标志大体分为预测和预后。预测标志用于鉴别：①对药物最有反应的个体；②对药物最无反应的个体；③发现需要改变用药剂量或选择其他药物的具有副反应的个体。预后标志主要用于预测某种癌症不进行治疗状态下的临床病程，也可以基于癌症复发的可能性预测治疗的有效性。这种预后标志包括基于阵列的 Mammaprint、Mammostrat 和 Oncotype Dx 测试，这些手段可以对早期乳腺癌进行预后并鉴别癌症复发风险高的个体，确保进行辅助化疗。不过本章暂不讨论预后基因标志的内容。

2.2 人体对药物反应多样性的分子基因组学基础

早期药物基因组学主要研究种系 DNA 的遗传性基因突变体。经过多年的发展，药物基因组学的领域已拓展到癌组织的细胞 DNA 突变。以癌细胞内特定基因突变为靶点的药物发展为使用基因生物标志鉴别个体对治疗的适合程度提供了机会。

2.2.1 种系多态性

人类基因组包含大约 3×10^9 个 DNA 碱基对。人类基因组中最常见的基因突变是一对碱基发生突变，称为单核苷酸多态性（SNPs），即单个碱基突变，在人群中的发生率大于等于 1%。据估计，人类基因组中有 1000 万个单核苷酸突变，其他基因突变的类型较为少见[1]，例如，数目多样性和染色体重排（倒位和易位）。

大多数 DNA 序列的变异并不会影响人体对药物的反应，遗传多样性的潜在影响取决于突变的位置和属性。发生在基因编码区（外显子）的非同义突变会改变氨基酸序列，因此更有可能改变蛋白质功能。发生在非编码区的单核苷酸突变不容易影响蛋白质功能和表达，除非发生在基因结合位置或调控区域。人们曾一度认为发生在基因编码区的同义突变是沉默的，然而越来越多的证据表明这些突变会影响 mRNA 拼接、mRNA 稳定性、蛋白质构象和功能[2]。

种系 DNA 大多从外周血单核细胞或口腔黏膜细胞中提取，改变人体对药物反应的种系突变通常包括影响抗癌药物药代动力学特性的基因。临床上重要的遗传药理学基因-药物组合包括巯基嘌呤甲基转移酶（TPMT）和 6-巯基嘌呤（6-MP），尿苷-5′-二磷酸-葡萄糖醛酸转移酶 1A1（UGT1A1）和伊立替康，二氢嘧啶脱氢酶（DPYD）和 5-氟尿嘧啶（5-FU）。每个例子中，突变导致所编码酶的表达和活性降低，因此，药物母体或活性中间体在体内过多停留，从而引起治疗出现严重的不良反应和毒性。这章将讨论检测突变和个体化治疗的关系。

种系多态性不但与治疗的不良反应和毒性有关，也会影响治疗的有效性，间接地通过改变药物暴露量或者直接地改变靶标的功能或药物的作用机制（表 2.1）。

表 2.1　美国药品名录中有种系遗传药理学生物标志的抗癌药

药　物	生物标志	影　响	参考文献
5-氟尿嘧啶卡培他滨	DPYD	DPYD 缺陷容易引发严重的口腔炎，腹泻，嗜中性白血球减少症	[3]
伊立替康	UGT1A1	在 UGT1A1*28/*6 纯合子中嗜中性白血球减少症的风险增加	[4-7]
6-巯基嘌呤	TPMT	纯合子 TPMT-缺陷患者中骨髓抑制风险提高，剂量需减少，有效性受 6-MP 与人体接触影响	[8-10]
尼罗替尼	UGT1A1	UGT1A1*28 纯合子中高胆红素血症的风险提高	[11]
拉布立酶	G6PD	G6PD 缺陷个体溶血性贫血的风险提高，这是由尿酸转化为尿囊素过程中产生的过氧化氢导致的	[12]
硫鸟嘌呤	TPMT	纯合子 TPMT-缺陷患者中骨髓抑制风险提高	[13]

这里的三个基因-药物组合都是单基因突变，表现为临床表型的双峰或多峰分布。但是大部分药物在药物响应表型中呈单重峰分布，这是因为很多基因影响多样性，这些基因编码了在药物吸收、转运、代谢、消除和作用机制中起作用的蛋白。

另外，多态性在基因邻近位置上一起出现，称为单元型，不同多态性或联系密切的等位基因一起遗传，这种多态性的聚集也影响药物响应表型。因此，单元型可视为一个功能单元，基因间的每一个单元型域可被一个单核苷酸多态性标志表示。由于这种特性，较少的单核苷酸多态性标志可以研究很多的基因，使用单核苷酸多态性标志可以研究整个基因组中的常见突变模式[14]。

2.2.2　体细胞突变

癌症是一种基因组疾病。每一个癌细胞都有一个基因突变的基因团。不同类型的肿瘤之间碱基的突变和重排的频率存在着很大的差异。同一患者的同一肿瘤内也可以观察到这种差异。与种系多态性相似，癌组织内的基因突变也包括单碱基突变、数目突变和染色体重排，与正常组织相比结构更加多样性。与种系多态性不同的是，体细胞突变不会发生在正常细胞中，也不可遗传，但随着时间的推移，这些突变会通过适应和选择而发展。体细胞突变有预后的作用，它影响肿瘤组织的危害性和转移潜力，体细胞突变也有预测的作用：当这些突变发生在致癌基因上时，癌细胞会倾向发挥这些致癌基因的功能，致癌基因是治疗的靶点[15]。

体细胞突变根据功能分为驾驶员突变和乘客突变。大多数体细胞突变是乘客突变，不会导致癌症。但包含在乘客突变里的驾驶员突变会为肿瘤的生长和存活提供条件[16]。尽管癌细胞的基因很复杂，但据估计，乳腺癌大肠癌之类的实体瘤只由 5～7 个驾驶员突变导致。在血癌中驾驶员突变的数目甚至会更少[17,18]。这种肿瘤"成瘾"的现象，即肿瘤的生长和存活过度地依赖于异常调控的基因或通路，可用于研究干预治疗，并通常取得显著的治疗效果。

大规模的研究的组织，如国际癌症基因图谱研究联盟的组织（ICGC）、癌症和肿瘤基因图谱计划（TCGA）、癌症基因组计划（CGP）已经开始系统地记录不同癌症类型的异常基因。到目前为止，几种癌症的基因组详细信息已经得以揭示，包括乳腺癌、脑癌、结肠直肠癌、肝癌、卵巢癌、胰腺癌、肾癌和子宫癌。这些开创性工作的重要目标是辨别异常基因，这些异常基因可作为癌症治疗的潜在靶点或抗药性靶点，因此使癌症个体化治疗成为可能。目前乳腺癌的基因组研究已为乳腺癌提供了特定分子亚型的潜在靶点[19]。

2.3　遗传药理学发现、确认和应用的方法学研究

由于基因测序技术的进步，对单基因或通路的研究已经扩展到基因组层面上的综合研究[20]。遗传生物标志的发现是将遗传药理学知识转化为临床应用这条漫长艰难道路上的重要一步。我们需要进一步发展遗传药理学检测技术并进一步阐述其对患者的临床价值。

2.3.1　候选基因相关研究

药物响应多样性的临床观察往往会推动药物响应表型决定基因的发现。候选基因的多样性应该与临床特性如药物响应表型有关，候选基因相关研究的第一步包括定义需要检测的药物响应表型，通常是可衡量或可识别的药代动力学特性。存活率、反应速率、毒性和内表型的体内外测量（如酶活性）可作为测定表型-基因关联的检测终点。

药代动力学参数如药物暴露和代谢水平为基因多样性与临床表型关联提供了间接证据，通常用来衡量毒性和药物响应表型的中间状态（其他内表型）。候选基因研究的下一步是基于药物通路和生物靶点的先验知识选择候选基因和相关基因突变体，之后我们可以研究基因多样性对目标表型的影响。这种基于推测的方法的主要好处就是一个相对小的样本量就足够建立起表型和基因型的关联。然而候选基因研究也有局限性，为了鉴别可能影响药物应答的候选基因，我们需要对药物应答通路有一定的了解。

我们可以同时研究与药物通路有关的多种候选基因，来提高正确鉴别药物响应表型决定基因的概率，并评估其相关预测价值。但随着研究候选基因数量的增多，研究的统计学意义将下降。因此，找出与药物响应表型最有关联的候选基因突变体并优先研究很重要，尤其是那些在分子水平研究中可改变蛋白质功能和表达的基因突变体以及生物信息学预测可改变基因功能的基因突变体。

2.3.2 全基因组关联研究（GWASs）和深度测序

高通量基因型分型技术的进步使全基因组研究所需的时间和经济成本大大降低。全基因组关联研究可全面检测新的药物响应表型决定基因突变体[21]，不像候选基因技术需要预先掌握基因突变体的生物功能。

在全基因组层面上进行 SNPs 标记，构建 SNP 图谱是常用的全基因组扫描方法。发现 SNP 与某一药物响应表型有关并不表示我们找到了原因，但它可以作为新型候选基因可能存在的基因区域的标志，人们已经设计出了 SNP 芯片来研究基因组单倍体，不需要所有的功能 SNPs。接下来我们要做的事情是对关联 SNPs 标记点进行测序来鉴别导致不同表型的基因突变体。下一代测序技术的发展实现了外显子组的扫描（所有基因组外显子区域）以及个体的全部基因组，鉴别人群中出现概率很小的突变体。GWASs 和以测序为基础的研究需要先进的生物信息学手段来分析产生的大量数据，此外，由于分析的基因突变太多，即使在多重比较修正后，假阴性率和假阳性率依然很高，需要大的样本量和功能分析来提高成因突变体的鉴别准确性，解决这一问题的办法是验证可能的成因突变体，这些突变体来源于使用独立样本的原始基因扫描样本[22]。即使在鉴别出潜在基因突变体之后，其分子水平上的功能分析仍旧很少[23]，我们需要进一步研究新发现基因突变体对基因表达的推定影响，并在基因敲入和敲除模型中建立它们的功能相关性[24]。

2.3.3 遗传药理学检测的临床应用

遗传药理学在个体化治疗中的应用在选择药物最适宜患者上最为成功，但它对优化剂量和降低不良反应及毒性方面的作用有限。尽管大量的证据表明候选基因多样性与药物响应多样性有关，其临床上的应用却远远落后于遗传药理学的发展，在遗传药理学标记的临床应用成为常规临床实践之前要克服一些困难。基因评价在预防和实践中的应用组织（EGAPP）推荐用 ACCE 模型过程来评价基因检测（ACCE 表示分析验证，临床验证，临床应用，伦理、法律和社会意义）[25]，包括在受测人群中建立遗传药理学检测的分析验证、临床验证、临床相关性或益处。

　　在其引入临床试验前，我们需要进行分析验证来确保遗传药理学检测的准确性和可靠性，这在生物标志导向的研究中尤为重要，因为遗传药理学实验不佳或不可靠会毁坏临床试验的结果。作为质量控制的一部分，药物基因组学实验大量的分析验证——不断地重复阳性和阴性实验以保证重现性——是建立准确实验所必需的。

　　基因多态性和药物响应的关系在临床上不一定有用，遗传检测临床应用的关键一步是确定它准确预测的能力。①诊断灵敏性，也就是检测阳性人群结果为阳性的概率（例如，被判断为有效响应者的患者当中实际有效响应者的比例）；②诊断特异性，即检测阴性人群结果为阴性的概率（例如，被判断为非响应者的患者当中实际非响应者的比例）；③阳性预测值，即被测阳性患者中实际为阳性的比例；④阴性预测值，即被测阴性患者中实际为阴性的比例[25]。不同于灵敏性和特异性，生物标志的阳性阴性预测值受它所检测的药物响应表型的普遍性影响。

　　最终，任何遗传药理学标志在进入临床应用之前必须阐明可以提高治疗效果的临床用途，理想情况下遗传药理学标志应该在随机临床试验中被分别识别和验证，但是，在随机试验中了解临床有效性往往是不可行的。将 *K-RAS* 突变作为阴性预测标志对抗 -EGFR（表皮生长因子受体）抗体（西妥昔单抗和帕尼单抗）有效性的研究是运用了 Ⅲ期临床试验中保存的肿瘤组织[26,27]。与新的随机临床试验相比，这种方法提供了另一种判断遗传药理学标志临床有效性的途径。使用来自不同人群的数据时，我们应该在靶点人群和种族的背景下评估遗传药理学标志的临床相关性，遗传药理学标记的等位基因出现的频率在不同种族人群间的差距很大（详见伊立替康和 *UGT1A1* 部分），未来的研究应该在不同种族中进行来判断基因治疗的效果。

2.3.4　伴随式诊断的发展

　　遗传药理学标志的使用引发了药物研发模式的改变，研发的药物并非对所有患者有效，通过合适的预测性标志将用药人群缩小，可以获得更好的治疗效果。新疗法和相应的遗传药理学生物标志的共同发展实现了克唑替尼和维罗非尼的加速发展和批准上市，克唑替尼用于治疗 *ALK*（非间歇性淋巴激酶）基因融合导致的肺癌，维罗非尼用于治疗 *B-RAF* 突变的黑色素瘤及其相关诊断测试。

　　同时批准新型抗癌药物和伴随生物标志物还不成熟，药物和预测生物标志物的共同发展需要在药物研发的早期就有可用的候选生物标志物。合适的生物标志物在临床药物研发的后期才会变得明确。在这种条件下，我们需要进行衔接性实验或回顾分析。以 *K-RAS* 为例，2009 年，在美国食品药品管理局（FDA）体外诊断（IVD）和伴随诊断药品工业圆桌会议上提议，遗传药理学标志的回顾分析可以进行，但应遵守以下准则：①完善的操作和控制的实验；②随机分布的大样本；③在大部分随机样本中证实的基因地位；④分析操作合理的实验；⑤合理的、预先设定的有力的分析计划。

2.4 治疗响应中重要的临床遗传药理学标志

2.4.1 治疗响应中临床上重要的种系标志

FDA 已经批准在几种抗癌药标签上注明与种系基因生物标志和不良反应及毒性有关的遗传药理学信息[28]。尽管 *CYP2D6* 检测还未在他莫昔芬的药物标签上注明，但 FDA 咨询委员会早在 2006 年就建议将其注明。在这部分，我们将详细讨论几个临床相关的种系遗传药理学标志和表 2.1 中的相关抗癌药，包括他莫昔芬。

2.4.1.1 6-巯基嘌呤和巯基嘌呤甲基转移酶

6-MP 是一种抗代谢物，最早用于小儿淋巴球性白血病的维持治疗中，它通过抑制嘌呤代谢干扰 DNA 和 RNA 合成。6-MP 在 TPMT、黄嘌呤氧化酶和脱氢酶、醛氧化酶介导下转化为非活性代谢物（图 2.1），造血组织中，黄嘌呤氧化酶的活性可以忽略，TPMT 是 6-MP 主要的灭活酶。

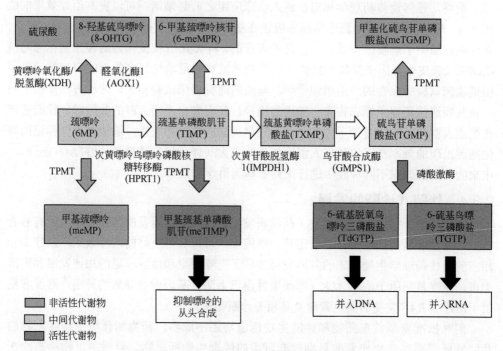

图 2.1　6-MP 在人体内的代谢通路（见彩图）

血红细胞中 TPMT 的活性呈三峰分布，这是单基因的典型特征，遵循哈迪-温伯格（Hardy-Weinberg）对常染色体共显性遗传的预测[29]。据估计，每 300 个高加索人和非裔美国人中就有一个人有两个没有功能的 TPMT 等位基因，并且几乎检测不到 TPMT 活性。几乎每 10 个人中就有一个人有一个没有功能的等位基因，TPMT 活性中等。TPMT 缺陷的患者当用标准剂量的 6-MP 进行治疗时，体内会积累过量的硫鸟嘌呤核苷酸，更可能引发致命的不良反应和毒性[8-10]。在纯合子 TPMT 缺陷患者中，需要将 6-MP 的标准用量减少 90%来防止治疗引发的致命的不良反应和毒性。TPMT 缺陷患者的治疗效果并不会随着剂量的减少而下降[30]，相反，TPMT 活性高的患者 6-硫鸟嘌呤的暴露量减少，复发风险提高[31]。

现已发现至少 28 种 TPMT 多态性，其中大多数表现为 TPMT 活性的降低[32]。然而三种最常见的单元型——*TPMT*2*（238G>CA，P240A），*TPMT*3A*（460G>A，A154C，719A>G，C240Y）和 *TPMT*3C*（719A>G，C240Y）——检测表明 95%的个体 TPMT 活性降低[33]。这些单元型的蛋白突变体易于酶解，导致催化活性降低[34]。*TPMT*2* 和 *TPMT*3* 与红细胞 TPMT 活性一一对应，阳性预测值和阴性预测值分别是 94%和 99%[33]。与红细胞内 TPMT 活性检测相比，*TPMT* 基因分型检测的优势在于当同时服用其他药物如非甾体抗炎药（NSAIDS）、利尿药或输血时，它的活性不受影响。

TPMT 突变的频率存在明显的种间多样性，*TPMT*3A* 是高加索人中最常见的 *TPMT* 单型体（3%～6%），在东亚和非洲，*TPMT*3C* 最常见（2%～8%）[35]。*TPMT*8* 作为一种没有功能的等位基因，在高加索人中极为罕见，并且没有列入常规检查中，但这种等位基因在撒哈拉沙漠以南地区很常见，且在没有功能的等位基因中占据一定的比例[36]。这种差距表明，了解 *TPMT* 突变体出现频率多样性的种族意义对临床应用基于基因分型的不同种族的基因检测很关键。

随机临床试验已经证实使用 *TPMT* 基因分型在治疗白血病中根据不同患者量身选择 6-MP 使用剂量有很大的好处。但在 *TPMT* 缺陷的患者中 6-MP 引发继发性肿瘤的风险是否会因为剂量改变而下降还不确定[37,38]。然而根据临床前机制研究和回顾性临床数据，临床遗传药理学应用协会（CPIC）（http：//www.pharmgkb.org/gene/PA356）和荷兰皇家药学协会——遗传药理学小组建议在非活性纯合子和杂合子患者中，6-MP 的起始剂量要分别减少 90%和 50%[39]。

2.4.1.2 伊立替康和尿苷-5′-二磷酸-葡萄糖醛酸转移酶 1A1

伊立替康（CPT-11）是一种人工合成的喜树碱衍生物，广泛应用于转移性直肠结肠癌和肺癌的治疗。伊立替康和它的活性代谢物 SN-38 干扰拓扑异构酶 I 的功能，拓扑异构酶 I 催化 DNA 单链断裂和 DNA 复性，减少 DNA 复制和修复时的张力。伊立替康和 SN38 结合拓扑异构酶 I -DNA 复合物，可防止 DNA 复性，导致 DNA 断裂和细胞死亡，SN-38 的活性比伊立替康高出 100～1000 倍[40]。

静脉注射后，伊立替康被细胞色素 P450 酶（主要为 CYP3A4）灭活，生成 7-乙基-10-[4-N-氨基戊酸-1-哌啶]-羰基-喜树碱（APC）、7-乙基-10-(4-氨基-1-哌啶)-羰基-喜树碱（NPC）和四种小代谢物（M1-4）（图 2.2）[41]，伊立替康和 NPC 转化为 SN-38 是由羧酸异构酯酶亚型（hCE1 和 Hce2）介导的[42-44]。SN-38 经葡萄糖醛酸化作用失活，生成 SN-38 葡糖苷酸（SN-38G），使其溶解性提高，容易经胆和尿液排泄消除。UGT1A1 是催化 SN-38 葡萄糖醛酸化的主要酶[45]，*UGT1A7* 和 *UGT1A9* 在 SN-38 的失活中起次要作用[46]。SN-38G 会在肠道菌群重新转化为 SN-38，再次进入血液循环。

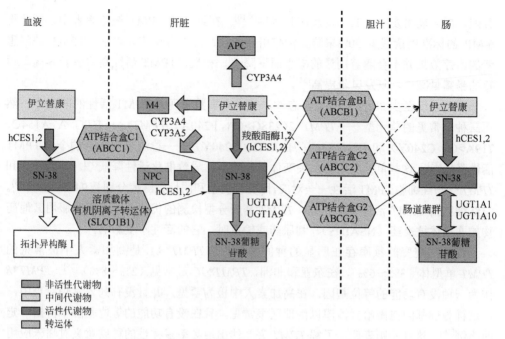

图 2.2　伊立替康在人体内的代谢通路（见彩图）

SN-8 葡萄糖醛酸化的个体差异关系到伊立替康的不良反应和毒性，尤其是嗜中性白血球减少症和/或痢疾[4,47]。*UGT1A1*28* 是高加索人和非洲人最常见的突变型，基因频率分别大于 30% 和 50%[5,48]。*UGT1A1* 基因多态性是 UGT1A1 基因启动序列中的一段胸腺嘧啶-腺嘌呤串联重复序列，其重复次数呈现多样性，野生型 *UGT1A1*1* 基因有 6 个 TA 重复序列，*UGT1A1*28* 有 7 个重复序列，基因转录的效率与 TA 的重复次数成负相关。*UGT1A1*28* 中 UGT1A1 酶活性的下降会导致 SN-38 的积累，增强伊立替康的毒性[4-7,49-51]。*UGT1A1*28* 伴随有遗传性的血胆红素过多症和先天性非溶血性黄疸，因为胆红素是 *UGT1A1* 的底物之一[52,53]。

2005 年，FDA 修订了伊立替康说明书，指出 *UGT1A1* 纯合子是提高嗜中性白血球减少症患病风险的遗传因素，同年，FDA 批准了检测 *UGT1A1*28* 的 Invader® *UGT1A1* 分子检测方法。伊立替康不良反应和毒性的严重程度会随着用药剂量的改变而改变，一定程度上解释了一项研究中发现的伊立替康用量与疗效缺乏相关性的现象[54]。元分析表明，与 100～125 mg/m³ 的剂量相比较，伊立替康用量大于 150 mg/m³ 时，嗜中性白血球减少症的发病率升高[55]。相反，*UGT1A1* 野生型患者可以承受 FOLFIRI 处方（由亚叶酸、5-尿嘧啶和伊立替康组成），其中伊立替康剂量是建议值的两倍（370 mg/m³）[56,57]。

纯合的 *UGRT1A1*28* 在高加索人中的出现率是 10%，但是在东亚人口中的出现率低于 5%[58,59]。在东亚，*UGT1A1*6*（211G>A，G71R）是主要的类型，基因频率为 13%～

23%，但在高加索人中没有[58,60]。*UGT1A1*6* 会提高伊立替康严重不良反应的发生风险[61,62]。在东亚，只检测 *UGT1A1*28* 会漏掉很大一部分有伊立替康不良反应风险的个体，辨别不良反应和毒性高发率人群，应结合检测 UGT1A1*6[63,64]。

除了 *UGT1A1*28*，其他 *UGT1As* 突变型，包括 *UGT1A9*1b*（-118T9>10）和 *UGT1A7*3*（387T>G, 391C>A, 392G>A, 622T>C）与伊立替康的不良反应和毒性有关[65-67]。大量研究表明，羧酸酯酶、CYP3As、三磷酸腺苷结合盒（ABC）转运子和溶质运载蛋白的不同基因类型与伊立替康存在着基因-表型关联性[68]。对伊立替康通路相关的 40 多种基因型进行检测发现，接受伊立替康单一疗法后，几乎 50% 的最低中性白细胞计数的多样性可以通过 *UGT1A1*、*ABCC1*、*SLCO1B1* 的基因突变、ANC 为基础的中性白细胞计数、性别和种族进行解释[69]。尽管人们对个体间 50% 多样性的解释存在争议，目前计算伊立替康剂量所用的估算体表面积（BSA）方法从未证实伊立替康或 SN-38 暴露量多样性降低[70]。一项随机实验通过比较基于药代动力学模型的 CYP3A4 基因型对探针药物咪达仑唑和 γ-谷氨酰转移酶的使用剂量和基于 BSA 统一化的使用剂量，使严重的嗜中性白血球减少症降低了 4 倍多[71]。我们需要进一步实验来确保伊立替康个体化治疗的最佳剂量。

2.4.1.3 5-氟尿嘧啶和 DPYP

5-FU 是静脉注射的嘧啶类似物，用于治疗直肠结肠癌、胃癌、乳腺癌、胆管癌、脑癌和颈部恶性肿瘤。5-FU 转化为 3 种主要的活性代谢物（图 2.3）：氟脱氧尿苷单磷酸盐（FdUMP）、氟脱氧尿苷三磷酸盐（FdUTP）和氟尿苷三磷酸盐（FUTP）。5-FU 细胞毒性的主要机制为 FdUMP 抑制胸苷酸合成酶（TS），因此干扰胸苷酸的合成，胸

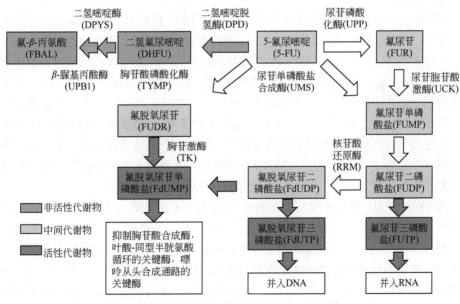

图 2.3　5-FU 在人体内的代谢通路（见彩图）

苷是 DNA 复制的关键核苷。另外，FdUTP 和 FUTP 代替正常嘧啶分别进入 DNA 和 RNA 中，导致癌细胞死亡。

二氢嘧啶脱氢酶（DPD）在嘧啶的催化反应中是一种可饱和的限速酶。5-FU 经 DPD 代谢生成其非活性形式 5,6-二氢-5-氟尿嘧啶[72]。服用的 5-FU 中有超过 85%在肝脏内被快速代谢。降低 DPD 活性会导致 5-FU 的积累，引发严重的不良反应和毒性，包括黏膜炎、嗜中性白血球减少症、神经症状和死亡[73]。

DPD 功能损伤的基因中，3%～5%的人是杂合子，0.1%的人是纯合子[74]。弱代谢（PM）表型有两个非功能性或功能降低的 *DPYD* 等位基因（该基因编码 DPD），中间代谢型（IM）是非功能性突变型或功能减少性突变型 *DPYP* 基因的杂合子。*DPYD*1*、*DPYD*4*、*DPYD*5*、*DPYD*6* 和 *DPYD*9A* 型具有正常的 DPD 活性。*DPYD*9B* 和 *DPYD*10* 型 DPD 活性降低，*DPYD*2A*、*DPYD*3*、*DPYD*7*、*DPYD*8*、*DPYD*11*、*DPYD*12*、*DPYD*13*、*496A>G*、*IVS10-15T>G*、*1156G>T*、*1845G>T*，会产生无功能的 DPD。内含子 141G>A 5'端剪接位置的突变导致了非功能性 *DPYD*2A* 的产生，致使截短体蛋白的形成[75]。

包括一项大规模预期队列在内的几项研究分析了 685 名接受 5-FU 单一治疗的直肠结肠癌患者，发现 *DPYP* 基因型对 5-FU 相关的严重白细胞减少症、腹泻和黏膜炎的敏感性很低（5.5%），阳性预测值（46%）很低[76]。另一项大规模随机实验（FOCUS 实验）检测了 5-FU 缓释化疗的最佳序列，757 名患者基因表型为 *DPYD*2A*。*DPYD*2A* 的频率少于 1%时没有观测到基因型和表型的关系[77]。这些研究表明，治疗产生不良反应和毒性的大部分患者没有 DPD 缺陷的分子基础。此外，尚无研究获得针对 IM 表型的合适剂量。

FdUMP 与 TS、叶酸辅酶生成稳定的三重复合物，叶酸辅酶是 5,10-二甲基四氢叶酸。我们认为组织内的 TS 水平是 5-FU 应答的重要决定因素。在晚期和局部直肠结肠癌中，TS 的过表达与 5-FU 耐受和生存质量降低有关[78]。28 个碱基对的不定数串联重复区（VNTR）位于基因编码 TS 的 *TYMS* 基因的 5'-非翻译增强子区（UTR），不定重复基因的个数在不同种族间从两个到九个不等[79]，*TYMS* 的翻译效率与不定重复的基因数量成正相关。将 *3R* 的第二个不定重复基因的第 12 个核苷酸的 G 替换为 C（也称 *3RC*），会导致 *TYMS* 基因翻译效率的下降[80]。另外两个降低功能的突变是 *TYMS2R* 基因的第一个位置 G 突变为 C[81]，3'UTR（1494del）上缺失 6 个碱基对[82]。对于甲基四氢叶酸还原酶，*677C>T*，*1298A>C* 会导致活性降低的剪接突变[83]。

报道称 *TYMS* 的 VNTR3R/3R 基因型会使 5-FU 的毒性下降，但疗效也会降低[76,84-87]。相似的是，TYMS1494del/del 与 5-FU 疗效下降有关[88,89]。5-FU 的用药计划、配方和研究终点（响应速率和生存率）不同，会导致实验结果难以进行比较。几个队列研究均表明 *TYMS* 突变体通常具有较低的敏感性、特异性和预测值。由于缺乏表明 5-FU 的临床效果（有效性、不良反应和毒性）提高的研究，我们不推荐 *DPYD* 和 *TYMS* 的突变体常规检测。

2.4.1.4 他莫昔芬和 CYP2D6

他莫昔芬是一种选择性雌性激素调节剂，应用于激素受体阳性乳腺癌的辅助和缓解治疗中，并且用作乳腺癌高发患者的化学预防药物。口服后，他莫昔芬在 CYP 通路中进行广泛代谢，生成几种代谢物（图 2.4）。他莫昔芬主要被 CYP3A4/5 转化为 N-脱甲基他莫昔芬，其次被 CYP2D6 转化为 4-OH 他莫昔芬[90]。N-脱甲基他莫昔芬和 4-OH 他莫昔芬分别主要被 CYP2D6 和 CYP3A4/5 氧化生成次级代谢物 4-羟基-N-脱甲基他莫昔芬（内昔芬）。这些中间代谢物分别在胞质磺基转移酶和微粒体尿苷 5′-二磷酸-葡醛酰转移酶（UDP-葡醛酰转移酶或 UGTs）的作用下经过进一步硫酸化和糖苷化，生成非活性代谢物[91]，内昔芬和 4-OH 他莫昔芬的活性比他莫昔芬高 30～100 倍。然而人们认为内昔芬是主要作用成分，因为它的血浆浓度比 4-OH 他莫昔芬高很多[92]。

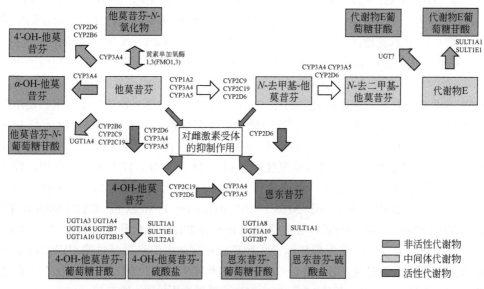

图 2.4　他莫昔芬在人体内的代谢通路（见彩图）

CYP2D6 在内昔芬的形成中起重要作用[92]。许多 *CYP2D6* 非功能性、功能降低和超功能突变体得到表述。在普通人中观察到 CYP2D6 表型的四峰分布，包括弱代谢型（PMs）、中代谢型（IMs）、快代谢型（EMs）和超强代谢型（UMs）。PMs 携带两个非功能性 *CYP2D6* 等位基因；IMs 携带的两个等位基因，功能都降低，或者一个功能降低、一个没有功能，或者一个功能正常、一个没有功能；Ems 携带的两个等位基因，功能都正常，或者一个功能正常、一个功能降低。UMs 携带至少一个超强代谢（UM）等位基因，以及正常功能基因的复制和多重复制。高加索人中，PM、IM 和 UM 出现的频率分别为 7%、12% 和 6%[93-96]。高加索人中最常见的非功能性突变为 *CYP2D6*3*、*CYP2D6*4*、*CYP2D6*5* 和 *CYP2D6*6*[97]，它们一起构成了大约 97% 的 PM 表型。*CYP2D6*4* 等位基因（*1934G>A*）导致了内显子 3 和外显子 4 连接区的剪接异常[98]；*CYP2D6*5* 是一种基因缺失；*CYP2D6*3* 和 *CYP2D6*6* 是单碱基缺失（分别为 2637A 和 1975T），造成移码，生成终止密码子和截短体蛋白[99-101]。接受他莫昔芬治疗 4 个月后，非功能性突变型纯合子患者体内的内昔芬水平比野生型纯合子患者体内的低四倍[102]。相似的是，IM 纯合子患者如 *CYP2D6*10*（100C＞T，4180G＞C）和 *CYP2D6*41*（2850C＞T，2988G＞C）的体内内昔芬水平比 EMs 低两倍[103,104]。

几项研究表明，*CYP2D6* 活性降低的转移型女性患者接受他莫昔芬辅助治疗后，临床效果不好。在大规模回顾分析中（$n=1325$），他莫昔芬辅助治疗的患者复发率 PMs（在该项研究中定义为 *CYP2D6*3*、*CYP2D6*4* 或 *CYP2D6*5* 的纯合子或杂合子）是 EMs 的两倍（29%对 14.9%）[105]。尽管总体存活率（OS）没有差别，PMs 中无事件生存率（HR，1.33；95% CI，1.06～1.68）和无病生存率（HR，1.29；95% CI，1.03～1.61）都较差。至少六项研究表明，与 EMs 相比，PMs 接受他莫昔芬辅助治疗的结果较差[106-111]。在东亚地区，*CYP2D6*10* 的发生频率超过 40%，接受他莫昔芬辅助治疗的转移型 IMs 的生存率较 EMs 低[104,112]。转移型疾病患者中，中位时间进程相差达四倍（5.0 个月对 21.8 个月，$P=0.0032$）。几项研究公布了互相矛盾的结果[113-116]。超过 6000 名患者进行两项乳腺癌辅助治疗实验，ATAC（瑞宁得，他莫昔芬，单独使用或结合使用）和 BIG1-98，对它们进行回顾分析没有得到 *CYP2D6* 表型（PMs 与 EMs 比较）和他莫昔芬治疗结果间的关系，尽管热潮红在 IMs 和 PMs 中的发病率较高[117,118]。值得注意的是，这些研究使用肿瘤 DNA 来划分 *CYP2D6* 突变表型，致使两项研究中都与哈迪-温伯格平衡偏差很大[119-121]。因此，两项研究在当时得不出任何结论。东部肿瘤协作组 3108（NCT01124695）和欧洲 CYPTAMBRUT-2（NCT00965939）的实验分析，比较了他莫昔芬在 EMs、IMs 和 PMs 中的治疗效果，将有希望证实 *CYP2D6* 作为预测标记在他莫昔芬疗效中的作用。尽管 CYP2D6 表型的意义还存在不确定性，但在 IMs 中内昔芬的暴露率可达到在 EMs 内更高剂量的他莫昔芬（不是 20 mg/d，而是 30～40 mg/d）的暴露率[122,123]，然而其对疗效的决定性影响目前还未知。

2.4.2　临床上治疗响应重要的体细胞标志物

随着我们对实体瘤癌变分子机制的理解加深，推理性分子靶向疗法得到发展，因为这种疗法锁定特定基因异变的患者，提前排除了对治疗无响应的患者，治疗效率得到提高。伊马替尼和反式视黄酸在治疗血癌如慢性骨髓白血病[124,125]和早幼粒细胞性白血病[126,127]上的成功，为实体瘤异变基因靶点疗法的发展开创了道路。这种疗法对胃肠道间质瘤（GISTs）、乳腺癌、结肠直肠癌、非小细胞肺癌（NSCLC）和黑色素瘤尤为有效（表 2.2）。基因畸变也可用于在结肠直肠癌中 *K-RAS* 突变和抗-EGFR 抗体耐受的情况下对治疗响应的阴性预测[26,128-131]。这部分我们将讨论实体瘤中的关键基因畸变、靶点疗法及其临床有效性数据。

表 2.2 实体瘤基因畸变

基　因	失调机制	肿　瘤	进行临床研究的靶向药物
ALK	扩增	卵巢癌[132]	克里唑替尼
ALK	突变	成神经细胞瘤[133-136]	克里唑替尼
AKT1	突变	乳腺癌[137]，黑色素瘤[138]，非小细胞肺癌[NSCLC]	MK-2206
BCR-ABL	易位	慢性骨髓白血病[124,139-141]，急性淋巴性白血病[142-144]	伯舒替尼，达沙替尼，伊马替尼，尼罗替尼
BRAF	突变	结肠直肠癌[CRC]，黑色素瘤，NSCLC，卵巢癌[145]	GSK2188436，维罗非尼
CCDC6-RET	融合	NSCLC[146,147]	瑞格菲尼，索拉菲尼，舒尼替尼，凡德他尼
DDR2	突变	NSCLC[148]	达沙替尼，尼罗替尼
EGFR	突变	NSCLC[149,150]	阿法替尼，达克美替尼，厄洛替尼，吉非替尼
EML-ALK	融合	乳腺癌，CRC[151]，NSCLC[152]	AP26113，BKM378，CH5424802，克里唑替尼，LDK378
FGFR1	扩增	膀胱癌[153]，乳腺癌[154]，NSCLC[155]，卵巢癌[156]	AZD4547，BGJ398，布立尼布，帕纳替尼，瑞格菲尼
HER-2	突变	NSCLC[157]	阿法替尼，达克美替尼
HER-2	扩增	乳腺癌[158]，子宫内膜癌，胃癌，食道癌[157,159]	拉帕替尼，来那替尼，帕妥珠单抗，TDM-1，曲妥珠单抗
JAK2	突变	慢性骨髓增殖性肿瘤[160]	鲁索利替尼
KIF5B-ALK	融合	NSCLC[146]	克里唑替尼
KIF5B-RET	融合	CRC[161]，NSCLC[146,161,162]	瑞格菲尼，舒拉菲尼，苏尼替尼，凡德他尼
KIT	突变	食道间质瘤(GIST)[163]，黑色素瘤[164]	达沙替尼，伊马替尼，尼罗替尼，帕唑帕尼，瑞格菲尼
KRAS	突变	CRC，NSCLC，胰腺癌[165]	提万替尼+厄洛替尼+多西他赛/-AZD6244 GSK1120212
MEK1	突变	黑色素瘤[166]，NSCLC[167]	AZD6244，GSK1120212，PD0325901
MET	扩增	胃癌[168]，NSCLC[169]	克里唑替尼，MetMab，提万替尼
MET	突变	头颈癌，黑色素瘤，NSCLC，肾细胞癌(RCC)[170]	
NPM-ALK	融合	间变性大细胞淋巴癌[171]	AP26113，克里唑替尼
NRAS	突变	黑色素瘤[164]	R115777
PDGFRA	突变	GIST[172]	科瑞诺拉尼，伊马替尼，尼罗替尼，帕唑帕尼
PI3K	突变	乳腺癌[137]，CRC，子宫内膜癌[173]	GDC-0941，GDC-0980，BKM120，CH5132799
PML-RAR	易位	急性淋巴性白血病[174]	全反式视黄酸，砒霜
PTEN	突变	乳腺癌[137]，CRC，子宫内膜癌，神经胶质瘤，NSCLC[162]，前列腺癌[175]	
RET	突变	甲状腺髓样癌[176]	卡博替尼，舒拉菲尼，苏尼替尼，凡德他尼
ROS1	融合	NSCLC[146,177]	AP26113，克里唑替尼
TPM3-ALK	融合	间变性大细胞淋巴癌[178]	
TPM4-ALK	融合	炎症性肌纤维母细胞瘤[179]	AP26113，克里唑替尼

2.4.2.1 胃肠道间质瘤

靠向治疗时代到来之前，晚期胃肠道间质瘤患者的治疗很不乐观，因为它对化疗和放疗有抵抗性[180]。GISTs 的当代疗法是实体瘤分子靠向疗法的重要成功模型。KIT（CD117）的表达是 GISTs 的标志，KIT 是一种跨膜酪氨酸激酶，是干细胞因子（SCF）受体。SCF 和 KIT 的结合会使受体变成二聚体，随后激活酪氨酸激酶和下游胞内信号传导通路磷酸化[181,182]。GISTs 内的激活突变是引发癌症的原因，会导致激酶不依靠小分子而进行自发性激活[163]。大约 75%~80% 的 GISTs 存在 *KIT* 突变，这些突变导致 KIT 酪氨酸激酶区域的结构性激活。重要的是，突变的 KIT 受体是抑制剂如伊马替尼和尼罗替尼的治疗靶点。KIT 外显子 11 突变（缺失，嵌入，单碱基替换）是最常见的体细胞突变，存在于 70% 的 GISTs 中。KIT 外显子 9 突变（胞外区域）出现在大约 10% 的 GISTs 中，外显子 13（激酶区域）和 17（激活螺旋）的同时突变几乎不存在（每种大约 1%）[181-183]。5%~8% 的 GISTs 在血小板源生长因子受体-α（PDGFRA）所在的基因上获得突变，且与 GISTs 中 *KIT* 突变相似，*PDGFRA* 突变肿瘤在没有小分子 *PDGFRA* 的情况下具有持续的激酶活性[172]。剩余的 10%~15% 的 GISTs 检测不到 *KIT* 或 *PDGFRA* 的活性（"野生型"GISTs），但由于下游因子的作用，也有 KIT 的激活[184]。近期研究表明 "野生型" GISTs 存在包括 *BRAF*、*HRAS* 和 *NRAS* 在内的致癌突变[183]。

伊马替尼、KIT 和 PDGFRA 酪氨酸激酶区域的小分子抑制剂，彻底改变了 GISTs 的治疗。大量临床研究表明，75%~90% 的晚期 GISTs 患者，每天服用 400 mg 或 800 mg 伊马替尼，症状会得以改善（病情稳定，完全或部分客观响应），无进展生存期中位数（PFS）为 20~24 个月[185-188]。这与化疗效果对比明显，化疗中，总体应答率（ORR）小于 10%，中位 OS 大约为 18 个月[189]。在术后复发率较高的患者的辅助治疗中，伊马替尼也取得了不错的效果[189,190]。

对伊马替尼的应答会随着 GISTs 中突变类型的不同而不同。外显子 11 突变的 GISTs 对伊马替尼的反应性最高，外显子 9 突变和野生型次之。这表明与 9 突变和野生型患者相比，11 突变患者的 PFS 和 OS 期更长[191]。9 突变患者，每天服用 800 mg 的伊马替尼，PFS[192] 会延长，ORR[191] 会升高。元分析表明，尽管 OS 在统计学上并没有不同，每天服用 800 mg 伊马替尼比服用 400 mg 伊马替尼的 9 突变患者的 PFS 会延长，应答率会提高[188]。因此，美国国家癌症综合网（NCCN）指导方针表示，登记有 9 突变的患者根据其耐受性，最好服用 800 mg 伊马替尼的起始剂量（NCCN 软组织恶性肿瘤临床实践指导，3.2012 版）。伊马替尼的剂量似乎不会影响 *KIT* 野生型 GISTs 的 ORR[191]。除了 *KIT*9 突变以外，PDGFRA 外显子 18 D842V 是最常见的抗 GIST 突变[192]。用伊马替尼治疗 *PDGFRA* 突变型 GISTs，D842V 患者的病情不会得到改善。在非 D842V 突变体中，中位 OS 达不到 46 个月[193]。

在客观应答或病情稳定后，患者会不可避免地产生获得性耐受，耐受性发生在 18~24 个月的中间时期。*KIT* 或 *PDGFRA* 的突变是伊马替尼获得性耐受的最常见原因。*KIT* 获得性突变主要发生在 13 和 14 外显子区（编码 ATP 结合口袋）和 17、18 外显子区。*PDGFRA D842V* 是引起伊马替尼获得性耐受的唯一 *PDGFRA* 突变[183]。当肿瘤有 *KIT11* 突变时，二级突变更加常见[194-198]。其他导致获得性耐受的分子突变包括 *KIT* 扩增[199,200]、药物转运体活性改变、CYP3A4 诱导[201]。

针对治疗后的抗 GISTs 现象，已经研发了几种新药。瑞格菲尼是一种多靶点酪氨酸激酶抑制剂，对 *KIT* 和 *PDGFRA* 酪氨酸激酶有很强的亲和性。在三期临床研究中（GRID，或进行性疾病中的 GIST-瑞格菲尼），GISTs 晚期患者进行伊马替尼和舒尼替尼的后续治疗时，我们将瑞格菲尼和安慰剂进行了比较。结果表明，瑞格菲尼有效地提高了 PFS（HR 0.27；95%CI，0.18～0.39）并且在探索性分析中，瑞格菲尼在包括 *KIT 9* 和 *KIT 11* 突变型 GISTs 在内的所有分子亚型中都有效[202]。此外，crenolanib 是 PDGFRA 的强力抑制剂，目前正在 *PDGFRA* D842V 突变型 GISTs 中进行研究。

2.4.2.2　乳腺癌

跨膜受体 HER-2 是 EGFR 家族中的一员（EGFR/HER-1，HER-2，HER-3 和 HER-4），参与调节细胞生长、增殖和分化。HER-2 胞外区域是类似分子激活区的固定构象，在无小分子时形成二聚体。HER-2 的过度表达会导致下游信号通路（包括 PI3K-AKT 和 RAS-RAF-MAPK）的组成性激活[203]。在乳腺癌中，HER-2 在 20%～30%的肿瘤组织中过表达，使复发风险提高，预后难度增加[204]。荧光原位杂交（FISH）可检测 HER-2 的扩增。使用免疫组织化学（IHC）技术可检测 HER-2 的过表达[158]。IHC 将 3 染色（30% 的恶性肿瘤细胞被统一强力细胞膜染色）表明 HER-2 阳性，FISH 检测结果为每个细胞核中有超过 6 个 *HER-2* 基因数，FISH 率（HER-2 信号到染色体 17 信号）大于 2.2[205]。HER-2 是治疗乳腺癌的重要靶标。美国临床癌症协会（ASCO）和美国病理家协会建议应该使用 IHC 或 FISH 测定基因数来检测所有恶性乳腺癌的 HER-2 表达状况[205]。

曲妥单抗是一种人化 HER-2 单克隆抗体，通过以下几种机制实现抗癌活性：依赖抗体的细胞介导的细胞毒性（ADCC），阻止 HER-2 二聚体化，阻止胞外区脱落，阻止下游信号传导、血管再生和 DNA 修复，增强细胞凋亡[206,207]。曲妥单抗作为单一疗法，最初在转移性 HER-2-阳性乳腺癌中有效[208,209]。在关键的Ⅲ期临床研究中，未接受治疗的晚期 HER-2-阳性乳腺癌患者如果接受曲妥单抗化疗，其疾病发展时间、ORR 和反应持续时间中位数会比只用化疗的患者长[210]。

在多维随机辅助治疗实验中，增加曲妥单抗会有效延长 PFS 和 OS[211-218]。

最近的一项乳腺癌全面分子研究解释了新的基因突变如 *TBX3*、*RUNX1*、*CBFB*、*AFF2*、*PIK3R1*、*PTPN22*、*PTPRD*、*NF1*、*SF3B1* 和 *CCND3*。我们需要进一步研究它们成为药物靶点的相关性[19]。

2.4.2.3　非小细胞肺癌

非小细胞肺癌（NSCLC）在组织学上主要分为 3 种亚型：恶性腺瘤、鳞状细胞癌和大细胞癌。在 NSCLC 的治疗中，我们已经意识到致癌基因的检测会受到分子靶向疗法的限制。肺部恶性腺瘤中常见的致癌基因突变靶点包括 *EGFR*、*BRAF*、*KRAS*、*HER-2* 的突变、*EML4-ALK*、*ROS1*、*RET* 的融合和 *HER-2*、*MET* 的扩增。肺鳞状细胞癌的致癌基因突变靶点包括 *FGFR1* 扩增、*DDR2* 和 *BRAF* 突变、*MET* 扩增[219,220]。与标准化疗相比，驱动致癌基因和其相应抑制剂的结合会提高 ORR，延长 PFS。这种方法已在 *EGFR* 突变的 NSCLC 患者的临床治疗中取得很好的效果。该部分将在 NSCLC 治疗中具有指导意义的生物标志物（即 EGFR 突变和 EML4-ALK）中集中阐述。

2.4.2.4　激活 EGFR 突变

EGFR（HER-1）信号通路在肺癌发生中起到了很重要的作用。小分子如表皮生长因子（EGF）、转运生长因子-α（TGF-α）、上皮调节蛋白或双调蛋白会刺激 EGFR 发生二聚化；这导致自磷酸化及其下游信号通路的激活，包括丝裂原活化蛋白激酶（MAPK）通路、磷脂酰肌醇 3 激酶（PI3K）-AKT 通路和 STAT 通路，致使细胞增殖加强，细胞凋亡受抑制，细胞入侵增强，转移增强[221]。EGFR TKIs 抑制 EGFR 胞内酪氨酸激酶区域的活性，进而阻断在癌细胞存活和增殖中起重要作用的信号传导通路。

最初在临床试验中使用小分子 EGFR-TKI 例如吉非替尼和埃罗替尼治疗预先处理的未经选择的晚期 NSCLC 患者，其 ORR 为 9%～10%［见 BR21 和吉非替尼肺癌存活分析（ISEL）实验；参考文献[222,223]］。通过检测 *EGFR* 外显子 18 和 21 激活突变，可以预测对吉非替尼和埃罗替尼治疗的敏感性[149,150,224]，这变革了 NSCLC 的靶向治疗。EGFR 激酶区域的突变引起的酪氨酸激酶（TK）的小分子非依赖型激活，属于活化突变。在 *EGFR* 突变的患者中，用 EGFR TKIs 治疗会极大地提高临床治疗效果（在本章中会详细讨论）。这种突变在女性患者、恶性腺瘤患者、东亚患者以及没有或有轻度吸烟史的患者中占绝大部分[225]。

EGFR 的激活突变通常出现在 TK 外显子 18～21 区域，*EGFR* 突变使 EGFR 对 TKIs 的敏感性提高，称为 EGFR 增敏突变。大部分 *EGFR* TKI-敏感突变是外显子 19 读框内缺失，通常包括氨基酸残基亮氨酸-747 到谷氨酸-749 *EGFR Del*（746～750），而且在 *EGFR* TK 突变中的占比约为 44%。绝大多数的单碱基突变是外显子 21 中的 L858R，在所有 *EGFR* TK 激活突变中的占比约为 41%[225,226]。

EGFR 突变的后果之一是使激酶活性提高，导致细胞选择性生长和存活[227]。EGFR L858R 和 EGFR Del（746～750）胞内区的动力学分析表明两种突变都很活泼，但是相对于野生型 *EGFR*，对 ATP 的 K_m 增大，对埃罗替尼的 K_i 减小[228]。因此，突变型激酶对 ATP 的亲和性下降，为其对埃罗替尼和吉非替尼的高亲和性提供了分子基础[228]。

因为 *EGFR* 突变与对 *EGFR* TKIs 的高敏感性有关，Ⅲ期临床研究在分子水平选择过的患者中比较了 *EGFR* TKIs 单一疗法与含铂的两药化疗的有效性。

现已报道了两项针对 *EGFR* 高突变率患者的Ⅲ期临床研究。在第一信号研究中，未接受过治疗的患者（患恶性腺瘤的无吸烟史患者）被随机分为两组，接受吉非替尼治疗或化疗。激活 *EGFR* 突变（外显子 18～21）患者和 *EGFR* 野生型患者进行了比较，结果表明 *EGFR* 突变患者的 ORR 和 PFS 更好（HR 0.377；95% CI，0.210～0.674；$P<0.001$）[229]。在特雷萨泛亚洲研究（IPASS）中，患者（东亚，从不或轻度吸烟，恶

性腺瘤）被随机给予吉非替尼治疗或化疗[230]。服用吉非替尼的患者 PFS 延长（HR 0.74；95% CI，0.65～0.85），ORR 提高（43%对 32.2%），生活品质更好[231]，OS 相似[232]。在预先计划的子集分析中，EGFR 突变的患者用吉非替尼治疗时，PFS 比用化疗更长，无 EGFR 突变的患者用吉非替尼治疗时，PFS 较短（HR 2.85；95% CI，2.05～3.98）。如果 29 个突变中至少有一个发生在外显子 18～21 区域，就认为患者是阳性 EGFR 突变体。在用吉非替尼治疗的患者中，EGFR 突变阳性群体的中位 OS，HR 为 0.78（95% CI，0.5～1.2）；在阴性突变群体中，HR 为 1.38（95% CI，0.92～2.09）。EGFR 突变阳性和阴性患者的 ORR 分别为 71.7%和 1.1%。这些结果表明预测性生物标志物在选择分子靶向疗法中非常重要，没有预测性生物标志物，分子靶向疗法的临床效果将明显下降。人们也用 FISH 方法对 EGFR 基因拷贝数进行了事后分析。与化疗相比，高基因拷贝数（定义为较高的多染色体，40%的细胞中有 4 个拷贝；基因扩增，表现为 EGFR 基因簇；每个细胞中基因-染色体比率≥2，或者所测细胞中 EGFR 拷贝数≥15 的细胞≥10%）会提高吉非替尼的 PFS（HR 0.66；95% CI，0.50～0.88）和 ORR（OR 1.79；95% CI，1.08～2.96）。这些发现表明，EGFR 突变的共存带来了 EGFR 拷贝数对吉非替尼给 PFS 带来的改善的预测价值[232]。

IPASS 结果表明，EGFR 突变情况比临床因素（吸烟状况、性别和恶性腺瘤史）更有力地预测了吉非替尼的敏感性，并且，在晚期 MSCLC 患者的治疗中，这些结果为基于分子层面选择疗法提供了基础（在本章"EML-ALK"部分详述）。

在 WJTOG3405 研究中，未经化疗的晚期 NSCLC 患者或伴有 EGFR 突变（外显子 19 缺失或 L858R 点突变）的术后复发患者被随机给予吉非替尼治疗或化疗。接受吉非替尼治疗的患者 PFS 更好，OOR 更高[233]，然而 OS 并没有差异[234]。在 NEJ002 研究中，伴有敏感型 EGFR 突变的未接受化疗的患者被随机地给予吉非替尼或化疗，得到了相似的结果：尽管 OS 相似，但接受吉非替尼治疗的患者有更好的 ORR 和 PFS[235,236]。

两项Ⅲ期临床研究，OPTIMAL 和欧洲厄洛替尼与化疗的随机研究（EURTAC），在伴有 EGFR 突变的晚期 NSCLC 患者中比较了厄洛替尼单一疗法和含铂双药化疗的区别。在两项研究中，接受厄洛替尼治疗的患者有较好的 ORR 和 PFS[237,238]。与之前的吉非替尼Ⅲ期临床研究相似，厄洛替尼不会提高 OS。EGFR TKI 缺乏 OS 有效性，很有可能是因为很多患者在疾病进程中接受了化疗和 EGFR TKI 的交叉治疗。

总的来说，研究表明，与进行细胞毒素化疗相比，对伴有激活 EGFR 突变的 NSCLC 晚期患者使用 EGFR TKI 单一疗法会提高 ORR，延长 PFS，提高生活质量。此外，是激活 EGFR 突变而非临床因素决定了 EGFR TKI 疗法的好处。同样的，ASCO 建议 NSCLC 患者在接受 EGFR TKI 疗法前，应先测定其肿瘤的 EGFR 突变[239]。

2.4.2.5 EML-ALK

EML4-ALK 是一段来自染色体 2p[Inv(2)（p21p23）]倒位的融合基因，具有强烈的致癌活性。染色体倒位将棘皮动物微管结合蛋白类似蛋白 4（EML4）的外显子 1～

13 与 ALK 的外显子 20～29 融合在一起[152]。EML4-ALK 上有来自 EML4 的 N 末端和包含有整个 ALK 胞内酪氨酸激酶区的 C 末端。它介导不依赖小分子的 ALK 的二聚体化，产生激酶活性，并激活下游 RAS-MAPK-ERK、JAK3-信号传导剂、转录-3 活化剂和 PI3K-AKT 信号通路的活化[240,241]。其他 ALK 融合突变体在 NSCLC 中虽然也有报道但很少（表 2.2）。

破鱼实验是 FDA 批准的另一项诊断实验，用以检测 ALK 重排的 NSCLC。NSCLC 中 EML4-ALK 融合并不常见，发生频率为 3.8%，并且通常与 EGFR 突变或 KRAS 突变相互排斥。EML4-ALK 型 NSCLC 患者往往发病年龄较小，从不或很少吸烟，有恶性腺瘤[242-244]。研究已报道克唑替尼——一种有效的、具有选择性的、ATP 竞争性 ALK 小分子抑制剂的有效性。在对 EML4-ALK 阳性的晚期 NSCLC 患者的克唑替尼 I 期临床研究中，ORR 为 57%[245]，与接受 EGFR TKIs 治疗的 EGFR 突变型患者相似。NCCN 建议把克唑替尼作为 ALK 阳性患者的一线药物（NCCN 癌症临床实践指导：非小细胞型肺癌，2.2013 版）。在 ALK 重排型 NSCLC 患者的 II 期临床研究中，这些患者已经经历了至少两种化疗的失败（PROFILE1005），其 ORR 为 50%[246]。在 ALK 阳性患者中作为二线药物（PROFILE1007）进行 III 期临床研究，在生活质量、ORR 和 PFS（HR 0.49；95% CI，0.37～0.64；$P<0.0001$）[247]方面，克唑替尼比标准单药二线化疗（培美曲赛或多西他赛）好很多。

下一代测序平台已经实现了对恶性腺瘤和鳞状细胞癌分子特性的全面分析，并发现了新靶点如 DACH1、CFT、RELN、ABC85、CDKN2A、NOTCH1、U2AF1、RBM10 和 ARID1A[248-250]。这些新靶点的验证及其相关抑制剂的研发受到极大的期待。

2.4.2.6　黑色素瘤

传统上人们按照病理特性和组织学起源地对恶性黑色素瘤进行归类。最近，黑色素瘤亚型已在分子水平上按驱动复发的突变进行分类。黑色素瘤发生中的多种癌基因的识别已经使临床治疗效果得到极大的改善。在黑色素瘤发生过程中起重要作用的几个高发基因畸变涉及编码激酶、信号因子、转录因子和肿瘤抑制因子的基因。

激活 BRAF 突变出现在 50% 的黑色素瘤中。BRAF 突变主要发生在编码激酶域的外显子 11 和 15 上。T1796A 引起 V600E 突变，在所有 BRAF 突变中的占比约为 90%，并最近发现它可作为治疗恶性黑色素瘤的有效靶点[251]。

在 III 期临床研究中，维罗非尼，一种高效选择性 BRAF 抑制剂，在未接受治疗并伴有 BRAF V600E 突变的转移型黑色素瘤患者中，与氮烯咪胺进行了比较。维罗非尼具有较好的 ORR（48%和 5%）、PFS（HR 0.26；95%CI，0.20～0.33）和 6 个月的 OS（HR 0.37；95%CI，0.26～0.55）[251]。NCCN 建议 BRAF V600 突变型患者接受维罗非尼治疗（NCCN 癌症临床实践指导：黑色素瘤，2.2013 版）。

最近的研究表明，恶性黑色素瘤的全基因组测序将 PREX2 确认为新的复发突变相关基因[252]。但 PREX2 作为相关治疗靶点的特性还需进一步研究。

2.4.2.7 结肠直肠癌

EGFR 在直肠结肠癌中通常会表达上调，西妥昔单抗和帕尼单抗与 EGFR 结合，竞争性抑制下游信号通路如 PI3K-Akt-mTOR 和 RAS-RAF-MAPK 中 EGF 小分子的活化，进而抑制结肠直肠肿瘤细胞的存活和增殖。30%～50% 的直肠结肠癌在外显子 2 的密码子 12 和 13 处存在 KRAS 突变[27,253]。这些突变导致 KRAS 相关级联反应在没有 EGF 活化的情况下激活。

与最好的维持疗法相比，西妥昔单抗在 EGFR 表达的直肠结肠癌患者中具有较好的反应率和 PFS，基于此，西妥昔单抗批准应用于结肠直肠癌的治疗中[254]。然而大量的 III 期临床研究（在转移型直肠结肠癌或 CRYSTAL 的一线疗法中结合使用西妥昔单抗和伊立替康）的原始分析并不能够阐释，如果将西妥昔单抗加入到 EFGR 表达的直肠结肠癌的伊立替康标准化疗中，西妥昔单抗会有哪些治疗优势[27]。越来越多的证据表明 KRAS 突变会对以 EGFR 为靶点的抗体产生抗药性[128,253,255]，在可获得肿瘤组织的患者中，大约一半的患者要进行 KRAS 突变分析。在亚型分析中，野生型 KRAS 患者可观察到西妥昔单抗的疗效，然而在 KRAS 突变型患者中则无效（HR，0.80；95% CI，0.67～0.95 对 HR 1.04；95% CI，0.83～1.28）[131]。与之相似的是，当与二线伊立替康化疗结合使用时[26,256]或者在化疗无效的疾病中作为单药使用时[128]，帕尼单抗也仅对野生型 KRAS 直肠结肠癌患者有效。

对于导致抗-EGFR 疗法耐药性不同的 KRAS 突变，其阳性预测值的差距很大。579 名化疗无效的直肠结肠癌接受西妥昔单抗治疗，并对其进行回顾性的合并分析，结果表明，密码子 13 突变（G13D）个体的存活率比其他 KRAS 突变型如 G12A、G12C、G12D、G12R、G12S、G12V、G13C 和 G13V（HR 0.50；95% CI，0.31～0.81）的个体存活率高[257]。一项体外西妥昔单抗的敏感性实验比较了 G13D 和 G12V 突变型癌细胞的表现，支持了这一临床发现。另一项 G13D 突变型转移结肠直肠癌一线药物的研究回顾分析表明，其西妥昔单抗的相关疗效与野生型 KRAS 患者相似（OS，HR 0.80；95% CI，0.49～1.3 对 OS，HR 0.81；95% CI，0.69～0.94），虽然疗效的绝对值变小了[258]。ASCO 建议准备接受抗-EGFR 抗体疗法的所有转移型直肠结肠癌患者应该接受肿瘤细胞 KRAS 突变检测（密码子 12 或 13），如果检测到 KRAS 突变，则不应使用抗-EGFR 抗体疗法[259]。

DNA 修复机制缺陷会导致微卫星不稳定性（MSI），引起 DNA 重复序列（微卫星）的异常延长或缩短。在直肠结肠癌中，MSI 与遗传性非息肉病性大肠癌有关[260]，但也在 15% 的由错配修复（MMR）基因细胞或表观沉默引发的散发性结肠癌中出现[261,262]。国家癌症协会推荐了五种生物标志物（BAT25，BAT26，D5S346，D2S123 和 D17S250）来量化不稳定性[263]。当两个不稳定标志物出现时，表明 MSI（MSI-H）的频率高。

充足的证据表明，与 MSI-低型（MSI-L）或 MSI-稳定型（MSS）II 期直肠结肠患者相比，MSI-H 患者更易于诊断[264-266]。MSI 作为辅助性 5-FU 的预测标志更是有争议的。在对接受辅助性 5-FU 治疗的患者的回顾性分析中，MSS 型和 MSI-L 型患者的生存效果更好（HR 0.72；95%CI，0.53～0.99），而 MSI-H 型患者无效[264]。对这些患者连同 457 个曾被随机分配接受过 5-FU 疗法的结肠直肠癌新病患的合并分析表明，在Ⅲ期 MSS 和 MSI-L 患者中观察到了生存层面上的疗效[265]。事实上，用 5-FU 治疗Ⅱ期 MSI-H 患者甚至更为有害（HR 2.30；95% CI，0.85～6.24）。然而这两项发现在其他两项研究中没有得到重复，这两项研究调查了 MMR 缺陷（生物上等同于 MSI-H）的预测值，缺陷型 NMR 对辅助性 5-FU 及其连同伊立替康使用[268]的治疗效果无预测意义[267]。使问题更加复杂的是，对接受 5-FU 疗法的Ⅱ期和Ⅲ期结肠癌患者的汇总分析表明，只有种系 MSI-H 型肿瘤患者会完全康复（HR 0.29；95% CI，0.11～0.72），而零星的表观 MSI-H 型肿瘤患者则不会康复[269]。

基因组范围内的综合分析表明存在至少两种不同分子亚型的直肠结肠癌，84%的非超变异肿瘤和16%的超变异肿瘤[270]。大部分肿瘤存在失控的 WNT 信号通路。在治疗应用中，这些肿瘤可用 WNT 信号抑制剂和小分子 β 连环蛋白进行靶向治疗。研究还发现在结肠癌中 *ERBB2* 和 *IGF2* 基因放大可作为治疗靶点。

2.5　结论

更好地理解癌症发生和药物治疗中的基因畸变和分子通路会使个体化治疗更好地发展。癌症个体化治疗在过去的几年里渐渐成为可能。靶向药物及其相关遗传标志的发展改变了传统的药物研发模式，挑选最适合该疗法的患者，这提供了一种更加有效的治疗方式。然而如果要进入个体化医疗的新时代，我们还需要解决很多问题，包括合适的用药剂量、获得性耐受、遗传标志的验证和最佳临床试验设计。

参 考 文 献

[1] Feuk L, Carson AR, Scherer SW. Structural variation in the human genome. Nat Rev Genet 2006, 7(2): 85-97.

[2] Sauna ZE, Kimchi-Sarfaty C. Understanding the contribution of synonymous mutations to human disease. Nat Rev Genet 2011, 12(10): 683-691.

[3] Raida M, Schwabe W, Hausler P, Van Kuilenburg AB, Van Gennip AH, Behnke D, et al. Prevalence of a common point mutation in the dihydropyrimidine dehydrogenase (DPD) gene within the 5'-splice donor site of intron 14 in patients with severe 5-fluorouracil (5-FU)-related toxicity compared with controls. Clin Cancer Res 2001, 7(9): 2832-2839.

[4] Iyer L, Das S, Janisch L, Wen M, Ramirez J, Karrison T, et al. UGT1A1*28 polymorphism as a determinant of irinotecan disposition and toxicity. Pharmacogenomics J 2002, 2(1): 43-47.

[5] Beutler E, Gelbart T, Demina A. Racial variability in the UDP-glucuronosyltransferase 1 (UGT1A1) promoter: a balanced polymorphism for regulation of bilirubin metabolism? Proc Natl Acad Sci U S A 1998, 95(14): 8170-8174.

[6] Innocenti F, Undevia SD, Iyer L, Chen PX, Das S, Kocherginsky M, et al. Genetic variants in the UDP-glucuronosyltransferase 1A1 gene predict the risk of severe neutropenia of irinotecan. J Clin Oncol 2004, 22(8): 1382-1388.

[7] Ando Y, Saka H, Ando M, Sawa T, Muro K, Ueoka H, et al. Polymorphisms of UDP-glucuronosyltransferase gene and irinotecan toxicity: a pharmacogenetic analysis. Cancer Res 2000, 60(24): 6921-6926.

[8] Evans WE, Horner M, Chu YQ, Kalwinsky D, Roberts WM. Altered mercaptopurine metabolism, toxic effects, and dosage requirement in a thiopurine methyltransferase-deficient child with acute lymphocytic leukemia. J Pediatr 1991, 119(6): 985-989.

[9] Relling MV, Hancock ML, Rivera GK, Sandlund JT, Ribeiro RC, Krynetski EY, et al. Mercaptopurine therapy intolerance and heterozygosity at the thiopurine S-methyltransferase gene locus. J Natl Cancer Inst 1999, 91(23): 2001-2008.

[10] Lennard L, Van Loon JA, Lilleyman JS, Weinshilboum RM. Thiopurine pharmacogenetics in leukemia: correlation of erythrocyte thiopurine methyltransferase activity and 6-thioguanine nucleotide concentrations. Clin Pharmacol Ther 1987, 41(1): 18-25.

[11] Singer JB, Shou Y, Giles F, Kantarjian HM, Hsu Y, Robeva AS, et al. UGT1A1 promoter polymorphism increases risk of nilotinib-induced hyperbilirubinemia. Leukemia 2007, 21(11): 2311-2315.

[12] Browning LA, Kruse JA. Hemolysis and methemoglobinemia secondary to rasburicase administration. Ann Pharmacother 2005, 39(11): 1932-1935.

[13] Tai HL, Krynetski EY, Yates CR, Loennechen T, Fessing MY, Krynetskaia NF, et al. Thiopurine S-methyltransferase deficiency: two nucleotide transitions define the most prevalent mutant allele associated with loss of catalytic activity in Caucasians. Am J Hum Genet 1996, 58(4): 694-702.

[14] Daly AK. Genome-wide association studies in pharmacogenomics. Nat Rev Genet, 2010, 11(4): 241-246.

[15] Innocenti F, Schilsky RL. Translating the cancer genome into clinically useful tools and strategies. Dis Model Mech, 2009, 2(9-10): 426-429.

[16] Druker BJ, Guilhot F, O'Brien SG, Gathmann I, Kantarjian H, Gattermann N, et al. Five-year follow-up of patients receiving imatinib for chronic myeloid leukemia. N Engl J Med, 2006, 355(23): 2408-2417.

[17] Schinzel AC, Hahn WC. Oncogenic transformation and experimental models of human cancer. Front Biosci, 2008, 13: 71-84.

[18] Stratton MR, Campbell PJ, Futreal PA. The cancer genome. Nature, 2009, 458(7239): 719-724.

[19] The Cancer Genome Atlas Network. Comprehensive molecular portraits of human breast tumours. Nature, 2012, 490(7418): 61-70.

[20] Madian AG, Wheeler HE, Jones RB, Dolan EM. Relating human genetic variation to variation in drug responses. Trends Genet, 2012, 28(10): 487-495.

[21] Innocenti F, Cox NJ, Dolan ME. The use of genomic information to optimize cancer chemotherapy. Semin Oncol, 2011, 38(2): 186-95.

[22] Pearson TA, Manolio TA. How to interpret a genome-wide association study. JAMA, 2008, 299(11): 1335-44.

[23] Glubb DM, Innocenti F. Architecture of pharmacogenomic associations: structures with functional foundations or castles made of sand? Pharmacogenomics, 2013, 14(1): 1-4.

[24] Glubb DM, Innocenti F. Mechanisms of genetic regulation in gene expression: examples from drug metabolizing enzymes and transporters. Wiley Interdiscip Rev Syst Biol Med, 2011, 3(3): 299-313.

[25] Teutsch SM, Bradley LA, Palomaki GE, Haddow JE, Piper M, Calonge N, et al. The evaluation of genomic applications in practice and prevention (EGAPP) initiative: methods of the EGAPP working group. Genet Med, 2009, 11(1): 3-14.

[26] Peeters M, Price TJ, Cervantes A, Sobrero AF, Ducreux M, Hotko Y, et al. Randomized phase III study of panitumumab with fluorouracil, leucovorin, and irinotecan (FOLFIRI) compared with FOLFIRI alone as secondline treatment in patients with metastatic colorectal cancer. J Clin Oncol, 2010, 28(31): 4706-4713.

[27] Van Cutsem E, Kohne CH, Hitre E, Zaluski J, Chang Chien CR, Makhson A, et al. Cetuximab and chemotherapy as initial treatment for metastatic colorectal cancer. N Engl J Med, 2009, 360(14): 1408-1417.

[28] Crona D, Innocenti F. Can knowledge of germline markers of toxicity optimize dosing and efficacy of cancer therapy? Biomark Med, 2012, 6(3): 349-362.

[29] Weinshilboum RM, Sladek SL. Mercaptopurine pharmacogenetics: monogenic inheritance of erythrocyte thiopurine methyltransferase activity. Am J Hum Genet, 1980, 32(5): 651-662.

[30] Relling MV, Hancock ML, Boyett JM, Pui CH, Evans WE. Prognostic importance of 6-mercaptopurine dose intensity in acute lymphoblastic leukemia. Blood, 1999, 93(9): 2817-2823.

[31] Koren G, Ferrazini G, Sulh H, Langevin AM, Kapelushnik J, Klein J, et al. Systemic exposure to mercaptopurine as

a prognostic factor in acute lymphocytic leukemia in children. N Engl J Med, 1990, 323(1): 17-21.

[32] Garat A, Cauffiez C, Renault N, Lo-Guidice JM, Allorge D, Chevalier D, et al. Characterisation of novel defective thiopurine S-methyltransferase allelic variants. Biochem Pharmacol, 2008, 76(3): 404-415.

[33] Schaeffeler E, Fischer C, Brockmeier D, Wernet D, Moerike K, Eichelbaum M, et al. Comprehensive analysis of thiopurine S-methyltransferase phenotype-genotype correlation in a large population of German-Caucasians and identification of novel TPMT variants. Pharmacogenetics, 2004, 14(7): 407-417.

[34] Tai HL, Fessing MY, Bonten EJ, Yanishevsky Y, d'Azzo A, Krynetski EY, et al. Enhanced proteasomal degradation of mutant human thiopurine S-methyltransferase (TPMT) in mammalian cells: mechanism for TPMT protein deficiency inherited by TPMT*2, TPMT*3A, TPMT*3B or TPMT*3C. Pharmacogenetics, 1999, 9(5): 641-50.

[35] McLeod HL, Siva C. The thiopurine S-methyltransferase gene locus-implications for clinical pharmacogenomics. Pharmacogenomics, 2002, 3(1): 89-98.

[36] Oliveira E, Quental S, Alves S, Amorim A, Prata MJ. Do the distribution patterns of polymorphisms at the thiopurine S-methyltransferase locus in sub-Saharan populations need revision? Hints from Cabinda and Mozambique. Eur J Clin Pharmacol, 2007, 63(7): 703-706.

[37] Relling MV, Rubnitz JE, Rivera GK, Boyett JM, Hancock ML, Felix CA, et al. High incidence of secondary brain tumours after radiotherapy and antimetabolites. Lancet, 1999, 354(9172): 34-39.

[38] Relling MV, Yanishevski Y, Nemec J, Evans WE, Boyett JM, Behm FG, et al. Etoposide and antimetabolite pharmacology in patients who develop secondary acute myeloid leukemia. Leukemia, 1998, 12(3): 346-352.

[39] Relling MV, Gardner EE, Sandborn WJ, Schmiegelow K, Pui CH, Yee SW, et al. Clinical Pharmacogenetics Implementation Consortium guidelines for thiopurine methyltransferase genotype and thiopurine dosing. Clin Pharmacol Ther, 2011, 89(3): 387-391.

[40] Chabot GG. Clinical pharmacokinetics of irinotecan. Clin Pharmacokinet, 1997, 33(4): 245-259.

[41] Santos A, Zanetta S, Cresteil T, Deroussent A, Pein F, Raymond E, et al. Metabolism of irinotecan (CPT-11) by CYP3A4 and CYP3A5 in humans. Clin Cancer Res, 2000, 6(5): 2012-2020.

[42] Hatfield MJ, Tsurkan L, Garrett M, Shaver TM, Hyatt JL, Edwards CC, et al. Organ-specific carboxylesterase profiling identifies the small intestine and kidney as major contributors of activation of the anticancer prodrug CPT-11. Biochem Pharmacol, 2011, 81(1): 24-31.

[43] Danks MK, Morton CL, Krull EJ, Cheshire PJ, Richmond LB, Naeve CW, et al. Comparison of activation of CPT11 by rabbit and human carboxylesterases for use in enzyme/prodrug therapy. Clin Cancer Res, 1999, 5(4): 917-924.

[44] Humerickhouse R, Lohrbach K, Li L, Bosron WF, Dolan ME. Characterization of CPT-11 hydrolysis by human liver carboxylesterase isoforms hCE-1 and hCE-2. Cancer Res, 2000, 60(5): 1189-1192.

[45] Iyer L, King CD, Whitington PF, Green MD, Roy SK, Tephly TR, et al. Genetic predisposition to the metabolism of irinotecan (CPT-11): role of uridine diphosphate glucuronosyltransferase isoform 1A1 in the glucuronidation of its active metabolite (SN-38) in human liver microsomes. J Clin Invest, 1998, 101(4): 847-854.

[46] Gagne JF, Montminy V, Belanger P, Journault K, Gaucher G, Guillemette C. Common human UGT1A poly-morphisms and the altered metabolism of irinotecan active metabolite 7-ethyl-10-hydroxycamptothecin (SN-38). Mol Pharmacol, 2002, 62(3): 608-617.

[47] Shulman K, Cohen I, Barnett-Griness O, Kuten A, Gruber SB, Lejbkowicz F, et al. Clinical implications of UGT1A1*28 genotype testing in colorectal cancer patients. Cancer, 2011, 117(14): 3156-3162.

[48] Hall D, Ybazeta G, Destro-Bisol G, Petzl-Erler ML, Di Rienzo A. Variability at the uridine diphosphate glucuronosyltransferase 1A1 promoter in human populations and primates. Pharmacogenetics, 1999, 9(5): 591-599.

[49] Marcuello E, Altes A, Menoyo A, Del Rio E, Gomez-Pardo M, Baiget M. UGT1A1 gene variations and irinotecan treatment in patients with metastatic colorectal cancer. Br J Cancer, 2004, 91(4): 678-82.

[50] Rouits E, Boisdron-Celle M, Dumont A, Guerin O, Morel A, Gamelin E. Relevance of different UGT1A1 polymorphisms in irinotecan-induced toxicity: a molecular and clinical study of 75 patients. Clin Cancer Res, 2004, 10(15): 5151-5159.

[51] Massacesi C, Terrazzino S, Marcucci F, Rocchi MB, Lippe P, Bisonni R, et al. Uridine diphosphate glucuronosyl

transferase 1A1 promoter polymorphism predicts the risk of gastrointestinal toxicity and fatigue induced by irinotecan-based chemotherapy. Cancer, 2006, 106(5): 1007-1006.

[52] Monaghan G, Ryan M, Seddon R, Hume R, Burchell B. Genetic variation in bilirubin UPD-glucuronosyltransferase gene promoter and Gilbert's syndrome. Lancet, 1996, 347(9001): 578-581.

[53] Bosma PJ, Goldhoorn B, Oude Elferink RP, Sinaasappel M, Oostra BA, Jansen PL. A mutation in bilirubin uridine 5'-diphosphate-glucuronosyltransferase isoform 1 causing Crigler-Najjar syndrome type Ⅱ. Gastroenterology, 1993, 105(1): 216-220.

[54] Bomgaars LR, Bernstein M, Krailo M, Kadota R, Das S, Chen Z, et al. Phase Ⅱ trial of irinotecan in children with refractory solid tumors: a Children's Oncology Group Study. J Clin Oncol, 2007, 25(29): 4622-4627.

[55] Hoskins JM, Goldberg RM, Qu P, Ibrahim JG, McLeod HL. UGT1A1*28 genotype and irinotecan-induced neutropenia: dose matters. J Natl Cancer Inst, 2007, 99(17): 1290-1295.

[56] Toffoli G, Cecchin E, Gasparini G, D'Andrea M, Azzarello G, Basso U, et al. Genotype-driven phase I study of irinotecan administered in combination with fluorouracil/leucovorin in patients with metastatic colorectal cancer. J Clin Oncol, 2010, 28(5): 866-871.

[57] Marcuello E, Paez D, Pare L, Salazar J, Sebio A, del Rio E, et al. A genotype-directed phase I-IV dose-finding study of irinotecan in combination with fluorouracil/leucovorin as first-line treatment in advanced colorectal cancer. Br J Cancer, 2011, 105(1): 53-57.

[58] Akaba K, Kimura T, Sasaki A, Tanabe S, Ikegami T, Hashimoto M, et al. Neonatal hyperbilirubinemia and mutation of the bilirubin uridine diphosphate-glucuronosyltransferase gene: a common missense mutation among Japanese, Koreans and Chinese. Biochem Mol Biol Int, 1998, 46(1): 21-26.

[59] Yong WP, Innocenti F, Ratain MJ. The role of pharmacogenetics in cancer therapeutics. Br J Clin Pharmacol, 2006, 62(1): 35-46.

[60] Sai K, Saeki M, Saito Y, Ozawa S, Katori N, Jinno H, et al. UGT1A1 haplotypes associated with reduced glucuronidation and increased serum bilirubin in irinotecan-administered Japanese patients with cancer. Clin Pharmacol Ther, 2004, 75(6): 501-515.

[61] Han JY, Lim HS, Park YH, Lee SY, Lee JS. Integrated pharmacogenetic prediction of irinotecan pharmacokinetics and toxicity in patients with advanced non-small cell lung cancer. Lung Cancer, 2009, 63(1): 115-120.

[62] Jada SR, Lim R, Wong CI, Shu X, Lee SC, Zhou Q, et al. Role of UGT1A1*6, UGT1A1*28 and ABCG2 c.421C>A polymorphisms in irinotecan-induced neutropenia in Asian cancer patients. Cancer Sci, 2007, 98(9): 1461-1467.

[63] Minami H, Sai K, Saeki M, Saito Y, Ozawa S, Suzuki K, et al. Irinotecan pharmacokinetics/pharmacodynamics and UGT1A genetic polymorphisms in Japanese: roles of UGT1A1*6 and *28. Pharmacogenet Genomics, 2007, 17(7): 497-504.

[64] Yamamoto N, Takahashi T, Kunikane H, Masuda N, Eguchi K, Shibuya M, et al. Phase Ⅰ/Ⅱ pharmacokinetic and pharmacogenomic study of UGT1A1 polymorphism in elderly patients with advanced non-small cell lung cancer treated with irinotecan. Clin Pharmacol Ther, 2009, 85(2): 149-154.

[65] Cecchin E, Innocenti F, D'Andrea M, Corona G, De Mattia E, Biason P, et al. Predictive role of the UGT1A1, UGT1A7, and UGT1A9 genetic variants and their haplotypes on the outcome of metastatic colorectal cancer patients treated with fluorouracil, leucovorin, and irinotecan. J Clin Oncol, 2009, 27(15): 2457-2465.

[66] Martinez-Balibrea E, Abad A, Martinez-Cardus A, Gines A, Valladares M, Navarro M, et al. UGT1A and TYMS genetic variants predict toxicity and response of colorectal cancer patients treated with first-line irinotecan and fluorouracil combination therapy. Br J Cancer, 2010, 103(4): 581-589.

[67] Lankisch TO, Schulz C, Zwingers T, Erichsen TJ, Manns MP, Heinemann V, et al. Gilbert's syndrome and irinotecan toxicity: combination with UDP-glucuronosyltransferase 1A7 variants increases risk. Cancer Epidemiol Biomarkers Prev, 2008, 17(3): 695-701.

[68] Di Paolo A, Bocci G, Polillo M, Del Re M, Di Desidero T, Lastella M, et al. Pharmacokinetic and pharmacogenetic predictive markers of irinotecan activity and toxicity. Curr Drug Metab, 2011, 12(10): 932-943.

[69] Innocenti F, Kroetz DL, Schuetz E, Dolan ME, Ramirez J, Relling M, et al. Comprehensive pharmacogenetic

analysis of irinotecan neutropenia and pharmacokinetics. J Clin Oncol, 2009, 27(16): 2604-2614.

[70] Mathijssen RH, Verweij J, de Jonge MJ, Nooter K, Stoter G, Sparreboom A. Impact of body-size measures on irinotecan clearance: alternative dosing recommendations. J Clin Oncol, 2002, 20(1): 81-87.

[71] van der Bol JM, Mathijssen RH, Creemers GJ, Planting AS, Loos WJ, Wiemer EA, et al. A CYP3A4 phenoty-pebased dosing algorithm for individualized treatment of irinotecan. Clin Cancer Res, 2010, 16(2): 736-742.

[72] Diasio RB, Harris BE. Clinical pharmacology of 5-fluorouracil. Clin Pharmacokinet, 1989, 16(4): 215-237.

[73] Diasio RB. Clinical implications of dihydropyrimidine dehydrogenase on 5-FU pharmacology. Oncology (Williston Park), 2001, 15(1 Suppl. 2): 21-6; discussion 27.

[74] Ridge SA, Sludden J, Wei X, Sapone A, Brown O, Hardy S, et al. Dihydropyrimidine dehydrogenase pharmacogenetics in patients with colorectal cancer. Br J Cancer, 1998, 77(3): 497-500.

[75] Wei X, McLeod HL, McMurrough J, Gonzalez FJ, Fernandez-Salguero P. Molecular basis of the human dihydro-pyrimidine dehydrogenase deficiency and 5-fluorouracil toxicity. J Clin Invest, 1996, 98(3): 610-615.

[76] Schwab M, Zanger UM, Marx C, Schaeffeler E, Klein K, Dippon J, et al. Role of genetic and nongenetic factors for fluorouracil treatment-related severe toxicity: a prospective clinical trial by the German 5-FU Toxicity Study Group. J Clin Oncol, 2008, 26(13): 2131-2138.

[77] Braun MS, Richman SD, Thompson L, Daly CL, Meade AM, Adlard JW, et al. Association of molecular markers with toxicity outcomes in a randomized trial of chemotherapy for advanced colorectal cancer: the FOCUS trial. J Clin Oncol, 2009, 27(33): 5519-5528.

[78] Popat S, Matakidou A, Houlston RS. Thymidylate synthase expression and prognosis in colorectal cancer: a systematic review and meta-analysis. J Clin Oncol, 2004, 22(3): 529-536.

[79] Shimoyama S. Pharmacogenetics of fluoropyrimidine and cisplatin: a future application to gastric cancer treatment. J Gastroenterol Hepatol, 2009, 24(6): 970-981.

[80] Mandola MV, Stoehlmacher J, Muller-Weeks S, Cesarone G, Yu MC, Lenz HJ, et al. A novel single nucleotide polymorphism within the 5' tandem repeat polymorphism of the thymidylate synthase gene abolishes USF-1 binding and alters transcriptional activity. Cancer Res, 2003, 63(11): 2898-2904.

[81] Lincz LF, Scorgie FE, Garg MB, Ackland SP. Identification of a novel single nucleotide polymorphism in the first tandem repeat sequence of the thymidylate synthase 2R allele. Int J Cancer, 2007, 120(9): 1930-1934.

[82] Mandola MV, Stoehlmacher J, Zhang W, Groshen S, Yu MC, Iqbal S, et al. A 6 bp polymorphism in the thymidylate synthase gene causes message instability and is associated with decreased intratumoral TS mRNA levels. Pharmacogenetics, 2004, 14(5): 319-327.

[83] Ulrich CM, Robien K, Sparks R. Pharmacogenetics and folate metabolism-a promising direction. Pharmaco-genomics, 2002, 3(3): 299-313.

[84] Pullarkat ST, Stoehlmacher J, Ghaderi V, Xiong YP, Ingles SA, Sherrod A, et al. Thymidylate synthase gene polymorphism determines response and toxicity of 5-FU chemotherapy. Pharmacogenomics J, 2001, 1(1): 65-70.

[85] Lecomte T, Ferraz JM, Zinzindohoue F, Loriot MA, Tregouet DA, Landi B, et al. Thymidylate synthase gene polymorphism predicts toxicity in colorectal cancer patients receiving 5-fluorouracil-based chemotherapy. Clin Cancer Res, 2004, 10(17): 5880-5888.

[86] Afzal S, Gusella M, Jensen SA, Vainer B, Vogel U, Andersen JT, et al. The association of polymorphisms in 5-fluorouracil metabolism genes with outcome in adjuvant treatment of colorectal cancer. Pharmacogenomics, 2011, 12(9): 1257-1267.

[87] Ichikawa W, Takahashi T, Suto K, Sasaki Y, Hirayama R. Orotate phosphoribosyltransferase gene polymorphism predicts toxicity in patients treated with bolus 5-fluorouracil regimen. Clin Cancer Res, 2006, 12(13): 3928-3934.

[88] Ruzzo A, Graziano F, Loupakis F, Santini D, Catalano V, Bisonni R, et al. Pharmacogenetic profiling in patients with advanced colorectal cancer treated with first-line FOLFIRI chemotherapy. Pharmacogenomics J, 2008, 8(4): 278-288.

[89] Etienne-Grimaldi MC, Milano G, Maindrault-Goebel F, Chibaudel B, Formento JL, Francoual M, et al. Methylenetetrahydrofolate reductase (MTHFR) gene polymorphisms and FOLFOX response in colorectal cancer

patients. Br J Clin Pharmacol, 2010, 69(1): 58-66.

[90] Desta Z, Ward BA, Soukhova NV, Flockhart DA. Comprehensive evaluation of tamoxifen sequential biotrans-formation by the human cytochrome P450 system in vitro: prominent roles for CYP3A and CYP2D6. J Pharmacol Exp Ther, 2004, 310(3): 1062-1075.

[91] Nishiyama T, Ogura K, Nakano H, Ohnuma T, Kaku T, Hiratsuka A, et al. Reverse geometrical selectivity in glucuronidation and sulfation of cis- and trans-4-hydroxytamoxifens by human liver UDP-glucuronosyltransferases and sulfotransferases. Biochem Pharmacol, 2002, 63(10): 1817-1830.

[92] Stearns V, Johnson MD, Rae JM, Morocho A, Novielli A, Bhargava P, et al. Active tamoxifen metabolite plasma concentrations after coadministration of tamoxifen and the selective serotonin reuptake inhibitor paroxetine. J Natl Cancer Inst, 2003, 95(23): 1758-1764.

[93] Lennard MS. Genetic polymorphism of sparteine/debrisoquine oxidation: a reappraisal. Pharmacol Toxicol, 1990, 67(4): 273-283.

[94] Ingelman-Sundberg M, Oscarson M, McLellan RA. Polymorphic human cytochrome P450 enzymes: an opportunity for individualized drug treatment. Trends Pharmacol Sci, 1999, 20(8): 342-349.

[95] London SJ, Daly AK, Leathart JB, Navidi WC, Carpenter CC, Idle JR. Genetic polymorphism of CYP2D6 and lung cancer risk in African-Americans and Caucasians in Los Angeles County. Carcinogenesis, 1997, 18(6): 1203-1214.

[96] Serin A, Canan H, Alper B, Gulmen M. The frequencies of mutated alleles of CYP2D6 gene in a Turkish population. Forensic Sci Int, 2012, 222(1-3): 332-334.

[97] Bradford LD. CYP2D6 allele frequency in European Caucasians, Asians, Africans and their descendants. Pharmacogenomics, 2002, 3(2): 229-243.

[98] Sachse C, Brockmoller J, Bauer S, Roots I. Cytochrome P450 2D6 variants in a Caucasian population: allele frequencies and phenotypic consequences. Am J Hum Genet, 1997, 60(2): 284-295.

[99] Kagimoto M, Heim M, Kagimoto K, Zeugin T, Meyer UA. Multiple mutations of the human cytochrome P450IID6 gene (CYP2D6) in poor metabolizers of debrisoquine: study of the functional significance of individual mutations by expression of chimeric genes. J Biol Chem, 1990, 265(28): 17209-17214.

[100] Gaedigk A, Blum M, Gaedigk R, Eichelbaum M, Meyer UA. Deletion of the entire cytochrome P450 CYP2D6 gene as a cause of impaired drug metabolism in poor metabolizers of the debrisoquine/sparteine polymorphism. Am J Hum Genet, 1991, 48(5): 943-950.

[101] Marez D, Legrand M, Sabbagh N, Lo Guidice JM, Spire C, Lafitte JJ, et al. Polymorphism of the cytochrome P450 CYP2D6 gene in a European population: characterization of 48 mutations and 53 alleles, their frequencies and evolution. Pharmacogenetics, 1997, 7(3): 193-202.

[102] Jin Y, Desta Z, Stearns V, Ward B, Ho H, Lee KH, et al. CYP2D6 genotype, antidepressant use, and tamoxifen metabolism during adjuvant breast cancer treatment. J Natl Cancer Inst, 2005, 97(1): 30-39.

[103] Lim HS, Ju Lee H, Seok Lee K, Sook Lee E, Jang IJ, Ro J. Clinical implications of CYP2D6 genotypes predictive of tamoxifen pharmacokinetics in metastatic breast cancer. J Clin Oncol, 2007, 25(25): 3837-3845.

[104] Kiyotani K, Mushiroda T, Imamura CK, Hosono N, Tsunoda T, Kubo M, et al. Significant effect of polymorphisms in CYP2D6 and ABCC2 on clinical outcomes of adjuvant tamoxifen therapy for breast cancer patients. J Clin Oncol, 2010, 28(8): 1287-93.

[105] Schroth W, Goetz MP, Hamann U, Fasching PA, Schmidt M, Winter S, et al. Association between CYP2D6 polymorphisms and outcomes among women with early stage breast cancer treated with tamoxifen. JAMA, 2009, 302(13): 1429-1436.

[106] Goetz MP, Rae JM, Suman VJ, Safgren SL, Ames MM, Visscher DW, et al. Pharmacogenetics of tamoxifen biotransformation is associated with clinical outcomes of efficacy and hot flashes. J Clin Oncol, 2005, 23(36): 9312-9318.

[107] Stingl JC, Parmar S, Huber-Wechselberger A, Kainz A, Renner W, Seeringer A, et al. Impact of CYP2D6*4 genotype on progression free survival in tamoxifen breast cancer treatment. Curr Med Res Opin, 2010, 26(11): 2535-2542.

[108] Bijl MJ, van Schaik RH, Lammers LA, Hofman A, Vulto AG, van Gelder T, et al. The CYP2D6*4 polymorphism affects breast cancer survival in tamoxifen users. Breast Cancer Res Treat, 2009, 118(1): 125-130.

[109] Abraham JE, Maranian MJ, Driver KE, Platte R, Kalmyrzaev B, Baynes C, et al. CYP2D6 gene variants: association with breast cancer specific survival in a cohort of breast cancer patients from the United Kingdom treated with adjuvant tamoxifen. Breast Cancer Res, 2010, 12(4): R64.

[110] Ramon y, Cajal T, Altes A, Pare L, del Rio E, Alonso C, et al. Impact of CYP2D6 polymorphisms in tamoxifen adjuvant breast cancer treatment. Breast Cancer Res Treat, 2010, 119(1): 33-38.

[111] Newman WG, Hadfield KD, Latif A, Roberts SA, Shenton A, McHague C, et al. Impaired tamoxifen metabolism reduces survival in familial breast cancer patients. Clin Cancer Res, 2008, 14(18): 5913-5918.

[112] Xu Y, Sun Y, Yao L, Shi L, Wu Y, Ouyang T, et al. Association between CYP2D6 *10 genotype and survival of breast cancer patients receiving tamoxifen treatment. Ann Oncol, 2008, 19(8): 1423-1429.

[113] Okishiro M, Taguchi T, Jin Kim S, Shimazu K, Tamaki Y, Noguchi S. Genetic polymorphisms of CYP2D6 10 and CYP2C19 2, 3 are not associated with prognosis, endometrial thickness, or bone mineral density in Japanese breast cancer patients treated with adjuvant tamoxifen. Cancer, 2009, 115(5): 952-961.

[114] Wegman P, Vainikka L, Stal O, Nordenskjold B, Skoog L, Rutqvist LE, et al. Genotype of metabolic enzymes and the benefit of tamoxifen in postmenopausal breast cancer patients. Breast Cancer Res, 2005, 7(3): R284-290.

[115] Wegman P, Elingarami S, Carstensen J, Stal O, Nordenskjold B, Wingren S. Genetic variants of CYP3A5, CYP2D6, SULT1A1, UGT2B15 and tamoxifen response in postmenopausal patients with breast cancer. Breast Cancer Res, 2007, 9(1): R7.

[116] Nowell SA, Ahn J, Rae JM, Scheys JO, Trovato A, Sweeney C, et al. Association of genetic variation in tamoxifen-metabolizing enzymes with overall survival and recurrence of disease in breast cancer patients. Breast Cancer Res Treat, 2005, 91(3): 249-258.

[117] Regan MM, Leyland-Jones B, Bouzyk M, Pagani O, Tang W, Kammler R, et al. CYP2D6 genotype and tamoxifen response in postmenopausal women with endocrine-responsive breast cancer: the breast international group 1-98 trial. J Natl Cancer Inst, 2012, 104(6): 441-451.

[118] Rae JM, Drury S, Hayes DF, Stearns V, Thibert JN, Haynes BP, et al. CYP2D6 and UGT2B7 genotype and risk of recurrence in tamoxifen-treated breast cancer patients. J Natl Cancer Inst, 2012, 104(6): 452-60.

[119] Nakamura Y, Ratain MJ, Cox NJ, Mcleod HL, Kroetz DL, Flockhart DA. Re: CYP2D6 genotype and tamoxifen response in postmenopausal women with endocrine-responsive breast cancer: the Breast International Group 1-98 Trial. J Natl Cancer Inst, 2012, 104: 1264.

[120] Pharoah PDP, Abraham J, Caldas C. Re: CYP2D6 genotype and tamoxifen response in postmenopausal women with endocrine-responsive breast cancer: the Breast International Group 1-98 Trial and Re: CYP2D6 and UGT2B7 genotype and risk of recurrence in tamoxifen-treated breast cancer patients. J Natl Cancer Inst, 2012, 104: 1263-1264.

[121] Regan MM, Bouzyk M, Rae JM, Viale G, Leyland-Jones B. Response. J Natl Cancer Inst, 2012, 104: 1266-1267.

[122] Kiyotani K, Mushiroda T, Imamura CK, Tanigawara Y, Hosono N, Kubo M, et al. Dose-adjustment study of tamoxifen based on CYP2D6 genotypes in Japanese breast cancer patients. Breast Cancer Res Treat, 2012, 131(1): 137-145.

[123] Irvin Jr WJ, Walko CM, Weck KE, Ibrahim JG, Chiu WK, Dees EC, et al. Genotype-guided tamoxifen dosing increases active metabolite exposure in women with reduced CYP2D6 metabolism: a multicenter study. J Clin Oncol, 2011, 29(24): 3232-3239.

[124] O'Brien SG, Guilhot F, Larson RA, Gathmann I, Baccarani M, Cervantes F, et al. Imatinib compared with interferon and low-dose cytarabine for newly diagnosed chronic-phase chronic myeloid leukemia. N Engl J Med, 2003, 348(11): 994-1004.

[125] Bisen A, Claxton DF. Tyrosine kinase targeted treatment of chronic myelogenous leukemia and other myelopro-liferative neoplasms. Adv Exp Med Biol, 2013, 779: 179-196.

[126] Tallman MS, Andersen JW, Schiffer CA, Appelbaum FR, Feusner JH, Ogden A, et al. All-trans-retinoic acid in

acute promyelocytic leukemia. N Engl J Med, 1997, 337(15): 1021-1028.

[127] Kuhnl A, Grimwade D. Molecular markers in acute myeloid leukaemia. Int J Hematol, 2012, 96(2): 153-163.

[128] Amado RG, Wolf M, Peeters M, Van Cutsem E, Siena S, Freeman DJ, et al. Wild-type KRAS is required for panitumumab efficacy in patients with metastatic colorectal cancer. J Clin Oncol, 2008, 26(10): 1626-1634.

[129] Douillard JY, Siena S, Cassidy J, Tabernero J, Burkes R, Barugel M, et al. Randomized, phase III trial of panitumumab with infusional fluorouracil, leucovorin, and oxaliplatin (FOLFOX4) versus FOLFOX4 alone as first-line treatment in patients with previously untreated metastatic colorectal cancer: the PRIME study. J Clin Oncol, 2010, 28(31): 4697-4705.

[130] Bokemeyer C, Bondarenko I, Hartmann JT, de Braud F, Schuch G, Zubel A, et al. Efficacy according to biomarker status of cetuximab plus FOLFOX-4 as first-line treatment for metastatic colorectal cancer: the OPUS study. Ann Oncol, 2011, 22(7): 1535-1546.

[131] Van Cutsem E, Kohne CH, Lang I, Folprecht G, Nowacki MP, Cascinu S, et al. Cetuximab plus irinotecan, fluorouracil, and leucovorin as first-line treatment for metastatic colorectal cancer: updated analysis of overall survival according to tumor KRAS and BRAF mutation status. J Clin Oncol, 2011, 29(15): 2011-2019.

[132] Ren H, Tan ZP, Zhu X, Crosby K, Haack H, Ren JM, et al. Identification of anaplastic lymphoma kinase as a potential therapeutic target in ovarian cancer. Cancer Res, 2012, 72(13): 3312-3323.

[133] Mosse YP, Laudenslager M, Longo L, Cole KA, Wood A, Attiyeh EF, et al. Identification of ALK as a major familial neuroblastoma predisposition gene. Nature, 2008, 455(7215): 930-935.

[134] Chen Y, Takita J, Choi YL, Kato M, Ohira M, Sanada M, et al. Oncogenic mutations of ALK kinase in neuroblastoma. Nature, 2008, 455(7215): 971-974.

[135] George RE, Sanda T, Hanna M, Frohling S, Luther 2nd W, Zhang J, et al. Activating mutations in ALK provide a therapeutic target in neuroblastoma. Nature, 2008, 455(7215): 975-978.

[136] Janoueix-Lerosey I, Lequin D, Brugieres L, Ribeiro A, de Pontual L, Combaret V, et al. Somatic and germline activating mutations of the ALK kinase receptor in neuroblastoma. Nature, 2008, 455(7215): 967-970.

[137] O'Brien C, Wallin JJ, Sampath D, GuhaThakurta D, Savage H, Punnoose EA, et al. Predictive biomarkers of sensitivity to the phosphatidylinositol 3' kinase inhibitor GDC-0941 in breast cancer preclinical models. Clin Cancer Res, 2011, 16(14): 3670-3683.

[138] Bastian BC, LeBoit PE, Hamm H, Brocker EB, Pinkel D. Chromosomal gains and losses in primary cutaneous melanomas detected by comparative genomic hybridization. Cancer Res, 1998, 58(10): 2170-2175.

[139] Kantarjian H, Shah NP, Hochhaus A, Cortes J, Shah S, Ayala M, et al. Dasatinib versus imatinib in newly diagnosed chronic-phase chronic myeloid leukemia. N Engl J Med, 2010, 362(24): 2260-2270.

[140] Saglio G, Kim DW, Issaragrisil S, le Coutre P, Etienne G, Lobo C, et al. Nilotinib versus imatinib for newly diagnosed chronic myeloid leukemia. N Engl J Med, 2010, 362(24): 2251-2259.

[141] Cortes JE, Kim DW, Kantarjian HM, Brummendorf TH, Dyagil I, Griskevicius L, et al. Bosutinib versus imatinib in newly diagnosed chronic-phase chronic myeloid leukemia: results from the BELA trial. J Clin Oncol, 2012, 30(28): 3486-3492.

[142] Vignetti M, Fazi P, Cimino G, Martinelli G, Di Raimondo F, Ferrara F, et al. Imatinib plus steroids induces complete remissions and prolonged survival in elderly philadelphia chromosome-positive patients with acute lymphoblastic leukemia without additional chemotherapy: results of the Gruppo Italiano Malattie Ematologiche dell'Adulto (GIMEMA) LAL0201-B protocol. Blood, 2007, 109(9): 3676-3678.

[143] Foa R, Vitale A, Vignetti M, Meloni G, Guarini A, De Propris MS, et al. Dasatinib as first-line treatment for adult patients with philadelphia chromosome-positive acute lymphoblastic leukemia. Blood, 2011, 118(25): 6521-6528.

[144] Tiribelli M, Sperotto A, Candoni A, Simeone E, Buttignol S, Fanin R. Nilotinib and donor lymphocyte infusion in the treatment of philadelphia-positive acute lymphoblastic leukemia (Ph+ ALL) relapsing after allogeneic stem cell transplantation and resistant to imatinib. Leuk Res, 2009, 33(1): 174-177.

[145] Davies H, Bignell GR, Cox C, Stephens P, Edkins S, Clegg S, et al. Mutations of the BRAF gene in human cancer. Nature, 2002, 417(6892): 949-954.

[146] Takeuchi K, Soda M, Togashi Y, Suzuki R, Sakata S, Hatano S, et al. RET, ROS1 and ALK fusions in lung cancer. Nat Med, 2012, 18(3): 378-381.

[147] Matsubara D, Kanai Y, Ishikawa S, Ohara S, Yoshimoto T, Sakatani T, et al. Identification of CCDC6-RET fusion in the human lung adenocarcinoma cell line, LC-2/ad. J Thorac Oncol, 2012, 7(12): 1872-1876.

[148] Hammerman PS, Sos ML, Ramos AH, Xu C, Dutt A, Zhou W, et al. Mutations in the DDR2 kinase gene identify a novel therapeutic target in squamous cell lung cancer. Cancer Discov, 2011, 1(1): 78-89.

[149] Lynch TJ, Bell DW, Sordella R, Gurubhagavatula S, Okimoto RA, Brannigan BW, et al. Activating mutations in the epidermal growth factor receptor underlying responsiveness of non-small-cell lung cancer to gefitinib. N Engl J Med, 2004, 350(21): 2129-2139.

[150] Paez JG, Janne PA, Lee JC, Tracy S, Greulich H, Gabriel S, et al. EGFR mutations in lung cancer: correlation with clinical response to gefitinib therapy. Science, 2004, 304(5676): 1497-1500.

[151] Lin E, Li L, Guan Y, Soriano R, Rivers CS, Mohan S, et al. Exon array profiling detects EML4-ALK fusion in breast, colorectal, and non-small cell lung cancers. Mol Cancer Res, 2009, 7(9): 1466-1476.

[152] Soda M, Choi YL, Enomoto M, Takada S, Yamashita Y, Ishikawa S, et al. Identification of the transforming EML4-ALK fusion gene in non-small-cell lung cancer. Nature, 2007, 448(7153): 561-566.

[153] Simon R, Richter J, Wagner U, Fijan A, Bruderer J, Schmid U, et al. High-throughput tissue microarray analysis of 3p.25 (RAF1) and 8p.12 (FGFR1) copy number alterations in urinary bladder cancer. Cancer Res, 2001, 61(11): 4514-4519.

[154] Turner N, Pearson A, Sharpe R, Lambros M, Geyer F, Lopez-Garcia MA, et al. FGFR1 amplification drives endocrine therapy resistance and is a therapeutic target in breast cancer. Cancer Res, 2010, 70(5): 2085-2094.

[155] Weiss J, Sos ML, Seidel D, Peifer M, Zander T, Heuckmann JM, et al. Frequent and focal FGFR1 amplification associates with therapeutically tractable FGFR1 dependency in squamous cell lung cancer. Sci Transl Med, 2010, 2(62): 62ra93.

[156] Gorringe KL, Jacobs S, Thompson ER, Sridhar A, Qiu W, Choong DY, et al. High-resolution single nucleotide polymorphism array analysis of epithelial ovarian cancer reveals numerous microdeletions and amplifications. Clin Cancer Res, 2007, 13(16): 4731-4739.

[157] Moasser MM. The oncogene HER2: its signaling and transforming functions and its role in human cancer pathogenesis. Oncogene, 2007, 26(45): 6469-6487.

[158] Slamon DJ, Clark GM, Wong SG, Levin WJ, Ullrich A, McGuire WL. Human breast cancer: correlation of relapse and survival with amplification of the HER-2/neu oncogene. Science, 1987, 235(4785): 177-182.

[159] Tanner M, Hollmen M, Junttila TT, Kapanen AI, Tommola S, Soini Y, et al. Amplification of HER-2 in gastric carcinoma: association with topoisomerase II alpha gene amplification, intestinal type, poor prognosis and sensitivity to trastuzumab. Ann Oncol, 2005, 16(2): 273-278.

[160] Verstovsek S, Mesa RA, Gotlib J, Levy RS, Gupta V, DiPersio JF, et al. A double-blind, placebo-controlled trial of ruxolitinib for myelofibrosis. N Engl J Med, 2012, 366(9): 799-807.

[161] Lipson D, Capelletti M, Yelensky R, Otto G, Parker A, Jarosz M, et al. Identification of new ALK and RET gene fusions from colorectal and lung cancer biopsies. Nat Med, 2012, 18(3): 382-384.

[162] Kohno T, Ichikawa H, Totoki Y, Yasuda K, Hiramoto M, Nammo T, et al. KIF5B-RET fusions in lung adenocarcinoma. Nat Med, 2012, 18(3): 375-377.

[163] Hirota S, Isozaki K, Moriyama Y, Hashimoto K, Nishida T, Ishiguro S, et al. Gain-of-function mutations of c-kit in human gastrointestinal stromal tumors. Science, 1998, 279(5350): 577-580.

[164] Curtin JA, Fridlyand J, Kageshita T, Patel HN, Busam KJ, Kutzner H, et al. Distinct sets of genetic alterations in melanoma. N Engl J Med, 2005, 353(20): 2135-2147.

[165] Schubbert S, Shannon K, Bollag G. Hyperactive Ras in developmental disorders and cancer. Nat Rev Cancer, 2007, 7(4): 295-308.

[166] Nikolaev SI, Rimoldi D, Iseli C, Valsesia A, Robyr D, Gehrig C, et al. Exome sequencing identifies recurrent somatic MAP2K1 and MAP2K2 mutations in melanoma. Nat Genet, 2011, 44(2): 133-139.

[167] Marks JL, Gong Y, Chitale D, Golas B, McLellan MD, Kasai Y, et al. Novel MEK1 mutation identified by mutational analysis of epidermal growth factor receptor signaling pathway genes in lung adenocarcinoma. Cancer Res, 2008, 68(14): 5524-5528.

[168] Nakajima M, Sawada H, Yamada Y, Watanabe A, Tatsumi M, Yamashita J, et al. The prognostic significance of amplification and overexpression of c-met and c-erb B-2 in human gastric carcinomas. Cancer 1999, 85(9): 1894-1902.

[169] Bean J, Brennan C, Shih JY, Riely G, Viale A, Wang L, et al. MET amplification occurs with or without T790M mutations in EGFR mutant lung tumors with acquired resistance to gefitinib or erlotinib. Proc Natl Acad Sci U S A, 2007, 104(52): 20932-20937.

[170] Ma PC, Tretiakova MS, MacKinnon AC, Ramnath N, Johnson C, Dietrich S, et al. Expression and mutational analysis of MET in human solid cancers. Genes Chromosomes Cancer, 2008, 47(12): 1025-1037.

[171] Morris SW, Kirstein MN, Valentine MB, Dittmer KG, Shapiro DN, Saltman DL, et al. Fusion of a kinase gene, ALK, to a nucleolar protein gene, NPM, in non-Hodgkin's lymphoma. Science, 1994, 263(5151): 1281-1284.

[172] Heinrich MC, Corless CL, Duensing A, McGreevey L, Chen CJ, Joseph N, et al. PDGFRA activating mutations in gastrointestinal stromal tumors. Science, 2003, 299(5607): 708-710.

[173] Samuels Y, Wang Z, Bardelli A, Silliman N, Ptak J, Szabo S, et al. High frequency of mutations of the PIK3CA gene in human cancers. Science, 2004, 304(5670): 554.

[174] Fenaux P, Chastang C, Chevret S, Sanz M, Dombret H, Archimbaud E, et al. A randomized comparison of all transretinoic acid (ATRA) followed by chemotherapy and ATRA plus chemotherapy and the role of maintenance therapy in newly diagnosed acute promyelocytic leukemia. The European APL Group. Blood, 1999, 94(4): 1192-1200.

[175] Chalhoub N, Baker SJ. PTEN and the PI3-kinase pathway in cancer. Ann Rev Pathol, 2009, 4: 127-150.

[176] Ciampi R, Nikiforov YE. RET/PTC rearrangements and BRAF mutations in thyroid tumorigenesis. Endocrinology, 2007, 148(3): 936-941.

[177] Rikova K, Guo A, Zeng Q, Possemato A, Yu J, Haack H, et al. Global survey of phosphotyrosine signaling identifies oncogenic kinases in lung cancer. Cell, 2007, 131(6): 1190-1203.

[178] Tabbo F, Barreca A, Piva R, Inghirami G. ALK signaling and target therapy in anaplastic large cell lymphoma. Front Oncol 2012, 2: 41.

[179] Lawrence B, Perez-Atayde A, Hibbard MK, Rubin BP, Dal Cin P, Pinkus JL, et al. TPM3-ALK and TPM4-ALK oncogenes in inflammatory myofibroblastic tumors. Am J Pathol, 2000, 157(2): 377-384.

[180] Dematteo RP, Heinrich MC, El-Rifai WM, Demetri G. Clinical management of gastrointestinal stromal tumors: before and after STI-571. Hum Pathol, 2002, 33(5): 466-477.

[181] Tornillo L, Duchini G, Carafa V, Lugli A, Dirnhofer S, Di Vizio D, et al. Patterns of gene amplification in gastrointestinal stromal tumors (GIST). Lab Invest, 2005, 85(7): 921-931.

[182] Corless CL, Fletcher JA, Heinrich MC. Biology of gastrointestinal stromal tumors. J Clin Oncol, 2004, 22(18): 3813-25.

[183] Corless CL, Barnett CM, Heinrich MC. Gastrointestinal stromal tumours: origin and molecular oncology. Nat Rev Cancer, 2011, 11(12): 865-878.

[184] Duensing A, Joseph NE, Medeiros F, Smith F, Hornick JL, Heinrich MC, et al. Protein Kinase C theta (PKCtheta) expression and constitutive activation in gastrointestinal stromal tumors (GISTs). Cancer Res, 2004, 64(15): 5127-5131.

[185] van Oosterom AT, Judson I, Verweij J, Stroobants S, Donato di Paola E, Dimitrijevic S, et al. Safety and efficacy of imatinib (STI571) in metastatic gastrointestinal stromal tumours: a phase I study. Lancet, 2001, 358(9291): 1421-1423.

[186] Blanke CD, Rankin C, Demetri GD, Ryan CW, von Mehren M, Benjamin RS, et al. Phase III randomized, intergroup trial assessing imatinib mesylate at two dose levels in patients with unresectable or metastatic gastrointestinal stromal tumors expressing the kit receptor tyrosine kinase: S0033. J Clin Oncol, 2008, 26(4):

626-632.

[187] Verweij J, Casali PG, Zalcberg J, LeCesne A, Reichardt P, Blay JY, et al. Progression-free survival in gastrointestinal stromal tumours with high-dose imatinib: randomised trial. Lancet, 2004, 364(9440): 1127-1134.

[188] Gastrointestinal Stromal Tumor Meta-Analysis Group (MetaGIST). Comparison of two doses of imatinib for the treatment of unresectable or metastatic gastrointestinal stromal tumors: a meta-analysis of 1640 patients. J Clin Oncol, 2010, 28(7): 1247-1253.

[189] Dematteo RP, Ballman KV, Antonescu CR, Maki RG, Pisters PW, Demetri GD, et al. Adjuvant imatinib mesylate after resection of localised, primary gastrointestinal stromal tumour: a randomised, double-blind, placebo-controlled trial. Lancet, 2009, 373(9669): 1097-1104.

[190] Joensuu H, Eriksson M, Sundby Hall K, Hartmann JT, Pink D, Schutte J, et al. One vs three years of adjuvant imatinib for operable gastrointestinal stromal tumor: a randomized trial. JAMA, 2012, 307(12): 1265-1272.

[191] Heinrich MC, Owzar K, Corless CL, Hollis D, Borden EC, Fletcher CD, et al. Correlation of kinase genotype and clinical outcome in the North American Intergroup Phase III Trial of imatinib mesylate for treatment of advanced gastrointestinal stromal tumor: CALGB 150105 Study by Cancer and Leukemia Group B and Southwest Oncology Group. J Clin Oncol, 2008, 26(33): 5360-5367.

[192] Debiec-Rychter M, Dumez H, Judson I, Wasag B, Verweij J, Brown M, et al. Use of c-KIT/PDGFRA mutational analysis to predict the clinical response to imatinib in patients with advanced gastrointestinal stromal tumours entered on phase I and II studies of the EORTC Soft Tissue and Bone Sarcoma Group. Eur J Cancer, 2004, 40(5): 689-695.

[193] Cassier PA, Fumagalli E, Rutkowski P, Schoffski P, Van Glabbeke M, Debiec-Rychter M, et al. Outcome of patients with platelet-derived growth factor receptor alpha-mutated gastrointestinal stromal tumors in the tyrosine kinase inhibitor era. Clin Cancer Res, 2012, 18(16): 4458-64.

[194] Antonescu CR, Besmer P, Guo T, Arkun K, Hom G, Koryotowski B, et al. Acquired resistance to imatinib in gastrointestinal stromal tumor occurs through secondary gene mutation. Clin Cancer Res, 2005, 11(11): 4182-90.

[195] Heinrich MC, Corless CL, Blanke CD, Demetri GD, Joensuu H, Roberts PJ, et al. Molecular correlates of imatinib resistance in gastrointestinal stromal tumors. J Clin Oncol, 2006, 24(29): 4764-4774.

[196] Wardelmann E, Merkelbach-Bruse S, Pauls K, Thomas N, Schildhaus HU, Heinicke T, et al. Polyclonal evolution of multiple secondary KIT mutations in gastrointestinal stromal tumors under treatment with imatinib mesylate. Clin Cancer Res, 2006, 12(6): 1743-1749.

[197] Desai J, Shankar S, Heinrich MC, Fletcher JA, Fletcher CD, Manola J, et al. Clonal evolution of resistance to imatinib in patients with metastatic gastrointestinal stromal tumors. Clin Cancer Res, 2007, 13(18 Pt. 1): 5398-5405.

[198] Nishida T, Kanda T, Nishitani A, Takahashi T, Nakajima K, Ishikawa T, et al. Secondary mutations in the kinase domain of the KIT gene are predominant in imatinib-resistant gastrointestinal stromal tumor. Cancer Sci, 2008, 99(4): 799-804.

[199] Debiec-Rychter M, Cools J, Dumez H, Sciot R, Stul M, Mentens N, et al. Mechanisms of resistance to imatinib mesylate in gastrointestinal stromal tumors and activity of the PKC412 inhibitor against imatinib-resistant mutants. Gastroenterology, 2005, 128(2): 270-279.

[200] Miselli FC, Casieri P, Negri T, Orsenigo M, Lagonigro MS, Gronchi A, et al. c-Kit/PDGFRA gene status alterations possibly related to primary imatinib resistance in gastrointestinal stromal tumors. Clin Cancer Res, 2007, 13(8): 2369-2377.

[201] Eechoute K, Franke RM, Loos WJ, Scherkenbach LA, Boere I, Verweij J, et al. Environmental and genetic factors affecting transport of imatinib by OATP1A2. Clin Pharmacol Ther, 2011, 89(6): 816-820.

[202] Demetri GD, Reichardt P, Kang Y-K, Blay J-Y, Joensuu H, Maki RG, et al. Randomized phase III trial of regorafenib in patients (pts) with metastatic and/or unresectable gastrointestinal stromal tumor (GIST) progressing despite prior treatment with at least imatinib (IM) and sunitinib (SU): GRID trial. J Clin Oncol, 2012, 30(Suppl. 18), LBA10008.

[203] Yarden Y, Sliwkowski MX. Untangling the ErbB signalling network. Nat Rev Mol Cell Biol, 2001, 2(2): 127-137.

[204] Chia S, Norris B, Speers C, Cheang M, Gilks B, Gown AM, et al. Human epidermal growth factor receptor 2 overexpression as a prognostic factor in a large tissue microarray series of node-negative breast cancers. J Clin Oncol, 2008, 26(35): 5697-5704.

[205] Wolff AC, Hammond ME, Schwartz JN, Hagerty KL, Allred DC, Cote RJ, et al. American Society of Clinical Oncology/College of American Pathologists guideline recommendations for human epidermal growth factor receptor 2 testing in breast cancer. Arch Pathol Lab Med, 2007, 131(1): 18-43.

[206] Spector NL, Blackwell KL. Understanding the mechanisms behind trastuzumab therapy for human epidermal growth factor receptor 2-positive breast cancer. J Clin Oncol, 2009, 27(34): 5838-5847.

[207] Hudis CA. Trastuzumab-mechanism of action and use in clinical practice. N Engl J Med, 2007, 357(1): 39-51.

[208] Cobleigh MA, Vogel CL, Tripathy D, Robert NJ, Scholl S, Fehrenbacher L, et al. Multinational study of the efficacy and safety of humanized anti-HER2 monoclonal antibody in women who have HER2- overexpressing metastatic breast cancer that has progressed after chemotherapy for metastatic disease. J Clin Oncol, 1999, 17(9): 2639-2648.

[209] Vogel CL, Cobleigh MA, Tripathy D, Gutheil JC, Harris LN, Fehrenbacher L, et al. Efficacy and safety of trastuzumab as a single agent in first-line treatment of HER2-overexpressing metastatic breast cancer. J Clin Oncol, 2002, 20(3): 719-726.

[210] Slamon DJ, Leyland-Jones B, Shak S, Fuchs H, Paton V, Bajamonde A, et al. Use of chemotherapy plus a monoclonal antibody against HER2 for metastatic breast cancer that overexpresses HER2. N Engl J Med, 2001, 344(11): 783-792.

[211] Gianni L, Dafni U, Gelber RD, Azambuja E, Muehlbauer S, Goldhirsch A, et al. Treatment with trastuzumab for 1 year after adjuvant chemotherapy in patients with HER2-positive early breast cancer: a 4-year follow-up of a randomised controlled trial. Lancet Oncol, 2010, 12(3): 236-244.

[212] Piccart-Gebhart MJ, Procter M, Leyland-Jones B, Goldhirsch A, Untch M, Smith I, et al. Trastuzumab after adjuvant chemotherapy in HER2-positive breast cancer. N Engl J Med, 2005, 353(16): 1659-1672.

[213] Perez EA, Romond EH, Suman VJ, Jeong JH, Davidson NE, Geyer Jr CE, et al. Four-year follow-up of trastuzumab plus adjuvant chemotherapy for operable human epidermal growth factor receptor 2-positive breast cancer: joint analysis of data from NCCTG N9831 and NSABP B-31. J Clin Oncol, 2011, 29(25): 3366-3373.

[214] Romond EH, Perez EA, Bryant J, Suman VJ, Geyer Jr CE, Davidson NE, et al. Trastuzumab plus adjuvant chemotherapy for operable HER2-positive breast cancer. N Engl J Med 2005, 353(16): 1673-1684.

[215] Joensuu H, Kellokumpu-Lehtinen PL, Bono P, Alanko T, Kataja V, Asola R, et al. Adjuvant docetaxel or vinorelbine with or without trastuzumab for breast cancer. N Engl J Med, 2006, 354(8): 809-820.

[216] Joensuu H, Bono P, Kataja V, Alanko T, Kokko R, Asola R, et al. Fluorouracil, epirubicin, and cyclophosphamide with either docetaxel or vinorelbine, with or without trastuzumab, as adjuvant treatments of breast cancer: final results of the FinHer Trial. J Clin Oncol, 2009, 27(34): 5685-5692.

[217] Slamon D, Eiermann W, Robert N, Pienkowski T, Martin M, Press M, et al. Adjuvant trastuzumab in HER2positive breast cancer. N Engl J Med, 2011, 365(14): 1273-1283.

[218] Yin W, Jiang Y, Shen Z, Shao Z, Lu J. Trastuzumab in the adjuvant treatment of HER2-positive early breast cancer patients: a meta-analysis of published randomized controlled trials. PLoS One, 2011, 6(6): e21030.

[219] Pao W, Girard N. New driver mutations in non-small-cell lung cancer. Lancet Oncol, 2011, 12(2): 175-180.

[220] Perez-Moreno P, Brambilla E, Thomas R, Soria JC. Squamous cell carcinoma of the lung: molecular subtypes and therapeutic opportunities. Clin Cancer Res, 2012, 18(9): 2443-2451.

[221] Ciardiello F, Tortora G. EGFR antagonists in cancer treatment. N Engl J Med, 2008, 358(11): 1160-1174.

[222] Shepherd FA, Rodrigues Pereira J, Ciuleanu T, Tan EH, Hirsh V, Thongprasert S, et al. Erlotinib in previously treated non-small-cell lung cancer. N Engl J Med, 2005, 353(2): 123-132.

[223] Thatcher N, Chang A, Parikh P, Rodrigues Pereira J, Ciuleanu T, von Pawel J, et al. Gefitinib plus best supportive care in previously treated patients with refractory advanced non-small-cell lung cancer: results from a randomised,

placebo-controlled, multicentre study (Iressa Survival Evaluation in Lung Cancer). Lancet, 2005, 366(9496): 1527-1537.

[224] Pao W, Miller V, Zakowski M, Doherty J, Politi K, Sarkaria I, et al. EGF receptor gene mutations are common in lung cancers from "never smokers" and are associated with sensitivity of tumors to gefitinib and erlotinib. Proc Natl Acad Sci U S A, 2004, 101(36): 13306-13311.

[225] Shigematsu H, Lin L, Takahashi T, Nomura M, Suzuki M, Wistuba Ⅱ, et al. Clinical and biological features associated with epidermal growth factor receptor gene mutations in lung cancers. J Natl Cancer Inst, 2005, 97(5): 339-346.

[226] Riely GJ, Pao W, Pham D, Li AR, Rizvi N, Venkatraman ES, et al. Clinical course of patients with non-small cell lung cancer and epidermal growth factor receptor exon 19 and exon 21 mutations treated with gefitinib or erlotinib. Clin Cancer Res, 2006, 12(3 Pt. 1): 839-844.

[227] Sharma SV, Bell DW, Settleman J, Haber DA. Epidermal growth factor receptor mutations in lung cancer. Nat Rev Cancer 2007, 7(3): 169-181.

[228] Carey KD, Garton AJ, Romero MS, Kahler J, Thomson S, Ross S, et al. Kinetic analysis of epidermal growth factor receptor somatic mutant proteins shows increased sensitivity to the epidermal growth factor receptor tyrosine kinase inhibitor, erlotinib. Cancer Res 2006, 66(16): 8163-8171.

[229] Han JY, Park K, Kim SW, Lee DH, Kim HY, Kim HT, et al. First-SIGNAL: first-line single-agent IRESSA versus gemcitabine and cisplatin trial in never-smokers with adenocarcinoma of the lung. J Clin Oncol, 2012, 30(10): 1122-1128.

[230] Mok TS, Wu YL, Thongprasert S, Yang CH, Chu DT, Saijo N, et al. Gefitinib or carboplatin-paclitaxel in pulmonary adenocarcinoma. N Engl J Med, 2009, 361(10): 947-957.

[231] Thongprasert S, Duffield E, Saijo N, Wu YL, Yang JC, Chu DT, et al. Health-related quality-of-life in a randomized phase Ⅲ first-line study of gefitinib versus carboplatin/paclitaxel in clinically selected patients from Asia with advanced NSCLC (IPASS). J Thorac Oncol, 2011, 6(11): 1872-1880.

[232] Fukuoka M, Wu YL, Thongprasert S, Sunpaweravong P, Leong SS, Sriuranpong V, et al. Biomarker analyses and final overall survival results from a phase Ⅲ, randomized, open-label, first-line study of gefitinib versus carboplatin/paclitaxel in clinically selected patients with advanced non-small-cell lung cancer in Asia (IPASS). J Clin Oncol, 2011, 29(21): 2866-2874.

[233] Mitsudomi T, Morita S, Yatabe Y, Negoro S, Okamoto I, Tsurutani J, et al. Gefitinib versus cisplatin plus docetaxel in patients with non-small-cell lung cancer harbouring mutations of the epidermal growth factor receptor (WJTOG3405): an open label, randomised phase 3 trial. Lancet Oncol, 2010, 11(2): 121-8.

[234] Mitsudomi T, Morita S, Yatabe Y, Negoro S, Okamoto I, Seto T, et al. Updated overall survival results of WJTOG 3405, a randomized phase Ⅲ trial comparing gefitinib (G) with cisplatin plus docetaxel (CD) as the first-line treatment for patients with non-small cell lung cancer harboring mutations of the epidermal growth factor receptor (EGFR). J Clin Oncol, 2012, 30(Suppl.), abstract 7521.

[235] Maemondo M, Inoue A, Kobayashi K, Sugawara S, Oizumi S, Isobe H, et al. Gefitinib or chemotherapy for non-small-cell lung cancer with mutated EGFR. N Engl J Med, 2010, 362(25): 2380-2388.

[236] Inoue A, Kobayashi K, Maemondo M, Sugawara S, Oizumi S, Isobe H, et al. Final overall survival results of NEJ002, a phase Ⅲ trial comparing gefitinib to carboplatin (CBDCA) plus paclitaxel (TXL) as the first-line treatment for advanced non-small cell lung cancer (NSCLC) with EGFR mutations. J Clin Oncol, 2011, 29(Suppl), abstr. 7519.

[237] Zhou C, Wu YL, Chen G, Feng J, Liu XQ, Wang C, et al. Erlotinib versus chemotherapy as first-line treatment for patients with advanced EGFR mutation-positive non-small-cell lung cancer (OPTIMAL, CTONG-0802): a multicentre, open-label, randomised, phase 3 study. Lancet Oncol, 2011, 12(8): 735-742.

[238] Rosell R, Carcereny E, Gervais R, Vergnenegre A, Massuti B, Felip E, et al. Erlotinib versus standard chemotherapy as first-line treatment for European patients with advanced EGFR mutation-positive non-small-cell lung cancer (EURTAC): a multicentre, open-label, randomised phase 3 trial. Lancet Oncol, 2012, 13(3): 239-246.

[239] Keedy VL, Temin S, Somerfield MR, Beasley MB, Johnson DH, McShane LM, et al. American Society of Clinical Oncology provisional clinical opinion: epidermal growth factor receptor (EGFR) mutation testing for patients with advanced non-small-cell lung cancer considering first-line EGFR tyrosine kinase inhibitor therapy. J Clin Oncol, 2011, 29(15): 2121-2127.

[240] Chiarle R, Voena C, Ambrogio C, Piva R, Inghirami G. The anaplastic lymphoma kinase in the pathogenesis of cancer. Nat Rev Cancer, 2008, 8(1): 11-23.

[241] Chiarle R, Simmons WJ, Cai H, Dhall G, Zamo A, Raz R, et al. STAT3 is required for ALK-mediated lympho-magenesis and provides a possible therapeutic target. Nat Med, 2005, 11(6): 623-629.

[242] Solomon B, Varella-Garcia M, Camidge DR. ALK gene rearrangements: a new therapeutic target in a molecularly defined subset of non-small cell lung cancer. J Thorac Oncol, 2009, 4(12): 1450-1454.

[243] Shaw AT, Yeap BY, Mino-Kenudson M, Digumarthy SR, Costa DB, Heist RS, et al. Clinical features and outcome of patients with non-small-cell lung cancer who harbor EML4-ALK. J Clin Oncol, 2009, 27(26): 4247-4253.

[244] Shaw AT, Solomon B. Targeting anaplastic lymphoma kinase in lung cancer. Clin Cancer Res, 2011, 17(8): 2081-2086.

[245] Kwak EL, Bang YJ, Camidge DR, Shaw AT, Solomon B, Maki RG, et al. Anaplastic lymphoma kinase inhibition in non-small-cell lung cancer. N Engl J Med, 2010, 363(18): 1693-1703.

[246] Crinò L, Kim D, Riely GJ, Janne PA, Blackhall FH, Camidge DR, et al. Initial phase II results with crizotinib in advanced ALK-positive non-small cell lung cancer (NSCLC): PROFILE 1005. J Clin Oncol 2011, 29(Suppl.), abstr. 7514.

[247] Shaw AT, Kim DW, Nakagawa K, Seto T, Crinò L, Ahn MJ, et-al. Phase III study of crizotinib versus pemetrexed or docetaxel chemotherapy in patients with advanced ALK-positive non-small cell lung cancer (PROFILE 1007). ESMO Congress, 2012: abstr. LBA1.

[248] Govindan R, Ding L, Griffith M, Subramanian J, Dees ND, Kanchi KL, et al. Genomic landscape of non-small cell lung cancer in smokers and never-smokers. Cell, 2012, 150(6): 1121-1134.

[249] Imielinski M, Berger AH, Hammerman PS, Hernandez B, Pugh TJ, Hodis E, et al. Mapping the hallmarks of lung adenocarcinoma with massively parallel sequencing. Cell, 2012, 150(6): 1107-1120.

[250] Hammerman PS, Hayes DN, Wilkerson MD, Schultz N, Bose R, Chu A, et al. Comprehensive genomic character-rization of squamous cell lung cancers. Nature, 2012, 489(7417): 519-525.

[251] Chapman PB, Hauschild A, Robert C, Haanen JB, Ascierto P, Larkin J, et al. Improved survival with vemurafenib in melanoma with BRAF V600E mutation. N Engl J Med, 2011, 364(26): 2507-2516.

[252] Berger MF, Hodis E, Heffernan TP, Deribe YL, Lawrence MS, Protopopov A, et al. Melanoma genome sequencing reveals frequent PREX2 mutations. Nature, 2012, 485(7399): 502-506.

[253] Karapetis CS, Khambata-Ford S, Jonker DJ, O'Callaghan CJ, Tu D, Tebbutt NC, et al. K-ras mutations and benefit from cetuximab in advanced colorectal cancer. N Engl J Med, 2008, 359(17): 1757-1765.

[254] Jonker DJ, O'Callaghan CJ, Karapetis CS, Zalcberg JR, Tu D, Au HJ, et al. Cetuximab for the treatment of colorectal cancer. N Engl J Med, 2007, 357(20): 2040-2048.

[255] Lievre A, Bachet JB, Boige V, Cayre A, Le Corre D, Buc E, et al. KRAS mutations as an independent prognostic factor in patients with advanced colorectal cancer treated with cetuximab. J Clin Oncol, 2008, 26(3): 374-379.

[256] Mitchell EP, Piperdi B, Lacouture ME, Shearer H, Iannotti N, Pillai MV, et al. The efficacy and safety of panitumumab administered concomitantly with FOLFIRI or irinotecan in second-line therapy for metastatic colorectal cancer: the secondary analysis from STEPP (Skin Toxicity Evaluation Protocol with Panitumumab) by KRAS status. Clin Colorectal Cancer, 2011, 10(4): 333-339.

[257] De Roock W, Jonker DJ, Di Nicolantonio F, Sartore-Bianchi A, Tu D, Siena S, et al. Association of KRAS p.G13D mutation with outcome in patients with chemotherapy-refractory metastatic colorectal cancer treated with cetuximab. JAMA, 2010, 304(16): 1812-1820.

[258] Tejpar S, Celik I, Schlichting M, Sartorius U, Bokemeyer C, Van Cutsem E. Association of KRAS G13D tumor mutations with outcome in patients with metastatic colorectal cancer treated with first-line chemotherapy with or

without cetuximab. J Clin Oncol, 2012, 30(29): 3570-3577.

[259] Allegra CJ, Jessup JM, Somerfield MR, Hamilton SR, Hammond EH, Hayes DF, et al. American Society of Clinical Oncology provisional clinical opinion: testing for KRAS gene mutations in patients with metastatic colorectal carcinoma to predict response to anti-epidermal growth factor receptor monoclonal antibody therapy. J Clin Oncol, 2009, 27(12): 2091-2096.

[260] Lynch HT, de la Chapelle A. Hereditary colorectal cancer. N Engl J Med, 2003, 348(10): 919-932.

[261] Halvarsson B, Anderson H, Domanska K, Lindmark G, Nilbert M. Clinicopathologic factors identify sporadic mismatch repair-defective colon cancers. Am J Clin Pathol, 2008, 129(2): 238-244.

[262] Cunningham JM, Christensen ER, Tester DJ, Kim CY, Roche PC, Burgart LJ, et al. Hypermethylation of the hMLH1 promoter in colon cancer with microsatellite instability. Cancer Res, 1998, 58(15): 3455-3460.

[263] Boland CR, Thibodeau SN, Hamilton SR, Sidransky D, Eshleman JR, Burt RW, et al. A National Cancer Institute Workshop on microsatellite instability for cancer detection and familial predisposition: development of international criteria for the determination of microsatellite instability in colorectal cancer. Cancer Res, 1998, 58(22): 5248-5257.

[264] Ribic CM, Sargent DJ, Moore MJ, Thibodeau SN, French AJ, Goldberg RM, et al. Tumor microsatellite-instability status as a predictor of benefit from fluorouracil-based adjuvant chemotherapy for colon cancer. N Engl J Med, 2003, 349(3): 247-257.

[265] Sargent DJ, Marsoni S, Monges G, Thibodeau SN, Labianca R, Hamilton SR, et al. Defective mismatch repair as a predictive marker for lack of efficacy of fluorouracil-based adjuvant therapy in colon cancer. J Clin Oncol, 2010, 28(20): 3219-3226.

[266] Tejpar S, Bosman F, Delorenzi M, Fiocca R, Yan P, Klingbiel D, et al. Microsatellite instability (MSI) in stage II and III colon cancer treated with 5FU-LV or 5FU-LV and irinotecan (PETACC 3-EORTC 40993-SAKK 60/00 trial). J Clin Oncol, 2009, 27(15S): 4001, (May 20 Supplement).

[267] Hutchins G, Southward K, Handley K, Magill L, Beaumont C, Stahlschmidt J, et al. Value of mismatch repair, KRAS, and BRAF mutations in predicting recurrence and benefits from chemotherapy in colorectal cancer. J Clin Oncol, 2011, 29(10): 1261-1270.

[268] Bertagnolli MM, Redston M, Compton CC, Niedzwiecki D, Mayer RJ, Goldberg RM, et al. Microsatellite instability and loss of heterozygosity at chromosomal location 18q: prospective evaluation of biomarkers for stages II and III colon cancer-a study of CALGB 9581 and 89803. J Clin Oncol, 2011, 29(23): 3153-3162.

[269] Sinicrope FA, Foster NR, Thibodeau SN, Marsoni S, Monges G, Labianca R, et al. DNA mismatch repair status and colon cancer recurrence and survival in clinical trials of 5-fluorouracil-based adjuvant therapy. J Natl Cancer Inst, 2011, 103(11): 863-875.

[270] The Cancer Genome Atlas Network. Comprehensive molecular characterization of human colon and rectal cancer. Nature, 2012, 487(7407): 330-337.

（朱明彦，刘嘉慧译）

第3章
天然产物化学和抗肿瘤药物发现

Donna M. Huryn，Peter Wipf

3.1　引言

　　抗肿瘤药物的研发历史离不开天然产物和天然活性物质，植物和动物王国中的化学防御机理经常涉及细胞毒或细胞抑制物质，在这些复杂的生物体内，快速增殖的恶性细胞严重威胁正常组织。因此，人类会长期从原核生物体和真核生物体的竞争中获利，导致产生不断进化的细胞防御体系毒素。然而，天然产物对选择性防御和非选择性毒性的模糊界限使得活性而不是（哺乳动物）细胞选择性成为进化驱动力。因此，毫不奇怪的是只有很小一部分细胞毒类天然产物才能作为治疗药物。小鼠和大鼠对天然毒素具有更强的代谢能力和更大的直接暴露量耐受，使其在许多传统移植肿瘤模型评价中表现出假阳性结果，却在人体临床试验后期显示出严重的不良反应和毒性以及组织损伤，从而导致临床试验失败。如能考虑这些因素，天然产物显示出作为抗肿瘤药物的巨大潜力。Newman 和 Cragg 的最近一项研究表明，自 1981 年以来的 99 个上市小分子抗肿瘤药物中，占其中 80% 的 79 个药物是天然产物，或是天然产物类似物和衍生物[1]。并且最近 70 年以来一直保持这种趋势。自 20 世纪 40 年代以来，全球上市了 206 个抗肿瘤药物，其中 131 个药物来源于天然产物，如果除去生物药和疫苗，所占比例从 64% 升高到 75%。其中包括主流的重磅炸弹抗肿瘤药物多柔比星、紫杉醇、长春碱、依托泊苷、伊立替康、吉西他滨和甲氨蝶呤。20 世纪 90 年代以来，医药工业中天然产物的应用在逐渐下降，而更多的药物研发转向到天然产物的代谢物。很多综述已涵盖了这些历史性的变化[1-16]，本章节主要关注本领域已上市、进入临床试验或具有很好前景的最新研究。另外，本章内容还包括天然产物合成、分离和微生物转化方法。

3.2 抗肿瘤天然产物及其药物

3.2.1 依西美坦

雌激素（estrone）作为一种调节经期和其他生理过程的甾体激素，在体内经芳构化酶（aromatase）催化由雄激素转化得到。据统计，超过 75%的乳腺癌呈激素依赖和雌激素受体（estrogen receptor，ER）阳性，因此，抗雌激素和雌激素生物合成抑制剂能有效抑制乳腺癌生长。选择性雌激素受体调节剂（selective estrogen receptor modulators，SERMs）如他莫昔芬（tamoxifene）和雷洛昔芬（raloxifene）能阻断雌激素与受体结合，已被美国食品药品管理局（US Food and Drug Administration，FDA）批准上市。与选择性雌激素受体调节剂不同，芳构化酶抑制剂（aromatase inhibitors，AIs）能抑制雌激素的产生，临床可用于代替选择性雌激素受体调节剂类药物。FDA 已批准三个芳构化酶抑制剂阿那曲唑（anastrozole）、来曲唑（letrozole）和依西美坦（exemestane）上市，其中前两个药物是芳构化酶血红素结合区域的非甾体调节剂。依西美坦（1,4-二烯-3,17-二酮-6-亚甲基雄烷）是一个新的不可逆甾体芳构化酶抑制剂，口服给药用于标准激素治疗耐药的绝经后晚期乳腺癌患者（图 3.1）[17,18]。

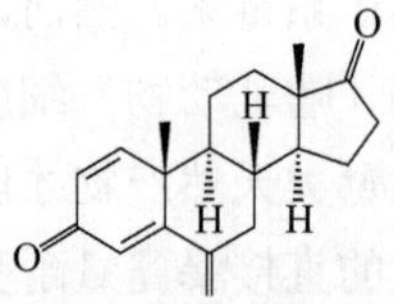

图 3.1　依西美坦的化学结构

芳构化酶通过三步氧化断裂反应脱去雄激素 A 和 B 环间 C19 位甲基，转化成雌激素（反应式 3.1）。细胞色素 P450 也能催化特异性的 C19 位甲基脱除，使 A 环芳构化，同时释放出甲酸。与酶和细胞色素 P450 血红素-铁区域可逆结合的芳构化酶Ⅱ型抑制剂不同，依西美坦属于不可逆芳构化酶Ⅰ型抑制剂。

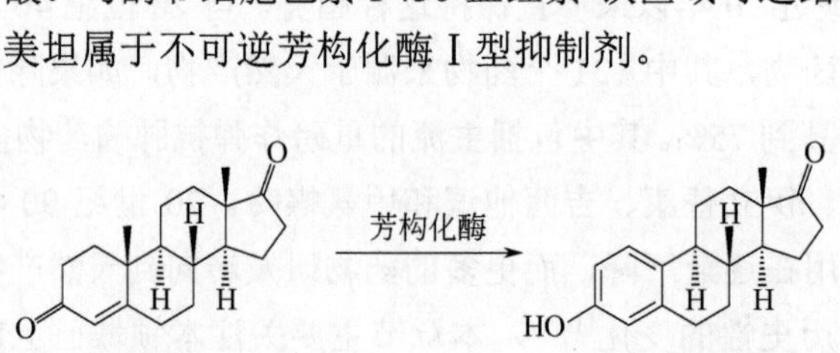

雄烯二酮　　　　　　　　　　　雌激素

反应式 3.1　雌激素经芳构化酶氧化雄烯二酮（androstenedione）的生物合成途径

芳构化酶Ⅰ型抑制剂还包括福美司坦（4-雄烯-4-醇-3,17-二酮）、阿他美坦（1,4-二烯-3,17-二酮-1-甲基雄烷）和普洛美坦［10*H*-(2-丙炔基)-4-雌烯-3,17-二酮］。这些药物模拟天然雄烯二酮的结构，抑制芳构化酶活性位点，阻碍雌激素生物合成，作用机制如反应式 3.2 所示。

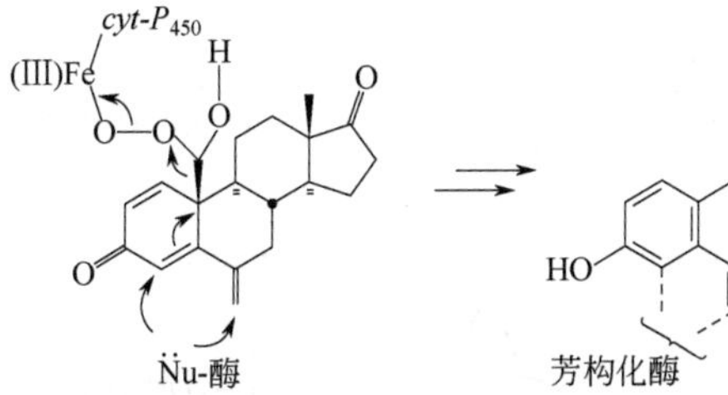

反应式 3.2　推测的依西美坦抑制芳构化酶阻碍雌激素合成的作用机制

　　虽然他莫昔芬仍是绝经后乳腺癌晚期患者的金标准疗法和一线用药，但新一代芳构化酶抑制剂（例如依西美坦）显示出不同的药代动力学特征，并且对血脂、骨骼和类固醇合成具有较低的影响，使患者获得更好的治疗效果[19,20]。

3.2.2　氟维司群

　　长期使用他莫昔芬会增加晚期乳腺癌患者发生肿瘤复发、子宫内膜肿瘤和血栓等的风险，使得第三代芳构化酶抑制剂（例如依西美坦等）快速增加了市场份额[21]。但是，这些药物仍然存在很多不良反应，需要研发用于治疗他莫昔芬和依西美坦治疗失败的肿瘤患者替代新药。氟维司群（fulvestrant）作为雌激素受体拮抗剂，能与雌激素单聚体结合，抑制受体二聚，使芳构化酶Ⅰ和芳构化酶Ⅱ失活，降低受体入核，从而加速雌激素受体降解（图 3.2）。Ⅲ期临床试验证实，氟维司群与芳构化酶抑制剂的疗效相当，对患者也有很好的耐受性，与内分泌药物无交叉耐药，仅对性激素内分泌、骨骼代谢和血脂生化有较小的影响[22-24]，无 CYP3A4 介导的药物-药物相互作用[25]。该药可能的缺陷在于需要采用蓖麻油和乙醇剂型的肌内注射方式给药。

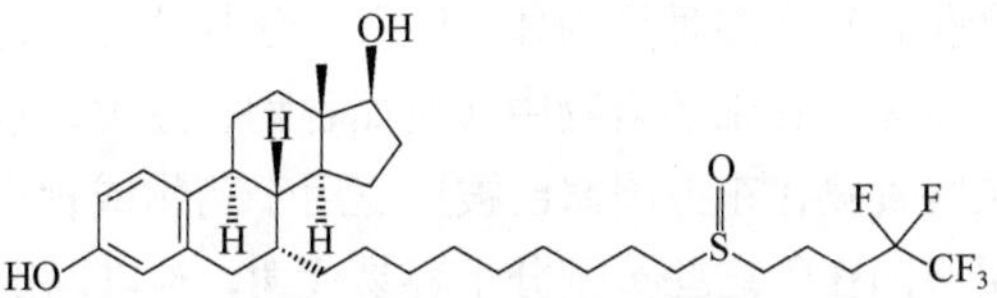

图 3.2　氟维司群的化学结构

　　由于氟维司群含有非天然的含氟侧链，需要以常见甾体化合物为原料，经多步反应合成（反应式 3.3）[26-28]。在碘化亚铜的催化下，将 6,7-二脱氢-19-去甲睾酮乙酸酯（1）与格氏试剂（2）发生区域和立体选择性反应引入 C9 侧链，酸性条件下水解脱去硅醚保护基，然后将伯醇乙酰化和二价铜催化芳构化 A 环得到苯酚（4）。依次通过选择性伯醇乙酸酯皂化、酚羟基苯甲酰化和甲磺酰化反应引入含氟侧链，然后用 4,4,5,5,5-五氟-1-戊硫醇钠盐取代离去基团，经过二酯的皂化反应和高碘酸钠氧化得到亚砜产物（**6**）。

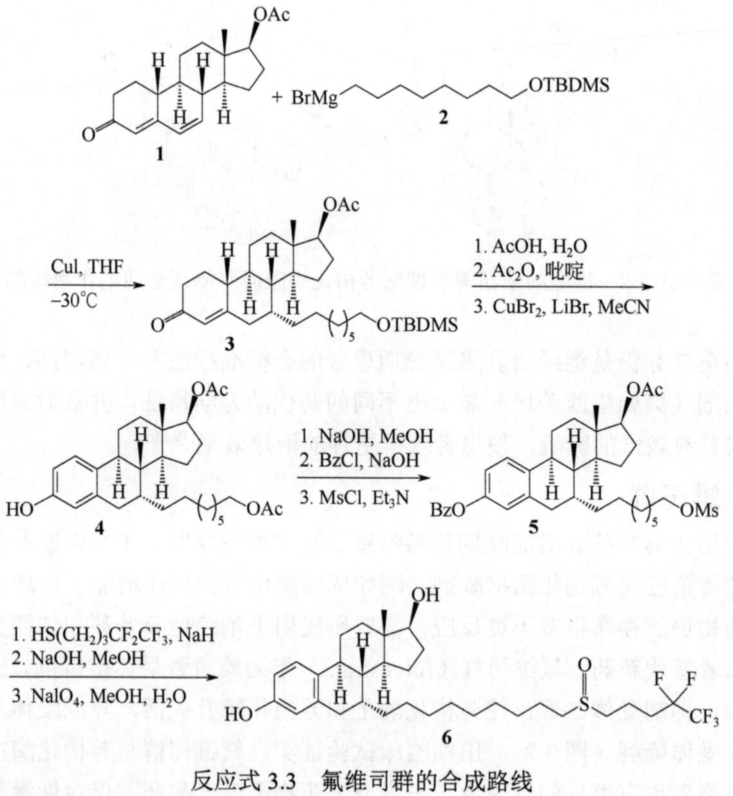

反应式 3.3　氟维司群的合成路线

3.2.3　黄酮类化合物

　　研究发现，很多防癌食物中含有抗癌活性的黄酮类化合物（flavonoids），该类化合物一般具有二苯丙烷骨架，存在多种异构体，经常与糖苷结合。黄酮类结构在植物中普遍存在，通常归为植物激素，在很多食物中（例如谷物、豆类、水果、蔬菜、茶）和药用植物中也能发现。这些食物在东方国家已被广泛用于药物或食疗，但在西方国家使用时受到很多限制。主要原因在于这些黄酮分子容易代谢，难以确定其代谢产物的生物活性，而且药用剂量和营养剂量界限模糊。作为天然黄酮类化合物的代表，槲皮素（quercetin）和染料木黄酮（genistein）受到的关注最多，研究也最为广泛（图 3.3）[29-31]。

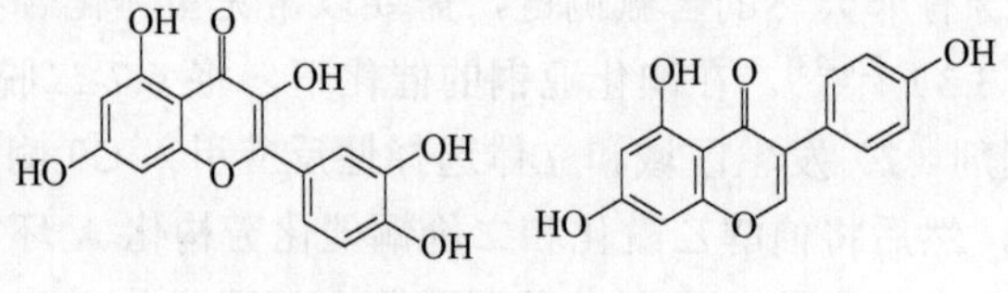

图 3.3　槲皮素和染料木黄酮的化学结构

临床前研究发现黄酮类化合物具有抗肿瘤、抗炎、抗氧化、抗病毒和抗过敏作用，每日通过食物摄入量达数百毫克，被认为具有很好的安全性。黄酮类化合物通过一系列不同的机制起到抗肿瘤作用，其中包括抗氧化作用、拓扑异构酶抑制作用、抗有丝分裂作用、激酶抑制作用、雌激素拮抗作用和多药耐药调控作用等[32]。黄酮类结构修饰和构效关系研究已有较多文献综述，本章节主要关注黄酮类化合物的特异性生物靶标研究[33-35]。

目前已有多种结构类型和作用机制的黄酮类化合物进入临床研究，其中染料木黄酮用于乳腺癌、前列腺癌和膀胱癌的预防和治疗。作为黄酮类半合成衍生物，夫拉平度（flavopiridol，图 3.4）抑制多个周期蛋白依赖性激酶（cyclin-dependent kinases，CDKs），下调细胞周期蛋白 1 和细胞周期蛋白 3，抑制周期蛋白依赖性激酶的磷酸化。夫拉平度衍生物与周期蛋白依赖性激酶 2 的共晶复合物结构表明其与 ATP 结合口袋产生结合作用。尽管夫拉平度的特异性作用机制还是不清楚，但夫拉平度能诱导检查点阻滞、细胞死亡和细胞凋亡。尽管作为单一药物，夫拉平度的疗效令人失望，但联合用药的结果很鼓舞人心[34, 36, 37]。黄酮类化合物的多重作用效果、安全性和易得性使得该类结构具有研发肿瘤治疗和预防药物的潜力。

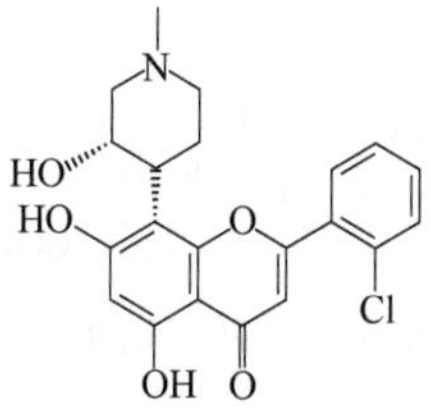

图 3.4　夫拉平度的化学结构

3.2.4　贝沙罗汀

贝沙罗汀（bexarotene，图 3.5）的靶标是被称之为孤儿核受体（orphan nuclear receptor）的维甲酸 X 受体（retinoic X receptor，RXR），该受体存在于几乎所有动物中，基因分析和靶标确认研究最终发现了维甲酸 X 受体的治疗价值[38]。贝沙罗汀临床用于治疗皮肤 T 细胞淋巴瘤（T-cell lymphoma，CTCL）和非小细胞肺癌，但临床试验和未被核准用途（off-label use）已扩大至乳腺癌、转移性黑色素瘤和其他适应证[39]。

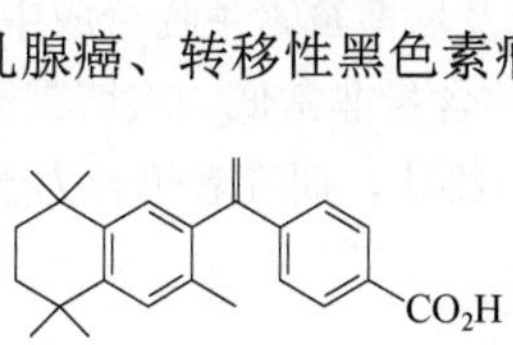

图 3.5　贝沙罗汀的化学结构

贝沙罗汀的合成采用了一种全新的策略，2,5-二氯-2,5-二甲基己烷和甲苯发生傅克烷基化串联反应生成四氢萘（**8**），然后与萘二甲酸单甲酯再次发生傅克酰基化反应得到酮（**9**）（反应式 3.4）[40]。酮（**9**）依次发生 Wittig 反应、皂化和酸化反应最终得到贝沙罗汀（**10**）。

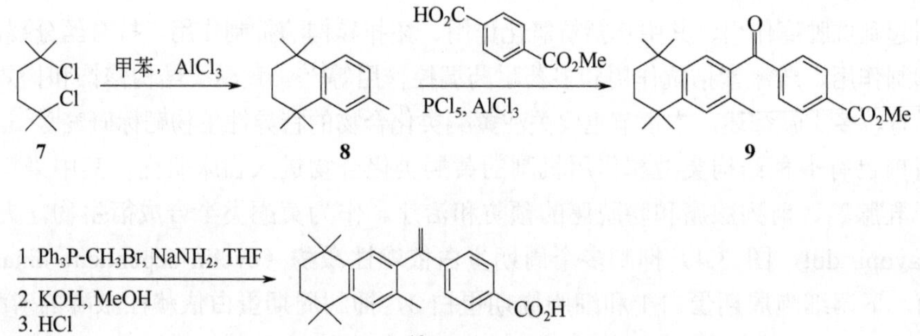

反应式 3.4　贝沙罗汀的合成路线

　　有趣的是，贝沙罗汀二硅醚衍生物与贝沙罗汀具有相似的性质，能通过与维甲酸 X 受体结合激活靶基因，并且提高了脂溶性，从而影响生物利用度和组织分布，以及与孤儿核受体的特异性结合（图 3.6）[41, 42]。

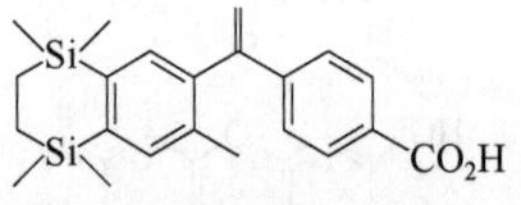

图 3.6　贝沙罗汀二硅醚衍生物的化学结构

3.2.5　埃博霉素

　　20 世纪 90 年代之前，多西他赛及其衍生物是唯一的微管蛋白稳定剂类细胞毒抗肿瘤药物（图 3.7）。埃博霉素（epothilones）的分离和结构确证为微管蛋白抑制剂提供了第二类高活性先导结构。Hofle 和 Reichenbach 等从黏杆菌 *Soramgium Cellulosum* 中首次分离出埃博霉素 A 和 B，它们都是含有乙烯噻唑片段的 16 环大环结构，区别仅在于环氧环上取代基不同（图 3.8；埃博霉素 A：R = H；埃博霉素 B：R = Me）[43, 44]。从同一种细菌中还分离到的埃博霉素 C 和 D，以及埃博霉素生物合成中间体均不含有环氧环，而是用烯烃代替了环氧环，但这些化合物的含量非常低。埃博霉素 B 仍处于临床试验，但埃博霉素 D（KOS-862）的临床试验已被终止，研究者仍致力于分离新的埃博霉素类似物[45-48]。

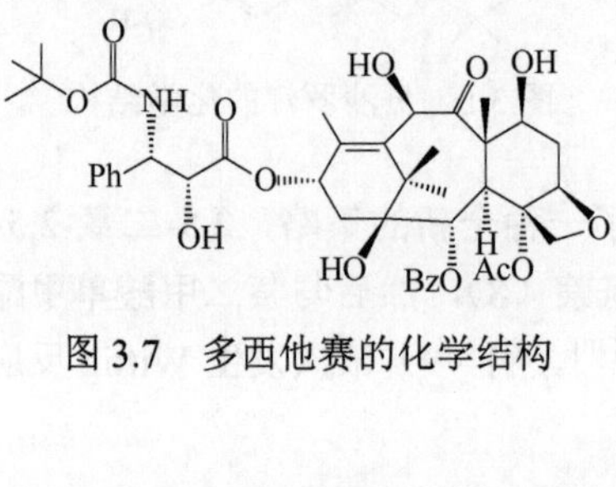

图 3.7　多西他赛的化学结构

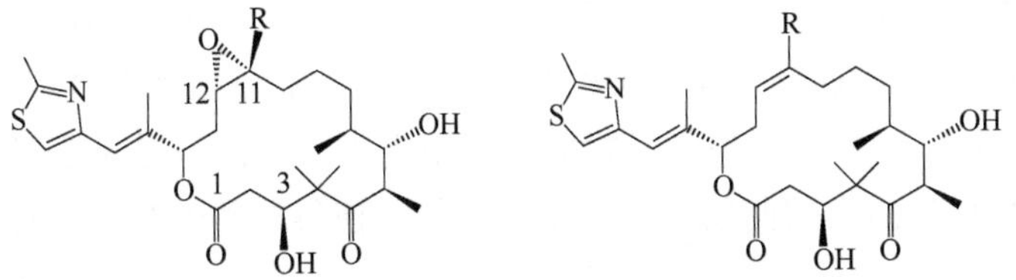

埃博霉素A: R=H
埃博霉素B: R=Me

埃博霉素C: R=H
埃博霉素D: R=Me

图 3.8　埃博霉素 A、B、C 和 D 的化学结构

默克公司（Merck）的科学家首次报道埃博霉素类化合物的抗肿瘤活性，他们发现埃博霉素具有与紫杉醇衍生物多西他赛（docetaxel）同样的结合位点，能诱导微管蛋白聚合，从而稳定微管蛋白[49]。与上市药物多西他赛不同的是，埃博霉素对外排泵、P-糖蛋白（P-glycoprotein，Pgp）过表达的细胞株，以及含特异性微管突变多西他赛耐药肿瘤细胞株均有效。此外，埃博霉素的水溶性优于多西他赛及其衍生物，结构没有多西他赛复杂，可以克服紫杉醇类药物来源稀少、剂型开发难的缺陷，使得埃博霉素比多西他赛具有更好的抗肿瘤新药开发价值。

埃博霉素全合成、半合成（包括固相和液相合成）和生物合成都成为研究的热点领域，近年已发表多篇综述[50-54]。大量的研究工作通过简化结构、引入杂原子和固定环结构修饰大环、稳定内酯环、修饰噻唑环、改变环氧环立体构型、引入水溶性基团等手段设计新型衍生物。大量化合物的获得阐明了埃博霉素构效关系及其与微管蛋白结合的药效团模型[45, 52]。

多篇综述揭示了埃博霉素的构效关系和发展趋势，如环氧环和埃博霉素 B 的 C12和 C13 片段可以被修饰或取代，含环氧环化合物的抗肿瘤活性优于相应的烯烃化合物[45, 51, 52]。内酯环也可以被修饰，其中用 N 原子代替内酯环 O 原子的类似物伊沙匹隆（ixabepilone，BMS-247550）已在 2007 年被批准上市，单独或联合用药治疗耐药和转移性肿瘤（图 3.9）[55]。与埃博霉素相比，伊沙匹隆虽然活性相当，但提高了药代动力学性质和稳定性。构效关系研究表明，噻唑环可以被含氮杂环代替，其中三

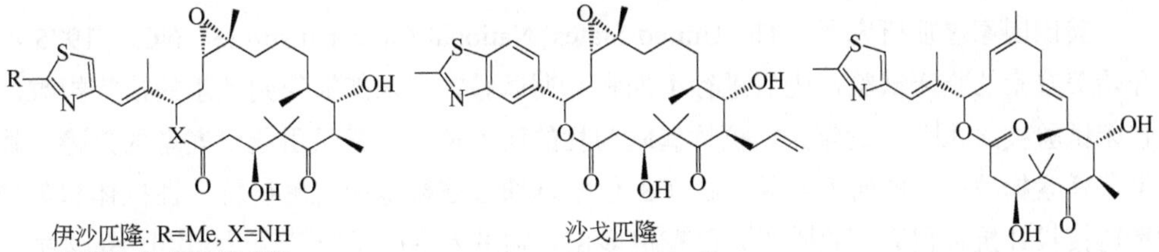

伊沙匹隆: R=Me, X=NH
ABJ879: R=SMe, X=NH
BMS310705: R=CH₂NH₂, X=O

沙戈匹隆

KOS-1584

图 3.9　伊沙匹隆、ABJ879、BMS310705、沙戈匹隆和 KOS-1584 的化学结构

个化合物 ABJ879、BMS310705 和全合成衍生物沙戈匹隆（sagopilone）都已进入临床试验，但目前只有沙戈匹隆还处于开发阶段[56,57]。此外，埃博霉素 D 类似物 KOS-1584 也处于临床试验。这些化合物与紫杉醇的作用机制类似，但避免了紫杉醇的一些不足，例如依赖 P 糖蛋白的药物外排和水溶性差，使得这些化合物具有更高的新药研发成功率。

3.2.6 美登素

1972 年，首次从植物 *Maytenus ovatus*（又名 *Maytenus serrata*）分离得到具有 19 元桥环大环内酯结构的美登素（maytansine，图 3.10），在细胞和动物模型中都显示出优异的抗肿瘤活性[58]。此后，大量的美登素类似物被分离得到，这些类似物的结构区别主要在于 C3 位酯基（来自于微生物的称为安沙菌素）。天然来源的美登素较少，因此有机化学家一直发展全合成方法，已有很多文献综述了全合成的研究进展[59, 60]。同时，也有大量的研究旨在提高分离收率，通过半合成和微生物转化的方法制备新衍生物[60]。

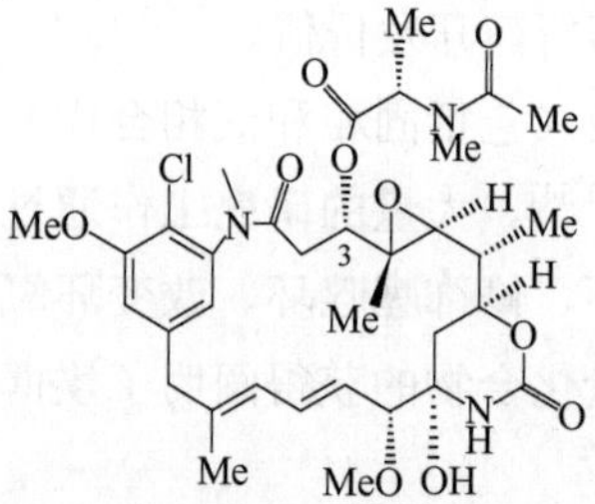

图 3.10 美登素的化学结构

美登素能与微管蛋白的长春碱结合位点结合，抑制微管聚合，抑制肿瘤细胞增殖[61-63]。美登素构效关系研究侧重于细胞毒活性与结构的关联，而不是微管蛋白结合活性。研究发现，C3 酯基和立体构型对活性很重要，不能进行修饰，但侧链可以被取代。羟基酰胺结构对活性很重要，羟基烷基化显著降低活性，环氧环和 *N*-甲基酰胺对活性的影响较小[60]。

美国国家癌症研究所（The United States' National Cancer Institute，NCI）1975 年开始美登素的临床试验，先后进行 I 期和 II 期试验，但未能够得到理想的治疗指数，临床试验被终止[59]。近年来，抗体偶联药物的研究使美登素又引起研究者的兴趣，基于美登素构效关系的研究结果，在 C3 位酯基通过连接基团将肿瘤特异性抗体和美登素连接设计抗体偶联药物[59, 64]。已有很多化合物进入临床试验[59,64,65]，其中 Her2 抗体和美登素衍生物 DM1 的抗体偶联药物 ado-trastuzumab emtansine（Kadcyla 或 T-DM1）2013 年被批准用于 Her-2 阳性转移性乳腺癌患者的治疗（图 3.11）[66]。

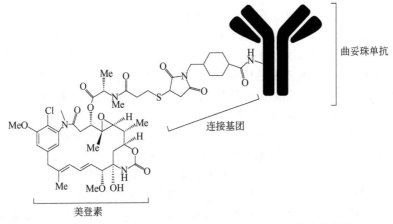

图 3.11　抗体偶联药物 ado-trastuzumab emtansine 的化学结构

3.2.7　格尔德霉素

1970 年首次分离得到苯醌类安沙霉素抗生素格尔德霉素（geldanamycin）[67]，早期的研究发现格尔德霉素能使分化细胞还原成正常细胞，但直到 20 世纪 90 年代才发现其靶标是热休克蛋白 90（heat shock protein 90，HSP90）[68]。热休克蛋白，又称分子伴侣，是一类 ATP 依赖性蛋白，与很多蛋白结合后影响这些蛋白的折叠、稳定性和功能（见第 9 章）。HSP90 分布较广，与多个蛋白激酶相关，其中包括细胞恶性分化必需的突变肿瘤蛋白。格尔德霉素能与 HSP90 结合，阻滞其 ATP 激酶活性，稳定细胞周期调节、凋亡、癌变和细胞死亡的相关蛋白，对肿瘤发生过程发挥多重作用。格尔德霉素因毒性较大和不稳定性特征未进入临床，其衍生物 17N-烯丙基胺-17-脱甲氧基格尔德霉素（又称 17-AAG，KOS-953 或坦螺旋霉素）、17-二甲氨基乙基氨基-17-脱甲氧基格尔德霉素（17-DMAG，阿螺旋霉素）、IPI-493 和雷他螺旋霉素（retaspimycin 或 IPI-504）先后进入临床试验（图 3.12），目前只有雷他螺旋霉素仍处于临床试验研究（见第 9 章）。

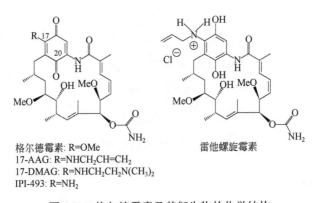

格尔德霉素: R=OMe
17-AAG: R=NHCH$_2$CH=CH$_2$
17-DMAG: R=NHCH$_2$CH$_2$N(CH$_3$)$_2$
IPI-493: R=NH$_2$

雷他螺旋霉素

图 3.12　格尔德霉素及其衍生物的化学结构

结晶学研究发现，格尔德霉素结合在 HSP90ATP 结合位点的深口袋，格尔德霉素的构象呈字母"C"形，柄环（ansa ring）和苯醌以近平行状态相互位于各自顶部，内酰胺呈顺式构象。从 X 射线分析格尔德霉素构象与 HSP90 结合构象存在很大的区别，格尔德霉素未结合时呈更开放的构象[69-71]。格尔德霉素与 HSP90 共晶复合物结构为基于结构的设计提供更多的信息，如引入片段增强顺式酰胺结合构象的稳定性[72,73]。

基于格尔德霉素的 HSP90 抑制剂合成研究一直是研究的热点，先后报道基因工程生物合成、全合成和半合成方法[74,75]。利用这些合成方法合成出 C-17 和 C-20 酰胺衍生物从而确认格尔德霉素的靶标为 HSP90[76]。另外，构效关系研究有利于增强衍生物活性，C-17 引入极性基团（如 17-DMAG）提高了水溶性，将 17-AAG 醌还原和 C17 烯丙基胺质子化，不仅提高水溶性，而且还增强化合物的稳定性[77,78]。

尽管格尔德霉素类似物的活性有所提高，但水溶性、稳定性和毒性问题未得到改观。研究发现尽管改善了格尔德霉素类似物的理化性质，但其结构中可能产生毒性的苯醌结构无法修饰，导致至今未能够获得格尔德霉素类临床抗肿瘤药物。格尔德霉素的研究为通过高通量筛选、虚拟筛选和基于片段的药物设计方法设计新的非苯醌类 HSP90 抑制剂提供了很多有价值的信息[75,79]。

3.2.8　UCN-01

UCN-01，又名 7-羟基十字孢碱，从 *Streptomyces* 中分离得到，最初被认为是蛋白激酶 C（protein kinase C，PKC）异形体选择性抑制剂（图 3.13）[80]。与另一个 PKC 抑制剂十字孢碱不同，UCN-01 在多个动物模型中显示出优异的抗肿瘤活性[81]。因此，UCN-01 可能存在多种不同的作用机制。研究发现，UCN-01 有效抑制检查点调节激酶（checkpoint-regulating kinase）CHK1 和 CHK2，并且能抑制磷脂酰依赖性蛋白激酶 I（phosphatidylinositide-dependent protein kinase I，PDK1）。这些抑制活性解释了 UCN-01 与 DNA 损伤药物存在协同效应，增强抗代谢药物的细胞毒活性，诱导细胞凋亡和周期阻滞[82,83]。UCN-01 的多重作用使得很难解释其构效关系，有文献综述了 UCN-01 与其他吲哚并咔唑（indolocarbazole）类化合物如十字孢碱和 K-252a 之间的区别[84]。UCN-01 目前已进入临床试验，但药代动力学性质和毒性可能影响其进一步开发[85,86]。

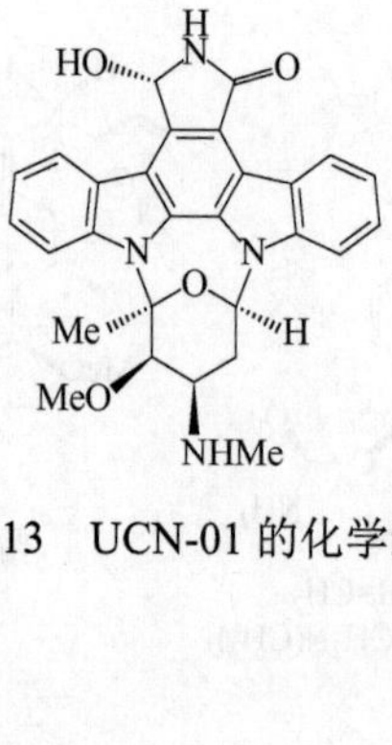

图 3.13　UCN-01 的化学结构

3.2.9　喜树碱

喜树碱（camptothecin）是 20 世纪 60 年代中期分离得到的含吡咯（3,4-*b*）喹啉环

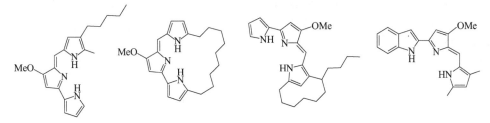

图 3.18　灵菌红素、壬灵菌红素、链玉红菌素 B 和奥巴克拉的化学结构

试验的第一个 Bcl-2 拮抗剂奥巴克拉（obatoclax）。研究发现奥巴克拉是一类广谱 Bcl-2 抑制剂[101]，阻断 BH3 介导的 Bax 和 Bak 与其伴侣蛋白如 Bcl-2、Bcl-XL、Mcl-1 和 A1 的结合。除此之外，灵菌红素其他的生物靶标不断被报道[102-104]。

　　奥巴克拉的合成首选用 Vilsmeier 试剂与 4-甲氧基-3-吡咯-2-酮生成烯胺，经 Suzuki 反应和水解得到吡咯醛（反应式 3.5）。然后与二甲基吡咯经酸介导的缩合反应得到奥巴克拉[101]。

反应式 3.5　奥巴克拉（obatoclax）的合成路线

　　灵菌红素的特殊性质使研究集中于全合成和作用机制研究[105, 106]，并且作为蛋白-蛋白相互作用抑制剂的潜力使得灵菌红素生物碱家族不断吸引研究者的关注。

3.2.11　氮杂胞苷

　　很多核苷酸或核苷类似物曾经用于临床或目前正在临床上使用。2004 年，FDA 批准 DNA 甲基转移酶抑制剂（DNA methyltransferase inhibitor）5-氮杂胞苷（Vidaza，或 ladakamycin，NSC1028016，图 3.19）用于治疗骨髓增生异常综合征（myelodysplastic syndrome，MDS）[107]。尽管氮杂胞苷分子简单，分子量只有 244，但该类结构仍值得研究。原因在于氮杂胞苷是治疗 MDS 的第一个药物，并被授予孤儿药[108]。但在 1980 年，5-氮杂胞苷作为细胞毒类药物的申请被 FDA 拒绝。更为重要的是，肿瘤细胞能抑制抑癌基因表达，而 5-氮杂胞苷却能抵抗表观遗传的基因沉默，因此，

5-氮杂胞苷可以作为一个值得探索的案例。推测 5-氮杂胞苷阻断 RNA 生物合成产生细胞毒作用，其抗增殖作用来自 DNA 低甲基化作用，导致之前的沉默基因重新转录[109-111]。

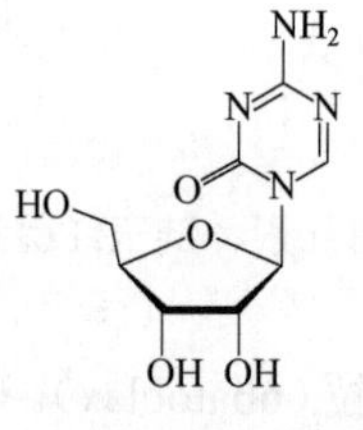

图 3.19　5-氮杂胞苷的化学结构

文献已报道 5-氮杂胞苷的多种高效合成方法[112-114]。用异氰酸酯银（AgNCO）将核糖四乙酸酯（11）的异头碳乙酸酯转换成氯，然后与 O-甲基异脲发生加成得到中间体（12，反应式 3.6）。接着与原甲酸三乙酯缩合，用氨脱去所有保护基团，同时将甲氧基转换成氨基，从而合成得到 5-氮杂胞苷（13）。

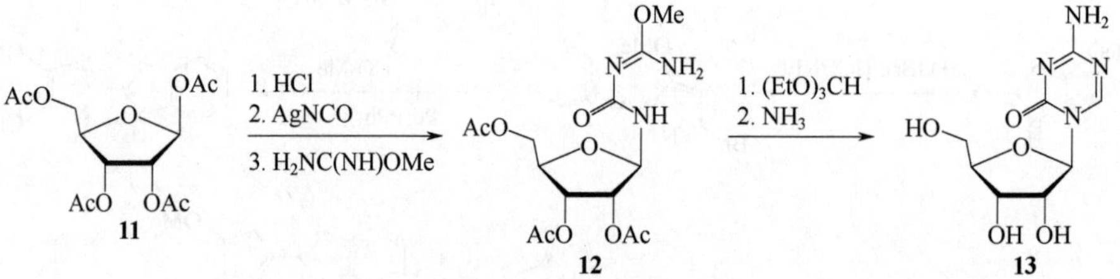

反应式 3.6　以呋喃核糖为起始原料的 5-氮杂胞苷合成路线

另一条路线是在与核糖反应前首先构建 1,3,5-三嗪活性结构（反应式 3.7）。N-氰基胍在甲酸中水解生成氨甲酰，然后与乙酸酐环合得到三嗪酮（15）。将氨基和羰基硅烷保护后用 Lewis acid 活化后与核糖发生 N-糖苷化反应生成核苷酸（18），脱保护后得到 5-氮杂胞苷。

5-氮杂胞苷的一个缺点是在水溶液中不稳定，容易开环生成 N-甲酰化衍生物，从而生成复杂的混合降解产物。将 5-氮杂胞苷用硼烷还原得到更稳定的 5,6-二氢-5-氮杂胞苷，可作为 5-氮杂胞苷的前药（图 3.20）[114]。

3.2.12　FK-228

FK-228，又称 FR-901228 或罗米地星（romidepsin），是从陆生菌 Chromobacterium violaceum 分离得到的一类不常见的双环环脂肽（图 3.21）。FK-228 因与其他广为人知的天然产物根赤壳菌素（radicicol）、tyrphostins、细霉素 B（leptomycin B）、L-739、749 和 trapoxin 一样具有逆转肿瘤细胞活性而受到广泛的关注。FK-228 能诱导肿瘤细

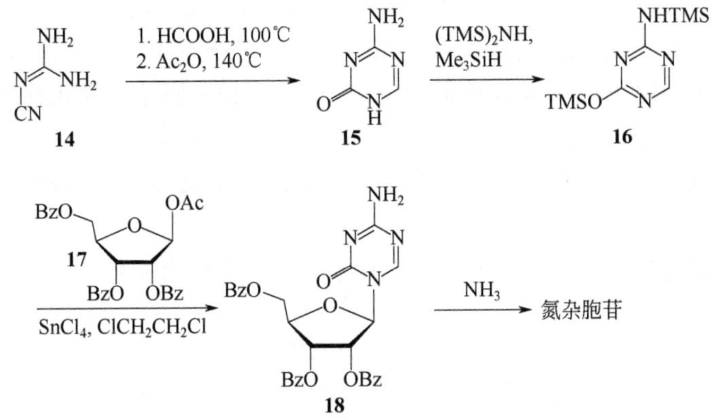

反应式 3.7　以氰基胍为原料的 5-氮杂胞苷合成路线

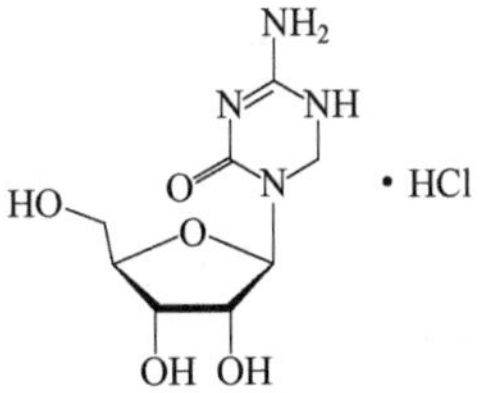

图 3.20　稳定的 5-氮杂胞苷前药
5,6-二氢-5-氮杂胞苷盐酸盐

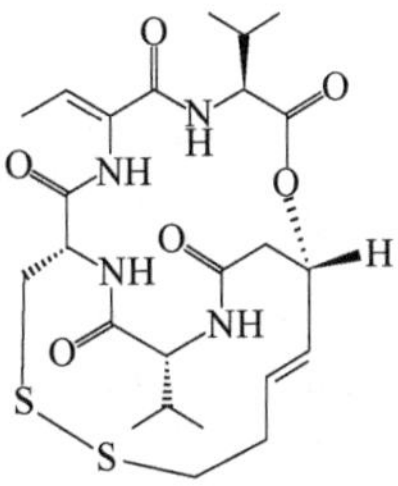

图 3.21　FK-228 的化学结构

胞凋亡，准确的分子作用机理和细胞靶标目前仍不清楚。染色质免疫分析发现，FK-228 在过氧化酶 1（peroxiredoxin 1，Prdx 1）的促进下诱导乙酰化组蛋白 H3 和 H4 堆积，激活肿瘤组织 Prdx1 表达[115]。已证实 RNA 干扰抑制 Prdx1 表达能阻断 FK-228 的抗肿瘤活性。FK-228 是前药，二硫键首先还原成能与锌离子螯合的二硫醇，然后阻断锌离子依赖性的组蛋白去乙酰化酶（histone deacetylase）的活性。2009 年，FK-228 被 FDA 批准与组蛋白去乙酰化酶抑制剂（histone deacetylase inhibitors，HDACI）伏立诺他（vorinostat，SAHA）合用治疗皮肤 T 细胞淋巴瘤[116]。

FK-228 和另一个 HDACI 环四肽 apicidin 在多个临床试验中显示出疗效，特别是与 Pgp 和多药耐药相关蛋白 1（multidrug-resistance-associated protein 1）抑制剂维拉帕米（verapamil）或 MK-751 联合使用，显示出广泛的有效性[116, 117]。

FK-228 可以通过发酵获得，但合成研究有助于阐明环脂肽的二硫键作用。在生理条件下，二硫键易被还原成活性二硫醇。

自 1996 年以来，先后报道多条 FK-228 的全合成路线[118]，最初的合成路线用 N-乙酰化缬氨酸甲酯（19）和 Fmoc-苏氨酸反应得到二肽，然后用二乙胺脱去 Fmoc 保护，与侧链 S-三苯甲基-D-半胱氨酸偶联（反应式 3.8）[119]。三肽（20）和 Fmoc-D-

缬氨酸反应生成四肽（**21**），仲醇经甲苯磺酰化后用碱发生消除反应。N 末端用 *β*-羟基酸（**22**）酰化得到酯（**23**），再将酯（**23**）在甲醇溶液中用氢氧化锂皂化。用 Keck 改进的 Steglich 酯化条件未能成功得到大环内酯，当加入阻止活化丙烯醇发生消除的对甲苯磺酸后，分子内 Mitsunobu 反应以 62% 的收率得到环脂肽。最后，*S*-三苯甲基衍生物与碘在稀甲醇溶液中形成二硫键。通过 14 步反应，以 18% 的总收率合成 FK-228。

随后的工艺优化采用大环内酰胺化，其收率高于大环内酯环（反应式 3.9）[118,120]。

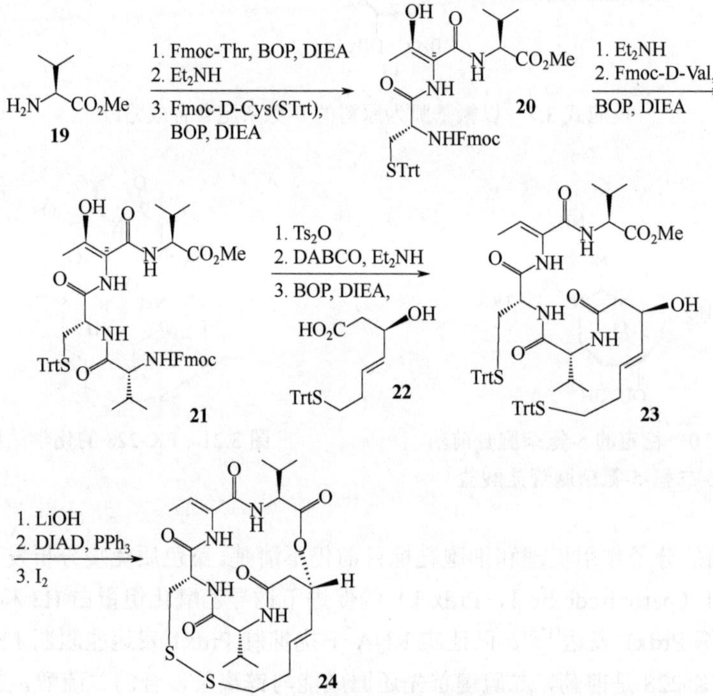

反应式 3.8 FK-228 的全合成路线

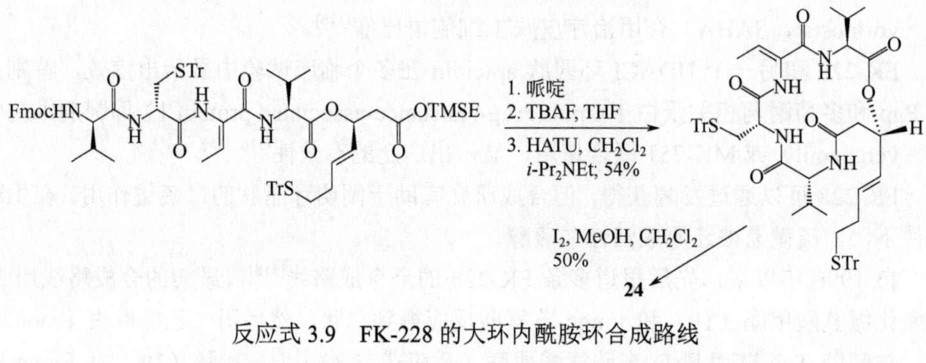

反应式 3.9 FK-228 的大环内酰胺环合成路线

3.2.13 Hemiasterlin

1994 年，首次从海绵中分离和结构确证三个具有细胞毒活性的多肽 jaspamide、Geodiamolide TA 和 hemiasterlin，类似结构还有 milnamide 和 criamides 等[121-123]。在过去 12 年里，经结构简化、化学合成和生物活性研究得到 hemiasterlin 的含疏水性三肽类似物 HTI-286（Taltobulin）、E7974 等（图 3.22）[124]。这些化合物呈剂量依赖性诱导微管蛋白解聚和有丝分裂阻滞，目前处于临床试验[125]。hemiasterlin 及其类似物的作用机制与尾海兔素（dolastatins）、tubulysins 等寡肽微管蛋白结合药物相似，存在骨髓和神经毒性[126-128]。HTI-286 的结合位点在微管蛋白二聚体靠近长春碱结合位点区域，核磁共振 NOESY 谱（Overhauser enhancement spectroscopy）已确认 hemiasterlin 的生物活性构象[129]。

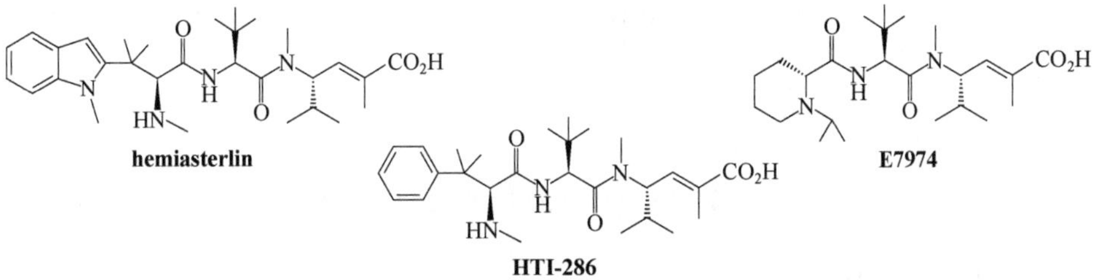

图 3.22　hemiasterlin、HTI-286 和 E7974 的化学结构

研究者对 Hemiasterlin 和尾海兔素的杂交分子（hybrid）和 hemiasterlin 结构简化分子的构效关系进行了深入研究[7, 130, 131]。进入临床试验的 HTI-286 避免了 hemiasterlin、紫杉醇和长春新碱等有丝分裂抑制剂由于 G-糖蛋白转运出现的高药物清除率。但发现在卵巢癌细胞中出现稳定 β-微管蛋白和 α-微管蛋白的突变体，导致对 HTI-286 耐药[132]。

文献已报道多条 hemiasterlin 和 HTI-286 的合成路线[133-135]，其中以 N-苯并噻唑-2-磺酰（Bts）作为保护基团的 Hemiasterlin 全合成路线是基于合成方法学、药物化学和天然产物化学协同发展的结果（反应式 3.10）[136]。将 N-Bts-(S)-缬氨醇进行 Swern 氧化，然后进行 Wittig 缩合生成插烯氨基酸（**26**）。用硫酚基于 Fukuyama 条件脱去 Bts 保护基团，N-末端用 Bts 保护后进行亮氨酰氯酰胺化得到二肽（**27**）。采用不对称 Strecker 反应将醛（**28**）转化成四甲基色氨酸衍生物（**29**）。然后用 R-苯基甘氨醇与（**29**）进行缩合反应将氰基加成到亚胺，得到 8∶1 非对映体选择性产物。采用过氧化氢氧化未能成功脱除手性辅剂，改用基于氢氧化钯的水解反应成功脱去保护基。最后，在二相体系下用 BtsCl 在 DMF 溶液中用碘甲烷进行甲基化，生成酰胺，然后进行成肽反应得到双 Boc 保护衍生物（**29**）。在 DMAP 的催化下，在二氯甲烷溶液中以优异的收率获得三肽（**30**）。最后，用硫酚脱除 Bts 保护，用氢氧化锂在甲醇溶液水解得到与天然产物相同光谱数据的 hemiasterlin。

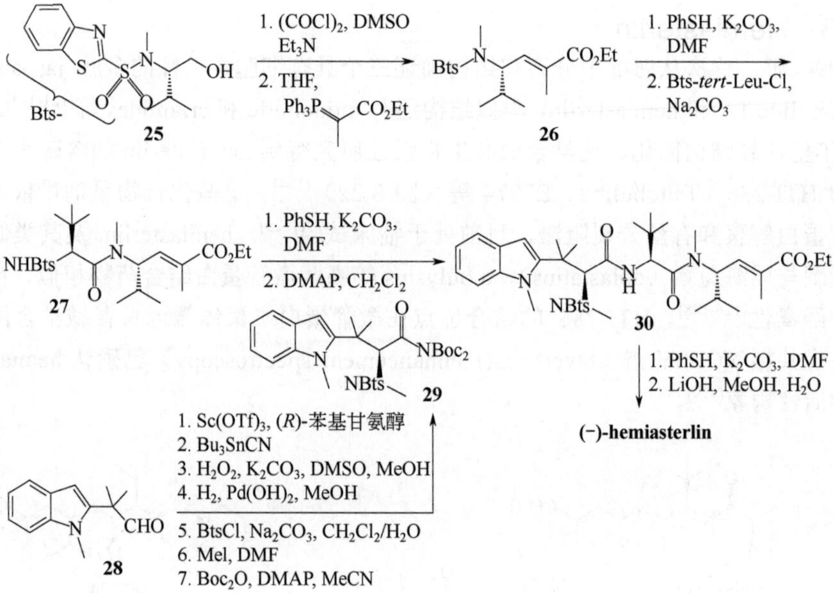

反应式 3.10　hemiasterlin 的全合成路线

3.2.14　软海绵素

软海绵素（halichondrin）家族是一类具有优异抗肿瘤活性、含 2,6,9-三氧杂三环[3.3.2.0]庚烷复杂结构的天然产物［体内最低有效剂量达μmol/(L·kg)级］。该家族成员包括 norhalichondrin 和 halichondrin B，都能从多种海绵中分离得到，说明海绵共生生物是这些复杂分子的来源（图 3.23）。来源稀少阻碍了该类分子的生物学研究，

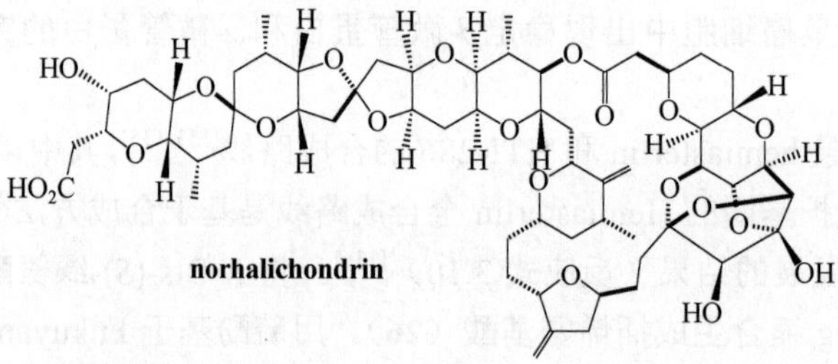

norhalichondrin

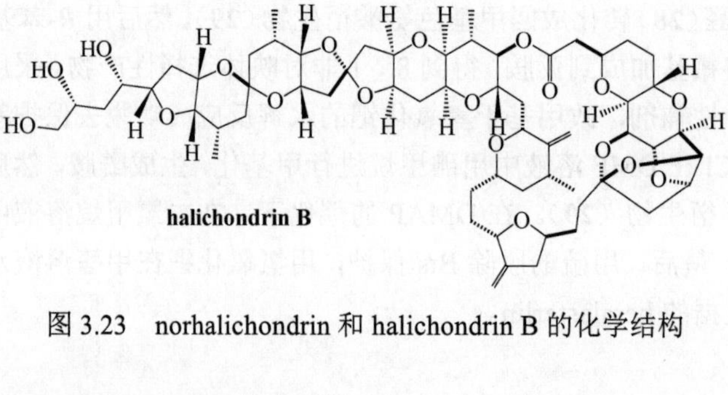

halichondrin B

图 3.23　norhalichondrin 和 halichondrin B 的化学结构

软海绵素类化合物通过干扰微管蛋白起到抗肿瘤作用，但这种作用机制不同于长春碱。特别的是，软海绵素对多种耐药肿瘤细胞株有效[137]。

由于天然来源有限，结构复杂，近年来报道了多个软海绵素的全合成[137]。Kishi研究小组在1992年首次报道了长达47步反应的norhalichondrin和halichondrin B的全合成研究[138]。

在全合成研究过程中，含右半部分大环内酯结构的中间体（**31**）显示出抗肿瘤活性，进一步优化得到艾日布林（eribulin，图3.24）。艾日布林具有优异的活性和理想的药学性质，并在人肿瘤移植模型中也显示出有效性，2010年被FDA批准用于转移性乳腺癌患者的治疗[139,140]。研究者还在继续合成halichondrin B和艾日布林简化的结构，期望能提高药物进入大脑的能力，减少与Pgp外排泵的作用[141,142]。艾日布林的发现为通过全合成解决天然产物来源稀少的缺点进行新药研发提供了一个成功的案例。

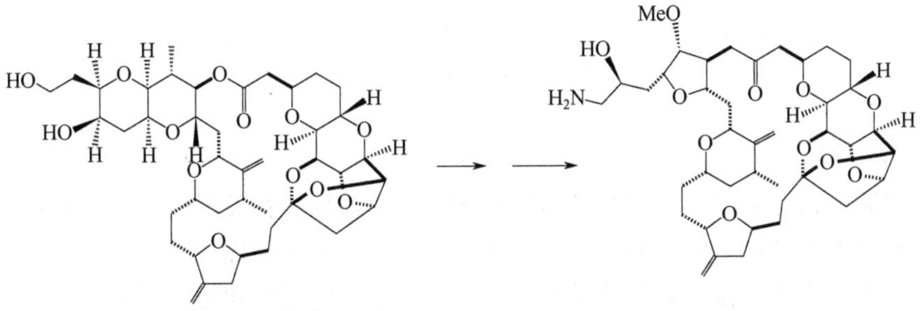

31　　　　　　艾日布林

图3.24　halichondrin B活性片段（**31**）和艾日布林的化学结构

3.2.15　曲贝替定

曲贝替定（trabectedin），又称ET-743或海鞘素743（ecteinascidin 743），是NCI在20世纪60年代通过植物及海洋天然产物分离和筛选项目获得的药物。这个四氢异喹啉生物碱是从海鞘 *Ecteinacidia turbinata* 中分离得到的，其结构得到确证，前15年就已发现其具有优异的抗肿瘤活性（图3.25）[143,144]。

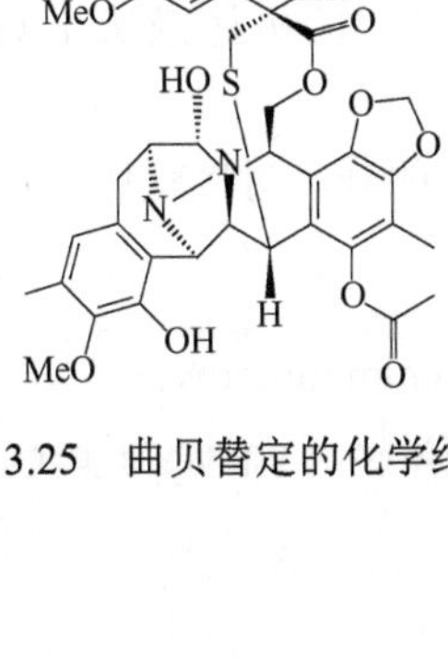

图3.25　曲贝替定的化学结构

自 2007 年起，曲贝替定在欧洲被批准用于软组织肉瘤患者的治疗，用于乳腺癌、前列腺癌和卵巢癌等肿瘤的治疗仍处于临床试验阶段。FDA 已授予复杂的海洋代谢产物曲贝替孤儿药的地位，但在被批准上市前还需要进一步的临床试验[145]。来自海洋天然产物的临床药物很少，因此曲贝替定得到了天然产物分离研究者和药物化学家的广泛关注，其复杂的结构也使得有机化学家进行了全合成研究[146]。目前，临床样品是通过在 *Pseudomonas fluorescens* 中发酵获得的 cyanosafracin B 作为起始原料，然后经过多步合成得到[143]。尽管曲贝替定具有高活性，但仍需要获得经济的大规模制备方法。

曲贝替定在 DNA 小沟区域通过由半胺缩醛脱水生成的亚胺形式与鸟嘌呤结合，在 DNA 双螺旋负链上与核苷酸通过氢键和范德华作用形成 DNA 交联等价物，使 DNA 骨架弯曲，从而干扰基因转录进程。最终，DNA 链发生断裂，以转录合并核苷酸切除修复(transcription-coupled nucleotide excision repair，TC-NER)失效机制导致细胞死亡[143, 147]。曲贝替定能干扰其他信号通路和作用于其他分子靶标，尤其是具有消除单核细胞的能力，这也是曲贝替定可能的抗肿瘤机制[148]。

3.3 展望

抗肿瘤药物已从纯粹的广谱细胞毒和细胞生长抑制药物发展到靶向信号通路、实现"外科手术式打击"的激酶抑制剂，这些药物被肿瘤细胞优先吸收，对血管生成、组织粘连和渗透产生作用。尽管天然产物可能存在细胞毒性和不良反应，但仍是确定新靶点和作用机制的有效的生物学工具，也能开发成治疗药物。此外，天然产物结构多样性的特点也为药物化学家提供很多有价值的先导化合物。天然产物可通过结构修饰获得构效关系，改善理化性质和提高生物活性，与小分子库高通量筛选和非天然先导化合物传统优化方法一样能获得临床新药。

致谢　感谢国家通用药学研究所（NIGMS）提供给化学方法学和样品库发展中心（UPCMLD）的经费支持。

问题

① 用下列数据库资源确定渥曼青霉素的化学结构、生物靶标、类似物和临床研究相关文献。

② 用下列数据库资源确定已知的极样激酶 1（polo-like kinase 1，PLK1）抑制剂。

③ 用下列数据库资源和恰当的分子对接软件研究曲贝替定与 DNA 的结合模式。

数据库

PubChem (http://pubchem.ncbi.nlm.nih.gov/)

Entrez (http://www.ncbi.nlm.nih.gove/gquery/gquery.fcgi?itool=toolbar.[pdr])

参 考 文 献

[1] Newman DJ, Cragg GM. Natural products as sources of new drugs over the 30 years from 1981 to 2010. J Nat Prod, 2012, 75: 311-335.

[2] da Rocha AB, Lopes RM, Schwartsmann G. Natural products in anti-cancer therapy. Curr Opin Pharmacol, 2001, 1: 364-369.

[3] Eldridge G R, Vervoort H C, Lee C M, Cremin P A, Williams C T, Hart S M, et al. High-throughput method for the production and analysis of large natural product libraries for drug discovery. Anal Chem, 2002, 74: 3963-3971.

[4] Tanaka J, Trianto A, Musman M, Issa H H, Ohtani Ⅱ, Ichiba T, et al. New polyoxygenated steroids exhibiting reversal of multidrug resistance from the gorgonian *Isis hippuris*. Tetrahedron, 2002, 58: 6259-6266.

[5] Newman D J, Cragg G M. Marine natural products and related compounds in clinical and advanced preclinical trials. J Nat Prod, 2004, 67: 1216-1238.

[6] Newman D J, Cragg G M. Advanced preclinical and clinical trials of natural products and related compounds from marine sources. Curr Med Chem, 2004, 11: 1693-1713.

[7] Nieman J A, Coleman J E, Wallace D J, Piers E, LimLY, Roberge M, et al. Synthesis and antimitotic/cytotoxic activity of hemiasterlin analogues. J Natural Prod, 2003, 66: 183-199.

[8] Chang Z, Sitachitta N, Rossi J V, Roberts M A, Flatt P M, Jia J, et al. Biosynthetic pathway and genecluster analysis of curacin A, an antitubulin natural product from the tropical marine cyano bacterium *Lyngbyamajuscula*. J Natural Prod, 2004, 67: 1356-1367.

[9] Elnakady YA, Sasse F, Lunsdorf H, Reichenbach H. Disorazol A1, a highly effective antimitotic agent acting on tubulin polymerization and inducing apoptosis in mammalian cells. Biochem Pharmacol, 2004, 67: 927-935.

[10] Kingston DG, Newman DJ. The search for novel drug leads for predominately antitumor therapies by utilizing mother nature's pharmacophoric libraries. Curr Opin Drug Discov Dev, 2005, 8: 207-227.

[11] Rivkin A, Chou T-C, Danishefsky S J. On the remarkable antitumor properties of fludelone: how we got there. Angew Chem Int Ed, 2005, 44: 2838-2850.

[12] Nagle A, Hur W, Gray NS. Antimitotic agents of natural origin.Curr Drug Targets, 2006, 7: 305-326.

[13] Wilson RM, Danishefsky SJ. Small molecule natural products in the discovery of therapeutic agents: the syn- thesis connection. J Org Chem, 2006, 71: 8329-8351.

[14] Bailly C. Ready for a comeback of natural products in oncology. Biochem Pharmacol, 2009, 77: 1447-1457.

[15] Molinski TF, Dalisay DS, Lievens SL, Saludes JP. Drug development from marine natural products. Nat Rev Drug Discov, 2009, 8: 69-85.

[16] Liu J, Hu Y, Waller DL, Wang J, Liu Q. Natural products as kinase inhibitors. Nat Prod Rep, 2012, 29: 392-403.

[17] Lombardi P. Exemestane, a new steroidal aromatase inhibitor of clinical relevance. BiochimBiophysActaMol. Basis Dis, 2002, 1587: 326-337.

[18] DeCensi A, Dunn BK, Puntoni M, Gennari A, Ford LG. Exemestane for breast cancer prevention: a critical shift? Cancer Discov, 2012, 2: 25-40.

[19] Buzdar AU, Robertson JFR, Eiermann W, Nabholtz J-M. An overview of the pharmacology and pharma-cokinetics of the newer generation aromatase inhibitors anastrozole, letrozole, and exemestane. Cancer, 2002, 95: 2006-2016.

[20] Reimers L, Crew KD. Tamoxifen versus raloxifene versus exemestane for chemoprevention.Curr Breast Cancer Rep, 2012, 4: 207-215.

[21] Dodwell D, Vergote I. A comparison of fulvestrant and the third-generation aromatase inhibitors in the second-line treatment of postmenopausal women with advanced breast cancer. Cancer Treat Rev, 2005, 31: 274-282.

[22] Howell A, Abram P. Clinical development of fulvestrant ("Faslodex"). Cancer Treat Rev, 2005, 31: S3-S9.

[23] Howell A. The future of fulvestrant ("Faslodex"). Cancer Treat Rev, 2005, 31: S26-S33.

[24] Estevez L, Alvarez I, Tusquets I, Segui MA, Munoz M, Fernandez Y, et al. Finding the right dose of fulvestrant in breast cancer. Cancer Treat Rev, 2013, 39: 136-141.

[25] Buzdar AU, Robertson JFR. Fulvestrant: pharmacologic profile versus existing endocrine agents for the treatment of breast cancer. Ann Pharmacother, 2006, 40: 1572-1583.

[26] Seimbille Y, Benard F, van Lier JE. Synthesis of 16α-fluoro ICI 182,780 derivatives: powerful antiestrogens to image estrogen receptor densities in breast cancer by positron emission tomography. J Chem Soc Perkin Trans, 2002, 1: 2275-2281.

[27] Jiang X-R, Walter Sowell J, Zhu BT. Synthesis of 7α-substituted derivatives of 17β-estradiol. Steroids, 2006, 71: 334-342.

[28] Hogan PJ, Powell L, Robinson GE. Development of a catalytic cuprate 1,6-conjugate dienone addition process for the manufacture of fulvestrant EAS, a key intermediate in the synthesis of fulvestrant. Org Proc Res Dev, 2010, 14: 1188-1193.

[29] Russo M, Spagnuolo C, Tedesco I, Bilotto S, Russo GL. The flavonoid quercetin in disease prevention and therapy: facts and fancies. Biochem Pharmacol, 2012, 83: 6-15.

[30] Dajas F. Life or death: neuroprotective and anticancer effects of quercetin. J Ethnopharmacol, 2012, 143: 383-396.

[31] Taylor CK, Levy RM, Elliott JC, Burnett BP. The effect of genisteinaglycone on cancer and cancer risk: a review of the in vitro, preclinical, and clinical studies. Nutr Rev, 2009, 67: 398-415.

[32] Ren W, Qiao Z, Wang H, Zhu L, Zhang L. Flavonoids: promisinganti-canceragents. Med Res Rev, 2003, 23: 519-534.

[33] Lopez-Lazaro M. Flavonoids as anticancer agents: structure-activity relationship study. Curr Med Chem Anti-cancer Agents, 2002, 2: 691-714.

[34] Wang L-M,Ren D-M. Flavopiridol,the first cyclin-dependent kinase inhibitor: recent advances in combination chemotherapy. Mini Rev Med Chem, 2010, 10: 1058-1070.

[35] Nguyen TB, Lozach O, Surpateanu G, Wang Q, Retailleau P, Iorga BI, et al. Synthesis, biological evaluation and molecular modeling of natural and unnatural flavonoidal alkaloids, inhibitors of kinases. J Med Chem, 2012, 55: 2811-2819.

[36] Zhai S, Senderowicz AM, Sausville EA, Figg WD. Flavopiridol, a novel cyclin-dependent kinase inhibitor, in clinical development. Ann Pharmacother, 2002, 36: 905-911.

[37] Dai Y, Grant S. CDK inhibitors in leukemia and lymphoma. Basic ClinOncol, 2008, 35: 353-377.

[38] Gong H, Xie W. Orphan nuclear receptors, PXR and LXR: new ligands and therapeutic potential. Expert Opin Ther Targets, 2004, 8: 49-54.

[39] Qu L, Tang X. Bexarotene: a promising anticancer agent. Cancer Chemother Pharmacol, 2010, 65: 201-205.

[40] Boehm MF, Zhang L, Badea BA, White SK, Mais DE, Berger E, et al. Synthesis and structure-activity relationships of novel retinoid X receptor-selective retinoids. J Med Chem, 1994, 37: 2930-2941.

[41] Daiss JO, Burschka C, Mills JS, Montana JG, Showell GA, Fleming I, et al. Synthesis, crystal structure analysis, and pharmacological characterization of disila-bexarotene, a disila-analogue of the RXR-selective retinoid agonist bexarotene. Organometallics, 2005, 24: 3192-3199.

[42] Bauer JB, Lippert WP, Dörrich S, Hemboldt A, Mallet JM, Sinay P, et al. Novel silicon-containing analogs of the retinoid agonist bexarotene: syntheses and biological effects on human pluripotent stem cells. Chem Med Chem, 2011, 6: 1509-1517.

[43] Gerth K, Bedorf N, Höfle G, Irschik H, Reichenbach H. Antibiotics from gliding bacteria. 74. Epothilones Aand B: antifungal and cytotoxic compounds from *Sorangiumcellulosum* (myxobacteria). Production, physico-chemical and biological properties. J Antibiot, 1996, 49: 560-563.

[44] Höfle G, Bedorf N, Steinmetz H, Schomburg D, Gerth K, Reichenbach H. Epothilone A and B-novel 16-membered macrolides with cytotoxic activity: isolation, crystal structure and conformation in solution. Angew Chem Int Ed, 1996, 35: 1567-1569.

[45] Krause W, Klar U. Differences and similarities of epothilones. Curr Can Ther Rev, 2011, 7: 10-36.

[46] Hardt IH, Steinmetz H, Gerth K, Sasse F, Reichenbach H, Höfle G. New natural epothilones from *Sorangium cellulosum*, strains So ce90/B2 and So ce90/D13: isolation, structure elucidation, and SAR studies. J Nat Prod, 2001,

64: 847-856.

[47] Wang J, Zhang H, Ying L, Wang C, Jiang N, Zhou Y, et al. Five new epothilone metabolites from *Sorangium celluosum*strain So0157-2. J Antibiot, 2009, 62: 483-487.

[48] Wang J-D, Jiang N, Zhang H, Ying L-P, Wang C-X, Xiang W-S, et al. New epothilone congeners from *Sorangium cellulosum*strain So0157-2. Nat Prod Res, 2011, 25: 1707-1712.

[49] Bollag DM, Mc Queney PA, Zhu J, Hensens O, Koupal L, Liesch J, et al. Epothilones, a new class of microtubule-stabilizing agents with a taxol-like mechanism of action. Cancer Res, 1995, 55: 2325-2333.

[50] Nicolaou KC, Roschangar F, Vourloumis D. Chemical biology of epothilones. Angew Chem Int Ed, 1998, 37: 2014-2045.

[51] Altmann K-H, Flörscheimer A, O'Reilly T, Wartmann M. The natural products epothilones A and B as lead structures for anti-cancer drug discovery: chemistry, biology, and SAR studies. Prog Med Chem, 2004, 42: 171-205.

[52] Altmann K-H. Recent developments in the chemical biology of epothilones. Curr Pharm Des, 2005, 11: 1595-1613.

[53] Watkins EB, Chittiboyina AG, Jung J-C, Avery MA. The epothilones and related analogues-a review of their syntheses and anti-cancer activities. Curr Pharm Des, 2005, 11: 1615-1653.

[54] Feyen F, Cachoux F, Gertsch J, Wartmann M, Altmann K-H. Epothilones as lead structures for the synthesis-based discovery of new chemotypes for microtubule stabilization. Acc Chem Res, 2008, 41: 21-31.

[55] Hunt J. Discovery of ixabepilone. Mol Cancer Ther, 2009, 8: 275-281.

[56] Klar U, Buchman B, Schwede W, Skuballa W, Hoffmann J, Lichtner RB. Total synthesis and antitumor activity of ZK-EPO: the first fully synthetic epothilone in clinical development. Angew Chem Int Ed, 2006, 45: 7942-7948.

[57] Hoffmann J, Vitale I, Buchmann B, Galluzzi L, Schwede W, Senovilla L, et al. Improved cellular pharmacokinetics and pharmacodynamics underlie the wide anticancer activity of sagopilone. Cancer Res, 2008, 68: 5301-5308.

[58] Kupchan SM, Komoda Y, Court WA, Thomas GJ, Smith RM, Karim A, et al. Tumorinhibitors. LXXIII. Maytansine, a novel antileukemicansa macrolide from *Maytenusovatus*. J Am Chem Soc, 1972, 94: 1354-1356.

[59] Kirschning A, Harmrolfs K, Knobloch T. The chemistry and biology of the maytansinoid antitumor agents. C R Chim, 2008, 11: 1523-1543.

[60] Cassady JM, Chan KK, Foss HG, Leistner E. Recent developments in the maytansinoid antitumor agents. Chem Pharm Bull, 2004, 52: 1-26.

[61] Remillard S, Rebhun LI, Howie GS, Kupchan SM. Antimitotic activity of the potent tumor inhibitor maytan- sine. Science, 1975, 189: 1002-1005.

[62] Wolpert-Defilippes MK, Adamson RH, Cysyk RL, Jones DG. Cytotoxic action of maytansine, a novel ansa macrolide. Biochem Pharmacol, 1975, 24: 751-754.

[63] Hamel E. Natural products which interact with tubulin in the vinca domain: maytansine, rhizoxin, phomopsin A, dolastatins 10 and 15 and halichondrin B. Pharmacol Ther, 1992, 55: 31-51.

[64] Chari RVJ. Targeted cancer therapy: conferring specificity to cytotoxic drugs. Acc Chem Res, 2008, 41: 98-107.

[65] Widdison WC, Wilhelm SD, Cavanagh EE, Whiteman KR, Leece BA, Kovtun Y, et al. Semisynthetic maytan-sine analogues for the targeted treatment of cancer. J Med Chem, 2006, 49: 4392-4408.

[66] Burris III HA. Trastuzumabemtansine: a novel antibody-drug conjugate for HER2-positive breast cancer. Expert Opin Biol Ther, 2011, 11: 807-819.

[67] de Boer C, Meulman PA, Wnuk RJ, R L Peterson DH. Geldanamycin, a new antibiotic. J Antibiot, 1970, 23: 442-447.

[68] Whitesell ML, Mimnaugh EG, de Costa B, Myers CE, Neckers LM. Inhibition of heat shock protein HSP90-pp60vsrc heteroprotein complex formation by benzoquinone ansamycins: essential role for stress proteins in oncogenic transformation. Proc Natl Acad Sci USA, 1994, 91: 8324-8328.

[69] Stebbins CE, Russo AA, Schneider C, Rosen N, Hartl FU, Pavletich NP. Crystal structure of an Hsp90-geldanamycin complex: targeting of a protein chaperone by an antitumor agent. Cell 1997, 89: 239-250.

[70] Grenert JP, Sullivan WP, Fadden P, Haystead TAJ, Clark J, Mimnaugh E, et al. The amino-terminal domain of heat shock protein 90 (Hsp90) that binds geldanamycin is an ATP/ADP switch domain that regulates Hsp90 confor-

mation. J BiolChem, 1997, 272: 23843-23850.

[71] Roe SM, Prodromou C, O'Brien R, Ladbury JE, Piper PW, Pearl LH. Structural basis for inhibition of the HSP90 molecular chaperone by the antitumor antibiotics radicicol and geldanamycin. J Med Chem, 1999, 42: 260-266.

[72] Jez JM, Chen JC-H, Rastelli G, Stroud RM, Santi DV. Crystal structure and molecular modeling of 17-DMAG in complex with human Hsp90. Chem Biol, 2003, 10: 361-368.

[73] Kitson RS, Chang C-H, Xiong R, Williams HEL, Davis AL, Lewis W, et al. Synthesis of 19-substituted gel-danamycins with altered conformations and their binding to heat shock protein Hsp90. Nature Chem, 2013, 5: 307-314.

[74] Wrona IE, Agouridas V, Panek JS. Design and synthesis of ansamycin antibiotics. C R Chim, 2008, 11: 1483-1522.

[75] Taldone T, Sun W, Chiosis G. Discovery and development of heat shock protein 90 inhibitors. Bioorg Med Chem, 2009, 17: 2225-2235.

[76] Janin YL. Heat shock protein 90 inhibitors: a textbook example of medicinal chemistry? J Med Chem, 2005, 48: 7503-7512.

[77] Hollingshead M, Alley M, Burger AM, Borgel S, Pacula-Cox C, Fiebig H-H, et al. *In vivo* anti-tumor efficacy of 17-DMAG (17-dimethylaminoethylamino-17-demethoxy-geldanamycin hydrochloride), a water-soluble geldana-mycin derivative. Cancer Chemother Pharmacol, 2005, 56: 115-125.

[78] Ge J, Normant E, Porter JR, Ali JA, Dembski MS, Gao Y, et al. Design, synthesis and biological evaluation of hydroquinone derivatives of 17-amino-17-demethoxygeldanamycin as potent, water-soluble inhibitors of Hsp90. J Med Chem, 2006, 49: 4606-4615.

[79] Duerfeldt AS, Blagg BSJ. Hsp90 inhibition: elimination of shock and stress. Bioorg Med Chem Lett, 2010, 20: 4983-4987.

[80] Takahashi I, Kobayashi E, Asano K, Yoshida M, Nakano H. UCN-01, a selective inhibitor of protein kinase C from streptomyces. J Antibiot, 1987, 40: 1782-1784.

[81] Akinaga S, Gomi K, Morimoto M, Tamaoki T, Okabe M. Antitumor activity of UCN-01, a selective inhibitor of protein kinase C, in murine and human tumor models. Cancer Res, 1991, 51: 4888-4892.

[82] Sausville EA. Cyclin-dependent kinase modulators studied at the NCI: preclinical and clinical studies. Curr Med Chem Anticancer Agents, 2003, 3: 47-56.

[83] Sausville EA. Cell cycle regulatory kinase modulators: interim progress and issues. Curr Top Med Chem, 2005, 5: 1109-1117.

[84] Prudhomme M. Staurosporines and structurally related indolocarbazoles as antitumor agents. Anticancer Agents Nat Prod, 2005: 499-517.

[85] Tse AN, Carvajal R, Schwartz GK. Targeting checkpoint kinase 1 in cancer therapeutics. Clin Cancer Res, 2007, 13: 1955-1960.

[86] Fuse E, Kuwabara T, Sparreboom A, Sausville EA, Figg WD. Review of UCN-01 development: a lesson in the importance of clinical pharmacology. J Clin Pharmacol, 2005, 45: 394-403.

[87] Wall ME, Wani MC, Cooke CE, Palmer KH, Mc Phail AT, Sim GA. Plant antitumor agents I: theisolationand structure of camptothecin, a novel alkoloidal leukemia and tumor inhibitor from *Camptothecaacuminata*. J Am Chem Soc, 1966, 88: 3888-3890.

[88] Liew ST, Yang L-Y. Design, synthesis and development of novel camptothecin drugs.Curr Pharm Des, 2008, 14: 1078-1097.

[89] Thomas CJ, Rahier NJ, Hecht SM. Camptothecin: current perspectives. Bioorg Med Chem, 2004, 12: 1585-1604.

[90] Sriram D, Yogeeswari P, Thirumurugan R, Bal TR. Camptothecin and its analogues: a review on their chemotherapeutic potential. Natural Prod Res, 2005, 19: 393-412.

[91] Fontana G, Merlini L. Drug discovery from natural substances-a case study: camptothecins//Corrado T. Bioactive Compounds from Natural Sources.2nd ed. Natural Products as Lead Compounds in Drug Discovery. New York: CRC Press, 2011: 379-408.

[92] Verma RP, Hansch C. Camptothecins: a SAR/QSAR study. Chem Rev, 2009, 109: 213-235.

[93] Pommier Y. Drugging topoisomerases: lessons and challenges. ACS Chem Biol, 2013, 8: 82-95.

[94] Venditto VJ, Simaneck EE. Cancer therapies utilizing the camptothecins: a review of the *in vivo* literature. Mol Pharmacol, 2010, 7: 307-349.

[95] Duan J-X, Cai X, Meng F, Sun JD, Liu Q, Jung D, et al. 14-Aminocamptothecins: their synthesis, preclinical activity, and potential use for cancer treatment. J Med Chem, 2011, 54: 1715-1723.

[96] Beretta GL, Zuco V, De Cesare M, Perego P, Zaffaroni N. Curr Med Chem, 2012, 19: 3488-3501.

[97] Fürstner A. Chemistry and biology of roseophilin and the prodigiosin alkaloids: a survey of the last 2500 years. Angew Chem Int Ed, 2003, 42: 3582-3603.

[98] Wasserman HH, McKeon JE, Smith L, Forgione P. Prodigiosin structure and partial synthesis. J Am Chem Soc, 1960, 82: 506-507.

[99] Rapoport H, Holden KG. The synthesis of prodigiosin. J Am Chem Soc, 1962, 84: 635-642.

[100] Perez-Tomas R, Vinas M. New insights on the antitumoral properties of prodiginines. Curr Med Chem, 2010, 17: 2222-2231.

[101] Daïri K, Yao Y, Faley M, Tripathy S, Rioux E, Billot X, et al. A scalable process for the synthesis of the Bclinhibi tor obatoclax. Org Proc Res Dev, 2007, 11: 1051-1054.

[102] Trudel S, Li ZH, Rauw J, Tiedemann RE, Wen XY, Stewart AK. Preclinical studies of the pan-Bcl inhibitor obatoclax (GX015-070) in multiple myeloma. Blood, 2007, 109: 5430-5438.

[103] Joudeh J, Claxton D. Obatoclaxmesylate: pharmacology and potential for therapy of hematological neoplasms. Expert Opin Investig Drugs, 2012, 21: 363-373.

[104] Bodur C, Basaga H. Bcl-2 inhibitors: emerging drugs in cancer therapy. Curr Med Chem, 2012, 19: 1804-1820.

[105] Espona-Fiedler M, Soto-Cerrato V, Hosseini A, Lizcano JM, Guallar V, Quesada R, et al. Identification of dual mTORC1 and mTORC2 inhibitors in melanoma cells: prodigiosin vs. obatoclax. Biochem Pharmacol, 2012, 83: 489-496.

[106] Su J-C, Chen K-F, Chen W-L, Liu C-Y, Huang J-W, Tai W-T, et al. Synthesis and biological activity of obatoclax derivatives as novel and potent SHP-1 agonists. Eur J Med Chem, 2012, 56: 127-133.

[107] Issa J-PJ, Kantarjian HM, Kirkpatrick P. Fresh from the pipeline: azacitidine. Nat Rev Drug Discov, 2005, 4: 275-276.

[108] Quintas-Cardama A, Santos FPS, Garcia-Manero G. Therapy with azanucleosides for myelodysplasticsyn-dromes. Nature Rev Clin Oncol, 2010, 7: 433-444.

[109] Jones PA. Altering gene expression with 5-azacytidine. Cell, 1985, 40: 485-486.

[110] Elkabani M, List AF. Management of transfusion-dependent myelodysplastic syndromes: current and emerging strategies. Am J Cancer, 2006, 5: 71-80.

[111] Oliver SS, Denu JM. Disrupting the reader of histone language. Angew Chem Int Ed, 2011, 50: 5801-5803.

[112] Winkley MW, Robins RK. Direct glycosylation of 1,3,5-triazinones. New approach to the synthesis of the nucle-oside antibiotic 5-azacytidine (4-amino-1-β-d-ribofuranosyl-1,3,5- triazin-2-one) and related derivatives. J Org Chem, 1970, 35: 491-495.

[113] Niedballa U, Vorbrueggen H. Synthesis of nucleosides. 13. General synthesis of *N*-glycosides. V. Synthesis of 5-azacytidines. J Org Chem, 1974, 39: 3672-3673.

[114] Beisler JA, Abbasi MM, Kelley JA, Driscoll JS. Synthesis and antitumor activity of dihydro-5-azacytidine, a hydrolytically stable analog of 5-azacytidine. J Med Chem, 1977, 22: 806-812.

[115] Hoshino I, Matsubara H, Hanari N, Mori M, Nishimori T, Yoneyama Y, et al. Histone deacetylase inhibitor FK228 activates tumor suppressor Prdx1 with apoptosis induction in esophageal cancer cells. Clin Cancer Res, 2005, 11: 7945-7952.

[116] Harrison SJ, Bishton M, Bates SE, Grant S, Piekarz RL, Johnstone RW, et al. A focus on thepre clinical development and clinical status of the histone deacetylase inhibitor, romidepsin (depsipeptide, istodax®). Epigenomics, 2012, 4: 571-589.

[117] Okada T, Tanaka K, Nakatani F, Sakimura R, Matsunobu T, Li X, et al. Involvement of P-glycoprotein and MRP1

in resistance to cyclic tetrapeptide subfamily of histone deacetylase inhibitors in the drug-resistant osteosarcoma and Ewing's sarcoma cells. Int J Cancer, 2006, 118: 90-97.

[118] Stolze SC, Kaiser M. Case studies of the synthesis of bioactive cyclodepsipeptide natural products. Molecules, 2013, 18: 1337-1367.

[119] Li KW, Wu J, Xing W, Simon JA. Total synthesis of the antitumor depsipeptide FR-901, 228. J Am Chem Soc, 1996, 118: 7237-7238.

[120] Wen S, Packham G, Ganesan A. Macrolactamization versus macrolactonization: total synthesis of FK228, the depsipeptide histone deacetylase inhibitor. J Org Chem, 2008, 73: 9353-9361.

[121] Talpir R, Benayahu Y, Kashman Y, Pannell L, Schleyer M. Hemiasterlin and geodiamolide TA, two new cytotoxic peptides from the marine sponge *Hemiasterella-minor* (Kirkpatrick). Tetrahedron Lett, 1994, 35: 4453-4456.

[122] Coleman JE, da Silva ED, Kong F, Andersen RJ, Allen TM. Cytotoxic peptides from the marine sponge *Cymbastela* sp. Tetrahedron, 1995, 51: 10653-10662.

[123] Gamble WR, Durso NA, Fuller RW, Westergaard CK, Johnson TR, Sackett DL, et al. Cytotoxic and tubulin-interactive hemiasterlins from *Auletta*sp. and *Siphonochalina*spp. sponges. Bioorg Med Chem, 1999, 7: 1611-1615.

[124] Hsu L-C, Durrant DE, Huang C-C, Chi N-W, Baruchello R, Rondanin R, et al. Development of hemiasterlin derivatives as potential anticancer agents that inhibit tubulin polymerization and synergize with a stilbene tubulin inhibitor. Invest New Drugs, 2012, 30: 1379-1388.

[125] Rocha-Lima CM, Bayraktar S, Macintyre J, Raez L, Flores AM, Ferrell A, et al. A phase 1 trial of E7974 administered on day 1 of a 21-day cycle in patients with advanced solid tumors. Cancer, 2012, 118: 4262-4270.

[126] Khalil MW, Sasse F, Lünsdorf H, Elnakady YA, Reichenbach H. Mechanism of action of tubulysin, an antimitotic peptide from myxobacteria. Chem Bio Chem, 2006, 7: 678-683.

[127] Rawat DS, Joshi MC, Joshi P, Atheaya H. Marine peptides and related compounds in clinical trial. Anti Cancer Agents Med Chem, 2006, 6: 33-40.

[128] Wang Z, Mc Pherson PA, Raccor BS, Balachandran R, Zhu G, Day BW, et al. Structure-activity and high-content imaging analyses of novel tubulysins. Chem Biol Drug Des, 2007, 70: 75-86.

[129] Ravi M, Zask A, Rush III TS. Structure-based identification of the binding site for the hemiasterlin analogue HTI-286 on tubulin. Biochemistry, 2005, 44: 15871-15879.

[130] Zask A, Birnberg G, Cheung K, Kaplan J, NiuChuan, Norton E, et al. D-piece modifications of the hemiasterlin analog HTI-286 produce potent tubulin inhibitors. Bioorg Med Chem Lett, 2004, 14: 4353-4358.

[131] Zask A, Kaplan J, Musto S, Loganzo F. Hybrids of the hemiasterlin analogue taltobulin and the dolastatins are potent antimicrotubule agents. J Am Chem Soc, 2005, 127: 17667-17671.

[132] Poruchynsky MS, Kim J-H, Nogales E, Annable T, Loganzo F, Greenberger LM, et al. Tumor cells resistant to a microtubule-depolymerizing hemiasterlin analogue, HTI-286, have mutations in α- or β-tubulin and increased microtubule stability. Biochemistry, 2004, 43: 13944-13954.

[133] Andersen RJ, Coleman JE, Piers E, Wallace DJ. Total synthesis of (−)-hemiasterlin, a structurally novel tripeptide that exhibits potent cytotoxic activity. Tetrahedron Lett, 1997, 38: 317-320.

[134] Yamashita A, Norton EB, Kaplan JA, Niu C, Loganzo F, Hernandez R, et al. Synthesis and activity of novel analogs of hemiasterlin as inhibitors of tubulin polymerization: modification of the A segment. Bioorg Med Chem Lett, 2004, 14: 5317-5322.

[135] Simoni D, Lee RM, Durrant DE, Chi N-W, Baruchello R, Rondanin R, et al. Versatile synthesis of new cytotoxic agents structurally related to hemiasterlins. Bioorg Med Chem Lett, 2010, 20: 3431-3435.

[136] Vedejs E, Kongkittingam C. A total synthesis of (−)-hemiasterlin using *N*-Bts methodology. J Org Chem, 2001, 66: 7355-7364.

[137] Jackson KL, Henderson JA, Phillips AJ. The halichondrins and E7389.Chem Rev, 2009, 109: 3044-3079.

[138] Aicher TD, Buszek KR, Fang FG, Forsyth CJ, Jung SH, Kishi Y, et al. Total synthesis of halichondrin B and norhalichondrin B. J Amer Chem Soc, 1992, 114: 3162-3164.

[139] Yu MJ, Zheng W, Seletsky BM, Littlefield BA, Kishi Y. Case history: discovery of eribulin (HALAVEN), a

halichondrin B analogue that prolongs overall survival in patients with metastatic breast cancer. Annu Rep Med Chem, 2011, 46: 227-241.

[140] Cortes J, Montero AJ, Glück S. Eribulinmesylate, a novel microtubule inhibitor in the treatment of breast cancer. Cancer Treat Rev, 2012, 38: 143-151.

[141] Narayan S, Carlson EM, Cheng H, Du H, Hu Y, Jiang Y, et al. Novel second generation analogs of eribulin. PartI: compounds containing a lipophilic C32 side chain overcome P-glycoprotein susceptibility. Bioorg Med Chem Lett, 2011, 21: 1630-1633.

[142] Narayan S, Carlson EM, Cheng H, Condon K, Du H, Eckley S, et al. Novel second generation analogs of eribulin. Part Ⅱ: orally available and active against resistant tumors *in vivo*. Bioorg Med Chem Lett, 2011, 21: 1634-1638.

[143] Cuevas C, Francesch A. Development of Yondelis® (trabectedin, ET-743). A semisynthetic process solves the supply problem. Nat Prod Rep, 2009, 26: 322-337.

[144] Patel RM. Trabectedin: a novel molecular therapeutic in cancer. Int J Current Pharm Res, 2011, 3: 65-70.

[145] del Campo JM, Sessa C, Krasner CN, Vermorken JB, Colombo N, Kaye S, et al. Trabectedin as single agent in relapsed advanced ovarian cancer: results from a retrospective pooled analysis of three phase Ⅱ trials. Med Oncol, 2013, 30: 435.

[146] Imai T, Nakata H, Yokoshima S, Fukuyama T. Synthetic studies toward ecteinascidin 743 (trabectedin). Synthesis, 2012, 44: 2743-2753.

[147] D'Incalci M, Galmarini CM. A review of trabectedin (ET-743): a unique mechanism of action. Mol Cancer Ther, 2010, 9: 2157-2163.

[148] Germano G, Frapoli R, Belgiovine C, Anselmo A, Pesche S, Liguori M, et al. Role of macrophage targeting in the antitumor activity of trabectedin. Cancer Cell, 2013, 23: 249-262.

（缪震元译）

第4章
结构生物学和抗肿瘤药物设计

Puja Pathuri，David Norton，Henriette Willems，Dominic Tisi，Harren Jhoti

4.1 引言

优化早期的苗头化合物（hits）可以分为两个主要阶段："苗头转化为先导物"（hits to leads）和"先导物优化"（lead optimization）。"苗头到先导"包含了对苗头分子的确证，首先要确认对受体结合起到关键作用的结构要素；这需要去除一些官能团和测试结构简化的分子。合成一系列结构类似物通常用来确定一类化合物的构效关系范围。对于已经确认的化合物，开展多个循环的化学优化来提高对生物靶标的活性。当一系列化合物提升了对生物靶标的活性后，开展广泛的体外测试来考察其选择性（通常是最小化"脱靶效应"）以及细胞活性（替代体内活性）。当化合物的整体性质符合要求后，在合适的动物模型中评价治疗效果之前，需要评估化合物体内的药代动力学（机体对药物的作用）和药效学（药物对机体的作用）性质。化合物在成为真正的药物之前，需要具备适宜的性质并成功通过以上研究阶段才可以进入临床前和临床开发阶段。

历史上，结构生物学在有前景的候选药物分子后期优化过程中有重大影响，主要取决于生成优质结构数据所需的时间长度。早期的苗头分子一般通过对商业化合物库进行高通量筛选（high-throughput screening，HTS）获得。由于对化合物库"类药性"的关注，化合物库都遵循 Lipinski 的"类药 5 原则"进行设计[1]。这种方法在过去毫无疑问被证实是成功的，然而筛选"类药性"分子的局限性已经显现出来。筛选命中率低，并且这些苗头化合物往往不容易被优化。通常，苗头化合物在优化过程中增加了分子量、脂水分配系数（lg$P$）、氢键供体和受体的数量，降低了起初的类药性，因而降低了开发的潜力[2,3]。

目前，基于片段的筛选方法已经成为发现苗头化合物的有效手段，提供了一种可以替代传统高通量筛选的方法[4-8]。

片段通常是低分子量（100～300）的有机小分子，通常展现出较低的结合亲和力

（>100 μmol/L）。因此，很难通过标准的生物筛选方法检测。然而生物物理学技术，例如核磁共振技术（nuclear magnetic resonance，NMR）和 X 射线晶体衍射法（X-ray crystallography）非常适合检测低亲和力片段的结合作用[9-11]。

近年来，在药物发现过程中利用蛋白质晶体学发现和确证苗头化合物取得了重大进展。通过一些主要技术的发展，蛋白质晶体学应用于新药发现的早期阶段已经得以实现，这部分内容将在本章进行深入的讨论。蛋白质晶体学在诸多领域的发展使它能够作为一种快速发现苗头化合物的高通量筛选工具。在一些领域进展的推动下，高通量晶体学已成为一种强有力的筛选工具。相比传统的生物学实验，蛋白质晶体学是一种更灵敏的高通量筛选技术，能够特征性地识别大多数作用较弱的配体（毫摩尔浓度范围的亲和力，而生物学实验中通常只能检测微摩尔浓度范围的亲和力）。这表明，结构简单、低分子量的片段能够被筛选出来，而这些分子可能被高通量筛选所遗漏。这些片段可以组合到模板分子上，或作为一个起始结构生长出新的抑制剂，使其能够与靶蛋白的其他活性位点结合。在药物发现过程中，应用蛋白晶体学作为一种筛选技术，也能够提前确定分子片段和蛋白质之间的相互作用。以前在先导物优化过程中才能获得这一关键的结构信息，而现在能够在更早的阶段将其应用于药物设计。

4.2 结构生物学方法

4.2.1 蛋白质表达和纯化

用于结晶的蛋白质样品对纯度要求较高（通常纯度>95%）。重组蛋白的生产是一个复杂的过程。首先，编码目标基因的 cDNA 序列被克隆到表达载体上，目前已建立多个不同的克隆方法能够自动增加通量，包括序列特异性限制酶法（sequence-specific restriction enzyme method）、重组法（recombination method）和不依赖连接酶的克隆法（ligation-independent cloning method）。后续步骤包括生成多表达载体，这样可以重组出含有不同 N-端和 C-端结构域的边界、亲和标签、和/或增加蛋白质的溶解度和稳定性，或产生不同的功能蛋白。亲和标签，如六组氨酸（6xHis）、谷胱甘肽-S-转移酶（glutathione-S-transferase）或麦芽糖结合蛋白（maltose-binding protein），可以融合到蛋白，便于蛋白纯化和增加溶解度[12]。

取决于预期收率和蛋白样品的应用，蛋白质表达可以在体外原核生物（细菌）、真核生物（真菌、杆状病毒或昆虫、哺乳动物）或非细胞系统中进行。大肠杆菌（E. coli）是结构生物学研究中重组蛋白生产的最常用的表达系统。这是由于大肠杆菌可以在廉价的媒介中快速地繁殖，重组蛋白以高收率生产，以及对于高通量方法的适应性。由于溶解性差和/或缺乏翻译后修饰等因素导致大肠杆菌（E. coli）表达蛋白失败时，真菌（酿酒酵母或毕赤酵母）、杆状病毒或昆虫（Sf9、Sf21 和 Hi-5）细胞系统也能够成功地用于结构生物学。由于收率低、消耗时间长以及生产蛋白的费用较昂贵等原因，哺乳动物体内表达系统和非细胞表达系统在结构生物学研究中的应用较少[13]。

生产重组蛋白时大部分参数会改变，包括宿主细胞株、介质、生长温度和诱导的时间长度，再加上研究中潜在的大量蛋白构建产物，完成这些实验的时间成为一个限制因素。近来，小体积微孔板发酵的应用使得全面表达筛选可以更快速、轻松地实施。表达筛选的结果在十二烷基磺酸钠-聚丙烯酰胺凝胶电泳(SDS-PAGE)、抗体结合蛋白检测或功能性实验上呈现出一种可见的蛋白条带。大多数令人满意的结果可以发展成大规模的表达、纯化和结晶。近年来，统计学方法被用于推动蛋白表达和纯化产量的提高。统计学设计实验（design of experiments，DoE）解决了蛋白表达的多参数问题，确定了影响蛋白表达因素之间的数学关系。在一个中度规模的测试表达中，关键因素特别是因素之间互相影响的关系可以被确定。DoE 也可以指示并给出优化蛋白表达中的关键因素和最佳方案[14]。基因克隆中自动移液器的使用、蛋白质表达中微量发酵的进展，以及蛋白质纯化硬件中添加 DoE 模块对于结构生物学平台的通量持续起着积极的作用[15]。

4.2.2 结晶和数据采集

用于基因克隆、蛋白质表达和纯化的高通量方法取得了重大进展，已经成为推动蛋白质晶体学领域发展的一个驱动因素。小型化的单个结晶实验和自动化的液体处理步骤为蛋白质晶体学带来了变革，并且为成功的高通量蛋白质晶体学奠定了基础。

获得高质量衍射的蛋白质晶体是一个多因素的挑战。一个蛋白质分子成核，然后形成蛋白质结晶受到许多不同参数的影响，其中包括蛋白质样品的纯度和均一性、结晶条件（pH、沉淀剂浓度、离子强度、温度、清洁剂和添加剂）以及蛋白质浓度。这些多样性的参数在结晶过程的初始阶段进行筛选。结晶实验可以通过多种方法实施，例如悬滴气相扩散法（hanging-drop vapor diffusion）、沉滴气相扩散法（sitting-drop vapor diffusion）、适用于可溶性蛋白质的微配液结晶法（microbatch methods），以及适用于膜蛋白的脂立方相结晶法（lipidic cubic phase method）。总而言之，商业化的晶体筛选被用于筛选初始的蛋白结晶条件（例如 Hampton Research 公司，http://www.hamptonresearch.com；Qiagen 公司，http://www.qiagen.com；Emerald Biosystems 公司，http://www.emeraldbiosystems.com；Jena Bioscience 公司，http://www.jenabioscience.comjenabioscience.com）。这里列举的结晶方法可以用于高性能液体自动处理系统，它能够在 96 孔板中以纳升级的精度分配蛋白质样品和黏性结晶溶液[16-18]。

一旦一套结晶条件确定下来，改变初始的结晶条件（例如盐、pH、温度和沉淀剂等）将被用来改进蛋白质晶体的大小和衍射质量。从晶体中获取的衍射质量决定数据是否能在内部实验室的发生器、检测器、同步辐射源上收集。这些因素与晶体内蛋白质分子的包装以及内部的排序有关。实验室发生器和检测器技术的发展提供了更强的X射线系统来改进衍射质量，X射线光学带来了更可控的、更准直的X射线束以及更敏感、高信噪比和快速读数的检测器（例如 Pilatus, Dectris 公司）[19]。

自动化硬件和软件的进一步发展对通量产生了重大影响，并且解决了人工收集数据低效率的问题。如今，样品的装配、中心化、晶体的质量评价以及光学数据的收集策略都是同步加速器上自动化的功能，因此几乎不需要人为干预[20]。自动换样和智能数据表征软件的结合已经在高通量晶体学方面产生了重大影响，并且相当提前地推动了完全集成化数据收集。虽然在内部辐射源方面还有许多进展，同步加速辐射器仍旧是从小的弱衍射晶体中收集数据的必需品，并且在高通量模式下对于收集、分析数以百计的蛋白-配体结构是必不可少的。目前，有超过 130 种同步加速辐射器设备来自美国、欧洲和亚洲(http://biosync.sdbk.org)，其中部分配备了第三代用于微聚焦束（用于小样品的亚微米束）的同步辐射源。目前，一些同步加速器装置具有远程数据收集或基于邮件的数据收集功能，用户不一定要在光线束实验现场，在工作环境中或在自己家里休息都可以远程收集测试晶体的数据[20,21]。

X 射线自由电子激光器（X-ray free electron lasers，XFELs）作为一个新颖的、功能强大的 X 射线源，具有给高通量筛选数据收集带来变革的潜力。XFEL 技术应用于大分子晶体学还不够成熟，但与现有的 X 射线源相比，能够产生高达十亿（即一千百万）次的 X 射线脉冲，并且脉冲长度短一千倍。这将使得从微晶上以飞秒速度收集高分辨率的数据成为可能[22]。

4.2.3　结构测定

利用 X 射线衍射数据测定蛋白质的三维结构依赖于解决所谓的"相位问题"。从蛋白质晶体中收集的 X 射线数据由结构振幅组成，但是这些相位与它们能否被直接记录下来有关。相位解码对于蛋白质结构的测定极其重要，它通过三种原理方法生成。单对（多对）同晶置换（single/multiple isomorphous replacement，SIR/MIR）技术和单（多）反常色散（single/multiple anomalous dispersion，SAD/MAD）技术被称为从头计算方法，因为没有现成的结构信息用于解析目标结构。分子置换（molecular replacement，MR）方法依赖于有一个合适的结构相似的靶蛋白模型。从头计算方法利用将重原子或反常散射引入到蛋白质晶体中，比较这一蛋白晶体与天然蛋白晶体的结构振幅。其中的差异可以通过计算机分析，使得重原子或反常散射的位置能够定位于蛋白质中，并可以进行相位计算评估。MR 法利用从先前解出结构中获取的相位信息作为对靶蛋白的评估。为了使这种方法更有效，已知结构蛋白和靶蛋白之间需要有较高的结构相似性。蛋白质数据银行 PDB（Protein Data Bank，网址：http://www.rcsb.org/pdb/home）是一个已解析蛋白质结构的全球资源库，可以搜索已知的蛋白结构。其储存量超过 86000 个结构，由于蛋白存在结构特征的同源性，使得数据库的容量得以持续增长。计算机技术的进步和软件的发展对于从头计算法和分子置换法都有着极大的推动，从而加速了结构测定的进程。随着近些年的发展和进步，数据可以在几分钟内收集完成，并且能够在同步加速器上测定结构。另外，自动化的模型建立和配体的细化方案进一步缩短了重建结构所需的时间[23,24]。

4.2.4　小角 X 射线散射

近年来，小角 X 射线散射（small-angle X-ray scattering，SAXS）作为另一种生物

物理学工具被运用在蛋白质的高通量结构研究中[25]。X 射线晶体学被用于测定结晶状态的高分辨率结构，核磁共振（NMR）被用于高分辨率测定溶解状态的低分子量蛋白质。相比 X 射线晶体学和 NMR，SAXS 不需要蛋白结晶并且不局限于蛋白质的大小。SAXS 是一种基于溶解状态的方法，在不同的缓冲液条件下或在配体存在下，可以低分辨率测定从小的蛋白质到大的蛋白质复合物的包络或不同构象。近期，自动化样品制备、数据采集、数据分析的整合和微流控芯片的发展使得在高通量模式中应用 SAXS 成为可能[26]。

4.2.5 核磁共振

除 X 射线晶体学外，NMR 是另一个应用于苗头化合物发现和高分辨三维结构测定的功能强大的结构生物学工具。相比 X 射线晶体学提供的是一种蛋白质静止的快照，NMR 则被用于观察蛋白质在不同温度、pH 值和缓冲条件的溶液中，或在配体存在下的动态情况。随着 NMR 探针技术、软件和方法学的发展，已经证明 NMR 技术在基于结构获得苗头化合物方面是 X 射线晶体学的重要补充。由于核磁共振光谱的高灵敏度，基于配体的 NMR 筛选方法正在应用于检测蛋白质靶标和化合物之间微弱的相互作用，否则这些作用力可能会被低灵敏度的技术（如传统的功能性筛选方法）所遗漏。依赖于所需要的信息，配体和蛋白质之间的结合可以在一维（1D）实验或二维（2D）实验中以高通量的形式观察到。1D 实验在天然重组蛋白上实施，能够估测蛋白的折叠和稳定性，也可以被用于蛋白质或配体检测的 NMR 中（在本章有深入的讨论）。2D 实验中需要同位素标记的蛋白质，包括在培养基中添加稳定的同位素（^{2}H，^{13}C 和 ^{15}N）培养 E.coli 细胞。2D 实验被用于检测蛋白质的 NMR 变化，在不同条件下监测甲基的化学位移。NMR 筛选方法可被用于 1D 或 2D 实验中（1D-^{1}H，2D-TOCSY 和 2D-HSQC）观察检测蛋白质的共振，或者 1D 实验（Water-LOGSY，STD 和 Tr-NOE）中检测配体的共振（具体细节可参见综述[27-32]）。如果使用蛋白质检测方法，化合物的亲和力没有上限（通常是 mmol/L 到 nmol/L 范围），并且能够测定结合位点和解离常数。然而对于 2D 方法来说，需要可溶解的并且同位素标记的蛋白质。配体检测共振态方法不需要同位素标记蛋白，检测时间更短，并且对于蛋白质靶标的尺寸大小没有上限要求。利用这种方法，配体结合力可以用 1D 方法检测，但是它不能用于检测高亲和力的配体。近年来，这两种方法已经以高通量模式合并用于数据采集，这样可以克服两者的缺陷。另外，其他进展已经允许高通量 NMR 光谱学运用在高分子量蛋白质（>50 kDa）和微胶或双层膜微胞的整合蛋白研究中[33-35]。

随着药物发现领域的发展，X 射线晶体学、NMR 和 SAXS 将在高通量技术的进展中扮演着互补和关键的角色。

4.3 结构生物学和基于结构的药物设计

在大量抗肿瘤研究的成功案例中，将结构生物学运用于药物设计扮演了一个非常重要的角色。二氢叶酸还原酶（dihydrofolatereductase，DHFR）与抗肿瘤药物甲氨蝶呤（methotrexate）复合物是第一个解出晶体结构的靶蛋白[36]。其三维结构已经被用于设计各种改进的抑制剂[37]。DNA 修复酶（poly ADP-ribose polymerase，PARP）的结构为研发处于临床试验中的抗肿瘤候选药物奠定了基础[38]。随着第一个抗肿瘤激酶抑制剂格列卫（Gleevec™）的发现并上市，结构生物学和基于结构的药物设计（SBDD）已经在激酶药物发现领域产生了重要的影响[39]。

其他结构生物学和 SBDD 的成功案例包括配体识别和结合特殊的 DNA 序列，其目的是控制蛋白质的转录或阻止其与酶的结合。DNA 的小沟槽（minor groove）是抗肿瘤、抗病毒和抗原虫药等一系列药物的靶标。非共价结合分子倾向于结合富含 A/T 序列的小沟槽[40-42]，其中一些目前已在临床使用[43]。DNA 能够折叠并形成复杂的三维结构，该结构与其特殊的功能有关。端粒 DNA 序列能够形成四链螺旋（四链体）结构，可以包含在端粒末端结构中[44]。SBDD 已经被成功应用于这些特殊的 DNA 折叠，目的是开发具有抗肿瘤活性的端粒酶抑制剂[45-47]。

将结构生物学应用于药物发现的一项主要优势是推动发展了"SBDD 研究循环"。这项多学科交叉的进程开始于解析配体与靶标受体结合的三维结构。三维可视化和计算工具随后被用来分析结构和确证配体和受体间的关键相互作用力。这些相互作用力可能是氢键、疏水作用、结晶水网络或卤键和芳环堆积作用等较弱的相互作用[48]。于是，这些信息被用于配体的直接结构修饰，以设计出活性更高的新分子。对设计的分子进行化学合成和体外活性测试。最后，结合力提高和理化性质得到优化的抑制剂被选择进行新一轮的结构测定。计算方法学在药物设计循环中扮演了一个重要的角色，尤其是在计算机模拟设计和选择能作用于蛋白质结合位点的化合物。一个成功的、基于结构设计的计算机模拟工具应该能预测出配体与蛋白质结合位点之间正确的结合模式，以及配体与蛋白质之间的结合能。

对接程序是计算机模拟中应用最广泛的技术，它能满足上述强调的两点[49]。对接方法的准确性通常由重现实验所测得的配体结合模式的能力来衡量。通常，当配体预测的结合构象和实验测定的结合构象之间的均方根偏差大于 2Å（1Å=0.1 nm）时，对接实验被认为是不准确的。目前，在对较大的蛋白质-配体复合物数据集进行测试时，最先进的对接程序能正确地对接 70%～80%的天然配体，但是在某些对接情况下，效能可能降到低于 30%[50]。例如，对于病毒（已设计但尚未合成的）配体，对接的准确性可能会大幅降低，因为配体的改变可能诱导蛋白构象的改变，而这在刚性蛋白质对接流程中是没有考虑到的[51,52]。一旦配体对接到了结合位点，结合的亲和力即被预测出，这样可以对同一分子不同的对接位置和不同的分子进行打分排序。对接程序用打分函数（scoring function）快速评价结合能。基本上，常规用到的打分函数有三种类型：基于物理[53]、基于经验[54]和基于知识[55]。所有的打分函数在评价结合能时采用了不同程度的假设和简化，但无法完全计算分子识别过程中大量的物理现象。近期，MM/PBSA 和 MM/GBSA 等结合了分子力学和虚拟溶剂模型的打分方法变得更为精确。这些方法能够对不同对接位置进行精确的排序，但是计算过程非常复杂，以至于增加了计算的时间[56]。在配体结合过程中，置换结合位点中水所需的能量被认为是结合自由能的重要来源，计算去溶剂化能量的方法也能够用于对一系列结构类似分子进行排序[57,58]。

对接方法的一个主要应用是对接和排序不同来源的化合物（例如商业化合物库、公司数据库、组合化学库和结构导向的化合物库），这种方法称之为虚拟筛选（virtual screening）。结合精确的打分函数，虚拟筛选方法或许更有效，但是迄今为止，正如本章所描述的，只有简化的近似方法是可用于虚拟筛选的。尽管存在这些困难，虚拟筛选方法在 SBDD 中仍然非常有用。尽管无法精确排序活性化合物，以及无法从非活性化合物中区分活性化合物，但这种方法对于排除不合理化合物（待筛选化合物中的大部分）还是很有用的，可以使得活性化合物聚集在排序的前列。此外，通常的做法是对一定数量（300～1000 个）打分高的化合物进行结合模式的视觉考察，这样可以在化合物选择过程中增加一定程度的经验、知识和化学直觉判断。因此，只要活性化合物出现在候选名单里，它的排序并不那么重要。通过虚拟筛选确证新颖苗头化合物的成功案例及其重要的改进在文献中已有详述[59,60]。

4.4　运用 X 射线晶体学进行片段筛选

基于片段药物发现的首要步骤是建立片段化合物库，随后针对靶标进行筛选。通常情况下，片段的分子量较小（<300）、溶解性好或脂溶性低（lg$P \leqslant 3$）以及氢键供体和受体数目为 3 个。这个通用的原则被称为 "片段类药性三原则"[61]，可以确保使苗头片段分子优化成为具有良好理化性质并符合 Lipinski"类药五原则"的先导化合物[1]。已有多种方法被用于构建具有多样性的小分子片段库。虚拟筛选方法已被用于创建"聚焦化合物库"（targeted library），根据与蛋白的结构互补性将片段选择出来。化学信息学工具被用于建立包含已知药物分子中功能基团和骨架的片段库[10,62]。

为了用高通量晶体学筛选片段库，靶标蛋白的晶体被浸在包含片段的溶液中。蛋白晶体含有大的溶剂通道，允许小分子片段扩散至晶体。为了增加筛选的通量，在数据收集之前，将晶体放在含 2～8 个片段化合物的混合物溶液中浸泡数小时。随后进行数据收集，全自动的配体匹配或精修软件（如 AutoSolve™）[63]可确证混合物中哪一种片段与靶蛋白结合。这种软件已被证实是基于片段高通量筛选中不可或缺的组成部分。

基于片段筛选相比类药性化合物的传统筛选有许多优点。

① 仅仅需要较少数量的片段（几百到几千之间）用来筛选，因为低复杂度的分子相比更复杂的类药性分子更有可能与受体进行形状和相互作用的匹配[64]。

② 为了结合，片段应该形成高质量的相互作用，然而高通量筛选所发现的苗头化合物的活性通常是取决于数量众多的低质量相互作用[4]。因此，片段被描述成一种"高效的结合分子"，并且通常拥有高的配体效率（ligand efficiency，LE）。这里，我们运用 Hopkins 等对配体效率的定义[65]：

$$LE = -\Delta G/HAC \approx -RT\ln(IC_{50})/HAC$$

式中，ΔG 为配体结合特定蛋白质的自由能；HAC（heavy atom count）为配体中的非氢原子数量；IC_{50} 为配体与蛋白质结合力的测定值。

如果分子量为 500 的类药性分子有 36 个重原子，靶标活性为 10 nmol/L，那么它的配体效率大约是 0.3。假设一个片段 HAC=11，IC_{50} 约<2 mmol/L，其 LE=0.33；也就是说，初始片段的抑制活性足够确保优化得到活性为 10 nmol/L 并且分子量符合"类药五原则"的抑制剂。

③ 高亲脂性和高分子量对先导物的渗透性、溶解性和毒性等方面带来不利的效果[64, 66]。将低脂溶性和低分子量的片段作为起点，能够被优化成高质量、类药性好的先导物[67,68]。为了确保片段生长成为类药性好的先导物，在评估 LE 的同时，也需要考察化合物的亲脂性配体效率（lipophilic ligand efficiency，LLE）。衡量类药分子 LLE 值的评价标准由 Leeson 和 Springthorpe 提出[69]。

$$LLE = pIC_{50} - \lg P$$

为了确保类药性，LLE 应大于 5。对于片段来说，考虑配体中重原子数量的参数 LLE_{AT} 具有更好的效果[70]。

4.5 案例——蛋白激酶 B 抑制剂：从苗头片段到临床候选药物

4.5.1 引言

高通量筛选结合基于片段的方法为药物发现提供了一个强有力的工具。因此，一些研究组在关键治疗领域开发药物分子取得了重大成功[71,72]。这一节详述了口服有效的蛋白激酶 B（protein kinase B，PKB）抑制剂从片段苗头到临床候选药物开发的案例。这项工作由 Astex 制药、阿斯利康（AstraZeneca）和英国癌症研究所（Institute for Cancer Research）的科学家们合作完成。

4.5.2 生物学及其原理

PKB（又名 Akt）是一个重要的癌症治疗生物靶标，在 PI3K-PKB-mTOR 信号通路中扮演了一个关键的角色，见图 4.1[73]。PKB 信号涉及了多个细胞内通路：细胞周期进程和增殖、细胞存活、蛋白质合成以及细胞生长。在这一信号级联过程中，PKB 上游大量突变导致了一个组成型激活途径，进而导致增殖和致癌。这些突变可以引起 PI3K 或 PKB 表达的激活或放大，或在基因水平删除抑制肿瘤的同源性磷酸酶和张力蛋白基因（phosphatase and tensin homology，PTEN）。作为这条级联反应上一个重要的节点，PKB 很适合作为抑制剂的靶标。这条通路的抑制剂，例如抑制 mTOR 的雷帕霉素类似物，在临床试验中已经展示出抗肿瘤效果[74]。此外，直接或间接激活 PKB 已被证明可引起受体酪氨酸激酶抑制剂等已知治疗药物的耐药[75]。

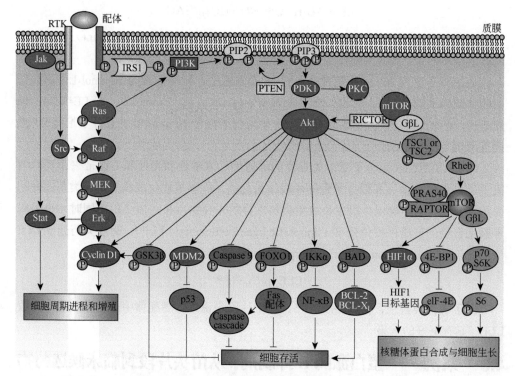

图 4.1　PKB 在细胞信号通路中的作用（见彩图）

（来源：Yap TA 等，Nature Reviews Cancer, 2009）

4.5.3　苗头化合物的确证

在 PKBβ 的 X 射线晶体结构被发表的同时，适用于片段筛选的可浸泡系统尚未可用[76]。取而代之的是，将 PKA 活性位点氨基酸定点突变为 PKB 中相应的氨基酸，利用 PKA-PKB 嵌合体作为 PKB 直接结晶的替代品[74]。

首先，运用 PKBβ 的晶体坐标虚拟筛选近 300000 个低分子量的分子（<250 Da），然后将命中化合物进行基于 X 射线晶体学的片段筛选。大量苗头化合物被确认结合于该酶中被称之为"铰链区"（hinge region）的 ATP 结合位点。化合物 1 和 2 被选出并进一步优化，因为同时对多个结构系列进行结构优化会增加成功率。两个片段都与氨基酸残基 Glu121 和 Ala123（PKA-PKB 嵌合体编号）形成了两个氢键作用。鉴于这两个片段亲和力相对较低但分子量小，它们是非常高效的结合分子（图 4.2）。

采用片段优化和生长策略，通过将片段生长进入蛋白的其他部位来增加亲和力，逐步寻找到更有利的相互作用。X 射线晶体学在每个阶段都能评价结合模式，并指导下一步设计。

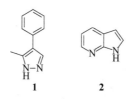

1　　　　　**2**

化合物1　　　　　　　　　　　　　　　　　　化合物2

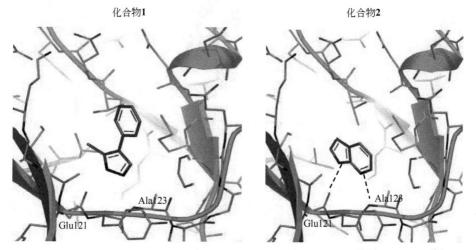

图 4.2　活性片段分子及其与 PKA-PKB 嵌合体 X 射线晶体结构的结合模式（见彩图）

4.5.4　实例 1：化合物 1 到临床候选药 AT13148 的优化

化合物 1，亲和力为 80 μmol/L，分子量为 158，配体效率高达 0.47。分析 X 射线晶体结构，可以从苯环向上方负电荷区域进行片段生长，意味着在这个区域可使用正电荷结构[77]。因此，生长一个乙胺侧链得到化合物 **3**，保持了高配体效率，亲和力达到 5.2 μmol/L（图 4.3，图 4.4）。探索结构相近的类似物显示，吡唑环上的甲基取代对于高配体效率不是必须的。

1: (80±38)μmol/L　　**3**: (5.2±3.3)μmol/L　　**4**: (31±14)nmol/L　　**5; AT13148**
LE 0.47　　　　　　　　　　　　　　　　　　　LE 0.49

图 4.3　从片段 1 生长到临床候选药物 AT13148

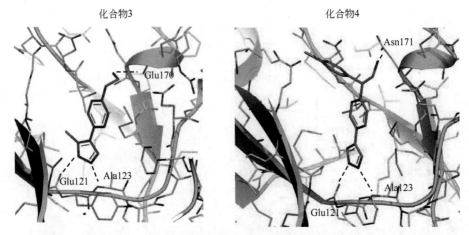

图 4.4　化合物 3 和 4 结合到 PKA-PKB 嵌合体的 X 射线晶体结构（见彩图）

　　然后，进一步将分子生长进入蛋白中与富含甘氨酸环（loop）区相邻的亲脂性口袋，得到化合物 **4**，不仅保持了相似的配体效率，而且亲和力提升到 31 nmol/L。X 射线晶体结构显示，对氯苯基与蛋白接触界面形成了良好的相互作用（图 4.5）。在苄基位置上引入羟基得到化合物 AT13148，是一个进入临床 I 期试验的候选药物，有良好的口服药代动力学性质。

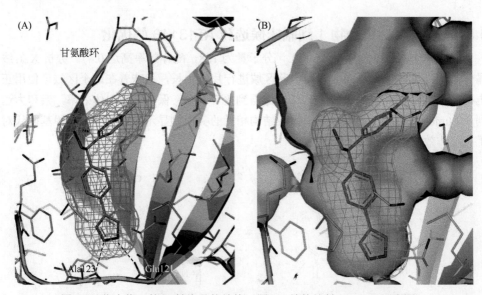

图 4.5　化合物 4 的 X 射线晶体结构（图 4.4 结构旋转 180°）（见彩图）
（A）显示了相互作用，（B）显示了蛋白的填充表面

AT13148 的临床前数据

AT13148 不仅是一个 PKB 抑制剂，而且抑制其他 AGC 激酶（cAMP 依赖型、cGMP 依赖型和蛋白激酶 C）：p70S6 激酶、PKA、ROCK 和 SGK[78]。多重 AGC 激酶抑制剂的优点是：可能影响更多的细胞内信号通路，并从机理上降低癌症耐药的概率。AT13148 通过阻断 PI3K-AKT-mTOR 和 RAS-RAF 通路抑制大多数肿瘤细胞株的增殖，并在三种不同的移植瘤模型中显示了抗肿瘤效果。图 4.6（A）显示了 AT13148 在 HER-2 阳性、PIK3CA 突变 BT474 人乳腺癌移植瘤小鼠体内达到的浓度。特别是由于该化合物具有高的分布容积，AT13148 第二次给药 40 mg/kg 后肿瘤细胞中的浓度远高于血浆中的浓度。图 4.6（B）展示了在同一移植瘤模型中的抗肿瘤活性。

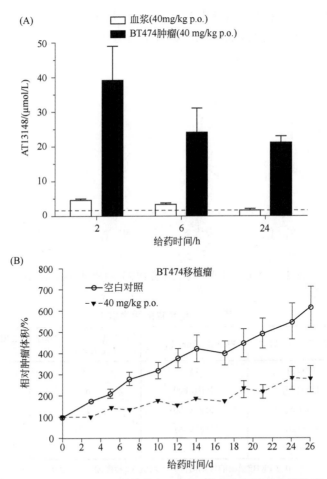

图 4.6 （A）AT13148 口服给药 40 mg/kg 在血浆和肿瘤中的浓度；
（B）AT13148 给药后对肿瘤生长的抑制作用

4.5.5 实例 2：化合物 2 到候选化合物 AZD5363 的优化

7-氮杂吲哚（即苗头化合物 **2**）以相似的方式生长得到化合物 **6**（图 4.7）。化合物 **6** 中对 7-氮杂吲哚母核的修饰使得化合物便于合成并快速考察其化学空间。表 4.1 显示了这一系列化合物对 PKB、PKA 酶的抑制活性和细胞活性数据。化合物的抗细胞增殖效果在恶性胶质瘤细胞株 U87MG 中用磺酰罗丹明 B（sulforhodamine B，SRB）试验进行了评价；同时，采用 GSK3β 酶联免疫吸附试验（enzyme-linked immunosorbent assay，ELISA）评价其对前列腺癌细胞株 PC3M 下游信号的作用。在化合物 **6** 具有很好亲和力的同时，有必要使其对 PKB 比其他 AGC 激酶具有更强的选择性。这提供了一个与 AT13148 研发策略不同的思路。用饱和吡啶环替代苯环后得到化合物 **7**，对 PKB/PKA 有 15 倍的选择性[79]。在细胞试验中，化合物 **7** 没有显示出活性，可能由于其细胞膜通透性较低。将二环母核中的一个氮原子用碳原子取代，得到化合物 **8**，这样减少了极性分子表面积（polar surface area），并且增加了 lg$P$，从而有助于提升细胞通透性。

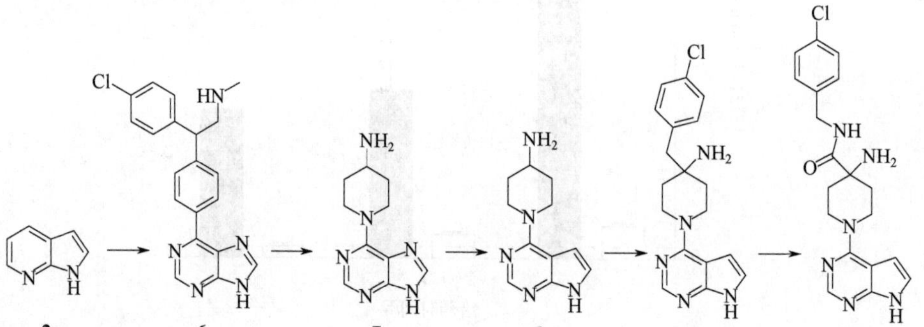

图 4.7　7-氮杂吲哚（苗头化合物 2）的片段生长和优化

表 4.1　化合物的活性数据

化合物	PKBβ IC$_{50}$/(nmol/L)[①]	PKA IC$_{50}$/(nmol/L)[②]	GSK3β ELISA (PC3M) IC$_{50}$/(μmol/L)[③]	SRB (U87MG) GI$_{50}$ /(μmol/L)[④]
6	10 (±3)	15	nd	nd
7	270 (±25)	4100 (±800)	nd	nd
8	180 (±6)	1550 (±120)	15	nd
9	6 (±1.5)	168 (±36)	3.0	5.0
10	2.2 (±1.2)	30	2.3	17

① 辐射滤膜结合实验中对 PKBβ 激酶的抑制活性。平均值（±标准差），试验次数 $n=3$。
② 辐射滤膜结合实验中对 PKA 激酶的抑制活性。平均值（±标准差），试验次数 $n=3$。
③ 细胞水平 ELISA 测试对 PC3M 前列腺癌细胞中 GSK3β 磷酸化的抑制作用。
④ 通过磺酰罗丹明 B 法测定细胞生长抑制作用；U87MG 恶性胶质瘤细胞中单次测定。

由于其选择性的优势，针对这一系列化合物进行进一步的优化研究。增加氯苄基团得到化合物 **9**，可以进入与富含谷氨酸环区域附近的亲脂性口袋。图 4.8 展示了化合物 **9** 与 PKA 和 PKB 结合模式的对比。氨基酸 Leu173-Met 之间的差异被认为是影响选择性的主要原因。化合物 **9** 中带电荷的氨基与 PKB 结构中蛋氨酸的硫原子形成了紧密的相互作用，这就允许吡啶环形成了更有利的构象，使得氯苄基团伸入亲脂性口袋。这种相互作用与亮氨酸无法形成，使得氯苄基团在 PKA 溶剂暴露位置采取了一种不同的构象。

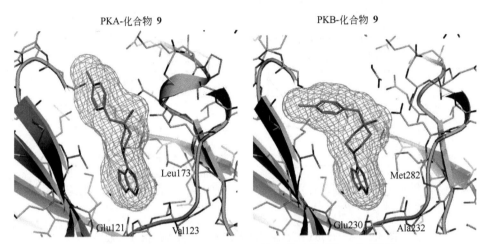

图 4.8　化合物 **9** 与 PKA 和 PKB 结合模式的对比（见彩图）

配体在 PKB 中的构象有利于形成更好的空间匹配和表面接触，导致其具有更高的亲和力

虽然化合物 **9** 展现了很好的细胞活性，但其在小鼠中的口服生物利用度很差。通过修饰吡啶和氯苄之间的连接基团可以改进这个问题，因此得到化合物 **10**[80]。化合物 **10** 的口服生物利用度提高到 58%。基于这个结构模板进一步优化得到临床候选物 AZD5363，目前已进入 I 期临床试验研究。

4.5.5.1　AZD5363 的临床前数据

AZD5363 对 182 种肿瘤细胞株的生长抑制活性已被测试，该化合物不仅在 PIKCA 激活突变，而且在 PTEN 失活性突变或缺失的细胞株中都有非常高的活性[75]。它对于乳腺癌、子宫内膜癌、胃癌、血液癌症和前列腺癌的细胞株效果最优。在 RAS 突变株中观察到对该化合物的耐药。图 4.9 展示了在多种细胞株中单独使用 AZD5363 的抗肿瘤效果；图 4.10 则展示了该化合物与其他药物（如多西他赛）联合用药的抗肿瘤效果。

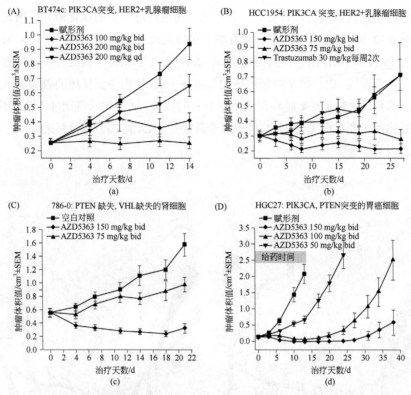

图 4.9　AZD5363 在四种不同人移植瘤模型中的抗肿瘤效果

bid—每日 2 次；qd—每日 1 次；iv—静脉注射

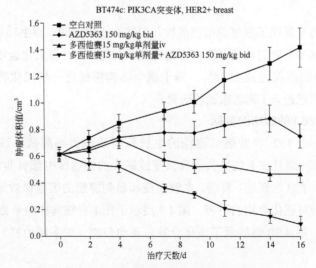

图 4.10　AZD5363 与单剂量多西他赛联合用药的效果

bid—每日 2 次；iv—静脉注射

4.6 结论

目前，X 射线晶体学和 NMR 等结构生物学技术作为一种强有力的工具在基于结构的药物设计中被广泛使用。尤其是在 X 射线晶体学研究中，设备、软件和方法学的持续改进使得在获取结构数据的速度上取得重大进步。目前，结构生物学在从苗头确证到后期先导物优化的整个药物发现过程中有着重要的影响。结构导向的药物设计，如 AT13148 和 AZD5363，提供了一个将其用于肿瘤靶标实践的优良案例。

参 考 文 献

[1] Lipinski CA, Lombardo F, Dominy BW, Feeney PJ. Experimental and computational approaches to estimatesolubility and permeability in drug discovery and development settings. Adv Drug Deliv Rev, 2001, 46: 3-26.

[2] Perola E. An analysis of the binding efficiencies of drugs and their leads in successful drug discovery programs. J Med Chem, 2010, 53(7): 2986-2997.

[3] Hann MM. Molecular obesity, potency and other addictions in drug discovery. Med Chem Comm, 2011, 2(5): 349-355.

[4] Carr RA, Congreve M, Murray CW, Rees DC. Fragment-based lead discovery: leads by design. Drug Discov Today, 2005, 10: 987-992.

[5] Lesuisse D, Lange G, Deprez P, Benard D, Schoot B, Delettre G, et al. SAR and X-ray. A new approach combiningfragment-based screening and rational drug design: application to the discovery of nanomolar inhibitors of SrcSH2. J Med Chem, 2002, 45: 2379-2387.

[6] Rees DC, Congreve M, Murray CW, Carr R. Fragment-based lead discovery. Nat Rev Drug Discov, 2004, 3: 660-672.

[7] Murray CW, Verdonk ML, Rees DC. Experiences in fragment-based drug discovery. Trends Pharmacol Sci, 2012, 33(5): 224-232.

[8] Erlanson D. Introduction to fragment-based drug discovery. Fragment-Based Drug Discovery and X-ray Crystallography, 2012: 1-32.

[9] Erlanson DA, McDowell RS, O'Brien T. Fragment-based drug discovery. J Med Chem, 2004, 47: 3463-3482.

[10] Hartshorn MJ, Murray CW, Cleasby A, Frederickson M, Tickle IJ, Jhoti H. Fragment-based lead discovery using X-ray crystallography. J Med Chem, 2005, 48: 403-413.

[11] Wyss D, Wang YS, Eaton H, Strickland C, Voigt J, Zhu Z, et al. Combining NMR and X-ray crystallography infragment-based drug discovery: discovery of highly potent and selective BACE-1 inhibitors. Fragment-Based Drug Discovery and X-Ray Crystallography, 2012: 83-114.

[12] Hammarstrom M, Hellgren N, van den Berg S, Berglund H, Härd T. Protein Sci, 2002, 11: 313-321.

[13] Joachimiak A. High-throughput crystallography for structural genomics. Curr Opin Struct Biol, 2009, 19: 573-584.

[14] Islam RS, Tisi D, Levy MS, Lye GJ. Framework for the rapid optimization of soluble protein expression in Escherichiacoli combining microscale experiments and statistical experimental design. Biotechnol Prog, 2007, 23(4): 785-793.

[15] Blundell TI, Patel S. High-throughput X-ray crystallography for drug discovery. Curr Opin Pharmacol, 2004, 4: 490-496.

[16] Sharff A, Jhoti H. High-throughput crystallization to enhance drug discovery. Curr Opin Chem Biol, 2003, 7: 340-345.

[17] Tickle I, Sharff A, Vinkovic M, Yon J, Jhoti H. High-throughput protein crystallography and drug discovery. Chem Soc Rev, 2004, 33: 558-565.

[18] Caffrey M, Cherezov V. Crystallizing membrane proteins using lipidicmesophases. Nat Protoc, 2009, 4: 706-731.

[19] Trueb P, Sobott BA, Schnyder R, Loeliger T, Schneebeli M, Kobas M, et al. J Synchrotron Radiat, 2012, 19:

347-351.

[20] Wasserman SR, Koss JW, Sojitra ST, Morisco LL, Burley SK. Rapid-access, high-throughput synchrotron crystallographyfor drug discovery. Trends Pharmacol Sci, 2012, 33: 261-267.

[21] Girard E, Legrand P, Roudenko O, Roussier L, Gourhant P, Gibelin J, et al. Instrumentation for synchrotronradiationmacromolecular crystallography. Acta Crystallogr D Biol Crystallogr, 2006, 62: 12-18.

[22] Neutze R, Moffat K. Time-resolved structural studies at synchrotrons and X-ray free electron lasers: opportunitiesand challenges. Curr Opin Struct Biol, 2012, 22: 651-659.

[23] Lamzin VS, Perrakis A. Current state of automated crystallographic data analysis. Nat Struct Biol, 2000, 7(Suppl.): 978-981.

[24] Terwilliger TC. Automated structure solution, density modification and model building. Acta Crystallogr D Biol Crystallogr, 2002, 58: 1937-1940.

[25] Grant TD, Luft JR, Wolfley JR, Tsuruta H, Martel A, Montelione GT, Snell EH. Small angle X-ray scattering as acomplementary tool for high-throughput structural studies. Biopolymers, 2011, 95: 517-530.

[26] Toft KN, Vestergaard B, Nielsen SS, Snakenborg D, Jeppesen MG, Jacobsen JK, et al. High-throughput smallangle X-ray scattering from proteins in solution using a microfluidic front-end. Anal Chem, 2008, 80: 3648-3654.

[27] Clore GM, GronenbornAM. Theory and applications of the transferred nuclear overhauser effect to the study of the conformations of small ligands bound to proteins. J Magn Reson, 1982, 48: 402-417.

[28] Dalvit C, Fogliatto G, Stewart A, Veronesi M, Stockman B. WaterLOGSY as a method for primary NMR screening: practical aspects and range of applicability. J Biomol NMR, 2001, 21: 349-359.

[29] Hajduk PJ, Augeri DJ, Mack J, Mendoza R, Yang J, Betz SF, Fesik SW. NMR-based screening of proteins containing ^{13}C-labeled methyl groups. J Am Chem Soc, 2000, 122: 7898-7904.

[30] Mayer M, Meyer B. Characterization of ligand binding by saturation transfer difference NMR spectroscopy. Angew Chem Int Ed, 1999, 38: 1784-1788.

[31] Parella T, Belloc J. Modern proton-detected 1D ^{1}H-^{15}N NMR experiments. Application to the measurement of1H, ^{15}N coupling constants at natural abundance. Magn Reson Chem, 2002, 40: 133-138.

[32] Thrippleton MJ, Keeler J. Elimination of zero-quantum interference in two-dimensional NMR spectra. Angew Chem Int Ed 2003, 42: 3938-3941.

[33] Stockman BJ, Dalvit C. NMR screening techniques in drug discovery and drug design. Prog Nucl Magn Reson Spectrosc, 2002, 41: 187-231.

[34] Fejzo J, Lepre C, Xie X. Application of NMR screening in drug discovery. Curr Top Med Chem, 2003, 3: 81-97.

[35] Peng JW, Lepre CA, Fejzo J, Abdul-Manan N, Moore JM. NMR experiments for lead generation in drug discovery. Methods Enzymol, 2001, 338: 202-230.

[36] Matthews DA, Alden RA, Bolin JT, Filman DJ, Freer ST, Hamlin R, et al. Dihydrofolatereductasefrom Lactobacillus casei. X-ray structure of the enzyme methotrexate. NADPH complex. J Biol Chem, 1978, 253: 6946-6954.

[37] Kuyper LF, Roth B, Baccanari DP, Ferone R, Beddell CR, Champness JN, et al. Receptor-based designof dihydrofolatereductase inhibitors: comparison of crystallographically determined enzyme bindingwith enzyme affinity in a series of carboxy-substituted trimethoprim analogues. J Med Chem, 1982, 25: 1120-1122.

[38] Tikhe JG, Webber SE, Hostomsky Z, Maegley KA, Ekkers A, Li J, et al. Design, synthesis, and evaluation of 3,4-dihydro-2H-[1, 4]diazepino[6, 7, 1-hi]indol-1-ones as inhibitors of poly(ADP-ribose) polymerase. J Med Chem, 2004, 47: 5467-5481.

[39] Wong S, Witte ON. The BCR-ABL story: bench to bedside and back. Annu Rev Immunol, 2004, 22: 247-306.

[40] Dervan PB, Edelson BS. Recognition of the DNA minor groove by pyrrole-imidazole polyamides. Curr Opin Struct Biol, 2003, 13: 284-299.

[41] Neidle S. DNA minor-groove recognition by small molecules. Nat Prod Rep, 2001, 18: 291-309.

[42] Tidwell RR, Boykin DW. Dicationic DNA minor groove binders as antimicrobial agents//Demeunynck M,Bailly C, Wilson WD. DNA and RNA binders: from small molecules to drugs. Weinheim, Germany: Wiley-VCH, 2003: 414-460.

[43] Wilson WD, Nguyen B, Tanious FA, Mathis A, Hall JE, Stephens CE, et al. Dications that target the DNA minor-groove: compound design and preparation, DNA interactions, cellular distribution and biological activity. Curr Med Chem Anticancer Agents, 2005, 5: 389-408.

[44] Parkinson GN, Lee MP, Neidle S. Crystal structure of parallel quadruplexes from human telomeric DNA. Nature, 2002, 417: 876-880.

[45] Harrison RJ, Cuesta J, Chessari G, Read MA, Basra SK, Reszka AP, et al. Trisubstitutedacridine derivatives aspotent and selective telomerase inhibitors. J Med Chem, 2003, 46: 4463-4476.

[46] Read M, Harrison RJ, Romagnoli B, Tanious FA, Gowan SH, Reszka AP, et al. Structure-based designof selective and potent G quadruplex-mediated telomerase inhibitors. Proc Natl Acad Sci USA, 2001, 98: 4844-4849.

[47] Rezler EM, Bearss DJ, Hurley LH. Telomeres and telomerases as drug targets. Curr Opin Pharmacol, 2002, 2: 415-423.

[48] Bissantz C, Kuhn B, Stahl M. A medicinal chemist's guide to molecular interactions. J Med Chem, 2010, 53: 5061-5084.

[49] Taylor RD, Jewsbury PJ, Essex JW. A review of protein-small molecule docking methods. J Comput-Aided Mol Des, 2002, 16: 151-166.

[50] Verdonk ML, Giangreco I, Hall RJ, Korb O, Mortenson PN, Murray CW. Docking performance of fragments anddruglike compounds. J Med Chem, 2011, 54(15): 5422-5431.

[51] Verdonk ML, Mortenson PN, Hall RJ, Hartshorn MJ, Murray CW. Protein-ligand docking against non-nativeprotein conformers. J Chem Inf Model, 2008, 48(11): 2214-2225.

[52] Seeliger D, de Groot BL. Conformational transitions upon ligand binding: holo-structure prediction from apoconformations. PloS Comput Biol, 2010, 6(1): e1000634. doi: 10. 1371/journal. pcbi. 1000634.

[53] Ewing TJ, Makino S, Skillman AG, Kuntz ID. DOCK 4. 0: search strategies for automated molecular docking offlexible molecule databases. J Comput-Aided Mol Des, 2001, 15: 411-428.

[54] Eldridge MD, Murray CW, Auton TR, Paolini GV, Mee RP. Empirical scoring functions: I. The developmentof a fast empirical scoring function to estimate the binding affinity of ligands in receptor complexes. J ComputAided Mol Des, 1997, 11: 425-445.

[55] Mooij WT, Verdonk ML. General and targeted statistical potentials for protein-ligand interactions. Proteins, 2005, 61: 272-287.

[56] Hou T, Wang J, Li Y, Wang W. Assessing the performance of the molecular mechanics/Poisson Boltzmannsurface area and molecular mechanics/generalized Born surface area methods. II. The accuracy of rankingposes generated from docking. J Comput Chem, 2011, 32(5): 866-877.

[57] Abel R, Young T, Farid R, Berne BJ, Friesner RA. Role of the active-site solvent in the thermodynamics of factorXa ligand binding. J Am Chem Soc, 2008, 130(9): 2817-2831.

[58] Guimarães CRW, MathiowetzAM. Addressing limitations with the MM-GB/SA scoring procedure using the WaterMap method and free energy perturbation calculations. J Chem Inf Model, 2010, 50(4): 547-559.

[59] Kitchen DB, Decornez H, Furr JR, Bajorath J. Docking and scoring in virtual screening for drug discovery: methods and applications. Nat Rev Drug Discov, 2004, 3: 935-949.

[60] Leach AR, Shoichet BK, Peishoff CE. Prediction of protein-ligand interactions. Docking and scoring: successes and gaps. J Med Chem, 2006, 49: 5851-5855.

[61] Congreve M, Carr R, Murray C, Jhoti H. A 'rule of three' for fragment-based lead discovery? Drug Discov Today, 2003, 8: 876-877.

[62] Lewell XQ, Judd DB, Watson SP, Hann MM. RECAP-retrosynthetic combinatorial analysis procedure: a powerful new technique for identifying privileged molecular fragments with useful applications in combinatorial chemistry. J Chem Inf Comput Sci, 1998, 38: 511-522.

[63] Mooij WT, Hartshorn MJ, Tickle IJ, Sharff AJ, Verdonk ML, Jhoti H. Automated protein-ligand crystallography for structure-based drug design. Chem Med Chem, 2006, 1: 827-838.

[64] Hann MM, Leach AR, Harper G. Molecular complexity and its impact on the probability of finding leads fordrug

discovery. J Chem Inf Comput Sci, 2001, 41: 856-864.

[65] Hopkins AL, Groom CR, Alex A. Ligand efficiency: a useful metric for lead selection. Drug Discov Today, 2004, 9: 430-431.

[66] Walters WP. Going further than Lipinski's rule in drug design. Expert Opin Drug Discov, 2012, 7(2): 99-107.

[67] Leeson PD, St-Gallay SA. The influence of the 'organizational factor' on compound quality in drug discovery. Nat Rev Drug Discov, 2011, 10(10): 749-765.

[68] Murray CW, Verdonk ML, Rees DC. Experiences in fragment-based drug discovery. Trends Pharmacol Sci, 2012.

[69] Leeson PD, Springthorpe B. The influence of drug-like concepts on decision-making in medicinal chemistry. NatRev Drug Discov, 2007, 6(11): 881-890.

[70] Mortenson PN, Murray CW. Assessing the lipophilicity of fragments and early hits. J Comput-Aided Mol Des, 2011, 25(7): 663-667.

[71] Warner SL, Bashyam S, Vankayalapati H, Bearss DJ, Han H, Mahadevan D, et al. Identification of a lead smallmoleculeinhibitor of the Aurora kinases using a structure-assisted, fragment-based approach. Mol Cancer Ther, 2006, 5: 1764-1773.

[72] Poulsen SA, Bornaghi LF. Fragment-based drug discovery of carbonic anhydrase II inhibitors by dynamic combinatorialchemistry utilizing alkene cross metathesis. Bioorg Med Chem, 2006, 14: 3275-3284.

[73] Yap TA, Carden CP, Kaye SB. Beyond chemotherapy: targeted therapies in ovarian cancer. Nat Rev Cancer, 2009, 9: 167-181.

[74] Donald A, McHardy T, Rowlands MG, Hunter LJ, Davies TG, Berdini V, et al. Rapid evolution of 6-phenyl-purineinhibitors of protein kinase B through structure-based design. J Med Chem, 2007, 50: 2289-2292.

[75] Davies BR, Greenwood H, Dudley P, Crafter C, Yu DH, Zhang J, et al. Preclinical pharmacology of AZD5363, an inhibitor of AKT: pharmacodynamics, antitumour activity, and correlation of monotherapy with geneticbackground. Mol Cancer Ther, 2012, 11: 873-887.

[76] Yang J, Cron P, Good VM, Thompson V, Hemmings BA, Barford D. Crystal structure of an activated Akt/protein kinase B ternary complex with GSK-3 peptide and AMP-PNP. Nat Struct Biol, 2002, 9: 940-944.

[77] Saxty G, Woodhead SJ, Berdini V, Davies TG, Verdonk ML, Wyatt PG, et al. Identification of inhibitors of protein kinase B using fragment-based lead discovery. J Med Chem, 2007, 50: 2293-2296.

[78] Yap TA, Walton MI, Grimshaw KM, TePoele RH, Eve PD, Valenti MR, et al. AT13148 is a novel, oral multi-AGC kinase inhibitor with potent pharmacodynamics and antitumour activity. Clin Cancer Res, 2012, 18: 3912-3923.

[79] Caldwell JJ, Davies TG, Donald A, McHardy T, Rowlands MG, Aherne GW, et al. Identification of 4-(4-amino-piperidin-1-yl)-7H-pyrrolo[2,3-d]pyrimidines as selective inhibitors of protein kinase B through fragmentelaboration. J Med Chem, 2008, 51: 2147-2157.

[80] McHardy T, Caldwell JJ, Cheung K, Hunter LJ, Taylor K, Rowlands M, et al. Discovery of 4-amino-1-(7H-pyrrolo [2,3-d]pyrimidin-4-yl)piperidine-4-carbozamides as selective, orally active inhibitors of protein kinase B. J Med Chem, 2010, 53: 2239-2249.

（刘娜，盛春泉译）

第二篇
实验室与临床上用的药物

第5章
替莫唑胺：从细胞毒素到分子靶向药物

Malcolm F. G. Stevens

5.1　引言

　　我们可以很轻松地说替莫唑胺（图 5.1）的发现是合理药物设计的胜利，但这不太诚实。替莫唑胺是一个时代的产物，那时化学驱动的药物发现是主流，分子靶向驱动的概念还是 20 年之后的事。如同那个时代的其他药物，它是"有趣的化学催生有趣的生物"的典型案例。但这种概念现如今很不幸又很理所当然地引发了生物学家的探究，结果却几乎得不到基金机构的支持。然而有一点未曾改变，就如其他从替补到市场的新药研发项目一样，不考虑出发点，替莫唑胺的研发者需要工作在化学、药理学、毒理学和药学各领域的前沿以确保研发的成功。下面一幅看上去很 70 年代的图片里是一些当时的研发者（图 5.2）。

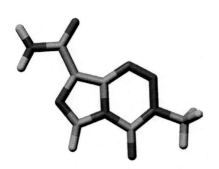

图 5.1　替莫唑胺的结构（见彩图）

（来源：感谢 Mark Beardsall 提供图片）

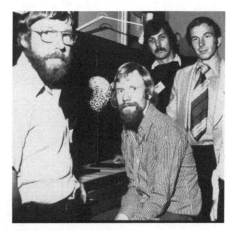

图 5.2　替莫唑胺的部分研发者（从左向右：
Keith Vaughan, Andy Gescher, John Hickman
和 Malcolm Stevens, 1976）；

（来源：阿斯顿大学）

5.2 咪唑四嗪和米托唑胺

化学上的探究，尤其是对多氮杂环体系的合成，是替莫唑胺分子核心部分双环咪唑四嗪研发的核心问题，对它的研究可以追溯到 20 世纪 60 年代在诺丁汉大学的博士时期。图 5.3 显示了一些在米托唑胺和替莫唑胺合成过程中得到的有意义的分子。

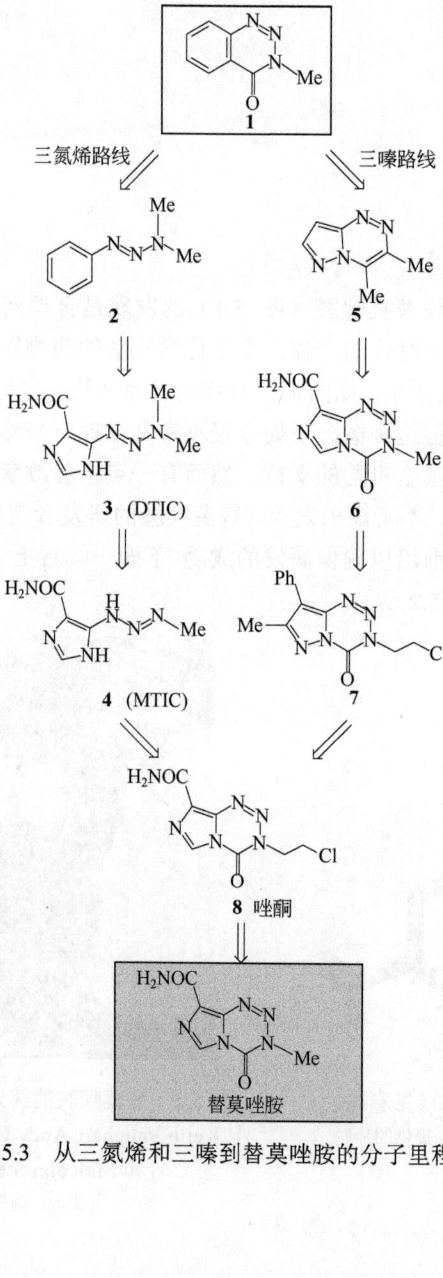

图 5.3 从三氮烯和三嗪到替莫唑胺的分子里程碑

三氮烯和三嗪这两种结构是抗癌药咪唑四嗪研发的起始结构❶。100多年前，众所周知，1,2,3-苯并三嗪酮如化合物 **1** 在热碱液中开环生成邻氨基苯甲酸[1]。尽管甲基发生了怎样的反应在那时还不知道，但是咪唑四嗪由三氮烯中间体生成烷基结构正是遵循了这一反应规律。化合物 **1** 由于在生理条件下不能开环生成单烷基三氮烯故没有抗癌活性；如果 Herr Finger 引入了跟羧基同等效力的能促使开环的吸电子基团（如 CF_3），那么癌症的化学疗法将提前追溯到 19 世纪 80 年代，而不是 20 世纪 40 年代！芳基二甲基三氮烯的对应化合物 **2** 有抗癌活性，Tom Connors 和他的同事在生化药理方面的创造性工作揭示了脱甲基化代谢生成单甲基三氮烯与抗癌活性有关[2]；这项发现对替莫唑胺未来的发展产生了广泛的影响。有趣的是，一种相似的 P450 介导的氧化脱甲基作用对达卡巴嗪（DTIC）的活化起关键作用，达卡巴嗪已在 20 世纪 70 年代作为抗黑色素瘤药物上市。Keith Vaughan 首次合成了 α-羟基芳基二甲基三氮烯[3]；DTIC 的羟甲基代谢物被证实为老鼠的尿代谢物[4]，并且在失去一分子甲醛后，成为单甲基三氮唑的甲基化试剂甲基三氮唑基甲酰胺（MTIC）的前体。

第二条研发路线以吡唑三嗪如 **5** 为起点，并发现双杂环桥头氮原子的位置对化学性质有重要影响，特别是它们在温和条件下开环的属性[5]。实际上，化合物 **5** 及其 N-酰基衍生物在大鼠体内对甲基化胆蒽诱导的肿瘤有抑制作用[6]。但问题是，在那时，将先导化合物发展为临床用药的学术研究并没有基金支持。直到 1980 年，在英国，Tom Connors 和 Brian Fox 才说服癌症公司成立 I / II 期委员会来挑选化合物用于临床开发。

在 20 世纪 70 年代早期，阿斯顿大学发起了一个项目，用来研究桥头氮原子双环体系，例如咪唑三嗪酮（**6**）的化学性质和生物活性，事实证明这些化合物没有抗肿瘤活性[7]。之后在 1978 年，药学研究生 Robert Stone（图 5.4）获得 May&Baker 奖学金并受聘研究有潜在抗过敏活性的双环化合物，不过该研究不久就被公司放弃。同时，德国研究小组发表了由重氮唑和异氰酸酯相互作用融合 1,2,3,5-四嗪的新路线[8]。化合物 **7** 的四嗪环上有 2-氯乙基取代，但是对 Ege 和他的同事来说，不幸的是，五元环咪唑上的烷基和芳基取代会降低抗肿瘤活性。这险些使得替莫唑胺的研发转向另一个方向。但是通过研究 Ege 反应，Stone 与 Eddy Lunt、Chris Newton 及其在 May&Baker 有限公司的同事合作，首次将咪唑环和 1,2,3,5-四嗪环结合成双环体系[9]。产物 **8** 的实验室名称为唑酮（之后改为米托唑胺），包含了阿斯顿大学（Aston）和学生合成者（Stone）的名字。人们已经总结综述了早期的化学研发工作，以及它在生物活性分子咪唑四嗪中精确分子构建上的重要意义[10,11]。

---

❶ 三氮烯是三个氮原子相连的非环体系；三嗪是环内含有三个氮原子和三个碳原子的六元环；四嗪是环内含有四个氮原子的六元环。

另一个阿斯顿大学的博士，Neil Gibson 发现唑酮对分裂活性很高的老鼠肿瘤有很高的抗肿瘤活性，尤其是白血病和淋巴瘤[12]；的确，它对当时大部分肿瘤模型都有治疗活性，并且为单独用药。1983 年，英国和美国的会议同时展示了这些成果。美国癌症研究协会（AACR）年度会议上，几乎没有人听说这些成果，这些成果混杂在其他各种各样的报告中被安排在会议最后一天的最后环节进行展示，这不是个好征兆。很勇敢的是，John Slack 带领的阿斯顿大学的药学家开发了这种药物的注射剂。随后这种制剂在 Edward Newlands、George Blackledge 的指导下分别在伦敦查令十字会医院和英国伯明翰的伊丽莎白女王医院快速进行临床观察。唑酮在当时临床前模型中的优异活性欺骗了阿斯顿的研究团队，并使他们相信在它们的能力范围内存在着某种"神奇子弹"。他们设计了一幅海报——"唑酮：电影"——吹捧这种新制剂［图 5.5（A）］。这种狂妄自大必将以失败告终。当然，唑酮在 1983 年开始的 I 期研究确实表明，这种新型分子会在患者体内引发严重的不可逆的血小板缺少症[13]，特别是多次给药的时候[14]。同时代的另一幅海报预示了唑酮的终结［图 5.5（B）］，考虑到治疗指标[15]，这种结果可以预见。竞争者嘲讽地把这项注定失败的事业称之为"最后的唑酮"！

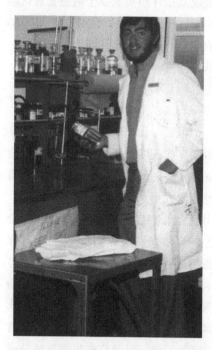

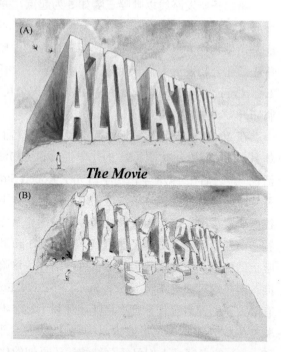

图 5.4　博士研究生 Robert Stone，阿斯顿大学药学系，1980 年

图 5.5　（A）"唑酮-史诗巨制"和（B）最后的唑酮
（来源：Graham Smith 设计海报，阿斯顿大学，1983）

5.3　从米托唑胺到替莫唑胺

由 Eddy Lunt 和 Chris Newton 带领的 May&Baker 研究团队在此时策略性地——或

者，大概是面对证据灵敏地嗅到了失败的味道？——退出了这项研究。放弃项目在工业中始终存在，但学术界却在竭尽全力地避免放弃——就如同他们最喜欢的旧 T 恤，当不得不丢弃的时候，有些东西也随之消亡。庆幸的是，当时的化合物库里的化合物有不同的药理活性。图 5.6 总结了其构效关系。

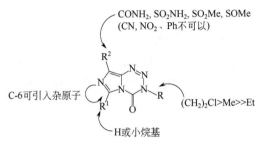

图 5.6　咪唑四嗪的构效关系

　　抗癌活性最好的 N3 位取代基 R 是 β-氯乙基，换成甲基活性就会下降：有趣的是，将氯乙基换成乙基、溴乙基、甲氧基、氯丙基、烯丙基和其他烷基取代基，活性将会消失[10]。在 C6 位，取代基 R^1 可以是氢或者小的直链烷基，但不能是支链烷基；在 C8 位，R^2 取代基如甲酰胺、磺胺、矾和亚砜会赋予化合物更加丰富的活性[16]。然而很多类似物比四嗪环上 β-氯乙基取代的米托唑胺的活性更好，尤其是 C8 位含硫原子的官能团不好，因为在唑酮 I 期研究中观察到的骨髓毒性与这类化合物的 DNA 交联活性有关[17]。

　　阿斯顿药学研究团队，以 Simon Langdon 为代表，表示微小的结构改变——将唑酮的氯乙基替换为甲基，将确保 DNA 交联不会发生——将使新分子药理学和毒理学性质发生明显的改变，难以察觉地将 CCRG81045、M&B39831、NSC362856，除了替莫唑胺外，变成性质类似的化合物，而不降低它们的药代动力学性质[18]。实际上，通过观察 3-甲基苯三嗪酮（**1**）和替莫唑胺的结构，我们会显然地发现在 100 年间只进行了少量的小分子研究。然而事情没有那么简单，与米托唑胺不同，替莫唑胺在以前用过的相同生存时间模型中的抗肿瘤活性依赖于给药计划，多剂量给药时，替莫唑胺在老鼠血癌（L1210 和 P388 白血病）和恶性实体瘤（M5076 肉瘤，ADJ/PC6A 浆细胞瘤，B16 黑色素瘤，路易斯肺恶性腺瘤）中有很好的抗肿瘤活性。环磷酰胺耐受的白血病 L1210 细胞系对替莫唑胺依旧敏感。然而耐受米托唑胺的 L1210 和 P388 细胞系，耐受 DTIC3 的 L1210 突变体也会对替莫唑胺完全耐受，表现出后两种药的相同的分子机制[18]。

　　在有限信息的基础上[19]，人们认为，DTIC 在人体内脱甲基化生成活性物质 MTIC 的效果不好，然而替莫唑胺的化学性质使它不经代谢就可以开环生成相同的甲基化物质 MTIC。事实上，这只是激活过程的一部分（详见替莫唑胺作用机制部分）。人们认为，替莫唑胺可以用作 DTIC 的替代药物，并且推断如果人体不可预测的代谢没那么奇怪的话，DTIC 本可以更加有效，替莫唑胺证实了这点[18]。在这项试探性原理中，替莫唑胺被癌症研究组织选作临床试验。随后的报告指出，替莫唑胺对大脑移植瘤的活性[20]支持了这个决定，并指出它可以用于治疗人类脑瘤。替莫唑胺简单的化学结构和出色的酸稳定性表明，它可以大规模合成，良好的药理性质使它可以口服给药。事实证明正是如此。

5.4 替莫唑胺的化学合成

替莫唑胺原合成路线以 5-氨基咪唑-4-酰胺（**9**）为起始原料，经化学反应转化成相应的可溶性的重氮咪唑化合物（**10**），然后与甲基异氰酸酯在 25℃下乙酸乙酯异相溶液中搅拌反应 30 天得到替莫唑胺（反应式 5.1）。第二步反应推测可能经过离子化的中间体 **11** 来进行反应并且该步反应属于原子经济型反应，即初试原料中的每一个原子最终都转变成产物[9]。

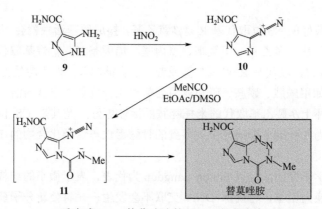

反应式 5.1　替莫唑胺的 Stone 合成路线

然而原子经济型的合成路线与环境友好型的合成路线是不同的。1984 年 9 月，发生在印度博帕尔的一次事故使整个替莫唑胺生产计划陷入危机。在一处人口居住密集处发生的一罐甲基异氰酸酯的失控反应对该地造成了灾难性的毒性事故，现如今，该化工厂处仍残留化学品衍生物[21]。幸运的是，在发生这次事故之前，因为市场上不能交易这种分子化合物，甲基异氰酸酯的大量供应被限制，需要担保进行交易。特别是在英国伯明翰市区中的实验室中既不是科学因素也不是政治因素促使对原合成路线进行改造，改造主要通过限制反应在一密闭系统中进行加热反应，或者对固态的化合物 **10** 进行超声处理呈现较好的悬浮液。但是，仅仅简单地采用 DMSO 与乙酸乙酯溶剂就可以使千克级临床级别替莫唑胺的生产过程中，每三天每批次几乎定量得到 250 g 临床级别纯度的替莫唑胺。

在研究更为安全的替莫唑胺合成路线的过程中，采用了一系列的合成方法（反应式 5.2）。为了避免使用甲基异氰酸酯，较为稳定的异氰酸酯例如异氰酰乙酸乙酯以及三甲基甲硅烷基异氰酸甲酯与重氮咪唑酰胺化合物（**10**）反应得到咪唑四嗪化合物 **12**[22]和 **13**[23]，相应的都可以得到替莫唑胺。并且，氰基类似物（**14**）可在 60℃、10 mol/L 盐酸中水解得到替莫唑胺，但直接合成化合物 **14** 较为困难。另外，避免使用甲基异氰酸酯和重氮咪唑的方法是合成 5-氨基-1-(*N*-甲基氨基甲酰基)咪唑-4-甲酰胺（**15**）。这种咪唑的阴离子即是原路线中假定的离子化中间体 **1**。尽管对环合条件进行了全面的研究，包括不同的酸、亚硝基鎓离子来源、溶剂、温度、相转移催化剂以及环糊精的使用等等，在最优条件（在 0～5℃含有酒石酸的亚硝酸钠水溶液中）下，化合物 **15** 转化成替莫唑胺的转化率仅有 45%[24]。从最开始发现替莫唑胺这超过 25 年的过程中，没有一条合成路线远优于原合成路线，该药物一直用原合成路线生产。

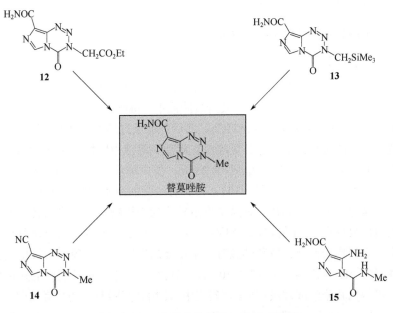

反应式 5.2　替莫唑胺的另一种合成路线

5.5　替莫唑胺早期临床试验

　　Ⅰ期临床研究中，替莫唑胺的二甲基亚砜（DMSO）静脉注射剂注射 1h，起始剂量为 50 mg/m²，转化为口服给药是 200 mg/m²，证明口服给药的生物利用度很好[25]。白血球减少症和血小板减少症受剂量限制时，剂量仍不断增加到 1200 mg/m²。曲线下面积（AUC）的增加随剂量呈线性关系，但是单剂量给药是无反应的。考虑到临床前监控显示的给药计划依赖性，每日给药增加至 5 倍。连续 5 天以 150 mg/m² 的剂量给药也可以。在没有骨髓抑制的情况下，接下来以 200 mg/m² 的剂量连续 5 天给药，4 周一循环。在Ⅰ期研究中，黑色素瘤和阿里贝尔氏病也有所应答。在两名复发的高级别神经胶质瘤患者中也表现出临床活性。随后的Ⅱ期临床和研究集中在黑色素瘤患者和超高级别神经胶质瘤患者中，这些研究已经有所综述[26]。总之，无论应用在放疗前还是应用在放疗后的复发过程中，替莫唑胺都表现出对抗高级别神经胶质瘤的活性。纵然应答期较短，因此对总体存活率的影响有限，但患者的认知功能和心理生理表现都有提高。进一步的研究表明，替莫唑胺应该在每日额外给药[27]，因为该药口服方便，替莫唑胺在联合应用中很流行，包括放疗，已确立药物如 BCNU、顺铂、紫杉酚、生物利妥昔单抗和干扰素-α-2，处于探索状态的小分子如微管蛋白结合因子埃博霉素 B、萨利多安、13-顺式视黄酸，核糖核苷酸还原酶抑制剂二阿霉素和三阿霉素，金属蛋白酶抑制剂马马斯塔（marismastat），血管生成抑制剂 TNB-470，新型核酶聚合酶-1 抑制剂（PARP-1），修复蛋白 O^6-甲基鸟嘌呤甲基转移酶（MGMT，也称为 O^6-烷基鸟嘌呤烷基转移酶或 AT 酶）抑制剂。

5.6　替莫唑胺的作用模式

5.6.1　化学激活

替莫唑胺激活的化学机制完全不同于合成路线中用到的化学[9,28]。它的活化分多步发生：首先依赖于 pH（在 37℃磷酸盐缓冲液中，pH=7.4 时 $t_{1/2}$=1.83 h）的 C4 位的水解，生成不稳定的单甲基三嗪 MTIC4，随后可能通过四面体化合物 **17** 和不稳定的氨基甲酸（**18**）脱羧基而活化。替莫唑胺在碳酸钠溶液中降解分离出 MTIC 证实了这一过程[9]。pH=7.4 时，MTIC 的 $t_{1/2}$ 小于 2 min，蛋白降解为 5-氨基咪唑-4-甲酰胺（**9**）和高反应活性的甲烷重氮盐离子（**19**），其具有活泼的甲基化功能（反应式 5.3）。在氘代磷酸盐缓冲液中，甲基在其重氢交换中转化为亲核物质[29]。在酸性 pH 中，替莫唑胺作为前药很稳定，pH 值超过 7 时不稳定，MTIC 三嗪开环，这个现象是偶然发现的，并不利于药物的设计。替莫唑胺有一个奇怪的性质，在热硫酸中很稳定。但是在生理条件下的 pH 值范围很小（7.4±0.1），在这种条件下，替莫唑胺的开环反应伴随着 MTIC 甲基化并分解成片段。在Ⅰ期研究中，服用替莫唑胺Ⅳ的患者血浆 $t_{1/2}$ 为 1.8 h（Newlands 等，1992），证明不同于 DTIC，替莫唑胺化学上可控，代谢过程在药物激活中的作用不明显[30]。

为探究 Stone 合成过程，对替莫唑胺进行了同位素标记，甲酰胺基团标记为 ^2H，N2 标记为 ^{15}N，甲基标记为 ^{11}C 和 ^{13}C，C4 标记为 ^{11}C，C6 标记为 ^{14}C。它可能是唯一一个用所有 $^{11\sim14}C$ 标记过的药物。这种方法解答了机制问题[28]，确定了质子化位点（在 N7 位置），解释了分子中每一个原子在体内的代谢（图 5.7）。甲基位置 ^{11}C 标记的替莫唑胺[31]的正电子发射断层成像（PET）图谱证实了该药选择性地实现了脑部肿瘤的甲基化而不是肿瘤附近健康的脑组织（图 5.8）。也许是它们 pH 环境的微小差距或它们修复损伤 DNA 的能力不同导致了该选择性[32,33]，相反，四嗪酮羰基上 ^{11}C 标记的替莫唑胺变成了衰变的二氧化碳，与提出的化学激活机制相符。

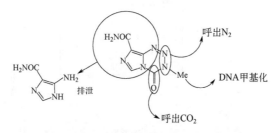

反应式 5.3　替莫唑胺在 pH=7.4 时的化学激活（彩色版本可网络在线阅读）

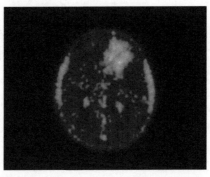

图 5.7　替莫唑胺中 C、H、N 和 O 原子的体内代谢去路

图 5.8　成胶质细胞瘤患者接受 C4 位 ^{11}C 取代的替莫唑胺治疗后的 PET 谱（见彩图）

5.6.2 替莫唑胺与 DNA 的相互作用及修复过程

替莫唑胺随机地在 DNA 嘌呤残基位点上引入甲醇，主要在 N^7 鸟嘌呤位置、N^3 腺嘌呤位置和 O^6 鸟嘌呤位置[34]。像大部分短暂存在的亲电反应物一样，MTIC（或替莫唑胺）衍生得到的甲烷重氮化合物在 DNA 亲核微环境中共价结合三个或更多连续鸟嘌呤中的鸟嘌呤[35,36]。在此基础上，5-FU 被归类为"细胞毒性分子"（详见本章 *MGMT* 基因表观沉默部分）。DNA 相互作用导致药物细胞毒性的位置是 O^6 位的鸟嘌呤碱基，这种观点由高表达 MGMT 肿瘤的抗药性推理而来[37-39]。O^6 位甲基化会造成细胞毒性损伤，因为它会引发 DNA 复制中胸腺嘧啶的错配。除非被 MGMT 修复，子链的错配被错配修复蛋白识别，引发胸腺嘧啶剪切和再嵌入的无效循环，导致 DNA 链的永久性断裂。这些损伤最终会引起 DNA 损伤响应机制，导致细胞周期阻滞和细胞凋亡。其他位点的甲基化，例如 N^7 位鸟嘌呤和 N^3 位腺嘌呤，会在 PARP-1 的帮助下，被碱基切除修复机制（BER）快速修复[40]。

替莫唑胺甲基化 DNA 的 O^6 位鸟嘌呤残基，错配碱基配对，MGMT 活性位点半胱氨酸残基修复的简化机制见反应式 5.4。MGMT 是保守蛋白中的一员，可以旋转、翻转，靶向用于外螺旋加工的 DNA 核苷酸。最近的结晶学研究揭示了 MGMT 蛋白侵入 DNA 小沟中 DNA 识别螺旋的 Arg128 的机理，待修复的碱基被翻转入大沟，同时 Tyr114 促进磷酸翻转[41]。外螺旋碱基在疏水裂缝中（Met134 和 Val155-Gly160）为 2′-脱氧鸟

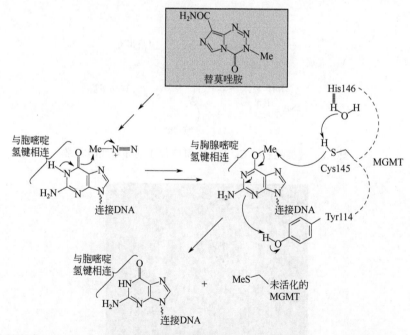

反应式 5.4　DNA 鸟嘌呤残基在替莫唑胺 O^6 位的甲基化机制，以及碱基错配、MGMT 活性位点半胱氨酸残基的修复机制

苷酸提供了选择性。一个 Glu-His-H$_2$O-Cyr 氢键网络与硫醇阴离子结合在一起，该氢键网络与丝氨酸激酶 Asp-His-Ser 催化三聚体中的氢键网络相似，而硫醇阴离子来源于活化的 Cys145。它们结合并协调进攻 O^6-甲基鸟嘌呤残基中的甲基结构。一分子（自杀性）MGMT 蛋白移除一分子甲基。

早期临床前研究检测了这些修复通路的潜在临床意义，并回顾了其拮抗活性的应用前景[26]；这些理论正在被研究论证，具体做法是将替莫唑胺与新型 PARP-1 抑制剂[42]如 AG14447、氮杂草[5,4,3-*cd*]吲哚酮（**21**）磷酸盐[43]结合；小分子 MGMT 冒充底物，如 O^6-苯基鸟嘌呤（**22**）[44]和更为强效的 2-氨基-6-[(4-溴-2-噻吩)甲氧基]嘌呤（**23**），以前也称为 Patrin 2[45]；BER 抑制剂 O-甲基羟基核纤层蛋白（**24**）[46]（图 5.9）。Patrin 2 结合在 MGMT 活性部位，生成非共价复合物，如图 5.10 所示。

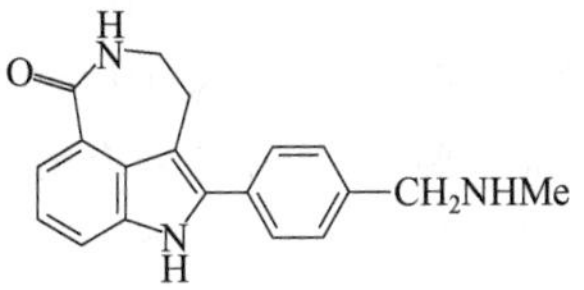

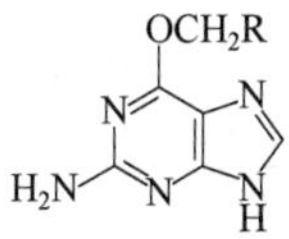

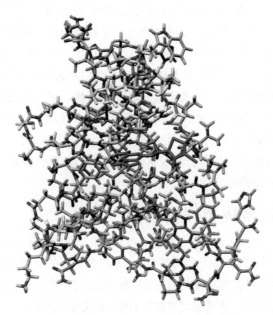

MeONH$_2$
24

图 5.9　DNA 修复抑制剂应用于替莫唑胺的联合研究中：PARP-1 抑制剂 AG14447（**21**），MGMT 抑制剂 O^6-苯基鸟氨酸（**22**）和 Patrin 2（**23**），BER 抑制剂 O-甲基-羟胺（**24**）

图 5.10　抑制剂 Patrin 2（红色）非共价结合在 MGMT 活性位点（见彩图）
（来源：感谢 Mark Beardsall 博士提供图片）

在这些结合研究中，我们需要回答的关键问题是，"在骨髓抑制或其他不良反应不增加的情况下，它们提高了替莫唑胺对修复能力极高的肿瘤细胞的临床活性吗？"然而阿斯顿小组的早期研究[34,47]表明，DNA O^6 位鸟嘌呤残基的甲基化（替莫唑胺介导），而不是替莫唑胺本身，耗竭了 MGMT。例如，与在拓展计划中单独使用替莫唑胺相比，替莫唑胺与 22 或 23 的联合使用不可能更有效[27]。并且很难想象这些结合疗法在临床实践中的应用。替莫唑胺的经济地位部分归功于它适合门诊病人口服给药：21～24 的联合使用需要IV给药和住院治疗。

5.7　MGMT 基因表观遗传学的沉默

由于我们对影响替莫唑胺肿瘤应答的分子决定因素越来越了解，现在我们通过聚合酶链反应（PCR）技术来了解 *MGMT* 基因中其启动子甲基化的特征（在 CpG 序列中胞嘧啶的 C5 位上），这在临床中对恶性胶质瘤是一个很好的预测工具[48,49]。*MGMT* 基因中启动子的甲基化开关处于"关闭"状态时则表示患者有着更长时间的生存率（$P=0.0051$; log-rank test）。在第 18 个月时的存活率是 62%（26 位患者中存活 16 位），对这 16 位存活的患者的 *MGMT* 基因启动子的甲基化检测都是阳性结果，即如果启动子没有甲基化而 *MGMT* 基因处于"开启"的状态时，肿瘤组织是可以自我修复的，而患者的存活率只有 8%（12 位患者中存活 1 位；$P=0.002$）[48]。这些观察结论在临床实践中会非常有用，甚至将来可以考虑在肿瘤的治疗中和替莫唑胺一起联合使用。

有趣的是，相关实验进展与替莫唑胺发现的过程是一致的，这就表明替莫唑胺介导的 DNA 甲基化也会抑制 DNA 甲基转移酶的活性（DNMT）[50,51]。和 MGMT 相似，DNMT 在胞嘧啶的残基上也有一个活性位点，可以催化甲基基团从 *S*-腺苷甲硫氨酸（SAM）上转移到 CpG 序列中翻转过来胞嘧啶上的 C5 位上[52]。对 DNMT 的抑制会使 DNA 处于低甲基化水平，从而使该基因被激活。将 DNA 暴露在含有甲基化试剂环境中会因为 DNA 中鸟嘌呤 O^6 位被氧化而引起细胞毒性，进一步导致 DNA 发生 C-G、T-A 互换，尤其是在和癌症有关的高致变性的"热点区域"基因中这种情况更加明显[53]。同时，对 DNMT 的抑制也可能会激活 *MGMT* 基因从而修复甲基化损伤。这个反馈弧可能在进化过程中起到保护基因组的作用，可以在因 DNA 甲基化导致的高致变基因序列的存在下保持稳定。

5.8　新型替莫唑胺类似物

由于容易获得替莫唑胺 8-羧酸[54]和米托唑胺[55]，人们更加努力地通过酸性残基结合咪唑四嗪酮和 DNA 结合域，以获得对特定 DNA 序列更好的结合选择性。但是，由于替莫唑胺的化学活性是通过其四嗪环的断裂而控制的，而且不会受到咪唑甲酰胺片段上附加替代物的干扰，氢键杂环、亚精胺、主要的 DNA 和次要的沟状识别模块、半合成 DNA-结合化合物、三链形成的寡核苷酸都不是 DNA 序列特异性相互作用的证据，多鸟嘌呤序列在 DNA 的大沟中被扩散的重氮甲烷甲基化仍然是无法避免的结果[35,54]。

抗肿瘤的替莫唑胺杂环类化合物一般会带有像双(咪唑并四嗪酮)（**25**）一样的饱和电子基团，它们一般都会有相当的细胞毒性和与 DNA 中鸟嘌呤烷基相结合的选择性，如替莫唑胺[56]。但是很难来判断是否有药物能够代替替莫唑胺。在过去一些年中，Vaughan 和他的同事共同合成的许多不常见的三嗪类化合物也许能成为比较好的替代品（相关文献见参考文献[57]）。其他一些比如像吡咯并[2,1-*d*]-1,2,3,5-四唑酮（**26**）[58]和苯并四氮杂草酮（**27**）[59]这些抗肿瘤替莫唑胺类化合物，尽管有一定的生物活性，但也不能改造成良好的甲基化试剂，并且作用机理与替莫唑胺不同（图 5.11）。

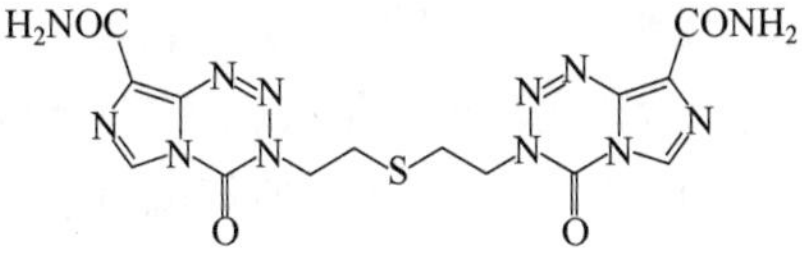

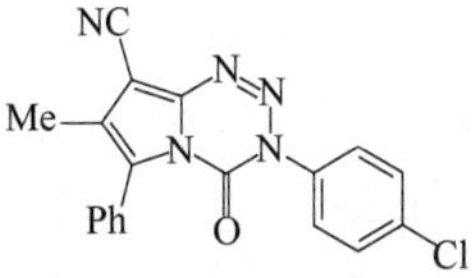

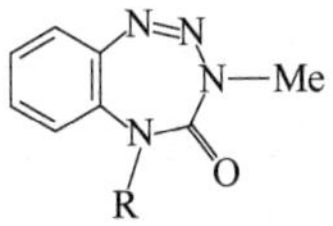

图 5.11 化合物 **25**～**29** 用作替莫唑胺的替代物

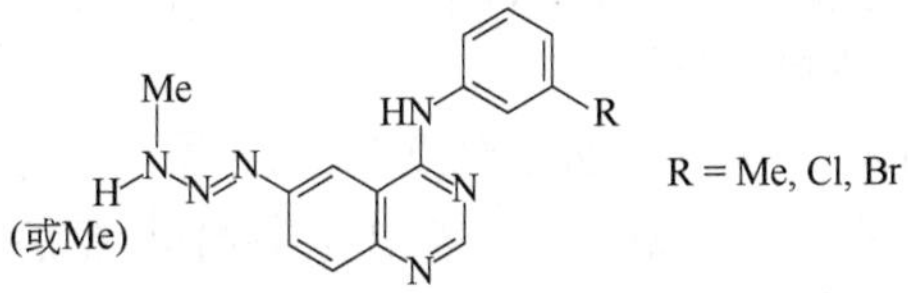

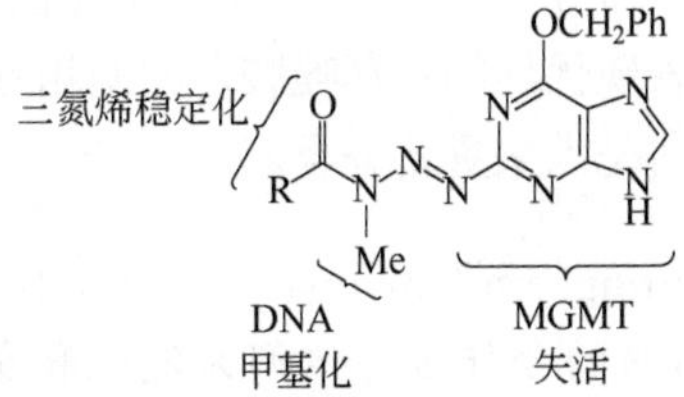

combitriazene 是一类将甲基三氮烯和其他杂环拼接在一起的化合物，该类化合物能和 DNA 甲基化序列片段结合到一起，从而作用在一个不同的生物靶点上。triazeno-anilinoquinazolines（**28**）需要经过相关酶的水解后释放甲基化试剂重氮甲烷（见反应式 5.3 MTIC 的相关降解过程）和抑制酪氨酸激酶的 ATP 活性的类化合物苯胺喹唑啉[60]。Triazenopurines（**29**）[61]的设计更有趣，去掉稳定作用的酰基基团，产生重氮甲烷类碎片和 MGMT 抑制剂 O^6-苄基鸟嘌呤，从而提供两个反应产物都是药物的方法（替莫唑胺和 O^6-苄基鸟嘌呤）[44]。

5.9 总结：替莫唑胺，靶点，分子靶点，确证的靶点

替莫唑胺是一个前药，它起到分子输送载体的作用，可以运输有活性的甲基化药物到 DNA 大沟中富含鸟嘌呤的区域。它是一个典型的小分子化合物药物，分子量只有 194。分子中的每一个原子对其有利的化学、药学和生物学都有用——易合成，稳定，可以口服，不经过第一轮的代谢，血液运输经过血脑屏障，是一个对细胞低毒性的药物。一家权威的医药工业行业杂志甚至用"很好"来描述它[54]。然而随着过去制药行业的发展而产生的细胞毒性剂目前经常遭受到药物学家和药物分析家的无情抨击，因为他们希望能够看到通过稳定的药物分子靶点来发现抗肿瘤药物研究（但是除了在慢性髓细胞性白血病药物中的 Gleevec 成功，其他在上皮组织转移性肿瘤相关研究中还没有取得进展）。在一些新的研发新药到了临床阶段之后就会给我们带来连续不断的失望，研发人员把这些失败归咎于早期药物靶点的不确定性[62]或者他们就辩解道只有真正的稳定靶点在临床上才能经得住严峻的考验，其他的也仅仅是可能合适的靶点[63]。

当然，替莫唑胺有着一个非常明确的作用靶点——DNA 大沟中鸟嘌呤残基上第 6 位的 O 原子。但是假设甲基化作用是随机的发生在基因组所有这样相似序列的鸟嘌呤上，这样的话替莫唑胺就是一个细胞毒性剂的标志物了。然而替莫唑胺对第 6 位氧原子上甲基化的偏爱带来的损害而导致的细胞损伤会预示着其良好的抗肿瘤活性，然后抗肿瘤活性由 MGMT 的修复功能来控制调节，MGMT 蛋白的表达水平则是由 *MGMT* 基因启动子的甲基化水平控制调节的。

有两种与替莫唑胺相关的"确证的分子靶点"定义：①一个每年销售额大于 5 亿美元的药物却没有一个严格意义上的靶点；②在患者中测量靶标以把患者分为适合用此药和不适合用此药的两部分。现在的替莫唑胺，商品通用名是 Temodar™（美国）或者 Temodal™（欧盟），都执行着相关的最高标准。作者认为，能用 PCR 测定的 MGMT 基因的表观遗传失活与在恶性胶质瘤临床治疗中表现优异的替莫唑胺之间的相互联系，可以将药物从根据细胞毒性分类中按照精确分子导向靶点来重新分类。

致谢　感谢我在 Aston and Nottingham University 和 May Baker Ltd 工作时所有合作的同事，也非常感谢全世界范围内的合作者，他们为发现和发展替莫唑胺做出了杰出的贡献。合作的前同事，包括我自己的资金都来源于全球销售替莫唑胺所得税对 Aston University 的基金资助项目。

由于出版方对于引用文献的数目有限制，所以本文中所引用的参考文献只能够涵盖从替莫唑胺发展初期和其重要发现的范围，其他一些也非常重要的文献就被心有余而力不足地放弃了，对此我感到十分的抱歉。

最后，我将此章节献给已经逝去的 3 位同事，他们对广氮烯和广氮烯到替莫唑胺的研发做出了不可替代的贡献。在 20 世纪 80 年代，当此药物还在实验室研究阶段时，Tom Connors 和 Edward Newlands 对其就非常有信心；Stan McElhinney 独自在都柏林的 Trinity College 建立起一个小实验室，而正是这个小实验室合成出了 MGMT 的抑制剂 Patrin 2（罗米鲁曲）。

参 考 文 献

[1] Finger H. Beiträe zur Kenntniss des o-Amidobenzamids. J Prakt Chem 1888, 37: 431-445.

[2] Audette RCS, Connors TA, Mandel HG, Merai K, Ross WCJ. Studies on the mechanism of action of the tumour inhibitory triazenes. Biochem Pharmacol, 1973, 22: 1855-1864.

[3] Gescher A, Hickman JA, Simmonds RJ, Stevens MFG, Vaughan K. α-Hydroxylated derivatives of antitumour dimethyltriazenes. Tetrahedron Lett, 1978: 5041-5044.

[4] Kolar GF, Maurer M, Wildschutte M. 5-(3-Hydroxymethyl-3-methyl-1-triazeno)imidazole-4-carboxamide is a metabolite of 5-(3, 3-dimethyl-1-triazeno)imidazole-4-carboxamide. Cancer Lett, 1980, 10: 235-241.

[5] Partridge MW, Stevens MFG. Pyrazolo-*as*-triazines. Part III. Ring fission. J Chem Soc C, 1967: 1828-1830.

[6] Baldwin RW, Partridge MW, Stevens MFG. Pyrazolotriazines: a new class of tumour-inhibitory agents. J Pharm Pharmacol 1966, 18S: 1S-4S.

[7] Baig GU, Stevens MFG. Triazines and related compounds, Part 22. Synthesis and reactions of imidazo[5, 1-*c*] [1, 2, 4]triazines. J Chem Soc, Perkin Trans I, 1981: 1424-1432.

[8] Ege G, Gilbert K. [7 + 2]- and [11 + 2]-cycloaddition reactions of diazoazoles with isocyanates to azolo[5, 1-*d*] [1, 2, 3, 5]tetrazin-4-ones. Tetrahedron Lett, 1979: 4253-4256.

[9] Stevens MFG, Hickman JA, Stone R, Gibson NW, Baig GU, Lunt E, et al. Antitumor imidazotetrazines. 1. Synthesis and chemistry of 8-carbamoyl-3-(2-chloroethyl)imidazo[5, 1-*d*]-1, 2, 3, 5-tetrazin-4(3*H*)-one, a novel broad-spectrum antitumor agent. J Med Chem, 1984, 27: 196-201.

[10] Stevens MFG. Second generation azolotetrazinones. In: Harrap KR, Connors TA. editors. New avenues in developmental cancer chemotherapy. vol. 8 Academic Press, 1987: 335-354.

[11] Stevens MFG, Newlands ES. From triazines and triazenes to temozolomide. Eur J Cancer, 1993, 29A: 1045-1047.

[12] Hickman JA, Stevens MFG, Gibson NW, Langdon SP, Fizames C, Lavelle F, et al. Experimental antitumor activity against murine tumor model systems of 8-carbamoyl-3-(2-chloroethyl)imidazo[5, 1-*d*]-1,2,3,5-tetrazin-4(3*H*)-one (mitozolomide), a novel broad-spectrum agent. Cancer Res 1985, 45: 3008-3013.

[13] Newlands ES, Blackledge G, Slack JA, Goddard C, Brindley CJ, Holden L, et al. Phase I clinical trial of mitozolomide (CCRG 81010; M&B 39565; NSC 353451). Cancer Treat Rep 1985, 69: 801-805.

[14] Schornagel JH, Simonetti G, Dubbelman R, ten Bokkel Huinink WW, McVie JG. Phase I study of mitozolomide on a once daily for 5 days schedule. Cancer Chemother Pharmacol 1990, 26: 237-238.

[15] Double JA, Bibby MC. Therapeutic index: a vital component in selection of anticancer agents for clinical trial. J Natl Cancer Inst 1989, 81: 988-994.

[16] Lunt E, Newton CG, Smith C, Stevens GP, Stevens MFG, Straw CG, et al. Antitumor imidazotetrazines. 14. Synthesis and antitumor activity of 6- and 8-substituted imidazo[5, 1-*d*]-1, 2, 3, 5-tetrazinones and 8-substituted pyrazolo[5, 1-*d*]-1, 2, 3, 5-tetrazinones. J Med Chem, 1987, 30: 357-366.

[17] Gibson NW, Hickman JA, Erickson LC. DNA cross-linking and cytotoxicity in normal and transformed human cells treated *in vitro* with 8-carbamoyl-3-(2-chloroethyl)imidazo[5, 1-*d*]-1, 2, 3, 5-tetrazin-4(3*H*)-one. Cancer Res 1984, 44: 1772-1775.

[18] Stevens MFG, Hickman JA, Langdon SP, Chubb D, Vickers L, Stone R, et al. Antitumor activity and pharmacokinetics in mice of 8-carbamoyl-3-methylimidazo[5, 1-*d*]-1, 2, 3, 5-tetrazin-4(3*H*)-one (CCRG 81045; M & B 39831), a novel drug with potential as an alternative to dacarbazine. Cancer Res, 1987, 47: 5846-5852.

[19] Rutty CJ, Newell DR, Vincent RB, Abel G, Goddard PM, Harland SJ, et al. The species dependent pharmacokinetics of DTIC. Br J Cancer, 1983, 48: 140.

[20] Plowman J, Waud WR, Koutsoukos AD, Rubinstein LV, Moore TD, Grever MR. Pre-clinical antitumor activity of temozolomide in mice: efficacy against human brain tumor xenografts and synergism with 1, 3-bis(2-chloroethyl)-1-nitrosourea. Cancer Res, 1994, 54: 3793-3799.

[21] Crabb C. Revisiting the Bhopal tragedy. Science, 2004, 306: 1670-1671.

[22] Wang Y, Stevens MFG, Thomson WT. Alternative synthesis of the antitumour drug temozolomide avoiding the use

of methyl isocyanate. J Chem Soc Chem Commun, 1994: 1687-1688.

[23] Wang Y, Stevens MFG, Thomson WT, Shutts BP. Antitumour imidazotetrazines. Part 33. New syntheses of the antitumour drug temozolomide using 'masked' methyl isocyanates. J Chem Soc, Perkin Trans I, 1995: 2783-2787.

[24] Wang Y, Stevens MFG, Chan T-M, DiBenedetto D, Ding Z-X, Gala D, et al. Antitumor imidazotetrazines. 35. New synthetic routes to the antitumor drug temozolomide. J Org Chem, 1997, 62: 7288-7294.

[25] Newlands ES, Blackledge GRP, Slack J, Stuart NSA, Stevens MFG. Experimental background and early clinical studies with imidazotetrazine derivatives. In: Giraldi T, Connors TA, Cartei G, editors. Triazenes. New York: Plenum Press;,1990: 185-193.

[26] Newlands ES, Stevens MFG, Wedge SR, Wheelhouse RT, Brock C. Temozolomide: a review of its discovery, chemical properties, pre-clinical development and clinical trials. Cancer Treat Rev, 1997: 23: 35-61.

[27] Brock CS, Newlands ES, Wedge SR, Bower M, Evans H, Colquhoun I, et al. Phase I trial of temozolomide using an extended continuous oral schedule. Cancer Res, 1998, 58: 4363-4367.

[28] Denny BJ, Wheelhouse RT, Stevens MFG, Tsang LLH, Slack JA. NMR and molecular modelling investigation of the mechanism of activation of the antitumor drug temozolomide and its interaction with DNA. Biochemistry, 1994, 33: 9045-9051.

[29] Wheelhouse RT, Stevens MFG. Decomposition of the antitumour drug temozolomide in deuteriated phosphate buffer: methyl group transfer is accompanied by deuterium exchange. J Chem Soc, Chem Commun, 1993: 1177-1178.

[30] Tsang LLH, Farmer PB, Gescher A, Slack JA. Characterisation of urinary metabolites of temozolomide in humans and mice and evaluation of their cytotoxicity. Cancer Chemother Pharmacol, 1990, 27: 342-346.

[31] Brown GD, Luthra SK, Brock CS, Stevens MFG, Price PM, Brady F. Antitumor imidazotetrazines. 40. Radios-yntheses of [4-11C-*carbonyl*]- and [3-*N*-11C-*methyl*]-8-carbamoyl-3-methylimidazo[5, 1-*d*]-1, 2, 3, 5-tetrazin-4(3*H*)-one (temozolomide) for positron emission tomography (PET) studies. J Med Chem, 2002, 45: 5448-5457.

[32] Rottenberg DA, Ginos JZ, Kearfoot KJ, Junck L, Bigner D. *In vivo* measurement of regional brain tissue pH using positron emission tomography. Ann Neurol, 1984, 15: S98-102.

[33] Vaupeel P, Kallinowski F, Okunieff P. Blood flow, oxygen and nutrient supply, and metabolic microenvironment of human tumors: a review. Cancer Res, 1989, 49: 6449-6465.

[34] Tisdale MJ. Antitumor imidazotetrazines—XV. Role of guanine O_6-alkylation in the mechanism of cytotoxicity of imidazotetrazinones. Biochem Pharmacol, 1987, 36: 457-462.

[35] Clark AS, Deans B, Stevens MFG, Tisdale MJ, Wheelhouse RT, Denny BJ, et al. Antitumor imidazotetrazines. 32. Synthesis of novel imidazotetrazinones and related bicyclic heterocycles to probe the mode of action of the antitumor drug temozolomide. J Med Chem, 1995, 38: 1493-1504.

[36] Hartley JA, Mattes WB, Vaughan K, Gibson NW. DNA sequence specificity of guanine N_7 alkylation for a series of structurally related triazenes. Carcinogenesis, 1988, 9: 669-674.

[37] Baer JC, Freeman AA, Newlands E, Watson AJ, Rafferty JA, Margison GP. Depletion of O_6-alkylguanine-DNA alkyltransferase correlates with potentiation of temozolomide and CCNU toxicity in human tumour cells. Br J Cancer, 1993, 67: 1299-1302.

[38] Lee SM, Thatcher N, Crowther D, Margison GP. Inactivation of O_6-alkylguanine-DNA alkyltransferase in human peripheral blood mononuclear cells by temozolomide. Br J Cancer, 1994, 69: 452-456.

[39] Wedge SR, Porteous JK, Newlands ES. 3-Aminobenzamide and/or O_6-benzylguanine evaluated as an adjuvant to temozolomide or BCNU treatment in cell lines of variable mismatch repair status and O_6-alkylguanine-DNA alkyltransferase activity. Br J Cancer, 1996, 74: 1030-1036.

[40] Plummer ER, Middleton MR, Jones C, Olsen A, Hickson I, McHugh P, et al. Temozolomide pharmacodynamics in patients with metastatic melanoma: DNA damage and activity of repair enzymes O_6-alkylguanine alkyltransferase and poly(ADP-ribose)polymerase-1. Clin Cancer Res, 2005, 11: 3402-3409.

[41] Daniels DS, Woo TT, Luu KX, Noll DM, Clarke ND, Pegg AE, et al. DNA binding and nucleotide flipping by the human DNA repair protein AGT. Nat Struct Mol Biol, 2004, 11: 714-720.

[42] Jagtap P, Szabó C. Poly(ADP-ribose) polymerase and the therapeutic effects of its inhibitors. Nat Rev Drug Discov, 2005, 4: 421-440.

[43] Koch SSC, Thorensen LH, Tikhe JG, Maegley KA, Almassy RJ, Li J, et al. Novel tricyclic poly(ADP-ribose) polymerase-1 inhibitors with potent anticancer chemo-potentiating activity: design, synthesis, and X-ray cocrystal structure. J Med Chem, 2002, 45: 4961-4974.

[44] Friedman HS, Keir S, Pegg AE, Houghton PJ, Colvin OM, Moschel RC, et al. O_6-Benzylguanine-mediated enhancement of chemotherapy. Mol Cancer Ther, 2002, 1: 943-948.

[45] Ranson M, Middleton MR, Bridgewater J, Lee SM, Dawson M, Jowle D, et al. Lomeguatrib, a potent inhibitor of O_6-alkylguanine-DNA alkyltransferase: phase I safety, pharmacodynamic, and pharmacokinetic trial and evaluation in combination with temozolomide in patients with advanced solid tumours. Clin Cancer Res, 2006, 12: 1577-1584.

[46] Liu L, Gerson SL. Targeted modulation of MGMT: clinical implications. Clin Cancer Res, 2006, 12: 328-331.

[47] Bull VL, Tisdale MJ. Antitumour imidazotetrazines—XVI. Macromolecular alkylation by 3-substituted imidazotetrazines. Biochem Pharmacol, 1987, 36: 3215-3220.

[48] Hegi ME, Diserens AC, Godard S, Dietrich PY, Regli L, Ostermann S, et al. Clinical trial substantiates the predictive value of O_6-methylguanine-DNA methyltransferase promoter methylation in glioblastoma patients treated with temozolomide. Clin Cancer Res, 2004, 10: 1871-1874.

[49] Hegi ME, Diserens AC, Gorlia T, Hamou M, de Tribolet N, Weller M, et al. *MGMT* gene silencing and benefit from temozolomide in glioblastoma. N Engl J Med, 2005, 352: 997-1003.

[50] Tisdale MJ. Antitumor imidazotetrazines—X. Effect of 8-carbamoyl-3-methylimidazo[5, 1-*d*]-1, 2, 3, 5-tetrazin-4 (3*H*)one (CCRG 81045, M&B 39831, NSC 362856) on DNA methylation during induction of haemoglobin synthesis in human leukaemia cell line K562. Biochem Pharmacol, 1986, 35: 311-316.

[51] Tisdale MJ. Antitumor imidazotetrazines—XVIII. Modification of the level of 5-methylcytosine in DNA by 3-substituted imidazotetrazines. Biochem Pharmacol, 1989, 38: 1097-1101.

[52] Winkler FK. DNA totally flipped out by methylase. Structure, 1994, 2: 79-83.

[53] Belinsky SA. Silencing of genes by promoter hypermethylation: key event in rodent and human lung cancer. Carcinogenesis, 2005, 26: 1481-1487.

[54] Arrowsmith J, Jennings SA, Clark AS, Stevens MFG. Antitumor imidazotetrazines. 41. Conjugation of the antitumor agents mitozolomide and temozolomide to peptides and lexitropsins bearing DNA major and minor groove-binding structural motifs. J Med Chem, 2002, 45: 5458-5470.

[55] Horspool KR, Stevens MFG, Newton CG, Lunt E, Walsh RJA, Pedgrift BL, et al. Antitumor imidazotetrazines. 20. Preparation of the 8-acid of mitozolomide and its utility in the preparation of active antitumor agents. J Med Chem, 1990, 33: 1393-1399.

[56] Arrowsmith J, Jennings SA, Langnel DAF, Wheelhouse RT, Stevens MFG. Antitumor imidazotetrazines. Part 39. Synthesis of bis(imidazotetrazine)s with saturated spacer groups. J Chem Soc, Perkin Trans I, 2000: 4432-4438.

[57] Glister JF, Vaughan K. A series of 1-[2-aryl-1-diazenyl]-3-({3-[2-aryl-1-diazenyl]perhydrobenzo[*d*]imidazol-1-yl} methyl)perhydrobenzo[*d*]imid-azoles. J Heterocycl Chem, 2006, 43: 1-6.

[58] Diana P, Barraja P, Lauria A, Montalbano A, Almerico AM, Dattolo G, et al. Pyrrolo[2, 1-*d*][1, 2, 3, 5]tetrazin-4(3*H*) ones, a new class of azolotetrazines with potent antitumor activity. Bioorg Med Chem, 2003, 11: 2371-2380.

[59] Williams CI, Whitehead MA, Jean-Claude BJ. A semiempirical PM3 treatment of benzotetrazepinone decomposition in acid media. J Org Chem, 1997, 62: 7006-7014.

[60] Rachid Z, Brahimi F, Katsoulas A, Teoh N, Jean-Claude BJ. The combi-targeting concept: chemical dissection of the dual targeting properties of a series of combi-triazenes. J Med Chem, 2003, 46: 4313-4321.

[61] Wanner MJ, Koch M, Koomen G-J. Synthesis and antitumor activity of methyltriazene prodrugs simultaneously releasing DNA methylating agents and the antiresistance drug O_6-benzylguanine. J Med Chem, 2004; 47: 6875-6883.

[62] Smith C. Hitting the target. Nature, 2003, 422: 341-347; quoting D. Szymkowski, Xencor, Monrovia, California.

[63] Fojo T. Novel_Target. com. Oncologist, 2001, 6: 313-314.

（朱明彦，刘嘉慧译）

第6章

替莫唑胺：发明专利及风险

Malcolm F.G. Stevens

6.1 引言

　　一位幸运地参与了上市药物的研发的发明者在继续他的事业的同时，已对数十年来常发生的那些戏剧化事件不感兴趣。每一张收据和每一份和前同事共享的专利分红，都使他回想起那段克服重重困难的成功旅途。但是，过去的成功并没有让他准备好面对质疑和折磨——这些质疑挑战了他作为一个具有奉献精神和责任心的科学家的人格。

　　故事开始于 1976 年 11 月，英国伯明翰的阿斯顿大学和在英国艾塞克斯达格南的制药公司 May & Baker 有限公司的研究主任（Kenneth Wooldridge 博士）签署了一份协议草案，此协议的内容是由英国科学研究会运作的 CASE 计划（科学和技术合作）资助一名研究生。这个项目最初的设想是研发可能具有抗过敏活性的含多个氮原子的环状化合物：这个疾病领域是那时 May & Baker 的治疗靶标，但是在不久后被放弃。

　　这项计划的一个规定是研究生将主要在学校的药学系学习，但是会借调三个月进入公司与工业界的同事共同工作。重要的是，在计划中，公司将负责所有知识产权的问题和专利诉讼。在这种情况下，Robert Stone 获得了 May & Baker 奖学金，并于 1978 年秋天开始工作。1980 年初，他通过后来广为人知的"Stone 合成"获得了第一个新的杂环结构咪唑并[5,1-*d*]-1,2,3,5-四嗪[1]，具有非常独特的化学特性。May & Baker 实验室的记录本记载了 Stone 在达格南 Eddy Lunt 博士领导的小组，于 1980 年 4 月 29 日首次合成了 3-甲基类似物（替莫唑胺）。在 1984 年首次报道了咪唑并四嗪类化合物的合成和性质的论文[1]。1999 年美国食品药品管理局批准其作为顽固性多形性成胶质细胞瘤的治疗药物，随后先灵葆雅公司在欧洲（Temodal[TM]）和美国（Temodar[TM]）将其推出市场作为多形性胶质母细胞瘤的治疗药物（该药物更完整的发现和发展过程和部分阿斯顿团队的照片请见第 5 章）。当时替莫唑胺作为这种疾病唯一的被准许的药物，在肿瘤化疗领域占据小众市场。到 2008 年，该药物突破了"重磅炸弹"的关卡，达到了每年超过 10 亿美金的销量。这是一个意想不到的小概率结果；但是这个成功不可避免地吸引了一些因现金流被切断而变得焦虑的"肉食者"，2007 年 Barr 公司通过提交一份在美国市场推出替莫唑胺通用版本的简明新药申请（ANDA），挑战了美国专利对于替莫唑胺的发明的保护。作为专利代理人的癌症研究科技有限公司（CRT，前CRCT；英国慈善团体英国癌症研究的技术转化部门，前癌症研究运动）和作为专利所有人的先灵葆雅公司提出了控诉。

因此，就在这段有着像过山车一样经历的美好回忆开始逐渐淡去时，一系列上流社会的后-Hayflick 衰退使得这些共同发明人在一个外国法庭判决前面对严酷的折磨，并对三十多年前的一言一行负责。一个错误的用词就可能危害这个成功的商业运作并毁坏半个世纪建立的个人声望。为了使侮辱和伤害变本加厉，一份包含实验记录本、参考文献、报告、合法文档、记录、往来信函、人事变动、办公室更换的完整档案成了敌方的弹药。

6.2　美国专利 5260291（1993）的历史

1981 年 8 月 24 日，一份英国专利申请声明了替莫唑胺发明的权利。May & Baker 公司的专利经理 Terry Miller 先生撰写的标题为"四嗪衍生物"的专利，并于 1982 年在美国申请（图 6.1）。

这份只有 9 页的专利是经济型写作的一个杰作。它列举了仅 13 个新型结构的合成（图 6.2），描述了它们对当时的一些小鼠肿瘤模型——如 TLX5 淋巴瘤、白血病 L1210 和 B12 黑色素瘤的抗肿瘤作用。这些化合物被描述为"重要"和拥有"有价值的抗肿瘤活性"。结构式为 8-氨基甲酰-3-甲基-[3H]-咪唑并[3,5-d]-1,2,3,5-四嗪-4-氧代（替莫唑胺）的化合物被强调为"尤其重要"，而其 3-(2-氯乙基)类似物（米托唑胺）也是如此。

1981 年后，主要国家司法权授权了专利。专利时限从最初填写开始计算。但是，法庭却忽视了专利已在加拿大完成了授权（1985）这一事实，而在那时，政策相似的美国才开始着手授权专利。美国专利的授权包含了许多肥皂剧的元素：1983 年审查员以"缺乏实用性"为由驳回了最初的申请，并坚称发明应包含在人身上试验的临床数据，而这次申请中却没有。米托唑胺在 1983 年只进入了 I 期临床。以一个完全合法的策略，May & Baker 放弃了最初的提案，并提交了另一项申请；同一个审查官重申了他原来的驳回理由。May & Baker 再次提交了另一项申请，而再次没有任何回复。在企业共同体方面，May & Baker（通过他们的母公司，Rhone-Poulenc）发现米托唑胺仅偶尔显示抗肿瘤活性，且毒性不可接受，并于 20 世纪 80 年代中期放弃了四嗪项目。尽管如此，考虑到这项发明主要产生自阿斯顿大学的灵感，Miller 主动继续和美国审查员进行"乒乓"决斗：10 年间，共提出了 10 次申请，都以缺乏功用的理由驳回。

US005260291A

United States Patent [19]

Lunt et al.

[11] Patent Number: 5,260,291

[45] Date of Patent: Nov. 9, 1993

[54] **TETRAZINE DERIVATIVES**

[75] Inventors: **Edward Lunt**, Norfolk; **Malcolm F. G. Stevens**, Birmingham, both of England; **Robert Stone**, Montrose, Australia; **Kenneth R. H. Wooldridge**, Lincolnshire; **Edward S. Newlands**, London, both of England

[73] Assignee: **Cancer Research Campaign Technology Limited**, London, England

[21] Appl. No.: **781,020**

[22] Filed: **Oct. 18, 1991**

Related U.S. Application Data

[63] Continuation-in-part of Ser. No. 607,221, Nov. 1, 1990, abandoned, which is a continuation of Ser. No. 456,614, Dec. 29, 1989, abandoned, which is a continuation of Ser. No. 338,515, Mar. 3, 1989, abandoned, which is a continuation of Ser. No. 135,473, Dec. 21, 1987, abandoned, which is a continuation of Ser. No. 40,716, Apr. 20, 1987, abandoned, which is a continuation of Ser. No. 885,397, Jul. 18, 1986, abandoned, which is a continuation of Ser. No. 798,365, Nov. 18, 1985, abandoned, which is a continuation of Ser. No. 712,462, Mar. 15, 1985, abandoned, which is a continuation of Ser. No. 586,635, Mar. 6, 1984, abandoned, which is a continuation of Ser. No. 410,656, Aug. 23, 1982, abandoned.

[30] **Foreign Application Priority Data**

Aug. 24, 1981 [GB] United Kingdom 8125791

[51] Int. Cl.⁵ **A61K 31/415; C07P 487/0**

[52] U.S. Cl. **514/183; 544/179**

[58] Field of Search 544/179; 514/183

[56] **References Cited**

FOREIGN PATENT DOCUMENTS

571430	8/1988	Australia .
380256	5/1986	Austria .
1001617	12/1984	Bangladesh .
894175	2/1983	Belgium .
1197247	11/1985	Canada .
2932305	2/1981	Fed. Rep. of Germany .
734343	10/1981	Finland .
8214461	1/1985	France .
76863	9/1984	Greece .
186107	8/1984	Hungary .

53408	2/1989	Ireland .
66606	8/1987	Israel .
1152505	1/1987	Italy .
28587	7/1989	Rep. of Korea .
84347	6/1983	Luxembourg .
201668	5/1986	New Zealand .
RP5512	8/1983	Nigeria .
128469	12/1984	Pakistan .
82/6120	8/1982	South Africa .
515176	7/1983	Spain .
8204817.4	6/1987	Sweden .
655114	3/1986	Switzerland .
18691	8/1983	Taiwan .
1447284	12/1988	U.S.S.R. .
2104522	6/1985	United Kingdom .

OTHER PUBLICATIONS

Lunt et. al., J. Med. Chem. vol. 30, pp. 357–366 (1987).

Primary Examiner—Bernard Dentz

Attorney, Agent, or Firm—Klauber & Jackson

[57] **ABSTRACT**

[3H]-Imidazo[5,1-d]-1,2,3,5-tetrazin-4-one derivatives of the formula:

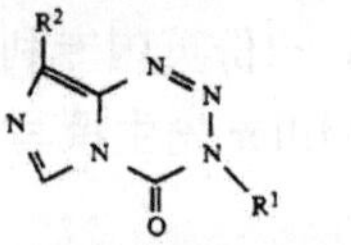

wherein R¹ represents hydrogen, or an alkyl, alkenyl or alkynyl group containing up to 6 carbon atoms, each such group being unsubstituted or substituted by from one to three substitutents selected from halogen atoms, alkoxy, alkylthio, alkylsulphinyl and alkylsulphonyl groups containing up to 4 carbon atoms, and optionally substituted phenyl groups, or R¹ represents a cycloalkyl group containing from 3 to 8 carbon atoms, and R² represents a carbamoyl group optionally N-substituted by one or two groups selected from alkyl and alkenyl groups containing up to 4 carbon atoms, and cycloalkyl groups containing 3 to 8 carbon atoms, are new therapeutically useful compounds possessing antineoplastic and immunomodulatory activity.

33 Claims, No Drawings

图 6.1 美国专利 5260291

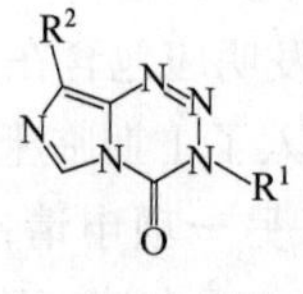

	R¹	R²	
	Me	CONH₂	(替莫唑胺)
	(CH₂)₂Cl	CONH₂	(米托唑胺)
	(CH₂)₂Cl	CONHMe	
	(CH₂)₂Cl	CONMe₂	
	(CH₂)₂Br	CONH₂	
	(CH₂)₂Me	CONH₂	
	(CH₂)₃Cl	CONH₂	
	CH₂CHClCH₂Cl	CONH₂	
	(CH₂)₂OMe	CONH₂	
	CH₂CH=CH₂	CONH₂	
	CH(CH₂)₅	CONH₂	
	CH₂Ph	CONH₂	
	CH₂C₆H₄OMe-*p*	CONH₂	

图 6.2 美国专利 5260291 中描述的新型结构

1985 年米托唑胺项目终止后，临床试验的重心转移到在癌症研究运动 I 期委员会资助的、于 1987 年进入临床试验的替莫唑胺上。当替莫唑胺的安全性及适中的抗肿瘤活性（特别是对脑瘤和黑色素瘤）确定后，1991 年，May & baker 将四嗪的知识产权转让给 CRCT，CRCT 作为代理人需要负责处理美国申请的所有未解决的问题。正如那时 CRCT 的 CEO Sue Foden 博士在法庭上证实的那样，为了让癌症患者可以得到替莫唑胺，在董事会上，拥有全球性药企的制造实力和市场潜力需要被认可。而一个被授权的美国专利将成为保证这笔交易的重要需求。对 CRCT 和那时它的 2.5 个雇员，一个重要的策略是对美国一些公司的“路演”后，于 1992 年和先灵葆雅公司签订了协议。一份真实且成功的给新的审查员的回复声称，申请不需要提供临床有效性的数据，仅有动物实验的数据就足够了。审查员注意到 1987 年阿斯顿/May & Baker 团队的论文中含有非常缜密的动物实验数据[2]。以此为基础，审查员寄出了“准许的通告”，美国专利的颁布时间为 1993 年 11 月 9 日，距第一次申请为 11 年。专利中加上了一个额外的发明者 Edward Newlands 博士，以彰显他在米托唑胺和替莫唑胺的临床前和临床研发中的关键作用。

6.3 癌症研究科技有限公司等（原告）vs 巴尔实验室股份有限公司等（被告）

在审讯前，牵涉回答被告法律顾问询问的事实证人需要宣誓，他们有必要说出任何他们认为和即将来临的审讯有关的任何事实。2008 年 6 月的一天，发明者 Stevens 在纽约宣誓。原告法律顾问团认为这是一个“不会在宣誓作证中获胜，而是可能失败”的案例。Barr 的法律顾问的问询核心是有关新化合物的出处，它们的筛选和它们与在化学和生物学文章中著名的二甲基三氮烯的结构关系（结构见第 5 章），特别是它们经过代谢激活生成细胞毒性和诱变物质的倾向[3]，而后者更为瞩目，对于抗黑色素瘤药物达卡巴嗪（DTIC）的特别关注，暗示巴尔公司以“显而易见性”挑战专利——一个专业的药物化学家能够在获得所有该领域已发表的工作的基础上，独立设计出相同的化合物，如果它是那么简单！但是，在 20 世纪 70 年代阿斯顿团队已发表的工作中没有显示出咪唑并四嗪可以以任何方式得到 DTIC 的开环形式 MTIC 的稳定变体。化学的好奇心是唯一的推动因素，而只有在项目发现活性之后的后期阶段咪唑并四嗪的开环关系才揭示出来。在另一个行动方针中，巴尔的法律顾问假定四嗪的水解开环可能是“可以预料的”。不幸的是，他强调的唯一的作为论据的例子是单环 1,2,4,5-四嗪，而非双环 1,2,3,5-四嗪。然而化学家知道它们是形似但性质完全不同的东西。

在最初的小争论后，为应对正式审讯和可能的关于“显著性”的攻击，发明人花费了大量的时间以使自己熟悉自 1955 年以来他们第一篇报道二甲基三氮烯的抗肿瘤性质[4]后大量关于它的文章。他重温一盒盒被悉心珍藏的装满关于三氮烯的重印资料，这就像和这些褪色的落满灰尘的老朋友重逢一般。他引用了一句引自 Hansch 文章[5]

的话:"除非新的生物化学或分子生物学信息显示一个新的三氮烯可能在特定的方面是更有效的,否则我们不推荐新的类似物的合成与测试"。而在竞争团队的 1986 年的文章中评论米托唑胺是"有独创性地设计与合成的"[6],这有着可能支持了在美国专利5260291 中的原创性声明。无论如何,巴尔公司放弃了"显而易见性"的污蔑,在 2009 年的试验中声明这项专利因为"控方疏忽"(采用刻意的延迟策略来延长专利保护期限),发明人及负责实行这项专利的人用心险恶的"不正当操作"而不能强制执行。

在审讯前还发生了其他的变化:May & Baker 的专利公司 Rhone-Ploulenc 先转为 Rhone-Ploulenc Rorer,再转为 Aventis,最后转为 Sanofi Aventis;梯瓦制药收购了巴尔实验室;而默克大药厂收购了先灵葆雅。在个人方面,共同发明人 Wooldridge、Lunt 和专利经理 Miller 已从 May & Baker 退休;而令人悲伤的是 Newlands 已经故去了。Stone,自 1981 年完成他的 PhD 后就与这项目没有联系了,他最初被指控为"不正当操作",随后指控被撤销。因学术地位而在替莫唑胺故事期间得到终身教职的 Stevens 于 2009 年 7 月 20 日向美国特拉华州的州立法庭(图 6.3)提供了一个令人信服的故事。对于巴尔来说,只要一个人在"不正当操作"中被指控,他们就成功了,但他们需要证明美国专利和商标管理局(PTO)存在"欺诈意图"。

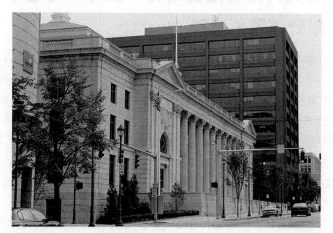

图 6.3　在特拉华州威明顿市的法院(彩色版本可网络在线阅读)

如先前章节提到的关于 CASE 项目的条款,May & Baker 公司将负责所有 IP 问题,包括专利,因此,除去 1982 年签署的美国专利申请和保证化合物正确的描述和表征(在一些情况下,通过 X 射线结构),Stevens 在检控中没有扮演更多的角色了;他对此毫不知情,直到美国审核员有问题的专利在 1993 年发行。20 世纪 80 年代中期,May & Baker 放弃了米托唑胺,剩下来的"孤儿"替莫唑胺也预期会遭遇同样的命运。他的职业生涯已经转移到了别的研究项目,且在(被称作"巨蟒的 10 年")大规模削减时间时,在阿斯顿大学一个大型学术机构任领导职务。他没有参与计划临床试验,没有选择运行试验的临床医生，没有参观过有病人被治愈的病房，而至今只与一个被替莫唑胺治疗过的病人说过话。在 20 世纪 80 年代和 90 年代初的 CRC Ⅰ期委员会会议中，他需要签署一份内容为绝不和任何临床信息有第三方的关系的声明。包括诊断实验、实验室生化调查、床边的测量、脑部扫描等的临床"数据"都对患者、临床医生和有关医院完全保密。他在 1992 年和先灵葆雅公司签署协议前，与这个项目是否成功毫无经济利益关系，之后也仅通过一份 CRCT 和阿斯顿大学间的协议有着非直接的关系。

当然，这对巴尔的法律顾问没有大的影响，而且随着审讯的推进，唯一一个在列表上还是现役的发明人 Stevens 发现自己被盯上了。

巴尔攻击主线是恳求调用与 PTO 交易时申请人的持续的"坦白的责任"和对 PTO 提供任何可能对于专利审查是"重要的"信息的"公开的责任"（虽然这个政策可能对很多不在美国的实验室来说也是熟悉的，但这不是在 20 世纪 80 年代）。但是无视这些责任的范围，对巴尔公司来说，在 May & Baker 放弃所有对米托唑胺和替莫唑胺商业化的进一步利益时，在 Stevens→Lunt→Miller 间信息输送中产生的分隔，并没有消除任何一个发明人的责任。

在专利中，所有 13 个化合物都被定义为"重要"。巴尔公司坚称这意味着所有化合物都有潜在的有价值的抗肿瘤活性。Miller 声称不是这样的：这个单词不可以与对化合物替莫唑胺和米托唑胺的有"特别的重要性"混淆，后者可以指导在药物发现艺术方面熟练的人哪里才是有用的生物活性所在之处。追逐这条线，巴尔公司的律师顾问之后提出了一些描述化合物对小鼠肿瘤的抗肿瘤价值的摘要和发表刊物。一些专利中的化合物有着≤125%的 T/C 值；通常不认为这些化合物在测试中显示出抗肿瘤的结果。在这些实例中，一些出版刊物用了"无活性的"这个词，但是通常是在一种特定的肿瘤环境下，或者不暗示对所有肿瘤无活性。（这一论点被证人，曾就任于美国国家癌症机构的 Ed Sausville 博士巩固，他解释说对一种肿瘤无效的化合物也可能对一个不同类型的肿瘤有着很强的活性，这在药物发现过程中是一个正常的结果）。很多开庭时间花费在争论一个化合物在动物实验中是"有效的"或"无效的"这个意义的语义点上和这个信息会对审查员有怎样的价值上。令人恼怒的是，Miller 声称 May & Baker 未曾想过开发一个治疗小鼠癌症的药物。

巴尔公司的情况是这样的，从动物实验（特别是负结果的实验）中获得的信息本应该被送给审查员，而审查员根据这些结果，可能会更快地决定准许或回绝，从而可能使得非商标的产品更早进入美国市场。

巴尔公司也主张关于米托唑胺[7]和替莫唑胺[8]的Ⅰ期临床的出版刊物是"重要的"，因为他们报道了可能对审查员有价值的临床信息。在法庭上，Stevens 解释他没有投入这些试验，但根据新药的第一个临床出版刊物应该理所当然地答谢这个产物的原创者而被列为"出于礼节的作者"。巴尔公司的法律顾问声称，他对于"灾难性的"这个词的不慎重使用，显示了他认为对于米托唑胺的Ⅰ期试验是失败的这个结论是"重要的"，而且应该是审查员可以得到的。但是，"灾难性的"这个词本意是用来指这个捉摸不透的"灵丹妙药"本在他们的掌握中，而如果是在好莱坞电影中，他们之后的名垂千古也应该是顺理成章的，而试验结果熄灭了发明人和他们的同事的期望。甚至有建议说 Steve McQueen 应该成为一个主演！而米托唑胺通常对小鼠移植瘤可治愈，这一不寻常的有效性[9]维持了这个自负的幻想。（事实上，米托唑胺的 I 期试验可以被认为是成功的，因为它只是一个被设计来完成的某种试验：试验中定义了一个最高耐受剂量，发现了剂量限制性毒性；而临床医生通常在 II 期临床试验才热心加入）。同样的，这项试验没有力图鉴定肿瘤响应，且这些结果是初步的。虽然肿瘤响应的证据被报道，特别是替莫唑胺 I 期试验的数据，但是在肿瘤临床试验中，在一期试验中看似激动人心的结果不太可能在针对特定肿瘤类型的正式的有效性试验中重复是很正常的经验。

当法庭中问他在美国专利签署延期中起到的作用时，Miller 声称他表现的"顽固"是为了回敬审查员同样的态度。（在一个被法庭赞许的幽默的罕见时刻，Miller 解释这个展开的对抗是"老手法则"在起作用的一个例子。这个被一个 May & Baker 公司的高级同事命名的法则如此假定："在美国专利批准时，公司很可能已经废弃了这个项目"）。这在这个案例中是如此真实！Miller 预计这个专利将对癌症研究有巨大贡献，并以此为根据坚定的进行辩护。如随后的历史显示的那样，他的坚持不懈在保护替莫唑胺的商业信用和保证它应用于数千脑瘤患者的治疗中有关键的意义。

在审讯的结尾，共同发明人 Stone 在证人席上作证并描述了他作为研究生在阿斯顿大学和在 May & Baker 公司工作的经历。他特意对比了在 19 世纪 70 年代阿斯顿大学药学系落后的设施、糟糕的实验室和 2008 年的现代机构中的设施。进行这些转变的经费大多来自学校通过替莫唑胺的销量获得的专利税。令 Stone 失望的是，巴尔公司的法律顾问拒绝盘问他：至少，对于他在药物发现历史上的一个罕见的贡献（一个上市药物和一个畅销药），祝贺评论没有出岔子。

6.4 裁决

无视 CRT（通过 CRCT）在 1991 年才涉入替莫唑胺事件的事实（如本章讨论过那样），法庭判定它在 1992 年给先灵葆雅许可证的签发并不涉及建立技术优先权（怎么会这样？），而且仅在它有"利益动机"时与 PTO 接洽。法庭同样判定 Stevens 隐瞒了在动物实验中的无活性数据和在人身上的被认为是"高度重要的"临床试验结果。他和他的同事在有问题的阶段已经对更广大的科学界发表了四十几篇关于抗肿瘤的咪唑并四嗪的文章（很多在美国期刊上）并在科学界影响广泛，这一事实，被作为证据并推断出存在"欺骗意图"。在 2010 年 1 月的裁决声明中，法庭判决 CRT 为了保证美国专利 5260291 因"控方疏忽"而不被强制履行从而做出了大量令人震惊的行为；判决 Stevens 因带着欺骗意图的隐瞒失败而控诉为"不正当操作"。

Stevens 在出席欧洲癌症研究与治疗组织（EORTC）的冬季会议和药理与分子机理（PAMM）组的法国图卢兹会议时得知了此坏消息。这是个苦涩且羞辱的打击，而他的血液变得比加伦河内的冰水还要寒冷。但在回办公室路上时 Nicola Thomas 秘书的坚定支持，这河上的桥（图 6.4）可以见证他虽受到折磨却将迎来戏剧性的结局。

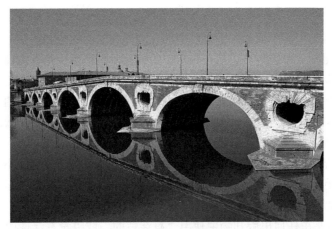

图 6.4　在法国图卢兹加伦河上的桥（彩色版本可网络在线阅读）

如果 CRT 和巴尔公司的对决是一场足球比赛，那么现在的比分应该是巴尔：CRT——-2：0。但 2010 年 2 月法官做出了令人惊奇的决定：准许了一项防止巴尔公司（Teva）在华盛顿的联邦巡回法院的上诉被审理前推出替莫唑胺的非专利药物的临时限制令。为了使得上诉成功，CRT 的律师需要说服三个法官中的两个来推翻"控方疏忽"和"不合理操作"的判决。只有法律问题可以提出，而不能呈上新的证据。

6.5　上诉

在 2010 年 11 月 9 日的判决中，美国上诉法庭认为，CRT 不能在美国开发和上市替莫唑胺，直到得到先灵葆雅的准许，但仅关于保证联系的快速运作和专利的发行。事实上，CRT 确实使这个产品可以用来治疗癌症患者，保证了公众利益，而它不应该因为专利发行推迟而失去保护。在上诉法庭的意见中，巴尔公司"在 1982 年到 1991 年这个推迟的阶段，没有在替莫唑胺或其他专利中的四嗪化合物上进行投入"。以 2：1 的多数，他们推断州法庭在支持专利因"控方疏忽"是不可强制履行的中犯下了法律错误，推翻了原判决。

上诉法庭也判决在 Steven 的数据中，这些数据广泛发表在各种出版刊物上，"没有显示出错误的意图，而是相对的，非常的坦白"。州法庭判决 Stevens 意图通过隐瞒关于专利中的化合物的数据欺骗 PTO，他们对于州法院的这种误判，因为其单独信任巴尔公司对于重要性的发现推断出意图。同样的，以 2：1 的多数他们逆转了州法庭的因"不正当操作"支持专利是不可强制履行的判决。

所以最终比分是巴尔：CRT——-2：-2，但是因为联邦巡回上诉法庭的判决胜出州法庭的判决，CRT 因类似足球中说的"客场进球翻倍"规则获胜。

判决中唯一的转机是：因为上诉法庭的判决不是全体一致的，巴尔寻求向美国最高法院上诉。但是被驳回了。

6.6　结论

在外国法庭的困境中面临关于自己所拥有的专利发明的仿制药挑战，许多药物发现者是否期望得到一个能为自己的行为辩护的机会，这个事情是有待商榷的。仅当他们的药物已经获得了显著的销量时才会发生这种剧情。但是关于"不正当操作"的控诉的确是非常倒胃口的，特别是对那些唯一动机是为患者尽自己努力的研究者。幸运的是在当前的案例中，污点被抹去而且对于其专业声望的威胁也是无效的，但是在别的案例中可能跳进黄河也洗不清了。

这场为了保护替莫唑胺的美国专利而展开的战斗的背景环境可能不会再重现了，因为在美国专利期现在从填写日期开始算起。但是，对于那些足够幸运的（或者不幸的？）经历相似轨迹的研究者有许多教训是可以学到的。

①　永远不要在任何出版刊物中使用"有活性的"或"没有活性的"单词或在报告关于化合物的生物测试时这么注释。可能"优先的"或"低优先级别的"术语会更不容易成为命运的人质，但是即便这样，一个聪明的法律顾问也可能对它们意义上的隐藏的细小差别提出控诉。

②　保持试验信息在你的实验工作台和处理你专利的人之间永远公开：如果有任何疑问，即使隐瞒了最不重要的数据也会把专利审查员逼疯。

③　在你没有对工作做出有意义的贡献的出版刊物上要谨慎同意成为"出于礼貌的作者"。在 20 世纪 80 年代这样是广泛实行的，但是作为一个被列举的作者，你总得对出版刊物的所有内容有个完整的了解，这在法庭上留下了一个可以挑战的空缺。这对于在报告临床结果的论文中出现的作为共同作者的实验室科学家是有潜在危险性的。一些受人尊敬的期刊现在需要每个作者做出申报来描述他在工作中所做出的贡献。这项原则应当转变成标准。"当谈到信誉分担话题时，科学应该向电影学习"。

④　最后，保持坦诚的态度并发表成果，因为你自己和你同事的职业生涯都取决于它。但是随时准备好被咒骂。

6.7　致谢

虽然这一章是一个职业上带着创伤的里程碑的个人总结，这也是一个关于英国的一个慈善机构如何占得胜算而温暖人心的故事。这个为了美国专利 5260291 而发起的跨越大西洋的战斗的成功结果离不开同事们的证言。其中部分人的贡献已在文中强调。作者也想表达他对 Jesse Jenner 领导下的 Ropes & Gray LLP 法律团队的感谢和赞扬。他们花了两年来掌握这个跨越 1/3 个世纪的复杂诉书，通过无利益相关性的证人构建了一个令人信服的案例并在是或否的法庭礼节中引导他们。他们是可以如此愉快的一起相处的人。证人发现他们说明了"请不要开玩笑"，因为听证席上总有些限制。

感谢同样应归于 CRT、先灵葆雅和默克大药厂的法律代表，他们以一个支援的身份参与了审讯。没错，还有巴尔的法律顾问和主要问询者 George Lombardi，他每次问询时都是礼貌和善解人意的。没有带着难受的感觉，George 说：我们都知道这只是生意。

参 考 文 献

[1] Stevens MFG, Hickman JA, Stone R, Gibson NW, Baig GU, Lunt E, et al. Antitumour imidazotetrazines. 1. Synthesis and chemistry of 8-carbamoyl-3-(2-chloroethyl)imidazo [5,1-*d*]-1,2,3,5-tetrazin-4(3*H*)-one, a novel broadspectrum antitumour agent. J Med Chem, 1984, 27: 196-201.

[2] Lunt E, Newton CJ, Smith C, Stevens GP, Stevens MFG, Straw CG, et al. Antitumor imidazotetrazines. 14. Synthesis and antitumor activity of 6- and 8-substituted imidazo[5,1-*d*]-1,2,3,5-tetrazinones. J Med Chem, 1987, 30: 357-366.

[3] Audette RCS, Connors TA, Mandel HG, Merai K, Ross WC. Studies on the mechanism of action of tumor inhibitory triazenes. Biochem Pharmacol, 1973, 22: 1855-1864.

[4] Clark DA, Barclay RK, Stock CC, Rondestvedt CS. Triazenes as inhibitors of mouse sarcoma 180. Proc Soc Exp Biol Med, 1955, 90: 484-489.

[5] Hansch C, Hatheway CJ, Quinn FR, Greenberg N. Antitumour 1-(X-aryl)-3,3-dimethyltriazenes. 2. On the role of correlation analysis in decision making in drug modification. Toxicity quantitative structure-activity relationships of 1-(X-phenyl)-3,3-dialkyltriazenes in mice. J Med Chem, 1978, 21: 574-577.

[6] Cheng CC, Elslager EF, Werbel LM, Leopold III WR. Pyrazole derivatives 5. Synthesis and antineoplastic activity of 3-(2-chloroethyl)-3,4-dihydro-4-oxopyrazolo[5,1-*d*]-1,2,3,5-tetrazine-8-carboxamide and related compounds. J Med Chem, 1986, 29: 1544-1547.

[7] Newlands ES, Blackledge G, Slack JA, Goddard C, Brindley CJ, Holden L, et al. Phase 1 clinical trial of mitozolomide. Cancer Treat Rep, 1985, 69: 801-805.

[8] Newlands ES, Blackledge GRP, Slack JA, Rustin GJ, Smith DB, Stuart NS, et al. Phase 1 clinical trial of temozolomide (CCRG 81045: M&B 39831: NSC 362856). Br J Cancer, 1992, 65: 287-291.

[9] Hickman JA, Stevens MFG, Gibson NW, Langdon SP, Fizames C, Lavelle F, et al. Experimental anti-tumor activity against murine tumor model systems of 8-carbamoyl-3-(2-chloroethyl)imidazo[5,1-*d*]-1,2,3,5-tetrazin4(3*H*)-one (mitozolomide), a novel broad-spectrum agent. Cancer Res, 1985, 45: 3008-3013.

[10] Frische S. It is time for full disclosure of author contributions. Nature, 2012, 489: 475.

（朱明彦，张晋毅译）

第7章
新一代治疗癌症的细胞靶向药物

Paola B. Arimondo，Nicolas Guildbaud，Christian Bailly

7.1　引言

　　与癌症抗争的一个新的范例——靶向治疗的发展标志着 21 世纪的开始。单克隆抗体和激酶抑制剂因可以作用在选定的靶点上，在肿瘤治疗中产生了巨大的突破。如今，常见的化疗已和单抗、激酶抑制剂和细胞分化或免疫调节剂紧密相关（或在某些情况下被其替换）。如今临床医生可以用约 15 种激酶抑制剂和一个大致相当数量的单抗开处方治疗实体瘤和白血病（图 7.1）。最先被批准的单抗之一是人源抗 HER2 受体，于 20 世纪 90 年代被用来治疗 HER2-阳性的乳腺癌的曲珠单抗（trastuzumab，Herceptin®）。之后开发了其他的 HER2-靶向药剂，如一个化学药拉帕替尼（lapatinib，Tykerb®），另一个单抗帕妥珠单抗（pertuzumab，Perjeta®）。最近，转移性黑色素瘤的治疗在抗体伊匹单抗（ipilimumab，Yervoy®）和直接作用于突变的激酶 BRAF^{V600E} 的小分子化合物参与后，正经历一场显著的革命（关于这一话题的详细讨论请见第 18 章）。事实上，靶向激酶是很有前途的：美国 FDA 已经批准 SRC 和 ABL 激酶的双重抑制剂伯舒替尼（bosutinib，Bosulif®）用于接受过治疗的费城染色体-阳性的慢性髓性白血病的药物。克唑替尼（crizotinib，Xalkori®）正改变着 ALK-阳性肺癌的治疗。多激酶抑制剂瑞格菲尼（regorafenib，Stivarga®）和血管内皮生长因子-靶向的重组融合蛋白阿柏西普（aflibercept，Zaltrap®）对转移性结肠癌有效，卢索替尼（ruxolitinib，Jakafi®）对骨髓纤维化症有效，阿西替尼（axitinib，Inlyta®）在肾细胞癌治疗中有效。最近将抗体与毒素或放射性同位素连接的免疫复合物的出现为基于抗体的靶向治疗带来了新的领域（见第 18 章）。如 2011 年批准用于治疗复发性或顽固性霍奇金淋巴瘤的抗体-药物复合物 brentuximab vedotin（Adcetris®）和最近注册的（生物制剂许可证申请即将发行的）用于治疗转移性乳腺癌患者的免疫复合物曲珠单抗 emtansine（T-DM1）。在过去几年间，已批准的抗肿瘤药物的数量迅速增长：在过去的 10 年里注册了超过 60 个（图 7.1）。其中，天然产物和半合成衍生物在肿瘤研究中正卷土重来[1]（见第 17 章）。如用于治疗乳腺癌的艾瑞布林（eribulin，Halaven®）、外用治疗皮肤癌损伤（光化性角化病）的巨大戟醇甲基丁烯酸酯（ingenol mebutate，Picato®）和用于治疗在酪氨酸激酶抑制剂（TKI）失效后的慢性髓性白血病的高三尖杉酯碱（omacetaxine，homoharringtonine）。这些是新药的例子，在不同的领域还有很多其他例子。比如，表观遗传学在近几年已经成为了一个发现新的靶向抗肿瘤药剂的有前景的领域[2,3]。自 2004 年以来，已有四个"表观遗传学药物"通过注册：用于治疗骨髓增生异常综合征和急性髓性白血病（AML）的阿扎胞苷（azacitidine，Vidaza™）和地西他滨（decitabine，Dacogen®），以及治疗皮肤 T 细胞淋巴瘤（CTCL）的伏立诺他（vorinostat，Zolinza®）和罗米地辛（romidepsin，Istodax®）。2012 年，一个用于治疗睾丸内核蛋白中线癌（NUT midiline carcinoma）的 BRD4 抑制剂[4]和一个治疗混合谱系白血病的 DOT1L 抑制剂[5]进入了临床试验。有趣的是，DNA 甲基化抑制剂和组蛋白去乙酰化酶（HDAC）抑制剂的结合在顽固性晚期非小细胞肺癌临床研究中显示了阳性的反应[6]。癌症化疗的这个领域正在开花结果；更多表观遗传学药物将毋庸置疑地在不远的未来进入临床。

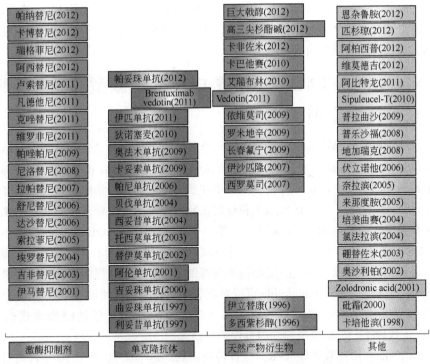

图 7.1 最近批准用于治疗癌症的四类药物（美国食品药品管理局或
欧洲药品管理局最先批准的年份）（见彩图）
为了更清楚的表现，所有小分子都没有提到

除去这些在分子靶向药物中的惊人发展，常用的细胞毒性药物仍然是必要的[7]。

如 30 多年前发现的药物，拓扑异构酶抑制剂、微管蛋白-靶向药物和铂衍生物，仍然广泛使用，它们或在没有其他选择时单用（如伊立替康用于治疗结肠癌和紫杉醇类用于治疗肺癌），或与靶向治疗联合使用（如阿霉素和顺铂）。值得注意的是，靶向治疗诱导迅速的耐药性，需要持续努力发现新的抑制剂或联合疗法[8]。因此，对于常用的细胞毒性药物的改善仍是首要的。细胞毒性药物的主要缺点之一是缺乏选择性。这可能在特定情况下导致严重的有害的药物诱发的副反应（在少有的情况下，甚至是癌症）。因此，这些无特异性细胞毒性药剂需要改进，而靶向治疗已经为其指明了道路：选择性地将细胞毒性药物输送到选定的靶点，即肿瘤细胞。这也引导了前药的使用，即将有效的分子输送系统和区域选择性药物释放相结合，而这代表了一类新兴类型的抗肿瘤制剂。在输送系统、细胞毒性药剂和在选定靶点释放小分子的优化上集中投入了越来越多的努力。为了列举这一类药物的设计、概念、开发以及在安全性、耐受性和获得的有效性方面的优点，我们选择描述前药 vintafolide 和药物 F14512。靶向治疗的出现，连同全基因组患者研究，同样引入了个性化药物的概念（关于此话题的详细讨论请见第 2 章）。基于用特定靶标设计的药物治疗患者这一事实，需要各个药物的特定生物标志物的开发。在 vintafolide 案例中人们开发了靶向叶酸受体的表征物，在 F14512 案例中需要通过聚酰胺转运系统主动摄取。本章描述的这两个例子列举了在癌症研究中对细胞毒性治疗的最新演变。

7.2 vintafolide（MK-8109 或 EC145）：新型的靶向叶酸的长春花生物碱

　　Vintafolide 是长春花生物碱系列中的一个最新成员。如图 7.2 所列举的，从长春花（*Madagascar periwinkle*）中分离的长春花碱（vinblastine）开始，长春新碱（vincristine）是这个系列中的第一个成员，并在 1963 年注册用于白血病的治疗，接着是长春地辛（vindesine）、长春瑞滨（vinorelbine）和最近在欧洲批准用于治疗二线膀胱癌的氟化衍生物长春氟宁（vinflunine，Javlor®）[9]。第一个长春新碱（vincristine）的脂质体制剂（Marqibo®）在 2012 年通过认证用于治疗费城染色体-阴性的急性淋巴细胞白血病[10]。用来包封药物的脂质双分子层的坚硬鞘磷脂有助于长春新碱缓慢的渗出脂质体来保持体内长时间的药物水平。vintafolide 可能是在长春新碱上市后超过 50 年，下一个将要注册的长春花衍生物，而且是相对于常见的、非细胞选择性的细胞毒性药物，Vintafolide 代表了一个新类型的细胞毒性靶向药物。

　　vintafolide 利用叶酸受体（FR）进行药物输送，这个在 20 世纪 90 年代初引入的概念，是基于叶酸（FA 或维生素 B_9）与叶酸受体（FR）的高亲和性（K_D: 0.1～1 nmol/L）和选择性。叶酸受体是一个糖基磷脂酰肌醇锚定的细胞表面糖蛋白。此概念已成功用于输送成像剂（如药物替代品 ^{99m}Tc-EC20）[11,12]和针对表达 FR 的细胞的治疗药物[13]。

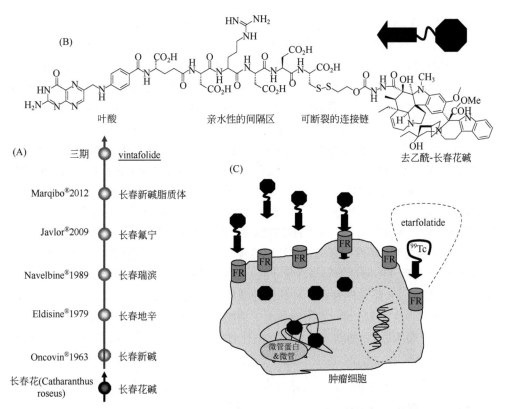

图 7.2 （A）被批准用于癌症治疗的长春花生物碱：从长春花中提取的长春花碱；长春新碱（Oncovin®），用于白血病，1963；长春地辛（Eldisine®），用于白血病，1979；长春瑞滨（Navelbine®），用于非小细胞肺癌（NSCLC），1989 和用于乳腺癌，1991；长春氟宁（Javlor®），用于膀胱癌，2009；长春新碱脂质体（Marqibo®），用于急性淋巴细胞白血病，2012；vintafolide，显著在三期临床用于治疗卵巢癌。（B）带有其亚单元的 vintafolide 的结构。（C）vintafolide 行为模式的说明：通过叶酸受体（FR）摄取，在连接链断裂后，在细胞内释放具有细胞毒性的微管蛋白结合物来抑制微管蛋白聚合成为微管和有丝分裂进程。含锝（99mTc）的伴随造影剂 etarfolatide 起着通过单光子发射计算断层摄影术进行 FR-阳性肿瘤鉴定的作用（见彩图）

在多种癌症如卵巢癌、肾癌、子宫内膜癌、间皮瘤、肺癌和乳腺癌检测到 FR 表达水平的升高[14,15]。最近一项肺癌研究表明，72%的腺癌和 51%的鳞状细胞癌有很强的叶酸受体阳性，表明叶酸连接的靶向治疗可以用来治疗大部分的肺癌[16]。非小细胞肺癌（NSCLCs）过度表达了叶酸受体-α（FRα）[17]，而 FRα 表达的检测方法可能为肺腺癌患者提供了诊断信息[18]。FRα 在其他肿瘤的发生发展中也起到了重要的作用，如垂体腺瘤[19]，但一般而言 FRα 的状态至少不影响卵巢癌的存活[20]。FRα 表达同样表现在部分肝切除结直肠转移癌中[21]。

EC145 是一种由叶酸部分与微管去稳定化细胞毒性药剂去乙酰-长春花碱单肼偶联而成的水溶性的长春花生物碱复合物[22]。叶酸部分在细胞毒性部分的靶向输送方面起着"特洛伊木马"的作用，通过一个含二硫键的基于多肽的系链连接到载体上（图7.2）。分子间隔区控制了细胞毒性药物在输送后在肿瘤细胞内适当的释放。一旦叶酸-药物复合物连接到上皮肿瘤细胞上过度表达的 FR 上（不在正常组织中），复合物被内吞并在肿瘤细胞内部形成早期核内体。通过核内体膜上的质子泵使得 pH 降低到 5 以下，使 FR 发生构象改变，释放叶酸-药物复合物。FR 在核内体后期再生并回到血浆膜，而叶酸-药物复合物留在细胞内通过还原二硫键和在核内体的酸性内环境下自分解，打开酰腙键释放细胞毒性部分（图 7.3）。长春花碱逃过核内体-溶酶体降解释放到细胞内部，连接至叶酸谷氨酸残基的 γ-羧酸的 Asp-Arg-Asp-Asp-Cys L-肽部分（有趣的是，全 D 的对映异构体的活性较低），帮助复合物溶解。随后，释放的细胞毒性药物在细胞内扩散，并发挥其传统的作用——破坏有丝分裂纺锤体的形成，从而抑制细胞分裂，导致细胞死亡，尤其针对 FR-阳性的肿瘤细胞，而对普通组织几乎没有影响。体外试验发现 EC145 能与 FR-阳性细胞高亲和性地结合，并产生特异性的剂量依赖型活性。而在FR-阴性细胞及当 FR-阳性细胞与过量叶酸共孵育时没有观察到细胞死亡[24]。体内试验发现，EC145 在 FR 阳性同系和异种移植肿瘤模型［包括人鼻咽癌 KB 异种移植肿瘤，甚至是大肿瘤（最大 750 mm[3]）］中显示了抑制活性。叶酸-药物复合物还能进入包括恶性肿块的肿瘤细胞，表明此方法可能对治疗有巨大的不可手术肿瘤负荷的患者有效。

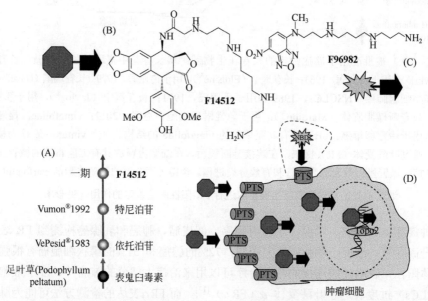

图 7.3 （A）从足叶草中提取的鬼臼毒素是表鬼臼毒素衍生物依托泊苷和特尼泊苷及新药候选 F14512 的起始。（B）和（C）F14512 和含有一个 NBD 荧光部分的探针 F96982 的结构。（D）药物输送机理和 F14512 作用模式的说明：通过聚胺转运系统（PTS）摄取并在细胞核内聚集来毒害拓扑异构酶Ⅱ-DNA 复合物，导致 DNA 损伤和细胞死亡。荧光探针 F96982 被用来分析白血病细胞的 PTS 活性（见彩图）

EC145 强效的 FR-靶向活性和良好的耐受性已在包括 J6456 淋巴癌模型的其他的体内模型中证实[23]。当给予动物大剂量的叶酸配体时，活性丧失，证明了靶点依赖性，这与未复合的细胞毒性药剂去乙酰-长春花碱在给予无细胞毒性剂量时完全无活性的现象类似。化合物的稳定性是一个令人担忧的问题，因为当高细胞毒性负载药物的过早释放高于肿瘤细胞摄取时可能引起不需要的非靶点组织毒性，但是化合物展示了迅速的血液清除能力并伴随着快速浸透到肿瘤［在静脉注射（Ⅳ）后几分钟］。

此药物在 2006 年 3 月进入一期临床研究，通过静脉大剂量注射或 1 h 滴注给药，治疗复发或转移实体瘤的患者。两种给药模型中确定了相同的最大耐受剂量，而为了患者方便，进一步临床研究选用了快速浓注的方式。最常见和临床最显著的毒性是便秘和外周神经病变。此项首次人类实验研究表明，EC145 的药代动力学属性为迅速分散和消除，为 6～26 min。短的分布半衰期表明表达 FR 的组织非常快地摄取复合物，这是限制失活反应令人满意的标准。药物很快从循环中清除（同时通过肝和肾消除）。在癌症患者中计算的系统清除率为 56.1 L/h，个体间差异为 48%。此研究表明 EC145 的毒性远低于游离的长春花碱给药期间所展现的毒性。在一期试验期间，在一个转移性卵巢癌患者身上观察到了部分响应[25]。EC145 的二期研究在晚期上皮卵巢癌和非小细胞肺癌患者间进行，研究中运用 etarfolatide 作为伴随的造影剂。最佳的 vintafolide 的用法需要预先选择过量表达 FR 的肿瘤[26]，如图 7.2 所示，在临床中，通过使用放射性标记的复合物 ^{99m}Tc-EC20 作为单光子发射计算的断层摄影术造影剂来鉴定患者成为 FR-阳性癌症的可能。放射性叶酸 ^{99m}Tc-EC20（FolateScan），也被用于 FR-阳性恶性肿瘤的诊断和分期，以及由 FR+巨噬细胞聚集引起的炎症损害的定位，因此它可以用于传染病的显像和定位[27]。它也已用于通过选择性靶向激活的 FR-阳性巨噬细胞在小鼠模型中进行动脉粥样硬化的造影[28]，并用于风湿性关节炎患者身上检测疾病活动[29]。目前对患有铂耐药的卵巢癌患者（这是一个重要的未被满足的临床需求）进行的随机的二期试验（在先的试验）已完成，正在积累在同样适应证下的三期研究（继续的试验）的患者。试验的初步终点是按照 RECIST（实体瘤评价标准）v1.1 标准测量在所有如 etarfolatide 造影阳性的目标肿瘤患者达到无进展生存期，总生存率是第二终点。试验预期在美国、加拿大、欧洲和亚洲的大约 150 个场所招募患者。最近，默克（Merck）在欧洲药品管理局授权了一份用药物 vintafolide 和它的伴随的诊断造影剂 etarfolatide 治疗 FR-阳性的铂耐药的卵巢癌患者与聚乙二醇化的阿霉素脂质体合并用药的申请。欧洲委员会已准许 vintafolide 和 etarfolatide 获得孤儿药的身份。

在不影响 EC145 的靶向抗肿瘤活性的基础上，为尝试调节它的生物分布和胃肠道毒性，设计出了一个新的包含 1-氨基-1-脱氧-D-山梨醇单元的间隔区[30]。在叶酸和长春花碱之间的糖类片段给予了更短的消除半衰期、在胆汁消除中的明显减少（<70%）和增加的泌尿排泄[31]。这个有着改进治疗窗（therapeutic index）的新的复合物，EC0489，是另一个已在 2009 年开始一期临床试验的临床候选化合物，但是概念没有改变。最近，非常相似的同样含有一段含有 1-氨基-1-脱氧-D-山梨醇的基于多肽的叶酸间隔区的化

合物 EC0905，诱导狗的侵袭性膀胱癌的肿瘤响应，表明膀胱癌可能是基于叶酸药物的另一个适应证[32]。

叶酸-药物靶向的概念[33]已应用在其他细胞毒性药物，特别是丝裂霉素（mitomycin），但是这些叶酸-丝裂霉素复合物的治疗优势非常小，且都没有发展到临床[34]。应用于微管-去稳定化药物 tubulysins——从黏细菌过渡到原囊菌（*Archangium gephyra*）和蝶形囊球菌（*Angiococcus disciformis*）中分离的次级代谢产物——产生了一系列叶酸-tubulysin 复合物，特别是 tubulysin B-酰肼的复合物，命名为 EC0305，它在化疗耐药的 FR-阳性肿瘤测试中显示了比 EC145 更好的抗肿瘤活性。同样的，在 FR 识别叶酸部分后，tubulysin B 迅速通过 FR 介导的内吞作用进入细胞，并在细胞内降解其连接链。研究者也考虑把复合物 EC0305 推入临床研究[35,36]。其他报道的叶酸-复合药物包括膜海鞘素 B（didemnin B）衍生物[37]、丝裂霉素（mitomycin）[34,38]、埃博霉素（epothilone，BMS-753493）[30,39]、雷帕霉素[40]以及很多其他聚合物结构（胶束、微囊、树状分子等）[41]。其他促进药物输送到肿瘤细胞内靶点区域的方法还有将糖、生长因子、多肽、抗体和合成高分子结合。在所有案例中，区域特异性药物释放是通过含有在生理环境下稳定但是会在暴露在输送区域的特定因素下降解的化学连接链获得的。

另一个相关的选择由一个单克隆抗体靶向叶酸受体组成。一个例子是人源靶向 FRα 的 IgG1 抗体 farletuzumab（MORAb-003），现在正处于铂敏感的顽固性卵巢癌的三期临床试验中[42]。综上可以看出，对 FRα 特异性靶向是成药的必要条件。事实上，叶酸和叶酸连接药物对 FR 的两种主要的同工型（如主要表达在恶性肿瘤细胞上的 FRα 和在激活的单核细胞及巨噬细胞中上调的 FRβ）有同样良好的结合，因此，药物必须只单独靶向 FRα。farletuzumab 没有阻断 FRα 与叶酸及抗叶酸制剂的结合，通过 FRα 介导的转运最低限度地阻滞了叶酸的运输，并在体内最低限度地阻滞了细胞的生长[43]，这也是一个很有前景的抗肿瘤制剂。研究者也研究了靶向 FRα 的小分子、治疗药物和造影剂[44]，以及通过小分子靶向 FRα。基于环戊[g]喹唑啉的胸苷酸合成酶 ONX0801（前 BGC945）也被特异地转运到 FRα-过度表达的肿瘤中[45,46]，但对此药物似乎没有更进一步的开发。

7.3 F14512：精胺偶联的表鬼臼毒素

对于细胞毒药物，人们做了很多尝试去进行选择性给药，以及改善药效。其中聚胺转运系统（PTS）在癌细胞中一般处于过度激活状态，它被广泛地认为是基于聚氨基酸的药物输送的合适分子入口[47,48]。虽然有诸多文献都提及肿瘤细胞中聚氨基酸摄入的重要性，但是它们的基因或分子结构都尚未被确定[49]。因此，这条研究途径依然是非常经验主义的，现在而言只有一些通过哺乳动物的细胞去评估细胞毒性药物的方向的间接方法。

有一些聚氨酸偶联的抗癌药物，特别是与 DNA 相互作用的药品，比如苯丁酸氮芥[50]、硝基咪唑类烯[51]、二炔类[52]以及喜树碱类[53]药物，证明了 PTS 靶向的概念。PTS 选择性转运系统以及聚阳离子对 DNA 的高亲和性解释了偶联药物在体外观察到的极高的细胞毒性作用的原因。但是总的来说，由于它们同时也增加了动物模型的不良反应，偶联增加的药效并没有转化为抗肿瘤活性的增加[54]。

基于相同的策略，研究者设计了精胺-表鬼臼毒素偶联物 spermine-epiodophy-llotoxin（F14512）[55]，近期的文献强调了它的抗肿瘤潜力。它符合最佳聚氨偶联药物所需具备的性质：与母代化合物相比具有更强的细胞毒性作用及 DNA 结合能力，通过 PTS 途径摄取，具有更低的体内毒性。通过一系列可变间隔链的聚氨偶联表鬼臼毒素衍生物的筛选，F14512 被认为是最具前途的抗癌药物。F14512 的筛选策略包括：拓扑异构酶Ⅱ抑制剂阵列，基于不同 PTS 表达细胞系的细胞毒作用研究与多聚氨的竞争性实验[56]。构效关系显示四聚胺（精胺）偶联物具有潜在的特异性，比三聚胺（亚精胺）更容易识别，而单胺和二胺没有特异性。甘氨酰基间隔链的合适长度对于衍生物的生物活性比较重要。

依托泊苷发现于 1961 年，在 1983 年成为研究热点（图 7.3），直至今日依然是治疗 NSCLC、睾丸癌、非霍奇金样淋巴肿瘤的一线药物。从化学角度来看，F14512 只是一个由精胺替代了 C4 糖苷基的另一种表鬼臼毒素衍生物。为了挑战这个过于简单的观点，研究者广泛应用体内与体外的实验比较与鉴定这两个药物的药理性质[57,58]。依托泊苷是已知最强的拓扑异构酶Ⅱ抑制剂，有非常好的抗癌活性。初步的结果显示 F14512 在质粒剪切实验中有更强的拓扑异构酶Ⅱ抑制活性（10 倍），且由于它的聚胺结构，它与 DNA 有更好的相互作用，而依托泊苷在拓扑异构酶Ⅱ缺失的状态下与 DNA 的作用微弱。实验表明 F14512 结合 DNA，对 DNA 的热变性有保护作用[55]。接下来的研究证实了 F14512 具有拓扑异构酶Ⅱ毒性的作用，与依托泊苷相比能够有效地稳定拓扑异构酶Ⅱ-DNA 共价复合物。在体外 F14512 比依托泊苷的衍生物 TOP-53 导致了更多单链或双链 DNA 断裂（DSBs），TOP-53 的 C4 位烷氨基，与 F14512 的精胺支链一样，参与了药物与 DNA 的相互作用[55]。虽然 F14512 刺激了由拓扑异构酶Ⅱα与拓扑异构酶Ⅱβ介导的 DNA 剪切，但它显示了对于拓扑异构酶Ⅱ一种异构体的优先抑制活性[59]。一项在果蝇模型上的研究表明，F14512 确实能在 DNA 中等重复序列的一些特殊位点上诱导剪切，暗示药物的作用靶点是经过选择并且限定的基因片段的子集[60]。双链 DNA 断裂对于药物引导的细胞凋亡的贡献在 DNA 修复机制正常和缺失的细胞中均得到了证实[55]。在 A549 NSCLC 细胞系模型中，F14512 的细胞毒性作用是依托泊苷的 30 倍以上，且细胞γH2AX 磷酸化实验和彗星分析法证实 F14512 引起更少的双链 DNA 断裂[57]。因此，与依托泊苷相比，F14512 是更有效的体外拓扑异构酶Ⅱ抑制剂，却意外地在细胞内诱导很少的 DNA 断裂。

F14512 的细胞毒作用起效很快（3 h 内），但却不像依托泊苷那样使细胞 S 期产生大量的聚集。有趣的是，用 F14512 处理过的 A549 细胞难以发生细胞凋亡（无论是 Capase 依赖途径还是 Capase 不依赖途径），但是更容易进入衰老[57]。药物诱导的细胞衰老被定为β-半乳糖苷酶活性的质和量的增加，通过细胞化学染色以及流式细胞仪可检测。补充研究表明 F14512 诱导的衰老捕获是通过上调细胞周期调节蛋白依赖的激酶抑制剂 P16 与细胞周期调节蛋白 D1，但使用典型的细胞凋亡抑制剂 survivin 时也观察到了蛋白表达量的明显上升[61]。或许这是显而易见的，尽管结构非常相似并且细胞毒作用的机理相同（拓扑异构酶Ⅱ毒性），F14512 与依托泊苷在细胞响应、细胞周期阻滞以及细胞死亡途径中的不同都显示出临床层面上药理性质的差异。

临床前研究证实 F14512 是比依托泊苷强效很多的细胞毒性药剂。在对 29 个人源实体瘤或血液系统细胞系的体外实验中，聚酰胺-复合药物（平均 IC_{50} 为 0.18 μmol/L）在 21 个细胞系的表现要优于依托泊苷（平均 IC_{50} 为 1.4 μmol/L）[55]。体内研究提供了 F14512 在 19 个测试模型中对 13 个有抗肿瘤活性的证据[58]。F14512 的抗肿瘤活性通过 2～5 个给药剂量来评价，在肺癌 LXFL529、肉瘤 SXF 1301 和乳腺癌 MX1 的异体移植物肿瘤中显示了完全的肿瘤响应。此外，F14512 显示了对 LXFL529/VP 肿瘤亚型的体内活性，而这种肿瘤对依托泊苷是部分耐药的。F14512 对较大范围异体移植物显示出 67%的肿瘤响应率，满足了国家癌症研究所对新药的标准，并支持它更进一步的临床研发[62]。

通过 PTS 高水平表达或 PTS 不足的两个亲代或变异的卵巢癌细胞系模型（CHO 和 CHO-MG）证明了 F14512 在肿瘤细胞内通过 PTS 选择性的运输。F14512 对变异的 CHO-MG 细胞的细胞毒性是对亲代细胞的 1/73（IC_{50} 值为 8.7 μmol/L 和 0.12 μmol/L），而依托泊苷对两个细胞系有相同的细胞毒性。竞争试验证实了对 CHO 细胞加入亚精胺导致了对 F14512 的敏感性降低。以同样的方式，在 L1210 鼠白血病细胞（PTS+）中加入 100 μmol/L 亚精胺后观察到 F14512 细胞毒性效力的明显变化，并导致 F14512 IC_{50} 值增加了两个数量级。总的来说，这些数据证实了 F14512 优先利用 PTS 来进入细胞。在 A549 NSCLC 细胞（PTS+）中，短时间（例如 3 h 孵育阶段）与 F14512 接触能显示最大的细胞毒性效果，而依托泊苷至少需要 24 h 才能达到最大效果[57]。药物比依托泊苷更快进入细胞的事实强调了 PTS 在提升效力方面的重要性。

基于 PTS 状态描述肿瘤细胞的目标，人们已经用氟硼二吡咯（bodipy）[63]、蒽[64]或硝基苯并二唑[65]等结构的荧光探针进行了数年研究。通过评价 13 个不同连接链偶联精胺部分的探针，选出 F96982 [N1-甲基精胺硝基苯并二唑（NBD）] 复合物[66]。F96982 在光辐射、荧光产率和在 PTS-表达 CHO 细胞及 PTS-缺陷 CHO-MG 细胞间的选择性上显示了更好的稳定性，因此这个荧光探针（图 7.3）可以证实 PTS 是验证 F14512 选择性的一个功能性生物标志物[67]。在一系列血液细胞系中通过荧光激活的细胞显示了它的摄入水平，排序分析展示了在药物敏感性方面的显著不同。结果，HL-60、BL-41 或 CEM 细胞给出了最高的标记分数，它们是 F14512 最敏感的细胞系，这证实了这两项参数间的紧密相关性。在 PTS（+）组内，F14512 表现了以剂量依赖方式的对荧光探针的摄取。进一步的研究在间接体内试验中延伸了这些观察，对 F14512 治疗敏感的实体瘤细胞样品中荧光水平比起那些 F14512-难治的肿瘤要高[58]。最后，在负载皮下 B16 黑色素瘤的小鼠中成功注射放射性标记的 ^{99m}Tc-HYNIC 精胺探针，其测量结果显示肿瘤与肌肉的闪烁比率为 7.9±2.8[68]。这些结果证实了 PTS 靶向的概念在体内是有效的，而肿瘤成像可用于鉴定 F14512 对肿瘤的治疗或其他通过 PTS 靶向化合物的肿瘤响应。

基于其高药理活性和可以接受的毒理学参数，F14512 最后进一步进入了临床研发。F14512 在体外 PTS（+）细胞系[67]和在体内对人 AML 模型的试验中显示了显著的抗白血病活性。在人们熟知的 Hl-60 模型中，间断地 F14512 给药，结果表明其有效地（以剂量依赖的方式，最高 99%）降低了小鼠骨髓白细胞的数量，F14512 处理过的 HL-60 白血病鼠的寿命有了显著的提高，而同时进行测试的依托泊苷却只在最高非致死剂量下表现了一个临界的活性。对于病情更严重的病人样本的 AML 模型，F14512 也显示了更强的活性。这些好结果为 F14512 的后续发展提供了强大的基础，使它可以在肿瘤中单用或与其他白血病药物如阿糖胞苷（Ara-C）联合使用。在 I 期临床试验中，50 个 AML 耐药或复发的病人接受了每两周连续 5 天每天 1 h 的静脉注射[69]。观察到的主要毒性是骨髓抑制，并且是剂量依赖性和可逆的，确定的推荐剂量是 39 mg/m[2]。在不同的剂量下都可以观察抗白血病的活性，10%的完全响应，8%的完全响应了但不完全恢复，另有 3 名病人经历了血液功能的改善。研究的结论是这些已受过很多治疗的人群的临床结果看起来很有希望，关于 F14512 进一步的临床研究已经提上日程。总的来说，通过 PTS 来选择性靶向肿瘤细胞的概念依旧具有良好的前景，可以预见 F14512 的临床试验会在未来继续。

7.4 总结

尽管传统的细胞毒性药物仍然正在被广泛的使用，但是由于它们缺乏特异性而容易产生意想不到的不良反应，这使它们的使用受到影响。现代靶向医疗的蓬勃发展告诉我们依靠对肿瘤细胞的细胞毒性比对正常细胞的毒性大而提高杀伤力，这样化合物的选择性依然不够，而且正常细胞的增殖速度也很快。化学抗肿瘤药物的进一步发展需要在降低细胞毒性的同时，更要直接地以肿瘤细胞为靶点。这个概念不是最近才提出来的，在 19 世纪 90 年代就有一些前药想要通过运输途径达到这一目的，例如蒽环霉素，在被遗弃一段时间后，最近由于抗体技术、偶合化学的进步和对肿瘤微环境了解的加深使其又重新被关注。Vintafolide 和 F14512 的例子就证实了这项肿瘤研究的新挑战以及这些药物给患者带来的福音。特异的预测性生物标志物能够在临床上预测病人是否能够使用靶向药物，这种生物标志物的综合运用非常重要。

在许多联合用药的案例中，只有两个从肿瘤研究阶段进入到临床试验阶段。研究人员努力的重点集中在寻找在肿瘤细胞中能够特异性地和活性位点结合以及促进细胞毒性释放的新型小分子化合物，我们能够通过更多的案例来得出这一结论，尽管这些例子我们没办法详尽的列出。由于透射[70]技术的出现和发展，人们研究清楚了 Antennapedia 蛋白的第三个 Helix 序列的同源域，即多聚寡精氨酸，此结果用来研究基于外排物的耐药性[71]，因此带正电荷的多肽被大量的应用。由于它们易于合成，能够识别特定蛋白或受体的多肽目前正在使用的是 RGD（arginine-glycine-aspartate）肽段，它能够结合α/β-整合素[72]或者肽类激素[73]。在后者中，研究人员建立了一个关键的肿瘤细胞标记物，它们过表达了可以传递细胞生长前体信号的受体。这个特征也用于研发模拟甾体雌激素与它的受体间高亲和力的配体[74]。另外一类高选择性的配体是核酸，比如核酸适配体，核酸通过折叠可以和特定的蛋白紧密结合，例如阿霉素就成功地和一个 DNA 适配体偶联用于 MUC1 的识别[75]。

以上只是少量的例子，很显然，以细胞为靶向的药物输送体系未来将成为下一代治疗肿瘤细胞毒性药物主要的发展方向。

致谢 我们衷心感谢 Institut de Recherche Pierre Fabre（IRPF, Toulouse, France）的所有同事，感谢他们对抗肿瘤试剂研究工作做出的贡献。

参 考 文 献

[1] Bailly C. Ready for a comeback of natural products in oncology. Biochem Pharmacol, 2009, 77: 1447-1457.

[2] Sharma S, Kelly TK, Jones PA. Epigenetics in cancer. Carcinogenesis, 2010, 31: 27-36.

[3] Baylin SB, Jones PA. A decade of exploring the cancer epigenome—biological and translational implications. Nat Rev Cancer, 2011, 11: 726-734.

[4] Schwartz BE, Hofer MD, Lemieux ME, Bauer DE, Cameron MJ, West NH, et al. Differentiation of NUT midline carcinoma by epigenomic reprogramming. Cancer Res, 2011, 71: 2686-1696.

[5] Daigle SR, Olhava EJ, Therkelsen CA, Majer CR, Sneeringer CJ, Song J, et al. Selective killing of mixed lineage leukemia cells by a potent small-molecule DOT1L inhibitor. Cancer Cell, 2011, 20: 53-65.

[6] Juergens RA, Wrangle J, Vendetti FP, Murphy SC, Zhao M, Coleman B, et al. Combination epigenetic therapy has efficacy in patients with refractory advanced non-small cell lung cancer. Cancer Discov, 2011, 1: 598-607.

[7] Ismael GF, Rosa DD, Mano MS, Awada A. Novel cytotoxic drugs: old challenges, new solutions. Cancer Treat Rev, 2008, 34: 81-91.

[8] De Palma M, Hanahan D. The biology of personalized cancer medicine: facing individual complexities underlying hallmark capabilities. Mol Oncol, 2012, 6: 111-127.

[9] Schutz FA, Bellmunt J, Rosenberg JE, Choueiri TK. Vinflunine: drug safety evaluation of this novel synthetic vinca alkaloid. Expert Opin Drug Saf, 2011, 10: 645-653.

[10] Heffner Jr L. A new formulation of vincristine for acute lymphoblastic leukemia. Clin Adv Hematol Oncol, 2011, 9: 314-316.

[11] Leamon CP, Parker MA, Vlahov IR, Xu LC, Reddy JA, Vetzel M, et al. Synthesis and biological evaluation of EC20: a new folate-derived, (99m)Tc-based radiopharmaceutical. Bioconjug Chem, 2002, 13: 1200-1210.

[12] Reddy JA, Xu LC, Parker N, Vetzel M, Leamon CP. Preclinical evaluation of (99m)Tc-EC20 for imaging folate receptor-positive tumours. J Nucl Med, 2004, 45: 857-866.

[13] Vlahov IR, Leamon CP. Engineering folate-drug conjugates to target cancer: from chemistry to clinic. Bioconjug Chem, 2012, 23: 1357-1369.

[14] Parker N, Turk MJ, Westrick E, Lewis JD, Low PS, Leamon CP. Folate receptor expression in carcinomas and normal tissues determined by a quantitative radioligand binding assay. Anal Biochem, 2005, 338: 284-293.

[15] Chen YL, Chang MC, Huang CY, Chiang YC, Lin HW, Chen CA, et al. Serous ovarian carcinoma patients with high alpha-folate receptor had reducing survival and cytotoxic chemo-response. Mol Oncol, 2012, 6: 360-369.

[16] Cagle PT, Zhai QJ, Murphy L, Low PS. Folate receptor in adenocarcinoma and squamous cell carcinoma of the lung: potential target for folate-linked therapeutic agents. Arch Pathol Lab Med, 2012.

[17] Nunez MI, Behrens C, Woods DM, Lin H, Suraokar M, Kadara H, et al. High expression of folate receptor alpha in lung cancer correlates with adenocarcinoma histology and EGFR [corrected]mutation. J Thorac Oncol, 2012, 7: 833-840.

[18] O'Shannessy DJ, Yu G, Smale R, Fu YS, Singhal S, Thiel RP, et al. Folate receptor alpha expression in lung cancer: diagnostic and prognostic significance. Oncotarget, 2012, 3: 414-425.

[19] Liu X, Ma S, Yao Y, Li G, Feng M, Deng K, et al. Differential expression of folate receptor alpha in pituitary adenomas and its relationship to tumour behavior. Neurosurgery, 2012, 70: 1274-1280. discussion 1280.

[20] Crane LM, Arts HJ, van Oosten M, Low PS, van der Zee AG, van Dam GM, et al. The effect of chemotherapy on expression of folate receptor-alpha in ovarian cancer. Cell Oncol (Dordrecht), 2012, 35: 9-18.

[21] D'Angelica M, Ammori J, Gonen M, Klimstra DS, Low PS, Murphy L, et al. Folate receptor-alpha expression in resectable hepatic colorectal cancer metastases: patterns and significance. Mod Pathol, 2011, 24: 1221-1228.

[22] Vlahov IR, Santhapuram HK, Kleindl PJ, Howard SJ, Stanford KM, Leamon CP. Design and regioselective synthesis of a new generation of targeted chemotherapeutics. Part 1: EC145, a folic acid conjugate of desacetyl-vinblastine monohydrazide. Bioorg Med Chem Lett, 2006, 16: 5093-5096.

[23] Reddy JA, Dorton R, Westrick E, Dawson A, Smith T, Xu LC, et al. Preclinical evaluation of EC145, a folate-vinca alkaloid conjugate. Cancer Res, 2007, 67: 4434-4442.

[24] Leamon CP, Reddy JA, Vlahov IR, Westrick E, Parker N, Nicoson JS, et al. Comparative preclinical activity of the folate-targeted Vinca alkaloid conjugates EC140 and EC145. Int J Cancer, 2007, 121: 1585-1592.

[25] Lorusso PM, Edelman MJ, Bever SL, Forman KM, Pilat M, Quinn MF, et al. Phase I study of folate conjugate EC145 (vintafolide) in patients with refractory solid tumours. J Clin Oncol, 2012, 30: 4011-4016.

[26] Low PS, Kularatne SA. Folate-targeted therapeutic and imaging agents for cancer. Curr Opin Chem Biol, 2009, 13: 256-262.

[27] Henne WA, Rothenbuhler R, Ayala-Lopez W, Xia W, Varghese B, Low PS. Imaging sites of infection using a 99mTc-labeled folate conjugate targeted to folate receptor positive macrophages. Mol Pharm, 2012, 9: 1435-1440.

[28] Ayala-Lopez W, Xia W, Varghese B, Low PS. Imaging of atherosclerosis in apoliprotein e knockout mice: targeting of a folate-conjugated radiopharmaceutical to activated macrophages. J Nucl Med, 2010, 51: 768-774.

[29] Matteson EL, Lowe VJ, Prendergast FG, Crowson CS, Moder KG, Morgenstern DE, et al. Assessment of disease activity in rheumatoid arthritis using a novel folate targeted radiopharmaceutical Folatescan. Clin Exp Rheumatol, 2009, 27: 253-259.

[30] Vlahov IR, Vite GD, Kleindl PJ, Wang Y, Santhapuram HK, You F, et al. Regioselective synthesis of folate receptor-targeted agents derived from epothilone analogs and folic acid. Bioorg Med Chem Lett, 2010, 20: 4578-4581.

[31] Leamon CP, Reddy JA, Klein PJ, Vlahov IR, Dorton R, Bloomfield A, et al. Reducing undesirable hepatic clearance of a tumour-targeted vinca alkaloid via novel saccharopeptidic modifications. J Pharmacol Exp Ther, 2011, 336: 336-343.

[32] Dhawan D, Ramos-Vara JA, Naughton JF, Cheng L, Low PS, Rothenbuhler R, et al. Targeting folate receptors to treat invasive urinary bladder cancer. Cancer Res, 2013, 73: 875-884.

[33] Low PS, Antony AC. Folate receptor-targeted drugs for cancer and inflammatory diseases. Adv Drug Deliv Rev, 2004, 56: 1055-1058.

[34] Reddy JA, Westrick E, Vlahov I, Howard SJ, Santhapuram HK, Leamon CP. Folate receptor specific anti-tumour activity of folate-mitomycin conjugates. Cancer Chemother Pharmacol, 2006, 58: 229-236.

[35] Leamon CP, Reddy JA, Vetzel M, Dorton R, Westrick E, Parker N, et al. Folate targeting enables durable and specific antitumour responses from a therapeutically null tubulysin B analogue. Cancer Res, 2008, 68: 9839-9844.

[36] Reddy JA, Dorton R, Dawson A, Vetzel M, Parker N, Nicoson JS, et al. In vivo structural activity and optimization studies of folate-tubulysin conjugates. Mol Pharm, 2009, 6: 1518-1525.

[37] Henne WA, Kularatne SA, Ayala-Lopez W, Doorneweerd DD, Stinnette TW, Lu Y, et al. Synthesis and activity of folate conjugated didemnin B for potential treatment of inflammatory diseases. Bioorg Med Chem Lett, 2012, 22: 709-712.

[38] Leamon CP, Reddy JA, Vlahov IR, Westrick E, Dawson A, Dorton R, et al. Preclinical antitumour activity of a novel folate-targeted dual drug conjugate. Mol Pharm, 2007, 4: 659-667.

[39] Gokhale M, Thakur A, Rinaldi F. Degradation of BMS-753493, a novel epothilone folate conjugate anticancer agent. Drug Dev Ind Pharm, 2012.

[40] Shillingford JM, Leamon CP, Vlahov IR, Weimbs T. Folate-conjugated rapamycin slows progression of polycystic kidney disease. J Am Soc Nephrol, 2012, 23: 1674-1681.

[41] Lu Y, Low PS. Folate targeting of haptens to cancer cell surfaces mediates immunotherapy of syngeneic murine tumours. Cancer Immunol Immunother, 2002, 51: 153-162.

[42] Teng L, Xie J, Teng L, Lee RJ. Clinical translation of folate receptor-targeted therapeutics. Expert Opin Drug Deliv, 2012, 9: 901-908.

[43] Kamen BA, Smith AK. Farletuzumab, an anti-folate receptor alpha antibody, does not block binding of folate or anti-folates to receptor nor does it alter the potency of anti-folates in vitro. Cancer Chemother Pharmacol, 2012, 70: 113-20.

[44] Vaitilingam B, Chelvam V, Kularatne SA, Poh S, Ayala-Lopez W, Low PS. A folate receptor-alpha-specific ligand that targets cancer tissue and not sites of inflammation. J Nucl Med, 2012, 53: 1127-1134.

[45] Gibbs DD, Theti DS, Wood N, Green M, Raynaud F, Valenti M, et al. BGC 945, a novel tumour-selective thymidylate synthase inhibitor targeted to alpha-folate receptor-overexpressing tumours. Cancer Res, 2005, 65: 11721-11728.

[46] Pillai RG, Forster M, Perumal M, Mitchell F, Leyton J, Aibgirhio FI, et al. Imaging pharmacodynamics of the alpha-folate receptor-targeted thymidylate synthase inhibitor BGC 945. Cancer Res, 2008, 68: 3827-3834.

[47] Palmer AJ, Ghani RA, Kaur N, Phanstiel O, Wallace HM. A putrescine-anthracene conjugate: a paradigm for selective drug delivery. Biochem J, 2009, 424: 431-438.

[48] Xie S, Wang J, Zhang Y, Wang C. Antitumour conjugates with polyamine vectors and their molecular mechanisms. Expert Opin Drug Deliv, 2010, 7: 1049-1061.

[49] Poulin R, Casero RA, Soulet D. Recent advances in the molecular biology of metazoan polyamine transport. Amino Acids, 2012, 42: 711-723.

[50] Holley JL, Mather A, Wheelhouse RT, Cullis PM, Hartley JA, Bingham JP, et al. Targeting of tumour cells and DNA by a chlorambucil-spermidine conjugate. Cancer Res, 1992, 52: 4190-4195.

[51] Holley J, Mather A, Cullis P, Symons MR, Wardman P, Watt RA, et al. Uptake and cytotoxicity of novel nitroimidazole-polyamine conjugates in Ehrlich ascites tumour cells. Biochem Pharmacol, 1992, 43: 763-769.

[52] Suzuki I, Uno S, Tsuchiya Y, Shigenaga A, Nemoto H, Shibuya M. Synthesis and DNA damaging ability of enediyne model compounds possessing photo-triggering devices. Bioorg Med Chem Lett, 2004, 14: 2959-2962.

[53] Dallavalle S, Giannini G, Alloatti D, Casati A, Marastoni E, Musso L, et al. Synthesis and cytotoxic activity of polyamine analogues of camptothecin. J Med Chem, 2006, 49: 5177-5186.

[54] Verschoyle RD, Carthew P, Holley JL, Cullis P, Cohen GM. The comparative toxicity of chlorambucil and chlorambucil-spermidine conjugate to BALB/c mice. Cancer Lett, 1994, 85: 217-222.

[55] Barret JM, Kruczynski A, Vispe S, Annereau JP, Brel V, Guminski Y, et al. F14512, a potent antitumour agent targeting topoisomerase II vectored into cancer cells via the polyamine transport system. Cancer Res, 2008, 68: 9845-9853.

[56] Imbert T, Guminski Y, Cugnasse S, Grousseaud M, Barret J-M, Kruczynski A, et al. Abstract A87: synthesis and structure-activity relationships of a series of epipodophyllotoxin polyamine conjugated derivatives vectorized for active polyamine transporter system in tumour cells, leading to the selection of F14512 for clinical trials. Mol Cancer Ther, 2009, 8: A87.

[57] Brel V, Annereau JP, Vispe S, Kruczynski A, Bailly C, Guilbaud N. Cytotoxicity and cell death mechanisms induced

by the polyamine-vectorized anti-cancer drug F14512 targeting topoisomerase II. Biochem Pharmacol, 2011, 82: 1843-1852.

[58] Kruczynski A, Vandenberghe I, Pillon A, Pesnel S, Goetsch L, Barret JM, et al. Preclinical activity of F14512, designed to target tumours expressing an active polyamine transport system. Invest New Drugs, 2011, 29: 9-21.

[59] Gentry AC, Pitts SL, Jablonsky MJ, Bailly C, Graves DE, Osheroff N. Interactions between the etoposide derivative F14512 and human type II topoisomerases: implications for the C4 spermine moiety in promoting enzymeme-diated DNA cleavage. Biochemistry, 2011, 50: 3240-3249.

[60] Chelouah S, Monod-Wissler C, Bailly C, Barret JM, Guilbaud N, Vispe S, et al. An integrated Drosophila model system reveals unique properties for F14512, a novel polyamine-containing anticancer drug that targets topoisomerase II. PLoS One, 2011, 6: e23597.

[61] Ballot C, Jendoubi M, Kluza J, Jonneaux A, Laine W, Formstecher P, et al. Regulation by survivin of cancer cell death induced by F14512, a polyamine-containing inhibitor of DNA topoisomerase II. Apoptosis, 2012, 17: 364-376.

[62] Johnson JI, Decker S, Zaharevitz D, Rubinstein LV, Venditti JM, Schepartz S, et al. Relationships between drug activity in NCI preclinical in vitro and in vivo models and early clinical trials. Br J Cancer, 2001, 84: 1424-1431.

[63] Soulet D, Gagnon B, Rivest S, Audette M, Poulin R. A fluorescent probe of polyamine transport accumulates into intracellular acidic vesicles via a two-step mechanism. J Biol Chem, 2004, 279: 49355-49366.

[64] Phanstiel O t, Kaur N, Delcros JG. Structure-activity investigations of polyamine-anthracene conjugates and their uptake via the polyamine transporter. Amino Acids, 2007, 33: 305-313.

[65] Ware BR, Klein JW, Zero K. Interaction of a fluorescent spermine derivative with a nucleic acid polyion. Langmuir, 1988, 4: 458-463.

[66] Guminski Y, Grousseaud M, Cugnasse S, Brel V, Annereau JP, Vispe S, et al. Synthesis of conjugated spermine derivatives with 7-nitrobenzoxadiazole (NBD), rhodamine and bodipy as new fluorescent probes for the polyamine transport system. Bioorg Med Chem Lett, 2009, 19: 2474-2477.

[67] Annereau JP, Brel V, Dumontet C, Guminski Y, Imbert T, Broussas M, et al. A fluorescent biomarker of the polyamine transport system to select patients with AML for F14512 treatment. Leuk Res, 2010, 34: 1383-1389.

[68] Pesnel S, Guminski Y, Pillon A, Lerondel S, Imbert T, Guilbaud N, et al. 99mTc-HYNIC-spermine for imaging polyamine transport system-positive tumours: preclinical evaluation. Eur J Nucl Med Mol Imaging, 2011, 38: 1832-1841.

[69] De Botton S, Berthon C, Bulabois CE, Prebet T, Vey N, Chevallier P, et al. F14512 a novel polyamine-vectorized anti-cancer drug targeting topoisomerase II in adult patients with acute myeloid leukemia (AML): results from a phase 1 study. Heamaltologica, 2012, 97: 447.

[70] Dupont E, Prochiantz A, Joliot A. Penetratin story: an overview. Methods Mol Biol, 2011, 683: 21-29.

[71] Wender PA, Galliher WC, Bhat NM, Pillow TH, Bieber MM, Teng NN. Taxol-oligoarginine conjugates overcome drug resistance in-vitro in human ovarian carcinoma. Gynecol Oncol, 2012, 126: 118-123.

[72] Danhier F, Breton AL, Preat V. RGD-based strategies to target alpha(v) beta(3) integrin in cancer therapy and diagnosis. Mol Pharm, 2012, 9: 2961-2973.

[73] Mezo G, Manea M. Receptor-mediated tumour targeting based on peptide hormones. Expert Opin Drug Deliv, 2010, 7: 79-96.

[74] Dao KL, Hanson RN. Targeting the estrogen receptor using steroid-therapeutic drug conjugates (hybrids). Bioconjug Chem, 2012, 23: 2139-58.

[75] Hu Y, Duan J, Zhan Q, Wang F, Lu X, Yang XD. Novel MUC1 aptamer selectively delivers cytotoxic agent to cancer cells in vitro. PLoS One, 2012, 7: e31970.

（朱明彦，张晋毅译）

第8章
DNA修复作为治疗靶点

Stephany Veuger，Nicola J. Curtin

8.1 简介

8.1.1 靶向 DNA 的癌症治疗

    分子靶向药物已逐步用于癌症治疗，但基于细胞毒的放射疗法和化学治疗方法仍是癌症治疗的主要手段。DNA 是放疗（ionizing radiation，IR）和大部分化疗药物的作用靶点，通过诱导 DNA 损伤，阻断肿瘤细胞生长，最终导致肿瘤细胞死亡。放疗主要引起 DNA 损伤，其中 DNA 双链断裂（double-strand break，DSB）最为致命。化疗药物分为烷化剂、抗代谢药物和拓扑异构酶毒剂。烷化剂属于亲电试剂，与富含电子的 DNA 碱基发生反应从而发挥疗效；抗代谢药物通过核苷酸的化学替代或减少核苷酸供应干扰 DNA 的生物合成；拓扑异构酶毒剂通过稳定酶与 DNA 复合物，导致 DNA 断裂。

    细胞中存在 DNA 修复通路维持基因组的完整性，从而应对内在和外在因素造成的 DNA 损伤[1,2]。在静止期细胞中，损伤的 DNA 在进行复制前就会被 DNA 修复通路所修复。然而肿瘤细胞的生长繁殖非常迅速，无法及时修复 DNA 损伤，这是 DNA 损伤药物发挥抗肿瘤疗效的重要基础。DNA 损伤性药物造成 DNA 复制期（细胞周期 S 期）DNA 损伤的积蓄，阻碍 DNA 复制叉前进，导致细胞死亡或致命突变；或导致 DNA 损伤保留至细胞分裂期（细胞周期 M 期），造成染色体破坏，对细胞形成致命杀伤。因此，化疗药物对快速增殖的肿瘤细胞具有较大的毒性，而对大部分正常组织的影响较小，但是，对于快速增殖的正常细胞，例如骨髓和上皮组织，化疗药物也会表现出剂量依赖的毒副作用。

    DNA 损伤性药物发挥疗效的另一个原因是肿瘤细胞中 DNA 损伤信号通路和 DNA 修复通路的失衡。DNA 损伤应答（DNA damage response，DDR）负责 DNA 损伤的传导和修复，然而这一机制在肿瘤的发生发展过程中受到抑制[3]，以保证肿瘤基因的不稳定性，维持肿瘤生长。正是 DDR 机制的缺失使得肿瘤对 DNA 损伤更加敏感。

8.1.2　DNA 修复对肿瘤的作用

细胞存在 DNA 修复通路用以修复特定的 DNA 损伤，分为 DNA 单链修复和 DNA 双链修复。DNA 单链修复包含碱基切除修复（base excision repair，BER）、核苷切除修复（nucleotide excision repair，NER）和碱基错配修复（mismatch repair，MMR）；DNA 双链修复包含非同源末端连接（nonhomologous end joining，NHEJ）和同源重组修复（homologous recombination repair，HRR）。基因组不稳定是肿瘤的一大特征，导致恶性肿瘤的发生和发展[4,5]。DNA 修复的缺陷导致基因突变率上升，甚至发生基因重排，加速基因深层次变化和肿瘤的发生发展。DNA 修复存在多条通路，一条通路的缺失虽然会对 DNA 修复产生影响，但是并不会完全阻碍修复。而单条通路的缺失可以通过"备用"通路来代偿，维持肿瘤细胞继续存活。

DNA 损伤检测和修复基因具有肿瘤生长抑制作用。DNA 修复基因的突变往往会增加肿瘤发生的风险，增加基因组的不稳定性。例如，MMR 遗传缺陷携带者易患遗传性非息肉大肠癌，也称为林奇综合征[6]。DSB 修复通路 HRR 遗传缺陷携带者易患乳腺癌和卵巢癌[7]。这些突变的携带者都具有一个功能等位基因，但肿瘤的发展依赖于患者体内第二等位基因沉默导致的修复缺陷。

DNA 修复是影响肿瘤治疗效果的重要因素。例如，DNA 修复活跃能够快速修复 DNA 损伤，导致肿瘤治疗的耐药性和失败。DNA 错配修复缺陷细胞对多种抗肿瘤药物耐药[8]，而 HRR 缺陷肿瘤对 DNA 交联剂（如双官能团烷化剂）表现出高度敏感性[9]。因此，肿瘤治疗应依据病人体内 DDR 状态给予个性化治疗。

8.1.3　抑制 DNA 修复治疗肿瘤

靶向 DNA 是一种非常成功的肿瘤治疗策略，然而肿瘤 DNA 修复会严重影响治疗效果。在肿瘤治疗中抑制 DNA 修复是一种非常适用的治疗策略，特别是 DNA 修复高度活跃或对修复通路高度依赖的肿瘤细胞。DNA 修复抑制剂能够逆转 DNA 修复导致的肿瘤耐药，增加 DNA 损伤，导致细胞死亡，从而提高肿瘤细胞对放化疗的敏感性。肿瘤细胞 DDR 紊乱以及正常细胞和肿瘤细胞 DNA 修复能力的差异为肿瘤治疗提供了机遇和挑战。本章详细介绍 DNA 修复通路以及通路抑制剂作为抗肿瘤药物的应用。

8.2　O^6-烷基鸟嘌呤 DNA 烷基转移酶

8.2.1　DNA 烷化剂的研究进展和作用机制

DNA 烷化剂是抗肿瘤药物中使用最早的一类药物。这类药物的发现源于第一次世界大战使用的化学毒剂芥子气。1942 年，氮芥用于临床治疗肿瘤，也是第一个用于临床的氮芥类化合物。迄今为止，DNA 烷化剂在白血病、黑色素瘤和脑瘤等多个肿瘤治疗中仍发挥着重要的作用[10]。DNA 烷化剂使核苷酸的亲核中心（特别是 N 和 O）发生烷基化，属于细胞周期非特异性药物，能够杀灭处于细胞周期任意阶段的细胞。DNA 烷化剂分为单官能团药物和双官能团药物。例如，替莫唑胺（TMZ）属于单官能团药物，仅与单个 DNA 碱基发生反应；氮芥类药物属于双官能团药物，它们与两个碱基发生反应，造成 DNA 链交联。DNA 最常见的烷基化位点是鸟嘌呤 N^7 位，而 O^6-位烷基化则是致命的。鸟嘌呤 O^6-位烷基化分为甲基化和氯乙基化。单官能团药物如替莫唑胺、达卡巴嗪、甲苄肼使得鸟嘌呤 O^6-位甲基化，进而导致 DNA 错配，触发 MMR 修复系统无效循环，激活细胞凋亡通路，最终导致细胞死亡。而双官能团药物氮芥、卡莫司汀（BCNU）、洛莫司汀（CCUN）等药物造成鸟嘌呤 O^6-位氯乙基化，与毗邻或相反碱基的其他烷基基团发生化学反应，形成 DNA 链内、链间交联（图 8.1）。

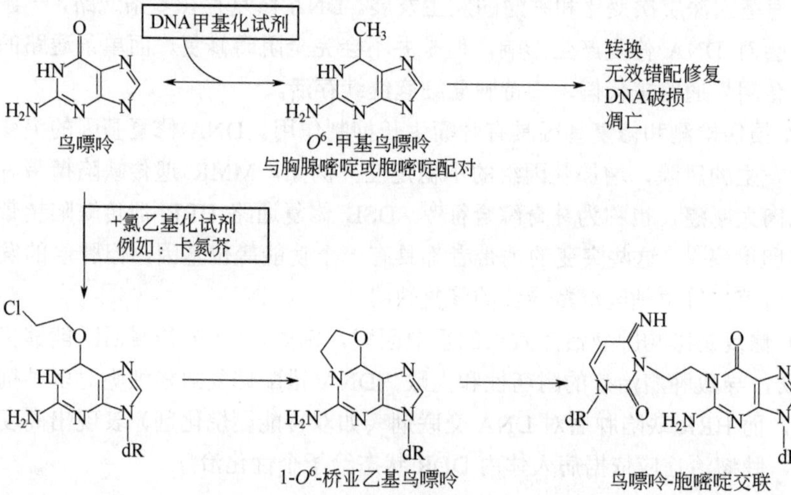

图 8.1 烷化剂造成 DNA 损伤

甲基化试剂（上）和氯乙基化试剂（下）导致鸟嘌呤 O⁶ 位改变，引起细胞毒效应

8.2.2 O^6-烷基鸟嘌呤 DNA 烷基转移酶在 DNA 修复和烷化剂耐药中的作用

直接逆转 DNA 的损伤是最简单的 DNA 修复形式。O^6-烷基鸟嘌呤 DNA 烷基转移酶（O^6-alkylguanine DNA alkyltransferase，AGT）也称之为 O^6-甲基鸟嘌呤 DNA 甲基转移酶（O^6-methylguanine DNA methyltransferase，MGMT），它可以直接将 O^6-烷基鸟嘌呤的 O^6-烷基（甲基和 2-氯乙基）转移至 AGT 活性残基 Cys145，并释放出鸟嘌呤（图 8.2）。因此，AGT 能够显著降低 TMZ 在内的甲基化或氯乙基化试剂的细胞毒性，导致肿瘤细胞耐药[11]。该反应遵循化学计量，反应后的 AGT 丧失催化活性，经泛素化被蛋白酶水解[12]。由此可知，逆转 O^6-烷基鸟嘌呤需要细胞内存在大量的 AGT 发挥作用。

肿瘤往往会对烷化剂的治疗表现出持续增强的耐药性。研究表明，肿瘤细胞中 AGT 含量普遍高于正常细胞[13]，而 AGT 的活性和烷化剂耐药密切相关。AGT 高表达肿瘤对 TMZ 和氯乙基类烷化剂表现出 4～10 倍耐药[14,15]。临床研究显示，降低 AGT 表达水平或通过启动子甲基化沉默 *MGMT* 基因（AGT 编码基因），神经胶质瘤对 TMZ 和 BCNU 均表现出敏感性增强[16-18]。

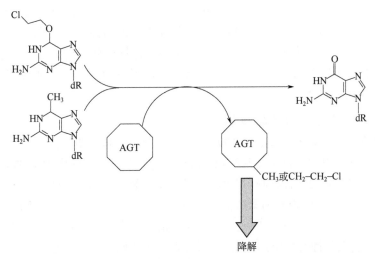

图 8.2　AGT 修复 O^6-烷基鸟嘌呤与 AGT 的失活与降解

AGT 催化鸟嘌呤 O^6-甲基或氯乙基转移至活性残基半胱氨酸，甲基或氯乙基 AGT 失活降解

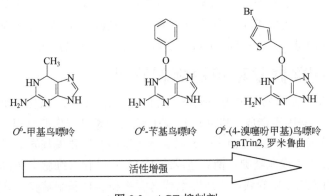

O^6-甲基鸟嘌呤　　　　O^6-苄基鸟嘌呤　　O^6-(4-溴噻吩甲基)鸟嘌呤
paTrin2, 罗米鲁曲

活性增强

图 8.3　AGT 抑制剂

8.2.3　AGT 抑制剂的研究进展：临床前数据

基于 AGT 表达水平和肿瘤耐药的相关性，使用假底物耗尽肿瘤细胞内的 AGT 将有利于克服肿瘤的耐药性。

AGT 的最适底物为 DNA 双链（double-stranded DNA，dsDNA）上的 O^6-甲基鸟嘌呤，但 O^6-烷基取代的鸟嘌呤衍生物同样可以消耗 AGT。O^6-甲基鸟嘌呤是第一个发现的 AGT 抑制剂，但是活性和水溶性差，限制了后期发展。O^6-苄基鸟嘌呤（O^6-benzylguanine，BG）是 20 世纪 90 年代发现的 AGT 抑制剂，活性是 O^6-甲基鸟嘌呤的 2000 倍，EC_{50} 为 0.2 μmol/L（图 8.3）。肠癌 HT29 体外研究显示，BG 能够完全消耗 AGT 并增强 CCNU 的细胞毒性[19]。研究表明，BG 对 TMZ 的敏感性增强作用依赖于 MMR 功能，而对 BCNU 的敏感性增强作用则是 MMR 非依赖性的[20,21]。BG 体内代谢为 8-氧代-O^6-BG，活性与 BG 相当，半衰期延长[22]。小鼠体内试验显示，BG 消耗肿瘤及正常组织 AGT，显著增强 TMZ 和 BCNU 的活性[23]，但骨髓抑制毒性也显著增强。因此，尽管其他类型 O^6-烷基化鸟嘌呤类似物相继发现[24]，但仅有 O^6-(4-溴甲基)鸟嘌呤（Patrin 2，罗米鲁曲）进入临床前研究[25]，并最终进入临床评价（图 8.3），其活性为 O^6-BG 的 10 倍。

8.2.4　AGT 抑制剂的临床试验

BG 的第一份临床报告发表于 1998 年[26]，这份报告和后期的临床试验均显示，在 120 mg/m^2 的剂量下 BG 耗尽正常组织（淋巴细胞）和肿瘤组织中的 AGT，未见明显的细胞毒性，对神经胶质瘤同样有效，表明 BG 能够穿透血脑屏障。但是，BG 同样增强了 TMZ 和 BCNU 诱导的骨髓抑制[23,27]，引起严重的不良反应和毒性。尽管采用各种各样的给药方式，BG 临床效益有限（包括与卡莫司汀植入膜剂联用治疗脑癌术后病人），剂量限制性毒性依然存在，最终 BG 止步于临床 Ⅱ 期试验。罗米鲁曲同样进入临床评价，口服 10 mg/m^2 能有效降低淋巴细胞和肿瘤组织 AGT 水平。罗米鲁曲无内在毒性，仅降低 TMZ 的最大耐受剂量（maximum tolerated dose，MTD），MTD 降低 25%[28]。临床 Ⅱ 期试验使用 10 mg/m^2 罗米鲁曲联用 TMZ 治疗肠癌和黑色素瘤，但是病人未见实质性的抑瘤效果[29,30]。原因可能是由于肠癌细胞 MMR 缺陷或 AGT 的未完全消耗，更大剂量（120～180 mg/m^2）的临床试验正在进行[31]。

8.3　碱基切除修复和单链断裂修复

DNA 单链损伤是最常见的内在损伤，主要由脱氨基作用、氧化作用、碱基烷基化作用和 DNA 缺口等因素造成。其中 DNA 缺口通常由碱基损伤的过程导致，或直接由糖受损造成（每天 10^4～10^5 次）[1]。S-腺苷甲硫氨酸会导致碱基异常甲基化，胞嘧啶自发的脱氨基作用生成尿嘧啶，两者造成的 DNA 烷基化在细胞中非常普遍。最常见的 DNA 受损由氧化作用导致，生成 8-氧代鸟嘌呤和 5-羟基胞嘧啶，分别与腺嘌呤和胸腺嘧啶形成错配[1,32]。线粒体氧化磷酸化的副产物活性氧（reactive oxygen species，ROS）是造成该损伤的主要元凶。肿瘤细胞中的 ROS 保持在很高的水平，所产生的 8-氧代鸟嘌呤是正常组织的 100 倍，平均每个细胞每天产生约 10^5 个 8-氧代鸟嘌呤损伤[33]。

这些 DNA 损伤经由 BER 通路和单链断裂修复通路（single-strand break repair，SSBR）修复。BER 用于损伤碱基切除、缺口生成和后续缺口修补；而 SSBR 仅在缺口产生后发挥作用。TMZ 等药物造成的 DNA 碱基甲基化主要由 BER 修复。内源生成和辐照治疗产生的 ROS 损伤 DNA 脱氧核苷骨架，进而导致 DNA 缺口的产生；拓扑异构酶 I-DNA 复合物的阻滞也会导致 DNA 缺口的产生，例如：拓扑异构酶 I 毒剂喜树碱类药物。事实上，这些修复通路都可以统称为 BER，它分为短片段修复和长片段修复，分别对应单核苷酸和 1～13 个核苷酸的缺失及置换修复。修复通路贯穿整个细胞周期发挥作用。首先，氧化、脱氨基化以及烷基化的碱基经 DNA 糖基化酶水解切割去除，将 DNA 在损伤碱基的位点处弯曲形成加宽扁平的小沟结构。内源性的和化疗导致的烷基化经烷基腺嘌呤 DNA 糖基化酶（alkyladenine DNA glycosylase，AAG）完成此步[34]。形成的去嘌呤去嘧啶位点（apurinic or apyrimidinic，AP）主要经 APE-1（AP endonuclease-1，也称之为 Ref-1 或者 HAP-1）或 AP 裂解酶水解。不同的 BER 过程需要不同种类的 DNA 聚合酶。DNA 聚合酶β（DNA polymerase β，Polβ）是参与短片段修复的主要 DNA 聚合酶，连接酶Ⅲα进行切割位点断端连接；多聚酶 Polσ 和 Polε 主要参与包括 2～13 个核酸的长片段修复，连接酶Ⅰ完成切割位点断端连接[35-37]。在此过程中，多聚核苷激酶磷酸酶（polynucleotide kinase phosphatase，PNKP）参与 DNA 链末端修饰；PCNA、9-1-1 和 Fen-1 参与长片段修复；多聚（ADP-核糖）聚合酶 1（poly (ADP-ribose)polymerase 1，PARP1）和 X 射线修复交叉互补因子 1（X-ray repair cross-complementing group l，XRCC1）参与了短片段和长片段修复。

BER 通路是发展放疗和化疗增敏药物的重要靶点，针对这一通路的大部分研究集中在寻找和发现 PARP-1 和 APE-1 抑制剂。

8.3.1　PARP 在 DNA 修复中的作用

PARP-1 是 PARP 超家族中最具特色的一员，该家族包含 17 个亚型，其中仅 PARP-1 和 PARP-2 直接参与 BER[38]。PARP-1 和 PARP-2 由 N 端 DNA 损伤识别区、中部自身修饰域和 C 端高度保守的催化结构域组成（图 8.4）。

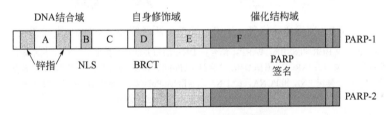

图 8.4　PARP-1 和 PARP-2 的结构

PARP-1 具有三个功能结构域：DNA 结合域，含有两个锌指结构和一个核酸定位信号（NLS）；自身修饰域，包含 BRCT（BRCA1 C 端）；催化结构域，包含种间保守的 PARP 签名。PARP-2 的结构与 PARP-1 类似，但缺少自身修饰域

放疗后的 ROS 和 DNA 甲基化药物 TMZ 化疗都会造成 DNA 损伤，移除受损碱基（如 N^7-甲基鸟嘌呤）往往形成 DNA 单链缺口。当缺口形成后，PARP-1 和 PARP-2 识别并结合在 DNA 缺口，激活蛋白催化活性。活化后的 PARP-1（或 PARP-2）催化 NAD^+ 降解为烟酸和 ADP，再以 ADP 为底物在受体蛋白或其他核酸蛋白（特别是组蛋白 H1 和 H2B）上合成 PAR，调整其构象、稳定性和活性。聚 ADP 核糖化的组蛋白和 PARP-1 促进修复蛋白 XRCC1 在 DNA 缺口处集结[39]（图 8.5），并招募和活化相关修复蛋白（如短片段修复需要的 DNA 聚合酶β和 DNA 连接酶Ⅲ；长片段修复需要的 PNK、DNA、聚合酶δ/ε、PCNA、Fen-1 和连接酶Ⅰ）[40]。

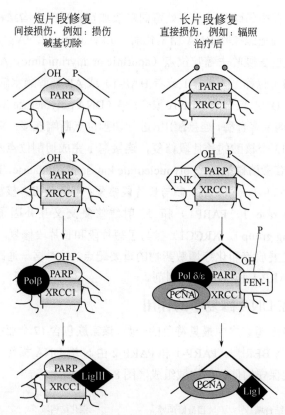

短片段修复
间接损伤，例如：损伤
碱基切除

长片段修复
直接损伤，例如：辐照
治疗后

图 8.5　剪辑切除修复（BER）和单链断裂修复（SSBR）模式图

PARP-1 同时参与长片段 BER 和 SSBR。PARP-1 结合在 DNA 缺口并活化，招募 XRCC1。简单缺口修复（如移除损伤碱基造成的 DNA 缺口）：XRCC1 招募 DNA 聚合酶β（Pol β）和连接酶Ⅲ（Lig Ⅲ），插入碱基并将缺口再连接。长片段 BER：额外募集 PNK 和 PCNA，经 DNA 聚合酶δ/ε Pol（δ/ε）合成 DNA 互补段片段，FEN-1 移除损伤短链片段，经连接酶Ⅰ再连接修复

与正常组织相比，肿瘤组织中的 PARP 表现出更高的活性，这一现象可能是肿瘤内源性 DNA 损伤或 DNA 修复缺陷维持在更高水平，导致 PARP 活性代偿性升高[41,42]。PARP 参与 BER 和 SSBR 修复的功能，是近年来肿瘤治疗领域的热门靶点。

PARP 还参与 DNA 双链修复，DNA 双链缺口能够显著活化 PARP[43]，而 PARP 活性抑制则会阻碍 DNA 双链修复的再连接[44]。活化的 PARP-1 与 DNA-PKcs 和 Ku70/80 形成复合物，参与非同源末端连接（non-homologous end joining，NHEJ）[45,46]，激活 DNA-PK 蛋白[47]。PARP-1 和 DNA-PK 抑制剂联用显示出放射增敏的协同效应[48,49]。此外，PARP 还参与 NHEJ 和 A-NHEJ 的备份[50]。

8.3.2　PARP 抑制剂的研究进展

烟酰胺是 PARP 催化裂解 NAD^+ 的副产物，本身为弱 PARP 抑制剂，最初为 PARP 抑制剂的先导化合物，现今绝大多数 PARP 抑制剂结构中含有烟酰胺药效团。第一代

PARP 抑制剂为烟酰胺简单类似物：3-取代苯甲酰胺类化合物。1980 年发现 3-氨基苯甲酰胺，它是第一个有效的 PARP 抑制剂，与 DNA 甲基化药物合用阻碍 DNA 修复，降低肿瘤细胞的生存率[51]。尽管如此，由于它的活性较弱（细胞水平仅有毫摩尔活性），对 PARP-1 的特异性差，最终未能进入临床前评价。

后期研究发现活性更强特异性更高的化合物 NU1025 和 PD128763，活性是 3-氨基苯甲酰胺的 50 倍[52,53]。Banasik 等[54]利用"相似物归类"的方法筛选商业化合物库，发现多个活性 PARP 抑制剂，其中异喹啉酮和喹唑酮类化合物作为先导化合物进行更为深入的研究。上述研究揭示了 PARP 抑制剂的构效关系（SARs）和结构特征：带有甲酰胺基团的富电子芳环或多杂环芳香体系。PD128763 和 NU1025 与 PARP-1 的晶体结构揭示了该类 PARP 抑制剂与 PARP 的 NAD^+ 结合位点的作用模式。晶体结构显示蛋白催化中心关键残基 Ser904 和 Gly863 与形成重要的相互作用，阐明了该类结构化合物具有高 PARP 抑制活性的原因[55,56]。利用结构生物学指导化学合成得到多个高活性 PARP 抑制剂，其中，化合物 AG-014699（rucaparib）的甲酰胺基团并入七元环结构，该化合物是第一个进入临床研究的 PARP 抑制剂（K_i=1.4 nmol/L）[57-62]。后续有多个 PARP 抑制剂进入临床研究，例如 veliparib（ABT-888）和 olaparib（AZD2281），前者对 PARP-1 和 PARP-2 的 K_i 值均达到纳摩尔级[63]，后者对 PARP-1 和 PARP-2 的 IC_{50} 值达到纳摩尔级[64-67]。

8.3.3　PARP 抑制剂的放化疗增敏研究

临床前数据显示 PARP 抑制剂能显著提高 DNA 甲基化药物（如 TMZ）、拓扑异构酶 I 毒剂和放疗的细胞毒性和抗肿瘤疗效。这些现象普遍认为是 PARP-1 调控所致的[66-70]。部分研究还发现 PARP 抑制剂能够提高顺铂的疗效[71,72]，但是另一部分研究结果并不支持这一结论，认为这可能与细胞特异的 DNA 修复缺陷相关。

（1）DNA 甲基化药物

单官能团 DNA 烷化剂被认为是最有效的 PARP 活化剂，而 PARP 功能的发挥往往会造成 DNA 烷化剂的耐药。研究表明 PARP 抑制剂对 TMZ 具有化疗增敏效应[73,74]。第二代 PARP 抑制剂（如 PD128763 和 NU1025，50～100 μmol/L 浓度）增加 TMZ 诱导的 DNA 链破损，增强 TMZ 细胞毒作用达 4～7 倍，而剂量使用仅为 3-氨基苯甲酰胺的 1/50～1/100[75]。化疗增敏作用与组织来源和 p53 状态无关[76]。活性更强的 PARP 抑制剂（图 8.6）在亚微摩尔水平即可显示出显著的 TMZ 增敏作用。例如，GPI15427（1～2 μmol/L）增强 TMZ 对神经胶质瘤和肠癌细胞的抑制活性[77,78]。有趣的是，ABT-888 选择性提高 TMZ 对 S 期细胞的细胞毒性，说明 DNA 复制导致的 DNA 损伤是细胞毒产生的主要原因[79]。

部分 PARP 抑制剂进行体内移植瘤实验评估药效。在多个肿瘤模型多种给药方式下，ABT-888 均显著增强 TMZ 的抑瘤效果，对难以治疗的癌症也表现出优秀的抑瘤效果[80]。ABT-888 能透过血脑屏障，显著增强 TMZ 对原发性人神经胶质瘤和乳腺癌

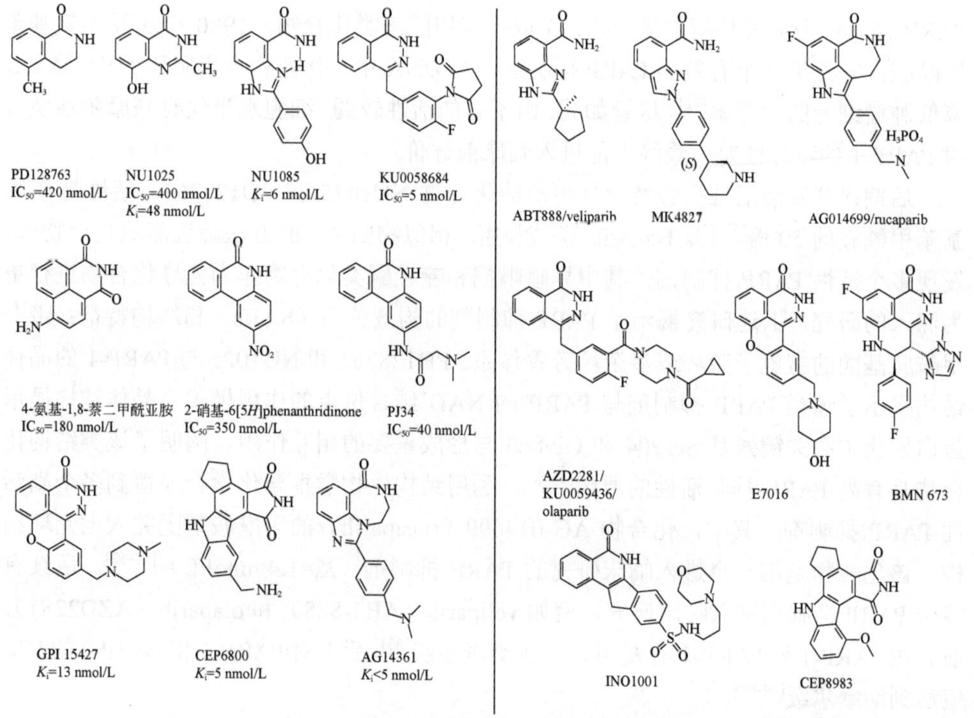

图 8.6 临床前和临床研究的 PARP 抑制剂

左侧为进入临床前研究的 PARP 抑制剂；右侧为进入临床研究的 PARP 抑制剂（烟酰胺药效团加粗显示）

脑转移的抑制活性[80-82]。AG014699（rucaparib）增强 TMZ 对小儿成神经细胞瘤和成神经管细胞瘤的抑制活性[83,84]。在小鼠神经胶质瘤 U251MG 模型上，TMZ 和 CEP-6800联用显著抑制肿瘤生长[85]，同样的效果也出现在 AG14361 和 AG14447 与 TMZ 联用治疗人肠癌 SW620 小鼠移植瘤模型[57, 61]。2003 年发现第一个进入临床研究的 PARP抑制剂 AG014699（rucaparib，AG14447 磷酸盐）。

TMZ 耐药的重要因素是 MMR 缺陷。MMR 促使肿瘤细胞对 O^6-烷基鸟嘌呤的细胞毒作用不敏感，MMR 缺陷还导致 TMZ 对恶性神经胶质瘤无效。研究表明，PARP抑制剂（如 3AB、PD128763、UN1025、AG14362 和 ABT-888）能够增强 TMZ 对 MMR缺陷细胞的细胞毒作用，在特定情况下完全克服 MMR 导致的肿瘤耐药[21,86-89]。

（2）拓扑异构酶Ⅰ毒剂

最初发现 NU1025 能够显著增强喜树碱诱导的 DNA 断裂和细胞毒作用，且NU1025 和 NU1085 增强拓扑替康对多个肿瘤株的抑制活性[76,90]，因此，科学家开始研究 PARP 抑制剂和拓扑异构酶Ⅰ毒剂在肿瘤治疗上的联用增效。拓扑异构酶Ⅰ与胞内 DNA 形成短暂的二元复合物，催化 DNA 单链断裂，通过 DNA 解旋和再连接释放DNA 超螺旋造成的扭应力。拓扑异构酶Ⅰ毒剂能够稳定拓扑酶和 DNA 形成的裂解复合物，是一类重要的 DNA 损伤性药物，广泛应用于肿瘤化疗，代表药物为伊立替康和拓扑替康等喜树碱类似物。该类药物通过稳定 DNA 裂解复合物形成多个 DNA 单链断裂（single-strand breaks，SSBs）发挥细胞毒作用，而且对拓扑异构酶Ⅰ的抑制活性与细胞毒作用成正相关。

提高抗肿瘤活性主要依赖两种方法：限制拓扑异构酶Ⅰ的活性和抑制 DNA 修复。虽然有研究报道 PARP-1 通过调节拓扑异构酶Ⅰ的活性来调节 DNA 损伤[91]，但事实上更有可能的是 PARP-1 参与修复拓扑异构酶Ⅰ造成的 DNA 损伤。研究表明 PARP-1 敲除细胞和 AG14361 处理的人白血病细胞都表现出 DNA 单链断裂修复减缓和对拓扑异构酶Ⅰ毒剂敏感性增强的现象。这一现象的原因是 PARP 抑制剂通过影响 BER 和 SSBR 通路发挥作用而非对拓扑异构酶Ⅰ活性的调节，此外，AG14361 和拓扑异构酶Ⅰ毒剂联用并未见 BER 缺陷细胞敏感性增强，AG14361 也不影响拓扑异构酶Ⅰ的活性[92]。深入研究发现，XRCC1 募集 TDP-1，而 TDP-1 能够解除拓扑异构酶Ⅰ与 DNA 的结合[93]，PARP-1 正是通过募集活性蛋白 XRCC1 促进这一过程的发生。聚 ADP 核糖化的 PARP-1 和 PARP-2 正是通过上述方式解离喜树碱稳定的拓扑异构酶Ⅰ-DNA 裂解复合物，降低拓扑异构酶Ⅰ毒剂的治疗效果[94]。

基于上述原因，人们开始研究 PARP 抑制剂和拓扑异构酶Ⅰ毒剂的联用增效。两者的联用增效与 DNA 甲基化药物（大于 5 倍增效）相比仅表现出中等水平（2～3 倍增效）。GPI15427 能够增强 SN-38（伊立替康活性代谢产物）对肠癌细胞株的生长抑制活性[78]，AG14362 增强拓扑替康对人肠癌和肺癌肿瘤株的生长抑制活性[57]。AG014699（rucaparib）的母体药物 AG14447 通过增强肠癌肿瘤株对拓扑替康的敏感性发挥增敏效应[61]。研究显示，PARP 抑制剂通过抑制 PARP 活性和 DNA 修复发挥增敏效应，对 PARP 野生型胚胎成纤维细胞瘤有增敏效应，而对 PARP 缺失型胚胎成纤维细胞瘤无效。此外，AG14361 和 ABT888（veliparib）加强拓扑异构酶Ⅰ毒剂造成的 DNA 断裂，增强其细胞毒性[92, 95]。

体内药效显示，CEP6800 在 30 mg/kg 的剂量下显著提高伊立替康的抑瘤率，延缓小鼠肠癌生长，提高幅度达 60%[85]。AG14361（5 mg/kg 和 15 mg/kg）和 GPI15427（40 mg/kg）表现出同样的效果，与体外数据相一致[57,58]。AG014699（rucaparib）与拓扑替康联用治疗成神经细胞瘤也表现出很好的肿瘤生长延迟的疗效[84]。

（3）放疗

放疗是一种重要的肿瘤治疗方法，大概 50%的肿瘤患者需要通过放疗进行治疗。放疗会导致各种各样的 DNA 损伤，包括碱基损伤和 DNA 链断裂，两者由 PARP 介导修复。研究显示，PARP 抑制剂 3-氨基苯甲酰胺增强放疗导致的细胞毒性[96]。这些初步研究证实以 ANI、NU1025、AZD2281 和 E7016 为代表的 PARP 抑制剂（PARPi）在多个肿瘤中表现出放疗增敏效应，增敏强度呈现剂量依赖性，增强效果为 1.3～1.7 倍[90, 97-100]。在肿瘤细胞放疗敏感增殖阶段和放疗抵抗生长阶段，PARP 抑制剂均能增强放疗的细胞毒性。PARP 抑制剂通过抑制放疗诱导的 DNA 单链断裂修复，使得单链断裂发展成双链断裂，进而断裂的 DNA 链与 S 期细胞 DNA 复制叉碰撞，造成细胞死亡，从而发挥放疗增敏疗效[54, 101]。实验结果显示，放疗诱导 DNA 双链断裂标志物 γH2AX foci 的生成，经 PAPRi（AZD2281 和 E7016）处理后，γH2AX foci 和复制叉停滞标志物 RAD51 foci 显著增加，这一结果与上面的推论相一致[98,99,102]。此外，对于生长停滞的放疗后肠癌肿瘤，PARP 也显示出良好的抑制肿瘤复苏的效果，抑制率为 50% 和 90%[57,61]。这一结果具有非常高的临床应用价值，应用于生长停滞的低氧放疗抵抗细胞的放疗后复发，而放疗后复发是放疗临床上放疗失败的主要原因[103]。

上述结果也得到体内试验的支持。首先，在小鼠骨肉瘤模型中，PD128763 提高 X 射线 3 倍的治疗效果[104]。之后，在人结肠癌体内移植瘤模型中，AG14362 增强分次 X 射线的治疗效果[57]。GPI15427 提高头颈鳞状细胞癌（head and neck squamous cell carcinoma，HNSCC）的放疗敏感性[105]，MK-4827 提高人肺癌和乳腺癌的放疗敏感性[106]，AZD-2281（olaparib）提高小细胞肺癌的放疗敏感性[107]。ABT-888 是研究最多的 PARP 抑制剂，它显著增强结肠癌、肺癌和前列腺癌的放疗疗效[82,108,109]。在小鼠颅内神经胶质瘤模型中，ABT-888 显著提高 TMZ 和放疗联用的效果[81]。此外，有证据显示 PARP 抑制剂的放疗增敏作用与其血管效应相关，这也在部分 PARP 抑制剂上得到证实（如 AG14361、AG-014699 和 AZD-2281）[107,110,111]。

8.3.4　PARP 抑制剂的临床试验

AG14361 和 AG14447 与 TMZ 联用在体内移植瘤模型中显示出令人惊喜的效果，从而推动 PARP 抑制剂的临床研究[57,61]。2003 年，PARP 抑制剂 AG-014699（AG14447 磷酸盐前药）与 TMZ 联用进入临床研究[62]。在替代的正常组织（外周血单核细胞，peripheral blood mononuclear cells，PBMCs）和肿瘤组织活检中均发现剂量依赖的 PARP 活性抑制。与全剂量的 TMZ 联用，未发现 AG014699（PARP 抑制剂量，12 mg/m²）表现毒性作用。肿瘤细胞中，AG014699 在 12 mg/m² 的剂量下对 PARP 的抑制率达 90%。在随后的临床 II 期研究中，TMZ（200 mg/m²）与 AG014699（12 mg/m²）联用治疗黑色素瘤，患者出现严重的骨髓抑制作用，被迫降低 TMZ 的给药剂量[112]。尽管降低了 TMZ 的给药剂量，TMZ 与 AG014699 联用仍表现出肿瘤的显著抑制和疾病进程的延缓，治疗效果明显优于 TMZ 单独给药。与此相反，在另一项研究中，olaparib 与达卡巴嗪联用无实质增效[113]，而 INO-101 与 TMZ 联用表现出剂量限制的骨髓抑制[114]。

临床数据显示，PARP 抑制剂与拓扑异构酶 I 毒剂联用，细胞毒作用显著增加。在临床 I 期研究中，ABT-888（beliparib）与拓扑替康联用会导致严重的骨髓抑制。通过深入的毒理研究制订了最大耐受剂量，在 21 天的临床试验中，拓扑替康 0.6 mg/m² 每天，ABT-888 10 mg，一天两次，给药 5 天。结果显示，在肿瘤细胞和 PBMCs 细胞中均发现 PARP 活性降低和 DNA 断裂的显著增多[115]。veliparib 与伊立替康联用，患者发现剂量限制性腹泻和嗜中性粒细胞减少症[116]，而 olaparib 和拓扑替康联用的 I 期临床研究同样发现剂量限制性嗜中性粒细胞减少症和血小板减少症[117]，鉴于两者联用所引发的严重的不良反应和毒性，后续的临床研究未再开展[117]。PARP 抑制剂的临床试验总结见表 8.1。

表 8.1　处于临床试验中的 PARP 抑制剂

公司名称和开始时间	单药使用或药物联用	肿瘤类型	给药方式和所处阶段
AG-014699/PF0367338	TMZ 联用	实体瘤	注射给药
CO-338 rucaparib	多药联用	黑色素瘤	口服给药
辉瑞		BRCA 突变乳腺癌和卵巢癌	临床 II 期
（现为 Clovis Oncology）	单药		
2003 年			
KU59436/AZD2281	单药	实体瘤	口服给药
olaparib		BRCA 携带者	临床 II 期
阿斯利康		TNBC 和 HGSOC	
2005 年	多药联用	实体瘤	
ABT-888 veliparib	单药	多种肿瘤	口服给药
雅培	多药联用	淋巴母细胞瘤	临床 II 期
2006 年			
INO-1001	TMZ 联用	黑色素瘤	注射给药
Inotek/Genentek			临床 I 期（被终止）
2003 年			
MK4827	单药	实体瘤或血液系统肿瘤	口服给药
默克		GBM	临床 II 期
2008 年	TMZ 或阿霉素联用	卵巢癌	临床 I 期
CEP-9722	单药	实体瘤	口服给药
瑟法隆	TMZ 联用	淋巴瘤	临床 I 期
2009 年			
GPI21016/E7016	TMZ 联用	黑色素瘤	口服给药
MGIPharma/Eisai			临床 II 期
2010 年			
BMN-673	单药	各种肿瘤和血液系统肿瘤	口服给药
BioMarin			临床 I 期
2011 年			

　　PARP 抑制剂与放疗的临床试验迄今未见最终的临床报告，但中期报告显示，晚期脑转移肿瘤患者给予 200 mg 剂量 ABT-888 一天两次，联合头部放疗，患者能够耐受[118]。这说明在肿瘤的治疗中，以联合给药的方式进行化疗有可能避免或减少不良反应和毒性的发生。

8.3.5　APE-1 在 BER 和 SSBR 中的作用

　　阻断 BER 的另一条途径就是抑制脱嘌呤嘧啶内切核酸酶（AP endonuclease，APE-1），也称之为 Ref-1 或 HAP-1。APE1 是哺乳动物体内主要的 APE，它往往作用在脱碱基位点或 DNA 损伤 3′端。APE-1 负责修复烷化剂和氧化性损伤的 DNA 脱嘌呤/脱嘧啶位点（activator protein，AP），AP 位点的产生阻碍 DNA 复制，导致基因突变和遗传的不稳定性，具有很强的细胞毒性和诱变性。APE-1 识别 AP 位点，水解 5′-端磷酸二酯键，留下 5′-脱氧核糖磷酸和 3′-羟基末端，两者被 BER-SSBR 通路识别，完成 DNA 修复。APE-1 缺失会造成胚胎致命损伤[119]，导致 AP 位点的持续积累，最终阻断细胞增殖，引起细胞死亡[120]。APE-1 缺乏会导致 DSBs 的累积[121]，而 APE-1 的过表达会导致放化疗的耐药性，相反，抑制 APE1 的表达及活性则会对放疗和烷化剂产生增敏效应。这些研究均表明，APE1 是改善肿瘤治疗效果的理想靶点[122-124]。

8.3.6　APE-1 抑制剂的研究进展

多个研究团队致力于寻找小分子 APE-1 抑制剂，它们可以分为两类：甲氧胺（methoxyamine，MX）类似物，该类化合物结合在 AP 位点，阻断 APE-1 的结合和功能发挥；APE-1 活性抑制剂，与 PARP 抑制剂的作用相似，APE-1 抑制剂增强 TMZ 等 DNA 烷基化药物的抗肿瘤效果，但不同的是，该类化合物强化了欺骗核苷酸的错配。这类药物包括抗叶酸制剂培美曲塞，通过耗尽细胞内胸腺嘧啶核苷导致尿嘧啶的错误插入。

MX 与 AP 位点糖苷上的羰基基团发生反应，形成 MX 结合的 AP 位点，阻止 APE-1 对 AP 位点的识别和修复。临床前研究显示，与 TMZ 联用，MX 显著增加 DNA SSBs 和 DSBs，体内外试验均显示强的协同增效[125]。针对人结肠癌移植瘤模型，MX 显示出很强的抑瘤效果[126,127]。在碘苷（IUdR）的作用下，MX 还具有放疗增敏效果[128]。MX 和培美曲塞联用显示出颇具前景的治疗效果，作用机制可能是两者增强了尿嘧啶的错误插入[129]。MX（TRC102）目前处于临床评价阶段，用于顽固性肿瘤治疗。Ⅰ期临床试验 MX 与培美曲塞联用，25 位病人（4/5 非小细胞癌患者）有 14 位对剂量耐受，与 TMZ 联用的临床试验正在进行[130]。

近年来，通过高通量筛选 APE-1 抑制剂受到研究人员的青睐。他们利用双链 DNA 作为底物，模拟 AP 位点，一条链标记荧光基团，另一条链标记荧光猝灭基团，当 APE-1 切割 AP 位点，DNA 链分离，荧光信号显著增加，而 APE-1 活性抑制则会导致荧光信号的降低[131]。通过筛选发现拓扑异构酶Ⅱ抑制剂硫蒽酮抑制 APE-1 内切活性，并增强 DNA 甲基化药物的抗乳腺癌活性[132]。此外，在肿瘤脑转移患者身上硫蒽酮表现出放疗增敏效应[133]。后期通过计算机模拟和基于荧光的活性筛选实验发现多个 APE-1 抑制剂，其中 CRT0044876（7-硝基吲哚-2-羧酸）能够稳定 AP 位点，在体外模型中增强烷化剂的细胞毒作用[122,131,132,134-136]。

8.4　错配修复

错配修复（mismatch repair，MMR）是一个高度保守的信号通路，负责纠正 DNA 复制错误。错误核苷酸插入导致的复制错误由 MSH2 和 MSH6 识别，而核苷酸缺失和插入错误由 MSH2-MSH3 异二聚体识别，下游处理需要 hPMS2 和 MLH1-MLH3 异二聚体参与[137,138]。MMR 具有链特异性，只纠正 DNA 子链上的错误。在正常情况下修复 DNA 复制错误非常关键，MMR 对基因组的稳定性起着至关重要的作用，MMR 通路破坏会增加 1000 倍的突变概率[139]。林奇综合征（Lynch syndrome），或称为遗传性非息肉病性结直肠癌（hereditary nonpolyposis colorectal cancer，HNPCC），主要由 MMR 缺陷引起。林奇综合征阳性者患大肠癌、胃癌、子宫内膜癌等多种肿瘤的风险增高。MLH1 或 MSH2 突变、启动子甲基化造成的 MLH1 沉默可能是引起该疾病的主要原因[140-146]。

微卫星不稳定（microsatellite instability，MSI）是 MMR 的特征。微卫星是指 DNA 中小于 10 个核苷酸的简单重复序列，DNA 多聚酶的滑动导致重复序列中 1 个或多个碱基的错配，MMR 监督和纠正微卫星产生的错误，具有高度保守性。由于微卫星参与其他 DNA 修复通路，MMR 功能缺失有可能导致这些通路的缺陷。通过实验证实，MMR 基因敲除小鼠能够存活，无明显的发育异常，但是部分敲除小鼠不育。MSH2 和 MLH1 缺失小鼠表现出突变表型，大部分自发肿瘤，主要是淋巴瘤、胃肠道肿瘤和皮肤癌[147]。

MMR 修复具有链特异性，化疗造成的 DNA 母链损伤会导致复制错配，但是 MMR 只能修复新合成链而不能修复错配的母链，最终导致 S 期细胞 DNA 双链断裂[148]，另一方面，MMR 通路激活细胞凋亡通路，导致细胞死亡[149]。MMR 缺陷会导致多种抗肿瘤药物耐受：DNA 烷化剂（如 TMZ、甲苄肼）、铂类药物、核苷类似物（如巯嘌呤、5-FU）[150]。MMR 缺陷会导致结肠癌肿瘤株对 5-FU 耐药，临床调查显示 HNPCC 的结肠癌患者给予 5-FU 治疗，其效果与患者的敏感性相关[151-154]。但是，耗尽 MSH2 和 MSH6 能够提高阿糖胞苷、氟达拉滨和氯法拉滨的敏感性，提示这些药物治疗 MSH2 和 MSH6 缺陷型病人会具有更好的疗效[155]。MMR 蛋白表达下调导致 TMZ 治疗后的神经胶质瘤复发，而 MMR 突变则导致患者对 TMZ 耐药[156-158]。

MMR 失活会导致多药耐药，因此，通过抑制 MMR 活性增强药物疗效克服药物耐药是不可取的。相反，通过表观遗传调控活化 MMR 成为增强疗效克服耐药的有效手段。脱甲基试剂地西他滨可以逆转 MLH1 甲基化，临床前数据显示地西他滨能显著增强顺铂、卡铂、TMZ 和表柔比星的化疗敏感性[159]。地西他滨联用顺铂或 TMZ 进入临床研究，但是由于严重的不良反应和毒性止步于 II 期临床。

8.5 双链断裂修复：非同源末端连接

DSBs（双链断裂）非常难以修复，如放任不管，将导致细胞周期阻滞和细胞死亡[160]。因此，细胞进化出复杂的机制保障 DNA DSBs 修复。放化疗会导致 DSBs，造成细胞死亡，而这一修复机制的存在造成肿瘤耐药的发生。放疗和拓扑异构酶 II 毒剂治疗会直接导致 DSBs，DNA 单链断裂会与复制叉发生碰撞，间接导致 DSBs 生成。拓扑异构酶 II 由同源二聚体构成，它通过解螺旋缓解 DNA 复制导致的超螺旋压力。拓扑异构酶 II 毒剂的应用非常广泛，临床上一半的肿瘤治疗需要用到该类药物。拓扑异构酶 II 解螺旋时结合 DNA 并裂解 DNA 双链，与 DNA 形成二元复合物，而拓扑异构酶Ⅱ毒剂能够稳定该复合物，形成 DSB[161]。放疗也会导致 DSB，大概每 25 个 SSBs 会有 1 个 DSB 形成，但是博来霉素和新制癌菌素增加 DSBs 的形成概率，分别增加 10%和 30%[162-164]。

NHEJ 和 HRR 是主要的 DSB 修复通路。HRR 是高保真修复通路，它利用姐妹染色单体做模版，因此仅在细胞周期 S 期和 G2 期发挥功能。NHEJ 更易出错，每个末端丢失 1～20 个核苷酸，但是 NHEJ 可以在细胞周期的所有阶段发挥功能，但更倾向于 G0/G1 期[165]，放疗造成的 DSBs 大约有 80%由 NHEJ 完成修复[166-168]。

8.5.1 DNA-PK 在 DNA DSB 修复中的作用

组成 NHEJ 核心蛋白有 Ku70/80、DNA-PKcs、Artemis XRCC4、连接酶Ⅳ和 XLF。1990 年，DNA-PK 分别由三个团队在 1990 年独立完成鉴别，它是由三个蛋白构成的三聚物，有一个很大的催化亚单位。DNA-PKcs（490 kDa）和 Ku70/80 异源二聚体是构成它的三个蛋白[169]。Ku 异源二聚体结合在 dsDNA 末端，招募并活化 DNA-PK 催化亚基 DNA-PKcs，形成完整的 DNA-PK（图 8.7）。DNA-PKcs 的激酶活性对 NHEJ 是必须的[170]，它能够磷酸化其他 NHEJ 组成蛋白和 H2AX，当 DNA 修复完成后，DNA-PK 发生自身磷酸化，使亚单位从 DNA 上解离[166,171]。Artemis 参与 DNA 末端处理，DNA 末端最终由 XRCC4-XLF-连接酶Ⅳ复合物完成连接[172-174]。

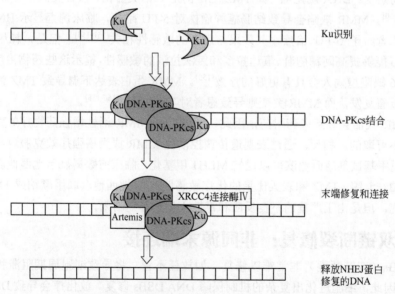

图 8.7　非同源末端连接（NHEJ）模式图

异源二聚体 Ku 结合在 DNA 破损末端，招募并活化 DNA-PKcs，促使染色体联会，传递破损信号至 NHEJ 其他组分。Artemis 修复末端，XRCC4 和连接酶Ⅳ再连接，NHEJ 蛋白从修复的 DNA 上解离

NHEJ 缺陷细胞会对放疗和拓扑异构酶Ⅱ毒剂更加敏感[175,176]，抑制 DSBs 修复将有利于提高放化疗疗效，克服肿瘤耐药性，因此，DNA-PK 成为改善肿瘤治疗效果的

理想靶点。

8.5.2 DNA-PK 抑制剂的研究进展

DNA-PK 是一种丝氨酸-苏氨酸激酶,属于磷脂酰肌醇激酶 3(phosphatidylinositol-3 kinase,PI3K)和三磷酸肌醇激酶样激酶(PIKK)家族成员。PI3K 抑制剂 wortmanin 和 LY294002 分别非竞争性和竞争性地抑制 DNA-PK[177]。两者通过抑制 DNA-PKcs 的活性,延缓 DNA DSB 再连接,增强放疗和拓扑异构酶 II 毒剂依托泊苷的细胞毒作用,同时也能抑制其他 PI3K 家族蛋白,例如 ATM(ataxia telangiectasia mutated)[178-180]。以 LY294002 为先导化合物发现了多个具有高活性和高选择性的 DNA-PK 抑制剂,这些抑制剂包括 NU7026、NU7441、IC86621 和 IC87361(图 8.8)。NU7441 是具有高活性和高选择性的 DNA-PK 抑制剂,IC$_{50}$ 仅有 14 nmol/L,对 DNA-PK 的选择性是 PI3K

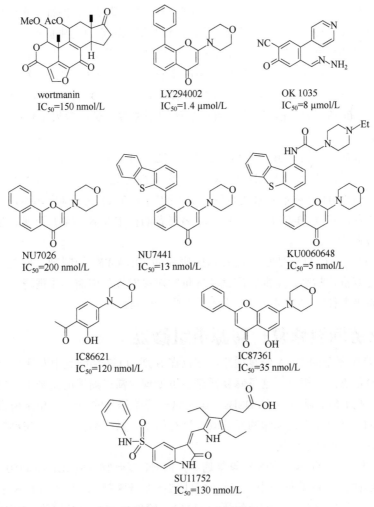

图 8.8 DNA-PK 抑制剂

的 100 倍[181,182]。而 CP466722 通过化合物筛选得到[183]。这些化合物均能延缓 DNA DSB 再连接，增强放疗和拓扑异构酶Ⅱ毒剂的细胞毒性和抗肿瘤疗效[48, 184-187]。

NU7441 选择性抑制 DNA-PK 的活性，在 DNA-PK 缺陷细胞 V3 中不表现活性，而在 DNA-PKcs 补偿性细胞 V3-YAC 中显著增强放疗和依托泊苷的敏感性。人结肠癌肿瘤研究显示，NU7441 阻滞修复由放疗和依托泊苷化疗造成的 DNA DSB，导致肿瘤细胞 G2～M 期细胞积累，增强了放疗、依托泊苷和多柔比星的抗肿瘤疗效[187]。OK-1035 与 NU7441 的结构不同，DNA-PK 的抑制活性稍弱，研究显示对耐辐照细胞株 L5178Y，OK-1035 能够抑制其 DNA 修复[188]。SU11752 是 ATP 竞争性 DNA-PK 抑制剂，抑制活性与 wortmanin 相当，对 DNA-PK 的选择性优于 PI3K 和 ATM。SU11752 强烈抑制 DNA DSB，增强 DNA-PK 正常表达肿瘤株 M059J 的放疗敏感性，对 DNA-PK 缺陷肿瘤株 M059K 无效，但该化合物在体内无效[189]。IC86621 抑制放疗造成 DNA DSB 修复，对结肠癌、卵巢癌、前列腺癌及白血病等多种肿瘤株显著增强放疗的细胞毒作用，增强幅度达 1.5～4.2 倍。该化合物还可以增强依托泊苷和博来霉素的抗肿瘤效果[184]。

结肠癌体内移植瘤实验显示，IC86621 增强放疗效果，延迟肿瘤生长并延长小鼠的生存时间，生存时间延长 4 倍[184]。相同实验条件下，NU7441 与依托泊苷联用显著延迟肿瘤生长[187]。在 SW620 和 MCF-7 体内模型中，DNA-PK 和 PI3K 双靶点抑制剂 KU-0060648 与依托泊苷联用可以显著抑制肿瘤生长，效果是依托泊苷单用的 4.5 倍[190]。

临床调查显示，慢性 B 淋巴细胞白血病（B-cell chronic lymphocytic leukemia，B-CLL）预后差的患者体内 DNA-PK 表达和活性均处于高水平。DNA-PK 抑制剂 NU7026 和 NU7441 能够增强氟达拉滨、苯丁酸氮芥和米托蒽醌对肿瘤细胞的敏感性。临床数据显示，49 名 B-CLL 患者中，42 名患者的样本经 NU7441 处理后对米托蒽醌的敏感性增强[191]。

迄今为止，CC-115 是唯一进入临床研究的 DNA-PK 抑制剂，它是 mTOR 和 DNA-PK 的双重抑制剂，Ⅰ期临床试验评价它对多发性骨肉瘤、非霍奇金氏淋巴瘤、尤因氏肉瘤等多种实体瘤的疗效，临床数据尚未公布。

8.6 双链断裂修复：同源重组修复

HRR 是个复杂的 DNA 修复通路，它仅在 S 期和 G2 期细胞中发挥功能，与 S 期和 G2 期检查点密切相关。这条修复通路负责处理停滞或崩溃的复制叉、复制叉碰撞导致的单末端 DSBs 以及 DNA DSBs。虽然这一通路修复的 DNA DSBs 所占的比例很小，但 HRR 以姐妹染色单体的互补双链进行修复，具有高保真性，在维持基因组完整性上起着至关重要的作用。

HRR 是一个多步骤的 DNA 修复通路，MRN 复合物（MRE11-Rad50-NBS1）与 BRCA1、CtIP、EXO 共同作用，识别并剪切 DNA 链断裂末端[192]。MRN 复合物招募 ATM，同时联合 DNA-PK 磷酸化组蛋白 H2AX，磷酸化的 H2AX 募集 53BP1、RNF168

和 BRCA1，这些蛋白共同聚集在 DNA 损伤处形成功能复合物[193-195]。FA（Fanconi anemia）蛋白与 BRCA1 合作，促进复制叉停滞引起的 DSBs HRR[196,197]。ATM 通过磷酸化 MRE11、NBS1、CtIP 和 EXO 促进末端切除[198,199]。剪切在 3′-末端产生的突出的 DNA 单链（single-stranded DNA，ssDNA）马上被复制蛋白 A（replication protein A，RPA）包被，促使 ATRIP-ATR 聚集并向 CHK1 传导 S 期和 G2 期阻滞信号。停滞的复制叉首先激活 ATR，而非 ATM[200]。ATR 磷酸化 RPA2 和 CHK1，两者反过来磷酸化 RAD51，共同构成 RAD51 聚焦点（RAD51 foci）[201,202]。BRCA2 促使 RAD51 结合 ssDNA 末端，置换 RPA，形成核蛋白丝状体侵入互补的双链 DNA[203-205]。侵入的单链一旦完成退火，DNA 聚合酶启动修复，从 DSB 相反末端对 ssDNA 延长和再连接，形成非交换型修复产物或双霍利迪连接体（Holliday junctions）[206]。霍利迪连接体在各种解离酶和解旋酶的作用下分离，完成 DNA 修复（图 8.9）[207-209]。

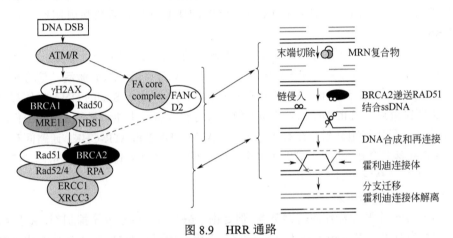

图 8.9　HRR 通路

HRR 涉及多个 DNA 损伤信号传导和修复蛋白的相互作用，图中仅显示部分蛋白。BRCA1 促使 MRN 识别并结合 DSB 末端，之后 BRCA2 递送 RAD51 结合于 ssDNA，促使链侵入姐妹染色单体互补链。以互补链为模板再合成 DNA 破损片段，经再连接和分支迁移完成 DNA 修复

　　HRR 对于维持基因组的稳定性至关重要，通路中一个或多个基因的突变都会对 HRR 的最终效应产生影响。而且通路中的许多基因都是抑癌基因（例如 BRCA1 和 BRCA2）。种系杂合子缺陷携带者患乳腺癌（85%风险）和卵巢癌的风险很高；携带者还与前列腺癌、胰腺癌、胃肠道和妇产科癌症、黑色素瘤和造血系统癌症等的患病风险相关[210-212]。肿瘤的发生通常认为是突变、杂合性丢失或表观遗传沉默造成第二等位基因功能性丧失所引起的。此外，BRCA1 甲基化沉默与乳腺癌、卵巢癌和非小细胞癌（non-small-cell lung cancer，NSCLC）相关[213-216]。ATM 纯合子突变导致对电离辐射过度敏感，患癌风险增加 100 倍[217,218]。杂合性 ATM 突变导致乳腺癌、胰腺癌、白血病和淋巴瘤等相关肿瘤的发病率提高 2 倍[219-222]。ATM 表观遗传沉默与乳腺癌、结肠癌、头颈癌和肺癌的发病相关[223-227]。

8.6.1 HRR 抑制剂的研究进展

许多抗肿瘤药物都会导致复制叉停滞，造成 DNA 断裂，在处理复制叉停滞的过程中 HRR 起着非常重要的作用，是理想的抗肿瘤药物靶点，但是 HRR 抑制剂鲜有报道。早期发现 Mirin1[6-(4-羟基苯基)-2-硫代-2,3-二氢-4(1*H*)-吡啶酮]具有 HRR 抑制活性，它能够抑制 MRE11 核酸内切酶活性，抑制 ATM 的激活、NBS1 和 CHK2 的磷酸化以及 G2 检查点调控[228]。此外，RAD51 活性残基 Tyr315 磷酸化和 DNA 损伤诱导的 RAD51 聚焦点的形成都需要 cAbl 的参与[229,230]。最后，BCR-Abl 抑制剂伊马替尼不仅能提高慢性淋巴细胞白血病（chronic lymphocytic leukemia，CCL）对苯丁酸氮芥的敏感性，而且能够提高实体瘤对 MMC 和电离辐射治疗的敏感性[231,232]。BRCA1 经周期蛋白依赖性激素 CDK1 磷酸化，因此，抑制 CDK1 可以阻止 BRCA1 聚焦点的形成，提高肿瘤细胞对顺铂的敏感性[233]。然而最常用的靶向 HRR 的方法是通过抑制 ATM-CHK2 或 ATR-CHK1 通路激活细胞周期检查点，参与 HRR。

细胞周期检查点信号使得细胞有充足的时间将损伤的 DNA 进行修复，使 DNA 损伤免于成为持久的基因突变或导致细胞死亡。G1 检查点由 ATM 激活，信号传递至 CHK2 和 p53[234]。躲过 G1 检查点的 DNA 损伤，或者产生于 S 期的 DNA 损伤都会触发内-S 期检查点，阻止 DNA 复制和细胞进入有丝分裂。未能修复的 DNA 损伤激活 G2 检查点，导致细胞被阻断在有丝分裂前。ATM-CHK2 和 ATR-CHK1 通路间存在串扰，两者共享多个底物[235]。ATR 在多个 DNA 修复通路中扮演着重要的角色，特别是 HRR、NER、MMR、TLS 和 BER。

（1）ATM 和 CHK2

ATM 是一个肿瘤治疗的药物靶点，但是由于缺少有效的小分子抑制剂，关于 ATM 的研究相当有限。Wortmannin 和 LY294002 是第一批用来抑制 ATM 活性的化合物，但不具有选择性。ATM 和 PI3K 结构上具有相似性，基于此从 PI3K 抑制剂 LY294002 发展出第一个选择性 ATM 抑制剂 KU55933（图 8.10）[236]。KU55933 抑制电离辐射诱导的下游蛋白磷酸化，例如 p53，使得肿瘤细胞对放疗和拓扑异构酶Ⅰ和Ⅱ抑制剂的敏感性增强[237]。进一步研究发现，该化合物对多个肿瘤模型具有放疗增敏效果，与 DNA-PK 抑制剂联用对前列腺癌具有放化疗增敏的协同效应[238]。KU55933 经结构优化得到 KU-60019，活性和放疗增敏作用均有提高[239]。CP466722 是通过化合物筛选得到的新型 ATM 抑制剂，它或 KU55933 仅需作用 4 h 即可得到显著的放疗增敏效果[183]。

大部分 CHK2 抑制剂也具有 CHK1 抑制活性，这些抑制剂我们将在"ATR 和 CHK1"部分进行讨论。近来，有报道发现选择性 CHK2 抑制剂具有纳摩尔活性[240]。PV1019 就是其中一个，它是 ATP 竞争性 CHK2 抑制剂，增强肿瘤细胞对拓扑异构酶Ⅰ毒剂和电离辐射的敏感性[241]。虽然部分研究证实 CHK2 敲除细胞表现出奥沙利铂的高度敏感性，但是 CHK2 抑制反而保护细胞免受奥沙利铂的杀伤[242]。

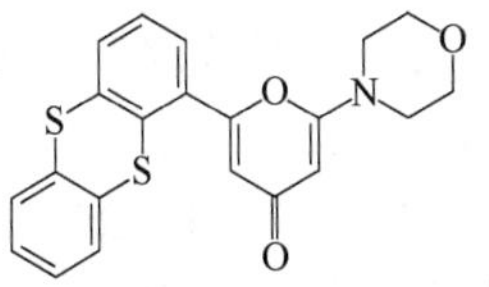

KU55933 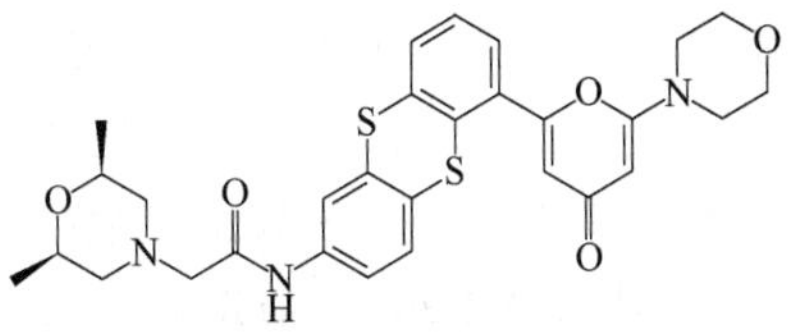　　　　　KU-60019

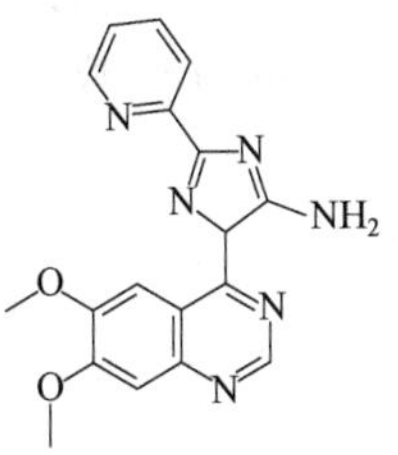

CP466722 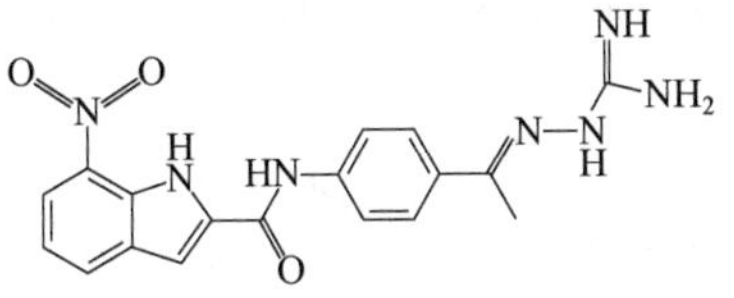　　　　　PV1019
　　　　　　　　　　CHK2

图 8.10　ATM 和 CHK2 抑制剂

（2）ATR 和 CHK1

G1 期检查点功能丧失是肿瘤细胞的普遍特征，因此，靶向 S 期和 G2 期检查点是非常具有吸引力的癌症治疗方法。*p53* 和 *pRb* 抑癌基因的缺失或细胞周期蛋白、CDKs 与其抑制剂的失衡在肿瘤细胞中普遍发生，导致细胞周期 G1 期检查点丧失功能，这使得肿瘤细胞更多地依赖 S 期和 G2 期检查点来逃避因 DNA 损伤导致的细胞死亡[243-245]。研究显示，激酶死亡 ATR 突变造成的 ATR 显性负抑制或者使用 CHK1 小干扰 RNA（siRNA）都会解除 DNA 损伤诱导的 G2 期阻滞，并使细胞对多种 DNA 损伤性的化疗药物的敏感性增强[246-251]。增敏效应对复制中的细胞具有特异性，部分研究证实，ATR-CHK1 通路抑制能够选择性增敏 G1 检查点缺陷细胞。

虽然这一靶点极具吸引力，但 ATR 小分子抑制剂的发现比较困难[252]，原因在于 ATR 发挥功能需要多个共激活因子和调控因子组成复杂的复合物，因此通过实验来评价 ATR 活性变得非常困难，此外，对 ATR 的深入研究也受困于高活性抑制剂的匮乏。咖啡因具有 ATR 抑制活性，但是活性较弱且不具有选择性[253]。之后发现五味子素 B 能够抑制 ATR，解除紫外照射诱导的 S 期和 G2/M 期检查点，增强紫外照射对肺癌的细胞毒性[254]。在筛选 PI3K 抑制剂的过程中发现 PI103 和 PI124 表现出较强的 ATR 抑制活性，IC_{50} 值分别为 0.9 μmol/L 和 2 μmol/L（图 8.11）[255]。NVP-BEZ235 是通过高通量筛选发现的 ATR 强效抑制剂（IC_{50}=100 nmol/L），最初被误认为是 PI3K 和 mTOR 的选择性抑制剂；ETP-46464（IC_{50} = 25 nmol/L）是目前发现的活性最强的 ATR 抑制剂，与羟基脲联用抑制已停滞的复制叉重启动，解除细胞周期 S 期阻滞[256]。VE-821、AZ-20 和 NU6027 是近期新发现的 ATR 抑制剂[257-260]，它们抑制 CHK1 Ser345 的磷酸化，增强细胞对多种 DNA 损伤性药物的敏感性。其中，VE-821 对 12 种人肿瘤细胞均能增强辐射的细胞毒作用，对低氧细胞形成强效的辐射增敏效应，增加再氧化诱导的 DNA 损伤，降低细胞再氧化的生存率[261]。NU6027 阻止 RAD51 聚焦点生成（HRR 抑制指标），与 PARP 抑制剂联用表现出更强的细胞毒性，针对 XRCC1 缺陷细胞也表现出增强的细胞毒作用。AZ-20 对 ATR 的抑制活性更强，分子水平 IC$_{50}$ = 4.5 nmol/L，细胞水平 IC$_{50}$ = 51 nmol/L，在体外和体内均表现出良好的肿瘤抑制活性，口服给药（25 mg/kg 一天两次，或 50 mg/kg 一天一次）能够显著抑制结肠癌体内移植瘤的生长。AZ-20 是首个报道体内有效的 ATR 抑制剂，但是该化合物完整的实验数据尚未报道。

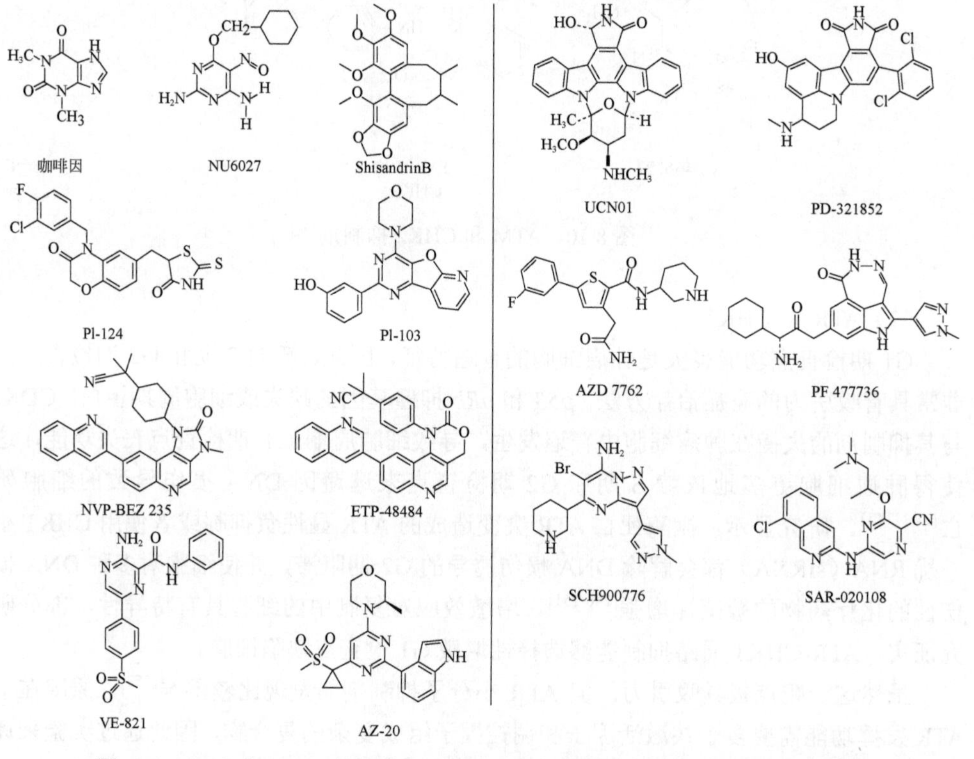

图 8.11　ATR 和 CHK1 抑制剂：左侧为 ATR 抑制剂；右侧为 CHK1 抑制剂

相较于 ATR 抑制剂的刚刚起步，CHK1 抑制剂的研究已经取得了实质性进展，部分化合物进入临床研究，例如星形孢菌素类似物 UCN-01 和 PD321852，CHK1 和 CHK2 双重抑制剂 AZD7762 和 XL9844，高选择性 CHK1 抑制剂 PF00477736、CEP-3891、SAR-020106 和 SCH900776[262-265]。单独给药大部分化合物对细胞周期无影响，不具有细胞毒性，与 DNA 损伤性药物联用解除细胞周期阻滞，增强细胞毒性作用。这些 DNA 损伤性药物包括放疗、引起 DNA 复制压力的抗代谢物（如：吉西他滨）、拓扑异构酶 I 毒剂和 DNA 交联剂（如：顺铂）。S 期检查点对于细胞存活非常重要。早期研究发现，UCN-01 解除阿霉素诱导的 G2/M 期阻滞，增强顺铂和喜树碱对肠癌肿瘤株的细胞毒作用[266-268]。SAR-020106 是高选择性高活性的 CHK1 抑制剂（IC_{50} = 13.3 nmol/L），阻止依托泊苷诱导的 HT29 细胞周期阻滞；PF00477736 解除吉西他滨、喜树碱诱导的 S 期和 G2/M 期阻滞，增强 DNA 损伤性药物对多肿瘤株的细胞毒作用[270]。CHK1 和 CHK2 双靶点抑制剂 AZD7762 抑制喜树碱诱导的 G2 期阻滞，增强吉西他滨和依托泊苷的细胞毒效果[271,272]。XL-844 阻断吉西他滨诱导的 S 期阻滞[273]。CHK1 抑制剂还具有放疗增敏效应，如 AZD7762 显著提高放疗对前列腺癌、肺癌和肠癌的细胞毒作用[274]；CEP-3891 阻止放疗诱导的骨肉瘤 U2OS S 期和 G2 期阻滞，增强放疗的细胞毒效果[275]。

CHK1 抑制剂的体内药效与体外试验结果成正相关，大多数体内试验采用 CHK1 抑制剂与吉西他滨或放疗联合给药的方式。PF-00477736 增强吉西他滨对肠癌 CoLo205 移植瘤模型的抑瘤效果[270]；AZD7762 增强吉西他滨和放疗的体内抗肿瘤活性[272]；XL-844 显著提高吉西他滨对人胰腺癌 PANC-1 移植瘤的药效[273]。SCH900776 能够增加吉西他滨诱导的 DSB 累积，增强吉西他滨抗肿瘤活性而未造成骨髓抑制的加剧[276]。有趣的是，SAR-020106 与吉西他滨联用进行肠癌 SW620 体内药效评价，同时给药的抗肿瘤效果优于 SAR-020106 延迟 24 h 的给药效果。CHK1 抑制剂的体内放疗增敏报道较少，AZD7762 能够提高肺癌脑转移模型的放疗敏感性和抗肿瘤活性，延长小鼠的生存时间[269, 277]。

UCN-01 是首个以单独给药的方式进入临床评价的 CHK1 抑制剂，短时间输液的给药方式病人的耐受性要优于长时间输液，但是该药最终止步于临床 II 期试验[277,278]。少数第二代抑制剂正处于临床 I 期试验阶段，大部分与吉西他滨联用评价药物疗效。该类药物的不良反应主要是嗜中性粒细胞减少和血小板减少，例如 PF00477736 和 SCH900776 与吉西他滨联用，AZD7762 与吉西他滨或伊立替康联用均会导致这种不良反应的发生[279]。

8.7 肿瘤治疗的合成致死

8.7.1 "合成致死"概念

"合成致死"（synthetic lethality）这一概念最初是由遗传学家于 20 世纪 40 年代提出的，是指 2 个或以上非等位基因同时突变的遗传组合导致的细胞死亡，而这些基因中任意一个基因突变都不会引起细胞死亡[280]。这一理论很好地解释了某些药物能够针对特定遗传缺陷的肿瘤株进行选择性杀伤的原因[281]。基因组不稳定性是肿瘤的特征，是由肿瘤细胞 DNA 损伤应答（DNA damage response，DDR）调控紊乱所致的。近年来，将 DDR 调控紊乱应用于肿瘤合成致死途径获得越来越多的重视。肿瘤 DDR 某一组分缺失会由同一通路或不同通路的其他组分代偿，导致肿瘤细胞对该代偿组分的过度依赖，称之为"非癌基因依赖性"（non-oncogene addiction）。因此，通过钝化或阻断代偿通路特异性杀伤肿瘤已经成为肿瘤靶向治疗的一种有效的手段（图 8.12）。随着研究的不断深入，利用 DDR 调控紊乱的合成致死已成为抗肿瘤药物研究新的方向[282]。

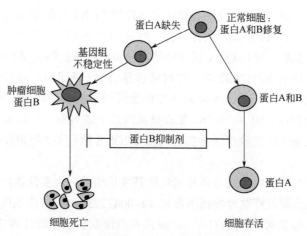

图 8.12　合成致死机制

正常细胞存在 DDR 蛋白 A 和蛋白 B 两条通路处理内因和外因造成的 DNA 损伤。蛋白 A 缺失导致的基因组不稳
定性引起肿瘤的发生，使得肿瘤细胞对 B 通路高度依赖。蛋白 B 抑制剂抑制 B 通路导致肿瘤细胞死亡，
而正常细胞存在于 A 通路中，仍能完成 DNA 损伤修复，免于杀伤，细胞存活

8.7.2　PARP 和 HRR 的合成致死

　　HRR 缺陷细胞 PARP 抑制能够选择性杀伤肿瘤细胞，这是"合成致死"应用于肿瘤治疗的成功案例。HRR 缺陷和 PARP 抑制导致合成致死的理论最初是发现 PARP 缺失或抑制导致姐妹染色单体互换增加[283,284]和对 HRR 依赖增强（RAD51 聚焦点高表达）[285]。PARP 缺陷或抑制细胞观察到高重组表型，预示着 HRR 对于 PARP 缺陷细胞非常重要。这一机制可能是 PARP 缺陷或抑制细胞无法通过 PARP 通路修复内外因素诱导的 DNA SSBs，致使 SSBs 含量增高，导致复制叉停滞的积累，HRR 需求增加[285]。肿瘤细胞中的 HRR 缺陷非常常见，典型代表就是 BRCA1 和 BRCA2 缺陷，导致乳腺癌和卵巢癌，因此，合成致死对于肿瘤治疗非常重要。

　　2005 年著名期刊《Nature》同期发表了两篇 HRR 与 PARP 相关的文章，文中描述 HRR 缺陷细胞对 PARP 抑制剂表现出异常敏感，特别是 BRCA1 或 BRCA2 纯合突变细胞[286,287]。这些 BRCA 突变细胞对 PARP 抑制剂的敏感性是杂合子或野生型细胞的 100～1000 倍，而且观察到纯合子突变细胞的显著退化。利用 siRNA 沉默乳腺癌细胞 MCF7（p53 野生型）和 MDA-MB-231（p53 突变型）BRCA2，两种肿瘤细胞对 PARP 抑制剂表现出敏感性，细胞生长得到有效抑制[286]。这些实验及结论由两个不同的实验室使用不同的 BRCA1/2 缺陷细胞并使用不同种类的 PARP 抑制剂完成，阐明了 PARP 抑制对 BRCA 缺陷细胞抗肿瘤效果的合成致死理论，并对此进行了有效的实验验证。

　　PARP 抑制剂的应用非常广泛，不仅仅局限于 BRCA1 或 BRCA2 突变患者的使用。基因沉默或其他抑制蛋白高表达抑制以及 HRR 通路其他基因缺陷都会造成乳腺癌和卵巢癌 BRCA 功能缺失[288]。进一步的研究显示 HRR 通路其他基因缺陷也会使细胞表现出 PARP 抑制剂的高度敏感性，例如 ATM 缺陷细胞对 PARP 抑制剂造成的细胞毒作用高度敏感[289]。PARP 抑制剂不仅导致 HRR 其他组分（XRCC2 或 XRCC3）缺陷的中国仓鼠卵巢细胞（Chinese hamster ovary，CHO）合成致死，而且 HRR 通路其他组分敲除（如 RAD51、DSS1、RAD54、RPA1、NBS1、ATR、CHK1、CHK2、FANCD2、FANCA 和 FANCC）同样对 PARP 抑制剂高度敏感[290]。这些基因缺陷与各种肿瘤相关。例如，在白血病和乳腺癌细胞中发现 ATM 突变，在多种实体瘤中发现 FANC 突变和表观调控的基因沉默[291]，这些都预示着 PARP 抑制剂在肿瘤治疗上的广泛应用前景。此外，siRNA 筛选发现，PTEN 和 CDK5 敲除与 PARP 抑制表现合成致死，其中 CDK5 与细胞周期检查点信号传导有关，PTEN 调控 RAD51 功能[292-294]。PTEN 是抑癌基因，在肿瘤细胞中普遍表现为突变型，PARP 抑制剂 olaparid 能够成功靶向 PTEN 突变细胞发挥抗肿瘤疗效[295]。然而有研究发现 PTEN 不能调控 RAD51 表达且与前列腺癌细胞对 PARP 抑制剂的高敏感性无相关性[296]。

各种实验研究表明 HRR 缺陷细胞对 PARP 抑制剂高度敏感，这些研究不仅在仓鼠细胞和基因敲除细胞中得到证实，而且在人源癌症细胞及体内移植瘤模型中得到验证。研究还证实 PARP 抑制剂对 BRCA1 表观沉默的人乳腺癌细胞（非 BRCA1 突变）有效，表明 PARP 抑制剂也适用于偶发癌症[297,298]。许多 HRR 基因在低氧环境下受到抑制，这有可能使得低氧细胞对 PARP 抑制的敏感性更强[299,300]。这种通路关联的合成致死在体内移植瘤模型中也得到验证，小鼠低氧移植瘤模型给予 PARP 抑制剂治疗，观察到 DSBs 增加、RAD51 聚焦点降低（说明 HRR 功能下降）和细胞凋亡[301]。体内外试验证实，血液系统恶性肿瘤（如 del 11q 特征的 CLL 和 ATM 表达量低的套细胞淋巴瘤）ATM 缺失使得细胞对 olaparib 高度敏感[302,303]。HRR 缺陷细胞继发 MMR 缺陷对 PARP 抑制剂高度敏感。例如，MSI 诱导的 MRE11 缺陷肠癌细胞对 PARP 抑制剂 ABT-888（10 μmol/L）的细胞毒作用表现出高度敏感性[304]。研究还发现其他靶向制剂可以导致细胞 HRR 缺陷，例如，CDK1 磷酸化 BRCA1，使它形成 DNA 修复聚焦点，CDK1 抑制也会使得 BRCA1 失活。单独抑制 CDK1 或 PARP 都不会产生细胞毒性，但是 CDK1 抑制剂和 PARP 抑制剂联用对肠癌和移植瘤模型、基因工程小鼠的自发性肺癌都具有细胞毒作用，抑制肿瘤生长而不影响正常组织[305]。

然而 BRCA1 或 BRCA2 功能恢复的二次突变会导致 PARP 抑制剂的耐药[306-308]。PARP 抑制剂与 HRR 缺陷的合成致死依赖于 NHEJ 的功能。如果 53BP1 和 DNA-PKcs 也丧失活性，PARP 抑制剂在 BRCA1 再突变细胞的耐药现象将会消失[309-311]。FA 缺陷细胞对 DNA 交联药物 MMC 高度敏感，但抑制 DNA-PKcs 可以解除细胞对 MMC 的敏感性，这种现象称为合成可行（synthetic viability）[312]。Ku70 和连接酶Ⅳ功能缺失也会保护 FA 缺陷细胞免于链间交联（interstrand cross-links，ICLs）的杀伤，预示着 NHEJ 和 HRR 竞争性修复 ICL 诱导的 DSBs，但是细胞存活依赖于 HRR 的无错修复[313,314]。53BP1 缺失在 BRCA1 突变的三阴性乳腺癌和肺癌中相当普遍，使得 PARP 抑制剂治疗乳腺癌的临床效果大打折扣[315]。

8.7.3　PARP 抑制剂合成致死的临床应用

　　基于合成致死的抗肿瘤疗法获得了临床的青睐，目前有 9 个 PARP 抑制剂处于临床研究阶段，通过单独给药和联合传统细胞毒药物评价抗肿瘤疗效（表 8.1）。第一例进入临床研究的 PARP 抑制剂为 olaparib，口服单独给药，不与其他药物联用，Ⅰ期临床治疗 BRCA 突变病人[316,317]。病人对 olaparib 的耐受性好，该药的不良反应和毒性小，最大耐受剂量为 400 mg 一天两次，在正常组织细胞和肿瘤细胞中均观察到 PARP 抑制。临床试验评价 olaparib 对 BRCA1/2 突变携带者的抗肿瘤药效，19 例携带者分别患有乳腺癌、卵巢癌和前列腺癌，其中 12 例病人观察到显著的抗肿瘤效果，而对于非 BRCA 突变携带者未观察到肿瘤抑制作用。基于临床Ⅰ期试验结果，两组临床Ⅱ期试验平行开展，一组治疗乳腺癌而另一组治疗 BRCA1/2 突变的卵巢癌。每组试验的 27 位患者分别服用 100 mg 或 400 mg 剂量的 olaparib。结果显示，olaparib 常见的不良反应比较温和，包括疲劳、恶心和呕吐。乳腺癌试验组的总体响应率达 41%（11/27），400 mg 剂量给药无进展生存期（progression-free survival，PFS）达到 5.7 个月；100 mg 给药组的响应率为 22%，无进展生存期为 3.8 个月[318]。卵巢癌试验组的总体响应率分别为 33%（400 mg 剂量组）和 12.5%（100 mg 剂量组），显示出明显的剂量依赖性[319]。

　　其他类型的 PARP 抑制剂对于种系 BRCA 突变肿瘤的临床试验尚在进行。MK-4827 临床Ⅰ期初步报告中，BRCA 突变实体瘤患者的给药剂量为 300 mg 每天，部分响应率为 20%（12/60）[320]。Rucaparib 的临床Ⅱ期试验评价 BRCA 突变乳腺癌或卵巢癌患者的治疗效果，结果显示临床受益率为 34%[298]。

　　PARP 抑制剂对非种系 BRCA 突变肿瘤的临床试验也在开展中，特别是对高级别卵巢浆液性癌（high-grade serous ovarian cancers，HGSOCs）和三阴性乳腺癌（triple-negative breast cancer，TNBC）的治疗效果。临床Ⅱ期试验中，olaparib 连续给药（400 mg 一天两次），比较 BRCA 突变与非突变 HGSOC 患者及 BRCA 突变乳腺癌和 TNBC 患者的治疗效果[321]。结果显示非种系 BRCA 突变 HGSOC 患者的响应率为 24%，BRCA 突变卵巢癌患者的响应率为 41%。该试验首次评价 PARP 抑制剂单独使用治疗非种系 BRCA 突变肿瘤的临床效果，预示 PARP 抑制剂可以治疗偶发 HGSOC。在评价 PARP 抑制剂治疗 HGSOC 的临床试验中，olaparib（400 mg，一天两次）给药组显示出显著的治疗效果，PFS 为 8.4 个月，而安慰剂组仅为 4.8 个月[322,323]。

8.7.4　合成致死的其他案例

　　此外，还存在其他类型的"合成致死"或"合成致衰"（synthetic sickness），使得具有某种缺陷的肿瘤细胞对细胞毒类药物表现出高度敏感性。研究显示 MMR 蛋白 MSH2 与 DNA 聚合酶β（polβ）合成致死[324]。BER 和 HRR 在 DNA 修复上具有互补作用，因此可以通过 PARP 抑制杀伤 HRR 缺陷细胞，也可以通过抑制 HRR 杀伤 BER 缺陷细胞。ATR 抑制剂 NU6027 在 XRCC1（BER 通路蛋白）突变细胞或 PARP 活性抑制细胞中表现出更强的细胞毒性作用[259]。ATM 抑制选择性增强 DNA polβ 突变细胞对放疗的敏感性[325]。此外，ATM 与 FA 通路的合成致死相关，ATM 抑制选择性抑制 FANC 缺陷细胞。FANCC 或 FANCG 缺陷的胰腺癌细胞对 ATM 抑制剂 KU55933 表现出高度敏感性，在 FANCC、FANCD2、FANCG 或 FANCE 缺陷细胞中敲除 ATM 会导致合成致死，而这些基因在肿瘤细胞中普遍缺失或发生突变[326]。CHK1 抑制剂 Go6976 显著降低 FA 通路缺陷细胞的生存率，增加顺铂对该类细胞的细胞毒性[327]。

生长因子信号高度活跃和肿瘤胁迫增加细胞 DNA 损伤，活化 ATR/CHK1[3, 328-333]。因此，抑制 ATR 或 CHK1 会导致致癌基因活跃的肿瘤细胞合成致死。研究发现，通过 ATR 敲除使 ATR 活性降至正常细胞的 16% 将会导致癌基因 ras 转化细胞合成致死[334]。同样的，体内试验结果显示，AZD7762 抑制 CHK1 和 CHK2 的活性，诱导 myc 过表达淋巴瘤死亡，延缓淋巴瘤的癌转移进程[335,336]。近期的研究显示，ETS 融合基因会导致多种肿瘤发生，包括前列腺癌、尤因氏肉瘤和急性髓性白血病。ETS 增加 DNA 损伤，肿瘤细胞对 PARP 抑制剂和 DNA-PK 抑制剂表现出高度敏感性。体内试验结果显示，olaparib 和 TMZ 联合使用能够有效治愈尤因氏肉瘤[337,338]。

8.8　结论

DNA 损伤类抗肿瘤药物因 DNA 修复而产生耐药性，因此，抑制 DNA 修复相关酶活性对于增强药物临床疗效将会非常有效。虽然 AGT 抑制剂在临床试验中受挫，但这并不能否定其他 DDR 抑制剂作为放化疗增敏剂在临床的应用。事实上，临床应用要细致地平衡细胞毒剂和 DDR 抑制剂的配伍，避免不良反应和毒性的发生，而 PARP 抑制剂在临床上的联合用药也为问题的解决提供了经典案例。此外，DNA-PK 抑制剂、ATM 和 ATR 抑制剂也在临床前评价中表现出优秀的活性，而 CHK1 抑制剂已经进入临床评价。

然而肿瘤治疗最有前景的方法还是在 DDR 缺陷肿瘤细胞中靶向细胞赖以生存的补救通路。这种合成致死疗法已经在临床前和临床研究中取得成功，成为抗肿瘤药物研究的新方向，在未来将取得更加广泛的应用。

致谢　感谢英国癌症研究中心和英国高等教育拨款委员会的经费支持。Nicola Curtin 在研究本章所提到的各种抑制剂时得到或曾经得到以下制药企业的经费资助：辉瑞、马林制药、阿斯利康、顶点医药，在此一并感谢。

参 考 文 献

[1] Lindahl T. Instability and decay of the primary structure of DNA. Nature, 1993, 362: 709-715.

[2] Lindahl T, Wood RD. Quality control by DNA repair. Science, 1999, 286: 1897-1905.

[3] Bartkova J, Horejsi Z, Koed K, Kramer A, Tort F, Zieger K, et al. DNA damage response as a candidate anti-cancer barrier in early human tumorigenesis. Nature, 2005, 434: 864-870.

[4] Hananha D, Weinber RA. Hallmarks of cancer: the next generation. Cell, 2011, 144: 646-674.

[5] Jackson AL, Loeb LA. The contribution of endogenous sources of DNA damage to the multiple mutations in cancer. Mutat Res, 2001, 477: 7-21.

[6] Bronner CE, Baker SM, Morrison PT, Warren G, Smith LG, Lescoe MK, et al. Mutation in the DNA mismatch repair gene homologue hMLH1 is associated with hereditary non-polyposis colon cancer. Nature, 1994, 368: 258-261.

[7] Venkitaraman AR. Cancer susceptibility and the functions of BRCA1 and BRCA2. Cell, 2002, 108: 171-182.

[8] Kaina B, Ziouta A, Ochs K, Coquerelle T. Chromosomal instability, reproductive cell death and apoptosis induced by O^6-methylguanine in Mex$^-$, Mex$^+$ and methylation-tolerant mismatch repair compromised cells: facts and models. Mutat Res, 1997, 381: 227-241.

[9] Tutt A, Bertwistle D, Valentine J, Gabriel A, Swift S, Ross G, et al. Mutation in Brca2 stimulates error-prone homology-directed repair of DNA double-strand breaks occurring between repeated sequences. EMBO J, 2001, 20: 4704-4716.

[10] Sabharwal A, Middleton MR. Exploiting the role of O^6-methylguanine-DNA-methyltransferase (MGMT) in cancer therapy. Curr Opin Pharmacol, 2006, 6: 355-363.

[11] Pegg AE. Mammalian O^6-alkylguanine-DNA alkyltransferase: regulation and importance in response to alkylating carcinogenic and therapeutic agents. Cancer Res, 1990, 50: 6119-6129.

[12] Ayi TC, Loh KC, Ali RB, Li BF. Intracellular localization of human DNA repair enzyme methylguanine-DNA methyltransferase by antibodies and its importance. Cancer Res, 1992, 52: 6423-6430.

[13] Wani G, D'Ambrosio SM. Expression of the O^6-alkylguanine-DNA alkyltransferase gene is elevated in human breast tumor cells. Anticancer Res, 1997, 17: 4311-4315.

[14] Schold Jr SC, Brent TP, von Hofe E, Friedman HS, Mitra S, Bigner DD, et al. O^6-alkylguanine-DNA alkyltransferase and sensitivity to procarbazine in human brain-tumor xenografts. J Neurosurg, 1989, 70: 573-577.

[15] Yarosh DB. The role of O^6-methylguanine-DNA methyltransferase in cell survival, mutagenesis and carcinogenesis. Mutat Res, 1985, 145: 1-6.

[16] Esteller M, Garcia-Foncillas J, Andion E, Goodman SN, Hidalgo OF, Vanaclocha V, et al. Inactivation of the DNA-repair gene MGMT and the clinical response of gliomas to alkylating agents. N Engl J Med, 2000a, 343: 1350-1354.

[17] Hegi ME, Diserens AC, Gorlia T, Hamou MF, de Tribolet N, Weller M, et al. MGMT gene silencing and benefit from temozolomide in glioblastoma. N Engl J Med, 2005, 352: 997-1003.

[18] Jaeckle KA, Eyre HJ, Townsend JJ, Schulman S, Knudson HM, Belanich M, et al. Correlation of tumor O^6-methyl-guanine-DNA methyltransferase levels with survival of malignant astrocytoma patients treated with bis-chloroethylnitrosourea: a Southwest Oncology Group study. J Clin Oncol, 1998, 16: 3310-3315.

[19] Dolan ME, Moschel RC, Pegg AE. Depletion of mammalian O^6-alkylguanine-DNA alkyltransferase activity by O^6-benzylguanine provides a means to evaluate the role of this protein in protection against carcinogenic and therapeutic alkylating agents. Proc Natl Acad Sci USA, 1990, 87: 5368-5372.

[20] Liu L, Markowitz S, Gerson SL. Mismatch repair mutations overide alkyltransferase in conferring resistance to temozolomide but not to 1,3-bis(2-chloroethyl)nitrosourea. Cancer Res, 1996, 56: 5375-5379.

[21] Wedge SR, Porteous JK, Newlands ES. 3-aminobenzamide and/or O^6-benzylguanine evaluated as an adjuvant to temozolomide or BCNU treatment in cell lines of variable mismatch repair status and O^6-alkylguanine-DNA alkyltransferase activity. Br J Cancer, 1996, 74: 1030-1036.

[22] Dolan ME, Roy SK, Fasanmade A, Paras PR, Schilsky RL, Ratain MJ. O^6-benzylguanine in humans: metabolic, pharmacokinetic and pharmacodynamic findings. J Clin Oncol, 1998, 16: 1803-1810.

[23] Rabik CA, Njoku MC, Dolan ME. Inactivation of O^6-alkylguanine DNA alkyltransferase as a means to enhance chemotherapy. Cancer Treat Rev, 2006, 32: 261-276.

[24] McElhinney RS, McMurry TB, Margison GP. O^6-alkylguanine-DNA alkyltransferase inactivation in cancer chemotherapy. Mini Rev Med Chem, 2003, 3: 471-485.

[25] Middleton MR, Kelly J, Thatcher N, Donnelly DJ, McElhinney RS, McMurry TB, et al. O^6-(4-bromothenyl) guanine improves the therapeutic index of temozolomide against A375M melanoma xenografts. Int J Cancer, 2000,

85: 248-252.

[26] Friedman HS, Kokkinakis DM, Pluda J, Friedman AH, Cokgor I, Haglund MM, et al. Phase I trial of O^6-benzylguanine for patients undergoing surgery for malignant glioma. J Clin Oncol, 1998, 16: 3570-3575.

[27] Gerson SL. MGMT: its role in cancer aetiology and cancer therapeutics. Nat Rev Cancer, 2004, 4: 296-307.

[28] Ranson M, Middleton MR, Bridgewater J, Lee SM, Dawson M, Jowle D, et al. Lomeguatrib, a potent inhibitor of O^6-alkylguanine-DNA-alkyltransferase: phase I safety, pharmacodynamic, and pharmacokinetic trial and evaluation in combination with temozolomide in patients with advanced solid tumors. Clin Cancer Res, 2006, 12: 1577-1584.

[29] Kefford RF, Thomas NP, Corrie PG, Palmer C, Abdi E, Kotasek D, et al. A phase I study of extended dosing with lomeguatrib with temozolomide in patients with advanced melanoma. Br J Cancer, 2009, 100: 1245-1249.

[30] Khan OA, Ranson M, Michael M, Olver I, Levitt NC, Mortimer P, et al. A phase Ⅱ trial of lomeguatrib and temozolomide in metastatic colorectal cancer. Br J Cancer, 2008, 98: 1614-1618.

[31] Watson AJ, Sabharwal A, Thorncroft M, McGown G, Kerr R, Bojanic S, et al. Tumor O(6)-methylguanine-DNA methyltransferase inactivation by oral lomeguatrib. Clin Cancer Res, 2010, 16: 743-749.

[32] Van Loon B, Markkanen E, Hübscher U. Oxygen as a friend and enemy: how to combat the mutational potential of 8-oxo-guanine. DNA Repair (Amst), 2010, 9: 604-616.

[33] Wiseman H, Halliwell B. Damage to DNA by reactive oxygen and nitrogen species: role in inflammatory disease and progression to cancer. Biochem J, 1996, 313: 17-29.

[34] O'Connor TR, Laval J. Human cDNA expressing a functional DNA glycosylase excising 3-methyladenine and 7-methylguanine. Biochem Biophys Res Commun, 1991, 176: 1170-1177.

[35] Almeida KH, Sobol RW. A unified view of base excision repair: lesion-dependent protein complexes regulated by post-translational modification. DNA Repair (Amst), 2007, 6: 695-711.

[36] Cox LS, Lane DP, Abbondandolo A, Dogliotti E. Two pathways for base excision repair in mammalian cells. J Biol Chem, 1996, 271: 9573-9578.

[37] Petermann E, Ziegler M, Oei SL. ATP-dependent selection between single nucleotide and long patch base excision repair. DNA Repair (Amst), 2003, 2: 1101-1114.

[38] Schreiber V, Dantzer F, Ame JC, de Murcia G. Poly(ADP-ribose): novel functions for an old molecule. Nat Rev Mol Cell Biol, 2006, 7: 517-528.

[39] El-Khamisy SF, Masutani M, Suzuki H, Caldecott KW. A requirement for PARP-1 for the assembly or stability of XRCC1 nuclear foci at sites of oxidative DNA damage. Nucleic Acids Res, 2003, 31: 5526-5533.

[40] Caldecott KW. XRCC1 and DNA strand break repair. DNA Repair (Amst), 2003, 2: 955-969.

[41] Hirai K, Ueda K, Hayaishi O. Aberration of poly(adenosine diphosphate-ribose) metabolism in human colon adenomatous polyps and cancers. Cancer Res, 1983, 43: 3441-3446.

[42] Nomura F, Yaguchi M, Togawa A, Miyazaki M, Isobe K, Miyake M, et al. Enhancement of poly-adenosine diphosphate-ribosylation in human hepatocellular carcinoma. J Gastroenterol Hepatol, 2000, 15: 529-535.

[43] Benjamin RC, Gill DM. ADP-ribosylation in mammalian cell ghosts: dependence of poly(ADP-ribose) synthesis on strand breakage in DNA. J Biol Chem, 1980, 255: 10493-10501.

[44] Boulton S, Kyle S, Durkacz BW. Interactive effects of inhibitors of poly(ADP-ribose) polymerase and DNA-dependent protein kinase on cellular responses to DNA damage. Carcinogenesis, 1999, 20: 199-203.

[45] Mitchell J, Smith GCM, Curtin NJ. Poly(ADP-ribose) polymerase-1 and DNA-dependent protein kinase have equivalent roles in double strand break repair following ionising radiation. Int J Radiat Oncol Biol Phys, 2009, 75: 1520-1527.

[46] Spagnolo L, Barbeau J, Curtin NJ, Morris EP, Pearl LH. Visualisation of a DNA-PK/PARP1 complex. Nucleic Acids Res, 2012, 40: 4168-4177.

[47] Ruscetti T, Lehnert BE, Halbrook J, Le Trong H, Hoekstra MF, Chen DJ, et al. Stimulation of the DNA-dependent protein kinase by poly(ADP-ribose) polymerase. J Biol Chem, 1998, 273: 14461-14467.

[48] Veuger SJ, Curtin NJ, Richardson CJ, Smith GC, Durkacz BW. Radiosensitization and DNA repair inhibition by the combined use of novel inhibitors of DNA-dependent protein kinase and poly(ADP-ribose) polymerase-1. Cancer

Res, 2003, 63: 6008-6015.

[49] Veuger SJ, Curtin NJ, Smith GC, Durkacz BW. Effects of novel inhibitors of poly(ADP-ribose) polymerase-1 and the DNA-dependent protein kinase on enzyme activities and DNA repair. Oncogene, 2004, 23: 7322-7329.

[50] Iliakis G. Backup pathways of NHEJ in cells of higher eukaryotes: cell cycle dependence. Radiother Oncol, 2009, 92: 310-315.

[51] Durkacz BW, Omidiji O, Gray DA, Shall S. (ADP-ribose)n participates in DNA excision repair. Nature, 1980, 283: 593-596.

[52] Griffin RJ, Pemberton LC, Rhodes D, Blcasdale C, Bowman K, Calvert AH, et al. Novel potent inhibitors of the DNA repair enzyme poly(ADP-ribose)polymerase (PARP). Anticancer Drug Des, 1995, 10: 507-514.

[53] Suto MJ, Turner WR, Arundel-Suto CM, Werbel LM, Sebolt-Leopold JS. Dihydroisoquinolinones: the design and synthesis of a new series of potent inhibitors of poly(ADP-ribose) polymerase. Anticancer Drug Des, 1991, 6: 107-117.

[54] Banasik M, Komura H, Shimoyama M, Ueda K. Specific inhibitors of poly(ADP-ribose) synthetase and mono (ADP-ribosyl)transferase. J Biol Chem, 1992, 267: 1569-1575.

[55] Ruf A, de Murcia GM, Schulz G. Inhibitor and NAD$^+$ binding to poly(ADP-ribose) polymerase as derived from crystal structures and homology modeling. Biochemistry, 1998, 57: 3893-3900.

[56] Ruf A, Menissier de Murcia J, de Murcia G, Schulz GE. Structure of the catalytic fragment of poly(ADP-ribose) polymerase from chicken. Proc Natl Acad Sci USA, 1996, 93: 7481-7485.

[57] Calabrese CR, Almassy R, Barton S, Batey MA, Calvert AH, Canan-Koch S, et al. Preclinical evaluation of a novel poly(ADP-ribose) polymerase-1 (PARP-1) inhibitor, AG14361, with significant anticancer chemo- and radio-sensitization activity. J Natl Cancer Inst, 2004, 96: 56-67.

[58] Calabrese CR, Batey MA, Thomas HD, Durkacz BD, Wang L-Z, Kyle S, et al. Identification of potent non-toxic poly(ADP-ribose) polymerase-1 (PARP-1) inhibitors: chemopotentiation and pharmacological studies. Clin Cancer Res, 2003, 9: 2711-2718.

[59] Canan Koch SS, Thoresen LH, Tikhe JG, Maegley KA, Almassy RJ, Li J, et al. Novel tricyclic poly(ADP-ribose) polymerase-1 inhibitors with potent anticancer chemopotentiating activity: design, synthesis, and X-ray co-crystal structure. J Med Chem, 2002, 45: 4961-4974.

[60] Skalitzky DJ, Marakovits JT, Maegley KA, Ekker A, Yu X-H, Hostomsky Z, et al. Tricyclic benzimidazoles as potent PARP-1 inhibitors. J Med Chem, 2003, 46: 210-213.

[61] Thomas HD, Calabrese CR, Batey MA, Canan S, Hostomsky Z, Kyle S, et al. Preclinical selection of a novel poly(ADP-ribose) polymerase inhibitor for clinical trial. Mol Cancer Ther, 2007, 6: 945-956.

[62] Plummer R, Jones C, Middleton M, Wilson R, Evans J, Olsen A, et al. Phase I study of the poly(ADP-ribose) polymerase inhibitor, AG014699, in combination with temozolomide in patients with advanced solid tumors. Clin Cancer Res, 2008, 14: 7917-7923.

[63] Penning TD, Zhu GD, Gandhi VB, Gong J, Liu X, Shi Y, et al. Discovery of the poly(ADP-ribose) polymerase (PARP) inhibitor 2-[(R)-2-methylpyrrolidin-2-yl]-1H-benzimidazole-4-carboxamide (ABT-888) for the treatment of cancer. J Med Chem, 2009, 52: 514-523.

[64] Menear KA, Adcock C, Boulter R, Cockcroft XL, Copsey L, Cranston A, et al. 4-[3-(4-cyclopropanecarbonylpipera-zine-1-carbonyl)-4-fluorobenzyl]-2H-phthalazin-1-one: a novel bioavailable inhibitor of poly(ADP-ribose) poly-merase-1. J Med Chem, 2008, 51: 6581-6591.

[65] Ferraris DV. Evolution of poly(ADP-ribose) polymerase-1 (PARP-1) inhibitors: from concept to clinic. J Med Chem, 2010, 53: 4561-4584.

[66] Javle M, Curtin NJ. The role of PARP in DNA repair and its therapeutic exploitation. Br J Cancer, 2011a, 105: 1114-1122.

[67] Javle M, Curtin NJ. The potential for poly (ADP-ribose) polymerase inhibitors in cancer therapy. Ther Adv Med Oncol, 2011b, 3: 257-267.

[68] Jagtap P, Szabo C. Poly(ADP-ribose) polymerase and the therapeutic effects of its inhibitors. Nat Rev Drug Discov,

2005, 4: 421-440.

[69] Mangerich A, Burkle A. How to kill tumour cells with inhibitors of poly(ADP-ribose) polymerase. Int J Cancer, 2011, 128: 251-265.

[70] Rouleau M, Patel A, Hendzel MJ, Kaufmann SH, Poirier GG. PARP inhibition: PARP1 and beyond. Nat Rev Cancer, 2010, 10: 293-301.

[71] Boike GM, Petru E, Sevin BU, Averette HE, Chou TC, Penalver M, et al. Chemical enhancement of cisplatin cytotoxicity in a human ovarian and cervical cancer cell line. Gynecol Oncol, 1990, 38: 315-322.

[72] Nguewa PA, Fuertes MA, Cepeda V, Alonso C, Quevedo C, Soto M, et al. Poly(ADP-ribose) polymerase-1 inhibitor 3-aminobenzamide enhances apoptosis induction by platinum complexes in cisplatin-resistant tumour cells. Med Chem, 2006, 2: 47-53.

[73] Curtin NJ. PARP inhibitors for cancer therapy. Expert Rev Mol Med, 2005, 7: 1-20.

[74] Tentori L, Portarena I, Graziani G. Potential clinical applications of poly(ADP-ribose) polymerase (PARP) inhibitors. Pharm Res, 2002, 45: 73-85.

[75] Boulton S, Pemberton LC, Porteous JK, Curtin NJ, Griffin RJ, Golding BT, et al. Potentiation of temozolo-mideinduced cytotoxicity: a comparative study of the biological effects of poly(ADP-ribose) polymerase inhibitors. Br J Cancer, 1995, 72: 849-856.

[76] Delaney CA, Wang LZ, Kyle S, White AW, Calvert AH, Curtin NJ, et al. Potentiation of temozolomide and topotecan growth inhibition and cytotoxicity by novel poly(adenosine diphosphoribose) polymerase inhibitors in a panel of human tumor cell lines. Clin Cancer Res, 2000, 6: 2860-2867.

[77] Tentori L, Leonetti C, Scarsella M, D'Amati G, Vergati M, Portarena I, et al. Systemic administration of GPI 15427, a novel poly(ADP-ribose) polymerase-1 inhibitor, increases the antitumor activity of temozolomide against intracranial melanoma, glioma, lymphoma. Clin Cancer Res, 2003, 9: 5370-5379.

[78] Tentori L, Leonetti C, Scarsella M, Muzi A, Mazzon E, Vergati M, et al. Inhibition of poly(ADP-ribose) Polymerase prevents irinotecan-induced intestinal damage and enhances irinotecan/temozolomide efficacy against colon carcinoma. FASEB J, 2006, 20: 1709-1171.

[79] Liu X, Shi Y, Guan R, Donawho C, Luo Y, Palma J, et al. Potentiation of temozolomide cytotoxicity by poly(ADP) ribose polymerase inhibitor ABT-888 requires a conversion of single-stranded DNA damages to double-stranded DNA breaks. Mol Cancer Res, 2008, 6: 1621-1629.

[80] Palma JP, Wang YC, Rodriguez LE, Montgomery D, Ellis PA, Bukofzer G, et al. ABT-888 confers broad in vivo activity in combination with temozolomide in diverse tumors. Clin Cancer Res, 2009, 15: 7277-7290.

[81] Clarke MJ, Mulligan EA, Grogan PT, Mladek AC, Carlson BL, Schroeder MA, et al. Effective sensitization of temozolomide by ABT-888 is lost with development of temozolomide resistance in glioblastoma xenograft lines. Mol Cancer Ther, 2009, 8: 407-414.

[82] Donawho CK, Luo Y, Penning TD, Bauch JL, Bouska JJ, Bontcheva-Diaz VD, et al. ABT-888, an orally active poly(ADP-ribose) polymerase inhibitor that potentiates DNA-damaging agents in preclinical tumor models. Clin Cancer Res, 2007, 13: 2728-2737.

[83] Daniel RA, Rozanska AL, Mulligan EA, Drew Y, Thomas HD, Castelbuono DJ, et al. Central nervous system penetration and enhancement of temozolomide activity in childhood medulloblastoma models by poly(ADPribose) polymerase inhibitor AG014699. Br J Cancer, 2010, 103: 1588-1596.

[84] Daniel RA, Rozanska AL, Thomas HD, Mulligan EA, Drew Y, Castelbuono DJ, et al. Inhibition of poly(ADPribose) polymerase-1 enhances temozolomide and topotecan activity against childhood neuroblastoma. Clin Cancer Res, 2009, 15: 1241-1249.

[85] Miknyoczki SJ, Jones-Bolin S, Pritchard S, Hunter K, Zhao H, Wan W, et al. Chemopotentiation of temozolomide, irinotecan, and cisplatin activity by CEP-6800, a poly(ADP-ribose) polymerase inhibitor. Mol Cancer Ther, 2003, 2: 371-382.

[86] Cheng CL, Johnson SP, Keir ST, Quinn JA, Ali-Osman F, Szabo C, et al. Poly(ADP-ribose) polymerase-1 inhibition reverses temozolomide resistance in a DNA mismatch repair-deficient malignant glioma xenograft. Mol Cancer

Ther, 2005, 4: 1364-1368.

[87] Curtin NJ, Wang LZ, Yiakouvaki A, Kyle S, Arris CA, Canan-Koch S, et al. Novel poly(ADP-ribose) polymerase-1 inhibitor, AG14361, restores sensitivity to temozolomide in mismatch repair-deficient cells. Clin Cancer Res, 2004, 10: 881-889.

[88] Horton TM, Jenkins G, Pati D, Zhang L, Dolan ME, Ribes-Zamora A, et al. Poly(ADP-ribose) polymerase inhibitor ABT-888 potentiates the cytotoxic activity of temozolomide in leukemia cells: influence of mismatch repair status and O6-methylguanine-DNA methyltransferase activity. Mol Cancer Ther, 2009, 8: 2232-2242.

[89] Tentori L, Turriziani M, Franco D, Serafino A, Levati L, Roy R, et al. Treatment with temozolomide and poly(ADP-ribose) polymerase inhibitors induces early apoptosis and increases base excision repair gene Transcripts in leukemic cells resistant to triazene compounds. Leukemia, 1999, 13: 901-909.

[90] Bowman KJ, Newell DR, Calvert AH, Curtin NJ. Differential effects of the poly (ADP-ribose) polymerase (PARP) inhibitor NU1025 on topoisomerase Ⅰ and Ⅱ inhibitor cytotoxicity in L1210 cells in vitro. Br J Cancer, 2001, 84: 106-112.

[91] Yung TM, Sato S, Satoh MS. Poly(ADP-ribosyl)ation as a DNA damage-induced post-translational modification regulating poly(ADP-ribose) polymerase-1-topoisomerase I interaction. J Biol Chem, 2004, 279: 39686-39696.

[92] Smith LM, Willmore E, Austin CA, Curtin NJ. The novel poly(ADP-Ribose) polymerase inhibitor, AG14361, sensitizes cells to topoisomerase I poisons by increasing the persistence of DNA strand breaks. Clin Cancer Res, 2005, 11: 8449-8457.

[93] Plo I, Liao ZY, Barcelo JM, Kohlhagen G, Caldecott KW, Weinfeld M, et al. Association of XRCC1 and tyrosyl DNA phosphodiesterase (Tdp1) for the repair of topoisomerase I-mediated DNA lesions. DNA Repair (Amst), 2003, 2: 1087-1100.

[94] Malanga M, Althaus FR. Poly(ADP-ribose) reactivates stalled DNA topoisomerase I and induces DNA strand break resealing. J Biol Chem, 2004, 279: 5244-5528.

[95] Patel AG, Flatten KS, Schneider PA, Dai NT, McDonald JS, Poirier GG, et al. Enhanced killing of cancer cells by poly(ADP-ribose) polymerase inhibitors and topoisomerase I inhibitors reflects poisoning of both enzymes. J Biol Chem, 2012b, 287: 4198-4210.

[96] Ben-Hur E, Chen CC, Elkind MM. Inhibitors of poly(adenosine diphosphoribose) synthetase, examination of metabolic perturbations, and enhancement of radiation response in Chinese hamster cells. Cancer Res, 1985, 45: 2123-2127.

[97] Brock WA, Milas L, Bergh S, Lo R, Szabo C, Mason KA. Radiosensitization of human and rodent cell lines by INO-1001, a novel inhibitor of poly(ADP-ribose) polymerase. Cancer Lett, 2004, 205: 155-160.

[98] Dungey FA, Loser DA, Chalmers AJ. Replication-dependent radiosensitization of human glioma cells by inhibition of poly(ADP-ribose) polymerase: mechanisms and therapeutic potential. Int J Radiat Oncol Biol Phys, 2008, 72: 1188-1197.

[99] Russo AL, Kwon HC, Burgan WE, Carter D, Beam K, Weizheng X, et al. In vitro and in vivo radiosensitization of glioblastoma cells by the poly (ADP-ribose) polymerase inhibitor E7016. Clin Cancer Res, 2009, 15(2): 607-612.

[100] Schlicker A, Peschke P, Burkle A, Hahn EW, Kim JH. 4-Amino-1,8-naphthalimide: a novel inhibitor of poly(ADP-ribose) polymerase and radiation sensitizer. Int J Radiat Biol, 1999, 75: 91-100.

[101] Saleh-Gohari N, Bryant HE, Schultz N, Parker KM, Cassel TN, Helleday T. Spontaneous homologous recombination is induced by collapsed replication forks that are caused by endogenous DNA single-strand breaks. Mol Cell Biol, 2005, 25: 7158-7169.

[102] Harper JV, Anderson JA, O'Neill P. Radiation induced DNA DSBs: contribution from stalled replication forks? DNA Repair (Amst), 2010, 9: 907-913.

[103] Liu SK, Coackley C, Krause M, Jalali F, Chan N, Bristow RG. A novel poly(ADP-ribose) polymerase inhibitor, ABT-888, radiosensitizes malignant human cell lines under hypoxia. Radiother Oncol, 2008, 88: 258-268.

[104] Leopold WR, Sebolt-Leopold JS. Chemical approaches to improved radiotherapy//Valeriote FA, Corbett TH, Baker LH. Cytotoxic anticancer drugs: models and concepts for drug discovery and development. Boston: Kluwer, 1992:

179-196.

[105] Khan K, Araki K, Wang D, Li G, Li X, Zhang J, et al. Head and neck cancer radiosensitization by the novel poly(ADP-ribose) polymerase inhibitor GPI-15427. Head Neck, 2010, 32: 381-391.

[106] Wang L, Mason KA, Ang KK, Buchholz T, Valdecanas D, Mathur A, et al. MK-4827, a PARP-1/-2 inhibitor, strongly enhances response of human lung and breast cancer xenografts to radiation. Invest New Drugs, 2012, 30: 2113-2220.

[107] Senra JM, Telfer BA, Cherry KE, McCrudden CM, Hirst DG, O'Connor MJ, et al. Inhibition of PARP-1 by olaparib (AZD2281) increases the radiosensitivity of a lung tumor xenograft. Mol Cancer Ther, 2011, 10: 1949-1958.

[108] Albert JM, Cao C, Kim KW, Willey CD, Geng L, Xiao D, et al. Inhibition of poly(ADP-ribose) polymerase enhances cell death and improves tumor growth delay in irradiated lung cancer models. Clin Cancer Res, 2007, 13: 3033-3042.

[109] Barreto-Andrade JC, Efimova EV, Mauceri HJ, Beckett MA, Sutton HG, Darga TE, et al. Response of human prostate cancer cells and tumors to combining PARP inhibition with ionizing radiation. Mol Cancer Ther, 2011, 10: 1185-1193.

[110] Ali M, Telfer BA, McCrudden C, O'Rourke M, Thomas HD, Kamjoo M, et al. Vasoactivity of AG014699, a clinically active small molecule inhibitor of poly(ADP-ribose) polymerase: a contributory factor to chemo-potentiation in vivo? Clin Cancer Res, 2009, 15: 6106-6112.

[111] Ali M, Kamjoo M, Thomas HD, Kyle S, Pavlovska I, Babur M, et al. The clinically active PARP inhibitor AG014699 ameliorates cardiotoxicity but doesn't enhance the efficacy of doxorubicin despite improving tumour perfusion and radiation response. Molecular Cancer Therapeutics, 2011, 10: 2320-2329.

[112] Plummer R, Lorigan P, Evans J, Steven N, Middleton M, Wilson R, et al. First and final report of a phase II study of the poly(ADP-ribose) polymerase (PARP) inhibitor, AG014699, in combination with temozolomide (TMZ) in patients with metastatic malignant melanoma (MM). J Clin Oncol, 2006, 24(18s): 8013.

[113] Khan OA, Gore M, Lorigan P, Stone J, Greystoke A, Burke W, et al. A phase I study of the safety and tolerability of olaparib (AZD2281, KU0059436) and dacarbazine in patients with advanced solid tumours. Br J Cancer, 2011, 104: 750-755.

[114] Bedikian AY, Papadopoulos NE, Kim KB, Hwu WJ, Homsi J, Glass MR, et al. A phase IB trial of intravenous INO-1001 plus oral temozolomide in subjects with unresectable stage-III or IV melanoma. Cancer Invest, 2009, 27: 756-763.

[115] Kummar S, Chen A, Ji J, Zhang Y, Reid JM, Ames M, et al. Phase I study of PARP inhibitor ABT-888 in combination with topotecan in adults with refractory solid tumors and lymphomas. Cancer Res, 2011, 71: 5626-5234.

[116] LoRusso P, Ji JJ, Li J, Heilbrun LK, Shapiro G, Sausville EA, et al. Phase I study of the safety, pharmacokinetics (PK), and pharmacodynamics (PD) of the poly(ADP-ribose) polymerase (PARP) inhibitor veliparib (ABT-888, V) in combination with irinotecan (CPT-11, Ir) in patients (pts) with advanced solid tumors. J Clin Oncol, 2011, 29(Suppl. 15): 3000.

[117] Samol J, Ranson M, Scott E, Macpherson E, Carmichael J, Thomas A, et al. Safety and tolerability of the poly(ADP-ribose) polymerase (PARP) inhibitor, olaparib (AZD2281) in combination with topotecan for the treatment of patients with advanced solid tumors: a phase I study. Invest New Drugs, 2011, 30: 1493-1500.

[118] Mehta MP, Curran WJ, Wang D, Wang F, Kleinberg L, Brade AM, et al. Phase I safety and pharmacokinetic (PK) study of veliparib in combination with whole brain radiation therapy (WBRT) in patients (pts) with brain metastases. J Clin Oncol, 2012: 30(Suppl.): abstr. 2013.

[119] Xanthoudakis S, Smeyne RJ, Wallace JD, Curran T. The redox/DNA repair protein Ref-1 is essential for early embryonic development in mice. Proc Natl Acad Sci USA, 1996, 93: 8919-8923.

[120] Fishel ML, He Y, Reed AM, Chin-Sinex H, Hutchins GD, Mendonca MS, et al. Knockdown of the DNA repair and redox signalling protein Ape-1/Ref-1 blocks ovarian cancer cell and tumour growth. DNA Repair (Amst), 2008, 7: 177-186.

[121] Demple B, Sung JS. Molecular and biological roles of Ape1 protein in mammalian base excision repair. DNA

Repair (Amst), 2005, 4: 1442-1449.

[122] Abbotts R, Madhusudan S. Human AP endonuclease 1 (APE1): from mechanistic insights to druggable target in cancer. Cancer Treat Rev, 2010, 36: 425-435.

[123] Fishel ML, Kelley MR. The DNA base excision repair protein Ape1/Ref-1 as a therapeutic and chemopreventive target. Mol Aspects Med, 2007, 28(3-4): 375-395.

[124] Madhusudan S. Human AP endonuclease 1 (APE1): from mechanistic insights to druggable target in cancer. Cancer Treat Rev, 2010, 36: 425-435.

[125] Taverna P, Liu L, Hwang HS, Hanson AJ, Kinsella TJ, Gerson SL. Methoxyamine potentiates DNA single strand breaks and double strand breaks induced by temozolomide in colon cancer cells. Mutat Res, 2001, 485: 269-281.

[126] Fishel ML, He Y, Smith ML, Kelley MR. Manipulation of base excision repair to sensitize ovarian cancer cells to alkylating agent temozolomide. Clin Cancer Res, 2007, 13: 260-267.

[127] Liu L, Nakatsuru Y, Gerson SL. Base excision repair as a therapeutic target in colon cancer. Clin Cancer Res, 2002, 8: 2985-2991.

[128] Taverna P, Hwang HS, Schupp JE, Radivoyevitch T, Session NN, Reddy G, et al. Inhibition of base excision repair potentiates iododeoxyuridine-induced cytotoxicity and radiosensitization. Cancer Res, 2003, 63: 838-846.

[129] Bulgar AD, Weeks LD, Miao Y, Yang S, Xu Y, Guo C, et al. Removal of uracil by uracil DNA glycosylase limits pemetrexed cytotoxicity: overriding the limit with methoxyamine to inhibit base excision repair. Cell Death Dis, 2012, 12(3): e252.

[130] Weiss GJ, Gordon MS, Rosen LS, Savvides P, Ramanathan RK, Mendelson DS, et al. Final results from a phase 1 study of oral TRC102 (methoxyamine HCl), an inhibitor of base-excision repair, to potentiate the activity of pemetrexedin patients with refractory cancer. J Clin Oncol, 2010, 28(Suppl.): 15s, abstr. 2576.

[131] Madhusudan S, Smart F, Shrimpton P, Parsons JL, Gardiner L, Houlbrook S, et al. Isolation of a small molecule inhibitor of DNA base excision repair. Nucleic Acids Res, 2005, 33: 4711-4724.

[132] Luo M, Kelley MR. Inhibition of the human apurinic/apyrimidinic endonuclease (APE1) repair activity and sensitization of breast cancer cells to DNA alkylating agents with lucanthone. Anticancer Res, 2004, 24: 2127-2134.

[133] Del Rowe JD, Bello J, Mitnick R, Sood B, Filippi C, Moran J, et al. Accelerated regression of brain metastases in patients receiving whole brain radiation and the topoisomerase II inhibitor, lucanthone. Int J Radiat Oncol Biol Phys, 1999, 43: 89-93.

[134] Bapat A, Glass LS, Luo M, Fishel ML, Long EC, Georgiadis MM, et al. Novel small molecule inhibitor of Ape1 endonuclease blocks proliferation and reduces viability of glioblastoma cells. J Pharmacol Exp Ther, 2010, 334: 988-998.

[135] Mohammed MZ, Vyjayanti VN, Laughton CA, Dekker LV, Fischer PM, Wilson 3rd DM, et al. Development and evaluation of human AP endonuclease inhibitors in melanoma and glioma cell lines. Br J Cancer, 2011, 104: 653-663.

[136] Wilson 3rd DM, Simeonov A. Small molecule inhibitors of DNA repair nuclease activities of APE1. Cell Mol Life Sci, 2010, 67: 3621-3631.

[137] Acharya S, Wilson T, Gradia S, Kane MF, Guerrette S, Marsischky GT, et al. hMSH2 forms specific mispairbinding complexes with hMSH3 and hMSH6. Proc Natl Acad Sci USA, 1996, 93: 13629-13634.

[138] Palombo F, Iaccarino I, Nakajima E, Ikejima M, Shimada T, Jiricny J. hMutSbeta, a heterodimer of hMSH2 and hMSH3, binds to insertion/deletion loops in DNA. Curr Biol, 1996, 6: 1181-1184.

[139] Modrich P, Lahue R. Mismatch repair in replication fidelity, genetic recombination, and cancer biology. Annu Rev Biochem, 1996, 65: 101-133.

[140] Vasen HF, Watson P, Mecklin JP, Lynch HT. New clinical criteria for hereditary nonpolyposis colorectal cancer (HNPCC, Lynch syndrome) proposed by the international collaborative group on HNPCC. Gastroenterology, 1999, 116: 1453-1456.

[141] Backes FJ, Cohn DE. Lynch syndrome. Clin Obstet Gynecol, 2011, 54: 199-214.

[142] Barrow E, Alduaij W, Robinson L, Shenton A, Clancy T, Lalloo F, et al. Colorectal cancer in HNPCC: cumulative lifetime incidence, survival and tumour distribution. A report of 121 families with proven mutations. Clin Genet, 2008, 74: 233-242.

[143] Boland CR, Goel A. Microsatellite instability in colorectal cancer. Gastroenterology, 2010, 138: 2073-2087.

[144] Gras E, Catasus L, Arguelles R, Moreno-Bueno G, Palacios J, Gamallo C, et al. Microsatellite instability, MLH-1 promoter hypermethylation, and frameshift mutations at coding mononucleotide repeat microsatellites in ovarian tumors. Cancer, 2001, 92: 2829-2836.

[145] Herman JG, Umar A, Polyak K, Graff JR, Ahuja N, Issa JP, et al. Incidence and functional consequences of hMLH1 promoter hypermethylation in colorectal carcinoma. Proc Natl Acad Sci USA, 1998, 95: 6870-6875.

[146] Lynch HT, de la Chapelle A. Genetic susceptibility to non-polyposis colorectal cancer. J Med Genet, 1999, 36: 801-818.

[147] Hakem R. DNA-damage repair, the good, the bad and the ugly. EMBO J, 2008, 27: 589-605.

[148] Karran P, Bignami M. DNA damage tolerance, mismatch repair and genome instability. Bioessays, 1994, 16: 833-839.

[149] Yoshioka K, Yoshioka Y, Hsieh P. ATR kinase activation mediated by MutSalpha and MutLalpha in response+ to cytotoxic O^6-methylguanine adducts. Mol Cell, 2006, 22: 501-510.

[150] Irving JA, Hall AG. Mismatch repair defects as a cause of resistance to cytotoxic drugs. Expert Rev Anticancer Ther, 2001, 1: 149-158.

[151] Bracht K, Nicholls AM, Liu Y, Bodmer WF. 5-fluorouracil response in a large panel of colorectal cell lines is associated with mismatch repair deficiency. Br J Cancer, 2010, 103: 340-346.

[152] Jover R, Zapater P, Castells A, Llor X, Andreu M, Cubiella J, et al. Gastrointestinal Oncology Group of the Spanish Gastroenterological Association: the efficacy of adjuvant chemotherapy with 5-fluorouracil in colorectal cancer depends on the mismatch repair status. Eur J Cancer, 2009, 45: 365-373.

[153] Ribic CM, Sargent DJ, Moore MJ, Thibodeau SN, French AJ, Goldberg RM, et al. Tumor microsatellite instability status as a predictor of benefit from fluorouracil-based adjuvant chemotherapy for colon cancer. N Engl J Med, 2003, 349: 247-257.

[154] Sinicrope FA, Foster NR, Thibodeau SN, Marsoni S, Monges G, Labianca R, et al. DNA mismatch repair status and colon cancer recurrence and survival in clinical trials of 5-fluorouracil-based adjuvant therapy. J Natl Cancer Inst, 2011, 103: 863-875.

[155] Fordham SE, Matheson EC, Scott K, Irving JA, Allan JM. DNA mismatch repair status affects cellular response to Ara-C and other anti-leukemic nucleoside analogs. Leukemia, 2011, 25: 1046-1049.

[156] Felsberg J, Thon N, Eigenbrod S, Hentschel B, Sabel MC, Westphal M, et al. German Glioma Network Promoter methylation and expression of MGMT and the DNA mismatch repair genes MLH1, MSH2, MSH6 and PMS2 in paired primary and recurrent glioblastomas. Int J Cancer, 2011, 129: 659-670.

[157] Yip S, Miao J, Cahill DP, Iafrate AJ, Aldape K, Nutt CL, et al. MSH6 mutations arise in glioblastomas during temozolomide therapy and mediate temozolomide resistance. Clin Cancer Res, 2009, 15: 4622-4629.

[158] Samimi G, Fink D, Varki NM, Husain A, Hoskins WJ, Alberts DS, et al. Analysis of MLH1 and MSH2 expression in ovarian cancer before and after platinum drug-based chemotherapy. Clin Cancer Res, 2000, 6: 1415-1421.

[159] Plumb JA, Strathdee G, Sludden J, Kaye SB, Brown R. Reversal of drug resistance in human tumor xenografts by 2'-deoxy-5-azacytidine-induced demethylation of the hMLH1 gene promoter. Cancer Res, 2000, 60: 6039-6044.

[160] Ward JF. The yield of DNA double-strand breaks produced intracellularly by ionizing radiation: a review. Int J Radiat Biol, 1990, 57: 1141-1150.

[161] McClendon AK, Osheroff N. DNA topoisomerase II, genotoxicity, cancer. Mutat Res, 2007, 623: 83-97.

[162] Nikjoo H, O' Neill P, Wilson WE, Goodhead DT. Computational approach for determining the spectrum of DNA damage induced by ionizing radiation. Radiat Res, 2001, 156: 577-583.

[163] Povirk LF. DNA damage and mutagenesis by radiomimetic DNA-cleaving agents: bleomycin, neocarzinostatin and other enediynes. Mutat Res, 1996, 355: 71-89.

[164] Dedon PC, Jiang ZW, Goldberg IH. Neocarzinostatin-mediated DNA damage in a model AGT-ACT site: mechanistic studies of thiol-sensitive partitioning of C4′ DNA damage products. Biochemistry, 1992, 31: 1917-1927.

[165] Shrivastav M, De Haro LP, Nickoloff JA. Regulation of DNA double-strand break repair pathway choice. Cell Res, 2008, 18: 134-147.

[166] Mahaney BL, Meek K, Lees-Miller SP. Repair of ionizing radiation-induced DNA double-strand breaks by non-homologous end-joining. Biochem J, 2009, 417: 639-650.

[167] Rothkamm K, Kruger I, Thompson LH, Lobrich M. Pathways of DNA double-strand break repair during the mammalian cell cycle. Mol Cell Biol, 2003, 23: 5706-5715.

[168] Shibata A, Conrad S, Birraux J, Geuting V, Barton O, Ismail A, et al. Factors determining DNA double-strand break repair pathway choice in G2 phase. EMBO J, 2011, 30: 1079-1092.

[169] Smith GC, Jackson SP. The DNA-dependent protein kinase. Genes Dev, 1999, 13: 916-934.

[170] Kurimasa A, Kumano S, Boubnov NV, Story MD, Tung CS, Peterson SR, et al. Requirement for the kinase activity of human DNA-dependent protein kinase catalytic subunit in DNA strand break rejoining. Mol Cell Biol, 1999, 19: 3877-3884.

[171] Merkle D, Douglas P, Moorhead GB, Leonenko Z, Yu Y, Cramb D, et al. The DNA-dependent protein kinase interacts with DNA to form a protein-DNA complex that is disrupted by phosphorylation. Biochemistry, 2002, 41: 12706-12714.

[172] Ahnesorg P, Smith P, Jackson SP. XLF interacts with the XRCC4-DNA ligase IV complex to promote DNA nonhomologous end-joining. Cell, 2006, 124: 301-313.

[173] Burma S, Chen BPC, Chen DJ. Role of non-homologous end joining (NHEJ) in maintaining genomic integrity. DNA Repair, 2006, 5: 1042-1048.

[174] Lees-Miller SP, Meek K. Repair of DNA double strand breaks by non-homologous end joining. Biochimie, 2003, 85: 1161-1173.

[175] Jeggo PA, Caldecott K, Pidsley S, Banks GR. Sensitivity of Chinese hamster ovary mutants defective in DNA double strand break repair to topoisomerase II inhibitors. Cancer Res, 1989, 49: 7057-7063.

[176] Tanaka T, Yamagami T, Oka Y, Nomura T, Sugiyama H. The SCID mutation in mice causes defects in the repair system for both double-strand DNA breaks and DNA cross-links. Mutat Res, 1993, 288: 277-280.

[177] Izzard RA, Jackson SP, Smith GC. Competitive and noncompetitive inhibition of the DNA-dependent protein kinase. Cancer Res, 1999, 59: 2581-2586.

[178] Boulton S, Kyle S, Durkacz BW. Mechanisms of enhancement of cytotoxicity in etoposide and ionizing radiation-treated cells by the protein kinase inhibitor wortmannin. Eur J Cancer, 2000, 36: 535-541.

[179] Price BD, Youmell MB. The phosphatidylinositol 3-kinase inhibitor wortmannin sensitizes murine fibroblasts and human tumor cells to radiation and blocks induction of p53 following DNA damage. Cancer Res, 1996, 56: 246-250.

[180] Rosenzweig KE, Youmell MB, Palayoor ST, Price BD. Radiosensitization of human tumor cells by the Phosphatidylinositol 3-kinase inhibitors wortmannin and LY294002 correlates with inhibition of DNA-dependent protein kinase and prolonged G2-M delay. Clin Cancer Res, 1997, 3: 1149-1156.

[181] Hardcastle IR, Cockcroft X, Curtin NJ, El-Murr MD, Leahy JJ, Stockley M, et al. Discovery of potent chromen-4-one inhibitors of the DNA-dependent protein kinase (DNA-PK) using a small-molecule library approach. J Med Chem, 2005, 48: 7829-7846.

[182] Leahy JJ, Golding BT, Griffin RJ, Hardcastle IR, Richardson C, Rigoreau L, et al. Identification of a highly potent and selective DNA-dependent protein kinase (DNA-PK) inhibitor (NU7441) by screening of chromenone libraries. Bioorg Med Chem Lett, 2004, 14: 6083-6087.

[183] Rainey MD, Charlton ME, Stanton RV, Kastan MB. Transient inhibition of ATM kinase is sufficient to enhance cellular sensitivity to ionizing radiation. Cancer Res, 2008, 68: 7466-7474.

[184] Kashishian A, Douangpanya H, Clark D, Schlachter ST, Eary CT, Schiro JG, et al. DNA-dependent protein kinase

inhibitors as drug candidates for the treatment of cancer. Mol Cancer Ther, 2003, 2: 1257-1264.

[185] Shinohara ET, Geng L, Tan J, Chen H, Shir Y, Edwards E, et al. DNA-dependent protein kinase is a molecular target for the development of noncytotoxic radiation-sensitizing drugs. Cancer Res, 2005, 65: 4987-4992.

[186] Willmore E, de Caux S, Sunter NJ, Tilby MJ, Jackson GH, Austin CA, et al. A novel DNA-dependent protein kinase inhibitor, NU7026, potentiates the cytotoxicity of topoisomerase II poisons used in the treatment of leukemia. Blood, 2004, 103: 4659-4665.

[187] Zhao Y, Thomas HD, Batey MA, Cowell IG, Richardson CJ, Griffin RJ, et al. Preclinical evaluation of a potent novel DNA-dependent protein kinase inhibitor NU7441. Cancer Res, 2006, 66: 5354-5362.

[188] Kruszewski M, Wojewodzka M, Iwanenko T, Szumiel I, Okuyama A. Differential inhibitory effect of OK-1035 on DNA repair in L5178Y murine lymphoma sublines with functional or defective repair of double strand breaks. Mutat Res, 1998, 409: 31-36.

[189] Ismail IH, Martensson S, Moshinsky D, Rice A, Tang C, Howlett A, et al. SU11752 inhibits the DNA-dependent protein kinase and DNA double-strand break repair resulting in ionizing radiation sensitization. Oncogene, 2004, 23: 873-882.

[190] Munck JM, Batey MA, Zhao Y, Jenkins H, Richardson CJ, Cano C, et al. Chemosensitization of cancer cells by KU-0060648, a dual inhibitor of DNA-PK and PI-3K. Mol Cancer Ther, 2012, 11: 1789-1798.

[191] Elliott SL, Crawford C, Mulligan E, Summerfield G, Newton P, Wallis J, et al. Mitoxantrone in combination with an inhibitor of DNA-dependent protein kinase: a potential therapy for high risk B-cell chronic lymphocytic leukaemia. Br J Haematol, 2011, 152: 61-71.

[192] Zhong Q, Chen CF, Li S, Chen Y, Wang CC, Xiao J, et al. Association of BRCA1 with the hRad50-hMre11-p95 complex and the DNA damage response. Science, 1999, 285: 747-750.

[193] Derheimer FA, Kastan MB. Multiple roles of ATM in monitoring and maintaining DNA integrity. FEBS Lett, 2010, 584: 3675-3681.

[194] Paull TT, Lee JH. The Mre11/Rad50/Nbs1 complex and its role as a DNA double-strand break sensor for ATM. Cell Cycle, 2005, 4: 737-740.

[195] Stiff T, O'Driscoll M, Rief N, Iwabuchi K, Lobrich M, Jeggo PA. ATM and DNA-PK function redundantly to phosphorylate H2AX after exposure to ionizing radiation. Cancer Res, 2004, 64: 2390-2396.

[196] Kee Y, D'Andrea AD. Expanded roles of the Fanconi anemia pathway in preserving genomic stability. Genes Dev, 2010, 24: 1680-1694.

[197] Wang W. Emergence of a DNA-damage response network consisting of Fanconi anaemia and BRCA proteins. Nat Rev Genet, 2007, 8: 735-748.

[198] Bolderson E, Tomimatsu N, Richard DJ, Boucher D, Kumar R, Pandita TK, et al. Phosphorylation of Exo1 modulates homologous recombination repair of DNA double-strand breaks. Nucleic Acids Res, 2010, 38: 1821-1831.

[199] Di Virgilio M, Ying CY, Gautier J. PIKK-dependent phosphorylation of Mre11 induces MRN complex inactivation by disassembly from chromatin. DNA Repair (Amst), 2009, 8: 1311-1320.

[200] Flynn RL, Zou L. A master conductor of cellular responses to DNA replication stress. Trends Biochem Sci, 2011, 36: 133-140.

[201] Shi W, Feng Z, Zhang J, Gonzalez-Suarez I, Vanderwaal RP, Wu X, et al. The role of RPA2 phosphorylation in homologous recombination in response to replication arrest. Carcinogenesis, 2010, 31: 994-1002.

[202] Sorensen CS, Hansen LT, Dziegielewski J, Syljuåsen RG, Lundin C, Bartek J, et al. The cell-cycle checkpoint kinase Chk1 is required for mammalian homologous recombination repair. Nat Cell Biol, 2005, 7: 195-201.

[203] Jensen RB, Carreira A, Kowalczykowski SC. Purified human BRCA2 stimulates RAD51-mediated recombination. Nature, 2010, 467: 678-683.

[204] Liu J, Doty T, Gibson B, Heyer WD. Human BRCA2 protein promotes RAD51 filament formation on RPAcovered single-stranded DNA. Nat Struct Mol Biol, 2010, 17: 1260-1262.

[205] Thorslund T, McIlwraith MJ, Compton SA, Lekomtsev S, Petronczki M, Griffith JD, et al. The breast cancer tumor

suppressor BRCA2 promotes the specific targeting of RAD51 to single-stranded DNA. Nat Struct Mol Biol, 2010, 17: 1263-1265.

[206] Sung P, Klein H. Mechanism of homologous recombination: mediators and helicases take on regulatory functions. Nat Rev Mol Cell Biol, 2006, 7: 739-750.

[207] Bugreev DV, Brosh Jr RM, Mazin AV. RECQ1 possesses DNA branch migration activity. J Biol Chem, 2008, 283: 20231-20242.

[208] Gari K, Decaillet C, Stasiak AZ, Stasiak A, Constantinou A. The Fanconi anemia protein FANCM can promote branch migration of Holliday junctions and replication forks. Mol Cell, 2008, 29: 141-148.

[209] Ip SC, Rass U, Blanco MG, Flynn HR, Skehel JM, West SC. Identification of Holliday junction resolvases from humans and yeast. Nature, 2008, 456: 357-361.

[210] Berman DB, Costalas J, Schultz DC, Grana G, Daly M, Godwin AK. A common mutation in BRCA2 that predisposes to a variety of cancers is found in both Jewish Ashkenazi and non-Jewish individuals. Cancer Res, 1996, 56: 3409-3414.

[211] Brose MS, Rebbeck TR, Calzone KA, Stopfer JE, Nathanson KL, Weber BL. Cancer risk estimates for BRCA1 mutation carriers identified in a risk evaluation program. J Natl Cancer Inst, 2002, 94: 1365-1372.

[212] Vogelstein B, Kinzler KW. Cancer genes and the pathways they control. Nat Med, 2004, 10: 789-799.

[213] Dobrovic A, Simpfendorfer D. Methylation of the BRCA1 gene in sporadic breast cancer. Cancer Res, 1997, 57: 3347-3350.

[214] Esteller M, Silva JM, Dominguez G, Bonilla F, Matias-Guiu X, Lerma E, et al. Promoter hypermethylation and BRCA1 inactivation in sporadic breast and ovarian tumors. J Natl Cancer Inst, 2000b, 92: 564-569.

[215] Lahtz C, Pfeifer GP. Epigenetic changes of DNA repair genes in cancer. J Mol Cell Biol, 2011, 3: 51-58.

[216] Lee MN, Tseng RC, Hsu HS, Chen JY, Tzao C, Ho WL. Epigenetic inactivation of the chromosomal stability control genes BRCA1, BRCA2, and XRCC5 in non-small cell lung cancer. Clin Cancer Res, 2007, 13: 832-838.

[217] Taylor AM, Harnden DG, Arlett CF, Harcourt SA, Lehmann AR, Stevens S, et al. Ataxia telangiectasia: a human mutation with abnormal radiation sensitivity. Nature, 1975, 258: 427-429.

[218] Milne RL. Variants in the ATM gene and breast cancer susceptibility. Genome Med, 2009, 1: 12.

[219] Prokopcova J, Kleibl Z, Banwell CM, Pohlreich P. The role of ATM in breast cancer development. Breast Cancer Res Treat, 2007, 104: 121-128.

[220] Roberts NJ, Jiao Y, Yu J, Kopelovich L, Petersen GM, Bondy ML, et al. ATM mutations in patients with hereditary pancreatic cancer. Cancer Discov, 2012, 2: 41-46.

[221] Thompson D, Duedal S, Kirner J. Cancer risks and mortality in heterozygous ATM mutation carriers. J Natl Cancer Inst, 2005, 97: 813-822.

[222] Boultwood J. Ataxia telangiectasia gene mutations in leukaemia and lymphoma. J Clin Pathol, 2001, 54(7): 512-516.

[223] Ai L, Vo QN, Zuo C, Li L, Ling W, Suen JY, et al. Ataxia-telangiectasia-mutated (ATM) gene in head and neck squamous cell carcinoma: promoter hypermethylation with clinical correlation in 100 cases. Cancer Epidemiol Biomarkers Prev, 2004, 13: 150-156.

[224] Bai AH, Tong JH, To KF, Chan MW, Man EP, Lo KW, et al. Promoter hypermethylation of tumor-related genes in the progression of colorectal neoplasia. Int J Cancer, 2004, 112: 846-853.

[225] Flanagan JM, Munoz-Alegre M, Henderson S, Tang T, Sun P, Johnson N, et al. Gene-body hypermethylation of ATM in peripheral blood DNA of bilateral breast cancer patients. Hum Mol Genet, 2009, 18: 1332-1342.

[226] Kim WJ, Vo QN, Shrivastav M, Lataxes TA, Brown KD. Aberrant methylation of the ATM promoter correlates with increased radiosensitivity in a human colorectal tumor cell line. Oncogene, 2002, 21: 3864-3871.

[227] Pal R, Srivastava N, Chopra R, Gochhait S, Gupta P, Prakash N, et al. Investigation of DNA damage response and apoptotic gene methylation pattern in sporadic breast tumors using high throughput quantitative DNA methylation analysis technology. Mol Cancer, 2010, 9: 303.

[228] Dupré A, Boyer-Chatenet L, Sattler RM, Modi AP, Lee JH, Nicolette ML, et al. A forward chemical genetic screen

reveals an inhibitor of the Mre11-Rad50-Nbs1 complex. Nat Chem Biol, 2008, 4: 119-125.

[229] Shimizu H, Popova M, Fleury F, Kobayashi M, Hayashi N, Sakane I, et al. c-ABL tyrosine kinase stabilizes RAD51 chromatin association. Biochem Biophys Res Commun, 2009, 382: 286-291.

[230] Yuan SS, Chang HL, Lee EY. Ionizing radiation-induced Rad51 nuclear focus formation is cell cycle-regulated and defective in both ATM(-/-) and c-Abl(-/-) cells. Mutat Res, 2003, 525: 85-92.

[231] Aloyz R, Grzywacz K, Xu ZY, Loignon M, Alaoui-Jamali MA, Panasci L. Imatinib sensitizes CLL lymphocytes to chlorambucil. Leukemia, 2004, 18(3): 409-414.

[232] Choudhury A, Zhao H, Jalali F, Al Rashid S, Ran J, Supiot S, et al. Targeting homologous recombination using imatinib results in enhanced tumor cell chemosensitivity and radiosensitivity. Mol Cancer Ther, 2009, 8: 203-213.

[233] Johnson N, Cai D, Kennedy RD, Pathania S, Arora M, Li YC, et al. Cdk1 participates in BRCA1-dependent S phase checkpoint control in response to DNA damage. Mol Cell, 2009, 35: 327-339.

[234] Shiloh Y. The ATM-mediated DNA-damage response: taking shape. Trends Biochem Sci, 2006, 31: 402-410.

[235] Smith J, Tho LM, Xu N, Gillespie DA. The ATM-Chk2 and ATR-Chk1 pathways in DNA damage signaling and cancer. Adv Cancer Res, 2010, 108: 73-112.

[236] Hollick JJ, Rigoreau LJM, Cano-Soumillac C, Cockcroft X, Curtin NJ, Frigerio M, et al. Pyranone, thiopyranone, and pyridone inhibitors of phosphatidylinositol 3-kinase related kinases. Structure-activity relationships for DNA-dependent protein kinase inhibition, and identification of the first potent and selective inhibitor of the ataxia telangiectasia mutated kinase. J Med Chem, 2007, 50: 1958-1972.

[237] Hickson I, Zhao Y, Richardson CJ, Green SJ, Martin MNB, Orr AI, et al. Identification of a novel and specific inhibitor of the ataxia-telangiectasia mutated kinase ATM. Cancer Res, 2004, 64: 9152-9159.

[238] Shaheen FS, Znojek P, Fisher A, Webster M, Plummer R, Gaughan L, et al. Targeting the DNA double strand break repair machinery in prostate cancer. PLoS One, 2011, 6(5): e20311.

[239] Golding SE, Rosenberg E, Valerie N, Hussaini I, Frigerio M, Cockcroft XF, et al. Improved ATM kinase inhibitor KU-60019 radiosensitizes glioma cells, compromises insulin, AKT and ERK prosurvival signaling, and inhibits migration and invasion. Mol Cancer Ther, 2009, 8: 2894-2902.

[240] Lountos GT, Jobson AG, Tropea JE, Self CR, Zhang G, Pommier Y, et al. Structural characterization of inhibitor complexes with checkpoint kinase 2 (Chk2), a drug target for cancer therapy. J Struct Biol, 2011, 176: 292-301.

[241] Jobson AG, Lountos GT, Lorenzi PL, Llamas J, Connelly J, Cerna D, et al. Cellular inhibition of checkpoint kinase 2 (Chk2) and potentiation of camptothecins and radiation by the novel Chk2 inhibitor PV1019 [7-nitro-1H-indole-2-carboxylic acid {4-[1-(guanidinohydrazone)-ethyl]-phenyl}-amide]. J Pharmacol Exp Ther, 2009, 331: 816-826.

[242] Pires IM, Ward TH, Dive C. Oxaliplatin responses in colorectal cancer cells are modulated by CHK2 kinase inhibitors. Br J Pharmacol, 2010, 159: 1326-1338.

[243] Massague J. G1 cell cycle control and cancer. Nature, 2004, 432: 298-306.

[244] Sherr CJ. Cancer cell cycles. Science, 1996, 274: 1672-1674.

[245] Cimprich KA, Cortez D. ATR: an essential regulator of genome integrity. Nat Rev Mol Cell Biol, 2008, 9: 616-627.

[246] Caporali S, Falcinelli S, Starace G, Russo MT, Bonmassar E, Jiricny J, et al. DNA damage induced by temozolomide signals to both ATM and ATR: role of mismatch repair system. Mol Pharmacol, 2004, 66: 478-491.

[247] Carrassa L, Broggini M, Erba E, Damia G. Chk1, but not Chk2, is involved in the cellular response to DNA damaging agents: differential activity in cells expressing or not p53. Cell Cycle, 2004, 3: 1177-1181.

[248] Cliby WA, Roberts CJ, Cimprich KA, Stringer CM, Lamb JR, Schreiber SL, et al. Overexpression of a kinaseinactive ATR protein causes sensitivity to DNA damaging agents and defects in cell cycle checkpoints. EMBO J, 1998, 17: 159-169.

[249] Harada N, Watanabe Y, Yoshimura Y, Sakumoto H, Makishima F, Tsuchiya M, et al. Identification of a Checkpoint modulator with synthetic lethality to p53 mutants. Anticancer Drugs, 2011, 22: 986-994.

[250] Nghiem P, Park PK, Kim Y-S, Vaziri C, Schreiber SL. ATR inhibition selectively sensitizes G1 checkpoint-deficient cells to lethal premature chromatin condensation. Proc Natl Acad Sci U S A, 2001, 98: 9092-9097.

[251] Ward IM, Minn K, Chen J. UV-induced ataxia telangiectasia mutated and RAD3-related (ATR) activation requires replicative stress. J Biol Chem, 2004, 279: 9677-9880.

[252] Wagner JM, Kaufmann SH. Prospects for the use of ATR inhibitors to treat cancer. Pharmaceuticals, 2010, 3: 1311-1334.

[253] Sarkaria JN, Busby EC, Tibbetts RS, Roos P, Taya Y, Karnitz LM, et al. Inhibition of ATM and ATR kinase activitiesby the radiosen sitizing agent, caffeine. Cancer Res, 1999, 59: 4375-4382.

[254] Nishida H, Tatewaki N, Nakajima Y, Magara T, Ko KM, Hamamori Y, et al. Inhibition of ATR protein kinase activity by Schisandrin B in DNA damage response. Nucleic Acids Res, 2009, 37: 5678-5689.

[255] Knight ZA, Gonzalez B, Feldman ME, Zunder ER, Goldenberg DD, Williams O, et al. A pharmacological map of the PI3-K family defines a role for p110alpha in insulin signaling. Cell, 2006, 125: 733-747.

[256] Toledo LI, Murga M, Zur R, Soria R, Rodriguez A, Martinez S, et al. A cell-based screen identifies ATR inhibitors with synthetic lethal properties for cancer-associated mutations. Nat Struct Mol Biol, 2011, 18: 721-727.

[257] Charrier JD, Durrant SJ, Golec JM, Kay DP, Knegtel RM, MacCormick S, et al. Discovery of potent and selective inhibitors of ataxia telangiectasia mutated and Rad3 related (ATR) protein kinase as potential anticancer agents. J Med Chem, 2011, 54: 2320-2330.

[258] Jacq X, Smith L, Brown E, Hughes A, Odedra R, Heathcote D, et al. *AZ20*, a novel potent and selective inhibitor of ATR kinase with in vivo antitumour activity. Cancer Res, 2012, 72(8 Suppl. 1): Abstract no. 1823.

[259] Peasland A, Wang L-Z, Rowling E, Kyle S, Chen T, Hopkins A, et al. Identification and evaluation of a potent novel ATR inhibitor, NU6027, in breast and ovarian cancer cell lines. Br J Cancer, 2011, 105: 372-381.

[260] Reaper PM, Griffiths MR, Long JM, Charrier JD, Maccormick S, Charlton PA, et al. Selective killing of ATM- or p53-deficient cancer cells through inhibition of ATR. Nat Chem Biol, 2011, 7: 428-430.

[261] Pires IM, Olcina MM, Anbalagan S, Pollard JR, Reaper PM, Charlton PA, et al. Targeting radiation-resistant hypoxic tumour cells through ATR inhibition. Br J Cancer, 2012, 107: 291-299.

[262] Ashwell S, Zabludoff S. DNA damage detection and repair pathways—recent advances with inhibitors of checkpoint kinases in cancer therapy. Clin Cancer Res, 2008, 14: 4032-4037.

[263] Dai Y, Grant S. New insights into checkpoint kinase 1 in the DNA damage response signaling network. Clin Cancer Res, 2010, 16: 376-383.

[264] Garrett MD, Collins I. Anticancer therapy with checkpoint inhibitors: what, where and when? Trends Pharmacol Sci, 2011, 32: 308-316.

[265] Ma CX, Janetka JW, Piwnica-Worms H. Death by releasing the breaks: CHK1 inhibitors as cancer therapeutics. Trends Mol Med, 2011, 17: 88-96.

[266] Furuta T, Hayward RL, Meng LH, Takemura H, Aune GJ, Bonner WM, et al. p21CDKN1A allows the repair of replication-mediated DNA double-strand breaks induced by topoisomerase I and is inactivated by the checkpoint kinase inhibitor 7-hydroxystaurosporine. Oncogene, 2006, 25: 2839-2849.

[267] Luo Y, Rockow-Magnone SK, Kroeger PE, Frost L, Chen Z, Han EK, et al. Blocking Chk1 expression induces apoptosis and abrogates the G2 checkpoint mechanism. Neoplasia, 2001, 3(5): 411-419.

[268] Mack PC, Gandara DR, Lau AH, Lara Jr PN, Edelman MJ, Gumerlock PH. Cell cycle-dependent potentiation of cisplatin by UCN-01 in non-small-cell lung carcinoma. Cancer Chemother Pharmacol, 2003, 51: 337-348.

[269] Walton MI, Eve PD, Hayes A, Valenti M, De Haven Brandon A, Box G, et al. The preclinical pharmacology and therapeutic activity of the novel CHK1 inhibitor SAR-020106. Mol Cancer Ther, 2010, 9: 89-100.

[270] Blasina A, Hallin J, Chen E, Arango ME, Kraynov E, Register J, et al. Breaching the DNA damage checkpoint via PF-00477736, a novel small-molecule inhibitor of checkpoint kinase 1. Mol Cancer Ther, 2008, 7: 2394-2404.

[271] McNeely S, Conti C, Sheikh T, Patel H, Zabludoff S, Pommier Y, et al. Chk1 inhibition after replicative stress activates a double strand break response mediated by ATM and DNA-dependent protein kinase. Cell Cycle, 2010, 9: 995-1004.

[272] Zabludoff SD, Deng C, Grondine MR, Sheehy AM, Ashwell S, Caleb BL, et al. AZD7762, a novel checkpoint kinase inhibitor, drives checkpoint abrogation and potentiates DNA-targeted therapies. Mol Cancer Ther, 2008, 7:

2955-2966.

[273] Matthews DJ, Yakes FM, Chen J, Tadano M, Bornheim L, Clary DO, et al. Pharmacological abrogation of S-phase checkpoint enhances the anti-tumor activity of gemcitabine in vivo. Cell Cycle, 2007, 6: 104-110.

[274] Mitchell JB, Choudhuri R, Fabre K, Sowers AL, Citrin D, Zabludoff SD, et al. In vitro and in vivo radiation sensitization of human tumor cells by a novel checkpoint kinase inhibitor, AZD7762. Clin Cancer Res, 2010, 16: 2076-2084.

[275] Syljuasen RG, S 鸵 ensen CS, Nylandsted J, Lukas C, Lukas J, Bartek J. Inhibition of Chk1 by CEP-3891 accelerates mitotic nuclear fragmentation in response to ionizing radiation. Cancer Res, 2004, 64: 9035-9040.

[276] Guzi TJ, Paruch K, Dwyer MP, Labroli M, Shanahan F, Davis N, et al. Targeting the replication checkpoint using SCH 900776, a potent and functionally selective CHK1 inhibitor identified via high content screening. Mol Cancer Ther, 2011, 10: 591-602.

[277] Yang H, Yoon SJ, Jin J, Choi SH, Seol HJ, Lee JI, et al. Inhibition of checkpoint kinase 1 sensitizes lung cancer brain metastases to radiotherapy. Biochem Biophys Res Commun, 2011, 406: 53-58.

[278] Sausville EA, Arbuck SG, Messmann R, Headlee D, Bauer KS, Lush RM, et al. Phase I trial of 72-hour continuous infusion UCN-01 in patients with refractory neoplasms. J Clin Oncol, 2001, 19: 2319-2333.

[279] Chen T, Stephens P, Middleton T, Curtin NJ. Targeting the S and G2 checkpoint. Drug Discov Today, 2012, 17: 194-202.

[280] Dobzhansky T. Genetics of natural populations. XIII. Recombination and variability in populations of *Drosophila pseudoobscura*. Genetics, 1946, 31: 269-290.

[281] Hartwell LH, Szankasi P, Roberts CJ, Murray AW, Friend SH. Integrating genetic approaches into the discovery of anticancer drugs. Science, 1997, 278: 1064-1068.

[282] Kaelin Jr WG. The concept of synthetic lethality in the context of anticancer therapy. Nat Rev Cancer, 2005, 5: 689-698.

[283] Lindahl T, Satoh MS, Poirier GG, Klungland A. Post-translational modification of poly(ADP-ribose) polymerase induced by DNA strand breaks. Trends Biochem Sci, 1995, 20: 405-411.

[284] Oikawa A, Tohda H, Kanai M, Miwa M, Sugimura T. Inhibitors of poly(adenosine diphosphate ribose) Polymerase induce sister chromatid exchanges. Biochem Biophys Res Commun, 1980, 97: 1311-1316.

[285] Schultz N, Lopez E, Saleh-Gohari N, Helleday T. Poly(ADP-ribose) polymerase (PARP-1) has a controlling role in homologous recombination. Nucleic Acids Res, 2003, 31: 4959-4964.

[286] Bryant HE, Schultz N, Thomas HD, Parker KM, Flower D, Lopez E, et al. Specific killing of BRCA2-deficient tumours with inhibitors of poly(ADP-ribose)polymerase. Nature, 2005, 434: 913-917.

[287] Farmer H, McCabe N, Lord CJ, Tutt AN, Johnson DA, Richardson TB, et al. Targeting the DNA repair defect in BRCA mutant cells as a therapeutic strategy. Nature, 2005, 434: 917-921.

[288] Turner N, Tutt A, Ashworth A. Hallmarks of 'BRCAness' in sporadic cancers. Nat Rev Cancer, 2004, 4: 814-819.

[289] Bryant HE, Helleday T. Inhibition of poly(ADP-ribose) polymerase activates ATM which is required for subsequent homologous recombination repair. Nucleic Acids Res, 2006, 34: 1685-1691.

[290] McCabe N, Turner NC, Lord CJ, Kluzek K, Bialkowska A, Swift S, et al. Deficiency in the repair of DNA damage by homologous recombination and sensitivity to poly(ADP-ribose) polymerase inhibition. Cancer Res, 2006, 66: 8109-8115.

[291] Lord CJ, Garrett MD, Ashworth A. Targeting the double-strand DNA break repair pathway as a therapeutic strategy. Clin Cancer Res, 2006, 12: 4463-4468.

[292] Lord CJ, MacDonald S, Swift S, Turner NC, Ashworth A. A high-throughput RNA interference screen for DNA repair determinants of PARP inhibitor sensitivity. DNA Repair (Amst), 2008, 7: 2010-2019.

[293] Shen WH, Balajee AS, Wang J, Wu H, Eng C, Pandolfi PP, et al. Essential role for nuclear PTEN in maintaining chromosomal integrity. Cell, 2007, 128: 157-170.

[294] Turner NC, Lord CJ, Iorns E, Brough R, Swift S, Elliott R, et al. Synthetic lethal siRNA screen identifying genes mediating sensitivity to a PARP inhibitor. EMBO J, 2008, 27: 1368-1377.

[295] Mendes-Pereira AM, Martin SA, Brough R, McCarthy A, Taylor JR, Kim JS, et al. Synthetic lethal targeting of PTEN mutant cells with PARP inhibitors. EMBO Mol Med, 2009, 1: 315-322.

[296] Hunt CR, Gupta A, Horikoshi N, Pandita TK. Does PTEN loss impair DNA double-strand break repair by homologous recombination? Clin Cancer Res, 2012, 18: 920-922.

[297] Drew Y, Mulligan EA, Vong W-T, Thomas HD, Kahn S, Kyle S, et al. Therapeutic potential of PARP inhibitor AG014699 in human cancer with mutated or methylated BRCA. J Natl Cancer Inst, 2011a, 103: 334-346.

[298] Drew Y, Ledermann JA, Jones A, Hall G, Jayson GC, Highley M, et al. Phase II trial of the poly(ADP-ribose) polymerase (PARP) inhibitor AG-014699 in BRCA 1 and 2—mutated, advanced ovarian and/or locally advanced or metastatic breast cancer. J Clin Oncol, 2011b, 29(Suppl.): abstr. 3104.

[299] Bindra RS, Schaffer PJ, Meng A, Woo J, Mäseide K, Roth ME, et al. Alterations in DNA repair gene expression under hypoxia: elucidating the mechanisms of hypoxia-induced genetic instability. Ann N Y Acad Sci, 2005, 1059: 184-195.

[300] Chan N, Koritzinsky M, Zhao H, Bindra R, Glazer PM, Powell S, et al. Chronic hypoxia decreases synthesis of homologous recombination proteins to offset chemoresistance and radioresistance. Cancer Res, 2008, 68: 605-614.

[301] Chan N, Pires IM, Bencokova Z, Coackley C, Luoto KR, Bhogal N, et al. Contextual synthetic lethality of cancer cell kill based on the tumor microenvironment. Cancer Res, 2010, 70: 8045-8054.

[302] Weston VJ, Oldreive CE, Skowronska A, Oscier DG, Pratt G, Dyer MJ, et al. The PARP inhibitor olaparib induces significant killing of ATM-deficient lymphoid tumor cells in vitro and in vivo. Blood, 2010, 116: 4578-4587.

[303] Williamson CT, Muzik H, Turhan AG, Zamò A, O'Connor MJ, Bebb DG, et al. ATM deficiency sensitizes mantle cell lymphoma cells to poly(ADP-ribose) polymerase-1 inhibitors. Mol Cancer Ther, 2010, 9: 347-357.

[304] Vilar E, Bartnik CM, Stenzel SL, Raskin L, Ahn J, Moreno V, et al. MRE11 deficiency increases sensitivity to poly(ADP-ribose) polymerase inhibition in microsatellite unstable colorectal cancers. Cancer Res, 2011, 71: 2632-2642.

[305] Johnson N, Li Y-C, Walton ZE, Cheng KA, Li D, Rodig SJ, et al. Compromised CDK1 activity sensitizes BRCAproficient cancers to PARP inhibition. Nat Med, 2011, 17: 875-883.

[306] Edwards SL, Brough R, Lord CJ, Natrajan R, Vatcheva R, Levine DA, et al. Resistance to therapy caused by intragenic deletion in BRCA2. Nature, 2008, 451: 1111-1115.

[307] Sakai W, Swisher EM, Karlan BY, Agarwal MK, Higgins J, Friedman C, et al. Secondary mutations as a mechanism of cisplatin resistance in Brca2-mutated cancers. Nature, 2008, 451: 1116-1120.

[308] Swisher EM, Sakai W, Karlan BY, Wurz K, Urban N, Taniguchi T. Secondary Brca1 mutations in Brca1-mutated ovarian carcinomas with platinum resistance. Cancer Res, 2008, 68: 2581-2586.

[309] Bouwman P, Aly A, Escandell JM, Pieterse M, Bartkova J, Van Der Gulden H, et al. 53bp1 loss rescues Brca1 deficiency and is associated with triple-negative and Brca-mutated breast cancers. Nat Struct Mol Biol, 2010, 17: 688-695.

[310] Bunting SF, Callen E, Wong N, Chen HT, Polato F, Gunn A, et al. 53bp1 inhibits homologous recombination in Brca1-deficient cells by blocking resection of DNA breaks. Cell, 2010, 141: 243-254.

[311] Patel AG, Sarkaria JN, Kaufmann SH. Nonhomologous end joining drives poly(ADP-ribose) polymerase (PARP) inhibitor lethality in homologous recombination-deficient cells. Proc Natl Acad Sci USA, 2011, 108: 3406-3411.

[312] Adamo A, Collis SJ, Adelman CA, Silva N, Horejsi Z, Ward JD, et al. Preventing nonhomologous end joining suppresses DNA repair defects of Fanconi anemia. Mol Cell, 2010, 39: 25-35.

[313] Pace P, Mosedale G, Hodskinson MR, Rosado IV, Sivasubramaniam M, Patel KJ. Ku70 corrupts DNA repair in the absence of the Fanconi anemia pathway. Science, 2010, 329: 219-223.

[314] Collins AR. Mutant rodent cell lines sensitive to ultraviolet light, ionizing radiation and cross-linking agents: a comprehensive survey of genetic and biochemical characteristics. Mutat Res, 1993, 293: 99-118.

[315] Bartkova J, Horejsi Z, Sehested M, Nesland JM, Rajpert-De Meyts E, Skakkebaek NE, et al. DNA damage response mediators MDC1 and 53BP1: constitutive activation and aberrant loss in breast and lung cancer, but not in testicular germ cell tumours. Oncogene, 2007, 26: 7414-7422.

[316] Fong PC, Boss DS, Yap TA, Tutt A, Wu P, Mergui-Roelvink M, et al. Inhibition of poly(ADP-ribose) polymerase in tumors from BRCA mutation carriers. N Engl J Med, 2009a, 361: 123-134.

[317] Fong PC, Yap TA, Boss DS, Carden CP, Mergui-Roelvink M, Gourley C, et al. Poly(ADP)-ribose polymerase inhibition: frequent durable responses in BRCA carrier ovarian cancer correlating with platinum-free interval. J Clin Oncol, 2009, 28: 2512-2519.

[318] Tutt A, Robson M, Garber JE, Domchek SM, Audeh MW, Weitzel JN, et al. Oral poly(ADP-ribose) polymerase inhibitor olaparib in patients with BRCA1 or BRCA2 mutations and advanced breast cancer: a proof-of-concept trial. Lancet, 2010, 376: 235-244.

[319] Audeh MW, Carmichael J, Penson RT, Friedlander M, Powell B, Bell-McGuinn KM, et al. Oral poly(ADPribose) polymerase inhibitor olaparib in patients with BRCA1 or BRCA2 mutations and recurrent ovarian cancer: a proof-of-concept trial. Lancet, 2010, 376: 245-251.

[320] Schelman WR, Sandhu SK, Monreno Garcia V, Wilding G, Sun L, Toniatti C, et al. First-in-human trial of a poly(ADP)-ribose polymerase (PARP) inhibitor MK-4827 in advanced cancer patients with antitumor activity in BRCA-deficient tumors and sporadic ovarian cancers (soc). J Clin Oncol, 2011, 29(Suppl.): abstr. 3102.

[321] Gelmon KA, Tischkowitz M, Mackay H, Swenerton K, Robidoux A, Tonkin K, et al. Olaparib in patients with recurrent high-grade serous or poorly differentiated ovarian carcinoma or triple-negative breast cancer: a phase 2, multicentre, open-label, non-randomised study. Lancet Oncol, 2011, 12: 852-861.

[322] Ledermann JA, Harter P, Gourley C, Friedlander M, Vergote IB, Rustin GJS, et al. Phase II randomized placebocontrolled study of olaparib (AZD2281) in patients with platinum-sensitive relapsed serous ovarian cancer (PSR SOC). J Clin Oncol, 2011, 29(Suppl. 15): 5003.

[323] Oza AM, Cibula D, Oaknin A, Poole CJ, Mathijssen RHJ, Sonke GS, et al. Olaparib plus paclitaxel plus carboplatin (P/C) followed by olaparib maintenance treatment in patients (pts) with platinum-sensitive recurrent serous ovarian cancer (PSR SOC): a randomized, open-label phase II study. J Clin Oncol, 2012, 30(Suppl.): abstr. 5001.

[324] Martin SA, Martin SA, McCabe N, Mullarkey M, Cummins R, Burgess DJ, et al. DNA polymerases as potential therapeutic targets for cancers deficient in the DNA mismatch repair proteins MSH2 or MLH1. Cancer Cell, 2010, 17: 235-248.

[325] Neijenhuis S, Verwijs-Janssen M, van den Broek LJ, Begg AC, Vens C. Targeted radiosensitization of cells expressing truncated DNA polymerase {beta}. Cancer Res, 2010, 70: 8706-8714.

[326] Kennedy RD, Chen CC, Stuckert P, Archila EM, De la Vega MA, Moreau LA, et al. Fanconi anemia pathway-deficient tumor cells are hypersensitive to inhibition of ataxia telangiectasia mutated. J Clin Invest, 2007, 117: 1440-1449.

[327] Chen CC, Kennedy RD, Sidi S, Look AT, D'Andrea A. CHK1 inhibition as a strategy for targeting Fanconi anemia (FA) DNA repair pathway deficient tumors. Mol Cancer, 2009, 16(8): 24.

[328] Bartkova J, Rezaei N, Liontos M, Karakaidos P, Kletsas D, Issaeva N, et al. Oncogene-induced senescence is part of the tumorigenesis barrier imposed by DNA damage checkpoints. Nature, 2006, 444: 633-637.

[329] Di Micco R, Fumagalli M, Cicalese A, Piccinin S, Gasparini P, Luise C, et al. Oncogene-induced senescence is a DNA damage response triggered by DNA hyper-replication. Nature, 2006, 444: 638-642.

[330] Dominguez-Sola D, Ying CY, Grandori C, Ruggiero L, Chen B, Li M, et al. Non-transcriptional control of DNA replication by c-Myc. Nature, 2007, 448: 445-451.

[331] Fikaris AJ, Lewis AE, Abulaiti A, Tsygankova OM, Meinkoth JL. Ras triggers ataxia-telangiectasia-mutated and Rad-3-related activation and apoptosis through sustained mitogenic signaling. J Biol Chem, 2006, 281: 34759-34767.

[332] Gorgoulis VG, Vassiliou LV, Karakaidos P, Zacharatos P, Kotsinas A, Liloglou T, et al. Activation of the DNA damage checkpoint and genomic instability in human precancerous lesions. Nature, 2005, 434: 907-913.

[333] Halazonetis TD, Gorgoulis VG, Bartek J. An oncogene-induced DNA damage model for cancer development. Science, 2008, 319: 1352-1355.

[334] Gilad O, Nabet BY, Ragland RL, Schloppy DW, Smith KD, Durham AC, et al. Combining ATR suppression with oncogenic Ras synergistically increases genomic instability, causing synthetic lethality or tumorigenesis in a dosage-dependent manner. Cancer Res, 2010, 70: 9693-9702.

[335] Hoglund A, Nilsson LM, Muralidharan SV, Hasvold LA, Merta P, Rudelius M, et al. Therapeutic implications for the induced levels of chk1 in myc-expressing cancer cells. Clin Cancer Res, 2011, 17: 7067-7079.

[336] Ferrao PT, Bukczynska EP, Johnstone RW, McArthur GA. Efficacy of CHK inhibitors as single agents in MYCdriven lymphoma cells. Oncogene, 2012, 31: 1661-1672.

[337] Brenner JC, Ateeq B, Li Y, Yocum AK, Cao Q, Asangani IA, et al. Mechanistic rationale for inhibition of poly(ADP-ribose) polymerase in ETS gene fusion-positive prostate cancer. Cancer Cell, 2011, 19: 664-678.

[338] Brenner JC, Feng FY, Han S, Patel S, Goyal SV, Bou-Maroun LM, et al. PARP-1 inhibition as a targeted strategy to treat Ewing's sarcoma. Cancer Res, 2012, 72: 1608-1613.

推荐深入阅读

Friedberg EC, Walker GC, Siede W, Wood RD, Schultz RA, Ellenberger T. DNA repair and mutagenesis. 2nd ed. Washington DC: ASM Press, 2005.

有用的网址

http://www.cancerresearchuk.org：关于目前临床试验的更多信息。

http://www.nih.gov/sigs/dna-rep：一个对 DNA 修复感兴趣的团体。

（董国强译）

第9章
利用分子伴侣进行抗癌药物的开发：HSP90抑制剂的过去、现在和将来

Swee Sharp，Keith Jones，Paul Workman

9.1 引言

虽然人类在很多恶性疾病的治疗中取得了很大的进步，但用传统的统一的毒性药物治疗癌症仍然充满巨大的挑战，这主要是因为药物的毒性和药物先天或后天的抗性。我们对癌症遗传学和生物学突破性的认识形成了当前发现抗癌药物的新策略：靶向分子病理学，进而推动个体恶性肿瘤的治疗，最终形成个性化精准医疗[1]。目前已有很多靶向分子的药物上市，如小分子激酶抑制剂伊马替尼（imatinib）、吉非替尼（gefitinib）、埃罗替尼（erlotinib）、拉帕替尼（lapatinib）、vemurafenib、克唑替尼（crizotinib）和抗体药物曲妥珠单抗（trastuzumab）[2,3]。

然而，尽管依赖单分子靶标的分子治疗药物取得了重要的临床应用，但其发展却没有想象中那么振奋人心。很多癌症在每个实体瘤中都含有多种致癌突变，尤其是当癌症与肿瘤异质性、克隆进化、先天或后天药物抗性并存时，涉及不同的遗传和后生的分子机制。因此，运用组合靶向治疗方案达到最佳临床治疗效果变得越来越明显和重要[1]。治疗学抑制热休克蛋白 90（heat shock protein 90，HSP90）分子伴侣，已发展成为一种令人振奋的新方法，它能够解决单靶标治疗的局限性，产生组合的、多面的抗癌效果，有望解决肿瘤异质性和药物抗性问题[4-6]。事实上，这可被看作是"网络生物药物"。抑制 HSP90，可以使依赖此分子伴侣的多种致癌客户蛋白失活和降解（图 9.1），阻断引起癌症的多条信号通路，同时对恶性肿瘤给予组合攻击，作用于癌细胞存活和发展所必需的关键的应激反应机制[5,6]。因此，近 15 年来，人们对 HSP90 抑制剂的研究发生了很大的变化：最开始将天然产物作为临床前分子探针研究 HSP90 的生物学功能，随后作为临床探路者药物，现在作为下一代 HSP90 小分子药物，且这些小分子具有很好的临床前景。事实上，最开始人们认为 HSP90 是一个没有吸引力的靶标，很少有制药公司对它感兴趣。随后，这种认识发生了巨大的变化，HSP90 现在

已在工业界成为最有前景的靶标之一，它在乳腺癌和非小细胞肺癌中的临床作用已有了清楚客观的证据，目前已有 20 多种 HSP90 抑制剂进入临床研究[7,8]。

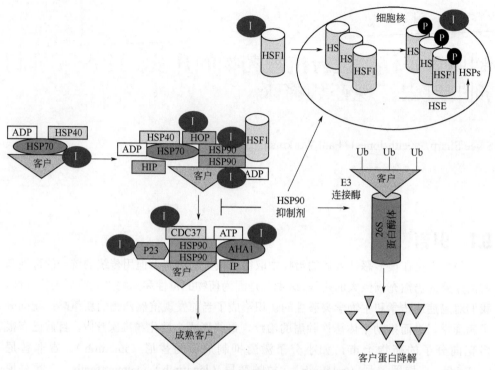

图 9.1　HSP90 超级伴侣复合物和抑制其功能的潜在策略（见彩图）

深色标有字母 I 的椭圆表示抑制剂的潜在作用点

9.2　HSP90 的生物学功能

HSP90 在原核生物和真核生物中广泛表达且高度保守。在正常的细胞内环境稳定状态下，大多数细胞中 HSP90 蛋白占细胞总蛋白的 1%～2%[9]。HSP90 执行一系列重要的家政功能：协助蛋白折叠、活化，稳定细胞中拥挤环境下的蛋白；对受损蛋白分类，对其再折叠和复苏，或使其进入泛素介导的蛋白降解通路[10]。当哺乳细胞受到生理刺激时，如热、细胞毒类药物、紫外光照射、重金属、缺氧、低 pH 值，转录热休克因子 1（heat shock factor 1，HSF1）通过从 HSP90 的抑制作用中释放而激活，转移至细胞核，与热休克元件的 HSP 基因启动区结合，诱导表达 2～3 倍的 HSP90 和其他 HSPs 蛋白，维持蛋白的体内平衡和细胞的存活[11]。

HSPs 传统上分为两类：高分子量 HSPs（如 HSP90、HSP70 和 HSP60）和小 HSPs 家族（如 HSP27 和 αB 晶状体蛋白）。高分子量 HSPs，如 HSP90 为三磷酸腺苷（adenosine triphosphate，ATP）依赖伴侣。事实上，HSP90 由 ATP 酶介导循环发挥功能，而 ATP

酶介导的循环由一系列辅伴侣调控[12]。小 HSPs 则与高分子量 HSPs 相反，属于 ATP 非依赖型伴侣[13,14]。

在哺乳动物中，HSP90 有四种高同源性亚型：HSP90α、HSP90β、GRP94（94 kDa 葡萄糖调节蛋白）和 TRAP1（肿瘤坏死因子受体缔合性蛋白 1）[9,15]。HSP90α 与 HSP90β 存在于细胞质中，GRP94 主要存在于内质网中，而 TRAP1 则存在于线粒体中。绝大多数的治疗集中于细胞质中的 HSP90 亚型。

HSP90 通过二聚体发挥生物学功能，每个单体由三个区域组成：N-末端 ATP 结合区域（25 kDa）、中央区域（35 kDa）和 C-末端二聚化区域（12 kDa）[16]。HSP90 N-末端区域与 ATP 和 ADP（adenosine diphosphate，二磷酸腺苷）的晶体结构[17]，首次明确地证明了 HSP90 含有腺苷酸结合位点，对目前普遍接受的 ATP 水解驱动的伴侣循环机制进行了很好的阐释[18]。随后，人们发现 AHA1 为辅伴侣，它活化 HSP90 的 ATP 酶活性，通过伴侣循环调节进程，调控 HSP90 客户蛋白活化的效率[19]。结构和生物化学研究从分子水平上揭示了 HSP90 对激酶特异性辅伴侣 CDC37[20] 的募集，表明了 CDC37 的靶向伴侣去磷酸化调节 HSP90 依赖的蛋白激酶的活化，产生了客户蛋白 CDK4 与 HSP90-CDC37 的首个复合晶体结构[21]，提供了完整 ATP 结合 HSP90 的晶体结构[22]，证实了 ATP 酶偶合构象循环的作用。

9.3　HSP90 和肿瘤

与热休克程序活化在肿瘤中的作用一致，HSP90 在很多恶性肿瘤中过度表达，包括实体肿瘤[23-26]和血液肿瘤[27-29]。HSP90 高表达与黑色素瘤的恶化有关[30]，与乳腺癌、胃肠道间质瘤（gastrointestinal stromal tumors，GISTs）、非小细胞肺癌（non-small-cell lung cancer，NSCLC）的存活率降低有关[31-33]。HSP90 过度表达协助其成为遗传异常的缓冲液，尤其是促进突变的、过表达的、活化的癌基因蛋白客户行使它们恶性的功能，防止癌基因蛋白被蛋白酶体降解，使细胞对癌基因蛋白产生的不平衡信号产生耐受性[34]。HSP90 在客户蛋白中的构象状态使其能够与特定的底物和配体结合[35]。

HSP90 的客户蛋白成员仍然在增加，主要包括大量的致癌激酶和转录因子（见 www.picard.ch 网页上的客户蛋白清单）。HSP90 客户蛋白的确定标准通常有两种：①与 HSP90 有直接的物理上的相互作用；②在细胞中敲除该蛋白会引起 HSP90 抑制。目前研究较多且重要的客户蛋白包括蛋白激酶 BCR-ABL、ERBB2、ALK、BRAF、CRAF、AKT 与 CDK4，雄激素受体（androgen receptor，AR）和雌激素受体（estrogen receptor，ER）。人们现在已经意识到[4,5]，联合敲除多个致癌客户蛋白，同时阻断多个引起癌症的信号通路，会通过调节所有的癌症标志来调节治疗效果[36]。此外，抑制 HSP90 进而同时阻断多个癌基因信号通路，有时非常有用，如当反馈环与分子靶向药物的效果相互抵消时，当对抑制药产生抗性的激酶等位基因仍然依赖于 HSP90 时，以及诸如此类的情况[1,7,8,37-39]。

抑制 HSP90 的伴侣功能可使对癌细胞非常重要的癌基因蛋白进入泛素-蛋白酶体

通路降解，进而引起细胞周期停滞或死亡（图 9.1）[40]。这种效果若能优先出现在恶性细胞而非健康细胞中，对实现一个治疗窗和可接受的安全性将是非常重要的。HSP90 抑制已对肿瘤细胞显示有显著的选择性。尽管这种选择性机制还未有明确的解释且看起来很复杂，但一定有某些原因引起了这种选择性。研究发现 HSP90 抑制剂能够在肿瘤组织中聚集，而在正常组织中被快速清除[41]。这可能与本章讨论的 HSP90 在癌细胞中过度表达有关，也可能与 HSP90 存在于恶性细胞而非正常细胞的活化超伴侣蛋白复合物中有关[42]。逐渐明朗的是，突变型致癌激酶的稳定性和功能相对于野生型激酶更加依赖于 HSP90。如，V600E 和其他突变型 BRAF 相对于野生型 BRAF，对 HSP90 的抑制更加敏感[43,44]。敏感的突变蛋白还包括 v-SRC、BCR-ABL、突变 EGFR 和重组 ALK。此外，癌细胞比健康细胞有更多的 HSP90 客户蛋白，因此，致癌蛋白的失活和敲除能对癌细胞比对正常细胞产生更大的损伤效应[5,45]。

很难确定到底哪些因素使特定蛋白（包括致癌突变）对 HSP90 产生依赖，因为很难通过氨基酸序列或已知的结构特征来解释。然而最近的研究发现，激酶区域的热不稳定与其结合 HSP90 的强度有关，这表明激酶可能存在一个无序的柔性区域，而 HSP90 能够识别并与此区域结合。在柔性区域中，重要的可能是激酶的"铰链"区，连接激酶区域的氨基端和羧基端[46]。这些研究表明，HSP90 通过稳定有利但易分解的蛋白驱动激酶进化，而且阐明了 HSP90 如何保护癌细胞中突变活化的激酶，这些激酶易于聚集或降解。

9.4　HSP90 抑制剂的发现与发展：从化学探针到药物

我们认识到 HSP90 执行分子伴侣功能的分子基础，这在本章会有所讨论，并且应用 HSP90 配体及探针探究机制和抑制效果，所有这些认知都明确表明 HSP90 可以成为治疗癌症的分子靶标[17,48,49]，这导致对 HSP90 药物的开发爆发式增长。事实上，HSP90 是一个基础研究和药物发现协同作用的很好的例子，药理抑制剂作为化学工具和药理学的开拓者，使得这种协同作用成为可能[50]。正如本章将要回顾的，我们对 HSP90 复杂功能和调节的认识，为药物介入提供了很多潜在的机会（图 9.1）。但我们首先要讨论的是，截至目前，绝大多数研究集中在抑制 HSP90 本身的化学探针和药物，尤其是 HSP90 N-末端的 ATP 结合区域。

天然产物格尔德霉素（geldanamycin）和根赤壳菌素（radicicol）对理解 HSP90 的构效关系和证明 HSP90 靶标的成药性非常重要。虽然苯醌安莎类抗生素格尔德霉素和大环内酯类抗生素根赤壳菌素在化学结构上不相关（图 9.2），但它们都作用在 HSP90 的 N-末端区域，结合在 ATP 位点的结构上独特的 Bergerat 折叠区，这是 ATP 结合蛋白小 GHKL（回旋酶、HSP90、组氨酸激酶、MutL）家族的结构特征[51]。HSP90 独特的 ATP 结合位点仅与少量的蛋白，如组氨酸激酶、拓扑异构酶、DNA 错配修复蛋白，有相似的三维结构。这为设计高选择性的能够阻断 HSP90 与 ATP 结合，进而抑制 HSP90 发挥伴侣作用所必需的水解功能的抑制剂，提供了结构基础[18,49,52]。抑制 HSP90

与 ATP 的结合，能够引起泛素连接酶对 HSP90 伴侣复合物的募集，引起客户蛋白通过蛋白酶体通路降解，进而发挥生物和治疗上的作用[53]。

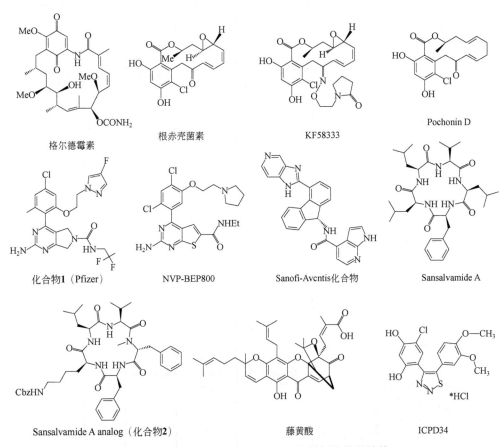

图 9.2　临床前研究中一些 HSP90 抑制剂的化学结构

　　在药物发现过程中，发现新的化合物作为起点进行结构优化具有很大的挑战性。对于 HSP90，最开始以天然产物抑制剂为起点进行结构修饰。随后，HSP90 N 末端晶体结构的解析为基于结构的药物设计提供了可能，为发现 HSP90 抑制剂提供了极大的便利。这种方法与用生化测试筛选大量化合物库的高通量筛选方法互为补充。基于碎片的方法对发现 HSP90 抑制剂也很有效。运用蛋白质数据库中的结构信息优化碎片已成为发现新型 HSP90 抑制剂的有效策略。

　　本章我们首先讨论运用天然化合物确证 HSP90 靶标，以帮助我们理解复杂的伴侣生物学功能，明确重要的生物标记物，以提供临床前和临床路径的概念和治疗作用。随后我们以进入临床前（图 9.2）或临床（表 9.1）研究的 N-末端 ATP 位点的抑制剂（包括天然产物和合成化合物）和其他作用机制的抑制剂为例阐述 HSP90 抑制剂。

表 9.1　进入临床研究的 HSP90 抑制剂

化学结构	药物名称	化学类别	给药方式	临床阶段	公司名称
	17-AAG（坦螺旋霉素）	苯醌安莎类	静脉注射	II / III	Bristol-Myers Squibb
	17-DMAG（alvespimycin）	苯醌安莎类	静脉注射	II	Kosan
	IPI-504（Retaspimycin 盐酸盐）	17-AAG 的对苯二酚形式	静脉注射	II	Infinity
	IPI-493	IPI-504 和 17-AAG 的活性代谢物	口服	I	Infinity
	NVP-AUY922	间苯二酚异噁唑	静脉注射	I / II	Novartis

化学结构	药物名称	化学类别	给药方式	临床阶段	公司名称
	STA-9090 （ganetespib）	间苯二酚衍生物	静脉注射	I／II	Synta/Premiere Oncology
	AT-13387	间苯二酚苯甲酰胺	口服或静脉注射	I	Astex Therapeutics
	KW-2478	间苯二酚	静脉注射	I／II	Kyowa Hakko Kirin
	BIIB021 （CNF-2024）	嘌呤	口服	II	Premiere Oncology
	PU-H71	嘌呤	静脉注射	I	Biogen Idec
	Debio 0932 （CUDC-305）	咪唑并吡啶	口服	I	Debiopharm

化学结构	药物名称	化学类别	给药方式	临床阶段	公司名称
	MPC-3100	嘌呤	口服	I	Myrexis
	SNX-5422 甲磺酸	2-氨基苯甲酰胺	口服	I	Pfizer
	XL888	2-氨基苯甲酰胺	口服	I	Exelixis
	NVP-HSP990	吡啶并[4,3-d]嘧啶	口服	I	Novartis

9.5 结合至 N-末端 ATP 结合口袋的 HSP90 抑制剂

9.5.1 苯醌安莎类抗生素

最开始人们认为格尔德霉素是酪氨酸激酶抑制剂[54]。直到 1994 年，Whitesell 和 Neckers 发现格尔德霉素能够通过与 HSP90 结合而抑制 v-SRC–HSP90 复合物的形成[48]。1997 年，Pearl 课题组解析到的晶体结构显示格尔德霉素结合至 HSP90 N-末端区域的 ATP 结合位点[17,49,55]。格尔德霉素和其类似物与 HSP90 的复合晶体结构显示它们以独特的核苷酸模拟物结合至 HSP90 的 ATP 结合位点[49,55]。格尔德霉素的大环祥环和氨基甲酸酯伸向 ATP 口袋的底部，而苯醌环伸向口袋的顶部（图 9.3）。格尔德霉素结合 HSP90 与未结合 HSP90 的构象不同，结合 HSP90 时，格尔德霉素的大环和苯醌几乎平行。格尔德霉素通过水分子与 HSP90 形成一系列氢键，其中包括大环酯羰基与口袋中一个关键的天冬氨酸之间的氢键。格尔德霉素还与 ATP 形成疏水相互作用。事实上，ADP、ATP、格尔德霉素和其他 N-末端 ATP 结合位点的抑制剂与 HSP90 之间的相互作用类似。

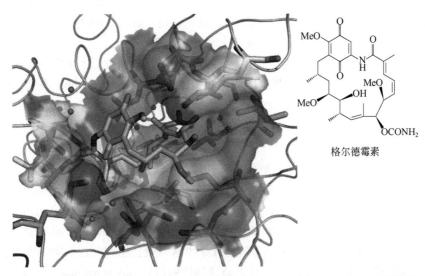

格尔德霉素

图 9.3　格尔德霉素结合至人 HSP90 N-末端区域（PDB 编号：1YET）（见彩图）

　　尽管格尔德霉素有着令人瞩目的体外和体内抗肿瘤活性，但它在临床前研究中显示了严重的肝毒性（可能由苯醌结构引起）和不佳的水溶性[56]。然而半合成的格尔德霉素类似物——17 位甲氧基由胺取代，具有相似的抑制作用但肝毒性降低，水溶性提高。表现最突出的两个类似物已进入临床研究：17-AAG（17-allylamino-17-demethoxygeldanamycin，tanespimycin）和 17-DMAG〔17-demethoxy-17-(2-dimethylamino)-ethylaminogeldanamycin，alvespimycin〕（表 9.1）。

　　17-AAG 在体外和体内的临床前模型中显示了很好的抗癌作用，并于 1999 年成为第一个进入临床的 HSP90 抑制剂[40,57,58]。17-AAG 由静脉注射给药，我们已从其临床试验获得了大量的信息[6-8]。Ⅰ期临床药代动力学和药效学结果显示 17-AAG 在安全耐受剂量下达到了满意的曝光量，提供了靶标抑制机制的证据。这与敲除客户蛋白（CRAF 和 CDK4）和在外周血单核细胞和肿瘤活检中诱导 HSF-1 依赖的 HSP72 得到的结果一致（图 9.1）[59]。已在人类肿瘤移植模型得到验证的药效学生物标志物[60]，用于 17-AAG 和随后的 HSP90 抑制剂Ⅰ期临床的药理审计跟踪（Pharmacological Audit Trail，PHAT）研究[61,62]。早期报道的临床活性数据包含黑色素瘤在内的多种恶性肿瘤[59,63]。早期表现出的黑色素瘤治疗效果，可能是由于突变体或 NRAS 激活的 BRAF 对

HSP90 的依赖性增加，致使对 17-AAG 的敏感性增加[43,44,64]。

在 ERBB2 阳性的转移性乳腺癌（用曲妥珠单抗之前）患者的 II 期临床研究中，17-AAG 与曲妥珠单抗联合用药，在实体肿瘤疗效评价标准（Response Evaluation Criteria in Solid Tumors，RECIST）定义的疗效中取得了很好的效果[65]。研究人员发现应答率为 24%，在可评估的患者中整体临床收益（包括疾病稳定）率为 57%。这归功于这种癌症中重要的致癌蛋白 ERBB2。ERBB2 是一个敏感的 HSP90 客户蛋白，它在耐受剂量下充分降解，进而阻断肿瘤生长。临床前研究表明，HSP90 抑制剂可能对含有扩增或突变的 ERBB2 的肿瘤具有潜在的治疗效果[66,67]。

临床上已对 17-AAG 展开了多种组合研究。在复发的或抗性的多发性骨髓瘤患者的 I/II 期临床中，17-AAG 和蛋白酶体抑制剂硼替佐米（bortezomib）联合用药，取得了不错的疗效[68]。这是因为 HSP90 客户蛋白在蛋白酶体抑制剂存在的情况下不能被降解，因而大量堆积，诱使多发性骨髓瘤细胞由于大量免疫球蛋白的合成而非常敏感，进而无法忍受毒性压力[68,69]。

研究发现，通过 HSP90 的抑制使 HSP90 客户蛋白 CHK1 和 WEE1 降解，可引起 S 和 G2/M 细胞周期关卡控制的废除。因此，HSP90 抑制剂与 DNA 损伤剂联合运用可提高治疗效果[70,71]。这也是为什么 I 期临床中 17-AAG 与吉西他滨（gemcitabine）显示了一些临床效果[72]，在 II 期临床延续它们联合用药在卵巢癌患者中的疗效。

HSP90 抑制剂如 17-AAG 在致癌基因 HSP90 客户蛋白引起的白血病中也有潜在的作用。临床前初步数据表明，17-AAG 对急性髓性白血病（acute myelogenous leukemia，AML）有效[73]。HSP90 客户蛋白 FLT3 在很多 AML 患者中突变和持续活化，并是此疾病的一个致癌驱动[74]。无独有偶，17-AAG 和其他 HSP90 抑制剂也被用来评价在慢性髓性白血病（chronic myelogenous leukemia）和慢性淋巴细胞白血病（chronic lymphocytic leukemia，CLL）中的疗效，因为分别在这两种白血病中，HSP90 客户蛋白 BCR-ABL 和 ZAP70 对 HSP90 的抑制非常敏感[75-77]。

尽管 17-AAG 在早期的临床研究，尤其是在乳腺癌中，取得了不错的效果，但 Bristol-Myers Squibb 中断了 17-AAG 在临床中的研究，这可能是由于配方问题、肝毒性和不足的专利寿命[78]。

与 17-AAG 相比，17-DMAG（表 9.1）具有更高的水溶性、配方温和、更低的代谢易感性和更高的口服生物利用度[79-81]。17-DMAG 以静脉注射的方式进入 I 期和 II 期临床[82,83]。已有一些 17-DMAG 的临床数据报道，包括对阉割顽固性前列腺癌（castration-refractory prostate cancer，CRPC）的全部反应，对黑色素瘤的部分反应和对软骨肉瘤、CRPC、肾肿瘤疾病的控制[82,83]。17-DMAG 在 CRPC 中的反应可能是由 HSP90 客户蛋白——AR 的衰减引起的[84]。考虑到前面讨论的 17-AAG 的活性，研究者也探讨了 17-DMAG 和曲妥珠单抗联合用于顽固性 ERBB2 阳性的转移性乳腺癌中的临床抗癌效果[85]，它们的联合使用安全且具有较好的耐受性。

安莎类 HSP90 抑制剂 17-AAG 和 17-DMAG 已为理解早期临床中伴侣抑制的机制

铺平了道路。但这类药物存在的问题也很明显[7,8]。尽管 17-AAG 在Ⅰ期临床和 ERBB2 阳性乳腺癌中显示了令人鼓舞的结果，但它在一些Ⅱ期临床的研究中尚缺乏疗效[86-88]。17-AAG 临床应用的主要局限之一是溶解性差[89]，这掩盖了 17-AAG 在患者中真实的最大耐受剂量，使它难以实现最佳给药剂量以帮助管理毒性。这或许可以解释它为什么在一些Ⅱ期临床研究如黑色素瘤、肾细胞癌和 CRPC 中不能达到抗癌效果[86,87]。水溶性好的 17-DMAG 临床试验中断的原因可能是毒性及其他因素[90]。

在患者身上观察到的细胞色素 P450 CYP3A4 的多态性代谢[91]、P-糖蛋白的外排[92]和肝毒性[93]也阻碍了 17-AAG 在临床上的发展。安莎类抗生素的苯醌在药物中存在潜在风险，因为它易被氧化还原而产生毒性。事实上，不仅 17-AAG 和 17-DMAG 中的苯醌能引入多态性醌代谢的风险，使多态性形式失活的醌还原酶 NQO1 [NAD(P)H-quinone oxidoreductase Ⅰ，NQO1 能催化还原 17-AAG 至氢醌，氢醌比醌具有更好的 HSP90 抑制活性] 的基因缺失，还能引起对 A7-AAG 的耐药性[92,94,95]。此外，临床前模型中，NQO1 的缺失和对非活化多态形式的选择已成为对 17-AAG 产生抗性的机制[96]。

解决 17-AAG 溶解性差的方式之一是合成高溶解性的苯二酚盐酸盐 IPI-504 （retaspimycin hydrochloride，表 9.1）。IPI-504 由 Infinity 制药公司开发[89,97]，已进入Ⅱ期临床，用于治疗晚期 NSCLC 和曲妥珠单抗顽固性 ERBB2 阳性乳腺癌[98]。在 ALK 基因重排的 NSCLC 病人中，IPI-504 的治疗效果令人鼓舞[98]。这可能是由于 ALK 是 HSP90 的客户蛋白。但 IPI-504 在 GIST 和 CRPC 病人中的试验由于"参加治疗组的患者的死亡率高于预期"而终止[99,100]。

17-AAG 的主要代谢物 17-氨基-17-去甲氧基格尔德霉素（17-AG）已由 Infinity 制药公司开发，并以静脉注射的形式进入Ⅰ期临床试验[55]。Infinity 还开发了 17-AG 的口服形式（IPI-493，表 9.1）。

9.5.2　间苯二酚类 HSP90 抑制剂

和格尔德霉素一样，14 元环大环根赤壳菌素（图 9.2）最开始也被认为是激酶抑制剂[101,102]，但随后人们发现根赤壳菌素以 L 型的构象结合至 HSP90 N-末端的 ATP 口袋，抑制 HSP90 的功能[49,103]。晶体结构显示，根赤壳菌素与 HSP90 的相互作用和 ADP、ATP、格尔德霉素与 HSP90 的相互作用相似。值得注意的是，间苯二酚羟基结合至口袋的底部，其 3-羟基与本文提到的格尔德霉素结合的关键天冬氨酸相结合[49]。根赤壳菌素体外能够抑制很多人类肿瘤细胞株的增殖，但体内却不能抑制抗肿瘤模型[104]，这很显然是由于其具有亲电反应活性的环氧化能和很多生物亲核体发生反应，如硫醇反应[105]。更稳定的肟衍生物，如 KF58333（图 9.2）在人体癌症中显示了很好的抑制活性，且没有明显的肝毒性，但存在眼睛毒性的问题[106]。Pochonin D（图 9.2）与根赤壳菌素很相似，也是 HSP90 的有效抑制剂[107]。合成的大环内酯和最近一系列代谢更稳定的二羟基苯甲酸大环内酰胺也有类似的结果[108,109]。在 HCT116 人结肠癌细胞中，大环内酰胺比内酯具有更好的抗肿瘤活性。然而目前还未有根赤壳菌素类似物进入临床研究。

间苯二酚能够与 HSP90 独特的 ATP 结合口袋完美匹配，很多课题组发现含有间苯二酚的化合物是 HSP90 的有效抑制剂。癌症研究所（The Institute of Cancer Research, ICR）的科研工作者通过高通量筛选发现了一系列的间苯二酚吡唑类化合物，如 CCT018159[110,111]。它们与酵母和人的 HSP90 X 射线晶体结构显示这些间苯二酚与根赤壳菌素一样结合在 N-末端的 ATP 口袋，有助于在苗头化合物到先导化合物（hit-to-lead）研究中定义和说明初始的构效关系[110]。ICR 和 Vernalis 合作发现，间苯二酚吡唑类和异噁唑酰胺类化合物（如 VER 49009 和 VER50589）增强了氢键作用，提高了生化与细胞效果，为有效的 HSP90 抑制剂[112]。通过基于结构的多参数设计优化过程，利用间苯二酚与 ATP 结合口袋中关键氨基酸以及与结构上保守和高度有序的水分子（图 9.4）之间的氢键作用网络，得到临床候选化合物 NVP-AUY922（表 9.1）[113,114]。NVP-AUY922 对 HSP90 有很高的抑制活性（K_d=2 nmol/L）和选择性（相关的酶、激酶和各种受体），体外对很多癌细胞有很强的抑制作用（IC_{50} 为单数字纳摩尔级），对很多皮下和原位人肿瘤移植模型（包括主要的癌症类型和不同的致癌形状）有很强的抑制作用[113]。在体内，能够观察到明显的生长抑制和/或萎缩，对肿瘤侵袭和转移也有治疗效果，这与本章讨论的 HSP90 抑制剂对癌症的作用假说一致。NVP-AUY922 的作用方式与 NQO1 和 P-糖蛋白无关，避免了肝毒性[113]。以上研究结果加上突出的水溶性，使 NVP-AUY922 作为静脉注射药物明显优于 17-AAG。

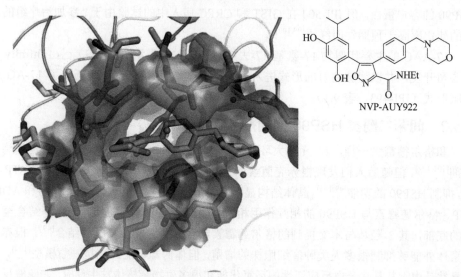

图 9.4　NVP-AUY922 结合至人 HSP90 N-末端区域（PDB 编号：2VCI）（见彩图）

Novartis 已将 NVP-AUY922 推入临床试验。NVP-AUY922 目前处于 I / II 期临床，单独或联合用于很多恶性肿瘤如 NSCLC、ERBB2-阳性晚期乳腺癌、胃癌和顽固性 GIST（www.clinicaltrials.gov）的临床试验。静脉注射 NVP-AUY922 的 I 期临床研究包括创新的贝叶斯实验和药代动力学–药效学生物标志物的评估，结果显示 NVP-AUY922 有 120 h 的半衰期，在小鼠模型中活性剂量的暴露呈剂量依赖性增加，支持每周一次的给药剂量[115]。运用本章讨论的生物标志物，可观察到 NVP-AUY922 在外周血单核细胞和肿瘤组织中抑制 HSP90。用标记的氟脱氧葡萄糖（fluorodeoxy-glucose，FDG-PET）通过正电子发射断层成像（PET）扫描可观察到剂量依赖性代谢反应。在 171 个治疗的患者中有 10 位患者病情稳定。正如所预料的，肝毒性不大，但存在 HSP90 抑制剂机制依赖的副反应，如腹泻、恶心、疲劳、短暂和可逆的视网膜症状。

NVP-AUY922 对曲妥珠单抗敏感及先天和后天曲妥珠单抗抗性的 ERBB2 阳性乳腺癌细胞有效[116]。NVP-AUY922 在 ERBB2 阳性 BT474 乳腺癌细胞和 BT474 肿瘤移植模型中与曲妥珠单抗联合用药，显示明显的协同作用[117]。这与最近的一项 II 期临床研究结果一致：在已使用曲妥珠单抗疗法中取得进展的 ERBB2 阳性转移性乳腺癌病人中联合运用 NVP-AUY922 和曲妥珠单抗是安全的，其中部分应答率为 23%，部分应答率与疾病稳定率共计 74%[118]。NVP-AUY922 和曲妥珠单抗组合用药具有很好的耐受性，5% 的患者有腹泻和眼部疾病的不良反应，且不良反应是可逆的，当治疗中断、剂量减少或停止时不良反应消失。

另一个重要的 II 期临床研究是评价 NVP-AUY922 在晚期 NSCLC 中的作用[119]。NVP-AUY922 在由于 EGFR 突变而获得 EGFR 酪氨酸激酶抑制剂耐药性的肿瘤、ALK 重排肿瘤、EGFR-KRAS-ALK 三重野生型肿瘤患者身上，显示了很有希望的治疗活性。研究者在多种癌症中评价了 NVP-AUY922 的疗效，Clinical Trials.gov（www.clinicaltrials.gov）上显示有 20 多种试验。

Synta 制药公司开发的 STA-9090（ganetespib，表 9.1）是一个新型的含有三唑的间苯二酚类化合物，能够降解多种致癌性 HSP90 客户蛋白，比格尔德霉素杀死细胞的能力强 100 倍，且具有更高的安全性[120]。在 KRAS 驱动的肺癌细胞株中，单独或联合（如与 MEK 或 PI3K-mTOR 抑制剂）使用 ganetespib，均有效[121,122]。该化合物目前正作为一个静脉注射试剂在很多血液和固体恶性肿瘤中用于临床试验[123,124]。一项最近的临床前研究显示 ganetespib 能够在 ALK-重排的 NSCLC 中克服对 ALK 抑制剂的抗性，该化合物与 ALK 抑制剂联合使用显示了组合的抑制效果，ALK 扩增和 ROS1 与 RET 蛋白激酶基因重排驱动的癌细胞仍然对 ganetispib 敏感[125]。此外，最近一篇文献报道在经过多重治疗的晚期 NSCLC 患者，尤其是在 ALK 基因重排的患者的 II 期临床试验中，单独使用 ganetispib 显示出治疗效果[126]。GALAXY 试验（NCT01348126），一种随机的在晚期 NSCLC 患者中联合使用 ganetespib 和紫杉萜的试验的初步结果显示，效果优于二线治疗药物紫杉萜[127]。

Astex 公司运用核磁共振（nuclear magnetic resonance，NMR）筛选和 X 射线晶体衍射技术，通过基于碎片药物发现的方法发现了间苯二酚二羟基苯甲酰胺 AT13387（表 9.1）[128]。在临床前研究中，该化合物能够持续长时间消耗客户蛋白[129]。AT13387

能够抑制伊马替尼敏感和耐药（包括 17-AAG 抗性）的细胞株和移植瘤的增殖[130]。在伊马替尼抗性 GIST430 模型中联合运用伊马替尼和 AT13387，比两者的单独用药能够明显增强对肿瘤生长的抑制，且具有很好的耐受性。在晚期前列腺癌患者身上联合使用 AT13887 和雄激素抑制药物阿比特龙的临床研究正在进行中（www.clinicaltrials.gov）。

最近临床前研究发现间苯二酚 KW-2478（由 Kyowa Hakko Kirin 开发，表 9.1）可能是一个治疗多种细胞遗传学异常的多发性骨髓瘤的有效化合物[131]。该化合物目前正以静脉注射的方式与硼替佐米联合用于复发性和/或顽固性多发性骨髓瘤患者的 I / II 期临床研究。

研究者解析了一系列 5-芳基-4-(5-取代-2,4-二羟苯基)-1,2,3-噻三唑衍生物与人 HSP90 N-末端区域的复合晶体结构[132]。这些化合物在 HCT116 人结肠癌细胞株中显示出抗增殖活性和诱导凋亡效应。其中 ICPD 34（图 9.2）相对 NVP-AUY922 和其他间苯二酚类化合物，与 HSP90 有更集中的相互作用，可能不易耐受 HSP90 突变，如已报道的格尔德霉素和根赤壳菌素产生的 HSP90 突变[133,134]。然而这类化合物对细胞的抗癌活性为中等，仍需进一步的结构优化。

9.5.3 嘌呤和嘌呤类 HSP90 抑制剂

鉴于天然配体 ATP 中含有腺嘌呤，很多 HSP90 抑制剂含有嘌呤或相关的 6,5-杂环也就不奇怪了。运用基于结构设计的方法，模拟天然核苷酸配体在 HSP90 N-末端口袋中的独特构象，可设计嘌呤类 HSP90 抑制剂，如 PU3[135,136]。PU3 与人 HSP90 N-末端区域的复合晶体结构揭示了 PU3 在 HSP90 中的真实结合模式，PU3 的嘌呤环与 ATP 和 ADP 的嘌呤环结合在相同的位置，但意外地诱导 HSP90 发生了构象变化，在磷酸结合区域的柔性氨基酸 104～111 形成 α-螺旋，产生了一个通道，以容纳嘌呤化合物的三甲氧基苯环伸向 ATP 口袋的顶部[137]。基于此结合模式，研究者进行了构效关系研究并设计得到有效的 HSP90 抑制剂[137]。

基于此早期工作，嘌呤类 HSP90 抑制剂已取得了很大的进步，包括对多药耐药不敏感，具有良好的水溶性、口服生物利用度和代谢稳定性[138-141]。这产生了 Conforma/ Biogen Idec 公司的临床候选化合物 BIIB021（CNF-2024，口服给药）和 Memorial Sloan Kettering/Samus 公司的临床候选化合物 PU-H71（静脉注射给药）（表 9.1）。BIIB021 目前由 Premiere Oncology 开发，用于一些 I 期临床试验和 GIST 和激素受体阳性转移性乳腺癌患者的 II 期临床试验研究中。一项 BIIB021 在对伊马替尼和舒尼替尼顽固的 GIST 患者的 II 期临床研究中，发现它在 5 个患者 FDG-PET 评估中显示了部分疗效[142]。PU-H71 的 I 期临床研究是用 ^{124}I 标记的 PU-H71 确定其在瘤内的浓度（www.clinicaltrials.gov）。最近，Biogen Idec 报道了一个口服的二代 HSP90 抑制剂——EC144 或 5-{2-氨基-4-氯-7-[(4-甲氧基-3,5-二甲基吡啶-2-基)甲基]-7H-吡咯并[2,3-d]嘧啶-5-基}-2-甲基戊-4-炔-2-醇，体内和体外试验均优于 BIIB021，且可用日或周的剂量给药[143]。

尽管嘌呤类化合物的结构很相似，Curis/Debiopharm 已开发了具有有效口服活性的化学结构相关的 HSP90 抑制剂。Debiopharm 开始了口服二甲基咪唑并吡啶（Debio-0932，CUDC-305，表 9.1）的 I 期临床研究，发现此化合物展现了肿瘤保留和有效的血脑屏障穿透能力，达到了治疗水平，对颅内胶质瘤模型有效[144]。

Myrexis 开发的 8-芳基硫代嘌呤 MPC-3100（表 9.1）是一个有效的口服小分子 HSP90 抑制剂，在肿瘤移植模型中显示了重要的广泛的临床前抗肿瘤活性[145]。I 期临床试验研究了 MPC-3100 的安全性、耐受性和药代动力学（www.clinicaltrials.gov），评估了 MPC-3100 在患者中的治疗效果。此试验已结束，但结果待公布。2012 年，前药 MPC-0767 诞生，用于提高 MPC-3100 的水溶性和生物利用度（www.myrexis.com）。

9.5.4　其他 N-末端 HSP90 抑制剂

ICR、Vernalis 和 Novartis 联合开发了口服有活性的 2-氨基噻吩并[2,3-d]嘧啶候选化合物 NVP-BEP800（图 9.2）。此化合物通过联合运用碎片和虚拟筛选技术及后续的结构优化而得到[146]。

Serenex 通过有趣而新颖的化学蛋白质组学的方法[147]发现了口服有活性的化合物 2-氨基苯甲酰胺 SNX-5422（表 9.1）。临床前研究发现 SNX-5422 能在 ERBB2 驱动的人乳腺癌移植模型中使肿瘤部分消退，在突变 EGFR NSCLC 的老鼠模型中 SNX-5422 的效果优于 17-AAG[148]。随后 Pfizer 收购了此化合物（PF-04929113）。顽固性实体恶性肿瘤与淋巴瘤患者的 I 期临床结果显示没有客观的效果，但可长时间稳定病情[149]。然而 SNX-5422 的开发还是中断了，这可能与其在 I 期临床中的眼部毒性有关。目前 Esanex 在开发此化合物。

有一个非常有趣的现象，药物化学家将大环化合物作为很多酶的抑制剂。如 HSP90 最开始的两个天然产物抑制剂，格尔德霉素和根赤壳菌素，本身就是大环化合物。因此合成大环化合物作为 HSP90 抑制剂也是自然而然的想法。Pfizer 的一个研究小组发表了一系列他们开发的大环 HSP90 抑制剂。他们以 Serenex 的化合物 SNX-5422 为起点，合成了一系列大环内酰胺化合物[150]。这类化合物的胺使 hERG 通道和潜在的心脏毒性成为焦点，但随后研究者消除了这种可能性，并开发了化合物 **2**（图 9.5）[151]。化合物 **3** 抑制 HSP90 ATP 酶功能的 IC_{50} 值为 92 nmol/L。此化合物能很好地穿透细胞，在生化和细胞增殖试验中的活性相当。

此外，Pfizer 的研究小组得到了化合物 **3** 与 HSP90 N-末端区域的复合晶体结构（图 9.5）。化合物 **3** 通过氢键与 ATP 位点结合：四氢化吲哚酮的羰基与 Tyr139 形成氢键，苯甲酰胺与 Asp93 形成氢键。与其他很多 HSP90 一样，这类化合物没有激酶抑制活性。激酶和 HSP90 中 ATP 结合构象非常不同，所以 HSP90 抑制剂对激酶没有抑制活性在意料之中。一个结构相关的化合物——N-去甲基衍生物，能够抑制多种肿瘤细胞株的增殖，改变人乳腺癌移植瘤中的生物标志物（HSP70 诱导和 ERBB2 消耗），这与 HSP90 抑制的效果一致。在人脑胶质瘤模型中，静脉注射 100 mg/kg 的化合物 **4**（对应该文献中的化合物 3），也取得了很好的治疗效果[152]。

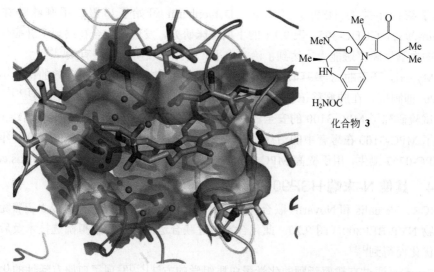

化合物 3

图 9.5 Pfizer 大环化合物 3 结合至人 HSP90 N-末端区域（PDB 编号：3R91）（见彩图）

最后，Pfizer 的研究小组报道了大环化合物 5（对应该文献中的化合物 4）[153]。大环化合物 4 保持了前面报道的化合物的活性，提高了在小鼠、大鼠和人肝微粒体中的稳定性。每周以 12.5 mg/kg 的剂量静脉注射化合物 5，可使肺癌与多形性胶质母细胞瘤模型中的生物标志物衰减，肿瘤减小。

最近，Chugai 制药公司的一个研究小组报道了另外一种类型的结构基于氨基嘧啶的大环 HSP90 抑制剂[154]。化合物 6（图 9.6）结合至人 HSP90 N-末端区域，表面等离

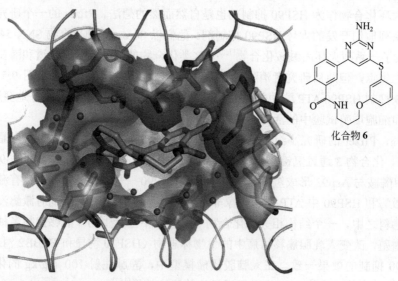

化合物 6

图 9.6 Chugai 大环化合物 6 结合至人 HSP90 N-末端区域（PDB 编号：3VHC）（见彩图）

子共振测定的 K_d 值为 0.52 nmol/L、150 nmol/L 时对人结肠癌细胞株 HCT116 有 50% 的生长抑制率（50% growth inhibitory concentration，GI_{50}）。目前已获得此化合物与 HSP90 N-末端区域的复合晶体结构（图 9.6）。此外，此化合物有很好的肝微粒体稳定性，在裸鼠中有较低的清除率和 71% 的口服生物利用度。每天口服 25 mg/kg 此化合物，可对人结肠癌抑制模型 HCT116 有明显的生长抑制。

Exelixis 开发的 2-氨基苯甲酰胺托品烷衍生化合物 XL888（表 9.1）是一个有效的选择性的 ATP 竞争性 HSP90 抑制剂。它具有很好的药代动力学且对很多人肿瘤移植模型有效[155]。XL888 对有多种抑制机制的维罗非尼耐药的黑色素瘤细胞株有效[156]。XL888 的临床前活性对其通过调控 HSP90 而治疗癌症的临床研究非常支持。XL888 目前正处于实体瘤患者的 I 期临床研究中（www.clinicaltrials.gov）。

Novartis 开发的吡啶[4,3-d]嘧啶化合物 NVP-HSP990（表 9.1）是一个合成的口服 HSP90 小分子抑制剂[157]。NVP-HSP990 对三种 HSP90 亚型（HSP90α，HSP90β和 GRP94）的 IC_{50} 值均为个位数纳摩尔，对 TRAP-1 的 IC_{50} 值为 320 nmol/L，对不相关的酶、受体和激酶有选择性[157]，对多发性骨髓瘤有选择性[158]。NVP-HSP990 在体外对多种肿瘤细胞株和患者样本有广谱的抗肿瘤活性，在体内对多种人肿瘤移植模型有效[157]。HSP990 目前正处于成人晚期实体瘤的 I 期临床研究中。

Merck Serono 运用基于碎片的方法发现羟基-吲唑-甲酰胺类化合物为 HSP90 的小分子抑制剂[159]。3-苄基吲哚衍生物结合在 HSP90 的 ATP 结合位点，在 HSP90 结合实验中显示了纳摩尔级活性，能够抑制不同的人肿瘤细胞株，在卵巢癌细胞株 A2780 中诱导 HSP70 上调。

Pfizer 通过高通量筛选和基于结构优化得到了一类新型的口服 HSP90 抑制剂[160]。化合物 2-氨基-4-{4-氯-2-[2-(4-氟-1H-吡唑-1-基)乙氧基]-6-甲基苯基}-N-(2,2-二氟丙基)-5,7-二氢-6H-吡咯[3,4-d]嘧啶-6-甲酰胺（化合物 1，图 9.2）具有很好的药代动力学-药效学关系，对黑色素移植瘤模型的疗效显著。Pfizer 也设计了一些结构独特的大环化合物。这类化合物在生物标志物实验中，显示为 HSP90 的有效抑制剂而缺乏对 hERG 的抑制[153]。这类化合物还对胶质瘤模型有效。

Sanofi-Aventis 通过基于呈闭合构象的 HSP90 N-末端区域的晶体结构，运用虚拟筛选的方法，发现了一类有效的三环 HSP90 抑制剂，这类抑制剂在 N-末端 ATP 结合位点的结合模式与其他的 HSP90 抑制剂不同以化合物 7 为例说明（图 9.7）[161]。X 射线晶体衍射结构显示，这类化合物结合在距 ATP-间苯二酚结合位点 10~15 Å 处诱导出的疏水口袋中。以未结合在间苯二酚结合位点的三环化合物为起点，通过基于结构药物设计，延伸苗头化合物至间苯二酚位点得到化合物 8。化合物 8 在荧光偏振（fluorescence polarization，FP）结合实验中 $K_d=0.35$ nmol/L，在 30 nmol/L 时损耗 ERBB2，在一些肿瘤细胞株的 GI_{50} 为 20~110 nmol/L。它以两天一次静脉注射的给药方式，能够增加小鼠白血病模型的存活率。研究者猜想，靶向开放构象的 HSP90 可能会得到更有效的 HSP90 抑制剂。

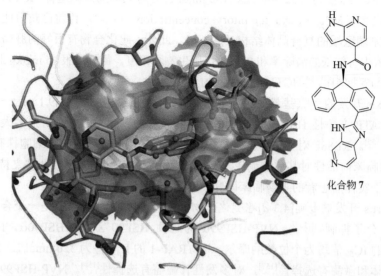

图 9.7　Sanofi-Aventis 化合物 **6** 结合至人 HSP90 N-末端区域（PDB 编号：2YKI）（见彩图）

ATP 结合位点保守的水分子在结合一些抑制剂时扮演着重要的角色。Vernalis 和 Novartis 的一个研究小组报道的化合物 **8**（嘧啶带有一个氰基），FP 实验测定的 K_i <1 nmol/L[162]。化合物中氰基的设计是为了替代保守的水分子，以提高化合物对 HSP90 的亲和力。X 射线晶体衍射结构证实了此设计思想（图 9.8）。

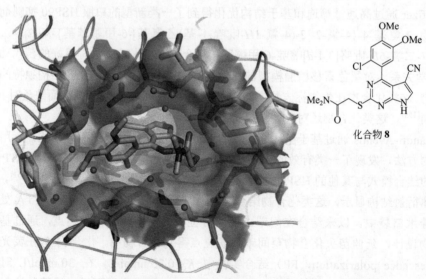

图 9.8　Vernalis-Novartis 化合物 **8** 结合至人 HSP90 N-末端区域
（PDB 编号：4FCR）（见彩图）

9.6 结合至其他位点的 HSP90 抑制剂

9.6.1 香豆素抗生素 HSP90 抑制剂

目前进入临床的所有 HSP90 抑制剂（表 9.1）都结合在 HSP90 N-末端的 ATP 口袋（DS-2248 除外，其结合位点未知）。但研究表明，HSP90 的其他区域也可作为结合位点。香豆素抗生素新生霉素（novobiocin）、氯新生霉素（chlorobiocin）和香豆霉素 A（coumermycin A）（图 9.9）结合在 HSP90 的 C-末端区域，对 HSP90 的构象、活性、与辅伴侣和客户蛋白的结合有独特的影响[163-166]。然而这类化合物与 HSP90 的亲和力较差，难以得到它们与 HSP90 的复合晶体结构，进而阻碍了这类化合物的发展。另一

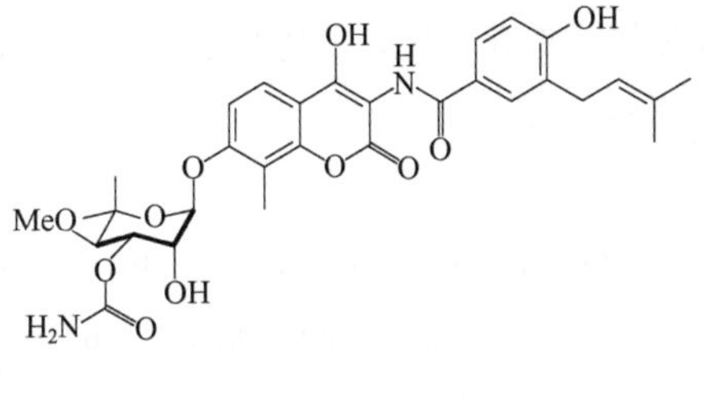

新生霉素

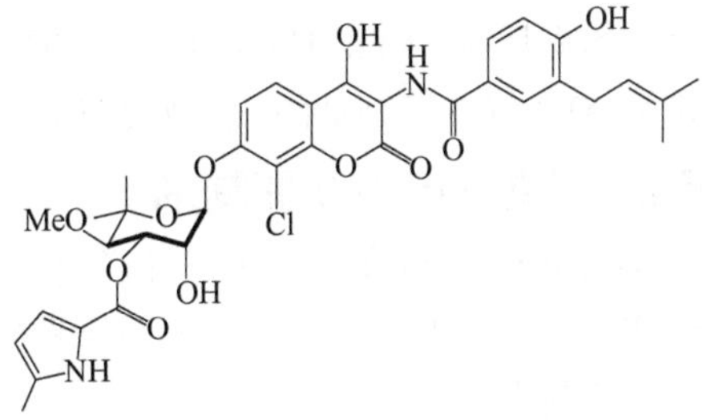

氯新生霉素

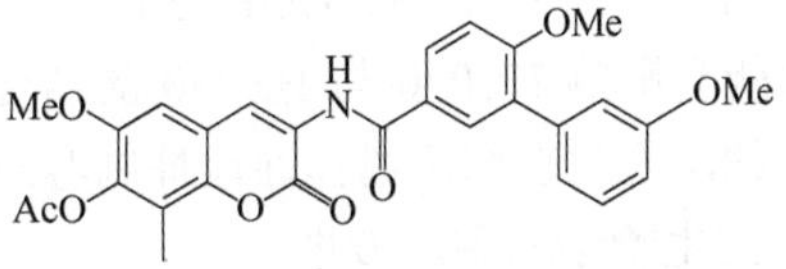

KU135

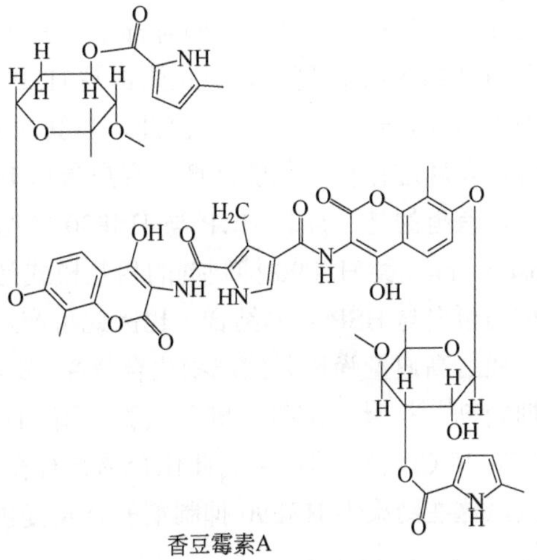

香豆霉素 A

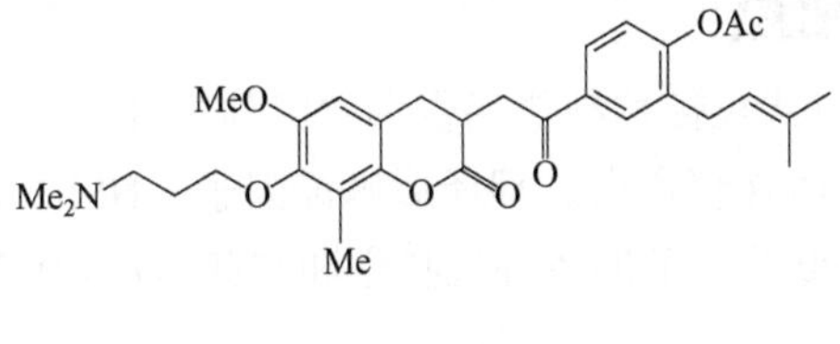

化合物 9（Zhao 等，2011）

图 9.9　HSP90 C 末端抑制剂的化学结构

方面，新生霉素衍生的 HSP90 C-末端抑制剂 KU135（图 9.9）对一些细胞株展现了有效的抗增殖活性，但与 N-末端 HSP90 抑制剂（图 9.1）不同的是，它不能上调 HSP70 的表达[167,168]。

光亲和标记和蛋白指纹图谱的研究已明确证明新生霉素结合至 HSP90 的 C-末端区域[169]。研究者基于新生霉素与相关的 DNA 解旋酶，模建了新生霉素在 HSP90 中的结合模式，并预测新生霉素结合至 HSP90 二聚体的界面上。为了保证它们的后续研究，研究者合成了一系列带有苯甲酰胺侧链且具有纳摩尔抗增殖活性的衍生物（如化合物 9，对应文献中的化合物 83，图 9.9）[170]。基于以上信息，可以产生活性更高而又不诱导 HSP70 生成的新生霉素类 HSP90 抑制剂[171]。此工作增加了将作用于 C-末端区域的 HSP90 抑制剂开发为药物的可能性。若能产生可消耗 HSP90 客户蛋白，且可避免激活热休克反应（防止细胞凋亡）[172]的有效药物候选化合物，将能实现不同于已有的 N-末端 ATP 位点抑制剂的、有吸引力的临床试验。

9.6.2　其他 HSP90 抑制剂

Daiichi Sankyo 发现的未详细说明的口服 HSP90 抑制剂 DS-2248（表 9.1）目前正在晚期实体瘤患者身上进行 I 期临床评价（www.clinicaltrials.gov）。DS-2248 的结构和结合位点尚未明确。

五肽化合物 San A-酰胺（Sansalvamide A-amide，图 9.2）和其类似物（尤其是化合物 2，图 9.2）[173,174]为细胞毒分子。有研究报道，San A-酰胺以一种变构的形式结合至 HSP90 N-中间区域，阻止蛋白与 HSP90 C-末端区域结合，而对客户蛋白 ERBB2 与 HSP90 的结合毫无影响。因此，与其他 HSP90 抑制剂不同，研究者运用体外结合试验，发现这些抑制剂能够抑制客户蛋白 IP6K2 和辅伴侣 FKBP5、HOP 与 HSP90 的结合。有趣的是，抑制 HOP 与 HSP90 的结合可能会影响 HSP70 与 HSP90 的结合。Sansalvamide 类 HSP90 抑制剂的相互模式是独特的，因此它们可选择性地抑制客户蛋白和辅蛋白与 HSP90 的结合，也因此可产生独特的生物学和临床效果。

通过高通量筛选天然产物化合物库，发现藤黄酸（gambogic acid，图 9.2）为 HSP90 的抑制剂[175]。藤黄酸抑制肿瘤细胞增殖（HSP90 抑制产生的分子特征），阻断 HSP90、HSP70 和 CDC37 的作用。此化合物结合在 HSP90 的 N-末端区域，而不是 ATP 结合位点。这些结果为 HSP90 抑制剂的开发提供了新的靶点。

9.7　未来的潜在靶点

抑制 HSP90 的其他方式包括抑制伴侣蛋白的其他重要部件和治疗癌症的相关路径（图 9.1）。靶向 HSP90 辅伴侣蛋白、翻译后修饰因子、HSF1 介导的应激反应元件都可产生不同于现在 HSP90 抑制剂的多种生物学和临床效应。本部分将讨论一些这样的例子。

HSP90 抑制不仅消耗客户蛋白，而且通常伴随着对热休克蛋白如 HSP70 和 HSP27 的快速诱导[176]。这是一种基于机制的现象，是所有 ATP N 末端 HSP90 抑制剂观察到的 HSF1 诱导的细胞保护效应，导致它们在有效性中的自我限制减少。事实上，HSF1 敲除细胞比野生型细胞对 HSP90 抑制剂更敏感[177]。HSP72 和 HSC70 双沉默不仅能直接抑制 HSP90，而且诱导肿瘤特异性凋亡，使癌细胞对 HSP90 抑制剂敏感[178]。HSP70/HSC70 抑制剂可单独行使功能也可与 HSP90 联合使用。这引起了研究者发现 HSF1、HSP70 和 HSP27 抑制剂的兴趣[172,176,179-181]。

辅伴侣 CDC37、AHA1 和 P23 调节 HSP90 的功能[10]，在癌细胞中过表达[182]。用小干扰 RNA（small interfering RNA，siRNA）抑制它们的表达，可引发抗癌效果，增加一些肿瘤细胞对 HSP90 抑制剂的敏感性[183-185]。因此，靶向这些蛋白或靶向这些蛋白与 HSP90 的相互作用可能对治疗有利。例如，作用于 CDC37 的化合物（指示蛋白激酶至 HSP90 的辅伴侣）能选择性地消耗激酶而不影响其他客户蛋白。然而以主要是疏水相互作用的蛋白-蛋白作用界面为靶向充满了挑战。

抑制 HSP90 与其客户蛋白的相互作用，可实现选择性地抑制特定的客户蛋白或客户蛋白群。这非常有趣但充满挑战。因为我们对理解它们相互作用的精确分子基础知之甚少。HSP90-CDC37-CDK4 的复合晶体三维结构首次为 HSP90 和其客户蛋白的相互作用提供了信息[22,186]。拟肽化合物 shepherdin 能够特异性地阻断 HSP90 与抗细胞凋亡客户蛋白 survivin 的相互作用[187]。然而 shepherdin 仍能与 HSP90 的 ATP 口袋结合，降低了其特异性相互作用。

HSP90 参与很多翻译后修饰如乙酰化、磷酸化、S-亚硝基化、氧化和泛素化，进而影响 HSP90 的功能或 HSP90 抑制剂的敏感性[188,189]。HDAC 抑制剂 LAQ824 和 LBH589 诱导 HSP90 高乙酰化，抑制伴侣蛋白的功能和随后一些客户蛋白的降解[190]。I 期临床试验中，LAQ824 在诱导组蛋白乙酰化积累的剂量下有很好的耐受性，更高剂量可引起生物标记物改变，这与 HSP90 抑制的现象一致[191]。HSP90 客户酪氨酸激酶 WEE1 磷酸化 HSP90 N-末端区域一个保守的酪氨酸，进而影响一系列致癌激酶（如 ERBB2 和 CRAF）[188]。WEE1 的消耗可使前列腺和宫颈癌细胞对 HSP90 抑制敏感，这表明调整翻译后修饰可能是增加 HSP90 抑制剂细胞敏感性的新策略。

通过调节伴侣和 proteotoxic 应激靶标探索细胞的非整倍体性，进而选择性地使非整倍体细胞致死，非常具有潜力。癌细胞处理非整倍体的方法数量有限。非整倍体一般与蛋白酶体或分子伴侣系统有关，这表明筛选参与抑制非整倍体不利影响的泛素-蛋白酶体酶可能具有潜力[192]。17-AAG 能引起非整倍体而不是整倍体细胞的死亡[193]。

迄今为止，HSP90 抑制剂能够抑制 HSP90α 和 HSP90β，在某种程度上还能抑制 HSP90 的另外两个亚型 GRP94 和 TRAP1。通过基于结构药物设计和测定能够表征 GRP94 抑制的 Toll 受体的活性，研究者发现化合物 10（图 9.10）是最有效的 GRP94 的选择性抑制剂（相对于 HSP90 α/β）[194]。化合物 10 对 HSP90α/β 的客户蛋白（AKT 或 CRAF）无作用。用化合物 10 处理细胞，并没有引起 BiP（HSP70 家族的 ER 成员）的上调。因此，开发亚型选择性抑制剂非常有意义，不仅能够理解哪种亚型或亚型的组合对抗癌活性很重要，而且能够知晓哪种亚型或亚型组合能产生不良反应和毒性。

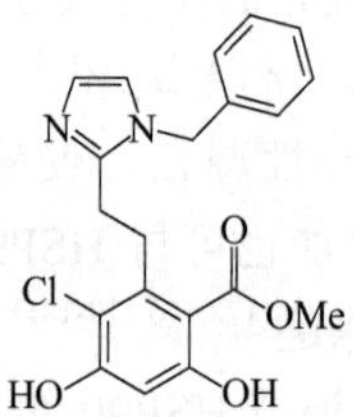

图 9.10   GRP94 抑制剂（化合物 **10**）的化学结构

9.8   总结与展望

作为分子伴侣，HSP90 最开始被认为是不常见的高风险的癌症药物靶标，但经过二十多年的研究，研究者发现 HSP90 非常具有潜力：一方面与癌症生物学的新兴概念一致；另一方面与抑制剂能利用或克服癌基因和非癌基因的成瘾性、合成致死性、合作基因网络、克隆异质性、达尔文选择一致；此外还与多个层面的抗性机制一致。

HSP90 早期的天然产物抑制剂，尤其是格尔德霉素衍生物 17-AAG，在表征有希望的临床前和临床活性方面，发挥了重要的作用。HSP90 天然产物抑制剂格尔德霉素和根赤壳菌素不仅有助于理解更多的 HSP90 的生物学功能，而且对 HSP90 进行了靶标验证，提供了成药性的临床证据[195]。运用像 17-AAG 和 17-DMAG 这些化学工具和临床探路者进行的早期研究，已得出在药物发现世界普遍接受的结论——HSP90 是癌症治疗的一个可行的治疗靶标。随后，很多药物发现的努力都集中在运用小分子化合物抑制 HSP90，如格尔德霉素和根赤壳菌素与 ATP 竞争性地结合在伴侣蛋白的 N-末端核苷酸结合口袋。20 多个这样的 HSP90 抑制剂已进入临床研究，通过临床前研究取得了更多的进展。

HSP90 抑制剂在最开始被认为可通过阻断很多致癌客户蛋白、信号通路和癌症的标志性特征，显示了广谱的抗肿瘤活性。临床前模型尤其是临床试验结果显示 HSP90 抑制剂在一些疾病中显示了很强的治疗效果。尤其是在依赖 HSP90 的致癌客户蛋白驱动的癌症患者身上，HSP90 抑制剂展示了最有说服力的活性。

作为一个重要的例子，尽管 17-AAG 由于药物依赖型毒性和易感性（如肝毒性、溶解性差引起的配方和管理的限制、代谢不稳定性），此化合物在曲妥珠单抗顽固性 ERBB2 阳性乳腺癌中显示了令人印象深刻的活性[65]。基于此阳性结果，17-AAG 在临床上的试验于 2012 年中止令人感到意外[78]。这很可能是由于前面提到的限制，商业上的考虑（此化合物专利保护有限），具有更优药物性质的二代抑制剂的出现。在后续的抑制剂中，值得一提的是基于间苯二酚的化合物 ganetespib 和 NVP-AUY922，它们对 ERBB2 阳性乳腺癌和 HSP90 致癌客户蛋白突变型 EGFR 和重组型 ALK 引起的 NSCLC 都有很好的疗效。

虽然在癌症中实现大规模显示强治疗信号的中枢研究很重要，但是扩展 HSP90 抑制剂的活性谱来充分显示最初的"网络生物学药物"也很重要。HSP90 抑制剂在一些肿瘤类型中显示了特有的治疗潜力：依赖 AR 的晚期前列腺癌、BRAF 突变型黑色素瘤和含有这种致癌蛋白的其他癌症、ERBB2 为关键驱动的除了乳腺以外的恶性肿瘤（如胃癌）、KIT 突变型 GIST 和对 proteotoxic 应激异常高敏感性的多发性骨髓瘤。

为了展现 HSP90 抑制剂全部的潜能，我们需要设计能够评价 HSP90 抑制剂与其他分子靶标抑制剂联合应用效果的临床试验。尽管抑制一种致癌蛋白会引起同源致癌基因依赖的信号转导通路的沉默，它也通常会释放负反馈引起上游受体和并联补偿途径的激活，进而限制治疗效果[4-6]。对各种各样的抗肿瘤剂的初级和获得性耐药性的出现，可能使阻断这些补偿途径受限，进而造成一种合成致死样效应。HSP90 的很多客户蛋白是这些补偿机制的关键扮演者和效应器，因此，联合运用 HSP90 抑制剂与作用于同一个客户蛋白的激酶抑制剂和抗激素试剂应该很有利。

另一个联合运用 HSP90 抑制剂进行临床研究的主要原因是通过抗性靶标等位基因或旁路途径克服或防止耐药性[1]。利用 HSP90 抑制剂前期和其他靶标药物似乎是最有效的。

正如本章所讨论的，进入临床的新合成的所有 HSP90 小分子抑制剂的抑制机制都是已知的：虽然是不同的化学类型，但都作用于 HSP90 N-末端的 ATP 位点。此外，发现新型化合物，通过别的作用模式影响 HSP90 的功能（如 C-末端抑制剂或翻译后修饰调节剂），影响 HSP90 辅伴侣（如 CDC37）的作用，作用于其他的癌细胞所必需的伴侣应激途径如 HSP70[178] 和 HSF1[196]，也非常具有潜力。实验室研究，包括公平的蛋白质组学筛选，继续发现特异的、癌症相关的 HSP90 客户蛋白和路径[8,47,197,198]，会增加我们对 HSP90 在癌症中的作用的理解，增加实现更加个性化的基于 HSP90 的癌症患者治疗的可能性。

我们仍然需要对 HSP90 深入学习，其结果也会继续给我们带来惊喜。例如，最近研究发现 CDC37 直接竞争 ATP 与客户激酶结合，表明 HSP90-CDC37 复合物控制激酶的活性；而且很意外地发现 CDC37 与蛋白激酶的结合受到临床已批准的 ATP 竞争性抑制剂 vemurafenib、索拉非尼（sorafenib）、拉帕替尼、厄洛替尼的竞争[199]。并且在癌细胞中，这些激酶抑制剂剥夺其相应的致癌激酶（BRAF、ERBB2 和 EGFR）对 HSP90–CDC37 的接近，引起它们的降解。这些有趣的结果表明至少部分 HSP90 依赖激酶抑制剂的抗癌效果是由于伴侣缺乏引起的。新的发现进一步支持 HSP90 与激酶抑制剂的联合运用，以增强这种作用。

联合运用 HSP90 和其他靶向治疗，将为持久的治疗效果提供最好的机会，至少最大限度地减少抗药性发展的机会，但仍需要多方结果证实此观点。

总之，复杂多面的 HSP90 蛋白是一个很有吸引力的靶标分子，但还需要了解它更多的基本生物学功能，在 HSP90 抑制剂广泛应用获得批准之前，仍需要开展大量的临床工作。尽管如此，目前临床研究中 HSP90 抑制剂结构的多样性和对机制未知或作用于 HSP90 其他位点的 HSP90 抑制剂的研究，毫无疑问地推动了此领域的发展，增加了临床结果改进的可能性。

9.9　利益冲突

　　所有的作者都是癌症研究所的员工，对 HSP90 有着商业上的利益，并且在进行一项奖励发明者计划。作者从 Vernalis 获得了研究经费用于发现 HSP90 抑制剂，此项目的知识产权归 Vernalis 和 Novartis。Paul Workman 曾是 Novartis 的顾问，Chroma Therapeutics 的创办者和科学顾问委员会成员，Astex 制药公司和 Nextech Invest 的科学顾问委员会成员。

参 考 文 献

[1] Al-Lazikani B, Banerji U, Workman P. Combinatorial drug therapy for cancer in the post-genomic era. Nat Biotechnol, 2012, 30: 679-692.

[2] Yap TA, Workman P. Exploiting the cancer genome: strategies for the discovery and clinical development of targeted molecular therapeutics. Annu Rev Pharmacol Toxicol, 2012, 52: 549-673.

[3] Collins I, Workman P. New approaches to molecular cancer therapeutics. Nat Chem Biol, 2006, 2: 689-700.

[4] Maloney A, Workman P. HSP90 as a new therapeutic target for cancer therapy: the story unfolds. Expert Opin Biol Ther, 2002, 2: 3-24.

[5] Workman P. Combinatorial attack on multistep oncogenesis by inhibiting the Hsp90 molecular chaperone. Cancer Lett, 2004, 206: 149-157.

[6] Workman P, Burrows F, Neckers L, Rosen N. Drugging the cancer chaperone HSP90: combinatorial therapeutic exploitation of oncogene addiction and tumor stress. Ann N Y Acad Sci, 2007, 1113: 202-216.

[7] Neckers L, Workman P. Hsp90 molecular chaperone inhibitors: are we there yet? Clin Cancer Res, 2012, 18: 64-76.

[8] Travers J, Sharp S, Workman P. HSP90 inhibition: two-pronged exploitation of cancer dependencies. Drug Discov Today, 2012, 17: 242-252.

[9] Csermely P, Schnaider T, Soti C, Prohaszka Z, Nardai G. The 90-kDa molecular chaperone family: structure, function, and clinical applications. A comprehensive review. Pharmacol Ther, 1998, 79: 129-168.

[10] Pearl LH, Prodromou C, Workman P. The Hsp90 molecular chaperone: an open and shut case for treatment. Biochem J, 2008, 410: 439-453.

[11] Calderwood SK. Heat shock proteins in breast cancer progression—a suitable case for treatment? Int J Hyperthermia, 2010, 26: 681-685.

[12] Mayer MP. Gymnastics of molecular chaperones. Mol Cell, 2010, 39: 321-331.

[13] MacRae TH. Structure and function of small heat shock/alpha-crystallin proteins: established concepts and emerging ideas. Cell Mol Life Sci, 2000, 57: 899-913.

[14] Wang K, Spector A. ATP causes small heat shock proteins to release denatured protein. Eur J Biochem, 2001, 268: 6335-6345.

[15] Chen B, Piel WH, Gui L, Bruford E, Monteiro A. The HSP90 family of genes in the human genome: insights into their divergence and evolution. Genomics, 2005, 86: 627-637.

[16] Pearl LH, Prodromou C. Structure and mechanism of the Hsp90 molecular chaperone machinery. Annu Rev Biochem, 2006, 75: 271-294.

[17] Prodromou C, Roe SM, O'Brien R, Ladbury JE, Piper PW, Pearl LH. Identification and structural characterization of the ATP/ADP-binding site in the Hsp90 molecular chaperone. Cell, 1997, 90: 65-75.

[18] Prodromou C, Panaretou B, Chohan S, Siligardi G, O'Brien R, Ladbury JE, et al. The ATPase cycle of Hsp90 drives a molecular 'clamp' via transient dimerization of the N-terminal domains. EMBO J, 2000, 19: 4383-4392.

[19] Panaretou B, Siligardi G, Meyer P, Maloney A, Sullivan JK, Singh S, et al. Activation of the ATPase activity of hsp90 by the stress-regulated cochaperone aha1. Mol Cell, 2002, 10: 1307-1318.

[20] Roe SM, Ali MM, Meyer P, Vaughan CK, Panaretou B, Piper PW, et al. The mechanism of Hsp90 regulation by the protein kinase-specific cochaperone p50 (cdc37). Cell, 2004, 116: 87-98.

[21] Vaughan CK, Mollapour M, Smith JR, Truman A, Hu B, Good VM, et al. Hsp90-dependent activation of protein kinases is regulated by chaperone-targeted dephosphorylation of Cdc37. Mol Cell, 2008, 31: 886-895.

[22] Ali MM, Roe SM, Vaughan CK, Meyer P, Panaretou B, Piper PW, et al. Crystal structure of an Hsp90-nucleotide-p23/Sba1 closed chaperone complex. Nature, 2006, 440: 1013-1017.

[23] Ciocca DR, Clark GM, Tandon AK, Fuqua SA, Welch WJ, McGuire WL. Heat shock protein hsp70 in patients with axillary lymph node-negative breast cancer: prognostic implications. J Natl Cancer Inst, 1993, 85: 570-574.

[24] Kimura E, Enns RE, Alcaraz JE, Arboleda J, Slamon DJ, Howell SB. Correlation of the survival of ovarian cancer patients with mRNA expression of the 60-kD heat-shock protein HSP-60. J Clin Oncol, 1993, 11: 891-898.

[25] Ralhan R, Kaur J. Differential expression of Mr 70000 heat shock protein in normal, premalignant, and malignant human uterine cervix. Clin Cancer Res, 1995, 1: 1217-1222.

[26] Santarosa M, Favaro D, Quaia M, Galligioni E. Expression of heat shock protein 72 in renal cell carcinoma: possible role and prognostic implications in cancer patients. Eur J Cancer, 1997, 33: 873-877.

[27] Yufu Y, Nishimura J, Nawata H. High constitutive expression of heat shock protein 90 alpha in human acute leukemia cells. Leuk Res, 1992, 16: 597-605.

[28] Chant ID, Rose PE, Morris AG. Analysis of heat-shock protein expression in myeloid leukaemia cells by flow cytometry. Br J Haematol, 1995, 90: 163-168.

[29] Mitsiades N, Mitsiades CS, Poulaki V, Chauhan D, Fanourakis G, Gu X, et al. Molecular sequelae of proteasome inhibition in human multiple myeloma cells. Proc Natl Acad Sci USA, 2002, 99: 14374-14379.

[30] McCarthy MM, Pick E, Kluger Y, Gould-Rothberg B, Lazova R, Camp RL, et al. HSP90 as a marker of progression in melanoma. Ann Oncol, 2008, 19: 590-594.

[31] Pick E, Kluger Y, Giltnane JM, Moeder C, Camp RL, Rimm DL, et al. High HSP90 expression is associated with decreased survival in breast cancer. Cancer Res, 2007, 67: 2932-2937.

[32] Gallegos Ruiz MI, Floor K, Roepman P, Rodriguez JA, Meijer GA, Mooi WJ, et al. Integration of gene dosage and gene expression in non-small cell lung cancer, identification of HSP90 as potential target. PLoS One, 2008, 3: e0001722.

[33] Li CF, Huang WW, Wu JM, Yu SC, Hu TH, Uen YH, et al. Heat shock protein 90 overexpression independently predicts inferior disease-free survival with differential expression of the alpha and beta isoforms in gastrointestinal stromal tumors. Clin Cancer Res, 2008, 14: 7822-7831.

[34] Whitesell L, Lindquist SL. HSP90 and the chaperoning of cancer. Nat Rev Cancer, 2005, 5: 761-772.

[35] Whitesell L, Bagatell R, Falsey R. The stress response: implications for the clinical development of hsp90 inhibitors. Curr Cancer Drug Targets, 2003, 3: 349-358.

[36] Hanahan D, Weinberg RA. Hallmarks of cancer: the next generation. Cell, 2011, 144: 646-674.

[37] Carracedo A, Ma L, Teruya-Feldstein J, Rojo F, Salmena L, Alimonti A, et al. Inhibition of mTORC1 leads to MAPK pathway activation through a PI3K-dependent feedback loop in human cancer. J Clin Invest, 2008, 118: 3065-3074.

[38] O'Reilly KE, Rojo F, She QB, Solit D, Mills GB, Smith D, et al. mTOR inhibition induces upstream receptor tyrosine kinase signaling and activates Akt. Cancer Res, 2006, 66: 1500-1508.

[39] Pratilas CA, Taylor BS, Ye Q, Viale A, Sander C, Solit DB, et al. (V600E)BRAF is associated with disabled feedback inhibition of RAF-MEK signaling and elevated transcriptional output of the pathway. Proc Natl Acad Sci USA, 2009, 106: 4519-4524.

[40] Hostein I, Robertson D, DiStefano F, Workman P, Clarke PA. Inhibition of signal transduction by the Hsp90 inhibitor 17-allylamino-17-demethoxygeldanamycin results in cytostasis and apoptosis. Cancer Res, 2001, 61: 4003-4009.

[41] Chiosis G, Neckers L. Tumor selectivity of Hsp90 inhibitors: the explanation remains elusive. ACS Chem Biol, 2006, 1: 279-284.

[42] Kamal A, Thao L, Sensintaffar J, Zhang L, Boehm MF, Fritz LC, et al. A high-affinity conformation of Hsp90 confers tumour selectivity on Hsp90 inhibitors. Nature, 2003, 425: 407-410.

[43] da Rocha Dias S, Friedlos F, Light Y, Springer C, Workman P, Marais R. Activated B-RAF is an Hsp90 client protein that is targeted by the anticancer drug 17-allylamino-17-demethoxygeldanamycin. Cancer Res, 2005, 65: 10686-10691.

[44] Grbovic OM, Basso AD, Sawai A, Ye Q, Friedlander P, Solit D, et al. V600E B-Raf requires the Hsp90 chaperone for stability and is degraded in response to Hsp90 inhibitors. Proc Natl Acad Sci USA, 2006, 103: 57-62.

[45] Weinstein IB, Joe AK. Mechanisms of disease: oncogene addiction—a rationale for molecular targeting in cancer therapy. Nat Clin Pract Oncol, 2006, 3: 448-457.

[46] Taipale M, Krykbaeva I, Koeva M, Kayatekin C, Westover KD, Karras GI, et al. Quantitative analysis of HSP90-client interactions reveals principles of substrate recognition. Cell, 2012, 150: 987-1001.

[47] Samant RS, Workman P. Molecular biology: choose your protein partners. Nature, 2012, 490: 351-352.

[48] Whitesell L, Mimnaugh EG, De Costa B, Myers CE, Neckers LM. Inhibition of heat shock protein HSP90-pp60v-src heteroprotein complex formation by benzoquinone ansamycins: essential role for stress proteins in oncogenic transformation. Proc Natl Acad Sci USA, 1994, 91: 8324-8328.

[49] Roe SM, Prodromou C, O'Brien R, Ladbury JE, Piper PW, Pearl LH. Structural basis for inhibition of the Hsp90 molecular chaperone by the antitumor antibiotics radicicol and geldanamycin. J Med Chem, 1999, 42: 260-266.

[50] Workman P, Collins I. Probing the probes: fitness factors for small molecule tools. Chem Biol, 2010, 17: 561-577.

[51] Chene P. ATPases as drug targets: learning from their structure. Nat Rev Drug Discov, 2002, 1: 665-673.

[52] Grenert JP, Sullivan WP, Fadden P, Haystead TA, Clark J, Mimnaugh E, et al. The amino-terminal domain of heat shock protein 90 (hsp90) that binds geldanamycin is an ATP/ADP switch domain that regulates hsp90 conformation. J Biol Chem, 1997, 272: 23843-23850.

[53] Xu W, Marcu M, Yuan X, Mimnaugh E, Patterson C, Neckers L. Chaperone-dependent E3 ubiquitin ligase CHIP mediates a degradative pathway for c-ErbB2/Neu. Proc Natl Acad Sci USA, 2002, 99: 12847-12852.

[54] Schnur RC, Corman ML, Gallaschun RJ, Cooper BA, Dee MF, Doty JL, et al. Inhibition of the oncogene product p185erbB-2 in vitro and in vivo by geldanamycin and dihydrogeldanamycin derivatives. J Med Chem, 1995, 38: 3806-3812.

[55] Porter JR, Ge J, Lee J, Normant E, West K. Ansamycin inhibitors of Hsp90: nature's prototype for anti-chaperone therapy. Curr Top Med Chem, 2009, 9: 1386-1418.

[56] Supko JG, Hickman RL, Grever MR, Malspeis L. Preclinical pharmacologic evaluation of geldanamycin as an antitumor agent. Cancer Chemother Pharmacol, 1995, 36: 305-315.

[57] Solit DB, Chiosis G. Development and application of Hsp90 inhibitors. Drug Discov Today, 2008, 13: 38-43.

[58] Munster PN, Basso A, Solit D, Norton L, Rosen N. Modulation of Hsp90 function by ansamycins sensitizes breast cancer cells to chemotherapy-induced apoptosis in an RB- and schedule-dependent manner. See: E. A. Sausville, Combining cytotoxics and 17-allylamino, 17-demethoxygeldanamycin: sequence and tumor biology matters. Clin Cancer Res, 2001, 7: 2155-2158.

[59] Banerji U, O'Donnell A, Scurr M, Pacey S, Stapleton S, Asad Y, et al. Phase I pharmacokinetic and pharmacodynamics study of 17-allylamino, 17-demethoxygeldanamycin in patients with advanced malignancies. J Clin Oncol, 2005, 23: 4152-4161.

[60] Banerji U, Walton M, Raynaud F, Grimshaw R, Kelland L, Valenti M, et al. Pharmacokinetic-pharmacodynamics relationships for the heat shock protein 90 molecular chaperone inhibitor 17-allylamino, 17-demethoxygeldanamycin in human ovarian cancer xenograft models. Clin Cancer Res, 2005, 11: 7023-7032.

[61] Workman P. How much gets there and what does it do? The need for better pharmacokinetic and pharmacodynamics endpoints in contemporary drug discovery and development. Curr Pharm Des, 2003, 9: 891-902.

[62] Yap TA, Sandhu SK, Workman P, de Bono JS. Envisioning the future of early anticancer drug development. Nat Rev

Cancer, 2010, 10: 514-523.

[63] Pacey S, Gore M, Chao D, Banerji U, Larkin J, Sarker S, et al. A phase Ⅱ trial of 17-allylamino, 17-demetho-xygeldanamycin (17-AAG, tanespimycin) in patients with metastatic melanoma. Invest New Drugs, 2012, 30: 341-349.

[64] Banerji U, Affolter A, Judson I, Marais R, Workman P. BRAF and NRAS mutations in melanoma: potential relationships to clinical response to HSP90 inhibitors. Mol Cancer Ther, 2008, 7: 737-739.

[65] Modi S, Stopeck A, Linden H, Solit D, Chandarlapaty S, Rosen N, et al. HSP90 inhibition is effective in breast cancer: a phase Ⅱ trial of tanespimycin (17-AAG) plus trastuzumab in patients with HER2-positive metastatic breast cancer progressing on trastuzumab. Clin Cancer Res, 2011, 17: 5132-5139.

[66] Rodrigues LM, Chung YL, Al Saffar NM, Sharp SY, Jackson LE, Banerji U, et al. Effects of HSP90 inhibitor 17-allylamino-17-demethoxygeldanamycin (17-AAG) on NEU/HER2 overexpressing mammary tumours in MMTV-NEU-NT mice monitored by magnetic resonance spectroscopy. BMC Res Notes, 2012, 5: 250.

[67] Munster PN, Marchion DC, Basso AD, Rosen N. Degradation of HER2 by ansamycins induces growth arrest and apoptosis in cells with HER2 overexpression via a HER3, phosphatidylinositol 3'-kinase-AKT-dependent pathway. Cancer Res, 2002, 62: 3132-3137.

[68] Richardson PG, Chanan-Khan AA, Lonial S, Krishnan AY, Carroll MP, Alsina M, et al. Tanespimycin and bortezomib combination treatment in patients with relapsed or relapsed and refractory multiple myeloma: results of a phase 1/2 study. Br J Haematol, 2011, 153: 729-740.

[69] Richardson PG, Mitsiades CS, Laubach JP, Lonial S, Chanan-Khan AA, Anderson KC. Inhibition of heat shock protein 90 (HSP90) as a therapeutic strategy for the treatment of myeloma and other cancers. Br J Haematol, 2011, 152: 367-379.

[70] Tse AN, Sheikh TN, Alan H, Chou TC, Schwartz GK. 90-kDa heat shock protein inhibition abrogates the topoisomerase I poison-induced G2/M checkpoint in p53-null tumor cells by depleting Chk1 and Wee1. Mol Pharmacol, 2009, 75: 124-133.

[71] Arlander SJ, Felts SJ, Wagner JM, Stensgard B, Toft DO, Karnitz LM. Chaperoning checkpoint kinase 1 (Chk1), an Hsp90 client, with purified chaperones. J Biol Chem, 2006, 281: 2989-2998.

[72] Hubbard J, Erlichman C, Toft DO, Qin R, Stensgard BA, Felten S, et al. Phase I study of 17-allylamino-17 deme-thoxygeldanamycin, gemcitabine and/or cisplatin in patients with refractory solid tumors. Invest New Drugs, 2011, 29: 473-480.

[73] Reikvam H, Ersvaer E, Bruserud O. Heat shock protein 90—a potential target in the treatment of human acute myelogenous leukemia. Curr Cancer Drug Targets, 2009, 9: 761-776.

[74] Weisberg E, Barrett R, Liu Q, Stone R, Gray N, Griffin JD. FLT3 inhibition and mechanisms of drug resistance in mutant FLT3-positive AML. Drug Resist Updat, 2009, 12: 81-89.

[75] Peng C, Brain J, Hu Y, Goodrich A, Kong L, Grayzel D, et al. Inhibition of heat shock protein 90 prolongs survival of mice with BCR-ABL-T315I-induced leukemia and suppresses leukemic stem cells. Blood, 2007, 110: 678-685.

[76] O'Hare T, Eide CA, Deininger MW. New Bcr-Abl inhibitors in chronic myeloid leukemia: keeping resistance in check. Expert Opin Investig Drugs, 2008, 17: 865-878.

[77] Castro JE, Prada CE, Loria O, Kamal A, Chen L, Burrows FJ, et al. ZAP-70 is a novel conditional heat shock protein 90 (Hsp90) client: inhibition of Hsp90 leads to ZAP-70 degradation, apoptosis, and impaired signaling in chronic lymphocytic leukemia. Blood, 2005, 106: 2506-2512.

[78] Arteaga CL. Why is this effective HSP90 inhibitor not being developed in HER2+ breast cancer? Clin Cancer Res, 2011, 17: 4919-4921.

[79] Smith V, Sausville EA, Camalier RF, Fiebig HH, Burger AM. Comparison of 17-dimethylaminoethylamino-17-demethoxy-geldanamycin (17DMAG) and 17-allylamino-17-demethoxygeldanamycin (17AAG) in vitro: effects on Hsp90 and client proteins in melanoma models. Cancer Chemother Pharmacol, 2005, 56: 126-137.

[80] Egorin MJ, Lagattuta TF, Hamburger DR, Covey JM, White KD, Musser SM, et al. Pharmacokinetics, tissue distribution, and metabolism of 17-(dimethylaminoethylamino)-17-demethoxygeldanamycin (NSC 707545) in

CD2F1 mice and Fischer 344 rats. Cancer Chemother Pharmacol, 2002, 49: 7-19.

[81] Kaur G, Belotti D, Burger AM, Fisher-Nielson K, Borsotti P, Riccardi E, et al. Antiangiogenic properties of 17-(dimethylaminoethylamino)-17-demethoxygeldanamycin: an orally bioavailable heat shock protein 90 modulator. Clin Cancer Res, 2004, 10: 4813-4821.

[82] Pacey S, Wilson RH, Walton M, Eatock MM, Hardcastle A, Zetterlund A, et al. A phase I study of the heat shock protein 90 inhibitor alvespimycin (17-DMAG) given intravenously to patients with advanced solid tumors. Clin Cancer Res, 2011, 17: 1561-1570.

[83] Solit DB, Ivy SP, Kopil C, Sikorski R, Morris MJ, Slovin SF, et al. Phase I trial of 17-allylamino-17-demethoxygel-danamycin in patients with advanced cancer. Clin Cancer Res, 2007, 13: 1775-1782.

[84] Solit DB, Zheng FF, Drobnjak M, Munster PN, Higgins B, Verbel D, et al. 17-Allylamino-17-demethoxy-geldanamycin induces the degradation of androgen receptor and HER-2/neu and inhibits the growth of prostate cancer xenografts. Clin Cancer Res, 2002, 8: 986-993.

[85] Jhaveri K, Miller K, Rosen L, Schneider B, Chap L, Hannah A, et al. A phase I dose-escalation trial of trastuzumab and alvespimycin hydrochloride (KOS-1022, 17 DMAG) in the treatment of advanced solid tumors. Clin Cancer Res, 2012, 18: 5090-5098.

[86] Ronnen EA, Kondagunta GV, Ishill N, Sweeney SM, Deluca JK, Schwartz L, et al. A phase II trial of 17-(allylamino)-17-demethoxygeldanamycin in patients with papillary and clear cell renal cell carcinoma. Invest New Drugs, 2006, 24: 543-546.

[87] Solit DB, Osman I, Polsky D, Panageas KS, Daud A, Goydos JS, et al. Phase II trial of 17-allylamino-17-deme-thoxygeldanamycin in patients with metastatic melanoma. Clin Cancer Res, 2008, 14: 8302-8307.

[88] Erlichman C. Tanespimycin: the opportunities and challenges of targeting heat shock protein 90. Expert Opin Investig Drugs, 2009, 18: 861-868.

[89] Ge J, Normant E, Porter JR, Ali JA, Dembski MS, Gao Y, et al. Design, synthesis, and biological evaluation of hydroquinone derivatives of 17-amino-17-demethoxygeldanamycin as potent, water-soluble inhibitors of Hsp90. J Med Chem, 2006, 49: 4606-4615.

[90] Taldone T, Gozman A, Maharaj R, Chiosis G. Targeting Hsp90: small-molecule inhibitors and their clinicaldeve-lopment. Curr Opin Pharmacol, 2008, 8: 370-374.

[91] Egorin MJ, Zuhowski EG, Rosen DM, Sentz DL, Covey JM, Eiseman JL. Plasma pharmacokinetics and tissue distribution of 17-(allylamino)-17-demethoxygeldanamycin (NSC 330507) in CD2F1 mice1. Cancer Chemother Pharmacol, 2001, 47: 291-302.

[92] Kelland LR, Sharp SY, Rogers PM, Myers TG, Workman P. DT-diaphorase expression and tumor cell sensitivity to 17-allylamino, 17-demethoxygeldanamycin, an inhibitor of heat shock protein 90. J Natl Cancer Inst, 1999, 91: 1940-1949.

[93] Pacey S, Banerji U, Judson I, Workman P. Hsp90 inhibitors in the clinic. Handb Exp Pharmacol, 2006: 331-358.

[94] Guo W, Reigan P, Siegel D, Zirrolli J, Gustafson D, Ross D. Formation of 17-allylamino-demethoxygeldanamycin (17-AAG) hydroquinone by NAD(P)H: quinone oxidoreductase 1: role of 17-AAG hydroquinone in heat shock protein 90 inhibition. Cancer Res, 2005, 65: 10006-10015.

[95] Siegel D, Yan C, Ross D. NAD(P)H: quinone oxidoreductase 1 (NQO1) in the sensitivity and resistance to antitumor quinones. Biochem Pharmacol, 2012, 83: 1033-1040.

[96] Gaspar N, Sharp SY, Pacey S, Jones C, Walton M, Vassal G, et al. Acquired resistance to 17-allylamino-17-demethoxygeldanamycin (17-AAG, tanespimycin) in glioblastoma cells. Cancer Res, 2009, 69: 1966-1975.

[97] Sydor JR, Normant E, Pien CS, Porter JR, Ge J, Grenier L, et al. Development of 17-allylamino-17-demethoxy-geldanamycin hydroquinone hydrochloride (IPI-504), an anti-cancer agent directed against Hsp90. Proc Natl Acad Sci USA, 2006, 103: 17408-17413.

[98] Sequist LV, Gettinger S, Senzer NN, Martins RG, Janne PA, Lilenbaum R, et al. Activity of IPI-504, a novel heat-shock protein 90 inhibitor, in patients with molecularly defined non-small-cell lung cancer. J Clin Oncol, 2010,

28: 4953-4960.

[99] Janin YL. ATPase inhibitors of heat-shock protein 90, second season. Drug Discov Today, 2010, 15: 342-353.

[100] Oh WK, Galsky MD, Stadler WM, Srinivas S, Chu F, Bubley G, et al. Multicenter phase Ⅱ trial of the heat shock protein 90 inhibitor, retaspimycin hydrochloride (IPI-504), in patients with castration-resistant prostate cancer. Urology, 2011, 78: 626-630.

[101] Kwon HJ, Yoshida M, Fukui Y, Horinouchi S, Beppu T. Potent and specific inhibition of p60v-src protein kinase both in vivo and in vitro by radicicol. Cancer Res, 1992, 52: 6926-6930.

[102] Zhao JF, Nakano H, Sharma S. Suppression of RAS and MOS transformation by radicicol. Oncogene, 1995, 11: 161-173.

[103] Schulte TW, Akinaga S, Soga S, Sullivan W, Stensgard B, Toft D, et al. Antibiotic radicicol binds to the N-terminal domain of Hsp90 and shares important biologic activities with geldanamycin. Cell Stress Chaperones, 1998, 3: 100-108.

[104] Soga S, Neckers LM, Schulte TW, Shiotsu Y, Akasaka K, Narumi H, et al. KF25706, a novel oxime derivative of radicicol, exhibits in vivo antitumor activity via selective depletion of Hsp90 binding signaling molecules. Cancer, Res 1999, 59: 2931-2938.

[105] Agatsuma T, Ogawa H, Akasaka K, Asai A, Yamashita Y, Mizukami T, et al. Halohydrin and oxime derivatives of radicicol: synthesis and antitumor activities. Bioorg Med Chem, 2002, 10: 3445-3454.

[106] Janin YL. Heat shock protein 90 inhibitors. A text book example of medicinal chemistry? J Med Chem, 2005, 48: 7503-7512.

[107] Hellwig V, Mayer-Bartschmid A, Muller H, Greif G, Kleymann G, Zitzmann W, et al. Pochonins A-F, new antiviral and antiparasitic resorcylic acid lactones from *Pochonia chlamydosporia* var. catenulata. J Nat Prod, 2003, 66: 829-837.

[108] Proisy N, Sharp SY, Boxall K, Connelly S, Roe SM, Prodromou C, et al. Inhibition of Hsp90 with synthetic macrolactones: synthesis and structural and biological evaluation of ring and conformational analogs of radicicol. Chem Biol, 2006, 13: 1203-1215.

[109] Day JE, Sharp SY, Rowlands MG, Aherne W, Hayes A, Raynaud FI, et al. Targeting the Hsp90 molecular chaperone with novel macrolactams. Synthesis, structural, binding, and cellular studies. ACS Chem Biol, 2011, 6: 1339-1347.

[110] Cheung KM, Matthews TP, James K, Rowlands MG, Boxall KJ, Sharp SY, et al. The identification, synthesis, protein crystal structure and in vitro biochemical evaluation of a new 3,4-diarylpyrazole class of Hsp90 inhibitors. Bioorg Med Chem Lett, 2005, 15: 3338-3343.

[111] Sharp SY, Boxall K, Rowlands M, Prodromou C, Roe SM, Maloney A, et al. In vitro biological characterization of a novel, synthetic diaryl pyrazole resorcinol class of heat shock protein 90 inhibitors. Cancer Res, 2007, 67: 2206-2216.

[112] Sharp SY, Prodromou C, Boxall K, Powers MV, Holmes JL, Box G, et al. Inhibition of the heat shock protein 90 molecular chaperone in vitro and in vivo by novel, synthetic, potent resorcinylic pyrazole/isoxazole amide analogues. Mol Cancer Ther, 2007, 6: 1198-1211.

[113] Eccles SA, Massey A, Raynaud FI, Sharp SY, Box G, Valenti M, et al. NVP-AUY922: a novel heat shock protein 90 inhibitor active against xenograft tumor growth, angiogenesis, and metastasis. Cancer Res, 2008, 68: 2850-2860.

[114] Brough PA, Aherne W, Barril X, Borgognoni J, Boxall K, Cansfield JE, et al. 4,5-Diarylisoxazole Hsp90 chaperone inhibitors: potential therapeutic agents for the treatment of cancer. J Med Chem, 2008, 51: 196-218.

[115] Sessa C, Shapiro GI, Bhalla KN, Britten C, Jacks KS, Mita M, et al. First-in-human phase I dose-escalation study of the HSP90 inhibitor AUY922 in patients with advanced solid tumors. Clin Can Res, 2013. [Epub ahead of print].

[116] Wainberg ZA, Anghel A, Rogers AM, Desai AJ, Kalous O, Conklin D, et al. Inhibition of HSP90 with AUY922 induces synergy in HER2-amplified trastuzumab-resistant breast and gastric cancer. Mol Cancer Ther 2013, 12: 509-519.

[117] Jensen MR, Schoepfer J, Radimerski T, Massey A, Guy CT, Brueggen J, et al. NVP-AUY922: a small molecule HSP90 inhibitor with potent antitumor activity in preclinical breast cancer models. Breast Cancer Res, 2008, 10: R33.

[118] Kong A, Rea D, Ahmed S, Beck JT, López López R, Biganzoli L, et al. Phase Ⅰb/Ⅱ study of the HSP90 inhibitor AUY922, in combination with trastuzumab, in patients with HER2+ advanced breast cancer. ASCO, 2012, Abstract No: 530.

[119] Garon EB, Moran T, Barlesi F, Gandhi L, Sequist LV, Kim S-W, et al. Phase Ⅱ study of the HSP90 inhibitor AUY922 in patients with previously treated, advanced non-small cell lung cancer (NSCLC). ASCO, 2012, Abstract No: 7543.

[120] Ying W, Du Z, Sun L, Foley KP, Proia DA, Blackman RK, et al. Ganetespib, a unique triazolone-containing Hsp90 inhibitor, exhibits potent antitumor activity and a superior safety profile for cancer therapy. Mol Cancer Ther, 2012, 11: 475-484.

[121] Shimamura T, Perera SA, Foley KP, Sang J, Rodig SJ, Inoue T, et al. Ganetespib (STA-9090), a nongeldanamycin HSP90 inhibitor, has potent antitumor activity in in vitro and in vivo models of non-small cell lung cancer. Clin Cancer Res, 2012, 18: 4973-4985.

[122] Acquaviva J, Smith DL, Sang J, Friedland JC, He S, Sequeira M, et al. Targeting KRAS-mutant non-small cell lung cancer with the Hsp90 inhibitor ganetespib. Mol Cancer Ther, 2012, 11: 2633-2643.

[123] Goldman JW, Raju RN, Gordon GA, El-Hariry I, Teofilivici F, Vukovic VM, et al. A first in human, safety, pharmacokinetics, and clinical activity phase I study of once weekly administration of the Hsp90 inhibitor ganetespib (STA-9090) in patients with solid malignancies. BMC Cancer, 2013, 13: 152.

[124] Choi HK, Lee K. Recent updates on the development of ganetespib as a Hsp90 inhibitor. Arch Pharm Res, 2012, 35: 1855-1859.

[125] Sang J, Acquaviva J, Friedland JC, Smith DL, Sequeira M, Zhang C, et al. Targeted inhibition of the molecular chaperone Hsp90 overcomes ALK inhibitor resistance in non-small cell lung cancer. Cancer Discov, 2013, 3: 430-443.

[126] Socinski MA, Goldman J, El-Hariry I, Koczywas M, Vukovic V, Horn L, et al. A multicenter phase Ⅱ study of ganetespib monotherapy in patients with genotypically-defined advanced non-small cell lung cancer. Clin Cancer Res, 2013.

[127] Ramalingam SS, Zaric B, Goss GD, Manegold C Sr, Rosell R, Vukovic V, et al. Preliminary results from a randomized 2b/3 study of ganetespib and docetaxel combination versus docetaxel in advanced NSCLC (the GALAXY Trial, NCT01348126). ESMO, 2012, Abstract #1248P_PR.

[128] Woodhead AJ, Angove H, Carr MG, Chessari G, Congreve M, Coyle JE, et al. Discovery of (2,4-dihydroxy-5-isopropylphenyl)-[5-(4-methylpiperazin-1-ylmethyl)-1,3-dihydroisoindol-2-yl]methanone (AT13387), a novel inhibitor of the molecular chaperone Hsp90 by fragment based drug design. J Med Chem, 2010, 53: 5956-5969.

[129] Graham B, Curry J, Smyth T, Fazal L, Feltell R, Harada I, et al. The heat shock protein 90 inhibitor, AT13387, displays a long duration of action in vitro and in vivo in non-small cell lung cancer. Cancer Sci, 2012, 103: 522-527.

[130] Smyth T, Van Looy T, Curry JE, Rodriguez-Lopez AM, Wozniak A, Zhu M, et al. The HSP90 inhibitor, AT13387, is effective against imatinib-sensitive and -resistant gastrointestinal stromal tumor models. Mol Cancer Ther, 2012, 11: 1799-1808.

[131] Nakashima T, Ishii T, Tagaya H, Seike T, Nakagawa H, Kanda Y, et al. New molecular and biological mechanism of antitumor activities of KW-2478, a novel nonansamycin heat shock protein 90 inhibitor, in multiple myeloma cells. Clin Cancer Res, 2010, 16: 2792-2802.

[132] Sharp SY, Roe SM, Kazlauskas E, Cikotiene I, Workman P, Matulis D, et al. Co-crystallization and in vitro biological characterization of 5-aryl-4-(5-substituted-2-4-dihydroxyphenyl)-1,2,3-thiadiazole hsp90 inhibitors. PLoS One, 2012, 7: e44642.

[133] Prodromou C, Nuttall JM, Millson SH, Roe SM, Sim TS, Tan D, et al. Structural basis of the radicicol resistance

displayed by a fungal hsp90. ACS Chem Biol, 2009, 4: 289-297.

[134] Piper PW, Millson SH. Spotlight on the microbes that produce heat shock protein 90-targeting antibiotics. Open Biol, 2012, 2: 120138.

[135] Chiosis G. Discovery and development of purine-scaffold Hsp90 inhibitors. Curr Top Med Chem, 2006, 6: 1183-1191.

[136] Chiosis G, Timaul MN, Lucas B, Munster PN, Zheng FF, Sepp-Lorenzino L, et al. A small molecule designed to bind to the adenine nucleotide pocket of Hsp90 causes Her2 degradation and the growth arrest and differentiation of breast cancer cells. Chem Biol, 2001, 8: 289-299.

[137] Wright L, Barril X, Dymock B, Sheridan L, Surgenor A, Beswick M, et al. Structure-activity relationships in purine-based inhibitor binding to HSP90 isoforms. Chem Biol, 2004, 11: 775-785.

[138] Biamonte MA, Shi J, Hong K, Hurst DC, Zhang L, Fan J, et al. Orally active purine-based inhibitors of the heat shock protein 90. J Med Chem, 2006, 49: 817-828.

[139] He H, Zatorska D, Kim J, Aguirre J, Llauger L, She Y, et al. Identification of potent water soluble purinescaffold inhibitors of the heat shock protein 90. J Med Chem, 2006, 49: 381-390.

[140] Zhang L, Fan J, Vu K, Hong K, Le Brazidec JY, Shi J, et al. 7'-substituted benzothiazolothio- and pyridino-thiazolothio-purines as potent heat shock protein 90 inhibitors. J Med Chem, 2006, 49: 5352-5362.

[141] Rodina A, Vilenchik M, Moulick K, Aguirre J, Kim J, Chiang A, et al. Selective compounds define Hsp90 as a major inhibitor of apoptosis in small-cell lung cancer. Nat Chem Biol, 2007, 3: 498-507.

[142] Dickson MA, Okuno SH, Keohan ML, Maki RG, D'Adamo DR, Akhurst TJ, et al. Phase Ⅱ study of the HSP90-inhibitor BIIB021 in gastrointestinal stromal tumors. Ann Oncol, 2013, 24: 252-257.

[143] Shi J, Van de Water R, Hong K, Lamer RB, Weichert KW, Sandoval CM, et al. EC144 is a potent inhibitor of the heat shock protein 90. J Med Chem 2012, 55: 7786-7795.

[144] Bao R, Lai CJ, Qu H, Wang D, Yin L, Zifcak B, et al. CUDC-305, a novel synthetic HSP90 inhibitor with unique pharmacologic properties for cancer therapy. Clin Cancer Res, 2009, 15: 4046-4057.

[145] Kim SH, Bajji A, Tangallapally R, Markovitz B, Trovato R, Shenderovich M, et al. Discovery of (2S)-1-[4-(2-{6-amino-8-[(6-bromo-1,3-benzodioxol-5-yl)sulfanyl]-9H-purin-9-yl}ethyl)piperidin-1-yl]-2-hydroxypropan-1-one (MPC-3100), a purine-based Hsp90 inhibitor. J Med Chem, 2012, 55: 7480-7501.

[146] Brough PA, Barril X, Borgognoni J, Chene P, Davies NG, Davis B, et al. Combining hit identification strategies: fragment-based and in silico approaches to orally active 2-aminothieno[2,3-d]pyrimidine inhibitors of the Hsp90 molecular chaperone. J Med Chem, 2009, 52: 4794-4809.

[147] Fadden P, Huang KH, Veal JM, Steed PM, Barabasz AF, Foley B, et al. Application of chemoproteomics to drug discovery: identification of a clinical candidate targeting hsp90. Chem Biol, 2010, 17: 686-694.

[148] Chandarlapaty S, Sawai A, Ye Q, Scott A, Silinski M, Huang K, et al. SNX2112, a synthetic heat shock protein 90 inhibitor, has potent antitumor activity against HER kinase-dependent cancers. Clin Cancer Res, 2008, 14: 240-248.

[149] Rajan A, Kelly RJ, Trepel JB, Kim YS, Alarcon SV, Kummar S, et al. A phase I study of PF-04929113 (SNX-5422), an orally bioavailable heat shock protein 90 inhibitor, in patients with refractory solid tumor malignancies and lymphomas. Clin Cancer Res, 2011, 17: 6831-6839.

[150] Zapf CW, Bloom JD, McBean JL, Dushin RG, Nittoli T, Ingalls C, et al. Design and SAR of macrocyclic Hsp90 inhibitors with increased metabolic stability and potent cell-proliferation activity. Bioorg Med Chem Lett, 2011, 21: 2278-2282.

[151] Zapf CW, Bloom JD, McBean JL, Dushin RG, Nittoli T, Otteng M, et al. Macrocyclic lactams as potent Hsp90 inhibitors with excellent tumor exposure and extended biomarker activity. Bioorg Med Chem Lett, 2011, 21: 3411-3416.

[152] Zapf CW, Bloom JD, McBean JL, Dushin RG, Golas JM, Liu H, et al. Discovery of a macrocyclic o-amino-benzamide Hsp90 inhibitor with heterocyclic tether that shows extended biomarker activity and in vivo efficacy in a mouse xenograft model. Bioorg Med Chem Lett, 2011, 21: 3627-3631.

[153] Zapf CW, Bloom JD, Li Z, Dushin RG, Nittoli T, Otteng M, et al. Discovery of a stable macrocyclic o-amino-benzamide Hsp90 inhibitor which significantly decreases tumor volume in a mouse xenograft model. Bioorg Med Chem Lett, 2011, 21: 4602-4607.

[154] Suda A, Koyano H, Hayase T, Hada K, Kawasaki K, Komiyama S, et al. Design and synthesis of novel macrocyclic 2-amino-6-arylpyrimidine Hsp90 inhibitors. Bioorg Med Chem Lett, 2012, 22: 1136-1141.

[155] Bussenius J, Blazey CM, Aay N, Anand NK, Arcalas A, Baik T, et al. Discovery of XL888: a novel tropanederived small molecule inhibitor of HSP90. Bioorg Med Chem Lett, 2012, 22: 5396-5404.

[156] Paraiso KH, Haarberg HE, Wood E, Rebecca VW, Chen YA, Xiang Y, et al. The HSP90 inhibitor XL888 overcomes BRAF inhibitor resistance mediated through diverse mechanisms. Clin Cancer Res, 2012, 18: 2502-2514.

[157] Menezes DL, Taverna P, Jensen MR, Abrams T, Stuart D, Yu GK, et al. The novel oral Hsp90 inhibitor NVPHSP990 exhibits potent and broad-spectrum antitumor activities in vitro and in vivo. Mol Cancer Ther, 2012, 11: 730-739.

[158] Khong T, Spencer A. Targeting HSP90 induces apoptosis and inhibits critical survival and proliferation pathways in multiple myeloma. Mol Cancer Ther, 2011, 10: 1909-1917.

[159] Buchstaller HP, Eggenweiler HM, Sirrenberg C, Gradler U, Musil D, Hoppe E, et al. Fragment-based discovery of hydroxy-indazole-carboxamides as novel small molecule inhibitors of Hsp90. Bioorg Med Chem Lett, 2012, 22: 4396-4403.

[160] Zehnder L, Bennett M, Meng J, Huang B, Ninkovic S, Wang F, et al. Optimization of potent, selective, and orally bioavailable pyrrolodinopyrimidine-containing inhibitors of heat shock protein 90. Identification of development candidate 2-amino-4-{4-chloro-2-[2-(4-fluoro-1H-pyrazol-1-yl)ethoxy]-6-methylphenyl}-N-(2,2-difluoropropyl)-5,7-dihydro-6H-pyrrolo[3,4-d]pyrimidine-6-carboxamide. J Med Chem, 2011, 54: 3368-3385.

[161] Vallee F, Carrez C, Pilorge F, Dupuy A, Parent A, Bertin L, et al. Tricyclic series of heat shock protein 90 (Hsp90) inhibitors part I: discovery of tricyclic imidazo[4,5-c]pyridines as potent inhibitors of the Hsp90 molecular chaperone. J Med Chem, 2011, 54: 7206-7219.

[162] Davies NG, Browne H, Davis B, Drysdale MJ, Foloppe N, Geoffrey S, et al. Targeting conserved water molecules: design of 4-aryl-5-cyanopyrrolo[2,3-d]pyrimidine Hsp90 inhibitors using fragment-based screening and structure-based optimization. Bioorg Med Chem, 2012, 20: 6770-6789.

[163] Yun BG, Huang W, Leach N, Hartson SD, Matts RL. Novobiocin induces a distinct conformation of Hsp90 and alters Hsp90-cochaperone-client interactions. Biochemistry, 2004, 43: 8217-8229.

[164] Donnelly A, Blagg BS. Novobiocin and additional inhibitors of the Hsp90 C-terminal nucleotide-binding pocket. Curr Med Chem, 2008, 15: 2702-2717.

[165] Allan RK, Mok D, Ward BK, Ratajczak T. Modulation of chaperone function and cochaperone interaction by novobiocin in the C-terminal domain of Hsp90: evidence that coumarin antibiotics disrupt Hsp90 dimerization. J Biol Chem, 2006, 281: 7161-7171.

[166] Marcu MG, Neckers LM. The C-terminal half of heat shock protein 90 represents a second site for pharmacologic intervention in chaperone function. Curr Cancer Drug Targets, 2003, 3: 343-347.

[167] Shelton SN, Shawgo ME, Matthews SB, Lu Y, Donnelly AC, Szabla K, et al. KU135, a novel novobiocin-derived C-terminal inhibitor of the 90-kDa heat shock protein, exerts potent antiproliferative effects in human leukemic cells. Mol Pharmacol, 2009, 76: 1314-1322.

[168] Samadi AK, Zhang X, Mukerji R, Donnelly AC, Blagg BS, Cohen MS. A novel C-terminal HSP90 inhibitor KU135 induces apoptosis and cell cycle arrest in melanoma cells. Cancer Lett, 2011, 312: 158-167.

[169] Matts RL, Dixit A, Peterson LB, Sun L, Voruganti S, Kalyanaraman P, et al. Elucidation of the Hsp90 C-terminal inhibitor binding site. ACS Chem Biol, 2011, 6: 800-807.

[170] Zhao H, Donnelly AC, Kusuma BR, Brandt GE, Brown D, Rajewski RA, et al. Engineering an antibiotic to fight cancer: optimization of the novobiocin scaffold to produce anti-proliferative agents. J Med Chem, 2011, 54: 3839-3853.

[171] Kusuma BR, Zhang L, Sundstrom T, Peterson LB, Dobrowsky RT, Blagg BS. Synthesis and evaluation of novologuesas C-terminal Hsp90 inhibitors with cytoprotective activity against sensory neuron glucotoxicity. J Med Chem, 2012, 55: 5797-5812.

[172] Powers MV, Jones K, Barillari C, Westwood I, van Montfort RL, Workman P. Targeting HSP70: the second potentially druggable heat shock protein and molecular chaperone? Cell Cycle, 2010, 9: 1542-1550.

[173] Kunicki JB, Petersen MN, Alexander LD, Ardi VC, McConnell JR, McAlpine SR. Synthesis and evaluation of biotinylated sansalvamide A analogs and their modulation of Hsp90. Bioorg Med Chem Lett, 2011, 21: 4716-4719.

[174] Vasko RC, Rodriguez RA, Cunningham CN, Ardi VC, Agard DA, McAlpine SR. Mechanistic studies of Sansalvamide A-amide: an allosteric modulator of Hsp90. ACS Med Chem Lett 2010, 1: 4-8.

[175] Davenport J, Manjarrez JR, Peterson L, Krumm B, Blagg BS, Matts RL. Gambogic acid, a natural product inhibitor of Hsp90. J Nat Prod, 2011, 74: 1085-1092.

[176] Powers MV, Workman P. Inhibitors of the heat shock response: biology and pharmacology. FEBS Lett, 2007, 581: 3758-3769.

[177] Bagatell R, Paine-Murrieta GD, Taylor CW, Pulcini EJ, Akinaga S, Benjamin IJ, et al. Induction of a heat shock factor 1-dependent stress response alters the cytotoxic activity of hsp90-binding agents. Clin Cancer Res, 2000, 6: 3312-3318.

[178] Powers MV, Clarke PA, Workman P. Dual targeting of HSC70 and HSP72 inhibits HSP90 function and induces tumor-specific apoptosis. Cancer Cell, 2008, 14: 250-262.

[179] Evans CG, Chang L, Gestwicki JE. Heat shock protein 70 (hsp70) as an emerging drug target. J Med Chem, 2010, 53: 4585-4602.

[180] Hadchity E, Aloy MT, Paulin C, Armandy E, Watkin E, Rousson R, et al. Heat shock protein 27 as a new therapeutic target for radiation sensitization of head and neck squamous cell carcinoma. Mol Ther, 2009, 17: 1387-1394.

[181] Davenport EL, Zeisig A, Aronson LI, Moore HE, Hockley S, Gonzalez D, et al. Targeting heat shock protein 72 enhances Hsp90 inhibitor-induced apoptosis in myeloma. Leukemia, 2010, 24: 1804-1807.

[182] McDowell CL, Bryan Sutton R, Obermann WM. Expression of Hsp90 chaperone [corrected] proteins in human tumor tissue. Int J Biol Macromol, 2009, 45: 310-314.

[183] Smith JR, Clarke PA, de Billy E, Workman P. Silencing the cochaperone CDC37 destabilizes kinase clients and sensitizes cancer cells to HSP90 inhibitors. Oncogene, 2009, 28: 157-169.

[184] Holmes JL, Sharp SY, Hobbs S, Workman P. Silencing of HSP90 cochaperone AHA1 expression decreases client protein activation and increases cellular sensitivity to the HSP90 inhibitor 17-allylamino-17-demethoxygeldana-mycin. Cancer Res, 2008, 68: 1188-1197.

[185] Forafonov F, Toogun OA, Grad I, Suslova E, Freeman BC, Picard D. p23/Sba1p protects against Hsp90 inhibitors independently of its intrinsic chaperone activity. Mol Cell Biol, 2008, 28: 3446-3456.

[186] Vaughan CK, Gohlke U, Sobott F, Good VM, Ali MM, Prodromou C, et al. Structure of an Hsp90-Cdc37-Cdk4 complex. Mol Cell, 2006, 23: 697-707.

[187] Plescia J, Salz W, Xia F, Pennati M, Zaffaroni N, Daidone MG, et al. Rational design of shepherdin, a novel anticancer agent. Cancer Cell, 2005, 7: 457-468.

[188] Mollapour M, Tsutsumi S, Donnelly AC, Beebe K, Tokita MJ, Lee MJ, et al. Swe1Wee1-dependent tyrosine phosphorylation of Hsp90 regulates distinct facets of chaperone function. Mol Cell, 2010, 37: 333-343.

[189] Mollapour M, Neckers L. Post-translational modifications of Hsp90 and their contributions to chaperone regulation. Biochim Biophys Acta, 2012, 1823: 648-655.

[190] Bali P, Pranpat M, Bradner J, Balasis M, Fiskus W, Guo F, et al. Inhibition of histone deacetylase 6 acetylates and disrupts the chaperone function of heat shock protein 90: a novel basis for antileukemia activity of histone deacetylase inhibitors. J Biol Chem, 2005, 280: 26729-26734.

[191] de Bono JS, Kristeleit R, Tolcher A, Fong P, Pacey S, Karavasilis V, et al. Phase I pharmacokinetic and pharmacodynamics study of LAQ824, a hydroxamate histone deacetylase inhibitor with a heat shock protein-90

inhibitory profile, in patients with advanced solid tumors. Clin Cancer Res, 2008, 14: 6663-6673.

[192] Torres EM, Dephoure N, Panneerselvam A, Tucker CM, Whittaker CA, Gygi SP, et al. Identification of aneuploidy-tolerating mutations. Cell, 2010, 143: 71-83.

[193] Tang YC, Williams BR, Siegel JJ, Amon A. Identification of aneuploidy-selective antiproliferation compounds. Cell, 2011, 144: 499-512.

[194] Duerfeldt AS, Peterson LB, Maynard JC, Ng CL, Eletto D, Ostrovsky O, et al. Development of a Grp94 inhibitor. J Am Chem Soc, 2012, 134: 9796-9804.

[195] Patel MN, Halling-Brown MD, Tym JE, Workman P, Al-Lazikani B. Objective assessment of cancer genes for drug discovery. Nat Rev Drug Discov, 2013, 12: 35-50.

[196] Dai C, Whitesell L, Rogers AB, Lindquist S. Heat shock factor 1 is a powerful multifaceted modifier of carcinogenesis. Cell, 2007, 130: 1005-1018.

[197] Moulick K, Ahn JH, Zong H, Rodina A, Cerchietti L, Dagama G, et al. Affinity-based proteomics reveal cancerspecific networks coordinated by Hsp90. Nat Chem Biol, 2011, 7: 818-826.

[198] Darby JF, Workman P. Chemical biology: many faces of a cancer-supporting protein. Nature, 2011, 478: 334-335.

[199] Polier S, Samant RS, Clarke PA, Workman P, Prodromou C, Pearl LH. ATP-competitive inhibitors block protein kinase recruitment to the Hsp90-Cdc37 system. Nat Chem Biol, 2013, 9: 307-312.

（赵亚雪译）

第10章
肿瘤血管生成抑制剂

Adrian L. Harris，Daniele Generali

10.1 简介：肿瘤血管生成的过程

实体瘤能否维持 2～3 mm 以上的增长能力，主要取决于其通过血管生成来获得营养和氧气以及处理代谢废物和二氧化碳的能力[1,2]。血管生成被认为是癌症增殖与转移的基本特征之一，此过程包括肿瘤区域内的肿瘤细胞耗尽营养和氧气之后释放促进血管生成的信号，从而驱动血管生成转化为肿瘤血管网的扩大[3]。

经典的血管生成机制主要包括两种不同的类型。一种是芽生机制，即从已存在的微血管床上芽生出新的血管；另一种是分裂或非芽生血管生成机制，即现有的血管腔（套叠式）分裂。不像生理上的血管生成，肿瘤血管生成包括恢复活性的内皮细胞[4]。这些细胞的增殖和生长不受控制，并且有不同的生理脉管系统表型。从形态学上讲，肿瘤脉管系统的特点是包含形状不规则的血管，而这些血管是扩张、扭曲并混乱的[5,6]。

最近发现了肿瘤血管生成的其他机制。这些机制包括内皮祖细胞（recruitment of endothelial progenitor cells，EPCs）的募集、血管选定、血管生成拟态和淋巴管形成。EPCs 是血液中的循环细胞，它能形成新的血管。肿瘤生长过程中产生的一些生长因子、趋化因子和细胞因子等因素可以促进 EPCs 的动员和募集[7]。血管选定是指发生在大脑和肺的肿瘤细胞可以利用现有的血管而不需要引发血管生成[8]。血管生成拟态是指肿瘤细胞尤其是侵略性肿瘤细胞的可塑性，在此过程中，肿瘤细胞去分化为内皮细胞表型从而形成管状结构[8]。这种机制为肿瘤血管化提供了一条可替代路径，此肿瘤血管化可独立于传统的血管生成过程。然而，目前大多数的抗血管化治疗主要针对血管生成的发芽生物学。血管生成可能也经历血管拟态过程，但这一观点存在争议，在血管拟态过程中，肿瘤细胞形成类似于内皮细胞管状结构的血管管道[9,10]。癌症细胞和正常细胞有一些共有的功能，如相似标记物的表达、未分化态的指示和相似信号通路的利用，这些信号通路可以调节干细胞和癌症细胞的自我更新。以往认为，可塑性（分化成多种细胞类型的能力）更倾向于指正常干细胞的分化，而肿瘤的恶化程度与它们的分化程度成反比。最近，越来越多的证据表明，癌症干细胞也具有相当大的可塑性。在一些恶性肿瘤如肾癌、乳房癌和胶质母细胞瘤中显现了肿瘤细胞分化成各种内皮细胞（endothelial cells，ECs）的能力和所谓的血管拟态（由肿瘤细胞形成的液体传导管道）[9,11,12]。

血管生成是一个极其复杂的过程，包含多个相互依存的步骤。简单地讲，血管生成的初始步骤是指在血管内皮生长因子（vascular endothelial growth factor，VEGF）的刺激下形成血管内腔表面的内皮细胞，这些内皮细胞的形成先导致了包括基质金属蛋白酶（matrix metalloproteinases，MMPs）在内的一些蛋白酶的释放，随后导致细胞外基质（extracellular matrix，ECM）的降解。血管生成的第二个阶段（发芽阶段）是由内皮顶端细胞带头的，这些内皮细胞参与了组织的形成，并沿着趋化梯度向血管生成刺激源迁移[13]。血管形成的确切位置不受控制，且增长的芽生血管不运输血流。因此，只有当血管对血流动力学和氧分的反馈作用不存在时，血管生成的第二阶段才会发生。一旦血管之间形成联系则导致专有血流通道的形成，从而使修剪过程成为可能[14]，在此过程中，专有血流通道对血流动力学和代谢因子做出反应，除去多余的通道片段，例如那些具有低血流量和高氧张力的片段，并扩大那些能有效供给的组织（具有较高的血流量和较低的末端氧气水平）。对于分裂类型的血管生成（套叠式）[15]，持续的血液流动使得新生的血管能够更快地适应组织需求。在任何一种情况下，血管生成和修剪过程都需要使毛细血管分布在组织的所有区域，这必然导致长期和短期的动静脉通路的血管网的形成[16]。

然而肿瘤血管的结构组织不良[17]，它们通常是不规则的、有漏洞的、出血的和曲折的，血流是混乱的和不含氧的[18]。基于这些特点，可以选择性地靶向针对肿瘤血管。早在 20 世纪 70 年代通过关闭肿瘤的血液供应对其进行攻击的概念就被首次提出[19]，且随后的许多对临床前模型的研究已经表明，靶向针对肿瘤血管生成会影响肿瘤的生长。

目前临床实践中的以及其他处在临床开发阶段的许多药物，都以干扰促进血管生成的信号为目的，其已成为目前对肿瘤生物学研究最有希望的途径之一。基于肿瘤血管生成过程的复杂性，最佳的治疗策略将针对血管生成过程中具有广泛适用性、低潜在毒性的步骤，且能够与经典的细胞毒性治疗和放射治疗相结合，从而产生协同效应。

10.2 "血管网络"信号的复杂性

10.2.1 血管生成因子

肿瘤血管生成过程涉及了一些信号通路，它们参与肿瘤细胞内生长因子和抑制因子的不平衡表达（表 10.1）[20]。生长因子和抑制因子在血管生成过程的多个步骤中相互作用，直接或间接地干扰不同类型细胞的功能。肿瘤诱导肿瘤血管生成的能力被定义为"血管生成开关"，它可以发生在肿瘤进展的不同阶段，这取决于肿瘤的类型与环境[21]。遗传因素或局部环境的变化会导致内皮细胞的激活，从而使肿瘤获得血管生成表型。

表 10.1 促血管生成因子和血管生成抑制因子

促血管生成因子	血管生成抑制因子
生长因子和生长因子受体	生长因子和生长因子受体
血管生成素	血管抑素
促血管素	血管抑素 2
表皮生长因子	内皮抑素
（酸性和碱性）成纤维细胞生长因子（FGF）及其受体	血管生成抑制素
粒细胞集落刺激因子	趋化因子和趋化因子受体
肝细胞生长因子	
胰岛素样生长因子（IGF）及其受体	
血小板源性生长因子	
肿瘤坏死因子α	
血管内皮生长因子 VEGF-A,B,C,D	
分散系数	
神经纤毛蛋白	
基因	基因
c-MYC	p53
K/H-Ras	Rb
c-JUN	
HER-2	
EGFR	
HIF	
NfKb	
Fox	
细胞因子	细胞因子
EMAP-Ⅱ(内皮单核细胞活性多肽)	干扰素α,β,γ
白细胞介素-1,4,6 和 8	白细胞介素 10 和 12
激蛋白（干扰素诱导蛋白 10）	
中期因子	
MIG（单核因子诱导干扰素γ）	
转化生长因子α和β	
肿瘤坏死因子α	
肽片段	肽片段
内皮素	血小板因子 4 的片段
催乳激素衍生物	
增殖相关蛋白	

促血管生成因子	血管生成抑制因子
内生调控者	内生调控者
αVβ整合素	促血管生成素-2
血管生成素	血管生成素
血管抑素Ⅱ	血管抑素Ⅱ
内皮素	小窝蛋白Ⅰ和Ⅱ
促红细胞生成素	内皮抑素
一氧化氮合酶	异黄酮
血小板活化因子	催乳素
前列腺素 E2	血小板反应蛋白 1 和 2
血小板生成素	肌钙蛋白
肾上腺髓质素	维甲酸
铜	抑制蛋白
Eph 和 Ephrins	血管抑制蛋白
促红细胞生成素	1,25-二羟基维生素 D_3
Notch 和 Dll	骨桥蛋白的裂解产物
信号素、丛状蛋白、环形蛋白	
2-甲氧雌二醇	
细胞信号	PIEN
mTOR	
PI3K 和 AKT	
Ras, MAPK 和 ERK	
PKC	
细胞黏附分子	
钙黏蛋白（VE-钙黏蛋白和 N-钙黏蛋白）	
免疫球蛋白（Ig）超家族（JAM-C，ICAM-1，VCAM-1 和 PECAM-1）	
整合素（αVβ3 和 αVβ51）	
选择素（E-选择素）	
蛋白酶	蛋白酶
组织蛋白酶	纤溶酶原激活物抑制剂 1 和 2
尿激酶型纤溶酶原激活物（uPA）和 uPA 受体	
PEX	
明胶酶 A 和 B	
METH-1 和 2	
溶基质素	

肿瘤细胞激活内皮细胞的其中一种方式如下。首先是促血管生成因子的分泌，然后促血管因子与位于血管内的休眠细胞附近的受体结合。在 ECs 的刺激下，血管的舒张能力和通透性增加，内皮细胞从细胞外基质中脱离并逐渐生长。在内皮细胞生长的最后阶段，血管成熟，分泌产生一个新的基底膜，然后基底膜进行分化，在内皮细胞之间建立连接。生长因子还可以作用于距离更远的细胞，使骨髓来源内皮前体细胞和循环内皮细胞迁移到肿瘤血管[22]。最后，周细胞包围在新形成的血管上。周细胞胞浆凸起、骨架独特且包围着内皮细胞，基于周细胞的这些特点，它通常被认为是收缩细胞，参与了微循环血流量的调节[23]。虽然肿瘤周细胞的数目较少、分布稀疏，但相比于正常细胞它们在调节血管成熟、稳定、静止和功能方面起着至关重要的作用[24]。相对于静止的周细胞来说，激活的周细胞可以改变它们的表达，导致以下表型的出现：高度增殖，并能向分化成其他类型的周细胞、基质形成细胞或脂肪细胞[25]。

由于原癌基因和抑癌基因的结构改变或降低的氧适应性，负责"血管生成开关"促血管生成生长因子会过度表达。肿瘤会表达许多血管生成因子，且随着肿瘤细胞的增殖，氧耗尽，肿瘤内出现了缺氧的微环境。在有氧存在时，缺氧诱导因子（Hypoxia-inducible factor，HIF）会发生降解；但在缺氧条件下，HIF 会被激活从而导致靶基因的转录[26]。缺氧条件对 HIF 的影响最强，但有其他几个因素有助于提高 HIF-1α 的表达和活性（包括生长因子如表皮生长因子[27]、胰岛素样生长因子 1 [27]），从而诱导细胞信号的激活。原癌基因也能诱导生长因子的激活，从而刺激 HIF-1 的表达和活化（例如，HER2 或突变的 RAS）；PI3K 和 MAPK 信号通路可以通过提高 HIF 活性使 VEGF 的表达增加，从而促进肿瘤的血管生成[27-29]。

10.2.2　血管内皮生长因子

血管内皮生长因子（Vascular Endothelial Growth Factor, VEGF）及其受体酪氨酸激酶（血管内皮生长因子受体，vascular endothelial growth factor receptors, VEGFRs）在血管生成过程中起着关键的作用[30,31]。VEGF 实际上是至少有七名成员的家族，但这个词通常指 VEGF-A 亚型，其是研究最多的家族成员，也是肿瘤血管生成的主要因子。VEGF-A 是一种促血管生成因子，在细胞迁移、增殖、存活方面起着重要的作用。VEGF-A 有四个主要且已知的剪接异构体（VEGF$_{121}$、VEGF$_{165}$、VEGF$_{189}$、VEGF$_{206}$），其中，VEGF$_{165}$ 是 VEGF-A 的最主要形式[31]。VEGF-A 也有其他罕见的及抑制性的变种存在；这些亚型，最常见的是 VEGF$_{165}$b，它占许多组织中的 VEGF 的很大一部分，其中包括正常结肠组织。VEGF$_{165}$b 与贝伐单抗的亲和力和 VEGF$_{165}$ 与贝伐单抗的亲和力一样，且当生长在小鼠上的人类结肠癌过度表达 VEGF$_{165}$b 时，小鼠会对贝伐单抗治疗产生耐药性[32]。对这些亚型的研究表明，低水平的 VEGF$_{165}$b 与 VEGF 总量的比例可成为贝伐单抗治疗转移性结直肠癌的一个预测指标，当具有较高的相对水平时可能并不利于转移性结直肠癌的治疗，这对临床治疗有一定的指导作用[32]。VEGF 和 VEGF 受体家族是血管内皮细胞生长和血管生成的基础[33]。因此，在临床试验中，大多数的血管生成抑制剂已经开始以 VEGF 和 VEGF 受体为靶点。

通常 VEGF-A$_{165}$过度表达于多种人类肿瘤，它的过度表达与肿瘤的发展、侵袭和转移，肿瘤微血管密度，以及肿瘤在病人体内较低的存活率和预后相关[34,35]。当肿瘤细胞分泌 VEGF 时，其可与细胞表面的受体结合，这些受体包括 VEGFR-1 和 VEGFR-2，它们位于血管内皮细胞和骨髓源的细胞。VEGFR-2 主要调节 VEGF-A 的促血管生成作用，而 VEGFR-1 的作用是复杂的，并没有被完全了解[31]。VEGFR-1 的可溶形式可充当诱饵受体，通过作用于 VEGFR-2 使信号转导途径激活从而防止 VEGF-A 作用。然而也有证据表明，VEGFR-1 在血管生成方面起着重要的作用[31]。第三个受体 VEGFR-3 参与淋巴管生成，却不与 VEGF-A 结合[31]。

10.2.3　血小板衍生生长因子

血小板衍生生长因子（platelet-derived growth factors, PDGFs）家族和其受体（platelet-derived growth factor receptors, PDGFRs）参与血管成熟和周细胞募集等过程[36]。PDGF 酪氨酸激酶受体有两种形式，即 PDGFR-α 和 PDGFR-β[37]。内皮细胞通过表达 PDGF，并以旁分泌的方式进行分泌，最终使表达 PDGFR 的细胞（特别是周细胞、平滑肌细胞）募集到正在形成的血管[38]。过表达的 PDGFR 一直与卵巢癌的不良预后有关[39]，这说明 PDGF 通路在人类癌症上可能起着一定的作用。

10.2.4　成纤维细胞生长因子

哺乳动物的成纤维细胞生长因子（Fibroblast Growth Factors，FGF）家族由 21 种不同的蛋白构成，根据它们的序列相似性可分为六个不同的组[37]。FGF 配体参与血管内皮细胞的增殖、迁移和分化[40]。成纤维细胞生长因子受体（FGFRs）往往在肿瘤中过表达，且在人类癌症中有 FGFR 基因的突变，因此，在血管内皮细胞水平和动物模型水平上，FGFR 的激活会导致血管生成[37]。已有研究表明，在不同类型的肿瘤上有不同的生长因子配体过表达[37]。特别是 FGF-2，已被证实具有强大的血管生成活性，也经常在肿瘤中过表达[41]。

10.2.5　表皮生长因子

表皮生长因子（Epidermal Growth Factors，EGF）家族包括 11 个成员，可结合四种表皮生长因子受体（epidermal growth factor receptors, EGFR）。除了 HER3，它所有的受体都包含一个胞内酪氨酸激酶结构域[42,43]。尽管 HER2 是一个有效蛋白，但它没有已知的高亲和力配体[42,43]。在异种移植模型中 EGFR 的激活与血管生成相关，除了细胞的转移，它还参与了细胞的增殖、存活、迁移、转化、黏附和分化[43]。EGF 家族在肿瘤中表达并作用于血管内皮细胞。而在癌细胞中，EGFR 信号通路的活化上调促血管生长因子（如 VEGF）的产生，它可以被看作是血管生成间接调节的增强子，使血管生成更直接的监管机构（如 VEGF 和 PDGF 系统），比 EGF–EGFR 系统对血管生成的作用更重要[42,43]。

10.2.6　肝细胞生长因子

肝细胞生长因子（hepatocyte growth factor，HGF）是一种可与肝素结合的糖蛋白，且可结合酪氨酸激酶受体 c-Met。HGF-Met 信号涉及细胞增殖、迁移和向不同类型细胞的分化（包括内皮细胞），参与了体内外的血管生成[44]。此外，HGF 蛋白水解片段（NK4）能阻断 HGF 和 VEGF-bFGF 的作用，表现出抗血管生成活性。在实验水平模型上 NK4 基因治疗能抑制肿瘤的侵袭、转移和血管生成[45]。这些结果表明，利用 NK4 靶向针对肿瘤的侵袭、转移和血管生成，可为癌症患者提供一种潜在的治疗方案。HGF 及其受体 c-Met 是缺氧条件诱导产生的，它们可能形成了耐药产生的主要机制（将在本章中进一步讨论）。在血管生成方面，HGF 及其受体 c-Met 是潜在的靶点[46]。HGF 促进血管生成调节剂的表达，其中包括血管内皮细胞上的 VEGF 及其受体[47]。研究发现，c-Met 受体和 VEGF 受体（VEGFR）两者的协同作用共同促进肿瘤的生存，且 c-Met 在肿瘤血管生成方面也有其他作用，它作为一个独立的促血管生成因子，能与血管内皮生长因子和其他血管生成蛋白相互作用，促进血管生成，使肿瘤细胞的存活信号提升。缺氧条件使缺氧诱导因子 1α（HIF-1α）表达，随后生长因子的表达与内皮细胞和肿瘤细胞内 Met 的表达增加，最终使内皮肿瘤细胞和周围正常的内皮细胞内 HGF 的表达增加。HGF-c-Met 信号可提升肿瘤细胞内的 VEGF 水平和内皮细胞内的 VEGFR-2 水平[48]。

在血管生成和肿瘤生长过程中 HGF-c-Met 信号被激活，因此下面探讨了几种抑制此信号通路的策略[49]。临床体外试验表明，抑制 VEGF 和 HGF-c-Met 信号对诱导内皮细胞凋亡和降低血管形成的影响更大；同样的体内试验表明，抑制 VEGF 和 HGF-c-Met 信号可使肿瘤内毛细血管的形成减少或肿瘤内微血管密度减少[27]。针对 HGF/c-Met 的抑制不仅可在治疗的初始阶段增强 VEGF 及其受体介导的血管生成抑制作用，还可对肿瘤内因抗血管生成治疗而造成的缺氧环境做出反应。以 VEGF 和 HGF-c-Met 信号为靶点的治疗有其各自的临床优点。目前，双 cMet-VEGF 受体阻滞剂的临床试验正处于测试阶段[50,51]。Cabozantinib 是一种强有力的 MET 和 VEGFR-2 的双抑制剂，其早期的临床经验表明了一种可喜的现象：其毒性与抗肿瘤活性剂量不相关。最值得注意的是，17 例用 cabozantinib 治疗的甲状腺髓样癌病人的结果显示：缓解率>50%，疾病控制率为 100%[51]。

10.2.7 血管生成素和 Tie 受体

血管生成素配体（Angiopoietins and Tie Receptors）和 Tie 受体酪氨酸激酶（receptor tyrosine kinases，RTK）在血管稳态方面起调节作用[52]。血管生成素（angiopoietin, Ang）家族的配体（Ang-1、2、3、4）可结合受体酪氨酸激酶 Tie-2 受体，但还没有发现可结合 Tie-1 受体的配体[54]。Ang-1 表现为激动剂，可激活 Tie-2 受体，而 Ang-2 则作为 Tie-2 受体拮抗剂[54]。当 VEGF-A 存在时，Ang-2 将促进血管生成；当没有 VEGF-A 存在时，Ang-2 会造成血管回归[54]。某些癌症患者体内 Ang-2 的过表达与血管生成的增加、恶性肿瘤以及肿瘤的恶性增长有关；而对于其他类型的肿瘤，Ang-2 的过表达则导致肿瘤的生长减缓、转移和血管回归[52-54]。血管生成素和 Tie 受体在肿瘤血管生成过程中发挥着重要的作用，但它的具体机制仍存在争议。对 Ang-Tie 系统成员的具体作用进一步研究，有助于实现以该系统为靶点的抗血管生成和抗肿瘤目的。

以血管紧张素为靶点的新药正处于临床开发阶段。AMG-386 是肽-Fc 融合蛋白，它同时以 Tie-1 和 Tie-2 受体为靶点[55]。在 AMG 386 的 I 期临床试验阶段，1 例晚期难治性卵巢癌患者的病情得到部分缓解（PR）和长期的 CA-125 反应[56]。临床 II 期随机试验通过以下方式进行评估，将 161 例患有复发性卵巢上皮癌、输卵管癌或原发性腹膜癌的女性患者按 1:1:1 的比例分配并分别服用 80 mg/m^2 紫杉醇 3 周（之后停药 1 周）+ 每周静脉注射 1 次 AMG 386（10 mg/kg）；或每周静脉注射 1 次 AMG 386（3 mg/kg）或安慰剂。治疗一直持续到患者进入无进展生存期（progression-free survival，PFS）为止[57]。高剂量试验药物组患者的无进展生存期为 7.2 个月，而低剂量试验药物组患者为 5.7 个月，安慰剂组患者则为 4.6 个月（任意 AMG 386 药物组对安慰剂组的危险比 0.76；95% CI，0.52～1.12；$P=0.165$），一项旨在探明该药物的剂量-反应关系的趋势检验证明其 P 值为 0.037（具有显著性）。AMG 780 正处于实体瘤的 I 期临床试验，将 pf04856884 应用于转移性肾癌和转移性结肠癌的试验也正处在持续研究阶段（www.clinicaltrials.gov）。

10.2.8　Delta 及 Jagged 配体与 Notch 信号

Notch 受体家族（Notch 1～4）和它们的跨膜配体 Delta（DLL1、3、4）及 Jagged（Jagged 1、2）在细胞分化中起着重要的作用，主要作用为确定和调节细胞的命运，同时在肿瘤发育和血管生成中发挥作用。Notch 信号的激活依赖于细胞之间的相互作用，且发生在细胞表面受体的胞外结构域与附近细胞上的配体发生相互作用时[58]。随着 DLL4（Delta-like 4）蛋白在肿瘤血管内皮细胞出现较强的表达，而在附近正常的细胞中出现较弱的表达，DLL4 和 Jagged 1 则开始参与进肿瘤血管生成[59,60]。在肿瘤血管生成方面 VEGF 可直接调节 Dll4 的表达，VEGF 水平升高导致 DLL4 的表达增加[60]；然而 Dll4 作为血管生成的调控者可调节过多的由 VEGF 诱导产生的血管分支，使血管的形成具有生产力和效率[61]。Jagged 1 和 Notch 配体的过表达依赖于 MAPK 信号，且与体外血管内皮细胞相关[62]。Jagged 1 蛋白能促进血管生成，在头颈部鳞状癌细胞内的过表达导致血管生成增加和肿瘤生长[62]。Jagged 1 抑制 Notch 信号通路中的特定组分，如 DLL4 或 Jagged 1，或更广泛的抑制 Notch 信号，这能有效地抑制肿瘤内血管生成和新生血管形成，目前已有一些临床前研究表明此种方法是有前途的。然而需要进一步的研究来更好地了解 Notch 信号通路和它的组分在肿瘤血管生成过程中所发挥的具体作用，现在针对 DLL4 治疗的抗体正处于 I 期临床试验阶段[63]。

RO4929097 是一种 Notch 信号通路的 γ-分泌酶抑制剂，最近有一项研究对处于发展期的恶性实体瘤患者对 RO4929097 的最大耐受剂量、安全性、药代动力学、药效学和抗肿瘤活性进行了评估[64]。肿瘤的反应包括一种部分的反应，其为具有神经内分泌功能的结肠癌患者表现出的反应；一种混合的反应（稳定的疾病），为肉瘤患者表现出的反应；一种几乎共有的 2-氟-2-脱氧-D-葡萄糖（2-[^{18}F] fluoro-2-deoxy-d-glucose，FDG）-正电子发射断层扫描（positron emission tomography，PET）反应，为黑色素瘤患者表现出的反应。对低磷血症患者皮肤瘙痒症患者短暂的 3 期观察表明：RO4929097 的耐受性良好，但在其良好的安全性的基础上仍需进一步的研究，从而获得其临床抗肿瘤活性的初步证据[64]。另一种化合物 MK-0752 得到了相似的结果，它只针对 Dll4-Notch 信号；然而 MK-0752 的毒性是时间依赖性的。每周给药的方式有较好的耐受性，且会对 Notch 基因产生较强的调制作用。它的临床益处已被发现，目前已有合理的试验正在进行中，以使患者在临床上最大限度受益于这种新药[65]。新的正在进行的试验报告请参见 www.clinicaltrials.gov。

10.2.9　缺氧诱导因子

缺氧诱导因子（hypoxia-inducible factor，HIF）是一种细胞对缺氧环境的适应性转录因子。氧气的存在与否可调节 HIF 的转录活性，低氧（缺氧）条件下 HIF 会变得活跃。Harris 的综述表明[66]，HIF 能调控基因使细胞在缺氧环境下得以存活，这些基因参与糖酵解、血管生成和生长因子的表达，且 HIF 在肿瘤生长的生物学和调控方面起着重要的作用[66]。HIF 在血管生成相关基因的活化方面发挥着重要的作用，使其成为实体肿瘤治疗的新靶点，尤其是在这样的报道（HIF-1α在大多数实体肿瘤中都过表达）出现后[67]；它与肿瘤的血管生成、侵袭性和转移成正相关；对放疗或化疗有一定的耐受性；与肿瘤的进展、生存和结果成负相关[68]。目前，一些药物已在进行临床试验，但不幸的是，并没有特别相关的临床活性，也没有具体的抗 HIF 药物被批准。但是已有一些抑制 HIF 通路的药物正处于临床试验阶段或已上市，它们通过影响 HIF-1αmRNA 的表达、蛋白翻译和蛋白质降解间接地抑制 HIF 通路（参见 Jones 和 Harris 的综述[69]）。

10.2.10　受体酪氨酸激酶信号

受体酪氨酸激酶（receptor tyrosine kinase，RTKs）是一种跨膜蛋白，它介导细胞外信号（如生长因子）到细胞内环境的传输，因此能控制重要的细胞功能和血管生成的初始阶段。从结构上讲，RTKs 一般包含细胞外配体结合域、一个跨膜结构域、催化胞内酪氨酸激酶区和调控序列。生长因子配体与 RTKs 的胞外结构域结合导致 RTKs 活化，然后利用细胞外激酶结构域与 ATP 的结合导致受体二聚化，随后受体复合物自磷酸化[70]。磷酸化的受体与多种胞质信号分子相互作用，使信号得以转导，最终导致血管生成，而此通路中别的过程则参与细胞的生存、血管内皮细胞的增殖、迁移和分化[70]。不受控制的 RTKs 可以促进细胞的转化。这种失调可以通过以下几种不同的机制发生：①RTKs 扩增和/或过表达；②获得性功能突变或缺失导致的不断活化的激酶；③基因重排导致的融合蛋白激酶的不断活化；④来自高水平的促血管生成生长因子的 RTKs 的持续刺激，以上所有的机制都能增加下游信号[70]。

复杂的信号网利用多个因素来确定受体激活所造成的生物学结果。通路经常被描绘成简单的线性途径，但它们实际上是一种具有串扰和重叠的功能通路网络，同时具有独特的功能。一些已知的信号通路有 Raf 激酶-MEK-MAPK 通路和 PI3K-Akt-mTOR 通路[71,72]。因此，大多数的此类药物不仅影响肿瘤血管生成，且影响肿瘤细胞。最近，这些信号通路抑制剂的使用已经揭示了它们令人惊讶的能力，它们能够提高局部放射治疗的效果而不增加毒性。该机制与氧消耗的减少有一定程度的相关，因此增加氧含量会使血管产生持久的变化[73]。这会导致血流灌注和持续的氧输送增加，但相比于血管内皮生长因子抑制剂治疗对血管正常化的作用，它有一个更持久的效果[74]。

10.2.11　内皮代谢（Endothelial Metabolism）

在肿瘤细胞生长过程中其为了快速适应缺氧环境从而转换成糖酵解代谢。虽然这种代谢转换可能主要是为了达到肿瘤细胞增殖所需的能量和生物合成的要求而采取的紧急救援途径，但它能形成一个乳酸的浓度梯度从而表现出肿瘤内氧气的浓度梯度。乳酸阴离子不仅仅是代谢废物，它在某种程度上通过激活肿瘤和内皮细胞内的细胞缺氧诱导因子 1（hypoxia-inducible factor 1，HIF-1）通路参与了癌症的侵袭过程[75]。内皮细胞大部分的能量来源于厌氧糖酵解[76]；乳酸，一种糖酵解的副产物，通过抑制脯氨酰羟化酶刺激血管生成[77]，因此激活 HIF 从而使 VEGF 表达[78]。因此，在急性缺氧条件下，肿瘤细胞仍可进行代谢，并产生足够的能量继续发芽[79]。当形成任一新芽[80]或血管网络[81]时，内皮细胞可以消耗氧气。然而代谢适应和乳酸利用率意味着内皮细胞是非常适合于生长在严重缺氧的恶劣环境下的。

一些通过代谢调节血管生成的调控者包括过氧化物酶体增殖物激活受体（peroxisome proliferator-activated receptors，PPARs）、PGC-1α和 AMP 依赖的蛋白激酶（AMP-dependent kinase，AMPK）。PPARs 是一种转录因子，它能调节营养物质利用和能量平衡。PPARβ亚型调节脂质氧化[82]，刺激微血管成熟[83]。它的激活上调 VEGF 的表达，从而增强了内皮细胞的增殖、微血管发芽和血管形成[84]。

转录辅激活因子 PGC-1α通过刺激线粒体生物合成和细胞呼吸增加能量的产生[85]。它还通过与雌激素相关受体α（estrogen-related receptor alpha，ERRα）结合诱导血管内皮生长因子的表达，从而促进血管新生，为组织的氧化代谢做准备[86]。AMPK 在能源匮乏的条件下被激活，它促进了营养成分的吸收和氧化，且减缓能源消耗进程[87]。AMPK 的激活上调 VEGF 的水平，从而改善缺血肢体的血运重建[88]。这些研究结果表明：通过促进血管生长，氧化代谢的调节确保足够的氧气和营养供应；血管生成也能促进脂肪细胞的生长，且逐渐认识到脂肪细胞因子可作为血管生成调节剂。脂肪因子瘦素在某种程度上通过诱导 VEGF 的表达调节食物摄入量，刺激血管生成和血管内皮细胞开窗[89]，并和血管内皮生长因子一起促进血管生成[90]。

10.2.12　肿瘤相关基质

广泛的临床证据和研究癌症发病机制的实验小鼠模型表明，基质对于各种肿瘤的发展和进展有一定的贡献。在人类肿瘤中的基质由细胞外基质和多种类型的非癌细胞组成，这些非癌细胞主要是白细胞、内皮细胞、成纤维细胞、肌成纤维细胞和骨髓源性祖细胞。每一种细胞都能通过分泌生长因子、趋化因子、蛋白酶和细胞外基质成分，与其他类型的细胞或肿瘤细胞相互作用[91]。总之，这些细胞间的相互作用影响支持肿瘤生长的肿瘤微环境的构成和秩序：肿瘤相关基质通过刺激新生血管形成促进肿瘤的生长，以及非癌细胞的增殖与侵袭[92]。

　　肿瘤相关基质或肿瘤微环境可以大体分为两种类型的细胞：①在肿瘤发展之前存在于正常组织的细胞；②从远端（例如，循环系统或骨髓）募集的肿瘤相关基质细胞。第一类主要由成纤维细胞和内皮细胞组成，而第二种类型的细胞主要为免疫或炎症细胞（包括 T、B 细胞）、巨噬细胞、中性粒细胞、肥大细胞和其他骨髓来源的细胞。

10.2.13　炎症与免疫系统

　　简单地说，炎症反应旨在保护机体免受感染和伤害，但它的一种副产物可以改善肿瘤生长和转移的环境。因此，炎症已经被认为是癌症的第七种标志[93,94]。巨噬细胞是渗透感染或受损组织中出现的第一种细胞。肿瘤相关巨噬细胞（tumor-associated macrophages，TAMs）是肿瘤浸润免疫细胞的重要组成部分，它与各种癌症的生长、血管生成和转移相关，最有可能是通过将 TAM 极化成 M2（替代）表型[95]。瘤内 TAM 的数量与癌症的浸润深度、淋巴结的转移和肿瘤的分期相关，这表明肿瘤内的巨噬细胞会导致癌细胞有一个更积极的行为，这种行为与一些癌症较差的预后有一定程度的相关（肠型胃癌、胰腺癌、甲状腺癌）[96-99]。然而周边的肿瘤相关巨噬细胞可以阻止肿瘤的发展；周边肿瘤巨噬细胞数量较多的患者有更好的预后和较高的生存率[100]。

　　TAMs 和髓源性抑制细胞（myeloid-derived suppressor cells，MDSC）都能介导血管生成的诱导，产生与血管生成相关的促炎细胞因子、血管内皮生长因子（VEGF 和 bFGF）和蛋白酶（MMP9）。MDSCs 抑制效应 T 细胞的功能，从而阻止有效的抗肿瘤免疫反应的形成和执行[101]。最近的研究表明，MDSCs 也能促进肿瘤依赖性血管生成以及肿瘤的转移，并使肿瘤对抗肿瘤血管生成药物产生耐药性（参见 Ko 等人的综述[101]）。

　　骨髓来源的内皮祖细胞（endothelial progenitor cells，EPCs）导致血管生成介导的病理性新生血管形成，最近的研究已经开始认识到这种过程的生物学意义[102,103]。EPCs 对血管的重塑和修复十分重要（它们能到达损伤部位，促进血管的完整性），也影响肿瘤血管生成[104]。在患有自发性肿瘤的转基因小鼠内，EPCs 也能产生高达 16% 的新生血管，它们同样有助于人类肿瘤血管新生[105]。值得一提的是，许多报告存在冲突：这些内皮祖细胞是起源于骨髓造血室还是起源于非造血室，而这些报告的差异可以归因于细胞鉴别试验和数据收集时间点不同而造成的广泛差异[106]。然而在肿瘤血管生成过程中，肿瘤衍生的旁分泌信号激活骨髓室，导致骨髓来源细胞的亚群动员和募集到肿瘤床。对包括 VEGF 在内的肿瘤细胞因子的响应，VEGFR-2$^+$ EPCs 动员到外周循环并迁移到肿瘤床，在那里它们将融入至新的瘤内血管的出芽过程中[107]。

10.2.14 "血管网"（The "Angio-Network"）

这些因素可能会引发一些信号通路，如磷脂酰肌醇 3-激酶（phosphatidylinositol 3-kinase, PI3K）-AKT-哺乳动物雷帕霉素靶点（mammalian target of rapamycin, mTOR）和蛋白激酶 C（PKC）-Raf 有丝分裂原激活蛋白激酶（protein kinase C, MEK）-有丝分裂原激活蛋白激酶（mitogen-activated protein kinase, MAPK），促进血管通透性增加以及增加内皮细胞的增殖、迁移和存活[108]。类似于 VEGF 介导的信号通路，成纤维细胞生长因子（fibroblast growth factors，FGFs）与它们位于内皮细胞表面的 RTK FGF 受体 1～4 结合可激活 Ras-Raf-MAPK 通路和 PI3K AKT-mTOR 通路，这表明 VEGF-VEGFR 和 FGF-FGFR 信号通路之间可能存在一定程度的串扰。血小板衍化生长因子(PDGFs)调节血管的成熟以及周细胞和平滑肌细胞到血管系统的募集，且它们的活动是由 PDGFR-α 和 PDGFR-β两个受体介导的[37]。重要的是，通过 PDGFRs 的信号通路可激活许多胞内的信号通路，包括 MAPK、PI3K、Akt 和 Ras-Raf-MEK 通路，从而导致周细胞的前体细胞增殖和迁移[109]。然而肿瘤细胞也能通过 PDGF-PDGFR 信号刺激红细胞生成和肿瘤氧合，从而促进血管周细胞内红细胞生成素（erythropoietin，EPO）的产生[110]，这表明 PDGF 抑制实际上可加剧肿瘤的缺氧状况。进一步的研究表明，血管生成素（Ang）-Tie-2 通路是肿瘤血管生成的关键 [111,112]。血管内皮生长因子存在时，Ang-2 通过阻断 Ang-1 介导的血管正常化和稳定化促进芽生性血管生成，使受损的血管周细胞覆盖、血管失稳和血管通透性增加[113]。Ang-2 与 Tie-2 受体结合触发 PI3K-Akt-NF-kB 通路（核因子活性 B 细胞的 κ 轻链增强子）和 Ras-Raf-MEK 通路，促进内皮细胞的存活、增殖和迁移，以上两种通路可能分别与 mTOR 和 MAPK 信号通路之间存在相互作用。这意味着一些内皮生长因子可以通过同样的途径刺激血管生成，这已经由汇聚在内皮细胞 AKT-mTOR 和 Ras-MAPK 信号轴上的 VEGF-VEGFR-2 和 HGF-MET 通路所证实[114]。这表明，VEGFR-2 和 MET 的联合抑制对血管生成的有效阻断是必要的，靶向于如 mTOR 和 MAPK 等的下游靶标可同时阻断一些促血管生成受体的反应。

恶性肿瘤中参与血管生成的配体和受体酪氨酸激酶表现于许多不同的细胞隔室，且引入了另一种复杂的血管生成调控机制。癌相关成纤维细胞是 MET 配体 HGF 的主要来源，这强调了在肿瘤微环境中非恶性细胞群重要的促血管生成作用。除了内皮细胞，MET 也存在于肿瘤细胞中，且 MET 介导的信号通路可通过诱导 VEGF 的表达和降低血小板反应蛋白-1（thrombospondin-1，TSP-1）的表达促进内皮细胞生长[48]。MET 介导了 VEGF-TSP-1 的失衡，这说明了 HGF-MET 通路可能有助于肿瘤微环境内的血管生成开关。这表明，血管生成开关不仅仅是由获得性突变介导的，而是由肿瘤微环境条件下恶性和非恶性肿瘤细胞群之间的相互作用调节的。肿瘤的各种信号通路和细胞隔室间广泛的相互作用可被视为一个"血管网"（图 10.1）。因此，为了更好地理解血管生成进程，分析单个的信号通路过于简单，必须同时对所有关键的通路进行全面的分析。就现在来讲这是一个可行的办法，通过肿瘤活体检测可以判断肿瘤内哪种受体激酶失衡，并对其失衡机制进行分析[115]。

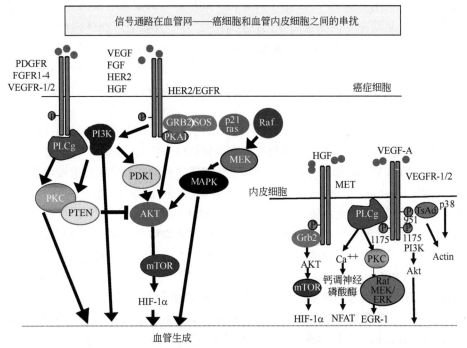

图 10.1　血管网——癌细胞和血管内皮细胞之间的串扰（见彩图）

ERK—细胞外信号调节激酶；MAPK—丝裂原活化蛋白激酶；PI3K—磷脂酰肌醇激酶 3′；PKB—蛋白激酶 B

10.3　抗血管生成策略

　　通过抗血管生成来抗肿瘤的药物有两大类：单克隆抗体（如贝伐单抗）和口服的小分子酪氨酸激酶抑制剂（tyrosine kinase inhibitors ，TKIs）[如舒尼替尼（sunitinib, Sutent®），索拉非尼（sorafenib, Nexavar®），帕唑帕尼（pazopanib, Votrient）和阿西替尼（axitinib，Inlyta®）]。贝伐单抗结合循环的和局部的血管内皮生长因子，从而中和其生物学活性，而酪氨酸激酶抑制剂抑制血管内皮细胞表达的 VEGF 受体的胞内催化功能，特别是由 VEGF 介导的（肿瘤）血管生成的主要的信号受体 VEGFR-2。TKI并不是单一性的靶向针对 VEGF 受体；它们还拮抗其他与 VEGF 受体有相似结构的激酶域 RTKs 的功能（例如，PDGFRs、c-kit、FLT-3 和 Raf，应用索拉非尼或帕唑帕尼时也出现这样的情况）。大部分的酪氨酸激酶抑制剂需要每天或一定周期内连续口服（例如，舒尼替尼），而贝伐单抗则为每两周或三周静脉注射一次，注射周期主要取决于每次的注射剂量[46]。值得一提的是，化疗也可能有抗血管生成活性，尤其是小剂量治疗（如环磷酰胺、氨甲蝶呤或卡培他滨）[116,117]。

10.3.1 传统疗法的抗血管生成活性

最近的研究表明，一些化疗药物在体内或体外都有抗血管生成活性，包括那些在临床上常规使用的药物[118]，如环磷酰胺、紫杉醇、阿霉素和反应停[119]。微管抑制剂紫杉醇，是许多不同癌症治疗的活性剂，已有研究表明，在体内模型上它具有不依赖其抗增殖作用的抗血管生成的性质[120]。每周一次的治疗方案通常使用紫杉醇，这种治疗方案可被视为"节拍疗法"（在本章将进一步讨论），且得到的治疗结果可以匹及别的治疗方案，如一天一次的为期三周的多西他赛和贝伐单联合使用（即Avado 试验）[121]。

在肿瘤治疗中，反应停已被证实是一种有用的药物。作为第一阶段的可口服的免疫调节药物，它对难治性多发性骨髓瘤具有显著的单一性治疗作用。抗血管生成作用似乎是通过抑制 VEGF 和 bFGF[122]。沙利度胺和新化合物来那度胺目前被用于治疗多发性骨髓瘤（multiple myeloma，MM）。由于骨髓（bone marrow，BM）能产生大量的VEGF 和 bFGF[122]，因此血管生成可称为治疗 MM 的有效靶点[123-125]。最近对来那度胺抗血管生成活性的研究正在进行中，研究根据其结构特点及相比于沙利度胺所降低的毒性展开。在体内和体外来那度胺都可影响血管生成，选择性地阻断骨髓瘤患者骨髓内皮细胞（BM endothelial cells，ECs）的迁移[126,127]。它下调参与 MM-EC 迁移和NF-κB 通路的关键血管生成基因和 VEGF-VEGFR-2 介导的下游信号通路[127]。蛋白质组学分析显示，来那度胺治疗的 MM-ECs 特异性调节血管生成相关分子的表达，这些分子能控制 MM-EC 迁移、细胞形态和细胞骨架的重构、能量代谢和蛋白质清除率[126]。总之，这些数据表明，来那度胺能在细胞和分子水平上调控信号通路的内在复杂性；来那度胺通过靶向针对血管生成，间接地发挥抗 MM 效应[128]。

在各种不同的抑制血管生成的方法中，"节拍法"是目前应用较广泛的抗癌疗法。"节拍疗法"是指频繁的、甚至每天给药的化疗方法，给药剂量低于最大耐受剂量，这种方法长期进行，且没有持续时间较长的停药间隙时间[129]。在这种研究方法中的化疗给药被认为是通过各种机制产生抗肿瘤活性，这些机制包括抑制血管生成[119]、激活免疫系统、靶向针对 HIF-1 的表达、也可能直接靶向针对肿瘤细胞[130]。

基于这种方法的 II 期临床试验需每日口服小剂量的甲氨蝶呤和环磷酰胺[131]；或将此化疗药物与靶向药物联用[132]，如选择性雌激素受体拮抗剂曲妥珠单抗（如氟维司琼或来曲唑）[133,134]；或厄洛替尼或贝伐单抗等的 EGFR 拮抗剂[135]。然而为了验证目前所获得的临床资料，三个随机III期临床试验正在进行，试验在有辅助性或转移性肿瘤背景下进行，主要评估口服"节拍疗法"单独给药时的效果或与靶向药物如贝伐单抗联合给药时的效果。目前也有许多评估抗血管生成的小分子 TKIs 与节拍化疗联用的II 期临床试验正在进行。如治疗乳腺癌的实验（www.clinicaltrials.gov）。

COX-2 抑制剂抑制内皮细胞中生长因子诱导的血管生成，这表明内皮细胞衍生的COX-2 对于直接调节血管生成是必不可少的[136]。新的数据表明，塞来昔布可能会导致循环血管生成标志物的时间依赖性降低。一位肺癌患者的 II 期临床试验通过以下方式展开：昔布昔布（400 mg、口服、每天两次）联合紫杉醇和卡铂，同时进行放射治疗，结果发现 2 个月、5 个月和 7 个月的治疗后，患者血清和血浆内的血管内皮生长因子水平下降了[137]。对于紫杉醇和卡铂治疗后的非小细胞肺癌（non-small-cell lung cancer，NSCLC），昔布昔布（400 mg、每天两次）治疗能够使 PGE2 的水平正常化。另一种 COX-2 抑制剂罗非昔布，已被证实在很多体内系统中均可抑制血管生成[138]。鉴于这些特性，将抗血管生成的化疗方法与 COX-2 抑制剂联合使用被批准用于临床评价[139]。

除了能通过抑制破骨细胞活性对骨吸收产生特异性活性，两种疗效较好的双膦酸盐类药物帕米膦酸二钠和唑来膦酸，也能通过抑制肿瘤细胞黏附、侵袭和存活，以及其抗增殖和凋亡作用产生直接的抗肿瘤作用，这可能是由于氮原子的存在[140]。双膦酸盐类药物可能具有抗血管生成作用[140]。在双膦酸盐类药物联合唑来膦酸给药的临床试验的"治疗窗"试验中通过单一的给药方式能使血清中 VEGF 和 PDGF 的水平明显降低[141]。

10.3.2　抗血管生成药（antiangiogenic drugs）

（1）贝伐单抗（bevacizumab）

贝伐单抗通过其在多种实体瘤中的研究，已获美国 FDA 批准用于晚期结直肠癌、非小细胞肺癌（NSCLC）、晚期肾细胞癌（renal cell cancer, RCC）及复发性多形性胶质母细胞瘤的治疗。贝伐单抗是一种人源化单克隆抗体，其通过与 VEGF-A 的结合，从而抑制 VEGF-A 与其同源受体的结合并阻止血管生成信号通路的激活。最初靶向性的 VEGF-A 可以抑制肿瘤生长（尽管该方法对体外肿瘤细胞的增殖率没有任何效果）的概念是在 1993 年的一个小鼠模型中被证实的，该模型利用 VEGF-A-121 的单克隆抗体，促进了贝伐单抗的临床开发。

（2）结肠癌（colon cancer）

在结肠癌中，作为治疗转移性结直肠癌的一线疗法，贝伐单抗与依立替康（irinotecan）、5-氟尿嘧啶（5-fluorouracil, 5-FU）及甲酰四氢叶酸（leucovorin, IFL）的联合用药与对照组相比可以使无进展生存期（PFS）和总生存期（overall survival, OS）延长至 10.6 个月。而贝伐单抗与 5-氟尿嘧啶（5-FU）、甲酰四氢叶酸及奥沙利铂（oxaliplatin）（FOLFOX4）的联合用药也被批准用于治疗转移性结直肠癌的二线治疗[142]。即使是作为二线治疗使用，贝伐单抗的加入提高了反应率、无进展生存期（PFS）和总体生存率，这突出了其在治疗转移性结直肠癌中的作用。在三年中位随访期中，对于转移性结直肠癌的辅助治疗，贝伐单抗与 FOLFOX6 方案的联合用药并没有使无进展生存期或总生存期得到明显改善[143]。贝伐单抗在这种辅助疗法中的无效很可能是由于微转移疾病并没有形成贝伐单抗所靶向的异常脉管系统的缘故。

（3）肺癌和乳腺癌　（lung and breast cancers）

在肺癌的治疗中，相对于卡铂（carboplatin）和紫杉醇的单独用药而言，贝伐单抗与以上两种药物的联合用药提高了反应率、无进展生存期（PFS）和总体生存率[144]。

在乳腺癌的治疗中，晚期乳腺癌的第一次联合用药试验就是基于卡培他滨的单独用药或卡培他滨与贝伐单抗的联合用药。不幸的是，尽管这种联合用药可以显著地改善总体反应率（overall response rate，ORR），但是提高 PFS 的主要目的却没有达到[145]。反应率的显著改善显示出贝伐单抗在治疗中具有某种潜在的功用，而且由于被统计的患者已经进行了严重预处理，这也可能影响了生存率的提高。在 E2100 试验中，单独应用紫杉醇或使之与贝伐单抗联合用药治疗新型转移性 HER2-阴性乳腺癌，结果显示，虽然总生存期无明显改变，反应率却得到大幅提高，无进展生存期亦显著延长，从而促进了贝伐单抗被批准用于治疗这种疾病[145]。

随后的贝伐单抗治疗转移性乳腺癌的临床试验却没有得到支持 E2100 试验数据的结果。肿瘤药物咨询委员会（Oncology Drug Advisory Committee）通过的另外两份 FDA 审查也最终撤销了贝伐单抗治疗的乳腺癌适应证。AVADO 试验是一种三臂试验，它对比了单独使用紫杉萜以及紫杉萜与贝伐单抗在 7.5 mg/kg 及 15 mg/kg 两个剂量水平上的治疗效果的不同。结果显示，贝伐单抗组使无进展生存期延长了一个月，但总生存期却无明显改善。对照组的中位 OS 为 31.9 个月，而贝伐单抗的低剂量组和高剂量组的中位总生存期分别为 30.8 个月和 30.2 个月。接受贝伐单抗治疗的病人更容易产生治疗中断[146]。

RIBBON-1 试验随机分配病人接受和不接受贝伐单抗治疗。数据结果经两组不同的化疗组进行分析："基于蒽环类抗生素"化疗组及"基于紫杉烷"化疗组，这两个化疗组均随机分配是否接受贝伐单抗治疗的病人。当贝伐单抗加入到上述两组化疗法中后，两组的反应率和无进展生存期均得到显著改善，然而两组的总生存期却均无明显变化[147]。

RIBBON-2 试验研究了贝伐单抗在二线疗法中的功用。将进行过一线疗法后的 HER2-阴性乳腺癌女性患者进行随机分组化疗，以决定是否在化疗过程中加入贝伐单抗。在随后的治疗过程中，贝伐单抗被加入到三线疗法中。贝伐单抗治疗过的患者的无进展生存期得到延长，而总生存期却仍旧没有明显的改善[148]。

在新的辅助疗法中，Gepar Quinto 试验显示，治疗过程中加入贝伐单抗的一组较仅仅接受化疗的一组的病理完全反应率（pathological complete response rates, pCRs）要高（18.4%对 14.9%；$P=0.04$）[149]。美国乳腺与肠道外科辅助治疗研究组（National Surgical Adjuvant Breast and Bowel Project, NSABP）B40 试验也得到了相同的结果：接受贝伐单抗治疗的一组的病理完全反应率比对照组要高（34.5%对 28.2%; $P=0.02$）。在乳腺癌各个阶段的治疗中，化疗中加入贝伐单抗使反应率得到了一致的提高。然而在晚期癌症的治疗中，总生存期的临床终点却没有明显改善。尽管有明显的信号显示贝伐单抗的加入可提高疗效，我们仍需要确定那些贝伐单抗可有效治疗的女性人数。

（4）肾癌（renal cancer）

在晚期肾细胞癌（RCC）的治疗中，AVOREN 研究显示：与单独使用干扰素相比，干扰素与贝伐单抗联合用药可有效延长无进展生存期，然而对总生存期无明显影响[150]。在一项开放标记研究中，贝伐单抗的加入可明显延长无进展生存期，对总生存期则无明显影响[151]。

（5）胶质母细胞瘤（glioblastoma）

在胶质母细胞瘤中，VEGF 高表达[152]，鉴于此，贝伐单抗和依立替康（irinotecan）联合用药的 II 期临床试验是在 35 个患有复发性多形性胶质母细胞瘤的病人身上进行的。结果显示：6 个月的无进展生存率为 46%，总生存率可达 77%[153]。为了比较贝伐单抗和依立替康联合用药与单独使用贝伐单抗的疗效，在 167 个病人身上开展了一项随机试验。结果显示：单独使用贝伐单抗治疗的病人的肿瘤客观应答率为 28.2%，而接受联合疗法的病人的肿瘤客观应答率为 37.8%。基于上述数据，贝伐单抗已被批准可单独用药于复发性多形性胶质母细胞瘤的治疗。

10.3.3　阿柏西普

阿柏西普（VEGF-Trap）是一种可溶性融合蛋白，包含人 VEGFR-1 和 VEGFR-2 的胞外域及人免疫球蛋白 G 的 Fc 部分。阿柏西普对 VEGF-A 和 PIGF 有极高的结合亲和性。当阿柏西普与 VEGF-A 和 PIGF 结合后，根本上使 VEGF-A 和 PIGF 的配体与其无法结合并激活细胞受体[154]。阿柏西普可抑制异种移植模型的肿瘤生长并阻断所有与肿瘤有关的血管生成。阿柏西普在治疗卵巢癌的 II 期临床试验中，在 41% 的病人身上可产生病情稳定的效果[55]。相比之下，在转移性乳腺癌的治疗中，阿柏西普可使应答率达到 5%，而 6 个月的无进展生存率仅仅只有 10%[154]。

10.3.4　VEGF 受体酪氨酸激酶抑制剂

由于受体酪氨酸激酶（RTK）抑制剂可双向阻滞肿瘤蛋白信号转导和随后的血管生成过程，因此 RTK 抑制剂通常用于治疗癌症。它们常靶向作用于多种受体，并可同时影响内皮细胞和癌细胞，因为这两种细胞均可表达该受体[155]。

（1）舒尼替尼（sunitinib，SU11248）

舒尼替尼是一种可口服的药物，它可抑制 VEGFR、PDGFR、Flt-3、c-kit 和 RET 激酶[156]。在治疗转移性肾细胞癌的 III 期临床试验中，与干扰素相比，舒尼替尼可使中位无进展生存期和客观缓解率得到明显提升。同样的，舒尼替尼可减慢胃肠道间质瘤（gastrointestinal stromal tumors, GISTs）的恶化过程[157]。不幸的是，与贝伐单抗相比，舒尼替尼并不能改善转移性乳腺癌的客观缓解率和无进展生存期[158]。

（2）索拉非尼（sorafenib, BAY 43-9006）

索拉非尼是一种可口服的胞内 Raf 激酶（B-Raf 和 C-Raf）抑制剂，它可同时靶向作用于 VEGFR（VEGF-2 和 VEGF-3）、PDGFR 及 c-kit 激酶[159]。在治疗晚期肾细胞癌的 III 期临床试验中，与安慰剂相比，索拉非尼可提升中位无进展生存期。基于索拉非尼和卡培他滨联合用药治疗转移性乳腺癌的 SOLTI-0721 试验结果表明：虽然该方法在改善 PFS 上有一定的优势，但是它同样明显地增加了药物毒性。结果，III 期临床试验评估决定，该配方（被称作 RESILENCE）[160]将减少索拉非尼的剂量[161]。

（3）伊马替尼（imatinib）

伊马替尼可抑制胞浆蛋白和核蛋白 PDGFR 及 c-kit 酪氨酸激酶[162]。据报道，伊马替尼可通过抑制 PDGFR 而显示出体外血管生成抑制活性[163]。

目前已经有大批其他抗血管生成的酪氨酸激酶抑制剂正在研究过程中。帕唑帕尼（pazopanib）靶向作用于 VEGFR-1、VEGFR-2 及 VEGFR-3，PDGFR-α 及 PDGFR-β，c-Kit 酪氨酸激酶[164]。在III期临床研究中，与安慰剂相比，帕唑帕尼可显著地改善 PFS 和肿瘤反应率。该研究是在未经治疗并经细胞因子预处理的晚期或转移性肾细胞癌病人身上进行的[165]。凡德他尼（vandetanib）抑制 VEGFR-2、EGFR 和 RET 受体激酶。II 期临床研究表明[166]，凡德他尼在治疗晚期非小细胞肺癌（NSCLC）上得到了良好的结果，并且III期临床试验研究显示，它与紫杉萜（docetaxel）的联合用药是有效的[167]。然而其疗效一般，而且被 FDA 批准用于非小细胞肺癌治疗的批件也已被收回。但是，已经有越来越多的人关注到同时阻断 VEGFR-2 和 EGFR 信号可起到的显著功效[168]，因为 EGFR 发起信号可能会激活 VEGFR-2 通路。凡德他尼可同时抑制 VEGFR-2 和 EGFR[169]。BATTLE（Biomarker-integrated Approaches of Targeted Therapy for Lung Cancer Elimination）试验表明凡德他尼可有效治疗 VEGFR-2 高表达的肺癌，该试验根据癌症标志物选择治疗方式。凡德他尼对甲状腺髓样癌亦有疗效，并已被 FDA 批准用于治疗该癌症。阿西替尼（axitinib）作用于 VEGFR-1、VEGFR-2 及 VEGFR-3[170]。据报道，阿西替尼治疗先前接受过治疗的转移性 RCC 病人的III期临床试验显示出积极的结果，与索拉非尼相比，阿西替尼可显著地延长 PFS。

10.3.5　EGFR 单克隆抗体

西妥昔单抗和帕尼单抗均为间接 RTKs，二者在胞外区与 EGFR 的非活跃形态结合[171]。它们通过阻止配体与受体的结合而使下游信号通路无法被激活。二者均被 FDA 批准用于治疗具有 EGFR 表达的转移性结直肠癌以及不可切除的头颈部肿瘤。就二者的抗血管增生活性而言，有研究表明：EGF 及 EGFR 抑制剂是通过减少促血管生成细胞因子的合成而起作用的，而非直接抑制血管生成[172]。

10.3.6　PI3K 信号通路的抑制

PI3K 信号通路与许多细胞过程有关，包括血管生成、细胞增殖、存活和运动等。PI3K 信号通路始于 RTK 的激活[72]。PI3K 信号通路的上调可通过多种途径增加血管的生成，包括在常氧条件下提高 HIF-1α 水平[27,173]。研究发现，组成型活性 PI3K 和 AKT 可诱导血管生成并提高 VEGF 水平，这是首次发现 PI3K 和 AKT 参与血管生成的调节[27]。PI3K 信号通路的抑制剂，包括雷帕霉素类似物，例如替西罗莫司（temsirolimus, CCI-779）及依维莫司（everolimus, RAD001），已被发现可减少肿瘤血管生成并抑制 HIF[29,174,175]。血管生成的阻滞作用至少部分缘于对 HIF-1α 的抑制，而这种抑制作用则缘于对 mTOR 的抑制[29,174,175]。

替西罗莫司及依维莫司单独用药的临床试验表明，二者均可提高晚期肾细胞癌、转移性乳腺癌及神经内分泌癌病人的存活率，因此，FDA 批准二者用于上述适应证的治疗。

MAPK 信号通路是另一条可以促进血管生成并提高 HIF-1α 水平的信号通路，这也使之成为理论上抗血管生成的潜在靶点。一种途径是抑制 Ras 和 Rho，这两者是 MAPK 信号通路的激活剂。通过激活 Ras，一个法呢基被转运到 Ras 的 C 末端半胱氨酸残基上，从而使 Ras 通过法呢基与细胞内膜发生相互作用[71]。Ras 也参与了 HIF-1α 的稳定过程，靶向作用于 Ras 可使 HIF-1α 不稳定并降低 HIF 的转录活性[28]。替比法尼（Tipifarnib）是迄今为止研究最多的法呢基转移酶抑制剂，在临床前研究中，已对其抗血管增生活性、抗增殖活性及致凋亡活性进行了研究[176,177]。然而替比法尼对多种癌症的临床试验却没有发现明显的抗癌活性。

10.3.7 伴侣和氧化还原势控制

分子伴侣热休克蛋白 90（heat shock protein 90, HSP90）具有广泛的功能，包括癌基因蛋白和/或血管生成有关的蛋白，例如 HIF-1α 和 AKT。通过抑制 HSP90 与 HIF-1α 的结合，RACK1 蛋白可与 HIF-1α 结合，经泛素连接酶复合物，包括泛素化而使蛋白酶体降解[178]。几种 HSP90 抑制剂的抗癌临床试验目前正在进行中（见第 9 章），其对于 HIF-1α 和血管生成的作用也引起了大家的兴趣[179]。

硫氧还蛋白（thioredoxins, Trx）是氧化还原蛋白，通过磷酸烟酰胺腺嘌呤二核苷酸（nicotinamide adenine dinucleotide phosphate, NADPH）依赖的反应而还原蛋白的氧化半胱氨酸。其中，硫氧还蛋白-1（Trx-1）在许多人类肿瘤中高表达，并与降低患者的存活率有关[180]。Trx-1 参与了转录因子（包括 HIF-1α）的调控过程[181]。Trx-1 的高表达可提高 HIF-1α 蛋白及 VEGF 的体内表达水平，并可增加体内的血管生成，这使之成为抑制 HIF 及血管生成的引人注目的靶点[182]。PX-12 是第一个进入 I 期临床试验的 Trx-1 抑制剂，其 I 期临床试验对象为 38 个患有不同类型肿瘤的病人。该药物已初步显示出一些抗肿瘤活性[183]，后续的工作正在进行中（www.clinicaltrials.gov）。

10.3.8 内源性抗血管生成蛋白

同样的，因为肿瘤血管生成是促血管生成内源性蛋白和抗血管生成内源性蛋白平衡之后的结果，因此，治疗的焦点不但应集中于直接抑制激动剂如 VEGF、PDGF 及 FGF，还应激活天然抑制剂如 TSP-1 及胶原蛋白衍生化降解产物，如内皮抑素和肿瘤抑素[184]。这些内源性抗血管生成化合物被归类于"直接的"血管生成抑制剂。这些直接作用的药物分子通过同时抑制几条信号通路而诱导内皮细胞凋亡，而非通过配体及受体而"间接"抑制血管生成。因此，"直接的"血管生成抑制剂可能较之不易产生耐药性[72]。然而这种内源性血管生成抑制剂的应用仍需要进行改善，尤其是给人用药时药物的稳定性及溶解性问题[184]。

10.3.9 抗血管增生疗法观：肿瘤脉管系统正常化

多数情况下，抗血管生成疗法是与其他抗肿瘤疗法如放疗和化疗联合应用的。与单独使用某一种抗肿瘤疗法相比，这种联合疗法往往拥有更好的疗效。然而化疗需要经血流运输才能直接作用于靶标（肿瘤）。在这种情况下，病人需要使用可以抑制肿瘤脉管系统生长的药物，而这种药物则是通过降低氧及营养的吸收而达到效果的。实际上，这种疗法有其矛盾之处，即我们如何才能在抑制肿瘤血管生成的同时，使化疗药物的运输量达到最大？为了解决这个问题，在 Jain 的研究中涌现出了一种新的抗血管生成疗法观[74]，他假设肿瘤脉管系统的正常化可有助于各种抗癌疗法。弯曲和渗漏的肿瘤血管的正常化可改善肿瘤的血流。此外，异质血流所产生的微环境具有缺氧、间隙高压及酸中毒等特征。其本身的缺氧源于肿瘤细胞对放疗及一些细胞毒性药物所产生的抵抗力[66]。另外，它可诱导产生遗传不稳定性并使恶性肿瘤细胞产生更大的转移倾向[185]。异常的脉管系统及微环境基本上是削弱药物转运及抗癌疗效的两大主要问题。如果正常的脉管系统得到改善，那么也许会加强药物转运系统，使之更多的抵达肿瘤细胞，从而在肿瘤聚集足够的药物浓度以被肿瘤细胞吸收。VEGF 也许是肿瘤脉管系统正常化假说的优良靶点。在胚胎中，VEGF 的高表达或单等位基因的缺失可使胚胎致死[185]。在成年人中，VEGF 的异常高表达会导致脉管系统的极度异常[186]。这些发现指出：VEGF 的表达水平和时机的控制对于肿瘤脉管系统的正常发展极其重要。

在 Jain 的一项研究中发现，阻滞 VEGF 信号通路会对肿瘤脉管系统特征产生反转效果，进一步使肿瘤脉管系统正常化[185]。正常化的脉管系统具有少扩张及少弯曲的特征，具有正常的基膜以及更大的周细胞覆盖区。Jain 等人发现，除了形态变化之外，阻滞 VEGF 信号通路还导致功能改变。而且还有组织间隙液压降低、肿瘤充氧增加及药物渗透的改善等现象[185]。最近发现，基于 VEGF 免疫抑制效果以相似的方式反转，免疫应答得到了改善[187]。

在一项临床研究中，贝伐单抗与化疗和放疗联合对直肠癌病人进行的治疗得到了非常有意思的结果[188]。连续 6 个病人经贝伐单抗的单剂量治疗之后，在两周内，CT（computed tomography）检测到的肿瘤全血流量降低了 30%～50%。此外，肿瘤微血管的密度、血管容积及组织间隙液压均得到了降低。这说明供给肿瘤营养的剩余血管足以运输放射性试剂到达肿瘤实质。

当在研究中不使用贝伐单抗时，会得到不同的结果：仅用化疗和放疗治疗的病人，放射性示踪剂的吸收会减少。因此，可提出如下假设：使用贝伐单抗对肿瘤脉管系统的正常化和药物传递系统的改善有潜在的帮助[188]。在最佳时机研究中，贝伐单抗作为短期一线用药治疗 43 位原发性乳腺癌患者，结果显示，病人对贝伐单抗疗法有极大不同的反应，其对贝伐单抗的早期反应可分为三种固有模式[189]。总之，所有临床前研究及临床研究的数据均显示出 VEGF 与肿瘤脉管系统的关联性。抑制 VEGF 活性并阻断其下游信号通路可以成为起始并执行正常化假说的起点。然而一些最近的临床证据显示，贝伐单抗疗法可降低而非提高瘤内低分子量化疗药物（如紫杉醇）的运输[190]。很明显，我们仍需要进一步的研究以证实或驳倒这些结果或理论本身。

高度特异性抑制不但对靶向特定的信号传导通路有利，它同样在临床设置上意味着适中的结果，特别是当中有复杂的进程时，例如血管生成，便以信号繁多而为人所知。因此，抗 VEGF 治疗的其他策略包括使用 TKIs、可溶受体、反义寡核苷酸及 RNA 干扰。其中，TKIs 的研究最为广泛。尽管抗体识别其靶标蛋白的特定表位，TKIs 却较缺乏特异性，因为它们通常也抑制其他因子的功能。例如，舒尼替尼和索拉非尼是头两个 TKI 靶向的 VEGFRs，二者已在多种实体瘤中被广泛的研究。这两种药物作为单个治疗药物也显示出了临床疗效，这可能是由于其抑制多种促血管生成信号通路所致。

目前，使杂乱无章的肿瘤脉管系统正常化，而非扰乱或阻断它，已成为一种新型但有争议的抗癌疗法。临床前及临床数据显示，用单克隆抗体、蛋白、多肽、小分子化合物及周细胞使肿瘤血管正常化，可导致肿瘤体积减小并降低其转移性。累积数据显示，血管原性及血管生成的肿瘤细胞和基因在肿瘤新血管形成、生长和转移中起到了重要的作用。因此，多重靶向血管原性肿瘤细胞和基因可改善肿瘤血管正常化的功效（请参考 Shang 等人的综述[191]）。

10.4 抵抗力：抗血管生成疗法的关键

抗血管生成疗法起初被认为是一种"抗耐药性"的疗法[192]。这种疗法假设药物作用在癌症的非恶性部分，例如内皮细胞，药物将靶向作用于癌症的"脆弱部分"，因为这些细胞具有稳定的基因组并缺少癌症细胞内在的回避机制。尽管是一种富有争议的假说，血管生成仍可能通过血管模拟而发展。其中，血管模拟是指肿瘤细胞致力于类似于内皮管的血管沟的形成[9,10]。这种现象将对血管生成抑制剂所需的抵抗力有帮助，这与靶向作用于恶性肿瘤群的疗法所需的抵抗力相似。

与化疗不同，大部分，或者也许是所有类型的癌症均被假定为对抗血管增生药物疗法没有抵抗力。然而众所周知的是，例如肾癌和肝细胞癌等癌症对各级的化疗药具有内在的耐药性或对药物有较少的反应，而这与其细胞增殖速率无关。同样的，反应多样性貌似可应用于靶向作用于 VEGF 通路的抗血管生成药。抗血管生成疗法可改善诸如肾癌和结肠癌等癌症的存活率，而对诸如胰腺癌等癌症却没有疗效[1,193]。卵巢癌与乳腺癌的显著差别仍然难以解释。目前，III 期临床数据显示，只有 VEGF 靶向的单克隆抗体贝伐单抗可用于卵巢癌的治疗，而且当它与一线药物紫杉醇和卡铂联用时可延长无进展生存期，并可继续作为维持疗法治疗[194]。

目前已提出多种针对在一些癌症病人身上所观察到的对阻断 VEGF 的耐药性的机制，它们包括：例如一旦一个特定的通路被治疗阻断，那么补偿或替代通路介导的血管生成会被诱导生成或表达上调[195]。不同的癌症对每个机制的反应程度是不同的，并且根据所用的抗 VEGF 药物的不同而不同。了解这些癌症对阻断 VEGF 的耐药机制的分子基础，可有助于改善抗血管生成疗法。

10.4.1 抗血管生成疗法所诱导的缺氧

抑制 VEGF 所诱导的血管衰退可导致肿瘤组织的缺氧；这种环境可有助于诱导产

生肿瘤细胞的高死亡率。然而一些细胞是缺氧耐受的，这就是所谓的肿瘤干细胞，它们可在低含氧量的环境下存活，并可使肿瘤对抗血管生成疗法产生适应性。一些报道指出在这种情况下肿瘤细胞选择的结果是使其更具浸润性和转移性[196]。在这种设置下，应用临床前模型进行的研究进一步显示抗血管生成药物实际上提高了乳腺癌细胞的转移性。Conly 等人发现，在人类乳腺癌异种移植产生的肿瘤内缺氧模型中，抗血管生成药物舒尼替尼和贝伐单抗可增加肿瘤干细胞的数量。体外研究显示，缺氧所驱使的干细胞和祖细胞增加主要是由 HIF-1α所介导的。研究发现，体外缺氧环境可激活乳腺癌细胞的肿瘤干细胞调控通路，并且在舒尼替尼治疗过的小鼠异种移植模型中发现，缺氧驱使的肿瘤干细胞的激活可限制抗血管生成药的药效[197]。因此，为了提高疗效，抗血管生成药物需要与靶向肿瘤干细胞药物联合使用[72]。然而其他临床前及临床研究却得到了不同的结果，这说明阻断 VEGF 所导致的肿瘤扩散性提高的结论并未被证实。在 4205 名癌症病人身上进行的随机的并有安慰剂对照的III期临床研究发现中断贝伐单抗疗法并不能延缓病情恶化、降低死亡率或改变病情恶化模式[198]。肿瘤细胞分泌丝氨酸蛋白酶和 MMPs 可活化成纤维细胞，促进其浸润性生长，从而使内皮细胞和肿瘤细胞浸润。鉴于此，当肿瘤形成该种耐药机制时，应当建立靶向作用于肿瘤细胞迁移或糖酵解的新策略。

另外，靶向作用于 HIF-1α、HIF 诱导的碳酸酐酶（carbonic anhydrase, CA9）或酸性 pH 的保护作用已经在异种移植实验中显示出协同效应。通过靶向作用于碳酸酐酶而破坏缺氧肿瘤细胞的酸碱平衡已成为一种肿瘤选择性的方法。药物研发已筛选出一系列具有不同 CAIX 选择性的化合物。用磺胺类药物治疗患有 CAIX 阳性乳腺肿瘤的小鼠，结果发现在自发转移模型和实验转移模型中肿瘤的生长和转移性的形成均受到了抑制。因此，对于随机最佳时机试验选择合适的药物组合而言，它代表了一种重要的临床途径。到目前为止，N-(3-氯-1H-吲哚-7-基)-1,4-苯二磺酰胺正进行II期临床试验以观察其对于各种肿瘤如肾透明细胞癌及转移性乳腺癌的疗效[69]。

10.4.2　细胞因子和生长因子上调疗法

一系列临床前研究显示，用抗体阻碍 VEGF 通路可导致促血管生成分子碱性成纤维细胞生长因子（basic fibroblast growth factor, bFGF）的表达上调[199]。根据抗血管生成药物和肿瘤模型，在大多数临床前模型中，许多其他的生长因子也参与其中，例如白细胞介素-8、基质细胞衍生因子-1 及一系列炎性细胞因子[200,201]。这些生长因子的诱导生成或表达上调可能是起初的抗血管生成治疗所引起的肿瘤缺氧的结果，因而也使转录因子缺氧诱导因子（HIF-1）表达上调，而这又成为上调表达补偿促血管生成生长因子的主开关[202,203]。因此，靶向作用于 HIF-1 或 HIF-1 调控的特定的血管生成分子介质（如 bFGF 或白细胞介素-8）代表了一种可延长抗血管生成药物治疗所致的肿瘤抑制的可能策略[202]。

对于小分子 TKIs 而言，其作用机制包括内皮细胞 VEGF 受体下调、耐缺氧细胞的选择、TKIs 溶酶体的细胞内降解及次优药代动力学（例如降低的血药浓度）[204]。抗 VEGFR-2 疗法在临床前肿瘤模型及人脑胶质瘤中的失败之处在于 FGF、PDGF 及一些其他信号分子的表达上调[205]。然而其他的信号可被阻止，例如加入另一个 VEGF 家族成员的抗体 PlGF 时，可对抗 VEGFR-2 疗法产生抗性[206]。

10.4.3　肿瘤特征与突变

一种主要的抗性机制源于恶性细胞本身的固有塑性。肿瘤微环境的特征是缺氧，而癌细胞已经适应了这种微环境并可在这种环境中存活[20]。缺氧也促进了一种更具侵略性的基因型的表达，即一种 TP53 失活的突变体的癌细胞[207]。越来越多的证据表明，抗血管生成疗法可使代谢类型从氧化呼吸变为糖酵解[208]。糖酵解是由磷酸戊糖旁路提供 ATP，以供 DNA 合成和细胞成长。因此，癌细胞对氧和新血管的需求就减少了。抗凋亡机制也是由缺氧所诱导的，即自噬[209,210]。

因为许多信号通路都集中于相同的下游信号分子，所以如果信号集中于受体下游，那么另一种因信号串扰而避免抗性的途径就是靶向作用于下游枢纽，如 mTOR 及 MAPK[20]。除了对血管生成抑制剂所需的抗性外，首要的抗性源于特定恶性肿瘤的内在特性（如 *p53* 突变体）[72]。如果一种恶性肿瘤对一种特定的血管生成信号通路缺乏依赖性，那么在这种情况下，单靶标的血管生成抑制剂将会失效[195]。这在 RCC 中非常明显，虽然大多数病人都有反应，但贝伐单抗却只有接近 20%的治疗有效率[211]。

10.4.4　微环境

此外，肿瘤细胞和肿瘤微环境的其他组成，如骨髓细胞和基质细胞，也产生大量的促血管生成生长因子，供给内皮细胞所需的重要的生长因子[20]。因此，在多种情况下，抑制单个细胞因子并不足以阻断血管生成过程。另外，在恶性肿瘤内，多种细胞群均可分泌促血管生成生长因子。以 VEGF 为例，在肿瘤内，恶性细胞、内皮细胞及成纤维细胞均可分泌 VEGF，这表明为了抑制 VEGF 的生成，需同时靶向作用于几个细胞腔室。因此，如果阻断内皮的 VEGFR-2，肿瘤细胞以及与癌症相关的成纤维细胞仍可生成 VEGF，它们通过 VEGFR-1 和 VEGFR-3 刺激血管生成[212]。此外，组织微环境的组分可深度影响细胞表型，包括对毒性环境敏感。因此，肿瘤微环境可通过阻止药物向肿瘤的渗透等消极方式或者通过分泌保护性细胞因子或改变肿瘤细胞内基因转录而抵抗抗癌药物的细胞毒作用等积极方式而产生耐药性[213]。同样的，包含肿瘤微环境的良性细胞内的损伤反应可能直接有助于提高肿瘤生长动力学[214]。

10.4.5　肿瘤血管内皮标志物生物学

与肿瘤相关的血管内皮细胞与肿瘤外的内皮细胞不同，主要表现在其生存特性及基因表达谱的不同[69,215]。这使内皮细胞在一个受体被阻断时仍有其他的生长因子受体和下游信号通路可供利用，这也指出在阻止血管生成上，联合用药或"鸡尾酒疗法"的必要性[72]。即使内皮细胞有稳定和正常的基因组，这也有可能发生，细胞可塑性作为耐药性的一个原因正在被一个新兴的数据体所关注[72,216]。

在血管生成抑制领域的一个主要争论就是内皮细胞是否有耐药性的突变体。目前，支持这种现象的数据仍有限[72]。因此，血管内皮细胞的遗传改变可能不是耐药性的基础，并且它们应该保留了部分抗 VEGF 疗法的敏感性。这也被目前的一项临床研究所证实，该研究发现，当贝伐单抗用于二线疗法中的化疗时，会有明显的疗效，超越了贝伐单抗在一线疗法的进展[217]。这暗示耐药性是针对与贝伐单抗联合用药的化疗药物的，而且如果另一种化疗方法加入到二线疗法中，那么抗 VEGF 疗法仍有疗效。

另一个与肿瘤相关的血管亚型的血管表型有关的机制，就是对抑制血管内皮生长因子产生抗性。Dvorak 研究组阐述了肿瘤血管的广泛异质性：主要有六种与肿瘤相关的血管类型，它们可被大致分为"早期"与"晚期"血管。与早期血管相比，晚期血管似乎对抑制血管内皮生长因子不敏感[218]。然而这种产生抗性的血管可能会对其他抗血管生成药物或肿瘤血管靶向疗法敏感。因此，确定人类乳腺癌血管的异质性和组成可能会对阐明用 VEGF 通路靶向的药物治疗这种癌症的局限性有帮助，特别是与快速生长并新近移植肿瘤的小鼠相比，长期养成的自发人类肿瘤的"晚期"血管会占大多数[218]。

10.4.6 上皮细胞间质转型

如果新血管生成过程被中止，那么肿瘤细胞将会沿着先前存在的血管生长，以获得足够的氧及养分供应，即血管选定[219]。在恶性脑肿瘤与胰腺肿瘤中发现了另一种避免机制，即抑制血管生成可使恶性肿瘤从实体瘤生长变为弥漫浸润性生长，以抵消其对新生血管的需求[208]。这种浸润型似乎与上皮细胞间质转型（epithelial-to-mesenchymal transition，EMT）有关[220]。癌细胞提高其浸润性的一个关键机制就是细胞黏附物的消失和作为一个 EMT 组成的更具活力的骨髓间充质表型的获得。尽管许多转录因子可激活它，但是在一个 EMT 过程中的全分子重编程主要由三组转录因子编排：ZEB 家族、Snail 家族及 Twist 家族。在细胞系和异种移植小鼠模型中，这些 EMT 活化的转录因子的表达上调促进了肿瘤的浸润性，并与人类癌症糟糕的临床预后有关。最近几年，越来越多的证据表明与 EMT 有关的因子除调控肿瘤浸润之外，也调控越来越多的癌细胞能力。因此，EMT 有关因子与致癌性转化协作、调节癌细胞干性、重写预防癌症的程序（如细胞凋亡和衰老）、决定对化疗的耐药性及促进肿瘤血管生成有关[221]。

10.4.7 周细胞

周细胞是位于毛细血管和毛细血管后微静脉的基底膜的外膜细胞。由于其多胞质突起、独特的细胞骨架基础和内皮细胞的包络，周细胞通常被认为是稳定血管壁、控制内皮细胞增殖并由此控制新生毛细血管生长的细胞。有几种分子参与了周细胞和内皮细胞之间相互作用的控制和调节，如 PDGF-β、TGF-b、VEGF 和血管生成素[222]。

在血管生成的初始阶段，载瘤血管的活化周细胞增加它们的增殖能力并进入血管周围间隙[223]。虽然在无周细胞参与的情况下，可能形成最初的内皮细胞芽，周细胞之间的第一个细胞是侵入新血管组织并通过确定新芽形成的位置和引导新血管的形成而定位于内皮芽生长前线[224]。另外，周细胞可以在没有内皮细胞的情况下侵入组织，并可以形成血管并使内皮细胞渗透[225]。总之，这些数据表明，在血管形成过程中，内皮细胞和周细胞相互作用的存在给细胞一个假定的形成的作用。

抗血管生成疗法是使用 VEGF 抑制剂针对血管内皮细胞而诱导肿瘤血管退化并降低肿瘤的大小[5]，从而使血管正常化。抗血管生成疗法具有提高周细胞覆盖率、肿瘤灌注及化疗敏感性等特征[185]。另外，消除对 VEGF 的抑制可使肿瘤再生长，这源于周细胞为肿瘤血管的快速再生长提供了平台。周细胞已被证明是通过抗内皮细胞分子和抗周细胞分子的协同作用来对肿瘤进行药物治疗的假定靶标。周细胞覆盖的消除可暴露肿瘤血管，这就可以解释肿瘤血管抑制剂和周细胞抑制剂的联合用药可以提高效果。寻找操纵周细胞-内皮细胞相互作用的药物将为医生提供一个能够控制和阻断血管增殖和渗透的有力工具。分子干扰的内皮细胞-周细胞单元的使用将在组织工程学和多组织器官的研发中有发展前途[226]。

10.5　抗血管生成策略中的临床和生物标志物

改进的治疗策略仍需要进一步开展。一种策略就是获得前期肿瘤活检以确定促血管生成的哪条通路表达上调，然后进行个体化治疗[227]。同样的，靶向作用于通路的上游信号分子，如配体或 RTKs，可能增加由于串扰途径和替代信号下游之间的逃逸机制的可能性。因此，靶向作用于中心、下游枢纽（如 mTOR 和 MAPK）的药物，理论上可能不容易触发逃逸机制。

在最近的 BOLERO-2 试验中，雷帕霉素衍生物依维莫司添加到芳香化酶抑制剂依西美坦中。该试验表明，在乳腺癌细胞中，通过抑制 mTOR 而避免对信号抑制剂抗性的方法是有一定潜力的。然而靶向作用于这种中枢信号分子与毒性组织有关，这可能是由于干扰了正常组织动态平衡所需的许多通路[228]。

众所周知，在临床上，一些病人比其他患有相同恶性肿瘤的病人对抗血管生成疗法有更好的反应。为了确定关于哪些病人将受益于事先的治疗，因此开展了广泛的寻找预测的生物标志物的研究。目前已研究了大量的潜在的生物标记物，但是到目前为止，仍没有确定一个生物标记物，所以仍需要更多的研究[229]。一个明显的方法就是评估严重血管化的肿瘤是否比那些血管化不严重的肿瘤对血管生成抑制剂更敏感[102]。血管生成的评估可以作为评价肿瘤侵袭性的预后指标，并可作为一个潜在的抗血管生成治疗反应的预测标记物。目前，对于快速和有效的生物标记物有越来越多的需求，以建立剂量并监测临床反应。然而没有一个肿瘤血管生成活性的标记物可以用于预测其对抗血管生成药物的反应。

10.5.1　血管生成的临床病理

微血管密度（microvascular density, MVD）指标被用来评估和量化组织样品的血管生成，其通过用活化和增殖的内皮细胞标记的方式来帮助确认小血管。目前使用针对 CD34、CD31 及Ⅷ因子的免疫组织化学法（immunohistochemical, IHC）进行研究。

MVD 指标可以用不同的方法确定平均、中心和最高的微血管计数（参见 Fox 和 Harris 的综述[230]）。众所周知，MVD 是多种人类癌症的独立的预后指标[231]，但是它不能揭示肿瘤的血管生成活跃度，而且不能被视为抗血管生成药物疗效的替代指标[232]。除了在一些研究中的预后价值之外，恶性肿瘤的 MVD 在预测对抗血管生成治疗有反应的对象方面毫无价值[233]。另外，组织病理学技术有一些限制：需要标准化、需要组织样品并且不会探索整个肿瘤体积，这会导致恶性肿瘤异质性所引起的错误。

10.5.2　血浆标记物

血管内皮生长因子的表达是通过 IHC、血浆或尿水平来评价的，它对预后及肿瘤的放疗、化疗及激素治疗的疗效预测也有潜在的价值[234]。虽然在评估抗血管生成药物的试验中，一个循环中的 VEGF 水平下降不常见，但也仍有报道[235]。

最近，已经有报道关于使用新的血管内皮生长因子酶联免疫吸附实验检测血管内皮生长因子（亚型 111 和 121）的短循环形式的临床效益、疗效和血管内皮生长因子的水平成正相关的初步证据[236]。利用这一新的分析，最近的研究结果支持血浆 VEGF 可以作为在转移性乳腺癌和晚期非小细胞肺癌化疗中添加贝伐单抗的疗效的潜在的预测指标[237]。在包含贝伐单抗和多西他赛的 Avado 试验中也检测到了正相关[236]。

10.5.3　VEGFR 受体和单核苷酸多态性

作为抗血管生成疗法的主要靶标，VEGF 和 VEGFRs 已经作为生物标记物进行了广泛的研究。虽然对于 VEGF 有大量不同结果的研究，但对该生长因子的衡量仍充满着大量的未知。一个特别的问题就是 VEGF 的稳定性较低，而 VEGFR-1 的可溶性似乎更强力，可以作为更好的血管生成抑制剂反应的生物标记物[238]。另外，其他包含血管生成相关基因的单核苷酸多态性（single-nucleotide polymorphisms, SNPs）的生物标记物正在研究中。在 E2100 试验的回顾性分析中，不同的 VEGF（VEGF-2578AA 和 VEGF-1154AA）单核苷酸多态性已被证明接受贝伐单抗和紫杉醇治疗的转移性乳腺癌患者的疗效有望得到改善：可延长总生存期及较少的 3 级或 4 级高血压，但对无进展生存期无影响[239]。VEGF SNPs（VEGF-2578 和 VEGF-1154）也已被确定为潜在的评估基于伊立替康的化疗与贝伐单抗联合治疗转移性结直肠癌患者的结果预测[240]。最近的一项研究表明，在两项临床试验中，VEGFR-1 的 SNP 也可预测对于贝伐单抗的不良反应。这两项临床试验是用抗 VEGF 抗体与化疗药联合用药的[241]。在另一个复发性卵巢癌患者的单臂研究中，多变量分析表明 *VEGF*-936 的多态性可预测无进展生存期[242]，它可影响 VEGF 浓度和神经菌毛素（一个 VEGF 复合受体）3′非翻译区的调控。

10.5.4　EPC 试验

Willet 等人发现贝伐单抗可使循环系统内皮细胞减少，这可能是一个潜在的新的生物标记物[188]。血管内皮生长因子驱动的肿瘤血管生成被认为是部分依赖于骨髓的内皮前体细胞的动员，它使肿瘤生长融为一体，形成一个功能性血管床[1]。提高循环系统内皮细胞的浓度被认为可反映活性血管生成，因此，可能作为贝伐单抗疗效的生物标记物[1]。小规模研究的结果支持了这一理论[243]。然而在贝伐单抗治疗的患者中，关于循环系统内皮细胞基线或改变浓度的比较的结果非常困难，并且需要更好的方法去进一步研究在定义对贝伐单抗的反应中循环内皮细胞的作用。

10.5.5　成像

体内的抗血管生成疗法的生物活性的精确评估是重要的。与形态学方法（肿瘤体积、减小、肿瘤大小等）相比，功能成像技术可以提供更具体的数据。非侵入性技术有测量功能参数并为治疗提供替代标记物的潜力，不管肿瘤是何类型或在何位置。这些技术包括动态增强磁共振成像（dynamic contrastenhanced magnetic resonance imaging，DCE-MRI）、CT 扫描或氟代脱氧葡萄糖-18PET[244,245]。通过使用这类方法，它可能会获得几个参数，例如组织的血流量、组织血容量、组织间质体积、平均通过时间及毛细血管通透性，来表示为产品的通透性及毛细血管壁表面[246]。

DCE-MRI 是一种无创性分子和功能成像技术，是在注射造影剂之后进行的。MR序列可以被设计为对造影剂输送的血管相位敏感，并从这些影像可以提取组织灌注和血容量的数据。到目前为止，仍没有明确的基于 DCE-MRI 的标准。然而，据报道其参数变化与一些靶向药物的药效相关，包括索拉非尼、贝伐单抗、曲妥珠单抗和西妥昔单抗[189,247,248]。经一个周期的贝伐单抗治疗后，炎症或局部晚期乳腺癌患者的DCE-MRI 药代动力学参数 K_{trans} 在统计上显著减少[247,248]。Mehta 等人目前正在进行一项研究来评估贝伐单抗对原发性乳腺癌的早期治疗反应，该研究是使用 DCE-MRI 和基因表达谱来评估的。该研究确定了贝伐单抗治疗的早期反应的三个固有模式：①肿瘤的渗透性和血流量的显著降低；②大中心坏死核心的发展；③肿瘤血管的微小变化或无变化。它们的主要结果表明，第二响应集团可能最终与接受贝伐单抗治疗的最大受益患者群体一致[189]。

DCE-MRI 测量与经肿瘤血管生成替代 IHC 测量的 MVD 相关。DCE-MRI 可检测多种疗法的效果，包括化疗、内分泌治疗、放疗及新型的治疗方法，如抗血管生成药物[249]。此外，口服抗 VEGF 抗体和 VEGF 信号抑制剂之后，MRI 动力学测量可检测到血管渗透性的抑制，此观察结果表明，VEGF 在确定 MRI 增强方面起到了重要的作用（参考 Atri 的综述[250]），但这些发现需要与随机试验的结果相关。

在肿瘤学中，CT 是最常用的成像技术，因为其广泛使用、快速且方便。CT 可提供高解剖分辨率，并通过亨氏单位（Hounsfield units, HUs）而给出关于组织密度的信息。近年来，随着 RECIST 的发展，在关于抗血管生成药物的靶向治疗方面已经发展出一些新的 CT 反应标准。Chun 等人设计了基于形态学变化的新型肿瘤疗效标准，这些形态学变化是在接受含贝伐单抗方案治疗的结直肠癌肝转移患者的 CT 扫描上观察到的[251]。新的形态学标准将每一个转移病灶分为三个不同的组。3 组转移的特点是非均相变薄和厚的、边界不清楚的肿瘤-肝接口。1 组转移的特点是均相变薄和薄的、边界清楚的肿瘤-肝接口。2 组的形态不能规划到 1 组和 3 组中。目前，将高密度对比增强的周边指定为 3 组的特征，而这种增强的分辨率则被分为 1 组。如果转移从 3 组或 2 组变为 1 组，那么其形态反应标准被定义为最佳的；如果转移从 3 组变为 2 组，那么其形态反应标准被定义为不完整的；如果该组没有改变或者如果它增加了，那么其形态反应标准被定义为没有。他们发现，与 RECIST 标准相比，接受贝伐单抗治疗的患者中，基于 CT 的形态学标准与病理反应和整体存活率有着显著的统计学联系，而 RECIST 标准与存活率不相关并显示出了与 pCR 有关的趋势。

新的动态 CT 是一种分子和功能成像技术，能够提供有关血液流动、血容量、毛细血管通透性和微血管密度的信息。几项研究已经证明，CT 灌注成像（CT perfusion, CTP）对于评价诸如贝伐单抗等抗血管药物而言，是一个有价值的技术。根据一项关于贝伐单抗治疗直肠癌的新辅助治疗研究，与治疗前相比，CTP 显示在贝伐单抗单独治疗 12 天后，表面区域血流量和渗透率显著减少。该研究还发现，转移性类癌肿瘤患者在接受贝伐单抗注射治疗 2 天后，病灶的血流量和血容量明显减少[252–254]。

PET 是一种常见的放射性核素显像技术。对于 PET 而言，FDG 是最常用的放射性药物。FDG 摄取 PET 是以标准摄取值（standardized uptake values, SUVs）来表示的，反映细胞的代谢活性。肿瘤治疗中的代谢反应没有公认的标准。欧洲癌症研究与治疗组织（European Organization for Research and Treatment of Cancer, EORTC）PET 响应标准和实体肿瘤的 PET 响应标准（PET Response Criteria in Solid Tumors, PERCIST）都是基于相对于基线 SUV 的变化幅度的[255]。

然而 PET-CT 似乎可用于抗血管生成疗法如索拉非尼或贝伐单抗的疗效的早期预测[236,256]。Goshen 等人研究了 FDG-PET 在接受贝伐单抗和伊立替康治疗的肝转移的直肠癌患者的疗效评价中的价值。他们的结论是，FDG-PET 与病理学的相关性优于 CT 与病理学的相关性，而且 FDG-PET 对病理变化更具指示性[257]。这些数据表明，PET 所获得的功能成像可以帮助评估药物是否抑制靶点，正如肿瘤灌注的减少所表明的；为 II 期研究选择适当的剂量，关系到确认能够减少肿瘤灌注的剂量；确认 II 期研究最好的给药计划；最后，区分对抗血管生成药物有反应及无反应的患者。然而在临床研究中，使用 PET-CT 所需要的一个改进就是评估肿瘤血流和代谢作为对抗血管生成药物的反应的生物终点[258,259]。

10.5.6 高血压

尽管有争议，但在贝伐单抗治疗过程中高血压的发病已与晚期肺癌、转移性结直肠癌、肾癌及黑色素瘤患者的预后改善有关。特别是升高的舒张压似乎可以辨别对血管生成抑制剂有反应的患者[260]。它已经表明，在贝伐单抗治疗过程中，高血压和蛋白尿的发病可以反映一氧化氮合成的减少，这是由于更有效地阻断 VEGF 信号所导致的，也说明患者疗效的改善[261,262]。这些初步的研究结果是由一些回顾性亚组分析测试得到的，在转移性乳腺癌患者的 E2100 试验中，与那些没有高血压的患者相比，有 3 级或 4 级高血压的病人的总生存期的持续时间明显增加。在一项非小细胞肺癌的 III 期临床试验中也得到了相同的结果[263]。在对转移性 RCC 的 CALGB90206 试验的回顾性亚组分析中，高血压也可预测贝伐单抗的疗效[151]。然而对不同肿瘤亚型的六项试验的回顾性分析表明，仅在一个研究中高血压的发病可预测总生存期和无进展生存期。基于此，贝伐单抗引起的高血压可能与特定类型的癌症的治疗相关。

在临床实践中，建立血压升高的截止值，并记录接受贝伐单抗治疗的患者的发病时间非常重要。某些因素有可能会预测贝伐单抗引起的高血压，并可帮助选择基于贝伐单抗的治疗中获益的患者。在接受贝伐单抗治疗的患者身上定期监测高血压是很重要的，尤其是在治疗过程的早期。在高血压可以用于指导治疗之前，必须对贝伐单抗的抗血管生成效果和高血压的作用机制之间的联系做进一步的研究。在这个方向上，一些 VEGFA（VEGF-634 CC 和 VEGF-1498 TT）的多态性也与贝伐单抗引起的高血压有关，但在乳腺癌中并没有预测贝伐单抗可使总生存期延长[239]。然而鉴于在大多数情况下抗血管生成疗法的效果适度，显然还需要良好的生物标记物。这些生物标记物的潜在临床应用需要在更多的群体中进行前瞻性验证。

10.6　总结

血管生成在许多不同实体肿瘤的局部生长和转移中起着关键的作用，因而被确定为癌症的一个标志。近年来，抗血管生成活性分子的研发已经取得了巨大的进展。然而迄今为止，临床上使用的血管生成抑制剂的效率仍没有达到可以完全和永久阻断新生血管形成的药物的程度；虽然抗血管生成疗法对多种肿瘤如肾细胞癌或结肠癌都有一定的疗效，但是临床观察发现肿瘤对抗血管生成疗法产生了抗性，并且在治疗过程中或治疗之后肿瘤会再生长。抗血管生成药物，如贝伐单抗和酪氨酸激酶抑制剂已被批准可联合化疗用于治疗几种实体瘤，或作为单个药物用于Ⅲ期临床试验。因此，如果靶向作用于 VEGF 信号似乎很重要，因为它可延长特定类型的癌症病人的生存期，那么我们应该考虑将 VEGF 抑制剂及 VEGFR 抑制剂整合入肿瘤治疗标准。然而其仅使无进展生存期延长几个月，而且它不能使病人的总生存期延长；这些数据强调耐药性现象的重要性，可以反映肿瘤获得耐药性的能力或激活已存在或内在的耐药性。在这种情况下，充分了解肿瘤生物学对选择适当的药物和/或恰当的患者至关重要。可以辨别对抗血管生成抑制剂或肿瘤血管成像相关技术有反应或产生抗性的新的标记物的深入研究是日常临床实践的基础。在 1 周的抗血管生成治疗后的早期成像变化的关键对比及客观反应标准，并在随机试验中分析这些变化来检验它们的预测值，对于是否将抗血管生成治疗作为个性化医疗开展而言是必不可少的。这些血管生成方法将对预测特定病人的临床过程起重要作用，可指导哪些患者可能从抗血管生成疗法中受益最大并研发可监测患者对治疗的反应的生物标记物。

正如所有的生物系统，由于肿瘤的血管生成过程很复杂，因此细胞可以适应抗血管生成疗法，这对治疗失败后的肿瘤生物学再分析很重要，以评估其他表达上调的信号通路，从而评估临床医生应该选择的疗法。在未来，基于临床反应的动态评估的量身定制的治疗应该促进个体化病人治疗并延长无进展生存期和总生存期，以及更具成本效益，更重要的是，减少带给患者的不必要的毒性。

致谢　ALH 由英国癌症研究会、乳腺癌研究基金会、牛津癌症成像中心、NIHR 牛津生物医学研究中心和肯宁顿癌症基金会所资助。

参 考 文 献

[1] Kerbel RS. Tumour angiogenesis. N Engl J Med, 2008, 358: 2039-2049.

[2] Carmeliet P. Cardiovascular biology. Creating unique blood vessels. Nature, 2001, 412: 868-869.

[3] Hanahan D, Weinberg RA. The hallmarks of cancer. Cell, 2000, 100: 57-70.

[4] Hanahan D, Folkman J. Patterns and emerging mechanisms of the angiogenic switch during tumourigenesis. Cell, 1996, 86: 353-364.

[5] Baluk P, Hashizume H, McDonald DM. Cellular abnormalities of blood vessels as targets in cancer. Curr Opin Genet Dev, 2005, 15: 102-111.

[6] Nagy JA, Chang SH, Shih SC, Dvorak AM, Dvorak HF. Heterogeneity of the tumour vasculature. Semin Thromb Hemost, 2010, 36: 321-331.

[7] Ahn GO, Brown JM. Role of endothelial progenitors and other bone marrow-derived cells in the development of the tumour vasculature. Angiogenesis, 2009, 12: 159-164.

[8] Dome B, Hendrix MJ, Paku S, Tovari J, Timar J. Alternative vascularization mechanisms in cancer: pathology and therapeutic implications. Am J Pathol, 2007, 170: 1-5.

[9] Hendrix MJ, Seftor EA, Hess AR, Seftor RE. Vasculogenic mimicry and tumour-cell plasticity: lessons from melanoma. Nat Rev Cancer, 2003, 3: 411-421.

[10] Kirschmann DA, Seftor EA, Hardy KM, Seftor RE, Hendrix MJ. Molecular pathways: vasculogenic mimicry in tumour cells: diagnostic and therapeutic implications. Clin Cancer Res, 2012, 18: 2726-2732.

[11] Bussolati B, Grange C, Sapino A, Camussi G. Endothelial cell differentiation of human breast tumour stem/progenitor cells. J Cell Mol Med, 2009, 13: 309-319.

[12] El Hallani S, Boisselier B, Peglion F, Rousseau A, Colin C, Idbaih A, et al. A new alternative mechanism in glioblastoma vascularization: tubular vasculogenic mimicry. Brain, 2010, 133: 973-982.

[13] Gerhardt H. VEGF and endothelial guidance in angiogenic sprouting. Organogenesis, 2008, 4: 241-246.

[14] Carmeliet P. Angiogenesis in life, disease and medicine. Nature, 2005, 438: 932-936.

[15] Djonov V, Baum O, Burri PH. Vascular remodeling by intussusceptive angiogenesis. Cell Tissue Res, 2003, 314: 107-117.

[16] Pries AR, Secomb TW. Origins of heterogeneity in tissue perfusion and metabolism. Cardiovasc Res, 2009, 81: 328-335.

[17] McDonald DM, Baluk P. Significance of blood vessel leakiness in cancer. Cancer Res, 2002, 62: 5381-5385.

[18] Munn LL. Aberrant vascular architecture in tumours and its importance in drug-based therapies. Drug Discov Today, 2003, 8: 396-403.

[19] Folkman J. Tumour angiogenesis: therapeutic implications. N Engl J Med, 1971,285: 1182-1186.

[20] Weis SM, Cheresh DA. Tumour angiogenesis: molecular pathways and therapeutic targets. Nat Med, 2011, 17: 1359-1370.

[21] Bergers G, Benjamin LE. Tumourigenesis and the angiogenic switch. Nat Rev Cancer, 2003, 3: 401-410.

[22] Carmeliet P. Angiogenesis in health and disease. Nat Med, 2003, 9: 653-660.

[23] Shepro D, Morel NM. Pericyte physiology. FASEB J, 1993, 7: 1031-1038.

[24] Hellstrom M, Gerhardt H, Kalen M, Li X, Eriksson U, Wolburg H, et al. Lack of pericytes leads to endothelial

hyperplasia and abnormal vascular morphogenesis. J Cell Biol, 2001, 153: 543-553.

[25] Abramsson A, Lindblom P, Betsholtz C. Endothelial and nonendothelial sources of PDGF-B regulate pericyte recruitment and influence vascular pattern formation in tumours. J Clin Invest, 2003, 112: 1142-1151.

[26] Pugh CW, Ratcliffe PJ. Regulation of angiogenesis by hypoxia: role of the HIF system. Nat Med, 2003, 9: 677-684.

[27] Jiang BH, Jiang G, Zheng JZ, Lu Z, Hunter T, Vogt PK. Phosphatidylinositol 3-kinase signalling controls levels of hypoxia-inducible factor 1. Cell Growth Differ, 2001, 12: 363-369.

[28] Blancher C, Moore JW, Robertson N, Harris AL. Effects of ras and von Hippel-Lindau (VHL) gene mutations on hypoxia-inducible factor (HIF)-1alpha, HIF-2alpha, and vascular endothelial growth factor expression and their regulation by the phosphatidylinositol 3'-kinase/Akt signalling pathway. Cancer Res, 2001, 61: 7349-7355.

[29] Land SC, Tee AR. Hypoxia-inducible factor 1alpha is regulated by the mammalian target of rapamycin (mTOR) via an mTOR signalling motif. J Biol Chem, 2007, 282: 20534-20543.

[30] Grothey A, Galanis E. Targeting angiogenesis: progress with anti-VEGF treatment with large molecules. Nat Rev Clin Oncol, 2009, 6: 507-518.

[31] Ferrara N, Gerber HP, LeCouter J. The biology of VEGF and its receptors. Nat Med, 2003, 9: 669-676.

[32] Varey AH, Rennel ES, Qiu Y, Bevan HS, Perrin RM, Raffy S, et al. VEGF 165 b, an antiangiogenic VEGF-A isoform, binds and inhibits bevacizumab treatment in experimental colorectal carcinoma: balance of pro- and antiangiogenic VEGF-A isoforms has implications for therapy. Br J Cancer, 2008, 98: 1366-1379.

[33] Ferrara N. Role of vascular endothelial growth factor in physiologic and pathologic angiogenesis: Therapeutic implications. Semin Oncol, 2002, 29: 10-14.

[34] Ishigami SI, Arii S, Furutani M, Niwano M, Harada T, Mizumoto M, et al. Predictive value of vascular endothelial growth factor (VEGF) in metastasis and prognosis of human colorectal cancer. Br J Cancer, 1998, 78: 1379-1384.

[35] Inoue K, Ozeki Y, Suganuma T, Sugiura Y, Tanaka S. Vascular endothelial growth factor expression in primary esophageal squamous cell carcinoma. Association with angiogenesis and tumour progression. Cancer, 1997, 79: 206-213.

[36] Lindahl P, Johansson BR, Leveen P, Betsholtz C. Pericyte loss and microaneurysm formation in PDGF-B-deficient mice. Science, 1997, 277: 242-245.

[37] Cao Y, Cao R, Hedlund EM. Regulation of tumour angiogenesis and metastasis by FGF and PDGF signaling pathways. J Mol Med (Berl), 2008, 86: 785-789.

[38] Andrae J, Gallini R, Betsholtz C. Role of platelet-derived growth factors in physiology and medicine. Genes Dev, 2008, 22: 1276-1312.

[39] Dabrow MB, Francesco MR, McBrearty FX, Caradonna S. The effects of platelet-derived growth factor and receptor on normal and neoplastic human ovarian surface epithelium. Gynecol Oncol, 1998, 71: 29-37.

[40] Abraham JA, Mergia A, Whang JL, Tumolo A, Friedman J, Hjerrild KA, et al. Nucleotide sequence of a bovine clone encoding the angiogenic protein, basic fibroblast growth factor. Science, 1986, 233: 545-548.

[41] Lindner V, Majack RA, Reidy MA. Basic fibroblast growth factor stimulates endothelial regrowth and proliferation in denuded arteries. J Clin Invest, 1990, 85: 2004-2008.

[42] Gullick WJ. The epidermal growth factor system of ligands and receptors in cancer. Eur J Cancer, 2009, 45 (Suppl. 1): 205-210.

[43] Yarden Y, Sliwkowski MX. Untangling the ErbB signalling network. Nat Rev Mol Cell Biol, 2001, 2: 127-137.

[44] Gao CF, Vande Woude GF. HGF/SF-Met signalling in tumour progression. Cell Res, 2005, 15: 49-51.

[45] Maemondo M, Narumi K, Saijo Y, Usui K, Tahara M, Tazawa R, et al. Targeting angiogenesis and HGF function using an adenoviral vector expressing the HGF antagonist NK4 for cancer therapy. Mol Ther, 2002, 5: 177-185.

[46] Ferrara N, Kerbel RS. Angiogenesis as a therapeutic target. Nature, 2005, 438: 967-974.

[47] Gerritsen ME, Tomlinson JE, Zlot C, Ziman M, Hwang S. Using gene expression profiling to identify the molecular basis of the synergistic actions of hepatocyte growth factor and vascular endothelial growth factor in human endothelial cells. Br J Pharmacol, 2003, 140: 595-610.

[48] Zhang YW, Su Y, Volpert OV, Vande Woude GF. Hepatocyte growth factor/scatter factor mediates angiogenesis

through positive VEGF and negative thrombospondin 1 regulation. Proc Natl Acad Sci USA, 2003, 100: 12718-12723.

[49] Comoglio PM, Giordano S, Trusolino L. Drug development of MET inhibitors: Targeting oncogene addiction and expedience. Nat Rev Drug Discov, 2008, 7: 504-516.

[50] Smith DC, Smith MR, Sweeney C, Elfiky AA, Logothetis C, Corn PG, et al. Cabozantinib in patients with advanced prostate cancer: results of a phase Ⅱ randomised discontinuation trial. J Clin Oncol, 2012.

[51] Nagilla M, Brown RL, Cohen EE. Cabozantinib for the treatment of advanced medullary thyroid cancer. Adv Ther, 2012, 29: 925-934.

[52] Augustin HG, Koh GY, Thurston G, Alitalo K. Control of vascular morphogenesis and homeostasis through the angiopoietin-Tie system. Nat Rev Mol Cell Biol, 2009, 10: 165-177.

[53] Shim WS, Ho IA, Wong PE. Angiopoietin: a TIE(d) balance in tumour angiogenesis. Mol Cancer Res, 2007, 5: 655-665.

[54] Thomas M, Augustin HG. The role of the angiopoietins in vascular morphogenesis. Angiogenesis, 2009, 12: 125-137.

[55] Coxon A, Bready J, Min H, Kaufman S, Leal J, Yu D, et al. Context-dependent role of angiopoietin-1 inhibition in the suppression of angiogenesis and tumour growth: implications for AMG 386, an angiopoietin-1/2-neutralizing peptibody. Mol Cancer Ther, 2010, 9: 2641-2651.

[56] Herbst RS, Hong D, Chap L, Kurzrock R, Jackson E, Silverman JM, et al. Safety, pharmacokinetics, and antitumour activity of AMG 386, a selective angiopoietin inhibitor, in adult patients with advanced solid tumours. J Clin Oncol, 2009, 27: 3557-3565.

[57] Karlan BY, Oza AM, Richardson GE, Provencher DM, Hansen VL, Buck M, et al. Randomised, double-blind, placebo-controlled phase Ⅱ study of AMG 386 combined with weekly paclitaxel in patients with recurrent ovarian cancer. J Clin Oncol, 2012, 30: 362-371.

[58] Thurston G, Noguera-Troise I, Yancopoulos GD. The Delta paradox: DLL4 blockade leads to more tumour vessels but less tumour growth. Nat Rev Cancer, 2007, 7: 327-331.

[59] Noguera-Troise I, Daly C, Papadopoulos NJ, Coetzee S, Boland P, Gale NW, et al. Blockade of Dll4 inhibits tumour growth by promoting non-productive angiogenesis. Nature, 2006, 444: 1032-1037.

[60] Patel NS, Li JL, Generali D, Poulsom R, Cranston DW, Harris AL. Up-regulation of delta-like 4 ligand in human tumour vasculature and the role of basal expression in endothelial cell function. Cancer Res, 2005, 65: 8690-8697.

[61] Hellstrom M, Phng LK, Hofmann JJ, Wallgard E, Coultas L, Lindblom P, et al. Dll4 signalling through Notch1 regulates formation of tip cells during angiogenesis. Nature, 2007, 445: 776-880.

[62] Zeng Q, Li S, Chepeha DB, Giordano TJ, Li J, Zhang H, et al. Crosstalk between tumour and endothelial cells promotes tumour angiogenesis by MAPK activation of Notch signalling. Cancer Cell, 2005, 8: 13-23.

[63] Ridgway J, Zhang G, Wu Y, Stawicki S, Liang WC, Chanthery Y, et al. Inhibition of Dll4 signalling inhibits tumour growth by deregulating angiogenesis. Nature, 2006, 44: 83-87.

[64] Tolcher AW, Messersmith WA, Mikulski SM, Papadopoulos KP, Kwak EL, Gibbon DG, et al. Phase I study of RO4929097, a gamma secretase inhibitor of Notch signalling, in patients with refractory metastatic or locally advanced solid tumours. J Clin Oncol, 2012, 30: 2348-2353.

[65] Krop I, Demuth T, Guthrie T, Wen PY, Mason WP, Chinnaiyan P, et al. Phase I pharmacologic and pharmacodynamic study of the gamma secretase (Notch) inhibitor MK-0752 in adult patients with advanced solid tumours. J Clin Oncol, 2012, 30: 2307-2313.

[66] Harris AL. Hypoxia—a key regulatory factor in tumour growth. Nat Rev Cancer, 2002, 2: 38-47.

[67] Talks KL, Turley H, Gatter KC, Maxwell PH, Pugh CW, Ratcliffe PJ, et al. The expression and distribution of the hypoxia-inducible factors HIF-1alpha and HIF-2alpha in normal human tissues, cancers, and tumourassociated macrophages. Am J Pathol, 2000, 157: 411-421.

[68] Mabjeesh NJ, Amir S. Hypoxia-inducible factor (HIF) in human tumourigenesis. Histol Histopathol, 2007, 22: 559-572.

[69] Jones DT, Harris AL. Small-molecule inhibitors of the HIF pathway and synthetic lethal interactions. Expert Opin Ther Targets, 2012.

[70] Madhusudan S, Ganesan TS. Tyrosine kinase inhibitors in cancer therapy. Clin Biochem, 2004, 37: 618-635.

[71] Downward J. Targeting RAS signalling pathways in cancer therapy. Nat Rev Cancer, 2003, 3: 11-22.

[72] Engelman JA. Targeting PI3K signalling in cancer: opportunities, challenges and limitations. Nat Rev Cancer, 2009, 9: 550-562.

[73] Fokas E, McKenna WG, Muschel RJ. The impact of tumour microenvironment on cancer treatment and its modulation by direct and indirect antivascular strategies. Cancer Metastasis Rev, 2012, 31: 823-842.

[74] Jain RK. Normalizing tumour vasculature with anti-angiogenic therapy: a new paradigm for combination therapy. Nat Med, 2001, 7: 987-989.

[75] De Saedeleer CJ, Copetti T, Porporato PE, Verrax J, Feron O, Sonveaux P. Lactate activates HIF-1 in oxidative but not in Warburg-phenotype human tumour cells. PLoS One, 2012, 7: e46571.

[76] Quintero M, Colombo SL, Godfrey A, Moncada S. Mitochondria as signalling organelles in the vascular endothelium. Proc Natl Acad Sci USA, 2006, 103: 5379-5384.

[77] Lu C, Bonome T, Li Y, Kamat AA, Han LY, Schmandt R, et al. Gene alterations identified by expression profiling in tumour-associated endothelial cells from invasive ovarian carcinoma. Cancer Res, 2007, 67: 1757-1768.

[78] Hunt TK, Aslam R, Hussain Z, Beckert S. Lactate, with oxygen, incites angiogenesis. Adv Exp Med Biol, 2008, 614: 73-80.

[79] DeBerardinis RJ, Lum JJ, Hatzivassiliou G, Thompson CB. The biology of cancer: metabolic reprogramming fuels cell growth and proliferation. Cell Metab, 2008, 7: 11-20.

[80] Helmlinger G, Endo M, Ferrara N, Hlatky L, Jain RK. Formation of endothelial cell networks. Nature, 2000, 405: 139-141.

[81] Hansen-Algenstaedt N, Stoll BR, Padera TP, Dolmans DE, Hicklin DJ, Fukumura D, et al. Tumour oxygenation in hormone-dependent tumours during vascular endothelial growth factor receptor-2 blockade, hormone ablation, and chemotherapy. Cancer Res, 2000, 60: 4556-4560.

[82] Evans RM, Barish GD, Wang YX. PPARs and the complex journey to obesity. Nat Med, 2004, 10: 355-361.

[83] Muller-Brusselbach S, Komhoff M, Rieck M, Meissner W, Kaddatz K, Adamkiewicz J, et al. Deregulation of tumour angiogenesis and blockade of tumour growth in PPARbeta-deficient mice. EMBO J, 2007, 26: 3686-3698.

[84] Piqueras L, Reynolds AR, Hodivala-Dilke KM, Alfranca A, Redondo JM, Hatae T, et al. Activation of PPARbeta/delta induces endothelial cell proliferation and angiogenesis. Arterioscler Thromb Vasc Biol, 2007, 27: 63-69.

[85] Finck BN, Kelly DP. PGC-1 coactivators: inducible regulators of energy metabolism in health and disease. J Clin Invest, 2006, 116: 615-622.

[86] Arany Z, Foo SY, Ma Y, Ruas JL, Bommi-Reddy A, Girnun G, et al. HIF-independent regulation of VEGF and angiogenesis by the transcriptional coactivator PGC-1alpha. Nature, 2008, 451: 1008-1012.

[87] Long YC, Zierath JR. AMP-activated protein kinase signalling in metabolic regulation. J Clin Invest, 2006, 116: 1776-1783.

[88] Ouchi N, Shibata R, Walsh K. AMP-activated protein kinase signalling stimulates VEGF expression and angiogenesis in skeletal muscle. Circ Res, 2005, 96: 838-846.

[89] Suganami E, Takagi H, Ohashi H, Suzuma K, Suzuma I, Oh H, et al. Leptin stimulates ischemia-induced retinal neovascularization: possible role of vascular endothelial growth factor expressed in retinal endothelial cells. Diabetes, 2004, 53: 2443-2448.

[90] Cao R, Brakenhielm E, Wahlestedt C, Thyberg J, Cao Y. Leptin induces vascular permeability and synergistically stimulates angiogenesis with FGF-2 and VEGF. Proc Natl Acad Sci USA, 2001, 98: 6390-6395.

[91] Bhowmick NA, Moses HL. Tumour-stroma interactions. Curr Opin Genet Dev, 2005, 15: 97-101.

[92] Albini A, Sporn MB. The tumour microenvironment as a target for chemoprevention. Nat Rev Cancer, 2007, 7: 139-147.

[93] Mantovani A, Sica A. Macrophages, innate immunity and cancer: balance, tolerance, and diversity. Curr Opin

Immunol, 2010, 22: 231-237.

[94] Mantovani A, Allavena P, Sica A, Balkwill F. Cancer-related inflammation. Nature, 2008, 454: 436-444.

[95] Pollard JW. Tumour-educated macrophages promote tumour progression and metastasis. Nat Rev Cancer, 2004, 4: 71-78.

[96] Kawahara A, Hattori S, Akiba J, Nakashima K, Taira T, Watari K, et al. Infiltration of thymidine phosphory-lasepositive macrophages is closely associated with tumour angiogenesis and survival in intestinal type gastric cancer. Oncol Rep, 2010, 24: 405-415.

[97] Lee CH, Espinosa I, Vrijaldenhoven S, Subramanian S, Montgomery KD, Zhu S, et al. Prognostic significance of macrophage infiltration in leiomyosarcomas. Clin Cancer Res, 2008, 14: 1423-1430.

[98] Ryder M, Ghossein RA, Ricarte-Filho JC, Knauf JA, Fagin JA. Increased density of tumour-associated macrophages is associated with decreased survival in advanced thyroid cancer. Endocr Relat Cancer, 2008, 15: 1069-1074.

[99] Kang JC, Chen JS, Lee CH, Chang JJ, Shieh YS. Intratumoural macrophage counts correlate with tumour progression in colorectal cancer. J Surg Oncol, 2010, 102: 242-248.

[100] Funada Y, Noguchi T, Kikuchi R, Takeno S, Uchida Y, Gabbert HE. Prognostic significance of CD8+ T cell and macrophage peritumoural infiltration in colorectal cancer. Oncol Rep, 2003, 10: 309-313.

[101] Ko JS, Bukowski RM, Fincke JH. Myeloid-derived suppressor cells: a novel therapeutic target. Curr Oncol Rep, 2009, 11: 87-93.

[102] Tartour E, Pere H, Maillere B, Terme M, Merillon N, Taieb J, et al. Angiogenesis and immunity: a bidirectional link potentially relevant for the monitoring of antiangiogenic therapy and the development of novel therapeutic combination with immunotherapy. Cancer Metastasis Rev, 2011, 30: 83-95.

[103] Mund JA, Case J. The role of circulating endothelial progenitor cells in tumour angiogenesis. Curr Stem Cell Res Ther, 2011, 6: 115-121.

[104] Asahara T, Murohara T, Sullivan A, Silver M, van der Zee R, Li T, et al. Isolation of putative progenitor endothelial cells for angiogenesis. Science, 1997, 275: 964-967.

[105] Peters BA, Diaz LA, Polyak K, Meszler L, Romans K, Guinan EC, et al. Contribution of bone marrow-derived endothelial cells to human tumour vasculature. Nat Med, 2005, 11: 261-262.

[106] Li Calzi S, Neu MB, Shaw LC, Kielczewski JL, Moldovan NI, Grant MB. EPCs and pathological angiogenesis: when good cells go bad. Microvasc Res, 2010, 79: 207-216.

[107] Kopp HG, Ramos CA, Rafii S. Contribution of endothelial progenitors and proangiogenic hematopoietic cells to vascularization of tumour and ischemic tissue. Curr Opin Hematol, 2006, 13: 175-181.

[108] Norden AD, Drappatz J, Wen PY. Antiangiogenic therapies for high-grade glioma. Nat Rev Neurol, 2009, 5: 610-620.

[109] Ribatti D, Nico B, Crivellato E. The role of pericytes in angiogenesis. Int J Dev Biol, 2011, 55: 261-268.

[110] Xue Y, Lim S, Yang Y, Wang Z, Jensen LD, Hedlund EM, et al. PDGF-BB modulates hematopoiesis and tumour angiogenesis by inducing erythropoietin production in stromal cells. Nat Med, 2012, 18: 100-110.

[111] Oliner J, Min H, Leal J, Yu D, Rao S, You E, et al. Suppression of angiogenesis and tumour growth by selective inhibition of angiopoietin-2. Cancer Cell, 2004, 6: 507-516.

[112] Mazzieri R, Pucci F, Moi D, Zonari E, Ranghetti A, Berti A, et al. Targeting the ANG2/TIE2 axis inhibits tumour growth and metastasis by impairing angiogenesis and disabling rebounds of proangiogenic myeloid cells. Cancer Cell, 2011, 19: 512-526.

[113] Cascone T, Heymach JV. Targeting the angiopoietin/Tie2 pathway: cutting tumour vessels with a doubleedged sword? J Clin Oncol, 2012, 30: 441-444.

[114] Gherardi E, Birchmeier W, Birchmeier C, Vande Woude G. Targeting MET in cancer: rationale and progress. Nat Rev Cancer, 2012, 12: 89-103.

[115] Saelen MG, Flatmark K, Folkvord S, de Wijn R, Rasmussen H, Fodstad O, et al. Tumour kinase activity in locally advanced rectal cancer: angiogenic signalling and early systemic dissemination. Angiogenesis, 2011, 14: 481-489.

[116] Penel N, Adenis A, Bocci G. Cyclophosphamide-based metronomic chemotherapy: after 10 years of experience,

where do we stand and where are we going? Crit Rev Oncol Hematol, 2012, 82: 40-50.

[117] Kerbel RS. Reappraising antiangiogenic therapy for breast cancer. Breast, 2011, 20(Suppl. 3): S56-S60.

[118] Miller KD, Sweeney CJ, Sledge Jr GW. Redefining the target: chemotherapeutics as antiangiogenics. J Clin Oncol, 2001, 19: 1195-1206.

[119] Browder T, Butterfield CE, Kraling BM, Shi B, Marshall B, O'Reilly MS, et al. Antiangiogenic scheduling of chemotherapy improves efficacy against experimental drug-resistant cancer. Cancer Res, 2000, 60: 1878-1886.

[120] Klauber N, Parangi S, Flynn E, Hamel E, D'Amato RJ. Inhibition of angiogenesis and breast cancer in mice by the microtubule inhibitors 2-methoxyestradiol and taxol. Cancer Res, 1997, 57: 81-86.

[121] Pivot X, Schneeweiss A, Verma S, Thomssen C, Passos-Coelho JL, Benedetti G, et al. Efficacy and safety of bevacizumab in combination with docetaxel for the first-line treatment of elderly patients with locally recurrent or metastatic breast cancer: results from AVADO. Eur J Cancer, 2011, 47: 2387-2395.

[122] Singhal S, Mehta J, Desikan R, Ayers D, Roberson P, Eddlemon P, et al. Antitumour activity of thalidomide in refractory multiple myeloma. N Engl J Med, 1999, 341: 1565-1571.

[123] Vacca A, Scavelli C, Montefusco V, Di Pietro G, Neri A, Mattioli M, et al. Thalidomide downregulates angiogenic genes in bone marrow endothelial cells of patients with active multiple myeloma. J Clin Oncol, 2005,23: 5334-5346.

[124] Vacca A, Ribatti D, Presta M, Minischetti M, Iurlaro M, Ria R, et al. Bone marrow neovascularization, plasma cell angiogenic potential, and matrix metalloproteinase-2 secretion parallel progression of human multiple myeloma. Blood, 1999, 93: 3064-3073.

[125] Ria R, Vacca A, Russo F, Cirulli T, Massaia M, Tosi P, et al. A VEGF-dependent autocrine loop mediates proliferation and capillarogenesis in bone marrow endothelial cells of patients with multiple myeloma. Thromb Haemost, 2004, 92: 1438-1445.

[126] Dredge K, Marriott JB, Macdonald CD, Man HW, Chen R, Muller GW, et al. Novel thalidomide analogues display anti-angiogenic activity independently of immunomodulatory effects. Br J Cancer, 2002, 87: 1166-1172.

[127] Dredge K, Horsfall R, Robinson SP, Zhang LH, Lu L, Tang Y, et al. Orally administered lenalidomide (CC-5013) is anti-angiogenic in vivo and inhibits endothelial cell migration and Akt phosphorylation in vitro. Microvasc Res, 2005, 69: 56-63.

[128] De Luisi A, Ferrucci A, Coluccia AM, Ria R, Moschetta M, de Luca E, et al. Lenalidomide restrains motility and overangiogenic potential of bone marrow endothelial cells in patients with active multiple myeloma. Clin Cancer Res, 2011, 17: 1935-1946.

[129] Kerbel RS, Kamen BA. The anti-angiogenic basis of metronomic chemotherapy. Nat Rev Cancer, 2004, 4: 423-436.

[130] Pasquier E, Kavallaris M, Andre N. Metronomic chemotherapy: new rationale for new directions. Nat Rev Clin Oncol, 2010, 7: 455-465.

[131] Colleoni M, Rocca A, Sandri MT, Zorzino L, Masci G, Nole F, et al. Low-dose oral methotrexate and cyclopho-sphamide in metastatic breast cancer: antitumour activity and correlation with vascular endothelial growth factor levels. Ann Oncol, 2002, 13: 73-80.

[132] Orlando L, Cardillo A, Ghisini R, Rocca A, Balduzzi A, Torrisi R, et al. Trastuzumab in combination with metronomic cyclophosphamide and methotrexate in patients with HER-2 positive metastatic breast cancer. BMC Cancer, 2006, 6: 225.

[133] Aurilio G, Munzone E, Botteri E, Sciandivasci A, Adamoli L, Minchella I, et al. Oral metronomic cyclopho-sphamide and methotrexate plus fulvestrant in advanced breast cancer patients: a mono-institutional case-cohort report. Breast J, 2012, 18: 470-474.

[134] Bottini A, Generali D, Brizzi MP, Fox SB, Bersiga A, Bonardi S, et al. Randomised Phase II trial of letrozole and letrozole plus low-dose metronomic oral cyclophosphamide as primary systemic treatment in elderly breast cancer patients. J Clin Oncol, 2006, 24: 3623-3628.

[135] Montagna E, Cancello G, Bagnardi V, Pastrello D, Dellapasqua S, Perri G, et al. Metronomic chemotherapy

combined with bevacizumab and erlotinib in patients with metastatic HER2-negative breast cancer: clinical and biological activity. Clin Breast Cancer, 2012, 12: 207-214.

[136] Jones MK, Wang H, Peskar BM, Levin E, Itani RM, Sarfeh IJ, et al. Inhibition of angiogenesis by nonsteroidal anti-inflammatory drugs: insight into mechanisms and implications for cancer growth and ulcer healing. Nat Med, 1999, 5: 1418-1423.

[137] Altorki NK, Keresztes RS, Port JL, Libby DM, Korst RJ, Flieder DB, et al. Celecoxib, a selective cyclooxygenase- 2 inhibitor, enhances the response to preoperative paclitaxel and carboplatin in early-stage non-small-cell lung cancer. J Clin Oncol, 2003, 21: 2645-2650.

[138] Gately S, Li WW. Multiple roles of COX-2 in tumour angiogenesis: a target for antiangiogenic therapy. Semin Oncol, 2004, 31: 2-11.

[139] Gasparini G, Longo R, Sarmiento R, Morabito A. Inhibitors of cyclo-oxygenase 2: a new class of anticancer agents? Lancet Oncol, 2003, 4: 605-615.

[140] Wood J, Bonjean K, Ruetz S, Bellahcene A, Devy L, Foidart JM, et al. Novel antiangiogenic effects of the bisphosphonate compound zoledronic acid. J Pharmacol Exp Ther, 2002, 302: 1055-1061.

[141] Santini D, Vincenzi B, Dicuonzo G, Avvisati G, Massacesi C, Battistoni F, et al. Zoledronic acid induces significant and long-lasting modifications of circulating angiogenic factors in cancer patients. Clin Cancer Res, 2003, 9: 2893-2897.

[142] Giantonio BJ, Catalano PJ, Meropol NJ, O'Dwyer PJ, Mitchell EP, Alberts SR, et al. Bevacizumab in combination with oxaliplatin, fluorouracil, and leucovorin (FOLFOX4) for previously treated metastatic colorectal cancer: results from the Eastern Cooperative Oncology Group Study E3200. J Clin Oncol, 2007, 25: 1539-1544.

[143] Allegra CJ, Yothers G, O'Connell MJ, Sharif S, Petrelli NJ, Colangelo LH, et al. Phase III trial assessing bevacizumab in stages II and III carcinoma of the colon: results of NSABP protocol C-08. J Clin Oncol, 2011, 29: 11-16.

[144] Sandler A, Gray R, Perry MC, Brahmer J, Schiller JH, Dowlati A, et al. Paclitaxel-carboplatin alone or with bevacizumab for non-small-cell lung cancer. N Engl J Med, 2006, 355: 2542-2550.

[145] Miller K, Wang M, Gralow J, Dickler M, Cobleigh M, Perez EA, et al. Paclitaxel plus bevacizumab versus paclitaxel alone for metastatic breast cancer. N Engl J Med, 2007, 357: 2666-2676.

[146] Miles DW, Chan A, Dirix LY, Cortes J, Pivot X, Tomczak P, et al. Phase III study of bevacizumab plus docetaxel compared with placebo plus docetaxel for the first-line treatment of human epidermal growth factor receptor 2-negative metastatic breast cancer. J Clin Oncol, 2010, 28: 3239-3247.

[147] Robert NJ, Dieras V, Glaspy J, Brufsky AM, Bondarenko I, Lipatov ON, et al. RIBBON-1: randomised, doubleblind, placebo-controlled, phase III trial of chemotherapy with or without bevacizumab for first-line treatment of human epidermal growth factor receptor 2-negative, locally recurrent or metastatic breast cancer. J Clin Oncol, 2011, 29: 1252-1260.

[148] Brufsky AM, Hurvitz S, Perez E, Swamy R, Valero V, O'Neill V, et al. RIBBON-2: a randomised, double-blind, placebo-controlled, phase III trial evaluating the efficacy and safety of bevacizumab in combination with chemotherapy for second-line treatment of human epidermal growth factor receptor 2-negative metastatic breast cancer. J Clin Oncol, 2011, 29: 4286-4293.

[149] von Minckwitz G, Eidtmann H, Rezai M, Fasching PA, Tesch H, Eggemann H, et al. Neoadjuvant chemotherapy and bevacizumab for HER2-negative breast cancer. N Engl J Med, 2012, 366: 299-309.

[150] Escudier B, Bellmunt J, Negrier S, Bajetta E, Melichar B, Bracarda S, et al. Phase III trial of bevacizumab plus interferon alfa-2a in patients with metastatic renal cell carcinoma (AVOREN): final analysis of overall survival. J Clin Oncol, 2010, 28: 2144-2150.

[151] Rini BI, Halabi S, Rosenberg JE, Stadler WM, Vaena DA, Archer L, et al. Phase III trial of bevacizumab plus interferon alfa versus interferon alfa monotherapy in patients with metastatic renal cell carcinoma: final results of CALGB 90206. J Clin Oncol, 2010, 28: 2137-2143.

[152] Godard S, Getz G, Delorenzi M, Farmer P, Kobayashi H, Desbaillets I, et al. Classification of human astrocytic

gliomas on the basis of gene expression: a correlated group of genes with angiogenic activity emerges as a strong predictor of subtypes. Cancer Res, 2003, 63: 6613-6625.

[153] Vredenburgh JJ, Desjardins A, Herndon 2nd JE, Marcello J, Reardon DA, Quinn JA, et al. Bevacizumab plus irinotecan in recurrent glioblastoma multiforme. J Clin Oncol, 2007, 25: 4722-4729.

[154] Holash J, Davis S, Papadopoulos N, Croll SD, Ho L, Russell M, et al. VEGF-Trap: a VEGF blocker with potent antitumour effects. Proc Natl Acad Sci USA, 2002, 99: 11393-11398.

[155] Young RJ, Reed MW. Anti-angiogenic therapy: concept to clinic. Microcirculation, 2012, 19: 115-125.

[156] Gan HK, Seruga B, Knox JJ. Sunitinib in solid tumours. Expert Opin Investig Drugs, 2009, 18: 821-834.

[157] Demetri GD, van Oosterom AT, Garrett CR, Blackstein ME, Shah MH, Verweij J, et al. Efficacy and safety of sunitinib in patients with advanced gastrointestinal stromal tumour after failure of imatinib: a randomized controlled trial. Lancet, 2006, 368: 1329-1338.

[158] Yang L, Shi L, Fu Q, Xiong H, Zhang M, Yu S. Efficacy and safety of sorafenib in advanced renal cell carcinoma patients: results from a long-term study. Oncol Lett, 2012, 3: 935-939.

[159] Wilhelm SM, Adnane L, Newell P, Villanueva A, Llovet JM, Lynch M. Preclinical overview of sorafenib, a multikinase inhibitor that targets both Raf and VEGF and PDGF receptor tyrosine kinase signalling. Mol Cancer Ther, 2008, 7: 3129-3140.

[160] Rugo HS. Inhibiting angiogenesis in breast cancer: the beginning of the end or the end of the beginning? J Clin Oncol, 2012, 30: 898-901.

[161] Baselga J, Segalla JG, Roche H, Del Giglio A, Pinczowski H, Ciruelos EM, et al. Sorafenib in combination with capecitabine: an oral regimen for patients with HER2-negative locally advanced or metastatic breast cancer. J Clin Oncol, 2012, 30: 1484-1491.

[162] Steeghs N, Nortier JW, Gelderblom H. Small molecule tyrosine kinase inhibitors in the treatment of solid tumours: an update of recent developments. Ann Surg Oncol, 2007, 14: 942-953.

[163] Kim R, Emi M, Arihiro K, Tanabe K, Uchida Y, Toge T. Chemosensitization by STI571 targeting the platelet-derived growth factor/platelet-derived growth factor receptor-signalling pathway in the tumour progression and angiogenesis of gastric carcinoma. Cancer, 2005, 103: 1800-1809.

[164] Sonpavde G, Hutson TE. Pazopanib: a novel multitargeted tyrosine kinase inhibitor. Curr Oncol Rep, 2007, 9: 115-119.

[165] Sternberg CN, Davis ID, Mardiak J, Szczylik C, Lee E, Wagstaff J, et al. Pazopanib in locally advanced or metastatic renal cell carcinoma: results of a randomised phase III trial. J Clin Oncol, 2010, 28: 1061-1068.

[166] Kiura K, Nakagawa K, Shinkai T, Eguchi K, Ohe Y, Yamamoto N, et al. A randomised, double-blind, phase IIa dose-finding study of vandetanib (ZD6474) in Japanese patients with non-small cell lung cancer. J Thorac Oncol, 2008, 3: 386-393.

[167] Herbst RS, Sun Y, Eberhardt WE, Germonpre P, Saijo N, Zhou C, et al. Vandetanib plus docetaxel versus docetaxel as second-line treatment for patients with advanced non-small-cell lung cancer (ZODIAC): a doubleblind, randomised, phase 3 trial. Lancet Oncol, 2010, 11: 619-626.

[168] Herbst RS, Ansari R, Bustin F, Flynn P, Hart L, Otterson GA, et al. Efficacy of bevacizumab plus erlotinib versus erlotinib alone in advanced non-small-cell lung cancer after failure of standard first-line chemotherapy (BeTa): a double-blind, placebo-controlled, phase 3 trial. Lancet, 2011, 377: 1846-1854.

[169] Tsao AS, Liu S, Lee JJ, Alden C, Blumenschein G, Herbst R, et al. Clinical outcomes and biomarker profiles of elderly pretreated NSCLC patients from the BATTLE trial. J Thorac Oncol, 2012, 7: 1645-1652.

[170] Hu-Lowe DD, Zou HY, Grazzini ML, Hallin ME, Wickman GR, Amundson K, et al. Nonclinical antiangiogenesis and antitumour activities of axitinib (AG-013736), an oral, potent, and selective inhibitor of vascular endothelial growth factor receptor tyrosine kinases 1, 2, 3. Clin Cancer Res, 2008, 14: 7272-7283.

[171] Mauriz JL, Gonzalez-Gallego J. Antiangiogenic drugs: current knowledge and new approaches to cancer therapy. J Pharm Sci, 2008, 97: 4129-4154.

[172] Perrotte P, Matsumoto T, Inoue K, Kuniyasu H, Eve BY, Hicklin DJ, et al. Anti-epidermal growth factor receptor

antibody C225 inhibits angiogenesis in human transitional cell carcinoma growing orthotopically in nude mice. Clin Cancer Res, 1999, 5: 257-265.

[173] Laughner E, Taghavi P, Chiles K, Mahon PC, Semenza GL. HER2 (neu) signalling increases the rate of hypoxiain-ducible factor 1alpha (HIF-1alpha) synthesis: novel mechanism for HIF-1-mediated vascular endothelial growth factor expression. Mol Cell Biol, 2001, 21: 3995-4004.

[174] Hudson CC, Liu M, Chiang GG, Otterness DM, Loomis DC, Kaper F, et al. Regulation of hypoxia-inducible factor 1alpha expression and function by the mammalian target of rapamycin. Mol Cell Biol, 2002, 22: 7004-7014.

[175] Guba M, von Breitenbuch P, Steinbauer M, Koehl G, Flegel S, Hornung M, et al. Rapamycin inhibits primary and metastatic tumour growth by antiangiogenesis: involvement of vascular endothelial growth factor. Nat Med, 2002, 8: 128-135.

[176] Delmas C, End D, Rochaix P, Favre G, Toulas C, Cohen-Jonathan E. The farnesyltransferase inhibitor R115777 reduces hypoxia and matrix metalloproteinase 2 expression in human glioma xenograft. Clin Cancer Res, 2003, 9: 6062-6068.

[177] End DW, Smets G, Todd AV, Applegate TL, Fuery CJ, Angibaud P, et al. Characterization of the antitumour effects of the selective farnesyl protein transferase inhibitor R115777 in vivo and in vitro. Cancer Res, 2001, 61: 131-137.

[178] Liu YV, Baek JH, Zhang H, Diez R, Cole RN, Semenza GL. RACK1 competes with HSP90 for binding to HIF-1alpha and is required for O(2)-independent and HSP90 inhibitor-induced degradation of HIF-1alpha. Molecular Cell, 2007, 25: 207-217.

[179] Taldone T, Gozman A, Maharaj R, Chiosis G. Targeting Hsp90: small-molecule inhibitors and their clinical development. Curr Opin Pharmacol, 2008, 8: 370-374.

[180] Powis G, Montfort WR. Properties and biological activities of thioredoxins. Annu Rev Pharmacol Toxicol, 2001, 41: 261-295.

[181] Huang LE, Arany Z, Livingston DM, Bunn HF. Activation of hypoxia-inducible transcription factor depends primarily upon redox-sensitive stabilization of its alpha subunit. J Biol Chem, 1996, 271: 32253-32259.

[182] Welsh SJ, Bellamy WT, Briehl MM, Powis G. The redox protein thioredoxin-1 (Trx-1) increases hypoxia-inducible factor 1alpha protein expression: Trx-1 overexpression results in increased vascular endothelial growth factor production and enhanced tumour angiogenesis. Cancer Res, 2002, 62: 5089-5095.

[183] Ramanathan RK, Kirkpatrick DL, Belani CP, Friedland D, Green SB, Chow HH, et al. A phase I pharmacokinetic and pharmacodynamic study of PX-12, a novel inhibitor of thioredoxin-1, in patients with advanced solid tumours. Clin Cancer Res, 2007, 13: 2109-2014.

[184] Sund M, Xie L, Kalluri R. The contribution of vascular basement membranes and extracellular matrix to the mechanics of tumour angiogenesis. APMIS, 2004, 112: 450-462.

[185] Jain RK. Normalization of tumour vasculature: an emerging concept in antiangiogenic therapy. Science, 2005, 307: 58-62.

[186] Nagy JA, Vasile E, Feng D, Sundberg C, Brown LF, Detmar MJ, et al. Vascular permeability factor/vascular endothelial growth factor induces lymphangiogenesis as well as angiogenesis. J Exp Med, 2002, 196: 1497-1506.

[187] Huang Y, Yuan J, Righi E, Kamoun WS, Ancukiewicz M, Nezivar J, et al. Vascular normalizing doses of antian-giogenic treatment reprogram the immunosuppressive tumour microenvironment and enhance immunotherapy. Proc Natl Acad Sci USA, 2012, 109: 17561-17566.

[188] Willett CG, Boucher Y, di Tomaso E, Duda DG, Munn LL, Tong RT, et al. Direct evidence that the VEGF-specific antibody bevacizumab has antivascular effects in human rectal cancer. Nat Med, 2004, 10: 145-147.

[189] Mehta S, Hughes NP, Buffa FM, Li SP, Adams RF, Adwani A, et al. Assessing early therapeutic response to bevacizumab in primary breast cancer using magnetic resonance imaging and gene expression profiles. J Natl Cancer Inst Monogr, 2011: 71-74.

[190] Van der Veldt AA, Lubberink M, Bahce I, Walraven M, de Boer MP, Greuter HN, et al. Rapid decrease in delivery of chemotherapy to tumours after anti-VEGF therapy: implications for scheduling of anti-angiogenic drugs. Cancer Cell, 2012, 21: 82-91.

[191] Shang B, Cao Z, Zhou Q. Progress in tumour vascular normalization for anticancer therapy: challenges and perspectives. Front Med, 2012, 6: 67-78.

[192] Kerbel RS. A cancer therapy resistant to resistance. Nature, 1997, 390: 335-336.

[193] Hurwitz H, Fehrenbacher L, Novotny W, Cartwright T, Hainsworth J, Heim W, et al. Bevacizumab plus irinotecan, fluorouracil, and leucovorin for metastatic colorectal cancer. N Engl J Med, 2004, 350: 2335-2342.

[194] Kroep JR, Nortier JW. The role of bevacizumab in advanced epithelial ovarian cancer. Curr Pharm Des, 2012, 18: 3775-3783.

[195] Bergers G, Hanahan D. Modes of resistance to anti-angiogenic therapy. Nat Rev Cancer, 2008, 8: 592-603.

[196] Lu X, Kang Y. Hypoxia and hypoxia-inducible factors: master regulators of metastasis. Clin Cancer Res, 2010, 16: 5928-5935.

[197] Conley SJ, Gheordunescu E, Kakarala P, Newman B, Korkaya H, Heath AN, et al. Antiangiogenic agents increase breast cancer stem cells via the generation of tumour hypoxia. Proc Natl Acad Sci USA, 2012, 109: 2784-2789.

[198] Smith IE, Pierga JY, Biganzoli L, Cortes-Funes H, Thomssen C, Pivot X, et al. First-line bevacizumab plus taxane-based chemotherapy for locally recurrent or metastatic breast cancer: safety and efficacy in an open-label study in 2, 251 patients. Ann Oncol, 2011, 22: 595-602.

[199] Casanovas O, Hicklin DJ, Bergers G, Hanahan D. Drug resistance by evasion of antiangiogenic targeting of VEGF signalling in late-stage pancreatic islet tumours. Cancer Cell, 2005,8: 299-309.

[200] Shojaei F, Lee JH, Simmons BH, Wong A, Esparza CO, Plumlee PA, et al. HGF/c-Met acts as an alternative angiogenic pathway in sunitinib-resistant tumours. Cancer Res, 2010, 70: 10090-10100.

[201] Huang D, Ding Y, Zhou M, Rini BI, Petillo D, Qian CN, et al. Interleukin-8 mediates resistance to antiangiogenic agent sunitinib in renal cell carcinoma. Cancer Res, 2010, 70: 1063-1071.

[202] Rapisarda A, Melillo G. Overcoming disappointing results with antiangiogenic therapy by targeting hypoxia. Nat Rev Clin Oncol, 2012, 9: 378-390.

[203] Semenza GL. Targeting HIF-1 for cancer therapy. Nat Rev Cancer, 2003, 3: 721-732.

[204] Gotink KJ, Broxterman HJ, Labots M, de Haas RR, Dekker H, Honeywell RJ, et al. Lysosomal sequestration of sunitinib: a novel mechanism of drug resistance. Clin Cancer Res, 2011, 17: 7337-7346.

[205] Batchelor TT, Sorensen AG, di Tomaso E, Zhang WT, Duda DG, Cohen KS, et al. AZD2171, a pan-VEGF receptor tyrosine kinase inhibitor, normalizes tumour vasculature and alleviates edema in glioblastoma patients. Cancer Cell, 2007, 11: 83-95.

[206] Fischer C, Jonckx B, Mazzone M, Zacchigna S, Loges S, Pattarini L, et al. Anti-PlGF inhibits growth of VEGF(R)-inhibitor-resistant tumours without affecting healthy vessels. Cell, 2007, 131: 463-475.

[207] Yu JL, Rak JW, Coomber BL, Hicklin DJ, Kerbel RS. Effect of p53 status on tumour response to antiangiogenic therapy. Science, 2002, 295: 1526-1528.

[208] Keunen O, Johansson M, Oudin A, Sanzey M, Rahim SA, Fack F, et al. Anti-VEGF treatment reduces blood supply and increases tumour cell invasion in glioblastoma. Proc Natl Acad Sci USA, 2011, 108: 3749-3754.

[209] Pike LR, Singleton DC, Buffa F, Abramczyk O, Phadwal K, Li JL, et al. Transcriptional up-regulation of ULK1 by ATF4 contributes to cancer cell survival. Biochem J, 2013, 449: 389-400.

[210] Mazure NM, Pouyssegur J. Atypical BH3-domains of BNIP3 and BNIP3L lead to autophagy in hypoxia. Autophagy, 2009, 5: 868-869.

[211] Escudier B, Pluzanska A, Koralewski P, Ravaud A, Bracarda S, Szczylik C, et al. Bevacizumab plus interferon alfa-2a for treatment of metastatic renal cell carcinoma: a randomised, double-blind phase III trial. Lancet, 2007, 370: 2103-2111.

[212] Nyberg P, Salo T, Kalluri R. Tumour microenvironment and angiogenesis. Front Biosci, 2008, 13: 6537-6553.

[213] Meads MB, Hazlehurst LA, Dalton WS. The bone marrow microenvironment as a tumour sanctuary and contributor to drug resistance. Clin Cancer Res, 2008, 14: 2519-2526.

[214] Sun Y, Campisi J, Higano C, Beer TM, Porter P, Coleman I, et al. Treatment-induced damage to the tumour microenvironment promotes prostate cancer therapy resistance through WNT16B. Nat Med, 2012, 18: 1359-1368.

[215] Horimoto Y, Polanska UM, Takahashi Y, Orimo A. Emerging roles of the tumour-associated stroma in promoting tumour metastasis. Cell Adh Migr, 2012, 6: 193-202.

[216] Fernando NT, Koch M, Rothrock C, Gollogly LK, D'Amore PA, Ryeom S, et al. Tumour escape from endogenous, extracellular matrix-associated angiogenesis inhibitors by up-regulation of multiple proangiogenic factors. Clin Cancer Res, 2008, 14: 1529-1539.

[217] Bennouna J, Sastre J, Arnold D, Osterlund P, Greil R, Van Cutsem E, et al. Continuation of bevacizumab after first progression in metastatic colorectal cancer (ML18147): a randomised phase 3 trial. Lancet Oncol, 2012.

[218] Sitohy B, Nagy JA, Jaminet SC, Dvorak HF. Tumour-surrogate blood vessel subtypes exhibit differential susceptibility to anti-VEGF therapy. Cancer Res, 2011, 71: 7021-7028.

[219] Rubenstein JL, Kim J, Ozawa T, Zhang M, Westphal M, Deen DF, et al. Anti-VEGF antibody treatment of glioblastoma prolongs survival but results in increased vascular cooption. Neoplasia, 2000, 2: 306-314.

[220] Foroni C, Broggini M, Generali D, Damia G. Epithelial-mesenchymal transition and breast cancer: role, molecular mechanisms and clinical impact. Cancer Treat Rev, 2012, 38: 689-697.

[221] Sanchez-Tillo E, Liu Y, de Barrios O, Siles L, Fanlo L, Cuatrecasas M, et al. EMT-activating transcription factors in cancer: beyond EMT and tumour invasiveness. Cell Mol Life Sci, 2012, 69: 3429-3456.

[222] Hughes CC. Endothelial-stromal interactions in angiogenesis. Curr Opin Hematol, 2008, 15: 204-209.

[223] Diaz-Flores L, Gutierrez R, Varela H. Behavior of postcapillary venule pericytes during postnatal angiogenesis. J Morphol, 1992, 213: 33-45.

[224] Nehls V, Drenckhahn D. The versatility of microvascular pericytes: from mesenchyme to smooth muscle? Histochemistry, 1993, 99: 1-2.

[225] Ozerdem U, Stallcup WB. Early contribution of pericytes to angiogenic sprouting and tube formation. Angiogenesis, 2003, 6: 241-249.

[226] Mancuso MR, Davis R, Norberg SM, O'Brien S, Sennino B, Nakahara T, et al. Rapid vascular regrowth in tumours after reversal of VEGF inhibition. J Clin Invest, 2006, 116: 2610-2621.

[227] Stommel JM, Kimmelman AC, Ying H, Nabioullin R, Ponugoti AH, Wiedemeyer R, et al. Coactivation of receptor tyrosine kinases affects the response of tumour cells to targeted therapies. Science, 2007, 318: 287-290.

[228] Baselga J, Campone M, Piccart M, Burris 3rd HA, Rugo HS, Sahmoud T, et al. Everolimus in postmenopausal hormone-receptor-positive advanced breast cancer. N Engl J Med, 2012, 366: 520-529.

[229] Pircher A, Hilbe W, Heidegger I, Drevs J, Tichelli A, Medinger M. Biomarkers in tumour angiogenesis and anti-angiogenic therapy. Int J Mol Sci, 2011, 12: 7077-7099.

[230] Fox SB, Harris AL. Histological quantitation of tumour angiogenesis. APMIS, 2004, 112: 413-430.

[231] Gasparini G. The rationale and future potential of angiogenesis inhibitors in neoplasia. Drugs, 1999, 58: 17-38.

[232] Hlatky L, Hahnfeldt P, Folkman J. Clinical application of antiangiogenic therapy: microvessel density, what it does and doesn't tell us. J Natl Cancer Inst, 2002, 94: 883-893.

[233] Vermeulen PB, Gasparini G, Fox SB, Colpaert C, Marson LP, Gion M, et al. Second international consensus on the methodology and criteria of evaluation of angiogenesis quantification in solid human tumours. Eur J Cancer, 2002, 38: 1564-1579.

[234] Toi M, Matsumoto T, Bando H. Vascular endothelial growth factor: its prognostic, predictive, and therapeutic implications. Lancet Oncol, 2001, 2: 667-673.

[235] Gordon MS, Margolin K, Talpaz M, Sledge Jr GW, Holmgren E, Benjamin R, et al. Phase I safety and pharmacokinetic study of recombinant human anti-vascular endothelial growth factor in patients with advanced cancer. J Clin Oncol, 2001, 19: 843-850.

[236] Jayson GC, Hicklin DJ, Ellis LM. Antiangiogenic therapy—evolving view based on clinical trial results. Nat Rev Clin Oncol, 2012, 9: 297-303.

[237] An SJ, Huang YS, Chen ZH, Su J, Yang Y, Chen JG, et al. Posttreatment plasma VEGF levels may be associated with the overall survival of patients with advanced non-small cell lung cancer treated with bevacizumab plus chemotherapy. Med Oncol, 2012, 29: 627-632.

[238] Duda DG, Willett CG, Ancukiewicz M, di Tomaso E, Shah M, Czito BG, et al. Plasma soluble VEGFR-1 is a potential dual biomarker of response and toxicity for bevacizumab with chemoradiation in locally advanced rectal cancer. Oncologist, 2010, 15: 577-583.

[239] Schneider BP, Wang M, Radovich M, Sledge GW, Badve S, Thor A, et al. Association of vascular endothelial growth factor and vascular endothelial growth factor receptor-2 genetic polymorphisms with outcome in a trial of paclitaxel compared with paclitaxel plus bevacizumab in advanced breast cancer: ECOG 2100. J Clin Oncol, 2008, 26: 4672-4678.

[240] Koutras AK, Antonacopoulou AG, Eleftheraki AG, Dimitrakopoulos FI, Koumarianou A, Varthalitis I, et al. Vascular endothelial growth factor polymorphisms and clinical outcome in colorectal cancer patients treated with irinotecan-based chemotherapy and bevacizumab. Pharmacogenomics J, 2012, 12: 468-475.

[241] Lambrechts D, Claes B, Delmar P, Reumers J, Mazzone M, Yesilyurt BT, et al. VEGF pathway genetic variants as biomarkers of treatment outcome with bevacizumab: an analysis of data from the AViTA and AVOREN randomised trials. Lancet Oncol, 2012, 13: 724-733.

[242] Schultheis AM, Lurje G, Rhodes KE, Zhang W, Yang D, Garcia AA, et al. Polymorphisms and clinical outcome in recurrent ovarian cancer treated with cyclophosphamide and bevacizumab. Clin Cancer Res, 2008, 14: 7554-7563.

[243] Ronzoni M, Manzoni M, Mariucci S, Loupakis F, Brugnatelli S, Bencardino K, et al. Circulating endothelial cells and endothelial progenitors as predictive markers of clinical response to bevacizumab-based first-line treatment in advanced colorectal cancer patients. Ann Oncol, 2010, 21: 2382-2389.

[244] Collins JM. Imaging and other biomarkers in early clinical studies: one step at a time or re-engineering drug development? J Clin Oncol, 2005, 23: 5417-5419.

[245] Miller JC, Pien HH, Sahani D, Sorensen AG, Thrall JH. Imaging angiogenesis: applications and potential for drug development. J Natl Cancer Inst, 2005, 97: 172-187.

[246] Anderson H, Price P, Blomley M, Leach MO, Workman P. Cancer Research Campaign PK/PD Technologies Advisory Committee. Measuring changes in human tumour vasculature in response to therapy using functional imaging techniques. Br J Cancer, 2001, 85(8): 1085-1093.

[247] Wedam SB, Low JA, Yang SX, Chow CK, Choyke P, Danforth D, et al. Antiangiogenic and antitumour effects of bevacizumab in patients with inflammatory and locally advanced breast cancer. J Clin Oncol, 2006, 24: 769-777.

[248] Thukral A, Thomasson DM, Chow CK, Eulate R, Wedam SB, Gupta SN, et al. Inflammatory breast cancer: dynamic contrast-enhanced MR in patients receiving bevacizumab—initial experience. Radiology, 2007, 244: 727-735.

[249] Padhani AR, Husband JE. Dynamic contrast-enhanced MRI studies in oncology with an emphasis on quantification, validation and human studies. Clin Radiol, 2001, 56: 607-620.

[250] Atri M. New technologies and directed agents for applications of cancer imaging. J Clin Oncol, 2006,24: 3299-3308.

[251] Chun YS, Vauthey JN, Boonsirikamchai P, Maru DM, Kopetz S, Palavecino M, et al. Association of computed tomography morphologic criteria with pathologic response and survival in patients treated with bevacizumab for colorectal liver metastases. JAMA, 2009, 302: 2338-2344.

[252] Koukourakis MI, Mavanis I, Kouklakis G, Pitiakoudis M, Minopoulos G, Manolas C, et al. Early antivascular effects of bevacizumab anti-VEGF monoclonal antibody on colorectal carcinomas assessed with functional CT imaging. Am J Clin Oncol, 2007, 30: 315-318.

[253] Yao JC, Phan A, Hoff PM, Chen HX, Charnsangavej C, Yeung SC, et al. Targeting vascular endothelial growth factor in advanced carcinoid tumour: a random assignment phase II study of depot octreotide with bevacizumab and pegylated interferon alpha-2b. J Clin Oncol, 2008, 26: 1316-1323.

[254] Jiang T, Kambadakone A, Kulkarni NM, Zhu AX, Sahani DV. Monitoring response to antiangiogenic treatment and predicting outcomes in advanced hepatocellular carcinoma using image biomarkers, CT perfusion, tumour density, and tumour size (RECIST). Invest Radiol, 2012, 47: 11-17.

[255] Young H, Baum R, Cremerius U, Herholz K, Hoekstra O, Lammertsma AA, et al. Measurement of clinical and

subclinical tumour response using [18F]-fluorodeoxyglucose and positron emission tomography: review and 1999 EORTC recommendations. European Organization for Research and Treatment of Cancer (EORTC) PET Study Group. Eur J Cancer, 1999, 35: 1773-1782.

[256] Colavolpe C, Chinot O, Metellus P, Mancini J, Barrie M, Bequet-Boucard C, et al. FDG-PET predicts survival in recurrent high-grade gliomas treated with bevacizumab and irinotecan. Neuro-oncol, 2012, 14: 649-657.

[257] Goshen E, Davidson T, Zwas ST, Aderka D. PET/CT in the evaluation of response to treatment of liver metastases from colorectal cancer with bevacizumab and irinotecan. Technol Cancer Res Treat, 2006, 5: 37-43.

[258] Herbst RS, Mullani NA, Davis DW, Hess KR, McConkey DJ, Charnsangavej C, et al. Development of biologic markers of response and assessment of antiangiogenic activity in a clinical trial of human recombinant endostatin. J Clin Oncol, 2002, 20: 3804-3814.

[259] Liu G, Rugo HS, Wilding G, McShane TM, Evelhoch JL, Ng C, et al. Dynamic contrast-enhanced magnetic resonance imaging as a pharmacodynamic measure of response after acute dosing of AG-013736, an oral angiogenesis inhibitor, in patients with advanced solid tumours: results from a phase I study. J Clin Oncol, 2005, 23: 5464-5473.

[260] Rini BI, Cohen DP, Lu DR, Chen I, Hariharan S, Gore ME, et al. Hypertension as a biomarker of efficacy in patients with metastatic renal cell carcinoma treated with sunitinib. J Natl Cancer Inst, 2011, 103: 763-773.

[261] van Heeckeren WJ, Ortiz J, Cooney MM, Remick SC. Hypertension, proteinuria, and antagonism of vascular endothelial growth factor signalling: clinical toxicity, therapeutic target, or novel biomarker? J Clin Oncol, 2007, 25: 2993-2995.

[262] Shim JH, Chen HM, Rich JR, Goddard-Borger ED, Withers SG. Directed evolution of a beta-glycosidase from *Agrobacterium* sp. to enhance its glycosynthase activity toward C3-modified donor sugars. Protein Eng Des Sel, 2012, 25: 465-472.

[263] Dahlberg SE, Sandler AB, Brahmer JR, Schiller JH, Johnson DH. Clinical course of advanced non-small-cell lung cancer patients experiencing hypertension during treatment with bevacizumab in combination with carboplatin and paclitaxel on ECOG 4599. J Clin Oncol, 2010, 28: 949-954.

（姜天宇译）

第11章
前列腺癌治疗药——CYP17抑制剂的复兴

Qingzhong Hu，Rolf W. Hartmann

11.1 前列腺癌：流行病学、诊断与目前的治疗方法

前列腺癌（PCa）在肿瘤发病率中位居第二，占2008年全球范围内新诊断的癌症病例的14%，而且超过25万人在同年因病死亡[1]。前列腺癌在工业化国家来看具有更高的发病率，其次是肺癌和支气管癌[1,2]。2012年，在美国大约有241740例新病例，占所有癌症病例的29%。与此同时，28170名前列腺癌患者预计死亡，占所有癌症死亡总量的9%。

在某种程度上，前列腺特异性抗原（PSA）筛选在经济发达地区的广泛应用导致了工业化国家和发展中国家之间疾病发生率的差异。PSA是一种"糜蛋白酶样丝氨酸蛋白酶"[3]，是由前列腺专门产生并由此被应用作为前列腺癌治疗的生物标志物[4]。当患者血液中的PSA浓度超过4 ng/mL时，他们有得前列腺癌的嫌疑。这种测试经常触发假警报[5]，因为升高的前列腺特异性抗原水平也可以由前列腺炎或良性前列腺增生症引起。尽管对这一问题存在批评，但是前列腺特异性抗原筛查在降低前列腺癌死亡率上被公认是成功的[6]。另一种筛查方法是直肠检查（DRE）——包括前列腺的大小、形状的检验，用指针通过直肠观察纹理。虽然只有前列腺后部可通过肛门指诊，它仍然是可靠的，因为大部分的PCas是在那里产生的。不规则的形状、肿块和硬度增加预示着前列腺癌的可能。不幸的是，大多数通过DRE鉴定的癌症都处在中晚期而且预后差。所有怀疑的前列腺癌病例先通过PSA、DRE鉴定随后检查超声或磁共振成像，最终用前列腺穿刺的方法在显微镜下区分类型、阶段、等级来确诊。

前列腺腺癌是最常见的前列腺癌，其表现为与正常前列腺相比，间质和腺腔的萎缩甚至消失。不规则的肿瘤腺体和突出的细胞大核仁是前列腺腺癌的特征。根据这些组织学观察，前列腺癌患者根据格里森分级系统而分类。该等级已作为预后因素利用来预测发展的时间。前列腺癌也可以根据转移的程度来分期。原发性局部前列腺癌根据肿瘤的大小和可见度分为Ⅰ期或Ⅱ期，而癌症扩散到附近的组织，如精囊的前列腺癌，被定义

为前列腺癌Ⅲ期。转移到局部淋巴结或远处器官归类为Ⅳ期。PCa转移到直肠、膀胱、肝、肺；骨头是最受青睐的部位，因为骨组织中丰富的转铁蛋白可以促进癌细胞增殖[7]。

目前有好多种疗法是可用的。治疗方法的选择不仅取决于肿瘤的等级和阶段，而且视患者的情况而定，如年龄、健康和预期寿命等[8]。

积极的监测意味着只监测PSA水平而不接受治疗。它通常适用于寿命少于10年，而随着生活质量的降低，肿瘤仍然不具有攻击性的病人。例如疼痛或有排尿功能障碍的患者。对于这些患者，他们的死亡原因很可能不是前列腺癌，因此，承受治疗可能具有的不良反应是没有必要的。

局部治疗包括一系列非药物的方法来治疗前列腺癌，包括手术、放射治疗和冷冻治疗。然而这些都仅适用于早期患者。前列腺切除术是切除前列腺和精囊，是目前第一线治疗前列腺癌的方法。该方法适合Ⅰ期或Ⅱ期且年龄小于70岁的健康的患者。因为它难以去除足够的组织来防止复发，前列腺切除术是不推荐用于晚期疾病的，尽管有时作为与激素治疗相结合的方式被采用。作为一种替代方法，放射治疗可以根据辐射源的位置而以两种不同的方式进行：远距离放射治疗（体外）和近距离放射治疗（植入肿瘤组织）。通常情况下，近距离放射治疗是有利的，因为它达到最大疗效的同时对周围正常组织的损害是最小的。另一方面，冷冻疗法是一种微创手术，它通过使用液氮来冻结前列腺和精囊的方法，对早期前列腺癌的复发和抗辐射性具有疗效。相比其他局部治疗而言，它的风险较低，引起的不适感少，在其他主要治疗失败的情况下可作为辅助治疗。

虽然局部前列腺癌在早期阶段可以治愈，5年生存率甚至可以达到100%[9]，但是严重前列腺癌，尤其是具有转移性，若不能有效控制将不可避免地导致死亡。这些患者通常用激素治疗，化疗通常由于严重的不良反应而作为最后的选择。化疗涉及细胞毒性药物的使用，它可以通过各种方式破坏癌细胞，如破坏细胞膜完整性导致坏死，诱导细胞凋亡，还可以阻止有丝分裂增生与分化。从多西他赛，是2004年第一个经批准用于治疗前列腺癌的细胞毒性药物，到最新的细胞毒性药物，卡巴他赛（于2010年上市）、紫杉类药物已被证明，当与强的松联合应用时有提高中位生存期的作用[10]。然而细胞毒性药物影响所有细胞的快速分裂；正常细胞，尤其是在骨髓、消化道、毛囊内的细胞会同时受损，这将会导致常见的不良反应，如骨髓抑制、黏膜炎、脱发等。

针对骨转移的放射性药物如锶-89，钐-153和铼-186直至镭-223证明只有在疼痛缓解生存改进的19周可以使用[11]。Alpharadin（氯化镭-223）是一具有短径迹长度的（小于100 μm，约2~10个细胞直径）发光体。因为它也是一种钙的模仿，它可以被骨头最大限度的吸收（40%~60%应用剂量），而其余的为快速代谢。相比其他药物和传统的放射治疗，这些功能使Alpharadin对正常组织尤其是骨髓的损伤减小。现在Alpharadin正被美国FDA快速批准，并预计将在2013年上市。

肿瘤免疫治疗包括了一些在疫苗干预后刺激患者免疫系统以杀死癌细胞的方法，Sipuleucel-T是FDA在2010年第一个批准的疫苗。这种个性化的治疗表现已证明可以提高中位生存期4.1个月[12]。

11.2   雄性激素和激素治疗

激素治疗是晚期前列腺肿瘤患者的首选治疗方法,这是因为高达80%的PCa的生长依赖于雄激素刺激[13,14]。因此,使肿瘤细胞与雄激素分离将有效地防止这些细胞进一步增生。

11.2.1   雄激素与雄激素受体结合

雄激素的产生是由下丘脑垂体肾上腺-性腺调节的（图11.1）。下丘脑作为一个重要的调节器,控制身体的许多基本功能,如血液压力、免疫反应、体温。它分泌多种

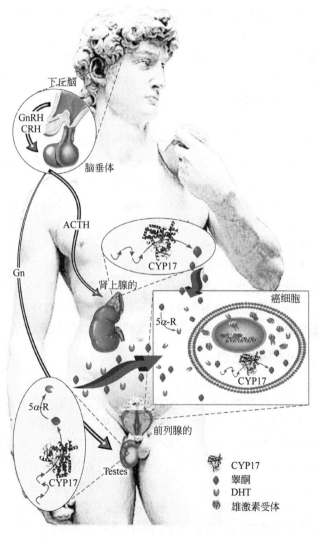

图 11.1   雄激素生物合成的调控与前列腺癌细胞内雄激素与雄激素受体结合的研究

激素通过垂体门脉系统直接作用于垂体，例如促性腺激素释放激素GnRH，也被称为下丘脑促黄体激素释放激素（LHRH）和促肾上腺皮质激素释放激素（CRH）。促性腺激素释放激素和促肾上腺皮质激素刺激促性腺激素从垂体前叶释放［GN，包括促卵泡刺激激素（FSH）、黄体生成素（LH）和adrenocortico激素（ACTH）］。因此，在与相应的受体结合后，GN和促肾上腺皮质激素引起睾丸和肾上腺产生雄激素，而这一过程是由CYP17和其他类固醇生成酶催化的。据估计，90%的雄激素在睾丸产生，肾上腺上产生的雄激素少于10%。此外，肾上腺分泌的睾酮会在睾丸转化成双氢睾酮（DH最强大的雄激素），这一过程是由5α-还原酶催化的。循环睾酮主要与性激素的球蛋白和白蛋白结合，尽管只有近似2%是可以自由释放的激素。当血浆睾酮浓度足够高时，它通过负反馈机制下调促性腺激素释放激素和促肾上腺皮质激素释放激素的产生。由于前列腺5α-还原酶的存在，DHT也可以在这个腺体由睾丸激素生成。此外，在前列腺癌细胞中肾上腺皮质激素甚至胆固醇可以合成雄性激素，最近已经被证实[15]。这也是前列腺癌变得耐阉割的主要原因[16]。

随后这些雄激素与雄激素受体（AR）结合，其过度表达的前列腺癌细胞导致癌细胞的增殖。AR是类固醇和核受体超家族的一员。但是，AR的结构和作用方式[17]与其他类固醇激素受体如雌激素受体、盐皮质激素受体、孕激素受体相似。AR漂浮在细胞质内，作为细胞内转录因子。未结合的ARs与热休克蛋白有关系。雄激素结合后，一系列连续的构象变化引起电离、二聚体的形成和磷酸化的发生。值得注意的是，ARs磷酸化或去磷酸化被认为是激动或拮抗作用必不可少的条件[18]。随后，ARs进入细胞核，与位于靶基因启动子和增强子区域的雄激素反应元件结合。其他的调节因子的补充（如类固醇受体激活因子3）会刺激转录机制，启动调节基因的表达，对前列腺癌细胞有丝分裂产生影响。不同辅助调节因子的募集（辅激活物或辅抑制物）已被证明是激动或拮抗活性转换的关键[19]。除了基因组的影响，在前列腺中，AR也被观察到通过不同的信号通路与胞浆蛋白直接相互作用[20,21]。这些非基因组作用迅速激活激酶信号通路或调节细胞内钙的水平，因此，这可能有助于前列腺癌细胞的生存与增殖[22]。

11.2.2　雄激素刺激的靶点

有两种方法可以分离前列腺癌细胞从而免受雄激素的刺激：通过AR拮抗剂阻断AR和阻断AR的合成（雄激素阻断疗法ADT），已在临床应用多年。至于后者，雄激素分泌系统中的几个节点是非常重要的（图11.1），但是，并不是所有的都是合适的靶点。通过干扰下丘脑-垂体-睾丸以减少雄激素的分泌是可行的。阉割可以直接从根本上减少雄激素的产生，而促性腺激素释放激素类似物，通过使性腺细胞脱敏或拮抗垂体内促性腺激素释放激素受体以减少Gn的分泌而达到同样的作用。相反，下丘脑垂体肾上腺轴应该保留，因为ACTH还控制除雄激素外的糖皮质激素和盐皮质激素的生物合成。CRH与ACTH的产生和功能将会导致严重的不良反应。此外，雄激素合成有关的酶也是潜在的靶点。CYP17是孕激素转化为雄激素的关键酶。它的抑制作用可以降低血浆睾酮水平使其低于1 ng/L[23]。相反，尽管5α-R抑制剂[24]可以降低细胞内前列腺DHT的浓度，并因此用于治疗良性前列腺增生症，但是它没在前列腺癌患者中表现出该有的效果，因为作为DHT前体的睾酮也可以刺激癌细胞的增殖。

11.3 使用激素疗法治疗

11.3.1 雌激素和孕激素

早期试图应用雌激素或孕激素[25]来抑制雄激素的产生很快就被放弃了，因为男性乳腺发育症和胆固醇水平升高将会提高心血管疾病的风险。

11.3.2 睾丸切除术

因为超过90%的雄激素是由睾丸产生的，所以阉割是一种合理的治疗方法。与其他长期治疗相比，这是一个简单的手术，而且价格低廉。但是，不是每个人都能接受永久阳痿的结果。

11.3.3 促性腺激素释放激素类似物（激动剂和拮抗剂）

促性腺激素释放激素类似物的应用也被称为"化学阉割"。激动剂和拮抗剂都可以抑制Gn的分泌从而阻止睾丸雄激素的产生。作为激动剂，在与脑垂体性腺细胞GnRH受体结合后，它的最初应用将会导致FSH和LH的大量分泌。这种冲击将造成睾丸产生大量的睾酮和DHT，从而导致肿瘤的增长（被称为"肿瘤耀斑"）。然而在大概十天之后，这些性腺细胞将不会再对内源性GnRH或GnRH激动剂敏感，导致Gn浓度大幅度减少从而引起雄激素水平下降。只要连续注射GnRH激动剂，这种抑制雄激素产生的作用将会一直持续[26]。另一方面，GnRH拮抗剂竞争性结合GnRH受体，从而阻断GN直接释放。虽然促性腺激素释放激素类似物，如醋酸亮丙瑞林、戈舍瑞林和布舍瑞林（图11.2），能够消灭睾丸中产生的雄激素，但是它们对肾上腺没有影响。尽管血浆睾酮的浓度降低到小于50 μg/L，在前列腺内的雄激素，它无论是起源于肾上腺还是肿瘤的从头合成，仍在足够高的浓度能够促进癌细胞的生长[27,28]。此外，如睾丸萎缩和骨质密度损失的不良反应也被认为是应用GnRH的结果。

11.3.4 AR拮抗剂（雄激素拮抗剂）

由于促性腺激素释放激素类似物没有阻断肾上腺雄激素的生产，所以它们与AR拮抗剂联合应用（图11.3）是目前的标准疗法，所谓联合雄激素阻断剂的应用（CAB），它已被证明比单独使用受体拮抗剂更有效。由于甾体类AR拮抗剂比非甾体类的疗效差一些，而且还会抑制肾上腺皮质激素的产生，所以非甾体类AR拮抗剂得到主要应用。CAB在延缓疾病的进展和提高总生存率上是非常成功的[29]。然而有些病例向转移性阉割性前列腺癌（CRPC）的方面发展。这一过程有以下几种原因，如瘤内雄激素生物合成和AR配体非依赖性独激活。此外，早期AR拮抗剂如比卡鲁胺表现出混合的激动和拮抗活性，而这部分激动活性可以通过AR和其他一些转录因子的过度表达而增加，

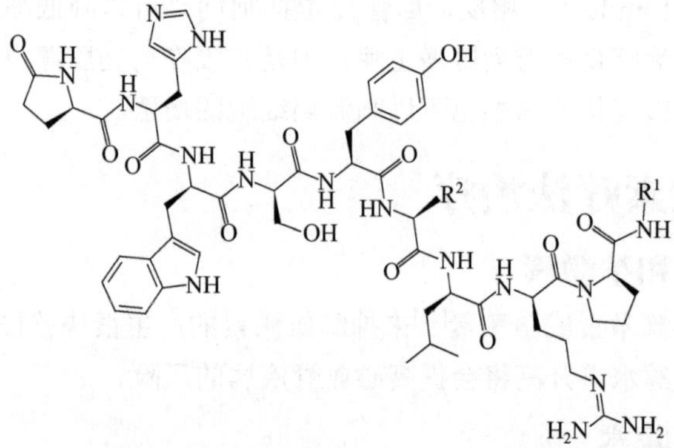

化合物	R¹	R²
醋酸亮丙瑞林	乙基	异丙基
戈舍瑞林	脲基	叔丁基过氧化物
布舍瑞林	乙基	叔丁基过氧化物
瑞林	乙基	1-苯基-1H-4-咪唑基
那法瑞林	2-氨基-2-氧乙基	2-甲基萘
地洛瑞林	乙基	1H-3-吲哚基

图 11.2　临床上所用的 GnRH 类似物

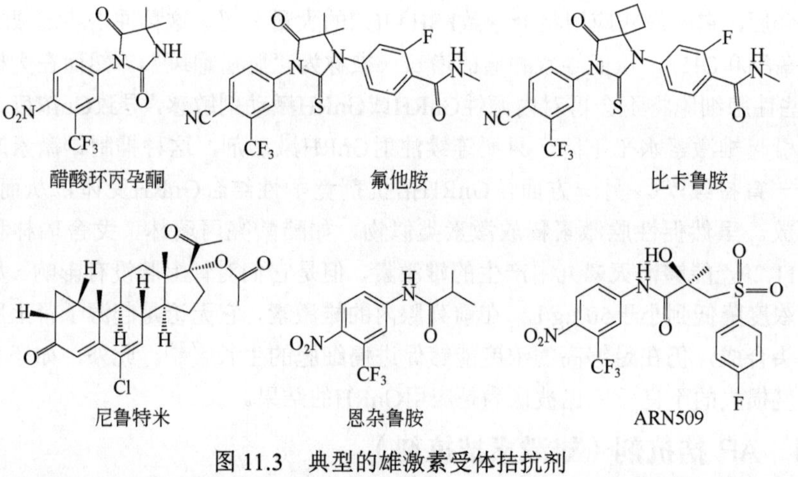

图 11.3　典型的雄激素受体拮抗剂

如叉头框转录因子A（FoxA1），从而导致耐药。此外，长期应用抗雄激素会诱导AR基因突变，如T877A和w741c，它们会减少受体识别AR拮抗剂[30,31]的能力，同时认为糖皮质激素为激动剂[32]。幸运的是，通过CYP17抑制剂阿比特龙突出的性能CRPC已被证明仍然是激素依赖性的[23]。这个发现也被第二代AR拮抗剂恩杂鲁胺证实（MDV3100）。相比以前的AR抑制剂，它具有更高的受体亲和性，减少AR易位进入细胞核，削弱DNA结合与共激活剂补充[33]。即使在高度表达的AR和FOXA1[34]的存在下，恩杂鲁胺也没有表现出激动性。并且有报道称，在恩杂鲁胺的治疗[35]下有超过一半的前列腺肿瘤患者的血清PSA水平降低高于50%。更重要的是，已经达到改善总生存期4.8个月[36]。恩杂鲁胺已在2012年批准上市，而类似的模拟物——ARN-509，目前也正处于后期临床试验阶段[37]。

11.4 CYP17抑制剂——治疗前列腺癌的期望方法

11.4.1 CYP17在雄激素生物合成的核心作用

雄激素的生物合成（图11.4）从胆固醇开始，而胆固醇是脂肪酸在代谢过程中产生的。胆固醇侧链在CYP11A1下发生裂解（胆固醇侧链裂解酶，P450scc），生成孕烯醇酮。这实际上是甾体激素生物合成途径中的限速步骤。孕烯醇酮随后在3β羟类固醇脱氢酶/Δ$^{4-5}$异构酶（3βHSD）的催化下进一步脱氢生成黄体酮。这两个前体在17α位置上羟基化随后是C17—C20键的断裂。这两个步骤都是由CYP17催化的，生成脱氢表雄酮（DHEA）和雄烯二酮，这两种物质随后转化为睾酮，最后转化为DHT。

CYP17是类固醇生物合成的关键；它的存在和活性决定着激素的产生。肾上腺小球区缺乏CYP17的表达，激素直接进入盐皮质激素醛固酮（图11.4）。相反，在束状带和网状带，CYP17的存在有利于其他类固醇的产生。这种酶由于其催化反应的双功能特性会转变类固醇激素生物合成的方向，即17α-羟化酶和C17,20-裂解酶活动。在束状带，以17α-羟基化为主，引导17α-羟基孕甾酮和17α-羟孕酮的形成，然后由11β羟化酶（CYP11B1）转化为糖皮质激素；而在网状带和性腺，这两种活性酶的存在导致脱氢表雄酮和雄烯二酮的生成[38]。虽然这一有趣现象的原因和一个酶有两种活性的机制仍不清楚，但是一些C17,20-裂解酶的调节阀已被发现，如丰富的氧化还原酶[39]和细胞色素b5[40]以及磷酸化丝氨酸和苏氨酸残基等[41]。

雄激素不仅可以在睾丸和肾上腺中合成，而且可以在前列腺癌细胞中生成，其生物合成也依赖于CYP17。因此，抑制CYP17可完全阻断雄激素的合成，从而防止进一步刺激前列腺癌细胞。

值得注意的是，其他细胞色素P450（CYP）酶对类固醇的生成也很重要。CYP11A1是整条路线的开端；CYP11B1负责糖皮质激素的合成，例如皮质醇，醛固酮合成酶（CYP11B2）是盐皮质激素（如醛固酮）合成的关键酶（图11.4）；而类固醇21α-羟化酶（CYP21）都可以参与。这些酶的干扰会导致严重的不良反应和毒性；因此，这些类固醇的选择是CYP17抑制剂是否安全的关键因素。

11.4.2 CYP17：生物化学和晶体结构

CYP17是属于细胞色素P450家族的一种半胱氨酸-血红素酶。它包含一个血红素基团，这个基团通过近端半胱氨酸的硫原子与蛋白质共价结合。这个血红素是活化氧分子和氧化底物的活性中心。CYP17包括508个氨基酸残基，分子量近似为57 kDa；它是由CYP17基因编码的，而这个基因位于10号染色体q24.3上。

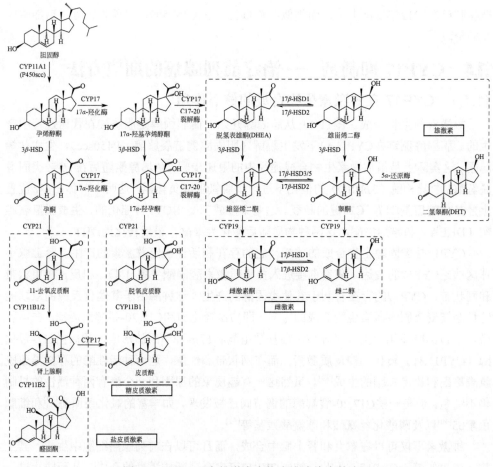

图 11.4　CYP17 在雄激素生物合成路线中的应用

　　CYP17采取CYP酶常见的催化氧化机理（图11.5），包括连续的两电子还原，铁原子的自旋交替和两种质子化作用[42]。在静息状态下，水与铁原子协调，直到底物与酶的活性部位结合。然后随着水分子的位移，血红素铁的状态从低自旋到高自旋转变，这有利于NAD（P）H通过电子传递系统转移电子，从而使铁离子还原为亚铁离子（C）。这个中间产物在血红素铁的远端轴位置与氧配位，生成oxy-P450复合物（D）。有趣的是，它也可以与CO配位，在约450 nm波长处有最大吸收，这也是P450名字的起源。oxy-P450复合物作为最后相对稳定的中间体随后被电子还原为过氧-三价铁中间体（E），然后迅速由周围的水和氨基酸侧链提供质子发生两次质子化，释放一个水分子，生成一个高活性的含氧铁（Ⅳ）化合物（G）。随着底物（H）的氧化和生成物的释放，血红素返回它的静息状态。

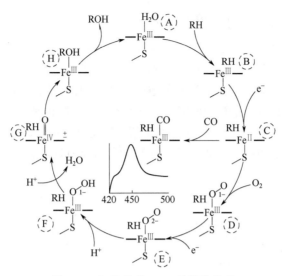

图 11.5　细胞色素 P450 的催化机理

　　CYP17与内质网结合后，随之而来的结晶困难意味着直到2012年它的晶体结构还没有确定。CYP17表现出与其他CYP酶类似的高度保守（螺旋A～L）的折叠和拓扑结构。I-螺旋和L-螺旋与血红素结合；而B-螺旋、F-螺旋和I-螺旋参与底物的识别、结合和产物的分泌。区别CYP17和CYP酶如CYP19的最显著的特点是甾体底物依赖I-螺旋，定向到F-螺旋和G-螺旋而不是定位在K～L线环[43]（图11.6）。

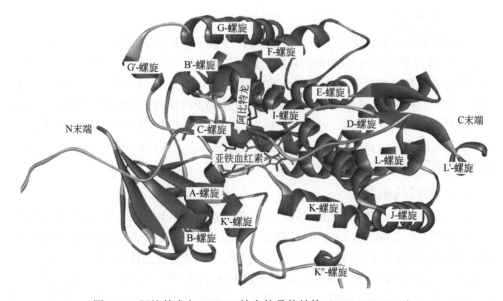

图 11.6　阿比特龙与 CYP17 结合的晶体结构（PDB ID：3ruk）

11.5　甾体类 CYP17 抑制剂

　　CYP17抑制剂的设计主要采用配体为基础的方法。这是由于晶体结构的长期缺乏，而这是最近才解决的[43]，可以预测以基础结构方法设计的第一个化合物将很快面市。到目前为止，天然底物（孕烯醇酮和孕酮；图11.7）也由此作为最好的模板应用，使得大量的甾体CYP17抑制剂被合成应用。三种不同的抑制机制已在甾体抑制剂中得到开发利用：在酶（机制灭活）激活后，利用假底物竞争，共价结合并与血红素铁配位。有趣的是，只有最后的机制已被应用于制造非甾体CYP17抑制剂。

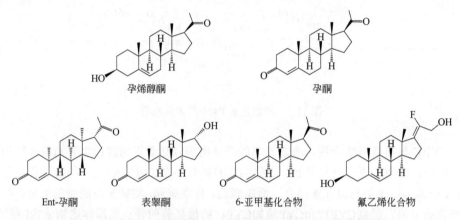

图 11.7　CYP17 天然底物（孕烯醇酮和孕酮）和假底物抑制剂

11.5.1　假底物

　　内源性甾体激素表现出保守的立体结构（例如，10-性甾体激素表现出保守的立体结构），这对于靶点的识别和相互作用非常重要。人工合成的立体异构体（图11.7）ENT孕酮[44]和表睾酮[45]在与受体结合后不能被CYP17代谢，从而导致弱的竞争抑制作用。此外，据报道6-亚甲基取代孕酮可以作为CYP17和5YP的双重抑制剂而产生类似的效力。它还可以防止前列腺吸收雄激素，从而使前列腺复原[46]。此外，氟乙烯可以使孕烯醇酮在17位的支架处模仿乙酰基烯醇状态，并因此极大地抑制食蟹猴睾丸CYP17的浓度[47]。

11.5.2　灭活的机制

　　在20世纪80年代有个有趣的发现，环丙基氨基酸或醚基可以与细胞色素P450酶不可逆结合[48]，并很快应用于CYP17抑制剂[49]的设计。它表明环丙基氨基或醚类化合物由氮或氧原子单电子氧化激活，并导致环丙基环的断裂和反应性自由基的形成。这些自由基与CYP酶的活性位点共价结合，因此钝化CYP酶[50]。由于CYP17氧化甾体17位支架的位置，环丙基氨基酸或在相应位置上引入醚部分（图11.8）。还进行了进一步的修改，如加入取代基，双键重排，4位置由N取代C，并在甾体支架处[51-53]插入亚甲基。

这些努力使得一些强有力的CYP17抑制剂作用成时间依赖性[51]。虽然这些化合物阻止了小鼠体内雄激素依赖性前列腺肿瘤的生长，但是它们的效果比阉割差[52]。

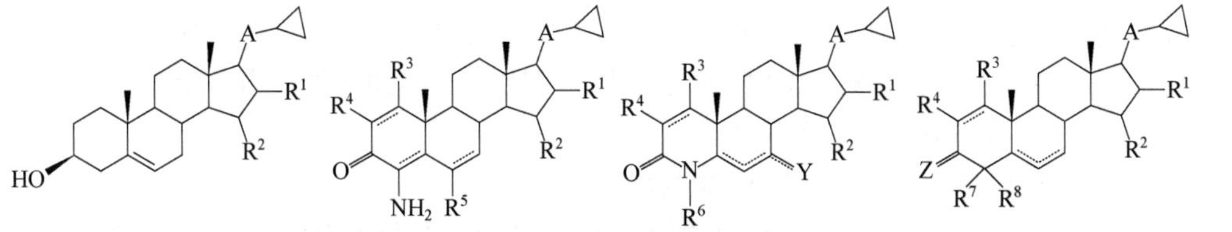

A=NH, O；Y=O，烷基，羟基，烷氧基，环基；Z=O，OH，烷酰氧基；R^1，R^6=H，烷基；
R^2=环基，苯亚磺酰基，烷基；R^3，R^4=环基，烷基；R^7，R^8=H，环基，烷基

图 11.8 基于机制灭火剂的一般结构

11.5.3 配体与血红素铁的配位

在细胞色素P450酶内，一个铁原子与四齿配体卟啉螯合而进化保守的半胱氨酸作为这个铁的近端配体把整个血红素加在酶上。然而第六个配位位置被保留，因为血红素铁是活化氧分子，然后在底物插入一个氧原子，最终生成产物的反应中心。因此，与血红素铁配位的配体一旦被取代，将会阻断其与内源性底物结合并把它从活性位点驱逐，从而造成酶竞争的可逆抑制性。含氮杂环的sp^2杂化被证明是最有效的配位组。除此之外，其他基团如肟[54-57]、氮丙啶[54,58]、二氮环甲烷[59]、氮杂环丁烷[59]、环硫乙烷[59]、环氧乙烷[59]、N-甲基甲酰胺[55,60]、氨基[58]、羟基[54]、噻吩[61]和呋喃[61]也被插入到孕烯醇酮或黄体酮支架处（图11.9）。几乎除肟类化合物以外的所有类似物都表明：化合物只有弱到中等强度的活性，它对人类CYP450有非常高的抑制作用（IC$_{50}$值达到10 nmol/L）。这些化合物也可以降低血清睾酮和DHT的水平而对下丘脑LH没有影响[54]。而且异羟肟酸作为二齿配体与金属离子配位被人们推测能够从卟啉配合物中除去血红素铁从而以一个非竞争性方式使酶失活。然而，只观察到弱的抑制作用[62]。此外，它也被发现，Δ^{16-17}双键可以显著提高抑制效力[54,56]，而20位的空间构型也是至关重要的[55]。

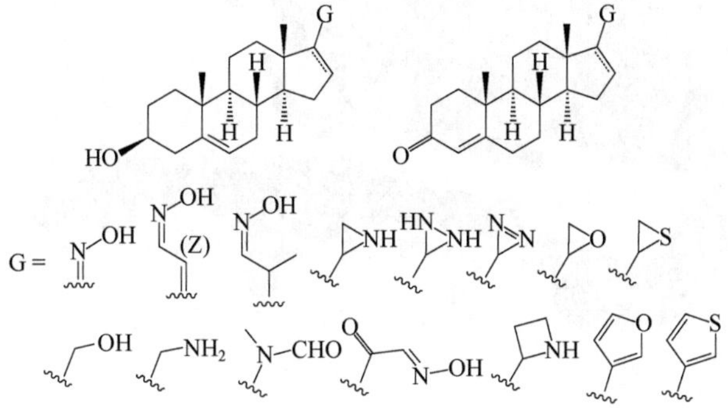

图 11.9 Cyp17 甾体类抑制剂与除含 sp^2 杂化 N 的杂环化合物的配体

sp²杂化N与血红素铁的配位最初在一些抗真菌药物与CYP酶之间，先通过紫外吸收[63]的红移，然后在CYP19抑制剂及其靶酶之间被证实[64]。这个发现很快就成功设计了CYP19抑制剂[65-70]、CYP11B1[71-73]和CYP11B2[74-83]。许多CYP17抑制剂也被设计在改性两种不同的sp²杂化含氮杂环化合物在孕烯醇酮17位处取代或在孕酮Δ^{16-17}双键处插入。与许多其他强效CYP17抑制剂相比，阿比特龙在2011年获得FDA批准，而且gleterone现在在Ⅱ期临床试验阶段。

11.5.3.1　阿比特龙（Zytiga®：醋酸阿比特龙）

阿比特龙作为CYP17抑制剂的首创是作为与Zytiga®品牌其酯前药形式推出的。阿比特龙是以额外的Δ^{16-17}双键的孕烯醇酮支架为基础设计的。3-吡啶作为配体在17位取代乙酰基团（图11.10）。虽然醋酸阿比特龙的lg$P$值是5.19，这实际上打破了利平斯基5的规则，但是它被用于口服[84]。醋酸阿比特龙在人类睾丸微粒体试验中能强烈抑制17α-羟化酶（IC_{50}=4 nmol/L）和C17,20-裂解酶（IC_{50}=2.9 nmol/L）[85]。它的Δ^{16-17}双键被证明是比其他没有双键的17β-吡啶类似物[86]不可逆抑制和促进的抑制效力高12倍的主要原因。阿比特龙不干扰CYP19和5α-R（IC_{50}＞50 μmol/L），但会对CYP11B1（IC_{50}=1610 nmol/L）和CYP11B2（IC_{50}=1750 nmol/L）有一定的抑制[87]。这也是一个

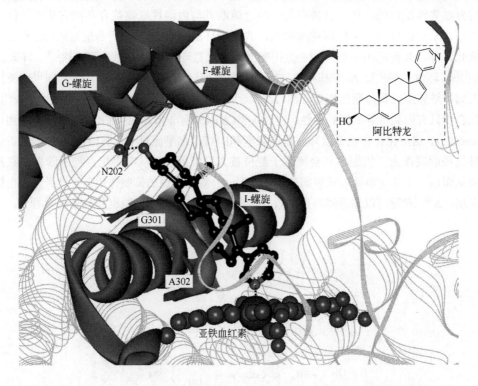

图 11.10　阿比特龙和其与 cyp17 活性位点的结合

肝脏CYP1A2、CYP2D6和CYP2C8的有效抑制剂，同时对CYP2B6、CYP2C9、CYP2C19、CYP3A4和CYP3A5[84,88]有一定的抑制作用。因此，阿比特龙在右美沙芬AUC下有很高的最大浓度（c_{max}）和曲线下面积（AUC）并不奇怪，右美沙芬是已知的CYP2D6底物，在药物-药物相互作用试验中有大约三倍的效果[84]。阿比特龙本身是CYP3A4的底物，可以氧化芳香氮，使其无法与血红素铁配位。而且阿比特龙可以抑制3β羟类固醇脱氢酶，这是脱氢表雄酮和雄烯二醇分别向雄烯二酮和睾酮转换的原因（图11.4），IC$_{50}$值低于1 μmol/L[89]。这种抑制作用可能对它的抗肿瘤作用有效。此外，最近的研究表明，阿比特龙也可以干扰AR。在一个为期三天应用[90]后阿比特龙使在LNCaP细胞中稳定的AR浓度下降到近似只有80%浓度约为15 μmol/L的水平。这是通过干扰与帽依赖性翻译机制来减少AR合成，因为阿比特龙不影响AR降解。此外，阿比特龙显示出差的AR亲和性，但对AR介导的转录有一定的阻断[90]。其抑制AR迁移到细胞核的能力也已被证明[89,90]。

CYP17和阿比特龙共晶体结构证明它能与活性位点结合。阿比特龙用它的吡啶基N以一个几乎垂直的方式与血红素铁配位（图11.10），而甾体支架以与血红素平面60°的角度向Ⅰ-螺旋倾斜，更准确地说，是通过gly301和ala302形成疏水表面。此外，羟基在3β位通过氢键与Asn202相互作用。所有这些相互作用使得阿比特龙对CYP17酶有很高的亲和性[43]。

阿比特龙对大鼠的CYP17有很强的抑制，它的IC$_{50}$值为220 nmol/L[88]。虽然没有关于小鼠CYP17抑制可用的信息，但是阿比特龙已被证明可以显著降低血浆睾酮浓度（<0.1 nm/L）以及小鼠前列腺、精囊、肾脏和睾丸的重量；然而这是以血浆LH升高3～4倍为代价的[91]。

根据www.clinicaltrial.gov，在2012年11月大约有60例关于阿比特龙的临床试验已经被登记。其中14例已经完成，而8和38的临床试验仍在进行或即将开始招募人员。成功完成的临床试验保证阿比特龙获得批准。

据发现，直到醋酸阿比特龙的剂量增加到500 mg，否则血浆睾酮水平没有持续的效果。另一方面，每天固定服用500 mg阿比特龙的晚期前列腺癌患者（这些患者已经被阉割或者坚持服用GnRH类似物）成功地降低睾酮浓度到检测不到的水平（0.14 nm/L）或小于25%的基线水平[92]。同样的，相同的剂量降低了50%非阉割患者的基线睾酮水平，尽管<0.7 nm/L的目标水平没有达到。然而这种抑制作用在6～9天后被克服，因为这是增加高达3倍LH作为负反馈的结果[92]。这给联合使用GnRH类似物提供了原因。相反，每天1000 mg的醋酸阿比特龙使睾酮浓度在8天后降低到检测不到的水平[23]。由于稳定阶段的药效学作用[23]，每天1000mg被选定为进一步临床试验的剂量，并作为最后的处方剂量。单剂量的阿比特龙具有长期抑制雄激素产生的作用[92]，与其不可逆的抑制行为相一致。

在口服醋酸阿比特龙之后，只有剂量超过 200 mg 时可以被检测到[92]。即使在1000 mg 剂量下阿比特龙的血浆浓度仍低于可检测水平（<0.2 ng/mL）[84,93]，这意味

着它能从前提药物快速转换为有效药。作为每天 1000 mg 的标准剂量,达到血浆最大浓度的中值时间(T_{max})为 2 h,即 c_{max} (226±178) ng/mL 和 AUC (1173±690) ng/mL[84]。后两个参数随着剂量由 250 mg 到 1000 mg[84]的提高也成比例地增加。然而在早期的 I 期临床试验中存在的差异也被人们报道过[23,92,93],这可能是由患者数量有限引起的。阿比特龙的转化也通过食物摄入显著提高:在高脂饮食下,c_{max} 和 AUC 值分别为 17 倍和 10 倍[84]。阿比特龙的芳香氮原子可在肝脏 CYP3A4 下氧化成氮氧化物。由于与血红素铁配位能力减弱而导致失活。N-氧化的类似物和本体药物阿比特龙也可以被磺基转移酶 SULT2A1 分别转化为非活性代谢物 N-氧化的阿比特龙硫酸盐和硫酸阿比特龙。这 2 个主要的循环代谢产物各占总代谢物的 43%[84]。此外,阿比特龙在血浆中的平均终末半衰期($T_{1/2}$)是 12 h 左右,这让每天口服一次成为可能。大约 88% 的醋酸阿比特龙由粪便排泄,只有约 5% 由尿排泄。醋酸阿比特龙在血液中水解为阿比特龙的速度很快,但是事实上,粪便中大约 55% 的是原始的醋酸阿比特龙[84],这表明它的胃肠道吸收很差。至于粪便中阿比特龙占 22% 左右[84],这是通过胆汁代谢或者细菌分解了醋酸阿比特龙而来的。

在给去势(通过睾丸切除或促性腺激素释放激素类似物的应用)的 CRPC 患者使用醋酸阿比特龙之后,不仅是睾酮浓度变得很低,几乎检测不到(<1 μg/L),其他激素也受到了影响。 DHEA 下调 3 倍,平均浓度为 79.2 μg/L,双雄烯二酮的脱氢硫酸盐(DHEA-S)在血浆中几乎检测不到(<15 μg/L),雄烯二酮下降了 16 倍,小于 2 ng/L[23,93]。下游雌激素的产生也被阻断,导致其浓度为 80 μg/L[93]。不幸的是,关于孕烯醇酮、孕酮、17α-羟基孕甾酮,17-甾酮羟孕酮的变更信息尚未报道。此外,11-去氧皮质酮(DOC)和血浆皮质酮分别增加了 10 倍和 40 倍,达到 69 ng/L 和 6514 ng/L。盐皮质激素的上升被解释为促肾上腺皮质激素分泌量增加 5 倍的后果,这可能是由于负性反馈调节皮质醇水平下降造成的(双重)[23]。醛固酮浓度减少了 1.5 倍,推测是由肾素-血管紧张素-醛固酮系统的负反馈造成的,该反馈由 DOC 和皮质酮激活[23]。然而还没有考虑到另一种可能性:醛固酮的降低可能是由于阿比特龙抑制了 CYP11B2,这是醛固酮合成的关键酶(CYP11B2 IC_{50}=1750 nmol/L)。类似的,阿比特龙也可抑制 CYP11B1(负责皮质醇的生物合成)(IC_{50}=1610 nmol/L),使得皮质醇水平降低,与它的前体 11-脱氧皮质醇相比,浓度相差 4 倍[23]。此外,FSH 和 LH 的浓度在这些去势的 CRPC 患者中保持在正常范围内[23,92]。

作为前列腺癌治疗的主要标志物,前列腺特异性抗原 PSA 的水平在大多数使用阿比特龙的患者中明显下降。然而 PSA 的下降在很大程度上取决于患者的情况和治疗史,如睾酮和前列腺特异性抗原的基础浓度,转移酶酮康唑和多西他赛治疗的历史。在使用酮康唑治疗的患者中,PSA 下降达到 50% 或者更多的平均百分比是 68%(根据已知报道而来,分别为 57%[23]、64%[93]、67%[94]和 79%[95]),这与使用多西他赛化疗的患者下降比例只达到 45% 相比高很多。相似的结果在使用酮康唑治疗后的患者中类似:使用化疗使得 PSA 下降超过 50% 的比例为 47%[93],而在使用多西紫杉醇治疗后的患者中[96]只有26%达到这效果。类似的，使用酮康唑的患者都比使用酮康唑治疗后表现出PSA下降50%以上的更高可能性，不论是在化疗还是在多西紫杉醇治疗后（分别是64%对47%和45%对26%）[93,96]。观察平均PSA进展时间，患者在多西他赛使用之后的169天里呈现同样的趋势[96,97]，这显然是优于多西他赛的患者（234天[93]和225天[94]）。此外，约一半的患者显示循环肿瘤细胞的数目在每7.5 mL的血液里减少了5倍[94,95,97]。局部反应的定义是根据实体瘤疗效评价标准（RECIST）定义的，这也在ST之间[94,96,97]。此外，一个有趣的现象，称为"骨扫描耀斑"，在高达48%的患者中可观察到[95]。这些患者的骨扫描结果可被解释为"疾病进展"，这是根据此斑增加的数量或病变的程度来确定的，尽管实际上抗原特异性水平降低了50%或更多。在骨扫描进行3个月的治疗后这些患者的病情最终得以改善并且稳定。虽然这种骨扫描的方法已经有过报道，在治疗前列腺癌的临床试验中，阿比特龙组有着48%的高发病率仍是惊人的。

这些临床参数的改善与总生存期的延长有关。在这项多中心、双盲、安慰剂对照的临床III期研究中（COU-AA-301），有1195例转移性CRPC患者参与。这些患者中，797例每天口服醋酸阿比特龙1000 mg，与强的松5 mg每日两次组合联用；其余的被给予安慰剂和强的松。阿比特龙组的中位总生存期为15.8个月，这显然是比安慰剂组长（11.2个月）[98,99]。阿比特龙组的患者中，29.5%的患者的PSA水平下降50%或更多，PSA起效时间中位数为8.5个月[98,99]。此外，在另一个单纯使用多西紫杉醇CRPC患者的III期临床试验中（cou-aa-302），独立数据监测委员会决定不盲目的研究，将安慰剂组和使用醋酸阿比特龙组的所有病例进行分析[100]。

阿比特龙治疗的耐受性良好，即使当剂量增加到每天2000 mg也没有观察到剂量限制性毒性[23,92]。然而大型临床试验显示，一些不良反应，低钾血症、高血压、水肿的症状，都是因为盐皮质激素水平升高而导致的。他们用依普利酮或糖皮质激素如强的松、地塞米松来减弱不良反应。此外，天门冬氨酸氨基转移酶、丙氨酸转氨酶、总胆红素都升高，这表明导致了肝功能损伤。心脏疾病，如心律失常、心脏衰竭，在阿比特龙治疗组发生的比安慰剂组高。虽然只有极少数患者达到3级或4级，该药物推向市场需要进一步的监测，因为心血管疾病而导致的死亡率已被证明在前列腺癌患者在雄激素缺失的情况下会更高[101]。其他常见的不良反应，如疲劳、肌肉不适、潮热、腹泻、泌尿道感染、咳嗽，都是轻度的[84,98]不良反应，如果联合应用糖皮质激素，如强的松、地塞米松，不仅缓解了次生盐皮质激素过多从而抑制促肾上腺皮质激素的分泌，也可部分逆转患者对阿比特龙的耐药性。关于后一种机制的影响，有报道认为类固醇激素的减少会上调睾酮，也可能激活AR[98-100]。

现在，一些关于阿比特龙联合其他药物的临床试验正在进行或即将开始，例如cabazitaxel（化疗药）、enzalutamide（AR拮抗剂）、veliparib[聚ADP核糖聚合酶（PARP）抑制剂]、sipuleucel-T（PCA疫苗）和伊匹单抗（一种单克隆抗体）。此外，阿比特龙的其他适应证的应用也正在进行评估，如针对成年女性罹患的21-羟化酶缺乏症和绝经后妇女的晚期或转移性 BR 癌症的评价。

11.5.3.2　Gleterone（TOK-001，VN/124-1）

尽管阿比特龙（3-吡啶基）和 gleterone（图 11.11，1-苯并咪唑基，其 N 与甾体支架直接相连）之间的差别很小，有报道称后者对从大肠杆菌表达的 CYP17 有着比阿比特龙高 2.7 倍的活性[102]。和阿比特龙具有相似的 CYP17 结合模式，除了 gleterone 额外占据了一个由 Val366、Ala367、Ile371 划定的疏水口袋，并且它的苯基基团具有 Val483 作用[43]。gleterone 和阿比特龙类似，都能下调野生型（WT）和突变型 LNCaP 细胞的 AR 水平，也是成剂量依赖可逆的模式[90,103]。然而在 LAPC-4 细胞中它的表现不如阿比特龙[88]。gleterone 可促进 AR 降解是值得商榷的[90,103]，但帽依赖翻译机制的损伤可降低 AR 蛋白的表达是已被证明了的[90]。gleterone 和阿比特龙相比，对 AR 的野生型酶和突变型（w741c 和 w741c）都具有较高的亲和力。这表明 AR 转录可阻断野生型的 AR 对雄激素比卡鲁胺的抗性，突变型 AR 保持这种能力。针对这三种类型的 AR，未见 gleterone 激动剂或部分激动剂的活性研究报道。相比之下，比卡鲁胺，被公认为突变的 AR [90]激动剂。值得注意的是，gleterone 也会降低雄激素刺激而造成的 AR 核转位。此外，通过 gleterone 引起的内质网应激诱导的研究备受争议[90,104]。所有这些因素促成了在体外呈现增殖的结果[90,103]和在 LAPC-4 裸鼠移植瘤中显示出抗肿瘤活性[103,105]。此外，皮下给予小鼠 gleterone，显示出剂量依赖性的药代动力学特征，半衰期为 44 min[102]。最近发布的 I 期临床试验数据表明[106]，多机制的 CYP17 抑制剂 gleterone 的药物耐受性良好，即使在每天给予高剂量 2600 mg，也只有轻度的不良反应，如疲劳、恶心、腹泻等。49 例中有 11 例病人的 PSA 水平降低了 50% 甚至更多。利用计算机断层扫描（CT）扫描了一些患者，确定了肿瘤的退化。gleterone 将在单纯使用激素治疗的 CRPC 患者中进行 II 期临床试验并进一步评估长期安全性和有效性。这个候选药物已获得被美国食品药品管理局批准的快速跟踪指定并很有希望在不久的将来得到批准。

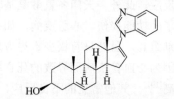

图 11.11　gleterone 的结构（TOK）

11.5.3.3　其他杂环化合物

除了阿比特龙的 3-吡啶基和 gleterone 的 1-苯并咪唑基，更多的杂环可被开发为协同基团在体外和体内体现出多种多样的活性（图 11.12），如咪唑[107-110]、1,2,3-三唑[107-109]、1,2,4-三唑[109]、四唑[107,108]、吡唑[107,108,110]、肼[110,111]、异噁唑[110]、噻唑[61,111]、吡嗪[102]、嘧啶[102,112]、苯并三唑基[102]和吲哚[113]。值得注意的是，几乎所有的化合物在甾体骨架上都有一个 Δ $^{16-17}$ 双键。此外，孕激素骨架的抑制剂对 CYP17 的抑制作用比相应的孕烯醇酮类似物要弱。然而它们也能抑制孕烯醇，这是负责睾酮转化为双氢睾酮的酶。这种可以双重抑制雄激素生物合成途径中的 2 个关键酶可能有利于前列腺癌的治疗。现已出现了几种化合物，在体外具有很好的活性和选择性，并且在体内可以降低睾丸的激素水平。SA40 是基于阿比特龙骨架的类似物，只是 3-吡啶基变成了 3-嘧啶基（图 11.1）。在进行了人体特定微粒体试验测试之后，表明相比阿比特龙，它具有 3 倍有效抑制 CYP17 的作用，机制是一种不可逆和非竞争性的方式[112]。它不抑制醛固酮合成酶，对 CYP19 只有微弱的抑制。通过向大鼠腹腔注射 3-乙酰酯前药，SA40 表现出强烈地降低血浆睾酮的浓度以及前列腺和精囊的重量[114]。然而和阿比特龙一样，它也增加肾上腺和垂体的重量[114]。VN/85-1 和 VN/87-1（图 11.12）是 gleterone 的类似物，分别是 1-咪唑和 1-三唑取代了 1-苯并咪唑基。在人类睾丸微粒体试验中，这两种化合物都是强效的非竞争性抑制剂，K_i 值约 1 nm，同时也表现出一定的抗雄激素活性[109]。它们不仅降低血清、睾丸、前列腺中的睾酮和双氢睾酮的浓度，而且在大鼠中可以减少前列腺和精囊的重量[109]。此外，这两种化合物在体外及小鼠体内均可抑制 LNCaP 肿瘤细胞的增殖[115]。然而在给小鼠口服、皮下或静脉给药时，它们表现出较高的清除率，半衰期短，约为 1 h[116,117]。此外，作为 CYP17、5 P17、L-36 和 L-39 的

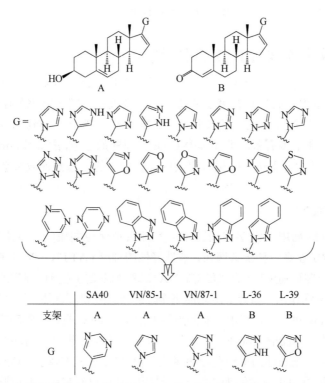

图 11.12　甾体类 CYP17 抑制剂具有多种 sp² 杂化的含氮杂环作为配位基团

在体外和体内试验中五个最好的例子是 SA40、VN/85-1、VN/87-1、L-36 和 L-39

双重抑制剂（图 11.12），它可显著降低血清、睾丸和前列腺组织中睾酮和双氢睾酮的水平，以及减少大鼠前列腺的重量[118]。L-39 在减慢肿瘤的生长和去势方面有着相似的作用，并且可以在人类前列腺癌（PC-82）小鼠荷瘤模型中降低血清中 PSA 的水平，降幅达 80%[119]。然而其清除率快，生物利用度也低[116,119]。

11.5.4　甾体骨架的优化

除了 Δ^{16-17} 双键的引入，还有很多对甾体骨架的修饰（图 11.13），如在 A 环或 B 环的 2 位、4 位或 6 位上换成氮、氧或硫；3-氧杂位置的修饰；还有 A 环或 B 环的扩大或缩小[120,121]。

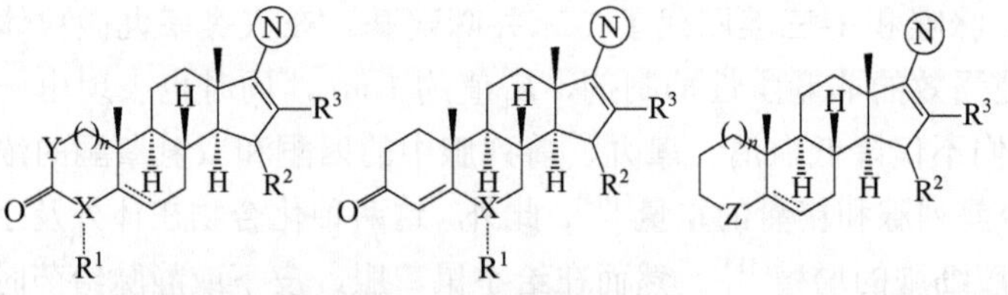

X=N, O; Y=CH₂, NH, O; Z=O, S, NH, SO₂;
R¹, R², R³=H, 烷基，芳香基，卤素；
Ⓝ=吡啶基，苯并咪唑基，嘧啶基，咪唑基

图 11.13　甾体骨架的优化

11.6　非甾体类 CYP17 抑制剂

虽然 CYP17 抑制剂阿比特龙已经在临床中应用，gleterone 则处于临床的后期研究，它们因其甾体骨架也具有潜在的缺点，如吸收差和随之而来的生物利用度低，首过效应和对类固醇激素受体的亲和力低。非甾体类 CYP17 抑制剂为良好的替代品在此进行讨论。在诸多有效的非甾体类 CYP17 抑制剂之中，酮康唑、orteronel、TD464 和 CFG920 最近或者正在临床试验评估中。它们中的一些预计效果会优于目前使用的药物。

11.6.1　酮康唑

CYP17 抑制剂用于治疗前列腺癌，其源头是使用酮康唑作为非适应证型用药（图 11.14）。酮康唑是一种抗真菌药，非选择性的抑制 CYP17、CYP11B1、CYP11B2、CYP11A1，还有些肝脏 CYP 酶比如 CYP3A4。这种极差的选择性导致严重的不良反应和 3 级或 4 级毒性作用，如肾上腺功能不全、神经病变和肝毒性[122]。虽然减少剂量到 200 mg 或 300 mg 每天三次口服，而不是标准的 400 mg 剂量，不良反应和毒性降低但不可避免[123,124]。然而酮康唑还广泛应用于氢化可的松替代治疗的联合用药中。在酮康唑Ⅱ期研究中，酮康唑的单纯化疗患者表现出 PSA 水平下降了 50%或更多，而中位前列腺特异性抗原的进展时间为 7.7 个月[123,127]。结果已经表明，前列腺癌患者在撤下氟他胺酮康唑之后仍保留对酮康唑的反应性[125]，而且酮康唑和抗雄激素药物联合使用比单独使用抗雄激素药物的效果要好，虽然其对应的总生存期并没有差异[122]。然而与阿霉素或阿仑膦酸钠联用并不优于单纯的酮康唑治疗[126,127]。

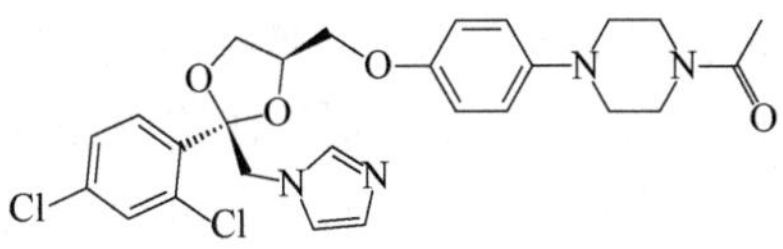

图 11.14　酮康唑的结构

11.6.2　Orteronel（TAK700）

武田制药公司开发了一系列 4-咪唑甲醇和 7-羟基双氢吡咯咪唑（图 11.15），它包含一个与亚甲基基团相连的大的芳香基团如萘、联苯。这些化合物对人和大鼠的 CYP17 C17,20-裂解酶都有较好的抑制作用（$IC_{50}<50$ nmol/L），CYP17 分别由重组人源 CYP17 在大肠杆菌表达得来和由鼠源睾丸微粒体表达而来[128-131]。羟基除了降低 lg$P$ 值，还被证明可以提高选择性，对 CYP11B1 的选择性比肝 CYP 酶要好，同时避免大鼠的肝脏增大[128]。S-对映体总是比 R-对映体更有效[130]。为了优化这些化合物而做出的努力催生出 orteronel（TAK700，图 11.15），它有一个双氢吡咯咪唑结构作为血红素的螯合基团。orteronel 对 C17,20-裂解酶的抑制效果是 17α-羟化酶的 5 倍，其对应的 IC_{50}

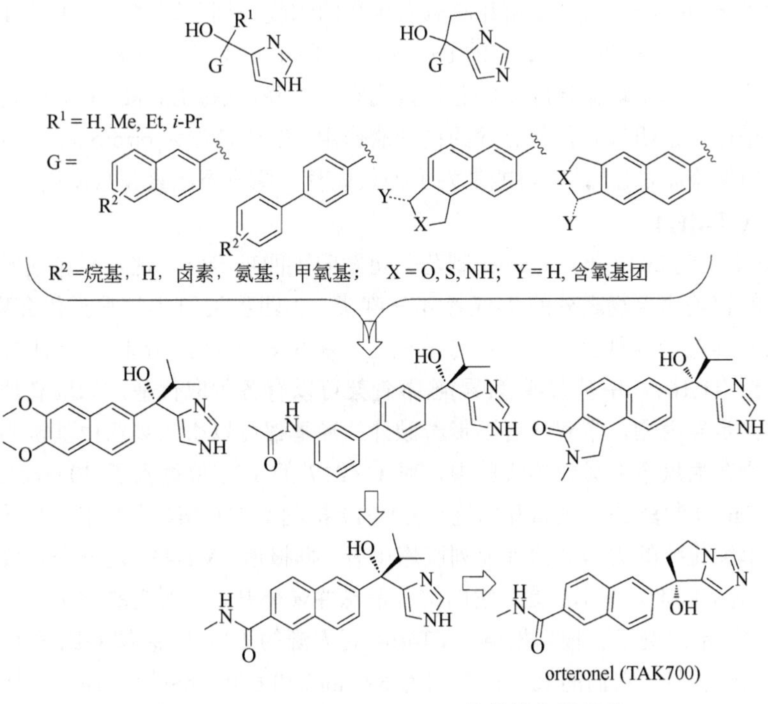

图 11.15　orteronel（TAK700）的结构和类似物

值分别为 140 nmol/L 和 760 nmol/L；而在相同的条件下，阿比特龙的抑制效果更好，但选择性较差，对 C17,20-裂解酶和 17α-羟化酶的 IC_{50} 值分别为 27 nmol/L 和 30 nmol/L[131]。然而 orteronel 对食蟹猴酶无选择性（裂解酶是 27 nm 和羟化酶是 38 nm），这可能是肾上腺细胞中醛固酮和皮质醇水平降低造成的[131]。对阉割的食蟹猴多剂量给药（15 mg/kg）方式给予 orteronel，可以分别使血浆中的脱氢表雄酮下降 93% 和皮质醇下降 83%。血浆睾酮水平下降到 $0.2\sim0.3$ ng/mL[131]。完整的食蟹猴脱氢表雄酮（DHEA）和皮质醇受到抑制，但昼夜节律无影响。对食蟹猴口服给予 orteronel（1 mg/kg），血药浓度 1.7 h 后达到峰浓度（0.147 μg/mL），半衰期为 3.8 h，药时曲线下面积为 0.727 μg•h/mL[131]。根据临床上的进一步测试，发现 orteronel 也选择性地抑制 CYP11B1（IC_{50}＞1000 nmol/L）和一系列肝脏的 CYP 酶，如 CYP1A2、CYP2A6、CYP2B6、CYP2C8、CYP2C9、CYP2D6、CYP2E1 和 CYP3A4[132]，它们的 IC_{50} 都大于 3 μmol/L。

结果表明，当剂量升级，即每日两次，每次给予 300 mg 后，所有患者的 PSA 水平都下降了[133-135]。虽然没有证实其有剂量限制性毒性，但是几乎所有的患者发生了不止一次治疗相关的紧急不良反应，并且有 20% 的患者不得不停止治疗。最常见的和严重的不良反应分别是疲劳和低血钾。虽然据报道 orteronel 比阿比特龙针对 17α-羟化酶和 CYP11B1 具有更好的选择性，促肾上腺皮质激素升高到 171%，皮质醇下降了 21%。为了平衡疗效和毒性，300 mg 或 400 mg，每日两次，是推荐的后续评价用量。每日两次给予 300 mg 后，睾酮和脱氢表雄酮的浓度分别显著降低到小于 1 ng/dL 和 9 μg/dL[136]。有 60%～70% 的病人的 PSA 水平下降了 50% 甚至更多，中位 PSA 进展时间为 14.8 个月[136]。平均循环肿瘤细胞计数也有所下降，从每 7.5 mL 16.6 下降到 3.9[135]。虽然泼尼松已被证明没有任何有效的抗肿瘤作用，它还是作为 orteronel 的组合用药用于随后的Ⅲ期临床试验[137]，可能是为了抑制促肾上腺皮质激素和盐皮质激素的水平。

11.6.3　VT-464

从 2011 年到 2012 年，Viamet 制药公司发明了四项专利，这几乎包括所有除了已经报道过的相关化合物之外的 1-或者 4-三唑类、2-四唑类和 4-嘧啶类化合物[138-141]。然而仔细阅读这些专利会发现合成方法侧重于将甲基萘或者(异)喹啉基团替换成上述的杂环（图 11.16）。甲基萘或者(异)喹啉骨架可以有各种取代基，如烷氧基、芳基、烷基，尤其是异丙酯，带着或者不带着额外的羟基都可以引入到亚甲基桥的位置。最好的化合物在大鼠睾丸微粒体实验中，对 CYP17 的 IC_{50} 值达到了 30 nmol。在 2012 年 1 月，Viamet 制药公司宣布开始进行 CYP17 抑制剂 VT-464 的Ⅰ/Ⅱ期临床试验，针对只采用单纯化疗的去势难治性前列腺癌患者。据报道，VT-464 是一个强效的可口服的 CYP17 酶抑制剂。不幸的是，它的结构信息并未公开。然而它的结构应该是类似于图 11.16 中所示的例子。根据报道，VT-464 对人源的 C17,20-裂解酶比对 17α-羟化酶有着十倍的选择性，它们的 IC_{50} 值分别为 69 nmol 和 670 nmol[142]，而阿比特龙在相同的实验中的 IC_{50} 值为 15 nmol 和 2.5 nmol。虽然 VT-464 的效果不强，和阿比特龙相比，它对 C17,20-裂解酶的选择性高 58 倍。既然 17α-羟化酶处在下调盐皮质激素和甾体激素如糖皮质激素和雄激素的分支节点上（图 11.4），羟化酶的抑制会导致盐皮质激素的增加和皮质醇减少，这和阿比特龙的临床试验结果是类似的。相比之下，C17,20-裂解酶的选择性抑制作用对孕激素、糖皮质激素、盐皮质激素的影响不大。利用化学阉割雄性猕猴进行实验考察阿比特龙和 VT-464，验证了这个假设[143,144]。阿比特龙导致孕激素、孕烯醇酮、皮质酮和 DOC 的浓度升高，影响因子分别为 21、7、2.8 和 7，相比之下，VT-464 导致孕酮、孕烯醇酮、皮质酮的浓度轻微下降，影响因子分别为 2、3.8 和 2.8，DOC 的下降水平也是差不多的[143]。另一方面，阿比特龙降低皮质醇水平比 VT-464 强 11 倍，这也导致了皮质醇浓度几乎不变[144]。很显然，既然 VT-464 对类固醇激素的上调几乎没有影响，也就不需要泼尼松作为辅助用药了。此外，在给猴子皮下注射 12.5 mg/kg 的 VT-464 之后，血浆睾酮浓度下降了 90%[142,144]，以及在前列腺癌小鼠移植瘤模型中呈现剂量依赖性的肿瘤抑制作用[145]。 VT-464 现在正处于临床Ⅰ/Ⅱ期试验，在单纯化疗的去势难治性前列腺癌患者中进行开放性研究和不附加泼尼松的多剂量研究来评价它的安全性、耐受性、药代动力学和药效学。

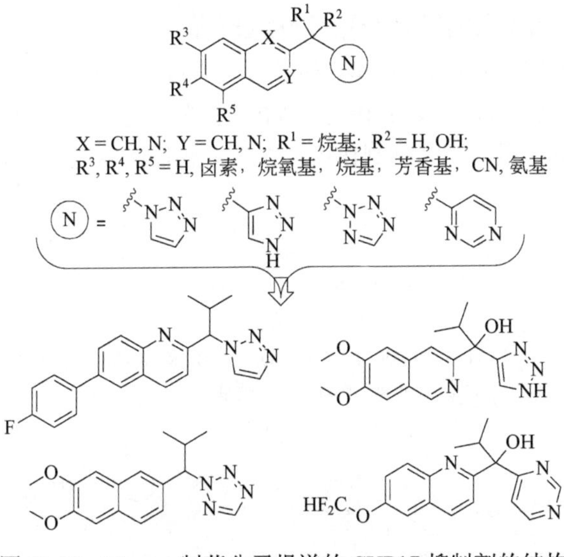
R1
R2
R3
X
Y
N
R4
R5
X = CH, N; Y = CH, N; R1 = 烷基; R2 = H, OH;
R3, R4, R5 = H, 卤素，烷氧基，烷基，芳香基，CN, 氨基
N =
OH
F
HF2C

图 11.16　Viamet 制药公司报道的 CYP17 抑制剂的结构

11.6.4　杂环甲基取代的咔唑、芴和二苯并呋喃

一系列的咔唑、芴和二苯并呋喃衍生物，在亚甲基桥上含有 sp^2 杂化的含氮杂环已被合成出来用作 CYP17 的抑制剂，这其中 YM116（图 11.17）是一个代表分子[146-150]。用人睾丸微粒体进行试验，YM116 表现出对 C17,20-裂解酶的强效活性，IC_{50} 值为 4.2 nmol，并且它对 17α-羟化酶有着 50 倍的高选择性[148]。YM116 抑制脱氢表雄酮、雄甾烯二酮还有皮质醇的产生，在 NCI-H295 细胞中其 IC_{50} 值分别为 2.1 nmol、3.6 nmol

和 50.4 nmol。而且 YM116 显著降低脱氢异雄酮硫酸盐的水平，其 ED$_{50}$ 值为 11 mg/kg，在豚鼠中使血清醛固酮的浓度略有下降，而血浆皮质醇的水平并没有下降，即使剂量达到了 100 mg/kg[149]。

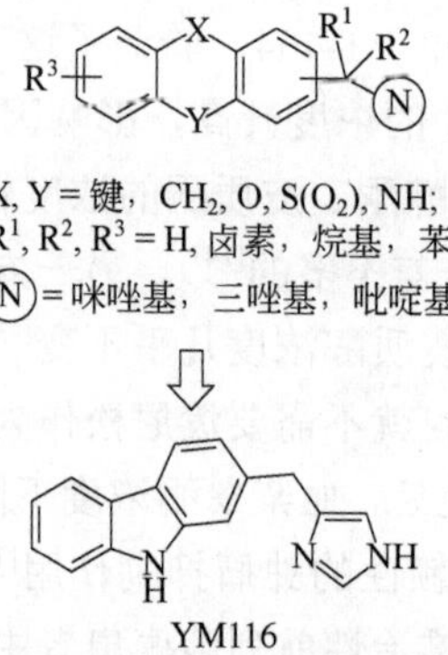

X, Y = 键，CH$_2$, O, S(O)$_2$, NH;
R^1, R^2, R^3 = H, 卤素，烷基，苯基；
(N) = 咪唑基，三唑基，吡啶基

YM116

图 11.17　杂环甲基取代的咔唑、芴和二苯并呋喃类化合物，以其 YM116 作为代表

11.6.5　咪唑基或吡啶甲基取代的多氯联苯

模拟天然底物的甾体骨架，科学家设计并且合成了一系列 sp^2 杂化的含氮杂环甲基取代的多氯联苯（图 11.18），并作为 CYP17 抑制剂进行了评价[87,88,150-160]。这些化合物对人源的 CYP17 具有强效抑制作用，在用大肠杆菌表达重组的人源 CYP17 的实

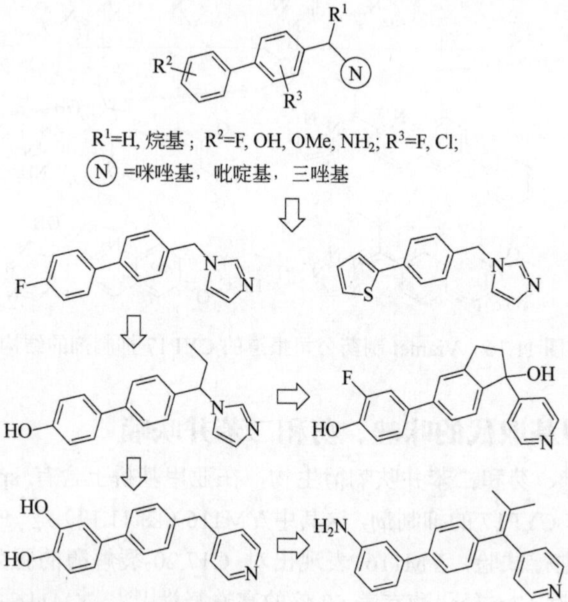

R^1=H, 烷基；R^2=F, OH, OMe, NH$_2$；R^3=F, Cl;
(N) =咪唑基，吡啶基，三唑基

图 11.18　咪唑基、吡啶基或者三唑甲基取代的联苯结构以及代表化合物

验中，它们中的一些比阿比特龙更有效。研究显示，A 环上氢键的形成可以增强抑制活性，并且有假设认为这是因为氢键和氨基酸残基 R109、K231 和 H235 作用的结果[151,153]。亚甲基桥上的取代基也是至关重要的，当取代基是乙基时会显著增强对 CYP17 的抑制作用[150]。另外，异亚丙基不仅增加了抑制作用，也加强了对 CYP11B1、CYP11B2、CYP19 和一系列肝脏的 CYP 酶如 CYP3A4 的选择性[87]。虽然将苯环替换成杂环还有在联苯骨架上引入烷基这样的改造对活性仅有一点点提升，但是将咪唑替换成 4-吡啶基[160]作为配位基团可以显著提升抑制活性[152]。一些含氟的类似物（图 11.18）比阿比特龙的效果还好，以 50 mg/kg 的剂量给大鼠口服给药可以抑制血浆睾酮浓度，使其下降 80%。重要的是，这种抑制持续超过 24 h，与之相比，使用阿比特龙之后的 24 h，睾酮浓度有回升。阿比特龙不具有长效抑制作用可能是因为阿比特龙的药代动力学较差，在大鼠中的半衰期是 1.6 h，药时曲线下面积是 11488 nmol/h，明显比氟取代的联苯类化合物的性质（半衰期 $t_{1/2}$=12.8 h，药时曲线下面积 AUC≥80488 nmol/h）要差[151]。

11.6.6　不饱和萘

BW19（图 11.19）是不饱和萘作为 CYP17 抑制剂的代表化合物[114,161-165]。在人类睾丸微粒体实验和用大肠杆菌表达人源重组 CYP17 的实验中，它的效果和阿比特龙相近，IC_{50} 为 110 nmol/L[114]。值得注意的是，这种化合物也抑制 CYP19（IC_{50}=1.2 μmol/L），但没有显示出抑制 CYP11B2。对大鼠 0.1 mmol/kg 腹腔给药连续 14 天后，BW19 不仅显著降低血浆睾酮浓度到达去势水平，比阿比特龙强 2 倍，而且能减少前列腺和精囊的重量[114]。

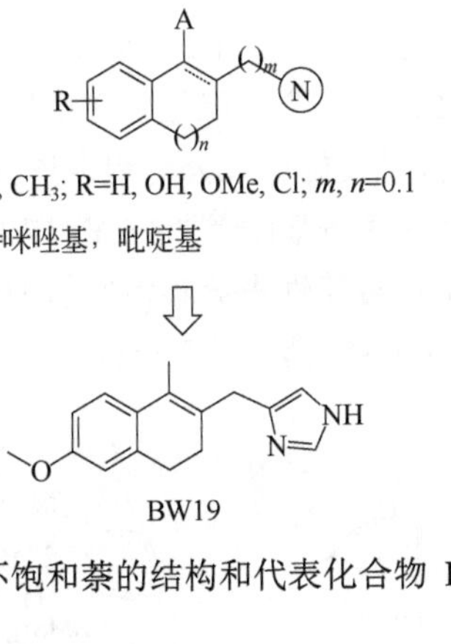

A=H, CH₃; R=H, OH, OMe, Cl; m, n=0,1

Ⓝ=咪唑基，吡啶基

BW19

图 11.19　不饱和萘的结构和代表化合物 BW19

11.6.7　分支型双芳基取代的杂环化合物

拜耳（Bayer）、诺华（Novartis）和百时美施贵宝（BMS）公司开发了多种双芳基取代的杂环化合物作为 CYP17 的抑制剂[166,177]。大多数这些化合物强烈抑制 CYP17，IC_{50} 值都小于 100 nmol/L。虽然它们据报道是 C17,20-裂解酶抑制剂，但尚未有数据证明它们对 17α-羟化酶有选择性（图 11.20）。

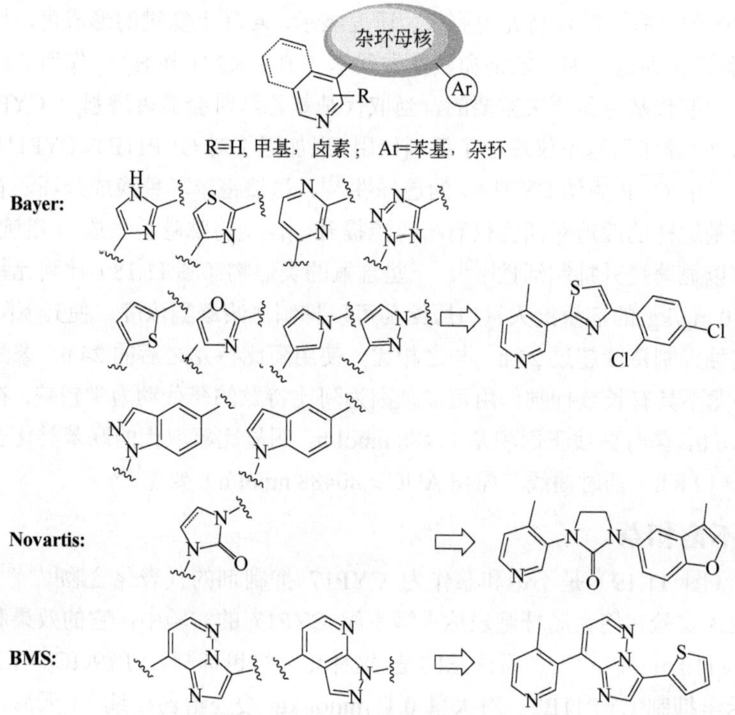

R=H, 甲基, 卤素； Ar=苯基, 杂环

图 11.20　分支型双芳基取代的杂环化合物的结构和代表化合物

11.6.8　其他

更多的 CYP17 抑制剂的例子如图 11.21 所示。尽管 CB7645 作为金刚烷羧酸强烈抑制人源 CYP17 并且抗酯酶水解[178]，但是它在小鼠体内表现出很小的活性而且药代动力学性质差[179]。此外，百时美施贵宝公司和诺华公司在 2012 年各自报道了几种具有芳香环并哌啶母核，并具有磺胺基团[180]的 CYP17 抑制剂[181]。最近，诺华公司发布了一个候选药物 CFG920 正在转移性去势难治性前列腺癌患者中开展多中心的、开放性的、剂量确定性的临床 I / II 期试验。CFG920 的结构信息尚未披露。

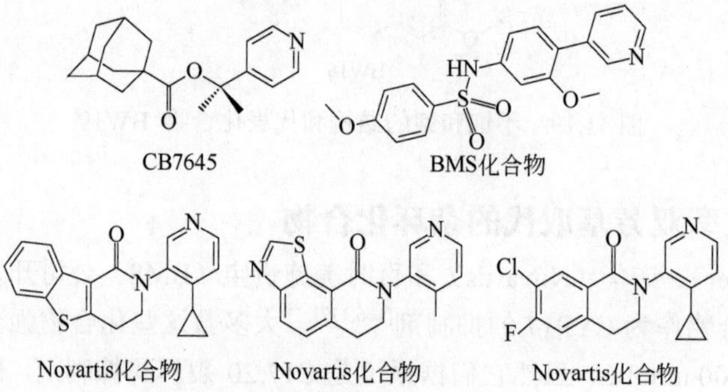

图 11.21　其他 CYP17 抑制剂

11.7 后阿比特龙时代的 CYP17 抑制剂

尽管总体生存率有所改善，但是阿比特龙仍有一些缺点如使得次生盐皮质激素过多可导致低钾血症和水肿，药代动力学性质差，需要高剂量给药，会结合类固醇激素受体，对 CYP11B1 和 CYP11B2 也有选择性。更安全并且具有更好性质的 CYP17 抑制剂亟待开发。

11.7.1 选择性 C17,20-裂解酶抑制剂

正如本章所讨论的，CYP17 是一个具有两种功能的酶，一种是 17α-羟化酶功能，另一种是 C17,20-裂解酶作用。对 17α-羟化酶的抑制会导致孕激素的积累，而且盐皮质激素因此升高。糖皮质激素正相反，将被下调。这一假说最近由 VT464 在猴子体内的研究证实[143]，是由阿比特龙导致次生盐皮质激素过剩而引发的。因此，选择性的 C17,20-裂解酶抑制剂会更安全。虽然一些化合物之前据报道是 C17,20-酶抑制剂，但是它们对 17α-羟化酶的选择性数据并未报道。我们迫切需要新的、快速而且易于处理的测试[182]。

11.7.2 CYP17 的双重抑制剂：C17,20-裂解酶和 CYP11B1

关于前列腺癌的去势抵抗的相关原因已经有很多种解释，比如瘤内雄激素的生物合成，雄激素受体的过量表达还有雄激素受体的变异。突变的雄激素受体的一些亚型可以被糖皮质激素，尤其是皮质醇激活[32]，从而进一步刺激癌细胞增殖。因此，体内雄激素受体突变的病人应该同控制雄激素那样控制皮质醇的水平。既然 CYP11B1 是皮质醇生物合成的关键酶，它被抑制可以有效地降低皮质醇水平。虽然皮质醇的产生应该被阻止，17α-羟化酶的上调应该被保留，这样不会让盐皮质激素升高。由于多靶点的药物比单纯的药物组合要好，优点如药物顺应性好和更低的药物-药物相互作用的风险，针对 C17,20-裂解酶和 CYP11B1 的双重 CYP17 抑制剂已经有报道[152]。在临床上，正式将此类药物投入使用之前应该针对雄激素受体的现状来评估此种类型的药物。

11.7.3 CYP17 的双重抑制剂：C17,20-裂解酶和 CYP11B2

雄激素缺乏导致醛固酮升高，这是通过孕酮的积累导致雌激素减少,从而增加血清中低密度和高密度脂蛋白造成的[153]。醛固酮过多，作为一种促炎因子，将对肾脏、血管、大脑和心脏有害。虽然对 CYP17 的抑制作用会增加心血管疾病的风险这一点并没有被强调，但是由心血管并发症而导致的死亡率增加这一点是和去势治疗相关的[101]。因此，针对 C17,20-裂解酶和 CYP11B2 的双重抑制剂对于治疗前列腺癌并且降低治疗导致的心血管病的风险是大有益处的[183]。选择性抑制 17α-羟化酶会使得皮质醇水平降低，但是皮质酮保持不变，这可作为盐皮质激素避免醛固酮抑制所带来的不良反应。

11.8 复兴之路：总结与结论

根据 SciFinder 的记录，从 1975 年以来有 279 个 CYP17 抑制剂问世（图 11.22）。可以看出，自从人们发现多种假底物可以作为 CYP17 抑制剂之后，抑制剂的数量每年都在增加，而直到 2003 年才可以用酮康唑（作为药品标示外用药）来作为临床使用的 CYP17 抑制剂。随后逐年报道的化合物数量有所下降，可能是由于一些研究人员和公司不再关注这一领域。然而不久以前有科学家报道了临床效果良好的阿比特龙，这个领域再次繁荣了起来，仅仅 2012 年就有三十多篇该领域的报道。自从只有酮康唑一个药物可以以药品标示外用药的方式来作为 CYP17 抑制剂，到今天已经有一个药物（阿比特龙）上市，四个候选药物处于临床试验，CYP17 抑制剂的发展不仅引发了一个新兴的治疗热点，还证实了即使经历去势抵抗之后，雄激素仍然在前列腺癌中起到关键作用。虽然阿比特龙有一些缺点，但是随着更高选择性的药物以及多靶点的药物的研发[184]，这些问题会得到解决，从而使得治疗更安全，延长病人的生存期并且提升生存质量。

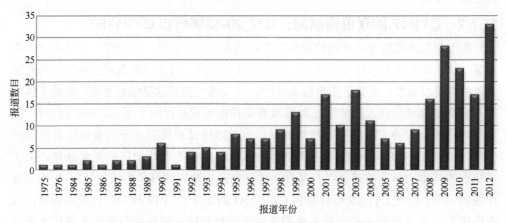

图 11.22　1975—2012 年间报道的 CYP17 抑制剂

参 考 文 献

[1] Jemal A, Bray F, Center MM, Ferlay J, Ward E, Forman D. Global cancer statistics. CA Cancer J Clin, 2011, 61: 69-90.

[2] Siegel R, Naishadham D, Jemal A. Cancer statistics, 2012. CA Cancer J Clin, 2012, 62: 10-29.

[3] LeBeau AM, Singh P, Isaacs JT, Denmeade SR. Prostate-specific antigen is a "chymotrypsin-like" serine protease with unique P1 substrate specificity. Biochemistry, 2009, 48: 3490-3496.

[4] Makarov DV, Carter HB. The discovery of prostate specific antigen as a biomarker for the early Detection of adenocarcinoma of the prostate. J Urol, 2006, 176: 2383.

[5] Welch HG, Albertsen PC. Prostate cancer diagnosis and treatment after the introduction of prost- ate-specific antigen screening: 1986-2005. J Natl Cancer Inst, 2009, 101: 1325-1329.

[6] van Leeuwen PJ, Connolly D, Gavin A, Roobol MJ, Black A, Bangma CH, et al. Prostate cancer mortality in screen and clinically detected prostate cancer: estimating the screening benefit. Eur J Ca- ncer, 2010, 46: 377-383.

[7] Weinzimer SA, Gibson TB, Collett-Solberg PF, Khare A, Liu B, Cohen P. Transferrin is an insul- in-like growth factor-binding protein-3 binding protein. J Clin Endocrinol Metab, 2001, 86: 1806-1813.

[8a] Meng MV. Prostate cancer//McPhee SJ, Papadakis MA. Current medical diagnosis & treatment 2011. 50th ed. McGraw-Hill Companies, Inc, 2011.

[8b] Yin L, Hu Q, Hartmann RW. Recent progress in pharmaceutical therapies for castra tion -resist- ant prostate cancer. Int J Mol Sci, 2013, in press.

[9] Siegel R, DeSantis C, Virgo K, Stein K, Mariotto A, Smith T, et al. Cancer treatment and surviv- orship statistics, 2012. CA Cancer J Clin, 2012, 62:220-241.

[10] Tannock IF, de Wit R, Berry WR, Horti J, Pluzanska A, Chi KN, et al. Docetaxel plus predniso- ne or mitoxantrone plus prednisone for advanced prostate cancer. N Engl J Med, 2004, 351: 1502-1512.

[11] Nilsson S, Franzén L, Parker C, Tyrrell C, Blom R, Tennvall J, et al. Bone-targeted radium-223 in symptomatic, hormonerefractory prostate cancer: a randomised, multicentre, placebo-controlled phase Ⅱ study. Lancet Oncol, 2007, 8: 587-589.

[12] Kantoff PW, Higano CS, Shore ND, Berger ER, Small EJ, Penson DF, et al. for the IMPACT Study Investigators Sipuleucel-T immunotherapy for castration-resistant prostate cancer. N Engl J Med, 2010, 363: 411-422.

[13] Geller J. Basis for hormonal management of advanced prostate cancer. Cancer, 1993, 71: 1039-1345.

[14] Imamoto T, Suzuki H, Yano M, Kawamura K, Kamiya N, Araki K, et al. The role of testostero- ne in the pathogenesis of prostate cancer. Int J Urol, 2008, 15: 472-480.

[15] Cai C, Chen S, Ng P, Bubley GJ, Nelson PS, Mostaghel EA, et al. Intratumoral de novo steroid synthesis activates androgen receptor in castration-resistant prostate cancer and is upregulated by tre- atment with CYP17A1 inhibitors. Cancer Res, 2011, 71: 6503-6513.

[16] Montgomery RB, Mostaghel EA, Vessella R, Hess DL, Kalhorn TF, Higano CS, et al. Mainten- ance of intratumoral androgens in metastatic prostate cancer: a mechanism for castration-resistant tumor growth. Cancer Res, 2008, 68: 4447-4454.

[17] Gao W, Bohl CE, Dalton JT. Chemistry and structural biology of androgen receptor. Chem Rev, 2005, 105: 3352-3370.

[18] Wang LG, Liu XM, Kreis W, Budman DR. Phosphorylation/dephosphorylation of androgen receptor as a determinant of androgen agonistic or antagonistic activity. Biochem Biophys Res Com- mun, 1999, 259: 21-28.

[19] Masiello D, Cheng S, Bubley GJ, Lu ML, Balk SP. Bicalutamide functions as an androgen receptor antagonist by assembly of a transcriptionally inactive receptor. J Biol Chem, 2002, 277: 26321-26326.

[20] Zagar Y, Chaumaz G, Lieberherr M. Signaling cross-talk from Gbeta4 subunit to Elk-1 in the rapid action of androgens. J Bio Chem, 2004, 279: 2403-2413.

[21] Kampa M, Papakonstanti EA, Hatzoglou A, Stathopoulos EN, Stournaras C, Castanas E. The human prostate cancer cell line LNCaP bears functional membrane testosterone receptors, which increase PSA secretion and modify actin cytoskeleton. FASEB J, 2002, 16: 1429-1431.

[22] Migliaccio A, Castoria G, Di Domenico M, de Falco A, Bilancio A, Lombardi M, et al. Steroid -induced androgen receptor-oestradiol receptor beta-Src complex triggers prostate cancer cell prolife- ration. EMBO J, 2000, 19: 5406-5417.

[23] Attard G, Reid AHM, Yap TA, Raynaud F, Dowsett M, Settatree S, et al. Phase I clinical trial of a selective inhibitor of CYP17, abiraterone acetate, confirms that castration-resistant prostate cancer commonly remains hormone driven. J Clin Oncol, 2008, 26: 4563-4571.

[24] Picard F, Schulz T, Hartmann RW. 5-Phenyl substituted 1-methyl-2-pyridones and 4′-substitut- ed biphenyl-4-carboxylic acids: synthesis and evaluation as inhibitors of steroid-5α-reductase type 1 and 2. Bioorg Med Chem, 2002, 10: 437-4348.

[25] Huggins C, Hodges CV. Studies in prostatic cancer. I. The effect of castration, estrogens and an- drogen injections

on serum phosphatases in metastatic carcinoma of the prostate. Cancer Res, 1941, 1: 293-297.

[26] Huhtaniemi I, Nikula H, Parvinen M, Rannikko S. Histological and functional changes of the testis tissue during GnRH agonist treatment of prostatic cancer. Am J Clin Oncol, 1988, 11: S11-S15.

[27] Titus MA, Schell MJ, Lih FB, Tomer KB, Mohler JL. Testosterone and dihydrotestosterone tissue levels in recurrent prostate cancer. Clin Cancer Res, 2005, 11: 4653-4657.

[28] Stanbrough M, Bubley GJ, Ross K, Golub TR, Rubin MA, Penning TM, et al. Increased expres- sion of genes converting adrenal androgens to testosterone in androgen-independent prostate cancer. Cancer Res, 2006, 66: 2815-2825.

[29] Crawford ED, Eisenberger MA, McLeod DG, Spaulding JT, Benson R, Dorr FA, et al. A contr- olled trial of leuprolide with and without flutamide in prostatic carcinoma. N Engl J Med, 1989, 321: 419-424.

[30] Suzuki H, Akakura K, Komiya A, Aida S, Akimoto S, Shimazaki J. Codon 877 mutation in the androgen receptor gene in advanced prostate cancer: relation to antiandrogen withdrawal syndrome. Prostate, 1996, 29: 153-158.

[31] Hara T, Miyazaki J, Araki H, Yamaoka M, Kanzaki N, Kusaka M, et al. Novel mutations of androgen receptor: a possible mechanism of bicalutamide withdrawal syndrome. Cancer Res, 2003, 63: 149-153.

[32] Zhao XY, Malloy PJ, Krishnan AV, Swami S, Navone NM, Peehl DM, et al. Glucocorticoids can promote androgen-independent growth of prostate cancer cells through a mutated androgen receptor. Nat Med, 2000, 6: 703-706.

[33] Tran C, Ouk S, Clegg NJ, Chen Y, Watson PA, Arora V, et al. Development of a second-gene- ration antiandrogen for treatment of advanced prostate cancer. Science, 2009, 324: 787-790.

[34] Belikov S, Öberg C, Jääskeläinen T, Rahkama V, Palvimo JJ, Wrange Ö. FoxA1 corrupts the antiandrogenic effect of bicalutamide but only weakly attenuates the effect of MDV3100 (Enzalu- tamide™). Mol Cell Endocrinol, 2013, 365: 95-107.

[35] Scher HI, Beer TM, Higano CS, Anand A, Taplin ME, Efstathiou E, et al. Antitumour activity of MDV3100 in castration-resistant prostate cancer: a phase 1-2 study. Lancet, 2010, 375:1437-1446.

[36] Scher HI, Fizazi K, Saad F, Taplin ME, Sternberg CN, Miller K, et al. Increased survival with enzalutamide in prostate cancer after chemotherapy. N Engl J Med, 2012, 367: 1187-1197.

[37] Clegg NJ, Wongvipat J, Joseph JD, Tran C, Ouk S, Dilhas A, et al. ARN-509: a novel antiand- rogen for prostate cancer treatment. Cancer Res, 2012, 72: 1494-1503.

[38] Miller WL, Auchus RJ, Geller DH. The regulation of 17,20 lyase activity. Steroids, 1997, 62: 133-142.

[39] Yanagibashi K, Hall PF. Role of electron transport in the regulation of the lyase activity of C-21 side-chain cleavage P450 from porcine adrenal and testicular microsomes. J Biol Chem, 1986, 261: 8429-8433.

[40] Kominami S, Ogawa N, Morimune R, Huang DY, Takemori S. The role of cytochrome b5 in adrenal microsomal steroidogenesis. J Steroid Biochem Mol Biol, 1992, 42: 57-64.

[41] Zhang LH, Rodriguez H, Ohno S, Miller WL. Serine phosphorylation of human P450c17 incre- ases 17,20-lyase activity: implications for adrenarche and the polycystic ovary syndrome. Proc Natl Acad Sci USA, 1995, 92: 10619-10623.

[42] Denisov LG, Makris TM, Sligar SG, Schlichting I. Structure and chemistry of cytochrome P450. Chem Rev, 2005, 105: 2253-2277.

[43] DeVore NM, Scott EE. Structures of cytochrome P450 17A1 with prostate cancer drugs abirate- rone and TOK-001. Nature, 2012, 482: 116-120.

[44] Auchus RJ, Kumar AS, Boswell CA, Gupta MK, Bruce K, Rath NP, et al. The enantiomer of progesterone (entprogesterone) is a competitive inhibitor of human cytochromes P450c17 and P450 c21. Arch Biochem Biophys, 2003, 409: 134-144.

[45] Bičíková M, Hampl R, Hill M, Stárka L. Inhibition of steroid 17 alpha-hydroxylase and C17,20- lyase in the human testis by epitestosterone. J Steroid Biochem Mol Biol, 1993, 46: 515-518.

[46] Neubauer BL, Best KL, Blohm TR, Gates C, Goode RL, Hirsch KS, et al. Ly207320 (6-methyl- ene-4-pregnene-3,20-dione) inhibits testosterone biosynthesis, androgen uptake, 5 alpha-reductase, and produces prostatic regression in male rats. Prostate, 1993, 23: 181-199.

[47] Burkhart JP, Weintraub PM, Gates CA, Resvick RJ, Vaz RJ, Friedrich D, et al. Novel steroidal vinyl fluorides as inhibitors of steroid C17(20) lyase. Bioorg Med Chem, 2002, 10: 929-934.

[48] Guengerich FP, Willard RJ, Shea JP, Richards LR, Macdonald TL. Mechanism-based inactivati- on of cytochrome P-450 by heteroatom-substituted cyclopropanes and formation of ring-opened products. J Am Chem Soc, 1984, 106: 6446-6447.

[49] Angelastro MR, Laughlin ME, Schatzman GL, Bey P, Blohm TR. 17β-(cyclopropylamino) -an-drost-5-en-3β-ol, a selective mechanism-based inhibitor of cytochrome P450 17α (steroid 17α-hyd- roxylase/C17-20lyase). Biochem Biophys Res Commun, 1989, 162: 1571-1577.

[50] Hanzlik RP, Tullman RH. Suicidal inactivation of cytochrome P-450 by cyclopropylamines: evidence for cation-radical intermediates. J Am Chem Soc, 1982, 104: 2048-2050.

[51] Angelastro MR, Marquart AL, Weintraub PM, Gates CA, Laughlin ME, Blohm TR, et al. Time- dependent inactivation of steroid C17(20) lyase by 17β-cyclopropyl ether-substituted steroids. Bioorg Med Chem Lett, 1996, 6: 97-100.

[52] Weintraub PM, Gates CA, Angelastro MR, Johnston JO, Curran TT. 4-Amino-17β-(cyclopropy- loxy)androst-4-en-3-one, 4-amino-17β-(cyclopropylamino)androst-4-en-3-one and related compoun- ds as C17-20 lyase and5α-reductase inhibitors WO9428010. 1994.

[53] Pribish JR, Gates CA, Weintraub PM. 17-Beta-cyclopropyl- (amino/oxy) 4-aza steroids as acti- ve inhibitors of testosterone 5-alpha-reductase and C17-20 lyase WO9730069. 1997.

[54] Ling YZ, Li JS, Kato K, Liu Y, Wang X, Klus GT, et al. Synthesis and in vitro activity of some epimeric 20α-hydroxy, 20-oxime and aziridine pregnene derivatives as inhibitors of human 17α-hy- droxylase/C17,20-lyase and 5α-reductase. Bioorg Med Chem, 1998, 6: 1683-1693.

[55] Li JS, Li Y, Son C, Brodie AMH. Synthesis and evaluation of pregnane derivatives as inhibitors of human testicular 17α-hydroxylase/c17,20-lyase. J Med Chem, 1996, 39: 4335-4339.

[56] Hartmann RW, Hector M, Haidar S, Ehmer PB, Reichert W, Jose J. Synthesis and evaluation of novel steroidal oxime inhibitors of P450 17 (17α-hydroxylase/C17-20-lyase) and 5α-reductase types 1 and 2. J Med Chem, 2000, 43: 4266-4277.

[57] Li JS, Li Y, Son C, Brodie AMH. Inhibition of androgen synthesis by 22-hydroximino-23,24-b- isnor-4-cholen-3- one. Prostate, 1995, 26: 140-150.

[58] Njar VCO, Hector M, Hartmann RW. 20-Amino and 20, 21-aziridinyl pregnene steroids: development of potent inhibitors of 17α-hydroxylase/C17,20-lyase (P450 17). Bioorg Med Chem, 1996, 4: 1447-1453.

[59] Hartmann RW, Hector M, Wachall BG, Palusczak A, Palzer M, Huch V, et al. Synthesis and evaluation of 17-aliphatic heterocycle- substituted steroidal inhibitors of 17α-hydroxy ase/C17 -20- lyase (P450 17). J Med Chem, 2000, 43: 4437-4445.

[60] Haidar S, Hartmann RW. C16 and C17 substituted derivatives of pregnenolone and progester- one as inhibitors of 17α-hydroxylase-C17,20-lyase: synthesis and biological evaluation. Arch Pharm Pharm Med Chem, 2002, 11: 526-534.

[61] Burkhart JP, Gates CA, Laughlin ME, Resvick RJ, Peet NP. Inhibition of steroid C17(20)-lyase with C17-heteroaryl steroids. Bioorg Med Chem, 1996, 4: 1411-1420.

[62] Haidar S, Klein CDP, Hartmann RW. Synthesis and evaluation of steroidal hydroxamic acids as inhibitors of P450 17 (17α-hydroxylase/C17-20-lyase). Arch Pharm Pharm Med Chem, 2001, 334: 138-140.

[63] Yoshida Y, Aoyama Y. Interaction of azole antifungal agents with cytochrome P-450 purified from Saccharomyces cerevisiae microsomes. Biochem Pharmacol, 1987, 36: 229-235.

[64] Hartmann RW, Bayer H, Grün G. Aromatase inhibitors: syntheses and structure-activity studies of novel pyridyl-substituted indanones, indans, and tetralins. J Med Chem, 1994, 37: 1275-1281.

[65] Abadi AH, Abou-Seri SM, Hu Q, Negri M, Hartmann RW. Synthesis and biological evaluation of imidazolylmethylacridones as cytochrome P-450 enzymes inhibitors. Med Chem Comm, 2012, 3: 663-666.

[66] Yin L, Hu Q. Drug discovery for breast cancer and coinstantaneous cardiovascular disease: what is the future?

Future Med Chem, 2013, 5: 359-362.

[67] Leze MP, Paluszcak A, Hartmann RW, Le Borgne M. Synthesis of 6- or 4-functionalized indoles via a reductive cyclization approach and evaluation as aromatase inhibitors. Bioorg Med Chem Lett, 2008, 18: 4713-4715.

[68] Gobbi S, Hu Q, Negri M, Zimmer C, Belluti F, Rampa A, et al. Modulation of cytochromes P450 with xanthone-based molecules: from aromatase to aldosterone synthase and steroid 11β-hydroxylase inhibition. J Med Chem, 2013, 56: 1723-1729.

[69] Gobbi S, Cavalli A, Rampa A, Belluti F, Piazzi L, Paluszcak A, et al. Lead optimization provi- ding a series of flavone derivatives as potent nonsteroidal inhibitors of the cytochrome P450 aromatase enzyme. J Med Chem, 2006,49: 4777-4780.

[70] Cavalli A, Bisi A, Bertucci C, Rosini C, Paluszcak A, Gobbi S, et al. Enantioselective nonster- oidal aromatase inhibitors identified through a multidisciplinary medicinal chemistry approach. J Med Chem, 2005, 48: 7282-7289.

[71] Yin L, Lucas S, Maurer F, Kazmaier U, Hu Q, Hartmann RW. Novel imidazol-1-ylmethyl substituted 1,2,5,6-tetrahydro-pyrrolo[3,2,1-*ij*]-quinolin-4-ones as potent and selective CYP11B1 inhibitors for the treatment of Cushing's syndrome. J Med Chem, 2012, 55: 6629-6633.

[72] Emmerich J, Hu Q, Hanke N, Hartmann RW. Cushing's syndrome: development of highly potent and selective CYP11B1 inhibitors of the (pyridylmethyl)pyridine type. J Med Chem Lett, 2013, in press.

[73] Hille UE, Zimmer C, Haupenthal J, Hartmann RW. Optimization of the first selective steroid-11β-hydroxylase (CYP11B1) inhibitors for the treatment of cortisol dependent diseases. ACS Med Chem Lett, 2011, 2: 559-564.

[74] Lucas S, Heim R, Ries C, Schewe KE, Birk B, Hartmann RW. In vivo active aldosterone synthase inhibitors with improved selectivity: lead optimization providing a series of pyridine substituted 3,4-dihydro-1*H*-quinolin-2-one derivatives. J Med Chem, 2008, 51: 8077-8087.

[75] Lucas S, Heim R, Negri M, Antes I, Ries C, Schewe KE, et al. Novel aldosterone synthase inhibitors with extended carbocyclic skeleton by a combined ligand-based and structure-based drug design approach. J Med Chem, 2008, 51: 6138-6149.

[76] Heim R, Lucas S, Grombein CM, Ries C, Schewe KE, Negri M, et al. Overcoming undesirable CYP1A2 inhibition of pyridylnaphthalene-type aldosterone synthase inhibitors: influence of heteroaryl derivatization on potency and selectivity. J Med Chem, 2008, 51: 5064-5074.

[77] Hu Q, Yin L, Hartmann RW. Novel heterocycle substituted 4,5-dihydro-[1,2,4]triazolo[4,3-*a*]-quinolines as potent and selective aldosterone synthase inhibitors for the treatment of aldosteroner- elated cardiovascular diseases. J Med Chem, 2013, in press.

[78] Voets M, Antes I, Scherer C, Müller-Vieira U, Biemel K, Barassin C, et al. Heteroaryl-substitu- ted naphthalenesand structurally modified derivatives: selective inhibitors of CYP11B2 for the treat- ment of congestive heart failure and myocardial fibrosis. J Med Chem, 2005, 48: 6632-6642.

[79] Yin L, Hu Q, Hartmann RW. Novel pyridyl or isoquinolinyl substituted indolines and indoles as potent and selective aldosterone synthase inhibitors. J Med Chem, 2013, in press.

[80] Lucas S, Negri M, Heim R, Zimmer C, Hartmann RW. Fine-tuning the selectivity of aldosterone synthase inhibitors: insights from studies from studies of heteroaryl substituted 1,2,5,6-tetrahydro- pyrrolo[3,2,1-*ij*]quinoline-4-one derivatives. J Med Chem, 2011, 54: 2307-2319.

[81] Yin L, Hu Q, Hartmann RW. 3-Pyridinyl substituted aliphatic cycles as CYP11B2 inhibitors: aromaticity abolish- ment of the core significantly increased selectivity over CYP1A2. PLoS ONE, 2012, 7 (11): e4804810. 1371/journal. pone. 0048048.

[82] Hu Q, Yin L, Hartmann RW. Selective dual inhibitors of CYP19 and CYP11B2: targeting cardiovascular diseases hiding in the shadow of breast cancer. J Med Chem, 2012, 55: 7080-7089.

[83] Yin L, Hu Q, Hartmann RW. Tetrahydropyrroloquinolinone type dual inhibitors of aromatase /aldosterone synthase as a novel strategy for breast cancer patients with elevated cardiovascular risks. J Med Chem, 2013, 56: 460-470.

[84] Zytiga prescribing information, http://www. zytigahcp. com/pdf/full_prescribing_info. pdf, 2012 [accessed 08. 11. 12].

[85] Potter GA, Banie SE, Jarman M, Rowlands MG. Novel steroidal inhibitors of human cytochr- ome P45017, (17α-hydroxylase- Cl7,20-lyase): potential agents for the treatment of prostatic cancer. J Med Chem, 1995, 38: 2463-2471.

[86] Jarman M, Barrie SE, Llera JM. The 16,17-double bond is needed for irreversible inhibition of human cytochrome P450 17α by abiraterone (17-(3-pyridyl)androsta-5,16-dien-3β-ol) and related steroidal inhibitors. J Med Chem, 1998, 41: 5375-5381.

[87] Hu Q, Yin L, Jagusch C, Hille UE, Hartmann RW. Isopropylidene substitution increases activity and selectivity of biphenyl methylene 4-pyridine type CYP17 inhibitors. J Med Chem, 2010, 53: 5049-5053.

[88] Jagusch C, Negri M, Hille UE, Hu Q, Bartels M, Jahn-Hoffmann K, et al. Synthesis, biological evaluation and molecular modeling studies of methyleneimidazole substituted biaryls as inhibitors of human 17α-hydroxylase-17,20-lyase (CYP17)—part I: heterocyclic modifications of the core struct- ure. Bioorg Med Chem, 2008, 16: 1992-2010.

[89] Li R, Evaul K, Sharma KK, Chang KH, Yoshimoto J, Liu JY, et al. Abiraterone inhibits 3β-hyd- roxysteroid dehydrogenase:a rationale for increasing drug exposure in castration-resistant prostate cancer. Clin Cancer Res, 2012, 18: 3571-3579.

[90] Soifer HS, Souleimanian N, Wu S, Voskresenskiy AM, Collak FK, Cinar B, et al. Direct regulation of androgen receptor activity by potent CYP17 inhibitors in prostate cancer cells. J Bio Chem, 2012, 287: 3777-3787.

[91] Barrie SE, Potter GA, Goddard PM, Haynes BP, Dowsett M, Jarman M. Pharmacology of novel steroidal inhibitors of cytochrome P450 17 (17α-hydroxylase/C17-20 lyase). J Steroid Biochem Mol Biol, 1994, 50: 267-273.

[92] O'Donnell A, Judson I, Dowsett M, Raynaud F, Dearnaley D, Mason M, et al. Hormonal impact of the 17α-hydroxylase/C(17,20)-lyase inhibitor abiraterone acetate (CB7630) in patients with prost- ate cancer. Br J Cancer, 2004, 90: 2317-2325.

[93] Ryan CJ, Smith MR, Fong L, Rosenberg JE, Kantoff P, Raynaud F, et al. Phase I clinical trial of the CYP17 inhibitor abiraterone acetate demonstrating clinical activity in patients with castration-re- sistant prostate cancer who received prior ketoconazole therapy. J Clin Oncol, 2010, 28: 1481-1488.

[94] Attard G, Reid AHM, A'Hern R, Parker C, Oommen NB, Folkerd E, et al. Selective inhibition of CYP17 with abiraterone acetate is highly active in the treatment of castration-resistant prostate cancer. J Clin Oncol, 2009, 27: 3742-3748.

[95] Ryan CJ, Shah S, Efstathiou E, Smith MR, Taplin ME, Bubley GJ, et al. Phase II study of abira- terone acetate in chemotherapy-naïve metastatic castration-resistant prostate cancer displaying bone flare discordant with serologic response. Clin Cancer Res, 2011, 17: 4854-4861.

[96] Danila DC, Morris MJ, de Bono JS, Ryan CS, Denmeade SR, Smith MR, et al. Phase II multic- enter study of abiraterone acetate plus prednisone therapy in patients with docetaxel-treated castrati- on-resistant prostate cancer. J Clin Oncol, 2010, 28: 1496-1501.

[97] Reid AHM, Attard G, Danila DC, Oommen NB, Olmos D, Fong PC, et al. Significant and sustained antitumor activity in postdocetaxel, castration-resistant prostate cancer with the CYP17 inhibitor abiraterone acetate. J Clin Oncol, 2010, 28: 1489-1495.

[98] de Bono JS, Logothetis CJ, Molina A, Fizazi K, North S, Chu L, et al. Abiraterone and increase- ed survival in metastatic prostate cancer. N Engl J Med, 2011, 364: 1995-2005.

[99] Fizazi K, Scher HI, Molina A, Logothetis CJ, Chi KN, Jones RJ, et al. Abiraterone acetate for treatment of metastatic castration-resistant prostate cancer: final overall survival analysis of the COU-AA-301 randomised, double-blind, placebo-controlled phase 3 study. Lancet Oncol, 2012, 13: 983-992.

[100] Ryan CJ, Smith MR, De Bono JS, Molina A, Logothetis C, De Souza PL, et al. Interim analy- sis (IA) results of COUAA-302, a randomized, phase III study of abiraterone acetate (AA) in chemotherapy-naive patients (pts) with metastatic castration-resistant prostate cancer (mCRPC). Proc Am Soc Clin Oncol, 2012, 30(Suppl.): abstr. LBA4518.

[101] Efstathiou JA, Bae K, Shipley WU, Hanks GE, Pilepich MV, Sandler HM, et al. Cardiovascular mortality after

androgen deprivation therapy for locally advanced prostate cancer: RTOG 85-31. J Clin Oncol, 2008, 27: 92-99.

[102] Handratta VD, Vasaitis TS, Njar VCO, Gediya LK, Kataria R, Chopra P, et al. Novel C-17-heteroaryl steroidal CYP17 inhibitors/antiandrogens: synthesis, in vitro biological activity, pharmacokinetics, and antitumor activity in the LAPC4 human prostate cancer xenograft model. J Med Chem, 2005, 48: 2972-2984.

[103] Vasaitis T, Belosay A, Schayowitz A, Khandelwal A, Chopra P, Gediya KZ, et al. Androgen receptor inactivation contributes to antitumor efficacy of 17α-hydroxylase/17,20-lyase inhibitor 3β-hydroxy-17-(1H-benzimidazole-1-yl)-androsta-5,16-diene in prostate cancer. Mol Cancer Ther, 2008, 7: 2348-2357.

[104] Bruno R, Gover T, Burger A, Brodie AMH, Njar VCO. 17α-Hydroxylase/17,20 lyase inhibitor VN/124-1 inhibits growth of androgen independent prostate cancer cells via induction of the endoplasmic reticulum stress response. Mol Cancer Ther, 2008, 7: 2828-2836.

[105] Bruno RD, Vasaitis TS, Gediya LK, Purushottamachar P, Godbole AM, Ates-Alagoz Z, et al. Synthesis and biological evaluations of putative metabolically stable analogs of VN/124-1 (TOK-001): head to head antitumor efficacy evaluation of VN/124-1 (TOK-001) and abiraterone in LAPC-4 human prostate cancer xenograft model. Steroids, 2011, 76: 1268-1279.

[106] Early clinical data show galeterone safe, effective against prostate cancer, http://www. aacr. org/ home/ public-media/aacr-press-releases. aspx?d=2769, [accessed 03. 11. 12].

[107] Njar VCO, Kato K, Nnane IP, Grigoryev DN, Long BJ, Brodie AMH. Novel 17-azolyl steroids, potent inhibitors of human cytochrome 17α-hydroxylase-C17,20-lyase (P450 17α): potential agents for the treatment of prostate cancer. J Med Chem, 1998, 41: 902-912.

[108] Njar VCO, Klus GT, Brodie AMH. Nucleophilic vinylic 'addition-elimination' substitution reaction of 3β-acetoxy-17-chloro-16- formylandrosta-5,16-diene: a novel and general route to 17-substituted steroids. Part 1—synthesis of novel 17-azolyl-Δ16-steroids, inhibitors of 17α-hydroxylase/17,20-lyase (17α-lyase). Bioorg Med Chem Lett, 1996, 6: 2777-2782.

[109] Nnane IP, Njar VCO, Liu Y, Lu Q, Brodie AMH. Effects of novel 17-azolyl compounds on androgen synthesis in vitro and in vivo. J Steroid Biochem Mol Biol, 1999, 71: 145-152.

[110] Ling YZ, Li JS, Liu Y, Kato K, Klus GT, Brodie AMH. 17-Imidazolyl, pyrazolyl, and isoxazolyl androstene derivatives:novel steroidal inhibitors of human cytochrome C17,20-lyase (P450 17α). J Med Chem, 1997, 40: 3297-3304.

[111] Zhu N, Ling Y, Lei X, Handratta V, Brodie AMH. Novel P450 17α inhibitors: 17-(2'-oxazolyl)- and 17-(2'-thiazolyl)-androstene derivatives. Steroids, 2003, 68: 603-611.

[112] Haidar S, Ehmer PB, Hartmann RW. Novel steroidal pyrimidyl inhibitors of P450 17 (17α-hydroxylase/C17,20-lyase). Arch Pharm Pharm Med Chem, 2001, 334: 373-374.

[113] Moreira VA, Vasaitis TS, Njar VCO, Salvador JAR. Synthesis and evaluation of novel 17-indazole androstene derivatives designed as CYP17 inhibitors. Steroids 2007, 72: 939-948.

[114] Haidar S, Ehmer PB, Barassin S, Batzl-Hartmann C, Hartmann RW. Effects of novel 17α-hydroxylase/C17, 20-lyase (P450 17, CYP 17) inhibitors on androgen biosynthesis in vitro and in vivo. J Steroid Biochem Mol Biol, 2003, 84: 555-562.

[115] Grigoryev DN, Long BJ, Nnane IP, Njar VCO, Liu Y, Brodie AMH. Effects of new 17α-hydroxylase/C17, 20-lyase inhibitors on LNCaP prostate cancer cell growth in vitro and in vivo. Br J Cancer 1999, 81: 622-630.

[116] Nnane IP, Njar VCO, Brodie AMH. Pharmacokinetics of novel inhibitors of androgen synthesis after intravenous administration in mice. Cancer Chemother Pharmacol, 2003, 51: 519-524.

[117] Nnane IP, Njar VCO, Brodie AMH. Pharmacokinetic profile of 3β-hydroxy-17-(1H-1,2,3- triazol-1-yl) androsta-5, 16-diene (VN/87-1), a potent androgen synthesis inhibitor, in mice. J Steroid Biochem Mol Biol, 2001, 78: 241-246.

[118] Nnane IP, Kalo K, Liu Y, Lu Q, Wang X, Ling YZ, et al. Effects of some novel inhibitors of C17,20-lyase and 5α-reductase in vitro and in vivo and their potential role in the treatment of prost- ate cancer. Cancer Res, 1998, 58: 3826-3832.

[119] Nnane IP, Long BJ, Ling YZ, Grigoryev DN, Brodie AMH. Anti-tumour effects and pharma- cokinetic profile of 17-(5′-isoxazolyl)androsta-4,16-dien-3-one (L-39) in mice: an inhibitor of and- rogen synthesis. Br J Cancer, 2000, 83: 74-82.

[120] Chu D, Myers PL, Wang B. Decahydro-1H-indenoquinolinone and decahydro-3H-cyclopenta- phenanthridinone CYP17 inhibitors. US20100105700. 2010.

[121] Chu D, Wang B, Tao Y. Novel CYP17 inhibitors. WO2011088160. 2011.

[122] Small EJ, Halabi S, Dawson NA, Stadler WM, Rini BI, Picus J, et al. Antiandrogen withdrawal alone or in combination with ketoconazole in androgen-independent prostate cancer patients: a phase III trial (CALGB 9583). J Clin Oncol, 2004, 22: 1025-1033.

[123] Harris KA, Weinberg V, Bok RA, Kakefuda M, Small EJ. Low dose ketoconazole with replacement doses of hydrocortisone in patients with progressive androgen independent prostate cancer. J Urol, 2002, 168: 542-545.

[124] Wilkinson S, Chodak G. An evaluation of intermediate-dose ketoconazole in hormone refract- ory prostate cancer. Eur Urol, 2004, 45: 581-584.

[125] Small EJ, Baron AD, Fippin L, Apodaca D. Ketoconazole retains activity in advanced prostate cancer patients with progression despite flutamide withdrawal. J Urol, 1997, 157: 1204-1207.

[126] Figg WD, Liu Y, Arlen P, Gulley J, Steinberg SM, Liewehr DJ, et al. A randomized, phase II trial of ketoconazole plus alendronate versus ketoconazole alone in patients with androgen independent prostate cancer and bone metastases. J Urol, 2005, 173: 790-796.

[127] Millikan R, Baez L, Banerjee T, Wade J, Edwards K, Winn R, et al. Randomized phase 2 trial of ketoconazole and ketoconazole/doxorubicin in androgen independent prostate cancer. Urol Oncol, 2001, 6: 111-115.

[128] Matsunaga N, Kaku T, Ojida A, Tanaka T, Hara T, Yamaoka M, et al. C17,20-lyase inhibitors. Part 2: design, synthesis and structure-activity relationships of (2-naphthylmethyl)-1H-imidazoles as novel C17,20-lyase inhibitors. Bioorg Med Chem, 2004, 12: 4313-4336.

[129] Kaku T, Tsujimoto S, Matsunaga N, Tanaka T, Hara T, Yamaoka M, et al. 17,20-Lyase inhib- itors. Part 3: design, synthesis, and structure-activity relationships of biphenylylmethylimidazole derivatives as novel 17,20-lyase inhibitors. Bioorg Med Chem, 2011, 19: 2428-2442.

[130] Kaku T, Matsunaga N, Ojida A, Tanaka T, Hara T, Yamaoka M, et al. 17,20-Lyase inhibitors. Part 4: design, synthesis and structure-activity relationships of naphthylmethylimidazole derivatives as novel 17,20-lyase inhibitors. Bioorg Med Chem, 2011, 19: 1751-1770.

[131] Yamaoka M, Hara T, Hitaka T, Kaku T, Takeuchi T, Takahashi J, et al. Orteronel (TAK-700), a novel non-steroidal 17,20-lyase inhibitor: effects on steroid synthesis in human and monkey adrenal cells and serum steroid levels in cynomolgus monkeys. J Steroid Biochem Mol Biol, 2012, 129: 115-128.

[132] Kaku T, Hitaka T, Ojida A, Matsunaga N, Adachi M, Tanaka T, et al. Discovery of orteronel (TAK-700), a naphthylmethylimidazole derivative, as a highly selective 17,20-lyase inhibitor with potential utility in the treatment of prostate cancer. Bioorg Med Chem, 2011, 19: 6383-6399.

[133] Dreicer R, Agus DB, MacVicar GR, MacLean D, Zhang T, Stadler WM. Safety, pharmacoki- netics, and efficacy of TAK-700 in metastatic castration-resistant prostrate cancer: a phase I / II, open- label study. J Clin Oncol, 2010, 28(Suppl 15): abstr 3084.

[134] Dreicer R, Agus DB, MacVicar GR, MacLean D, Zhang T, Stadler WM. Safety, pharmaco-kinetics, and efficacy of TAK-700 in castration-resistant, metastatic prostate cancer: a phase I / II, open-label study. Genitourinary Cancers Symposium, 2010, abstr 103.

[135] Agus DB, Stadler WM, Shevrin DH, Hart L, MacVicar GR, Hamid O, et al. Safety, efficacy, and pharmaco-dynamics of the investigational agent orteronel (TAK-700) in metastatic castration- resistant prostate cancer (mCRPC): updated data from a phase I / II study. J Clin Oncol, 2012, 30(Suppl 5): abstr 98.

[136] George DJ, Corn PG, Michaelson MD, Hammers HJ, Alumkal JJ, Ryan CJ, et al. Safety and activity of the investigational agent orteronel (ortl) without prednisone in men with nonmetastatic castration-resistant prostate cancer (nmCRPC) and rising prostate-specific antigen (PSA): updated results of a phase II study. J Clin Oncol,

2012, 30(Suppl): abstr 4549.

[137] Dreicer R, Agus DB, Bellmunt J, De Bono JS, Petrylak DP, Tejura B, et al. A phase Ⅲ, randomized, double-blind, multicenter trial comparing the investigational agent orteronel (TAK-700) plus prednisone (P) with placebo plus P in patients with metastatic castration-resistant prostate cancer (mCRPC) that has progressed during or following docetaxel-based therapy. J Clin Oncol, 2012, 30(Suppl 15): abstr TPS4693.

[138] Hoekstra WJ, Schotzinger RJ, Rafferty SW. Metalloenzyme inhibitor compounds. WO20120 82746. 2012.

[139] Hoekstra WJ, Schotzinger RJ, Rafferty SW. Metalloenzyme inhibitor compounds. WO20120 64943. 2012.

[140] Hoekstra WJ, Schotzinger RJ, Rafferty SW. Metalloenzyme inhibitor compounds. WO2012058529. 2012.

[141] Hoekstra WJ, Schotzinger RJ, Rafferty SW. Metalloenzyme inhibitor compounds. WO20110 82245. 2011.

[142] Eisner JR, Abbott DH, Bird IM, Rafferty SW, Moore WR, Schotzinger RJ. VT-464: a novel, selective inhibitor of P450c17(CYP17)-17,20 lyase for castration-refractory prostate cancer (CRPC). J Clin Oncol, 2012,30(Suppl 5): abstr 198.

[143] Eisner JR, Abbott DH, Bird IM, Rafferty SW, Moore WR, Schotzinger RJ. Assessment of steroid hormones upstream of P450c17 (CYP17) in chemically castrate male rhesus monkeys following treatment with the CYP17 inhibitors VT-464 and abiraterone acetate (AA). Endocr Rev, 2012, 33 (03_MeetingAbstracts): SAT-266.

[144] Abbott DH, Eisner JR, Rafferty SW, Moore WR, Schotzinger RJ. Plasma steroid concentrations in male rhesus monkeys following treatment with the P450c17 (CYP17) inhibitors VT-464 and abiraterone acetate: a comparison to human 17,20-lyase (lyase) and combined lyase/17α-hydroxylase (hydroxylase) deficiencies. Endocr Rev, 2012, 33 (03_MeetingAbstracts): SAT-256.

[145] Pisle ST, Pressler HM, Troutman SM, Eisner JR, Rafferty SW, Schotzinger RJ, et al. Activity of VT-464, a selective CYP17 lyase inhibitor, in the LNCaP prostate cancer xenograft model. J Clin Oncol, 2012,30(Suppl 5): abstr 64.

[146] Minoru O, Toru Y, Eiji K, Yoshiaki S, Tsukasa I, Masafumi K. Azole derivative and pharmaceutical composition thereof. WO9509157. 1995.

[147] Cherry PC, Cocker JD, Searle AD. Carbazole derivatives with 17,20-lyase inhibiting activity. WO9427989. 1994.

[148] Ideyama Y, Kudoh M, Tanimoto K, Susaki Y, Nanya T, Nakahara T, et al. YM116, 2-(1H-imidazol-4-ylmethyl)-9H-carbazole, decreases adrenal androgen synthesis by inhibiting C17,20-lyase activity in NCI-H295 human adrenocortical carcinoma cells. Jpn J Pharmacol, 1999, 79: 213-220.

[149] Ideyama Y, Kudoh M, Tanimoto K, Susaki Y, Nanya T, Nakahara T, et al. Novel nonsteroidal inhibitor of cytochrome P450 17α (17α-hydroxylase/C17,20-lyase), YM116, decreased prostatic weights by reducing serum concentrations of testosterone and adrenal androgens in rats. Prostate, 1998, 37: 10-18.

[150] Hu Q, Negri M, Jahn-Hoffmann K, Zhuang Y, Olgen S, Bartels M, et al. Synthesis, biological evaluation, and molecular modeling studies of methylene imidazole substituted biaryls as inhibitors of human 17α-hydroxylase-17,20-lyase (CYP17)—part Ⅱ: core rigidification and influence of subst ituents at the methylene bridge. Bioorg Med Chem, 2008, 16: 7715-7727.

[151] Hu Q, Negri M, Olgen S, Hartmann RW. The role of fluorine substitution in biphenyl methylene imidazole type CYP17 inhibitors for the treatment of prostate carcinoma. ChemMedChem, 2010, 5: 899-910.

[152] Hu Q, Jagusch C, Hille UE, Haupenthal J, Hartmann RW. Replacement of imidazolyl by pyridyl in biphenyl methylenes results in selective CYP17 and dual CYP17/CYP11B1 inhibitors for the treatment of prostatecancer. J Med Chem, 2010, 53: 5749-5758.

[153] Hille UE, Hu Q, Vock C, Negri M, Bartels M, Mueller-Vieira U, et al. Novel CYP17 inhibitors: synthesis, biological evaluation, structure-activity relationships and modeling of methoxy- and hydroxy-substituted methyleneimidazolyl biphenyls. Eur J Med Chem, 2009, 44: 2765-2775.

[154] Pinto-Bazurco Mendieta MAE, Negri M, Hu Q, Hille UE, Jagusch C, Jahn-Hoffmann K, et al. CYP17 inhibitors. Annulations of additional rings in methylene imidazole substituted biphenyls: synthesis, biological evaluation and molecular modeling. Arch Pharm (Weinheim, Ger), 2008, 341: 597-609.

[155] Hille UE, Hu Q, Pinto-Bazurco Mendieta MAE, Bartels M, Vock CA, Lauterbach T, et al. Steroidogenic

cytochrome P450 (CYP) enzymes as drug targets: combining substructures of known CYP inhibitors leads to compounds with different inhibitory profile. C R Chim, 2009, 12: 1117-1126.

[156] Wachall BG, Hector M, Zhuang Y, Hartmann RW. Imidazole substituted biphenyls: a new class of highly potent and in vivo active inhibitors of P450 17 as potential therapeutics for treatment of prostate cancer. Bioorg Med Chem, 1999, 7: 1913-1924.

[157] Zhuang Y, Wachall BG, Hartmann RW. Novel imidazolyl and triazolyl substituted biphenyl compounds: synthesis and evaluation as nonsteroidal inhibitors of human 17α-hydroxylase-C17, 20-lyase (P450 17). Bioorg Med Chem, 2000, 8: 1245-1252.

[158] Leroux F, Hutschenreuter TU, Charriere C, Scopelliti R, Hartmann RW. N-(4-biphenylmethyl) imidazoles as potential therapeutics for the treatment of prostate cancer: metabolic robustness due to fluorine substitution? Helv Chim Acta, 2003, 86: 2671-2686.

[159] Pinto-Bazurco Mendieta MAE, Negri M, Jagusch C, Hille UE, Müller-Vieira U, Schmidt D, et al. Synthesis, biological evaluation and molecular modelling studies of novel ACD- and ABD-ring steroidomimetics as inhibitors of CYP17. Bioorg Med Chem Lett, 2008, 18: 267-273.

[160] Pinto-Bazurco Mendieta MAE, Negri M, Jagusch C, Müller-Vieira U, Lauterbach T, Hartmann RW. Synthesis, biological evaluation, and molecular modeling of abiraterone analogues: novel CYP17 inhibitors for the treatment of prostate cancer. J Med Chem, 2008, 51: 5009-5018.

[161] Hutschenreuter TU, Ehmer PE, Hartmann RW. Synthesis of hydroxy derivatives of highly potent non-steroidal CYP 17 inhibitors as potential metabolites and evaluation of their activity by a non cellular assay using recombinant human enzyme. J Enzyme Inhib Med Chem, 2004,19:17-32.

[162] Wächter GA, Hartmann RW, Sergejew T, Grün GL, Ledergerber D. Tetrahydronaphthalenes: influence of heterocyclic substituents on inhibition of steroidogenic enzymes P450 arom and P450 17. J Med Chem, 1996, 39: 834-841.

[163] Zhuang Y, Hartmann RW. Synthesis of novel oximes of 2-aryl-6-methoxy-3,4-dihydronaphtha lene and their evaluation as inhibitors of 17α-hydroxylase-C17,20-lyase (P450 17). Arch Pharm (Weinheim, Ger), 1998, 331: 36-40.

[164] Zhuang Y, Hartmann RW. Synthesis and evaluation of azole-substituted 2-aryl-6-methoxy- 3,4-dihydronaph-thalenes and -naphthalenes as inhibitors of 17α-hydroxylase-C17,20-lyase (P450 17). Arch Pharm (Weinheim, Ger), 1999, 332: 25-30.

[165] Hartmann RW, Palusczak A, Lacan F, Ricci G, Ruzziconi R. CYP 17 and CYP 19 inhibitors: evaluation of fluorine effects on the inhibiting activity of regioselectively fluorinated 1-(naphthaen-2-ylmethyl)imidazoles. J Enzyme Inhib Med Chem, 2004, 19: 145-155.

[166] Bierer D, McClure A, Fu W, Achebe F, Ladouceur GH, Burke MJ, et al. 3-Pyridyl or 4-isoquinolinyl thiazoles as C17,20 lyase inhibitors. WO03027085. 2003.

[167] Ladouceur GH, Burke MJ, Wong WC, Bierer D. Substituted 3-pyridyl indoles and indazoles as C17,20 lyase inhibitors. WO03027094. 2003.

[168] Scott WJ, Johnson J, Fu W, Bierer D. Substituted 3-pyridyl tetrazoles as steroid C17,20-lyase inhibitors. WO03027095. 2003.

[169] Hart B, Sibley R, Dumas J, Bierer D, Zhang C. Substituted 3-pyridyl imidazoles as C17,20-lyase inhibitors. WO03027096. 2003.

[170] Scott WJ, Fu W, Monahan MK, Bierer D. Substituted 3-pyridyl pyrimidines as C17,20-lyase inhibitors. WO03027100. 2003.

[171] Scott WJ, Johnson J, McClure A, Fu W, Zhang C, Bierer D. Substituted 3-pyridyl pyrroles and 3-pyridyl pyrazoles as C17,20 lyase inhibitors. WO03027101. 2003.

[172] Achebe F, McClure A, Bierer D. Substituted 3-pyridyl thiophenes as C17,20 lyase inhibitors. WO03027105. 2003.

[173] Hart B, Bierer D, Zhang C. Substituted 3-pyridyl oxazole as C17,20 lyase inhibitors. WO030 27107. 2003.

[174] Bock MG, Gaul C, Gummadi VR, Sengupta S. 1, 3-Disubstituted imidazolidin-2-one deriva- tives as inhibitors of

CYP17. WO2020149755. 2010.

[175] Velapapthi U, Liu P, Balog JA. Imidazopyridazinyl compounds and their uses for cancer. WO2011137155. 2011.

[176] Velapapthi U, Frennesson DB, Saulnier MG, Austin JF, Huang A, Balog JA. Azaindazole compounds. WO2012009510. 2012.

[177] Austin JF, Frennesson DB, Saulnier MG. Substituted azaindazole compounds. WO20120064815. 2012.

[178] Rowlands MG, Barrie SE, Chan F, Houghton J, Jarman M, McCague R. Esters of 3-pyridylacetic acid that combine potent inhibition of 17α-hydroxylase/C17,20-lyase (cytochrome P450 17α) with resistance to esterase hydrolysis. J Med Chem, 1995, 38: 4191-4197.

[179] Barrie SE, Haynes BP, Potter GA, Chan FC, Goddard PM, Dowsett M. Biochemistry and pharmacokinetics of potent non-steroidal cytochrome P450 17α inhibitors. J Steroid Biochem Mol Biol, 1997, 60: 347-351.

[180] Austin JF, Sharma LS, Balog JA, Huang A, Velaparthi U, Darne CP, et al. Sulfonamide compounds useful as CYP17 inhibitors. WO2012015723. 2012.

[181] Bock MG, Gaul C, Gummadi VR, Moebitz H, Sengupta S. 17α-Hydroxylase/C17,20-lyase inhibitors. WO2012 035078. 2012.

[182] Krug SJ, Hu Q, Hartmann RW. Hits identified in library screening demonstrate selective CYP17A1 lyase inhibition. J Steroid Biochem Mol Biol, 2013, 134: 75-79.

[183] Hu Q, Pinto-Bazurco Mendieta MAE, Hartmann RW. Highly potent and selective non-steroidal dual inhibitors of CYP17/CYP11B2 for the treatment of prostate cancer in reducing cardiova- scular complications. J Med Chem, in press.

[184] Yin L, Hu Q. CYP17 inhibitors: from promiscuous abiraterone to selective C17-20 lyase inhibitors and multitargeting agents. Nat Rev Urol, 2013, in press.

（桂吕佩译）

第12章
肿瘤中的细胞凋亡：机制、调控异常和治疗靶标

Zahid H. Siddik

　　细胞凋亡（apoptosis）是哺乳动物和植物细胞所固有的细胞死亡的一种遗传程序，当自毁信号产生时，细胞激活这一程序而自我清除。在哺乳动物中，这一过程对于许多生理过程中清除细胞至关重要，包括正常胚胎发育、成人组织稳态调节和免疫系统功能。凋亡对于细胞应激（stress）反应也很重要，但在这种情况下，正常细胞中诱导死亡的应激刺激阈值可能较高，因此只有在极端条件下，如不可恢复的基因组损伤，才会激活程序性细胞死亡。敏感性不高的原因也很容易理解：真核细胞在整个进化过程中暴露于严苛环境，使其逐步适应和获得恢复能力。这种能力被编码到基因组中，通过细胞分裂传递到下一代，确保后代细胞可获得能应对环境应激的同样的遗传物质。因此，当哺乳动物细胞面对遗传性损伤或其他原因引起的应激时，如氧化应激和缺氧，细胞的正常反应是减轻应激并存活，只有当应激过度时，细胞才会激活凋亡程序。

　　值得注意的是，细胞凋亡在成年人体内频繁发生，每天清除约 5 千万～7 千万有缺陷的细胞[1]。然而在极少数情况下，遗传性损伤能逃避监控机制，导致癌症发展，此时凋亡程序可能保留也可能不保留。如果肿瘤细胞保留这一程序，且像很多癌症中那样，激活细胞凋亡的应激阈值获得性降低，将给特定的抗肿瘤治疗产生应答甚至治愈提供了一个较窄的治疗窗口。相反，无论是一开始或治疗过程中产生的细胞凋亡程序缺陷，都会导致较差的治疗预后。由于细胞凋亡是癌症治疗中不可缺少的组成部分，癌症研究界为了在耐药细胞中恢复它做了大量的努力，甚至希望在敏感细胞中增强它，以利于激活这一细胞死亡程序。要理解目前在临床前和临床研究中的各种靶向凋亡的治疗方法的特定原理，探讨细胞凋亡的原理以及其缺陷如何导致肿瘤细胞耐药至关重要。

12.1　细胞凋亡的机制

　　细胞凋亡在不同细胞类型和种属的形态学上表现相似，表现为一系列的细胞变化，包括染色质浓缩，核碎裂，细胞皱缩、起泡和吞噬[2,3]。该过程被严格调控以避免炎症反应，但也很复杂，涉及大量的蛋白。然而细胞凋亡基本上可分为两个主要通路，

外源性（extrinsic）和内源性（intrinsic）。这两条通路通过独立的方式激活而又相互联系，它们具有一些共同的与影响细胞凋亡的形态特征密切相关的半胱天冬蛋白酶（cysteinyl aspartate proteinases，caspases）。不过外源性通路的一个显著特点是通过caspase-8 介导，而内源性通路涉及 caspase-9（图 12.1）。casepase 家族大约有 14 个成员，通常以未激活的酶原形式存在于细胞中。这些酶原可在细胞接受到死亡信号后，通过一系列裂解反应被激活。尽管细胞凋亡在很大程度上依赖 caspases，但是也存在不依赖于 caspase 的方式[4]。

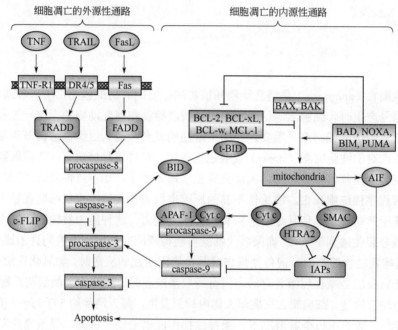

图 12.1　细胞凋亡的外源性和内源性通路（见彩图）

这两条通路相互独立，但是通过 BID 连接，它们以 caspase-3 为共同的效应蛋白酶

12.1.1　外源性死亡受体（DR）凋亡通路

正如标题所说的那样，外源性通路主要通过细胞外的凋亡信号激活，该信号通过细胞表面特定的死亡诱导配体与跨膜死亡受体结合转导到细胞内。最常见的相互作用发生于肿瘤坏死因子（tumor necrosis factor，TNF）、肿瘤坏死因子相关凋亡诱导配体（TNF-related apoptosis-inducing ligands，TRAILs）或 FasL 配体与各自的识别受体 TNF-R1（TNF 受体 1 型）、DR4（TRAIL-R1）和 DR5（TRAIL-R2）或 Fas（也叫作 APO-1 或 CD95）之间（图 12.1）。这种结合会诱导受体寡聚化，并允许受体胞内片段招募相应的 TNF 或 TRAIL 受体相关死亡结构域（TRAIL receptor-associated death domain，TRADD）或 Fas 相关死亡结构域（Fas-associated death domain，FADD）接头

蛋白，促使与 procaspase-8 结合形成死亡诱导信号复合物（death-inducing signaling complex，DISC）。DISC 的形成使得 procaspase-8 自动激活为启动酶 caspase-8，它可激活下游的效应酶 caspase-3、6 和 7，最终作用于细胞结构引起细胞死亡[5]。其中，caspase-3 在治疗药物作用后引起的细胞死亡过程中最常被涉及。

12.1.2　内源性线粒体凋亡通路

　　与外源性通路相反，内源性通路由细胞内产生的应激刺激激活，并涉及线粒体外膜的重要变化，主要是增加其渗透性和释放促凋亡生化物质和蛋白。在癌症治疗中，一个引发促凋亡应激刺激的典型例子是由细胞毒药物造成的 DNA 损伤，比如多柔比星、氨甲蝶呤和顺铂。此时，DNA 损伤会被特定的损伤识别蛋白识别，然后通过一系列的蛋白-蛋白相互作用传导这些应激信号，最终导致线粒体释放细胞色素 C 和第二个线粒体细胞凋亡激活因子（second mitochondria-derived activator of apoptosis，SMAC），又名 DIABLO［低 pI 的 IAP 直接结合蛋白，the direct inhibitor of apoptosis protein (IAP)-binding protein with low pI］，以及丝氨酸蛋白酶 HTRA2（Omi）。这些蛋白的功能是协同激活或增强效应酶 caspase 的作用。首先，细胞色素 C 释放到胞浆将促使其与接头蛋白 APAF-1 结合，招募 procaspase-9 共同形成"凋亡体"结构。而因此产生的活化的 caspase-9 将使 procaspase-3、6 和 7 转化成相应的活化形式[5]。SMAC/DIABLO 和 HTRA2 蛋白通过抑制或使 IAP（例如 XIAP）失活，降低其对于 casepase 的抑制效应来增强细胞凋亡过程[6]。对于不同的细胞毒类药物，线粒体也可以释放凋亡诱导因子（AIF），它们可转移至细胞核，通过 casepase 非依赖的方式诱导凋亡[7]。

　　内源性通路独立于外源性通路已被一系列的基因敲除实验所证实。因此，敲除 FADD 或 caspase-8 会抑制通过死亡受体激活的细胞凋亡，而非细胞毒药物。相反，敲除 caspase-9 或 APAF-1 基因使细胞对细胞毒性药物不敏感，但非死亡受体通路激活剂[8-11]。然而这两条通路可通过 BCL-2 蛋白家族成员之一的 BID 联系在一起，但是以间接的方式[12,13]。具体来说，外源性通路中激活的 caspase-8 可裂解 BID，产生的 t-BID 转移到线粒体去调节细胞色素 C 释放到胞浆和激活内源性通路的过程。这条通路也被 BCL-2 蛋白家族的其他成员严格调控，另有报道称 BCL-2 蛋白家族也可影响外源性通路[14]。

12.1.2.1　BCL-2 蛋白家族对内源性细胞凋亡通路的调节

　　BCl-2蛋白家族成员调节线粒体外膜电势，这些蛋白在调节性寡聚体中的存在决定了线粒体释放细胞色素C，SMAC/DIABLO和HTRA2是否发生。最初的成员BCL-2是从非霍奇金淋巴瘤中鉴定得到的，但它存在于许多细胞类型中，是细胞凋亡的负调节因子。接着其他具有BCL-2蛋白类似特征或同源性的蛋白相继被鉴定出来，现在BCL-2蛋白家族包含20~25个成员，它们可被分成两组[15,16]。一组由类似BID（BCL-2相互作用域死亡激动剂，BCL-2-interacting domain death agonist）具有促凋亡作用的成员组成，包括BAX（BCL-2-相关的x蛋白，BCL-2-associated x protein、BAK（BCL-2拮抗杀手1，BCL-2 antagonist killer 1）、BAD（BCL-2 死亡拮抗剂，BCL-2 antagonist of cell death）、BIM（BCL-2-相互作用死亡调节剂，BCL-2-interacting mediator of cell death）、NOXA和 PUMA（p53-上调细胞凋亡调节剂，p53-upregulated modulator of apoptosis）（图12.1）。正相反，第二组包含功能类似于BCL-2的抗凋亡成员，包括BCL-xL（BCL-2-相关长亚型，BCL-2-related long isoform）、BCL-w（也叫作 BCL-2类似蛋白2，BCL-2-like protein 2，或 BCL-2-L2）和MCL-1（髓细胞白血病1，myeloid cell leukemia 1）。抗凋亡成员含有四个BCL-2同源域（BH1、BH2、BH3和BH4），而促凋亡成员或含有这四个域，发挥"效应器"（effectors）功能（BAX和BAK），或者只含有BH3域，发挥"直接激活剂"（direct activators）、"敏化剂"（sensitizers）或"去阻抑剂"（derepressors）的功能（例如BAD、BID、BIM、NOXA和 PUMA）。这些抗凋亡、"效应器"、"直接激活剂"、"敏化剂"或"去阻抑剂"蛋白在细胞内的相对表达量决定了调节性寡聚体最终的线粒体成孔能力，接着会决定线粒体外膜的渗透性，以及细胞是发生凋亡还是抵抗应激信号而存活[15,17]。例如，BIM和BID与寡聚的BAX和BAK相互作用起到促凋亡效应，而例如BCL-2抗凋亡成员的存在会抑制凋亡。另一方面，BH3域蛋白也可与抗凋亡成员相互作用起到负向调节作用，从而促进BAX和BAK寡聚化以加速凋亡。

12.1.3 肿瘤抑制因子 p53 诱导的细胞凋亡

肿瘤细胞相对于正常细胞对药物的敏感性，可能依赖于其特定的基因特征表达谱，它们能降低使用抗肿瘤药物后诱导凋亡的应激信号阈。基于此，一个引起极大关注的特定基因就是肿瘤抑制因子Tp53，它被冠以"基因组卫士"。野生型构象的p53蛋白对于抗肿瘤药物的应答和赋予肿瘤细胞药物敏感性至关重要[18]。它是通过转录激活下游的目标基因来实现这一功能的，这些基因与包括细胞周期阻滞和细胞凋亡在内的DNA损伤应答紧密相关[19]。尽管p53诱导的凋亡通常需要转录激活，但它也可以通过转录非依赖方式发生（本章后面会进一步讨论）。在这两种情形下，p53的活性都被严格调控：在通常情况下，p53的活性受到小鼠双微体2同源体（mouse double minute 2 homolog，MDM2）蛋白类似物和结构相关的MDM4的控制，其结合可促进其蛋白酶体降解，减弱这个肿瘤抑制因子的促凋亡功能[20]。因此，要激活对抗肿瘤药物的凋亡应答，p53必须首先从MDM2/4-p53复合物中释放出来（图12.2）。这是通过上调上游的激酶来实现的，比如ATM（毛细血管扩张共济失调突变，ataxia telangiectasia mutated）、ATR（Rad3相关毛细血管扩张共济失调，ataxia telangiectasia and Rad3-related）、CHK1和CHK2，它们可在几个位点上对p53进行翻译后修饰。然而Ser15、Thr18和Ser20的磷酸化对于从复合物中释放和稳定p53蛋白最为重要；允许招募共激活转录共激活因子，比如P300和CREB（环磷酸腺苷反应元件结合蛋白，cyclic adenosine monophosphate response element-binding protein）结合蛋白（CBP）；并且激活它的促凋亡功能[21]。另外，同时在MDM2（Tyr394）和MDM4（Tyr99）上不同位点进行的翻译后修饰，也能促进复合物分解和p53的释放[20]。

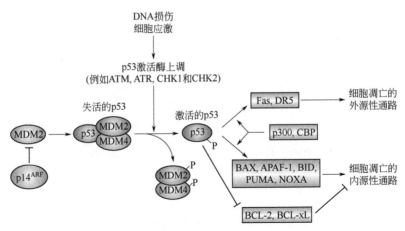

图 12.2 肿瘤抑制因子 p53 的凋亡诱导作用（见彩图）

与 MDM2 和 MDM4 的结合使 p53 失活，但翻译后修饰的磷酸化释放出 p53，使其转录激活下游目标基因，
通过内源性和外源性两种通路诱导凋亡

    p53 诱导的细胞凋亡信号可通过内源性和外源性的两种通路传导（图 12.2）。在外源性通路中，p53 最重要的转录调节靶标是 *Fas* 和 *DR5* 基因[22,23]。另一方面，在内源性通路中，p53 靶向多个促凋亡基因，包括 *BAX*、*NOXA*、*APAF-1*（apoptotic protease-activating factor 1，凋亡激酶激活受体 1）、*PUMA* 和 *BID*[23]。抗肿瘤药物通过这两种方式产生的凋亡应答都比较低，是因为 p53 自身首先需要被稳定和激活，接着转移到核内通过转录方式增加目标基因相对应的信使 RNA 水平，随后翻译为更高水平的相应蛋白去激活各自的细胞死亡通路。相比之下，转录非依赖机制产生的凋亡相对较快，因为其机制仅仅是依赖于 p53 蛋白转移到线粒体，与抗凋亡蛋白 BCL-xL 和 BCL-2 相互作用起到负向调节作用，间接地增强了促凋亡蛋白 BAK 和 BAX 的寡聚化[24,25]。类似的，p53 可直接与 BAK 结合，通过阻碍 BAK 和 MCL-1 之间的负向调节作用而促进 BAK 的寡聚化[26]。由 p53 通过转录下调抗凋亡 BCL-2 也能使平衡倾向有利于凋亡[27]。

12.2 细胞凋亡的缺失和抗肿瘤药物的耐药性

    多数通过 DNA 损伤或者应激诱导信号机制发挥作用的抗肿瘤药物需要一个完整的凋亡通路以利于其产生抗肿瘤应答[28]。因此，通路中任何部分的缺失都会使肿瘤细胞对抗肿瘤药物产生耐药。另外，由于该通路众多抗肿瘤药物都涉及，对某种药物表现出耐药的肿瘤细胞也被证实可对其他结构不同的不相关药物产生交叉耐药。凋亡的缺失可通过多种机制实现，通常包括：①无法识别 DNA 损伤；②促凋亡蛋白或受体的功能丧失；③上调存活通路；④促凋亡蛋白水平的降低。图 12.3 展示了部分特定的机制。尽管对每一种机制做全面阐述超出了本章的范畴，但做一简要概述有助于理解靶向哪一个机制能更有效地诱导凋亡。

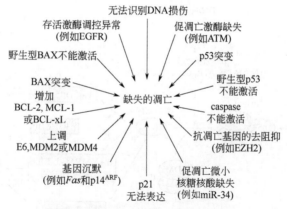

图 12.3   抑制凋亡和诱导耐药的机理

肿瘤细胞可同时表达几种耐药机制,这将有效地抑制抗肿瘤应答。抑制凋亡的机制很多,图中只挑选了部分

12.2.1   无法识别 DNA 损伤

要对治疗带来的细胞损伤有应答能力,首先需要识别损伤,然后诱导应激信号去产生希望的凋亡应答。抗肿瘤治疗带来的最常见的应激来源是 DNA 损伤,但是哪个特定蛋白去识别损伤取决于诱发的损伤类型(比如单链或者双链 DNA 的断裂)。DNA 损伤可被 PI3K 类似激酶 ATM、ATP 或 DNA 依赖的蛋白激酶(DNA-dependent protein kinase,DNA-PK)所识别,它们将启动磷酸化级联反应,将 DNA 损伤信号传递到凋亡通路[29]。无法识别 DNA 损伤会阻碍凋亡的发生。例如 ATM 通路的缺失,有报道发现这可表现为 ATM 低表达或突变,这会对 B 细胞慢性淋巴细胞白血病(chronic lymphocytic leukemia,CLL)病人对治疗的应答产生负面影响[30-33]。如果 ATM 调控异常,凋亡和应答也会变弱,非小细胞肺癌(non-small-cell lung cancer,NSCLC)中 CHK2 的下调就是个例证[34,35]。

DNA 损伤的另外一种形式是通过抗肿瘤药物诱导形成 DNA 加合物。以铂类抗肿瘤药物最为典型,最好的例子就是顺铂。它与腺嘌呤和鸟嘌呤的 N7 位点结合形成 DNA 链内和链间的加合物,导致所在部位的 DNA 的解开和扭曲[36]。这些由顺铂引起的物理损伤可被约 20 种不同的特定的 DNA 损伤识别蛋白所识别,从而传导 DNA 损伤信号和影响凋亡。hMSH2 就是这样一种蛋白,它是错配修复蛋白组成员之一,能够识别链内的 GpG 加合物。在顺铂耐药的肿瘤细胞中曾观察到 hMSH2 的缺失,这会直接减弱凋亡[36]。

12.2.2   促凋亡蛋白或受体的功能丧失

凋亡通路中蛋白的功能缺失可能主要有以下几个原因:可能发生突变,由基因缺失或沉默引起的蛋白表达下调,或者野生型状态不能被激活去传导细胞死亡信号。肿瘤抑制因子 CHK2 就是一个例子,正如之前的章节所描述的,它是 ATM 介导的凋亡信号中磷酸化的一个重要底物,但像在 NSCLC 中两者都被沉默[34],或像在 CLL 中由于上游 ATM 缺失使其变得多余[30]。微小 RNA miR-34 的一些亚型在促进凋亡方面能起到积极的作用，但在 60%～100%的肾癌、乳腺癌、泌尿道上皮癌、结直肠癌、胰腺癌和卵巢癌中 miR-34 的表达下降，这是由启动子甲基化引起的基因沉默导致的[37]。BAX 的下调也会导致治疗失败，这是由 *BAX* 基因的突变导致的，该现象可在 50%的胃癌和结直肠癌病人中观察到[38-40]。另外，无法激活野生型 *BAX* 也被报道是霍奇金病治疗预后差的机制之一[41]。

癌细胞中促凋亡基因出错的最重要的一个例子就是 p53，它在大约半数的人类癌细胞中可发生突变，是最容易发生的基因异常之一。它可以抑制凋亡，降低抗肿瘤药物的应答和降低病人的生存率[42-44]。最清楚的一个例子就是儿科病人，如果表达野生型 p53，脉络丛瘤基本上可以通过放化疗治愈，但是如果肿瘤受到突变型 p53 的庇护，大约 80%的病人诊断后的生存期不超过六个月[45]。在晚期乳腺癌病人中，虽没有那么显著，但如前类似，表达野生型 p53 的对 5-氟尿嘧啶-表柔比星-环磷酰胺治疗方案的阳性应答率可达 45%～64%，与表达突变型 p53 的几乎无应答形成鲜明的对比[46,47]。在这个背景下来考虑 CLL 也很有用：在该疾病中，表达突变 p53 病人的五年生存率仅是未表达病人的 1/3（20%对 59%）[48]。在慢性粒细胞白血病中（chronic myelogenous leukemia，CML），BCR-ABL 靶向抑制剂伊马替尼（STI-571 或格列卫，Gleevec）的出现为其治疗带来了彻底的改变，但当表达突变 p53 时治疗仍会失败[49]。类似的，一种对 NSCLC 有效的表皮生长因子受体（epidermal growth factor receptor，EGFR）酪氨酸激酶靶向抑制剂吉非替尼，当肿瘤细胞表达突变 p53 时会失去抗肿瘤活性[50]。在一些癌症中，突变 p53 可呈现一种功能获得性表型，这类肿瘤细胞对多种凋亡诱导剂表现出超耐药性[35]。有趣的是，这种高水平耐药性不仅局限于表达突变 p53 的肿瘤类型；有证据表明一些表达野生型 p53 的肿瘤不仅对治疗耐药，而且呈现一种耐药获得性表型[35]。这个可在包括 NSCLC、卵巢癌、间皮瘤、肾细胞和膀胱癌等多种肿瘤组织类型中被观察到。在这类癌症中，抗肿瘤药物激活野生型 p53 被阻止。有多种机制被报道，包括在多种肿瘤细胞中 10%～70%通过上调 MDM2 和 MDM4 来增加 p53 的降解[51,52]，通过下调上游激酶使翻译后修饰丧失，例如 CLL 中的 ATM[53]，NSCLC 中的 CHK2[54]和结肠直肠癌中的 HIPK2（homeodomain-interacting protein kinase2，同源域相互作用蛋白激酶 2）[54]。多数野生型 p53 肿瘤类型对治疗药物耐药是因为转录激活功能丧失，从而影响直接与细胞凋亡相关的基因表达，例如 BAX、FAS、p21 和 miR-34[55-58]。事实上，在多种癌症中 BAX 和 miR-34 表达缺陷与较差的临床应答相关[37-40,59]。另外一种也对细胞凋亡至关重要的 p53 的靶标是 p21，在 NSCLC 和卵巢癌中，当它调控异常时会对临床抗肿瘤应答产生负面影响[60,61]。作为周期蛋白依赖性激酶（cyclin-dependent kinase，CDK）抑制蛋白，它也被归类为肿瘤抑制因子，但是它的凋亡效应是间接实现的，具体来说是通过 p21 依赖性抑制生存素、微管不稳定蛋白、端粒酶和其他抗凋亡蛋白，从而有效降低凋亡阈值[62-65]。

凋亡缺失和治疗耐药性产生也可因为外源性凋亡通路中死亡受体的刺激减弱。从这个角度，白血病、神经母细胞瘤和其他癌症细胞被报道发现 Fas 表达较少，这与这些肿瘤对包括多柔比星、甲氨蝶呤和阿糖胞苷在内的多种抗肿瘤药物耐药相关[66,67]。最近，抗凋亡蛋白 c-FLIP 的过度表达已被证实可以拮抗 TRAIL，阻止 caspase-8/3 级联反应的激活（图 12.1），从而抑制 5-氟尿嘧啶、顺铂和吉西他滨在胰腺癌中的抗肿瘤活性[68]。研究者在 NSCLC 细胞中研究了 c-FLIP 增加和抵抗 TRAIL 的机制，认为原因是稳定了抗凋亡蛋白，它是上调 AKT 表达和活性的直接效应[69]。

12.2.3　存活通路上调

在过去几十年里，许多存活通路被发现，它们上调时能干扰由抗肿瘤药物诱导的细胞凋亡信号。一些存活通路涉及特定激酶的上调，例如 EGFR、HER2/neu、BCR/ABL、PI3K 和 AKT，它们可增强抗凋亡蛋白的功能，这可通过前文提到的 c-FLIP 作为例证。这些激酶调控异常的组成性活性也可以调节促凋亡蛋白的功能，这已在 p21 蛋白 Thr145 和 Ser146 位点的磷酸化上被证实，它会导致 p21 限制于细胞质，导致这个 CDK 抑制蛋白在细胞核中的促凋亡功能丧失[70-72]。例如抗凋亡基因（EZH2、survivin、端粒酶等）的 p21 依赖性抑制因为其被排除在细胞核外而丧失[63,64,73]。但是，磷酸化 p21 的负面影响不仅仅是因为被排除在细胞核外。事实上，限制于细胞质的磷酸化 p21，通过与 procaspase-3 结合可阻止其转变为激活的 caspase-3，这也能下调细胞凋亡[74]。报道表明 p21 限制于细胞质与睾丸、乳腺和卵巢癌对抗肿瘤药物（比如顺铂）的耐药性相关，其意义可见一斑[75-77]。AKT 激酶可通过磷酸化直接使促凋亡蛋白 BAD 失活[78,79]，也可通过使 FKHRL1 失去转录功能，间接下调促凋亡蛋白 BIM、FasL 和 IGF-BP1[80,81]。

BCL-2、MDM2 和 IAP 蛋白是三个最著名的凋亡抑制蛋白，大量文献报道了它们在癌症中的高表达。抗凋亡蛋白 BCL-2 在很多肿瘤中过度表达，通过直接干扰促凋亡 BAD 和 BAK 寡聚化以释放细胞色素 C 来抑制凋亡[15,17]。类似的，MDM2 水平的增加也会减弱凋亡，但是通过下调 p53 的方式（将在后面章节进一步讨论）。IAP 蛋白水平的增加有利于肿瘤细胞的存活，这主要是因为 SMAC/DIABLO 和 HTRA2 负向调节作用的缺失阻止了 caspase 的激活（见上文）。IAPs 在包括 NSCLC 和胰腺癌的多种肿瘤中常见高表达，也与这些肿瘤较差的治疗预后相关[82-84]。IAPs 是人体细胞中一个包含八个成员的蛋白家族，包括著名的 XIAP、c-IAP1、c-IAP2、生存素（survivin）和 ML-IAP，它们通过与 caspase 结合或与 SMAC/DIABLO 高亲和性结合直接或间接影响 caspase 活性。所有的 IAPs 有一个（survivin 和 ML-IAP）或者三个（IAP、c-IAP1 和 c-IAP2）杆状病毒 IAP 重复（BIR）区域，该区域对于抑制凋亡的起负向调节作用的蛋白-蛋白相互作用至关重要。并且很多在羧基端还具有 RING 区域，这对于其 E3 泛素连接酶活性和蛋白酶体降解至关重要[82]。这些 IAPs 发挥抑制凋亡作用具有不同的靶标。例如，过度表达的 XIAP 直接与 caspase-3、7 和 9 结合，而 c-IAP1、c-IAP2 和 ML-IAP 抑制 SMAC/SIABLO，从而阻止其使 XIAP 失活的功能。IAPs 的这些效应也可以通过其他生存因子来上调，比如核转录因子 NF-κB。当其抑制蛋白 IκB 在其他调控异常的促存活通路（比如 PI3K-AKT 通路）中被直接蛋白酶体降解时，NF-κB 可被激活并产生很强的抗凋亡效应[85]。被激活的 NF-Kb 也可上调其他抗凋亡蛋白，如 c-FLIP 和与 BCL-2 同源的 BCL-xL 和 BFL-1/A1[86,87]。

p53 蛋白在 BRCA1 蛋白的出核转运中起到独特的作用，以增强 DNA 损伤应答的效应。BRCA1 正常情况下参与 DNA 修复，它的出核转运能增强凋亡，这不仅通过增加 DNA 损伤的持久性，也通过促进细胞质中的细胞死亡程序来实现[88,89]。但是，功能失调的 p53 会失去在乳腺癌中使 BRCA1 出核转运的能力，并降低抗肿瘤应答。已经有报道发现，在 MCF-7 细胞中介导 BRCA1 过度表达的存活通路上调导致对顺铂产生耐药，这主要是因为野生型 p53 无法使修复蛋白在核内充分减少以降低其抑制凋亡效应[90]。

12.2.4　促凋亡蛋白水平的降低

细胞凋亡依赖众多蛋白，限速蛋白表达下降会抑制凋亡过程也很容易理解。这一假设与通过基因缺失或蛋白酶体降解增强使野生型 p53 水平降低的情况吻合。后者可以宫颈癌为例，人乳头瘤病毒 16（HPV-16）的感染会导致 E6 癌基因产物的高表达，它能促进 p53 通过泛素蛋白通路的降解和阻止治疗药物（比如喜树碱和顺铂）的凋亡应答[91,92]。正如本章讨论过的，过度表达的 MDM2 和 MDM4 也能影响通过增加降解减少野生型 p53 水平的过程，这也会接着导致促凋亡蛋白（p21 和 BAX）的减少，它们通常由 p53 转录激活。MDM2 的过度表达通常由基因扩增、转录上调和翻译增强所介导[93,94]，但也有报道发现因为肿瘤抑制因子 p14^{ARF} 缺失而不能将其限制在核中[95,96]。就像 p53，在成神经细胞瘤和结肠癌中常见的 p14^{ARF} 水平减少，可由纯合子基因缺失导致，但基因沉默也可导致其调控异常[97,98]。事实上，许多细胞凋亡蛋白通过表观遗传学机制来减少，典型的是通过启动子的超甲基化。在大约 40% 的急性淋巴细胞白血病（ALL）病人中可见 p21 的这种情况，这与病人的低生存率相关，而 p21 启动子低甲基化且功能完整时的病人生存率差别很大（6%～8% 对约 60%）[99]。

在细胞凋亡中，各种信号通路的最终目的是激活执行细胞死亡程序的 caspase。因此，caspase 活性的降低将会抑制凋亡并影响对治疗的应答。实际上已有充足的证据表明，在头颈部、卵巢、子宫、乳腺和成神经细胞癌中，凋亡体接头蛋白 APAF-1 和/或 caspase-3、8 和 9 水平的降低会诱导耐药性产生[100-104]。在结肠直肠癌中，68% 的病例中类似的 caspase-9 表达下降超过两倍，且这与其较差的临床预后相关[105]。

12.3　细胞凋亡中的治疗靶标

在基础条件下，肿瘤细胞处于不断精密调节的稳态控制中，使促存活信号总是略优于或明显优于促凋亡信号，以维持肿瘤细胞的存活。当这种不平衡较小时，细胞毒和靶向药物就可打乱这种稳态，使促凋亡信号成为主导并诱导细胞死亡。但是当这种不平衡严重偏向存活时，会导致肿瘤细胞对治疗耐药，因此需要设计针对细胞凋亡的更加特异和强有力的治疗策略。这可通过直接刺激凋亡通路，增加细胞内应激以激活凋亡，下调抗凋亡蛋白，增加或激活细胞内促凋亡蛋白来完成。

12.3.1 直接刺激细胞凋亡通路

在凋亡靶向治疗开发中，外源性细胞凋亡通路备受关注，主要是因为死亡受体位于细胞膜上，是一个凋亡激动剂不需要进入肿瘤细胞就直接和容易作用的靶点。此外，此通路还可以绕开信号缺失的上游，例如 p53 突变而导致的情况。杜拉乐明（Dulanermin、AMG-951），一个重组的人 rhTRAIL，由野生型配体胞外域的 114～281 氨基酸组成，是一个已展现出前景的原型激动剂。它对肿瘤细胞具有选择性抑制活性，在小鼠动物模型中很有效，并进入了临床试验[106]。在非霍奇金淋巴瘤上的临床 I 期研究显示该治疗能较好耐受，并取得良好的治疗效果，这将鼓励其进入进一步的临床 II 期试验[107]。以 Fas 为受体的 APO010（合成的六聚 FasL 配体）和 Fasaret（重组的腺病毒构建编码的 FasL）也正处于实体瘤的临床试验中[108,109]。类似的，直接针对 DR4 和 DR5 死亡受体的拮抗性抗体，包括 apomab、mapatumumab、lexatumumab、TRA-8/CS-1008、AMG-655 和 LBY135，正处于临床试验的不同阶段[107,110,111]。

针对死亡受体的治疗潜力可通过与其他抗肿瘤药物联用来增强，特别是内源性和外源性的通路都被激活时。这一点已在顺铂耐药细胞上使用 TRAIL 时得到证实，它与顺铂联用的高效性是随着铂类药物作用上调 caspase-8 而变化的 [112]。类似的，对 TRAIL 耐药的胰腺癌、黑色素瘤和肾癌细胞，当靶向减少 XIAP、生存素和 BCL-2 水平时可以恢复对该配体的敏感性[113-115]。在一些体系中，也会因为上调 NF-κB 而抑制死亡配体活性，从而产生对 TRAIL 的耐药性，但 TRAIL 和 NF-κB 抵制的联用在抗结肠直肠癌细胞和黑色素瘤细胞中也取得一定的成功[116,117]。因此，激动剂与细胞毒药物、靶向药物和/或一些生物制剂一起联用，对一些肿瘤在临床上的治疗效果引起了研究者的关注，联合用药试验目前正在进行中[107]。从 NSCLC 临床 1b 期试验 24 位病人上得到的初步结果令人鼓舞，杜拉乐明和紫杉醇、顺铂和贝伐单抗的联用试验不仅耐受良好，而且展现了良好的抗肿瘤活性，其中 1 例完全应答，13 例部分应答[118]。

12.3.2 提高细胞内应激

肿瘤细胞会增加活性氧的水平（reactive oxygen species，ROS，例如过氧化物、过氧化氢、羟基自由基和一氧化氮），它们会与细胞内的大分子（脂质、蛋白和 DNA）相互作用增强应激信号[119]。增加的 ROS 的确切机制仍然不明，但涉及上调的 c-MYC、RAS、SRC 和其他癌基因引起的存活信号。而且这类致癌性刺激促进肿瘤细胞增殖，使得从线粒体低效的糖酵解途径获得的 ATP 需求增加，因此产生更多损伤导致的电子渗漏[120]。这种持续的应激通常情况下不能耐受，但是细胞通过适应的机制可存活下来，主要靠上调氧化还原缓冲系统，包括谷胱甘肽（glutathione，GSH）、硫氧还蛋白（thioredoxin）、超氧化物歧化酶（superoxide dismutase，SOD）、过氧化物酶（peroxidase）和过氧化氢酶（catalase）。这对于肿瘤细胞增强对 ROS 的耐受性具有网络效应。然而这种适应机制的能力有限，这可以说明为什么使用可进一步增加氧化应激的特定治疗药物，它们会使应激超出可正常耐受的阈值从而诱导凋亡。并且因为肿瘤细胞表达高的内源性 ROS，也比正常细胞对治疗更敏感，这也能提高治疗指数。

在应激肿瘤细胞内继续增加 ROS 来作为细胞死亡方法的概念，最初是在鱼藤酮（rotenone）上进行验证的，它能干扰线粒体呼吸链和促进电子渗漏，进一步增加 ROS 和诱导凋亡[121,122]。ROS 也可由美国食品药品监督管理局（FDA）批准的抗肿瘤药物产生，这也为临床转化提供了一个直接的机会。事实上，其潜力已经用三氧化二砷、博来霉素、阿霉素、硼替佐米和顺铂这些药物在肿瘤细胞中进行了验证，它们在氧化应激肿瘤细胞内能高效诱导凋亡[121,123-128]。另一方面，伊利司莫（Elesclomol、STA-4783）是一个与紫杉醇联用进入过临床试验的 ROS 生成剂，但因联用导致的不可控的不良反应而失败[119]。然而其他正在临床试验中的 ROS 诱发剂，莫特沙芬钆（motexafin gadolinium）和 β-拉帕醌（β-lapachone），展现出良好的前景并有望继续推进。白藜芦醇是红葡萄和蓝莓中的一种天然产物，引起了越来越多的关注；它可以促进一氧化氮的产生，提升氧化应激，以 p53 依赖的方式诱导凋亡[129]。在开展上述部分研究时，也同时研究了其细胞凋亡机制，认为是由经典的细胞凋亡内源性和外源性通路相关联的改变所导致的，例如增加 BAX、FasL、DR4、细胞色素 C，激活 caspase-3、8 和 9，以及可被抗氧化剂 N-乙酰半胱氨酸阻断的 DNA 片段化[124,125,127-129]。而其中间机制包括激活 p38 和 JNK MAPK 通路[122,123]，但是这方面的信息很少。

ROS 水平的升高也可由干扰细胞缓冲系统来产生，这一点已通过 2-甲氧雌二醇抑制 SOD 得到很好的例证，它在白血病和卵巢癌细胞中有着显著的凋亡效应，在这些细胞中内源性的 ROS 的相对高水平是细胞容易死亡的先决条件[130,131]。类似的，3-氨基-1,2,4-三氮唑抑制过氧化氢酶可加强能诱导 ROS 的三氧化二砷的促凋亡活性[128]。一些天然产物也被证明具有干扰细胞缓冲系统和增加 ROS 水平的能力，这也可以解释它们的化学预防活性。一个很有前景的化合物是 β-异硫氰酸苯酯（β-phenylisothiocyanate，PEITC），它是从十字花科蔬菜中提取得到的，它能有效对抗肿瘤细胞对多种临床抗肿瘤药物的耐药，包括顺铂、氟达拉滨和格列卫[132]。PEITC 的高效归因于其与 GSH 的共价结合能力，并迅速降低其水平，从而使细胞失去缓冲氧化应激的能力，导致 ROS 水平提升。GSH 的减少还能进一步通过减弱巯基化反应促进凋亡，该反应对一些促存活蛋白的功能至关重要，例如 NF-κB 和 MCL-1；还可以通过抑制 DNA 修复；通过降低 BCL-2 的抗凋亡效果[36,133-135]。PEITC 的这些效应，加上其对肿瘤细胞的选择性，使其成为进一步开发的理想候选药物，目前已经进入临床 I 期。其他影响缓冲系统的药物包括伊美克（imexon，消耗 GSH）、亚砜胺（buthionine，抑制 GSH 的合成）和四六钼酸盐（tetrathiomolybdate，抑制 SOD-1），它们或单一药物或与现有抗肿瘤药物联用进入临床试验，联用的药物包括三氧化二砷、美法仑、多西他赛和吉西他滨等，相关的试验正在进行中[119]。

12.3.3　下调抗凋亡蛋白

降低抗凋亡蛋白的水平或效应会降低激活凋亡通路的应激阈值，这一点在本章关于靶向减少 BCL-2、XIAP 和生存素增加肿瘤细胞对 TRAIL 的敏感性时做了简要讨论[113-115]。多种方法可被用于靶向下调这类蛋白，从 RNA 干扰到小分子拮抗剂和抑制剂。在研究中发现的一些方法和药物显示于图 12.4。

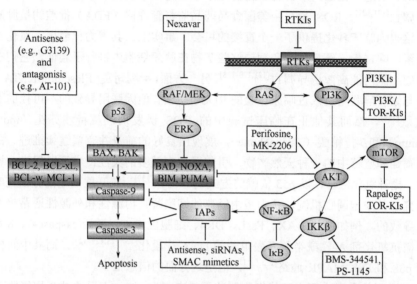

图 12.4　通过靶向抗凋亡蛋白激活内源性凋亡通路（见彩图）

显示于白色方框内的抗肿瘤药物诱导凋亡的方式包括：下调抗凋亡 BCL-2 蛋白家族成员或凋亡蛋白抑制蛋白（IAPs），或抑制受体酪氨酸激酶（RTKs）和 PI3K-AKT-mTOR、IKKβ-IκB-NF-κB 或 RAS-RAF-MEK-ERK 通路

12.3.3.1　靶向 BCL-2 蛋白家族

抑制 BCL-2 的方法包括 18-mer 长度的反义寡核苷酸 oblimersen（G3139、Genasense），它可以降低 BCL-2 的水平，在体内外诱导细胞死亡，并证实与临床使用药物联用时显示出更好的活性，包括抗代谢药、烷化剂、单克隆抗体和γ射线[85]。基于这些临床前抗肿瘤数据，oblimersen 进入了临床试验，与达卡巴嗪或氟达拉滨-环磷酰胺两药联用治疗黑色素瘤和 CLL，然而效果有限[85]。类似的，最近的临床 I 期研究表明，与吉西他滨联用治疗难治性实体瘤，尽管实现了使 BCL-2 水平下降 75%，但治疗效果不好[136]。这可能是需要 BCL-2 降低得更多才能在临床上有意义，不过还没有被探索过。另外一个反义寡核苷酸 ASO-15999 被研究与顺铂联用治疗间皮瘤，该药物靶向该类肿瘤中大大上调的 BCL-xL。该联用在组织培养细胞和原位移植瘤模型中能有效降低 BCL-xL 的水平和诱导细胞凋亡[137,138]，但未见后续的临床试验报道。

靶向 BCL-2 及其相关家族成员的另一种方法是依靠新型抑制剂或拮抗剂，包括 AT-101［R-(−)醋酸棉酚］、obatoclax（GX15-070）和 navitoclax （ABT-263），它们可以干扰 BCL-2 家族的抗凋亡和促凋亡成员之间的蛋白-蛋白相互作用[17,107]。具体来说，这些药物被预测是通过结合于 BCL-2 的 BH3 结合区域的疏水性口袋来阻断这些相互作用的，同时也可作用于抗凋亡家族成员 BCL-xL、BCL-1 和 BCL-w（图 12.4）。AT-101，是从棉籽中分离得到的双酚分子，在临床前研究中发现其通过激活 caspase-9、7 和 3 诱导凋亡[139]。然而最近 AT-101 在化疗敏感的 SCLC 中单独使用，或作为二线药物在 NSCLC 中与多西他赛联用的临床研究结果令人失望，这些棉酚衍生物没有表现出任何的抗肿瘤益处[140,141]。另一方面，AT-101 与顺铂和依托泊苷联用的初步临床研究数据又展现出了一些前景，在 12 位 SCLC 病人中有 3 位部分应答[142]。因此，AT-101 的临床作用主要取决于与细胞毒药物的合适联用和/或肿瘤类型。Obatolclax 是另一个广谱的 BCL-2 抑制剂，也可克服因抗凋亡成员的过度表达导致的凋亡耐药。特别是它可在不影响 MCL-1 的水平的情况下很强的抑制 BAK 和 MCL-1 的相互作用，并恢复黑色素瘤、B 细胞淋巴瘤和 ALL 细胞对蛋白酶体抑制剂硼替佐米或糖皮质激素的敏感性[143-145]。Obatolclax 的临床试验仍在进行中，但是临床 I 期的早期结果显示，它对经过许多治疗的晚期霍奇金淋巴瘤和 CLL 患者低效或者无效[146,147]。Navitoclax 也与 BCL-2 的抗凋亡成员结合，但其亲和力要远高于之前报道的拮抗剂[148,149]。它在细胞系和移植瘤模型上表现出了良好的促凋亡活性，在 SCLC 肿瘤模型上表现出了对药物很强的敏感性，包括较大长成的肿瘤的消退[150-152]。Navitoclax 的临床效果也进行了研究，因抑制 BCL-xL 导致的血小板减少症一直是其剂量限制毒性[153-156]。而另一方面，其在多种肿瘤上单用的抗肿瘤效果并不一致。在 SCLC 和其他非血液系统肿瘤中，Navitoclax 的效果较差，只显示出 2%～3% 的部分应答和 23%～25% 的病情稳定作用[155,156]。这一结果与临床前研究的预期不一致，SCLC 移植瘤模型上的研究结果预测该药物对该类肿瘤的敏感性较高。正相反，它对难治性的 CLL 和其他淋巴系统恶性肿瘤具有高活性，包括 22%～35% 的部分应答和 24%～27% 的病情稳定作用[153,154]。这些结果与降低的 MCL-1 表达和促凋亡的 BIM：MCL-1 或者 BIM：BCL-2 的高比例相关。

12.3.3.2 靶向 IAP 家族

IAPs 通过下调 caspase 的活性阻止凋亡，现在已经开发了好几种抑制 IAPs 的方法来探索其在癌症临床治疗上的潜力（图 12.4）。在 IAPs 中，XIAP 和生存素的抑制凋亡能力最强。以 IAPs 为靶点的反义寡核苷酸和小分子干扰 RNAs（small interfering RNAs，siRNAs）被开发出来用以探索它们调节凋亡的可行性。事实上，这些药物被证实在肺癌肿瘤组织培养和移植瘤模型上明显降低 IAP 水平（高达 85%），实现了期望的增强放射疗法和细胞毒药物疗法（例如紫杉醇、依托泊苷、长春瑞滨和阿霉素）的抗肿瘤效果[157,158]。在这些研究中，观察到 PARP（多聚 ADP 核糖聚合酶，poly ADP ribose polymerase）的降解、DNA 浓缩和片段化，表明抗肿瘤效果直接因为凋亡。这些靶向 IAPs 的 siRNA 和反义分子有效的抗肿瘤活性在其他模型中也观察到，尤其是肝癌、黑色素瘤、头颈癌和胰腺癌[159-162]。这些研究鼓舞了该方法的进一步临床前研究，最终使第二代反义分子 AEG-35156（GEM-640）进入临床试验[82]。在临床前研究中，这个反义分子在一些转移瘤模型上（包括卵巢癌、结肠癌、肺癌和前列腺癌）也能在转录和蛋白水平上抑制超过80%的XIAP，且尽管单独用药也表现出抗肿瘤活性，与紫杉烷联用时效果最佳，甚至治愈[163,164]。临床上，反义药物在AML［急性髓性白血病，(acute myeloid leukemia)］病人上的非随机临床Ⅰ期试验中表现出较好的耐受性，证实具有降低XIAP的能力和产生抗肿瘤应答，但是在AML上的随机临床Ⅱ期试验结果不太令人满意[82]，这与其他试验结果一致[165]。研究者也开发了靶向IAP生存素的反义药物LY-2181308，其临床Ⅰ期试验表明耐受性较好，然而肿瘤中生存素仅减少20%，尽管凋亡信号通路恢复了，但不足以实现较好的抗肿瘤效果[166,167]。尽管如此，LY-2181308已进入了临床Ⅱ期试验以更全面地评价其治疗潜力[107]。

对靶向IAPS的极大兴趣促使研究者发现了另一种依靠直接作用和拮抗这些凋亡抑制蛋白的分子的方法。研究者开发了SMAC/DIABLO模拟物以研究它们结合并拮抗XIAP、ML-IAP和c-IAP1/2，并激活caspase的潜力。事实上，源自SMAC/DIABLO氨基末端的肽段可与IAPS的BIR区域高亲和力结合，被证实这种方法可使肿瘤模型对凋亡刺激敏感，正如之前描述的在恶性胶质瘤移植模型中证实的TRAIL效果[168,169]。不幸的是，拟肽类似物的物理化学和药理学性质（例如，体内稳定性和细胞渗透性差）对其治疗应用不利，因此研究者不得不把注意力转移到利用高通量筛选去寻找先导化合物以开发非肽小分子的SMAC/DIABLO模拟物[82]。这些模拟物或者是单体小分子（例如AT-406、GDC-0917、LCL-161、CS-3、ML-101和LBW-242），或者是由两个完全相同的单体通过化学连接子连接而成的二聚分子（例如SM-164、TL-32711、BV-6、HGS-1029和AEG-40730）。两类因为被证实单用或者联用均有促凋亡的作用，目前都在开发，二聚体类型表现出更好的潜力。尽管如此，两个类型最近都有成员进入临床试验（AT-406、GDC-0917、LCL-161、HGS-1029和TL-32711）[14,82]，这也说明还有除了作用强度以外的特性决定了SMAC/DIABLO模拟是否能推进临床研究。从这点看，AT-406在肿瘤细胞中有相比正常组织更好的摄入，与XIAP、c-IAP1和c-IAP2结合紧密（K_i值为2~66 nmol/L）；能拮抗XIAP BIR3蛋白；降解细胞的c-IAP1；在多种敏感和耐药的人肿瘤细胞系或者移植瘤模型上均表现出良好的促凋亡活性；与其他药物联用效果更好；在灵长类和非灵长类动物中表现出好的口服生物利用度[170,171]，这些都使得这个单体的AT-406成为一个好的临床试验候选药物。另外，两个单体的化学模拟物GDC-0917和LCL-161也可以口服。相反，二聚体HGS-1029和TL-32711（birinapant）不适合口服；事实上其近期的初步报告也表明其临床Ⅰ期研究也是以15~30 min的静脉注射作为给药的标准操作规程的[172-175]。是否更容易的口服给药方式有利于单体化合物的进一步开发，将取决于与二聚体类似物相比较的临床疗效，但是目前临床Ⅰ期的有限数据尚不足以做出评价，须等待进一步的研究。然而需要指出的是，像单体AT-406一样，二聚体TL32711因为其良好的临床前研究结果也具有在临床最终取得成功的潜力。它在移植瘤模型上显示降低c-IAP1超过70%，逆转XIAP对caspase-3和caspase-7的抑制，较高的肿瘤药物摄入和较低的消除，且单独用药时在多种长成的或早期的人类移植瘤模型中表现出较高的活性[174]。

12.3.3.3　其他可被下调的靶点

很多间接的靶点也已被探索，去降低细胞应激的阈值以激活凋亡。NF-κB 可以上调许多抗凋亡基因，包括具有很强促存活效应的 BCL-xL 和 XIAP[87]。因此，这个转录因子有成为肿瘤治疗靶点的可能性，而事实上由 nitrosylcobalamin 或索拉菲尼（sorafenib）与 TRAIL 联用在黑色素瘤和结肠癌上证实具有抗肿瘤活性[116,117]。靶向抑制 NF-κB 可通过内源性抑制剂 IκB 的水平增加来实现，对这一机制的认识也催生了 PS-1145 的合理开发，它是正常情况下抑制下游靶标 IκB 表达的 IKKβ 的选择性抑制剂。因此抑制 IKKβ 会增加 IκB 的水平（图 12.4）。在表达组成性激活 NF-κB 的前列腺癌和伊马替尼耐药 CML 细胞上开展的临床前研究中，PS-1145 能有效抑制该转录因子，抑制 IAP1/2，并诱导 caspase-3/7 依赖的凋亡[176,177]。在表达组成性 IKKβ 活性的黑色素瘤模型上，对另一个 IKKβ 选择性抑制剂 BMS-345541 也开展类似的研究验证了该靶点。这是通过将其体内外抗肿瘤活性与 NF-κB 活性的降低和线粒体释放 AIF 直接联系起来得到验证的[178]。这两个 IKKβ 抑制剂均处于试验阶段，未来这两个或者其他该类抑制剂的临床开发前景仍不确定。然而临床上下调 NF-κB 的活性已经可能，它可以通过使用硼替佐米抑制蛋白酶体降解增加 IκB 的水平来实现[87]，但是还有其他的通路同时受到影响，蛋白酶体抑制剂的抗肿瘤活性中的抗 NF-κB 效应的贡献并不清楚。

另外一个具有潜在治疗价值的靶标是 PI3K-AKT 通路，它通过多种机制在很多肿瘤中上调，通过长期影响下游靶点的功能起到显著的抗凋亡效应[179-182]。上调的下游靶点磷酸化可起激活作用，如促存活的 IKKβ-NF-κB 通路和雷帕霉素靶蛋白（mTOR），或起失活作用，如促凋亡的 BAD 和 c-FLIP。因此，研究者致力于发现能抑制促存活下游靶点或 PI3K-AKT 通路本身的小分子（图 12.4）。IKKβ-NF-κB 的抑制在本章已讨论过，而对 mTOR 抑制剂的研究推动了西罗莫司（rapamycin）、类似物依维莫司（RAD-001）和替西罗莫司（CCI-779）被批准上市[85]。这些"rapalogs"不可逆地限制 mTOR，阻止 mTOR 复合物 1（mTORC1）的形成，阻断信号传递到下游促存活效应蛋白。尽管这些抑制剂在药物联用方案中已对多种肿瘤表现出好的抑制活性，包括标准疗法难治性肿瘤，但它们也有局限，包括反馈激活致癌通路，无法阻止蛋白质的合成。这激励了目前正在临床前和/或临床开发阶段的下一代 mTOR 激酶抑制剂（TOR-KIs）（例如，OSI-027、AZD-8055 和 INK-128）的研究，它们是能选择性抑制 mTOR 的更强效的药物，而非不可逆地限制 mTOR[183]。通过反馈机制激活的通路涉及 PI3K，这带来新一代的 PI3K-TOR-KIs（比如 BEZ-235、BGT-226、XL-765、GSK-2126458 和 PF-04691502）。这些第二代的双模药物的确能同时抑制 mTOR 和 PI3K，促进凋亡，目前正处于临床研究阶段。

PI3K-TOR-KIs 的发展并没有妨碍第一代 PI3K-AKT 抑制剂正在进行的临床研究开发，因为研究者认为该通路的强效抑制剂单独使用就能使众多涉及凋亡抑制的通路失效。最初的 PI3K 抑制剂真菌产物渥曼青霉素的发现，促进了该类抑制剂的共同研究，最终发现了更加有效的第一代抑制剂（例如 GSK-1059615、XL-147、PX-866、BKM-120 和 GS-1101/CAL-101）[184]。尽管这些抑制剂也限制了下游 AKT 的丝氨酸-苏氨酸激酶活性，直接靶向 AKT 的抑制剂也正在开发，为降低 PI3K-AKT 信号提供更多的选择。目前已报道几个先导抑制剂，其中基于脂质结构的哌立福新（perifosine）和小分子 MK-2206 正进行临床研究[185]。在临床前研究中，这些 AKT 抑制剂证实了其抗肿瘤活性，并能与放疗、细胞毒性药物和靶向治疗起增效作用。然而在临床上，磷酸化 AKT 持续下降也只能带来有限的部分应答，更常观察到的是意义相对小一些的病情稳定作用[185,186]。因此，今后对开发 AKT 抑制剂的兴趣将取决于在研究中能得到更好临床效果的证据。

上游 EGFR 和紧密相关的 HER-2 （ErbB-2）的缺陷也会导致 PI3K-AKT 通路的调控异常；在多种肿瘤中可见受体酪氨酸激酶（RTKs）过度表达或者携带激活突变，从而抑制凋亡和诱发对治疗的耐药[179,181]。在过去二十年里，共同的研究努力使得一系列临床药物得到批准：作用于 EGFR 的帕尼单抗（Vectibix）、西妥昔单抗（Erbitux）、吉非替尼（Iressa）和厄洛替尼（Tarceva），作用于 HER-2 的曲妥单抗（Herceptin）。这些 RTK 抑制剂（RTKIs）具有上调 BAX、激活 p21 和 p27 表达的能力，这对它们的抗肿瘤凋亡效应至关重要[187-190]。多种 RTKIs 通过凋亡信号经过 BIM 的内源性通路介导凋亡[191]。例如，埃罗替尼和另外一个药物，下游 RAF–MEK–ERK 通路的一个抑制剂索拉菲尼（Nexavar），严重依赖于内源性凋亡通路中 BIM 的上调，另外，相应的 BAX、BAK 和 BAD 也增加，MCL-1、XIAP 和生存素蛋白水平同时降低[192,193]。甚至提前检测 BIM RNA 表达能预测 EGFR、HER2 和 PI3K 抑制剂的凋亡效应，但是对于传统的化疗药物紫杉醇（paclitaxel）、吉西他滨和顺铂则不行[194]。因此，高的 BIM 水平，无论是本来就存在的，还是通过上调 RTKIs 得到的，或者两者都有，似乎是这些靶向治疗药物诱导凋亡的决定因素。

12.3.4　促凋亡蛋白在细胞内表达或者激活的增加

肿瘤抑制因子 p53 在凋亡中扮演着重要的角色，其作用通过转录激活下游的促凋亡基因和转录抑制抗凋亡基因来实现。因此，直接激活 p53 和过表达或激活其下游促凋亡靶标是诱导凋亡的两种潜在的有效选择。

12.3.4.1　调节 p53 下游的促凋亡靶点

运用 DNA 载体技术的基因治疗是过表达促凋亡基因杀死癌细胞最直接的方法，但是这种方法对正常细胞也有毒。为了选择性的表达，载体应该被直接给入和/或被肿瘤特异性和可诱导的启动子元件引导到肿瘤细胞。在这方面，一个表达 BAX 基因的可诱导腺病毒载体被证实在多种肿瘤细胞株中表现出激活凋亡的效果，包括子宫颈癌和胶质瘤[195,196]。这个概念已经发展到对病人的治疗，但正在进行的临床试验是通过用腺病毒载体过表达 TNF-α、FasL 或 TRAIL 来选择性靶向外源性凋亡通路的[109,165]。然而众所周知多数癌症病人死于癌症的转移，难以在这类肿瘤难以触及的转移性病上实现较好的疗效，是该技术广泛运用的限制因素。而且异位增加这些配体来激活凋亡还依赖于相对应死亡受体的正常内源性表达，然而通常情况并非如此。例如，在多种肿瘤中 FAS 的基础表达可因为基因沉默来降低，比如前列腺癌和膀胱癌[197]，FAS 的下调不仅可以限制 FasL 基因治疗效果，而且即使是在内源性的 FasL 正常表达的情况下也可以诱导对现有治疗药物的耐药。然而 FAS 的表达可以通过去甲基化药物来恢复，例如阿扎胞苷或地西他宾，或用组蛋白去乙酰化酶抑制剂，它们可开放核染色质的结构，使被沉默的基因恢复活性[109]。

毫无疑问，caspases 是凋亡通路中关键的终端组分，但它们在癌症细胞中容易被下调，这是通过 DNA 超甲基化基因导致的基因沉默[198]、FLIP 的过度表达[68]或增加 IAPs 来实现的[82-84]。caspase-8 是一个常受影响的例子，其上调和恢复利于凋亡可通过地西他宾使基因去沉默[198]、伏立诺他抑制 HDAC（组蛋白去乙酰化酶，histone deacetylase）激活基因[109]、siRNA 下调 FLIP[199]、siRNA 或反义寡核苷酸抑制 IAP 来实现[14]。caspases 也会因为 DNA 损伤通路上游的缺陷而不能被激活，因此设计小分子直接激活 caspase 酶原诱导凋亡更有意思[200]。其中 procaspase-3 得到特别的关注，是因为它能直接产生激活的效应 caspase，且相较于正常细胞，其在癌细胞中大量存在[201]。大量文献清楚地表明 procaspase-3 在多种肿瘤细胞中高表达，尤其是在 NCI-60 肿瘤细胞株中的乳腺癌、黑色素瘤、肺癌和肾癌模型中[202]。文献报道了通过筛选 20000 个小分子来寻找能将 procaspase-3 裂解为其活化形式的小分子化合物，共得到 4 个命中化合物，但被选中的 caspase 酶原激活化合物只有 PAC-1，因为它能高效地生成 caspase-3 产物（EC_{50} 为 0.2 μmol/L）和迅速激活凋亡[201]。PAC-1 单独使用在多种肿瘤细胞中被证实具有促凋亡活性，且其抗肿瘤效果与靶点表达水平成负相关；也就是说，它在 procaspase-3 表达水平最高的肿瘤细胞中最有效（例如在 NCI-H226 肺癌细胞上 IC_{50} 为 0.35 μmol/L），在 procaspase-3 缺乏的细胞中效果最差（例如在 MCF-7 乳腺癌细胞上 IC_{50}>75 μmol/L）。PAC-1 的另外一个被证实的优势是对 23 例来自病人的早期结肠癌细胞有相对正常结肠组织的选择性抑制作用[201]。最近的报告显示更多更强效的 PAC-1 类似物正在进行临床前研究[203]。

12.3.4.2　直接激活 p53

野生型 p53 是受到严格控制的凋亡程序最有效和最强效的激活因子：它可同时转录激活多种促凋亡基因，例如 BAX、APAF-1、NOXA、Fas、PUMA 和 DR5，也可转录抑制抗凋亡基因，例如 BCL-2 和生存素。因此，野生型 p53 功能的丧失常常会导致凋亡刺激的缺失，会诱导肿瘤细胞对许多无关联的抗肿瘤药物产生耐药，包括电离辐射、依托泊苷、紫杉醇、长春碱和顺铂[204]。p53 的功能异常可通过突变或非突变的机理频繁发生；因此，通过恢复野生型 p53 功能激活凋亡是促进或增强抗肿瘤效应的合理策略。甚至充足的证据表明，一旦 p53 被激活，尽管肿瘤细胞可表达促存活基因，也将诱导细胞凋亡性死亡[205]。因此，大量的研究致力于激活 p53，也涌现出了多种方法。其中一种是基于腺病毒的基因治疗。事实上，今又生（Gendicine）在中国已被批准用于临床，但在美国和欧洲，一个类似物（Aldexin）虽然表现出了一些疗效，但最终没有获批，部分原因是因为 p53 基因递送到转移位点的困难[206]。这些都加强了研究利用小分子恢复突变型和野生型 p53 活性的兴趣。

12.3.5 靶向突变的 p53

p53 突变是癌症最常见的基因变异之一，目前为止已在人类癌细胞中发现约 1500 错义突变，突变 p53 减弱或抑制凋亡的能力一直是临床抗肿瘤产生应答的障碍。多数突变发生在 DNA 结合区，它可以诱导 p53 构象改变从而降低其热力学稳定性；这阻碍了 p53 与基因组 DNA 上共同位点的结合，进而阻碍了其转录激活促凋亡基因和转录抑制促存活基因。另外，p53 与超过 100 种蛋白质相互作用以调节它们多样化的功能，包括非转录调节依赖的凋亡，而其突变会产生功能缺失表型，它们部分失去这些蛋白-蛋白相互作用，从而阻碍这些协同的信号转导通路汇聚于凋亡机制内诱导细胞死亡[35]。人类肿瘤细胞中 p53 经常突变的六个位点是 175 位、245 位、248 位、249 位、273 位和 282 位氨基酸。在这些"热点"上发生突变很难对付，因为例如 R175H-p53、R248W-p53、R249S-p53 和 R273H-p53 这些形成的突变体，不仅丧失正常的 p53 功能，还会额外获得通常与野生型的 p53 无关的抗凋亡功能。例如，突变体 R248W-p53 和 R273H-p53 可与 Mre11 蛋白相互作用，抑制 Mre11–Rad50–NBS1（MRN）复合物的形成，这个复合物对于 DNA 双链的断裂后激活 ATM 至关重要，而野生型的 p53 不会[207]。更重要的是，在肿瘤细胞中，某些所谓的功能获得性突变比功能缺失性突变更能诱导对治疗药物的耐药，原因不仅因为限制了促凋亡基因（例如 *Fas*、*BAX* 和 *Puma*）的反式激活，还获得了上调促存活基因（例如 *BAG-1*、*EGFR* 和 *NFKB2*）的能力[35]。然而不管是功能缺失性还是功能获得性的 p53 突变体都会减弱肿瘤治疗效果，因此，它已经成为小分子药物研发的靶点，以恢复依赖 p53 的凋亡[208]，见图 12.5。

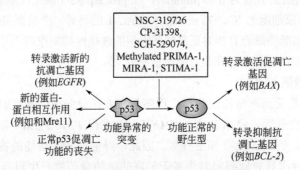

图 12.5 恢复突变 p53 功能（见彩图）

p53 突变可导致正常 p53 功能丧失，也会使得突变 p53 获得新功能。显示于白色方框内的小分子调节剂，可与突变 p53 相互作用，改变结构构象，恢复野生型 p53 的促凋亡功能

早期研究证实一段源自 p53 羧酸末端的人工合成肽段能恢复正常的 p53 功能，在癌细胞中诱导了凋亡，但对正常细胞系不起作用，该研究激发了与突变的 p53 相互作用的小分子的研究[209]。最近报道了通过开展基于 NCI 数据库的虚拟筛选来发现具有

类似功能的小分子的研究，该研究发现了三个令人感兴趣的属于缩氨基硫脲类结构的命中化合物[210]。这些化合物选择性抑制包含 175、248 和 273 热点位置突变的细胞系。缩氨基硫脲类先导化合物 NSC-319726 在细胞系和移植瘤模型上能诱导功能获得性 R175H-p53 突变体发挥与野生型 p53 类似的作用，这是通过观察靶基因 *p21* 和 *PUMA* 的表达和诱导凋亡来证实的。

基于细胞的高通量筛选也从化合物库中发现了几个能与突变 p53 相互作用的命中化合物。小分子 CP-31398 就是一个实例，它是从 30 万个化合物库中被筛选出来的最早被发现的化合物之一。这个苯乙烯基喹唑啉类药物能在几个表达突变 p53 的人类细胞系中恢复 p53 的功能，诱导 p21、细胞周期阻滞和凋亡[211,212]。然而该细胞死亡非 caspase 依赖，对 BCL-xL 不敏感，也不需要 p53 的 15 位和 20 位丝氨酸的磷酸化，这也引起对 CP-31398 的确切作用方式是否是通过恢复野生型 p53 功能来实现的疑虑[211,212]。在另一个化合物库的筛选中，研究者运用了一种 DNA 结合测试方法，它聚焦于多数突变 p53 失活的 DNA 结合区，该研究发现了一个喹唑啉类分子 SCH-529074。它通过与预计的肿瘤细胞核心区域结合恢复 p53 的稳定性并能与热点突变体 R175H-p53、R273H-p53 和 R249S-p53 作用，抑制通过 MDM2 引起的 p53 泛素化，转录激活 p21 和 BAX，诱导凋亡，且能抑制体外肿瘤细胞系和小鼠移植瘤模型的生长[213]。有证据显示，SCH-529074 在 p53 的 DNA 结合区域上的特定结合位置位于 268 位氨基酸附近。CP-31398 和 SCH-529074 还处于临床前研究阶段[213,214]。

近期小分子 PRIMA-1/Met （APR-246）进入临床 I 期研究用于治疗血液瘤和前列腺瘤，进一步刺激了恢复突变体 p53 和野生型 p53 功能的研究兴趣；该药物耐受性较好，能诱导 p53 靶基因，证实能发生凋亡，初步显示出临床效果[215]。该药物是基于细胞的筛选得到的 PRIMA-1（p53 再活化和大量凋亡诱导-1）甲基化的类似物[216]。PRIMA-1 和其甲基化类似能将功能获得性突变体 R175H-p53 或 R273H-p53 的构象转变为野生型的构象，在突变 p53 细胞中诱导 p21 和 NOXA，激活凋亡通路，在突变 p53 细胞系上证实了其抑制活性，且能在人移植瘤模型上抑制其生长[216-219]。进一步的研究表明，PRIMA-1 和它的类似物具有独特的机制，需要生物激活，并与核心区域的半胱氨酸形成共价结合，以稳定突变 p53，诱导野生型的功能[220]。共价结合也对另外两个处于临床前研究的结构完全不同的小分子 MIRA-1 和 STIMA-1 恢复 R175H-p53 或 R273H-p53 功能起到作用[221,222]。

12.3.6　靶向野生型 p53

尽管野生型 p53 能强效诱导凋亡，它不仅会因为突变，而且也会因为调节 p53 功能的通路功能异常而常常失去功能。因此，表达野生型 p53 的肿瘤也会失去促凋亡活性，而对多种治疗药物产生耐药，包括顺铂、紫杉醇和 5-FU。在逆转野生型 p53 活性负向调节和恢复 p53 依赖凋亡的几种方法中，涉及 MDM2/MDM4 轴和翻译后修饰的两种是其中最令人感兴趣和具有潜力的（图 12.6）。

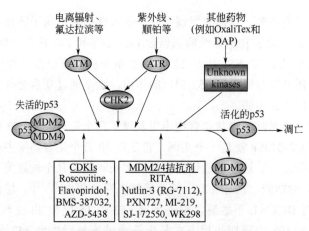

图 12.6　通过干扰其与 MDM2/MDM4 的结合来激活野生型 p53（见彩图）

野生型 p53 通过与 MDM2/ MDM4 蛋白相互作用来保持失活状态。CDK 抑制剂（CDKIs）和 MDM2/4 拮抗剂显示于各自的红色方框内，干扰 p53 的结合从而释放和激活野生型 p53 以诱导凋亡。p53 也可被能激活独立 DNA 损伤通路的药物激活。因此，因翻译后修饰激酶（比如 ATM）缺失而导致的失活野生型 p53，可被其他能诱导替代激酶（ATR）的药物重活化

　　细胞中野生型 p53 促凋亡活性通常受其与 MDM2/MDM4 的结合所控制，后者在一些肿瘤中会过度表达从而加剧其负向调节作用。这促使人们寻找能减弱或拮抗 MDM2/4–p53 相互作用从而提高 p53 活性的小分子。CDK 抑制剂（CDKIs）是选择之一，它在转录水平抑制 MDM2，通过减弱 MDM2 和 p53 的负向调节作用增加 p53 水平。CDKIs roscovitine 和夫拉平度（flavopiridol）通过共同抑制通常情况下负责激活 RNA 聚合酶 II 完成转录的 CDK7、CDK8 和 CDK9 来实现对 MDM2 的抑制[223,224]。研究者设计了也能靶向 CDK1、CDK2 和 CDK4 以具有更大效力的改进型 CDKIs，其中一些，例如 BMS-387032 和 AZD-5438，已经进入临床试验[223]。另一种上调 p53 活性的方法是更加直接的抑制 p53 与 MDM2/4 的结合。结果发现了许多化合物，它们靶向结合于 p53、MDM2 或 MDM4 来干扰 MDM2/4-p53 复合物的形成。例如，RITA（p53 重活化和诱导肿瘤细胞凋亡）是从基于细胞的化合物库筛选中得到的[225]。它是一个与 p53 结合的噻吩类化合物，可在体内外阻止其与 MDM2 的相互作用，能强烈诱导表达野生型 p53 的肿瘤细胞发生凋亡。顺式的咪唑啉化合物 Nutlin-3（RG-7112）也具有类似的效应，该化合物是基于 p53-MDM2 的相互作用的结构信息得到的[226]。该化合物结合于 MDM2 的 p53 结合口袋中，促进肿瘤细胞野生型 p53 的稳定和激活。该化合物目前正在白血病和实体瘤病人中进行临床试验[227]。另外一个在临床试验中以 MDM2 为靶点干扰其与 p53 结合的药物是色胺衍生物 JNJ-26854165，它具有不同的作用模式：通过转录非依赖的方式诱导凋亡和抑制诱导 p21[228]。这个药物也是通过 p53 非依赖的方式诱导凋亡的，这说明其具有复杂的作用机制。另外两个以 MDM2 为靶点的小分子是螺环羟吲哚类化合物 MI-219 和异喹啉酮类化合物 XN727（PXN822），目前正在进

行临床前研究[206,229]。MI-219 因为其高活性和相对于 MDM4 对 MDM2 的选择性达10000 倍,特别让人感兴趣。正相反,咪唑-吲哚衍生物 WK298 与 MDM2 和 MDM4都能结合,而小分子 SJ-172550 表现出对 MDM4 的选择性作用[230,231]。这些 MDM4 抑制剂目前也正在进行临床前研究。

野生型 p53 活性的缺失也可由其翻译后修饰调控异常而导致,这对于其稳定和激活是必需的。几种 p53 的修饰会发生调控异常而抑制凋亡,但其中 p53 不能磷酸化是最重要的一种。另外,MDM2 和/或 MDM4 磷酸化的缺陷,也会通过阻止野生型 p53从 MDM2/4–p53 复合物中正常释放而影响 p53 功能。然而药物开发还处于概念阶段,且只有野生型 p53 磷酸化具有一些支持证据可被讨论。例如,已知 ATM 和 CHK2 在CLL[32,53,232]和 NSCLC[34]中分别被下调,这可以减弱 p53 在 Ser15、Thr18 和 Ser20 位点的磷酸化,而这对于其从复合物中释放、稳定和激活是必需的。通过基因治疗替换有缺陷的激酶,使得肿瘤细胞依赖 p53 重新对治疗药物恢复敏感是可能的,这已在临床前研究中被充分证明(例如 ATM 异位表达[233]),但是这种策略对于转移肿瘤的临床治疗不一定行得通。如同 CHK2,通过启动子超甲基化导致沉默的激酶,可能可以通过去甲基化剂或 HDAC 抑制剂使其重新表达,但这通常不容易实现[34,35]。因此还需要考虑其他方法。

另一种还处于起步阶段的方法概念是通过诱导替代的 DNA 损伤信号通路恢复p53 通过翻译后磷酸化的调节。这类似于在 ATM 发生突变的毛细血管扩张共济失调(ataxia telangiectasia,AT)细胞中 p53 的差异调节。在这些细胞中通过 ATM 依赖的DNA 损伤信号调节 p53 是缺失的,以至于比如电离辐射不能激活 p53,但其他 DNA损伤剂,例如紫外光和顺铂,可依靠完整的 ATR 依赖通路恢复p53 功能[234,235](图 12.6)。这种方法在 20%~40%的 CLL 病人的治疗中有效,这部分病人由于 ATM 突变使得野生型 p53 不能稳定和激活[32,53,232],从而阻止其对氟达拉滨和其他药物产生应答。但这种策略只有具备专门针对 CLL 开发的特定的 DNA 损伤药物时才能获得成功。这个观点在卵巢癌细胞上开展的顺铂临床前研究中得到了充分的支持,该药物的抗肿瘤活性依赖 ATR、CHK1 和 CHK2 去磷酸化、稳定和激活野生型 p53[35,36]。顺铂并非对所有表达野生型 p53 的肿瘤细胞系有活性,在耐药的细胞中,无效的主要原因是 p53 稳定和激活的缺失[35,236]。而耐药细胞对于电离辐射非常敏感,它通过独立的 DNA 损伤通路稳定和激活 p53[237]。在顺铂耐药的肿瘤细胞中,铂类似物,例如1R,2R-diaminocyclohexane(trans-diacetato)(dichloro)platinum(IV)(DAP)和 texaphyrin-oxaliplatin conjugate oxaliTex,也观察到了类似的敏感性,它们通过独立于 ATR、ATM、CHK1 或 CHK2 的方法激活 p53[236,238,239](图 12.6)。这样的研究必须继续以开发更多的治疗选择,这在这个个体化治疗时代显得越来越重要。

12.4 结论

细胞凋亡是正常细胞中重要的生理过程,而它在肿瘤细胞中对于显著治疗应答甚至更理想的治愈同样重要。肿瘤细胞中凋亡的缺失总会导致治疗的失败。然而促进敏感肿瘤细胞中的凋亡和恢复或激活耐药细胞中的凋亡的治疗方法已成为可能，它们的成功将促进临床治愈率的提高。本章已讨论了一些激活凋亡的方法，但是其他的例如协同致死处在开发的不同阶段，它们的影响在未来几年会显现出来。肿瘤研究界必须齐心协力，才能保证靶向凋亡的策略取得成功，改变临床上的标准治疗方案（特别是针对难治性肿瘤）。

　　致谢　非常感谢美国公共健康服务给予 ZHS 的支持（CA127263 和 CA160687），美国国立癌症研究所给予安德森癌症中心 MD 的支持（CA16672），以及 Megan McBride Franz Endowed 研究基金的部分支持。

参 考 文 献

[1] Karam JA, Hsieh J-T. Anti-cancer strategy of transitional cell carcinoma of bladder based on induction of different types of programmed cell deaths//Chen GG, Lai PBS. Apoptosis in carcinogenesis and chemotherapy: apoptosis in cancer. Netherlands: Springer, 2009: 25-50.

[2] Saraste A, Pulkki K. Morphologic and biochemical hallmarks of apoptosis. Cardiovasc Res, 2000, 45: 528-537.

[3] Hacker G. The morphology of apoptosis. Cell Tissue Res 2000, 301: 5-17.

[4] Galluzzi L, Maiuri MC, Vitale I, Zischka H, Castedo M, Zitvogel L, et al. Cell death modalities: classification and pathophysiological implications. Cell Death Differ, 2007, 14: 1237-1243.

[5] Slee EA, Adrain C, Martin SJ. Serial killers: ordering caspase activation events in apoptosis. Cell Death Differ, 1999, 6: 1067-1074.

[6] Verhagen AM, Ekert PG, Pakusch M, Silke J, Connolly LM, Reid GE, et al. Identification of DIABLO, a mammalian protein that promotes apoptosis by binding to and antagonizing IAP proteins. Cell, 2000, 102: 43-53.

[7] Joza N, Pospisilik JA, Hangen E, Hanada T, Modjtahedi N, Penninger JM, et al. AIF: not just an apoptosisinducing factor. Ann NY Acad Sci, 2009, 1171: 2-11.

[8] Yeh WC, Pompa JL, McCurrach ME, Shu HB, Elia AJ, Shahinian A, et al. FADD: essential for embryo development and signaling from some, but not all, inducers of apoptosis. Science, 1998, 279: 1954-1958.

[9] Varfolomeev EE, Schuchmann M, Luria V, Chiannilkulchai N, Beckmann JS, Mett IL, et al. Targeted disruption of the mouse caspase 8 gene ablates cell death induction by the TNF receptors, Fas/Apo1, and DR3 and is lethal prenatally. Immunity, 1998, 9: 267-276.

[10] Hakem R, Hakem A, Duncan GS, Henderson JT, Woo M, Soengas MS, et al. Differential requirement for caspase 9 in apoptotic pathways in vivo. Cell, 1998, 94: 339-352.

[11] Yoshida H, Kong YY, Yoshida R, Elia AJ, Hakem A, Hakem R, et al. Apaf1 is required for mitochondrial pathways of apoptosis and brain development. Cell, 1998, 94: 739-750.

[12] Fulda S, Debatin KM. Extrinsic versus intrinsic apoptosis pathways in anticancer chemotherapy. Oncogene, 2006, 25: 4798-4811.

[13] Zhao Y, Li R, Xia W, Neuzil J, Lu Y, Zhang H, et al. Bid integrates intrinsic and extrinsic signaling in apoptosis induced by alpha-tocopheryl succinate in human gastric carcinoma cells. Cancer Lett, 2010, 288: 42-49.

[14] Wong RS. Apoptosis in cancer: from pathogenesis to treatment. J Exp Clin Cancer Res, 2011, 30: 87.

[15] Chipuk JE, Moldoveanu T, Llambi F, Parsons MJ, Green DR. The BCL-2 family reunion. Mol Cell, 2010, 37: 299-310.

[16] Boumela I, Assou S, Aouacheria A, Haouzi D, Dechaud H, De Vos J, et al. Involvement of BCL2 family members in the regulation of human oocyte and early embryo survival and death: gene expression and beyond. Reproduction,

2011, 141: 549-561.

[17] Lessene G, Czabotar PE, Colman PM. BCL-2 family antagonists for cancer therapy. Nat Rev Drug Discov, 2008, 7: 989-1000.

[18] O'Connor PM, Jackman J, Bae I, Myers TG, Fan S, Mutoh M, et al. Characterization of the p53 tumor suppressor pathway in cell lines of the National Cancer Institute anticancer drug screen and correlations with the growthinhibitory potency of 123 anticancer agents. Cancer Res, 1997, 57: 4285-4300.

[19] Zilfou JT, Lowe SW. Tumor suppressive functions of p53. Cold Spring Harb Perspect Biol, 2009, 1: a001883.

[20] Perry ME. The regulation of the p53-mediated stress response by MDM2 and MDM4. Cold Spring Harb Perspect Biol, 2010, 2: a000968.

[21] Meek DW, Anderson CW. Posttranslational modification of p53: cooperative integrators of function. Cold Spring Harb Perspect Biol, 2009, 1: a000950.

[22] Muller M, Wilder S, Bannasch D, Israeli D, Lehlbach K, Li-Weber M, et al. p53 activates the CD95 (APO-1/Fas) gene in response to DNA damage by anticancer drugs. J Exp Med, 1998, 188: 2033-2045.

[23] Haupt S, Berger M, Goldberg Z, Haupt Y. Apoptosis—the p53 network. J Cell Sci, 2003, 116: 4077-4085.

[24] Erster S, Mihara M, Kim RH, Petrenko O, Moll UM. In vivo mitochondrial p53 translocation triggers a rapid first wave of cell death in response to DNA damage that can precede p53 target gene activation. Mol Cell Biol, 2004, 24: 6728-6741.

[25] Galluzzi L, Morselli E, Kepp O, Tajeddine N, Kroemer G. Targeting p53 to mitochondria for cancer therapy. Cell Cycle, 2008, 7: 1949-1955.

[26] Leu JI, Dumont P, Hafey M, Murphy ME, George DL. Mitochondrial p53 activates Bak and causes disruption of a Bak-Mcl1 complex. Nat Cell Biol, 2004, 6: 443-450.

[27] el Deiry WS. The role of p53 in chemosensitivity and radiosensitivity. Oncogene, 2003, 22: 7486-7495.

[28] Brown JM, Attardi LD. The role of apoptosis in cancer development and treatment response. Nat Rev Cancer, 2005, 5: 231-237.

[29] Rich T, Allen RL, Wyllie AH. Defying death after DNA damage. Nature, 2000, 407: 777-783.

[30] Stankovic T, Weber P, Stewart G, Bedenham T, Murray J, Byrd PJ, et al. Inactivation of ataxia telangiectasia mutated gene in B-cell chronic lymphocytic leukaemia. Lancet, 1999, 353: 26-29.

[31] Starostik P, Manshouri T, O'Brien S, Freireich E, Kantarjian H, Haidar M, et al. Deficiency of the ATM protein expression defines an aggressive subgroup of B-cell chronic lymphocytic leukemia. Cancer Res, 1998, 58: 4552-4557.

[32] Kojima K, Konopleva M, McQueen T, O'Brien S, Plunkett W, Andreeff M. Mdm2 inhibitor Nutlin-3a induces p53-mediated apoptosis by transcription-dependent and transcription-independent mechanisms and may overcome Atm-mediated resistance to fludarabine in chronic lymphocytic leukemia. Blood, 2006, 108: 993-1000.

[33] Ripolles L, Ortega M, Ortuno F, Gonzalez A, Losada J, Ojanguren J, et al. Genetic abnormalities and clinical outcome in chronic lymphocytic leukemia. Cancer Genet Cytogenet, 2006, 171: 57-64.

[34] Zhang P, Wang J, Gao W, Yuan BZ, Rogers J, Reed E. CHK2 kinase expression is down-regulated due to promoter methylation in non-small cell lung cancer. Mol Cancer, 2004, 3: 14.

[35] Martinez-Rivera M, Siddik ZH. Resistance and gain-of-resistance phenotypes in cancers harboring wild-type p53. Biochem Pharmacol, 2012, 83: 1049-1062.

[36] Siddik ZH. Cisplatin: mode of cytotoxic action and molecular basis of resistance. Oncogene, 2003, 22: 7265-7279.

[37] Vogt M, Munding J, Gruner M, Liffers ST, Verdoodt B, Hauk J, et al. Frequent concomitant inactivation of miR- 34a and miR-34b/c by CpG methylation in colorectal, pancreatic, mammary, ovarian, urothelial, and renal cell carcinomas and soft tissue sarcomas. Virchows Arch, 2011, 458: 313-322.

[38] Sturm I, Kohne CH, Wolff G, Petrowsky H, Hillebrand T, Hauptmann S, et al. Analysis of the p53/BAX pathway in colorectal cancer: low BAX is a negative prognostic factor in patients with resected liver metastases. J Clin Oncol, 1999, 17: 1364-1374.

[39] Krajewski S, Blomqvist C, Franssila K, Krajewska M, Wasenius VM, Niskanen E, et al. Reduced expression of

proapoptotic gene BAX is associated with poor response rates to combination chemotherapy and shorter survival in women with metastatic breast adenocarcinoma. Cancer Res, 1995, 55: 4471-4478.

[40] Friess H, Lu Z, Graber HU, Zimmermann A, Adler G, Korc M, et al. Bax, but not bcl-2, influences the prognosis of human pancreatic cancer. Gut, 1998, 43: 414-421.

[41] Kashkar H, Kronke M, Jurgensmeier JM. Defective Bax activation in Hodgkin B-cell lines confers resistance to staurosporine-induced apoptosis. Cell Death Differ, 2002, 9: 750-757.

[42] Mandinova A, Lee SW. The p53 pathway as a target in cancer therapeutics: obstacles and promise. Sci Transl Med, 2011, 3: 64rv1.

[43] Goldstein I, Marcel V, Olivier M, Oren M, Rotter V, Hainaut P. Understanding wild-type and mutant p53 activities in human cancer: new landmarks on the way to targeted therapies. Cancer Gene Ther, 2011, 18: 2-11.

[44] Robles AI, Harris CC. Clinical outcomes and correlates of TP53 mutations and cancer. Cold Spring Harb Perspect Biol, 2010, 2: a001016.

[45] Tabori U, Shlien A, Baskin B, Levitt S, Ray P, Alon N, et al. TP53 alterations determine clinical subgroups and survival of patients with choroid plexus tumors. J Clin Oncol, 2010, 28: 1995-2001.

[46] Schmidt M, Bachhuber A, Victor A, Steiner E, Mahlke M, Lehr HA, et al. p53 expression and resistance against paclitaxel in patients with metastatic breast cancer. J Cancer Res Clin Oncol, 2003, 129: 295-302.

[47] Kandioler-Eckersberger D, Ludwig C, Rudas M, Kappel S, Janschek E, Wenzel C, et al. TP53 mutation and p53 overexpression for prediction of response to neoadjuvant treatment in breast cancer patients. Clin Cancer Res, 2000, 6: 50-56.

[48] Gonzalez D, Martinez P, Wade R, Hockley S, Oscier D, Matutes E, et al. Mutational status of the TP53 gene as a predictor of response and survival in patients with chronic lymphocytic leukemia: results from the LRF CLL4 trial. J Clin Oncol, 2011, 29: 2223-2229.

[49] Wendel HG, de Stanchina E, Cepero E, Ray S, Emig M, Fridman JS, et al. Loss of p53 impedes the antileukemic response to BCR-ABL inhibition. Proc Natl Acad Sci USA, 2006, 103: 7444-7449.

[50] Rho JK, Choi YJ, Ryoo BY, Na Ⅱ, Yang SH, Kim CH, et al. p53 enhances gefitinib-induced growth inhibition and apoptosis by regulation of Fas in non-small cell lung cancer. Cancer Res, 2007, 67: 1163-1169.

[51] Toledo F, Wahl GM. Regulating the p53 pathway: in vitro hypotheses, in vivo veritas. Nat Rev Cancer, 2006, 6: 909-923.

[52] Lavin MF, Gueven N. The complexity of p53 stabilization and activation. Cell Death Differ, 2006, 13: 941-950.

[53] Pettitt AR, Sherrington PD, Stewart G, Cawley JC, Taylor AM, Stankovic T. p53 dysfunction in B-cell chronic lymphocytic leukemia: inactivation of ATM as an alternative to TP53 mutation. Blood, 2001, 98: 814-822.

[54] Puca R, Nardinocchi L, Gal H, Rechavi G, Amariglio N, Domany E, et al. Reversible dysfunction of wild-type p53 following homeodomain-interacting protein kinase-2 knockdown. Cancer Res, 2008, 68: 3707-3714.

[55] Bargonetti J, Manfredi JJ. Multiple roles of the tumor suppressor p53. Curr Opin Oncol, 2002, 14: 86-91.

[56] Hermeking H. The miR-34 family in cancer and apoptosis. Cell Death Differ, 2010, 17: 193-199.

[57] Wade M, Rodewald LW, Espinosa JM, Wahl GM. BH3 activation blocks Hdmx suppression of apoptosis and cooperates with Nutlin to induce cell death. Cell Cycle, 2008, 7: 1973-1982.

[58] Lin K, Adamson J, Johnson GG, Carter A, Oates M, Wade R, et al. Functional analysis of the ATM-p53-p21 pathway in the LRF CLL4 trial: blockade at the level of p21 is associated with short response duration. Clin Cancer Res, 2012, 18: 4191-4200.

[59] Sturm I, Papadopoulos S, Hillebrand T, Benter T, Luck HJ, Wolff G, et al. Impaired BAX protein expression in breast cancer: mutational analysis of the BAX and the p53 gene. Int J Cancer, 2000, 87: 517-521.

[60] Shoji T, Tanaka F, Takata T, Yanagihara K, Otake Y, Hanaoka N, et al. Clinical significance of p21 expression in non-small-cell lung cancer. J Clin Oncol, 2002, 20: 3865-3871.

[61] Rose SL, Goodheart MJ, DeYoung BR, Smith BJ, Buller RE. p21 expression predicts outcome in p53-null ovarian carcinoma. Clin Cancer Res, 2003, 9: 1028-1032.

[62] Nawrocki ST, Carew JS, Douglas L, Cleveland JL, Humphreys R, Houghton JA. Histone deacetylase inhibitors

enhance lexatumumab-induced apoptosis via a p21Cip1-dependent decrease in survivin levels. Cancer Res, 2007, 67: 6987-6994.

[63] Lohr K, Moritz C, Contente A, Dobbelstein M. p21/CDKN1A mediates negative regulation of transcription by p53. J Biol Chem, 2003, 278: 32507-32516.

[64] Shats I, Milyavsky M, Tang X, Stambolsky P, Erez N, Brosh R, et al. p53-dependent down-regulation of telomerase is mediated by p21waf1. J Biol Chem, 2004, 279: 50976-50985.

[65] Wu Q, Kirschmeier P, Hockenberry T, Yang TY, Brassard DL, Wang L, et al. Transcriptional regulation during p21WAF1/CIP1-induced apoptosis in human ovarian cancer cells. J Biol Chem, 2002, 277: 36329-36337.

[66] Friesen C, Fulda S, Debatin KM. Deficient activation of the CD95 (APO-1/Fas) system in drug-resistant cells. Leukemia, 1997, 11: 1833-1841.

[67] Fulda S, Los M, Friesen C, Debatin KM. Chemosensitivity of solid tumor cells in vitro is related to activation of the CD95 system. Int J Cancer, 1998, 76: 105-114.

[68] Haag C, Stadel D, Zhou S, Bachem MG, Moller P, Debatin KM, et al. Identification of c-FLIP(L) and c-FLIP(S) as critical regulators of death receptor-induced apoptosis in pancreatic cancer cells. Gut, 2011, 60: 225-237.

[69] Wang X, Chen W, Zeng W, Bai L, Tesfaigzi Y, Belinsky SA, et al. Akt-mediated eminent expression of c-FLIP and Mcl-1 confers acquired resistance to TRAIL-induced cytotoxicity to lung cancer cells. Mol Cancer Ther, 2008, 7: 1156-1163.

[70] Keeshan K, Cotter TG, McKenna SL. Bcr-Abl upregulates cytosolic p21WAF-1/CIP-1 by a phosphoinositide-3-kinase (PI3K)-independent pathway. Br J Haematol, 2003, 123: 34-44.

[71] Li Y, Dowbenko D, Lasky LA. AKT/PKB phosphorylation of p21Cip/WAF1 enhances protein stability of p21Cip/WAF1 and promotes cell survival. J Biol Chem, 2002, 277: 11352-11361.

[72] Zhou BP, Liao Y, Xia W, Spohn B, Lee MH, Hung MC. Cytoplasmic localization of p21Cip1/WAF1 by Akt-induced phosphorylation in HER-2/neu-overexpressing cells. Nat Cell Biol, 2001, 3: 245-252.

[73] Tang X, Milyavsky M, Shats I, Erez N, Goldfinger N, Rotter V. Activated p53 suppresses the histone methyltransferase EZH2 gene. Oncogene, 2004, 23: 5759-5769.

[74] Suzuki A, Tsutomi Y, Miura M, Akahane K. Caspase 3 inactivation to suppress Fas-mediated apoptosis: identification of binding domain with p21 and ILP and inactivation machinery by p21. Oncogene, 1999, 18: 1239-1244.

[75] Koster R, di Pietro A, Timmer-Bosscha H, Gibcus JH, van den BA, Suurmeijer AJ, et al. Cytoplasmic p21 expression levels determine cisplatin resistance in human testicular cancer. J Clin Invest, 2010, 120: 3594-3605.

[76] Xia X, Ma Q, Li X, Ji T, Chen P, Xu H, et al. Cytoplasmic p21 is a potential predictor for cisplatin sensitivity in ovarian cancer. BMC Cancer, 2011, 11: 399.

[77] Xia W, Chen JS, Zhou X, Sun PR, Lee DF, Liao Y, et al. Phosphorylation/cytoplasmic localization of p21Cip1/WAF1 is associated with HER2/neu overexpression and provides a novel combination predictor for poor prognosis in breast cancer patients. Clin Cancer Res, 2004, 10: 3815-3824.

[78] Hayakawa J, Ohmichi M, Kurachi H, Kanda Y, Hisamoto K, Nishio Y, et al. Inhibition of BAD phosphorylation either at serine 112 via extracellular signal-regulated protein kinase cascade or at serine 136 via Akt cascade sensitizes human ovarian cancer cells to cisplatin. Cancer Res, 2000, 60: 5988-5994.

[79] Mabuchi S, Ohmichi M, Kimura A, Hisamoto K, Hayakawa J, Nishio Y, et al. Inhibition of phosphorylation of BAD and Raf-1 by Akt sensitizes human ovarian cancer cells to paclitaxel. J Biol Chem, 2002, 277: 33490-3500.

[80] Brunet A, Bonni A, Zigmond MJ, Lin MZ, Juo P, Hu LS, et al. Akt promotes cell survival by phosphorylating and inhibiting a Forkhead transcription factor. Cell, 1999, 96: 857-868.

[81] Dijkers PF, Medema RH, Lammers JW, Koenderman L, Coffer PJ. Expression of the pro-apoptotic Bcl-2 family member Bim is regulated by the forkhead transcription factor FKHR-L1. Curr Biol, 2000, 10: 1201-1204.

[82] Fulda S, Vucic D. Targeting IAP proteins for therapeutic intervention in cancer. Nat Rev Drug Discov, 2012, 11: 109-124.

[83] Krepela E, Dankova P, Moravcikova E, Krepelova A, Prochazka J, Cermak J, et al. Increased expression of inhibitor of apoptosis proteins, survivin and XIAP, in non-small cell lung carcinoma. Int J Oncol, 2009, 35: 1449-1462.

[84] Lopes RB, Gangeswaran R, McNeish IA, Wang Y, Lemoine NR. Expression of the IAP protein family is dysregulated in pancreatic cancer cells and is important for resistance to chemotherapy. Int J Cancer, 2007, 120: 2344-2352.

[85] Ghobrial IM, Witzig TE, Adjei AA. Targeting apoptosis pathways in cancer therapy. CA Cancer J Clin, 2005, 55: 178-194.

[86] Zong WX, Edelstein LC, Chen C, Bash J, Gelinas C. The prosurvival Bcl-2 homolog Bfl-1/A1 is a direct transcriptional target of NF-kappaB that blocks TNFalpha-induced apoptosis. Genes Dev, 1999, 13: 382-387.

[87] Eberle J, Kurbanov BM, Hossini AM, Trefzer U, Fecker LF. Overcoming apoptosis deficiency of melanoma—hope for new therapeutic approaches. Drug Resist Updat 2007, 10: 218-234.

[88] Wang H, Yang ES, Jiang J, Nowsheen S, Xia F. DNA damage-induced cytotoxicity is dissociated from BRCA1's DNA repair function but is dependent on its cytosolic accumulation. Cancer Res, 2010, 70: 6258-6267.

[89] Jiang J, Yang ES, Jiang G, Nowsheen S, Wang H, Wang T, et al. p53-dependent BRCA1 nuclear export controls cellular susceptibility to DNA damage. Cancer Res, 2011, 71: 5546-5557.

[90] Husain A, He G, Venkatraman ES, Spriggs DR. BRCA1 up-regulation is associated with repair-mediated resistance to cis-diamminedichloroplatinum(II). Cancer Res, 1998, 58: 1120-1123.

[91] Talis AL, Huibregtse JM, Howley PM. The role of E6AP in the regulation of p53 protein levels in human papillomavirus (HPV)-positive and HPV-negative cells. J Biol Chem, 1998, 273: 6439-6445.

[92] Padilla LA, Leung BS, Carson LF. Evidence of an association between human papillomavirus and impaired chemotherapy-induced apoptosis in cervical cancer cells. Gynecol Oncol, 2002, 85: 59-66.

[93] Momand J, Jung D, Wilczynski S, Niland J. The MDM2 gene amplification database. Nucleic Acids Res, 1998, 26: 3453-3459.

[94] Freedman DA, Wu L, Levine AJ. Functions of the MDM2 oncoprotein. Cell Mol Life Sci, 1999, 55: 96-107.

[95] Lain S. Protecting p53 from degradation. Biochem Soc Trans, 2003, 31: 482-485.

[96] Bell HS, Ryan KM. Targeting the p53 family for cancer therapy: 'big brother' joins the fight. Cell Cycle, 2007, 6: 1995-2000.

[97] Carr-Wilkinson J, O'Toole K, Wood KM, Challen CC, Baker AG, Board JR, et al. High frequency of p53/MDM2/p14ARF pathway abnormalities in relapsed neuroblastoma. Clin Cancer Res, 2010, 16: 1108-1118.

[98] Shen L, Kondo Y, Hamilton SR, Rashid A, Issa JP. P14 methylation in human colon cancer is associated with microsatellite instability and wild-type p53. Gastroenterology, 2003, 124: 626-633.

[99] Roman-Gomez J, Castillejo JA, Jimenez A, Gonzalez MG, Moreno F, Rodriguez MC, et al. 5' CpG island hypermethylation is associated with transcriptional silencing of the p21(CIP1/WAF1/SDI1) gene and confers poor prognosis in acute lymphoblastic leukemia. Blood, 2002, 99: 2291-2296.

[100] Kim PK, Mahidhara R, Seol DW. The role of caspase-8 in resistance to cancer chemotherapy. Drug Resist Updat, 2001, 4: 293-296.

[101] Ding Z, Yang X, Pater A, Tang SC. Resistance to apoptosis is correlated with the reduced caspase-3 activation and enhanced expression of antiapoptotic proteins in human cervical multidrug-resistant cells. Biochem Biophys Res Commun, 2000, 270: 415-420.

[102] Mueller T, Voigt W, Simon H, Fruehauf A, Bulankin A, Grothey A, et al. Failure of activation of caspase-9 induces a higher threshold for apoptosis and cisplatin resistance in testicular cancer. Cancer Res, 2003, 63: 513-521.

[103] Kojima H, Endo K, Moriyama H, Tanaka Y, Alnemri ES, Slapak CA, et al. Abrogation of mitochondrial cytochrome c release and caspase-3 activation in acquired multidrug resistance. J Biol Chem, 1998, 273: 16647-16650.

[104] Kuwahara D, Tsutsumi K, Oyake D, Ohta T, Nishikawa H, Koizuka I. Inhibition of caspase-9 activity and Apaf-1 expression in cisplatin-resistant head and neck squamous cell carcinoma cells. Auris Nasus Larynx, 2003, 30(Suppl): S85-88.

[105] Shen XG, Wang C, Li Y, Wang L, Zhou B, Xu B, et al. Downregulation of caspase-9 is a frequent event in patients with stage II colorectal cancer and correlates with poor clinical outcome. Colorectal Dis, 2010, 12: 1213-1218.

[106] Bellail AC, Qi L, Mulligan P, Chhabra V, Hao C. TRAIL agonists on clinical trials for cancer therapy: the promises and the challenges. Rev Recent Clin Trials, 2009, 4: 34-41.

[107] Storey S. Targeting apoptosis: selected anticancer strategies. Nat Rev Drug Discov, 2008, 7: 971-972.

[108] Call JA, Eckhardt SG, Camidge DR. Targeted manipulation of apoptosis in cancer treatment. Lancet Oncol, 2008, 9: 1002-1011.

[109] Villa-Morales M, Fernandez-Piqueras J. Targeting the Fas/FasL signaling pathway in cancer therapy. Expert Opin Ther Targets, 2012, 16: 85-101.

[110] Ashkenazi A. Targeting the extrinsic apoptosis pathway in cancer. Cytokine Growth Factor Rev, 2008, 19: 325-331.

[111] Ashkenazi A. Directing cancer cells to self-destruct with pro-apoptotic receptor agonists. Nat Rev Drug Discov, 2008, 7: 1001-1012.

[112] Duiker EW, Meijer A, van der Bilt AR, Meersma GJ, Kooi N, van der Zee AG, et al. Drug-induced caspase 8 upregulation sensitises cisplatin-resistant ovarian carcinoma cells to rhTRAIL-induced apoptosis. Br J Cancer, 2011, 104: 1278-1287.

[113] Mohr A, Albarenque SM, Deedigan L, Yu R, Reidy M, Fulda S, et al. Targeting of XIAP combined with systemic mesenchymal stem cell-mediated delivery of sTRAIL ligand inhibits metastatic growth of pancreatic carcinoma cells. Stem Cells, 2010, 28: 2109-2120.

[114] Chawla-Sarkar M, Bae SI, Reu FJ, Jacobs BS, Lindner DJ, Borden EC. Downregulation of Bcl-2, FLIP or IAPs (XIAP and survivin) by siRNAs sensitizes resistant melanoma cells to Apo2L/TRAIL-induced apoptosis. Cell Death Differ, 2004, 11: 915-923.

[115] Stadel D, Mohr A, Ref C, MacFarlane M, Zhou S, Humphreys R, et al. TRAIL-induced apoptosis is preferentially mediated via TRAIL receptor 1 in pancreatic carcinoma cells and profoundly enhanced by XIAP inhibitors. Clin Cancer Res, 2010, 16: 5734-5749.

[116] Ricci MS, Kim SH, Ogi K, Plastaras JP, Ling J, Wang W, et al. Reduction of TRAIL-induced Mcl-1 and cIAP2 by c-Myc or sorafenib sensitizes resistant human cancer cells to TRAIL-induced death. Cancer Cell, 2007, 12: 66-80.

[117] Chawla-Sarkar M, Bauer JA, Lupica JA, Morrison BH, Tang Z, Oates RK, et al. Suppression of NF-κB survival signaling by nitrosylcobalamin sensitizes neoplasms to the anti-tumor effects of Apo2L/TRAIL. J Biol Chem, 2003, 278: 39461-39469.

[118] Soria JC, Smit E, Khayat D, Besse B, Yang X, Hsu CP, et al. Phase 1b study of dulanermin (recombinant human Apo2L/TRAIL) in combination with paclitaxel, carboplatin, and bevacizumab in patients with advanced nonsquamous non-small-cell lung cancer. J Clin Oncol, 2010, 28: 1527-1533.

[119] Trachootham D, Alexandre J, Huang P. Targeting cancer cells by ROS-mediated mechanisms: a radical therapeutic approach? Nat Rev Drug Discov, 2009, 8: 579-591.

[120] Pelicano H, Carney D, Huang P. ROS stress in cancer cells and therapeutic implications. Drug Resist Updat, 2004, 7: 97-110.

[121] Pelicano H, Feng L, Zhou Y, Carew JS, Hileman EO, Plunkett W, et al. Inhibition of mitochondrial respiration: a novel strategy to enhance drug-induced apoptosis in human leukemia cells by a reactive oxygen speciesmediated mechanism. J Biol Chem, 2003, 278: 37832-37839.

[122] Newhouse K, Hsuan SL, Chang SH, Cai B, Wang Y, Xia Z. Rotenone-induced apoptosis is mediated by p38 and JNK MAP kinases in human dopaminergic SH-SY5Y cells. Toxicol Sci, 2004, 79: 137-146.

[123] Benhar M, Dalyot I, Engelberg D, Levitzki A. Enhanced ROS production in oncogenically transformed cells potentiates c-Jun N-terminal kinase and p38 mitogen-activated protein kinase activation and sensitization to genotoxic stress. Mol Cell Biol, 2001, 21: 6913-6926.

[124] Tsang WP, Chau SP, Kong SK, Fung KP, Kwok TT. Reactive oxygen species mediate doxorubicin induced p53-independent apoptosis. Life Sci, 2003, 73: 2047-2058.

[125] Hug H, Strand S, Grambihler A, Galle J, Hack V, Stremmel W, et al. Reactive oxygen intermediates are involved in the induction of CD95 ligand mRNA expression by cytostatic drugs in hepatoma cells. J Biol Chem, 1997, 272: 28191-28123.

[126] Miyajima A, Nakashima J, Yoshioka K, Tachibana M, Tazaki H, Murai M. Role of reactive oxygen species in cis-dichlorodiammineplatinum-induced cytotoxicity on bladder cancer cells. Br J Cancer, 1997, 76: 206-210.

[127] Ling YH, Liebes L, Zou Y, Perez-Soler R. Reactive oxygen species generation and mitochondrial dysfunction in the apoptotic response to Bortezomib, a novel proteasome inhibitor, in human H460 non-small cell lung cancer cells. J Biol Chem, 2003, 278: 33714-33723.

[128] Jing Y, Dai J, Chalmers-Redman RM, Tatton WG, Waxman S. Arsenic trioxide selectively induces acute pro-myelocytic leukemia cell apoptosis via a hydrogen peroxide-dependent pathway. Blood, 1999, 94: 2102-2111.

[129] Kim MY, Trudel LJ, Wogan GN. Apoptosis induced by capsaicin and resveratrol in colon carcinoma cells requires nitric oxide production and caspase activation. Anticancer Res, 2009, 29: 3733-3740.

[130] Hileman EO, Liu J, Albitar M, Keating MJ, Huang P. Intrinsic oxidative stress in cancer cells: a biochemical basis for therapeutic selectivity. Cancer Chemother Pharmacol, 2004, 53: 209-219.

[131] Zhou Y, Hileman EO, Plunkett W, Keating MJ, Huang P. Free radical stress in chronic lymphocytic leukemia cells and its role in cellular sensitivity to ROS-generating anticancer agents. Blood, 2003, 101: 4098-4104.

[132] Chen G, Wang F, Trachootham D, Huang P. Preferential killing of cancer cells with mitochondrial dysfunction by natural compounds. Mitochondrion, 2010, 10: 614-625.

[133] Trachootham D, Zhou Y, Zhang H, Demizu Y, Chen Z, Pelicano H, et al. Selective killing of oncogenically transformed cells through a ROS-mediated mechanism by beta-phenylethyl isothiocyanate. Cancer Cell, 2006, 10: 241-252.

[134] Trachootham D, Zhang H, Zhang W, Feng L, Du M, Zhou Y, et al. Effective elimination of fludarabine-resistant CLL cells by PEITC through a redox-mediated mechanism. Blood, 2008, 112: 1912-1922.

[135] Kelland LR. New platinum antitumor complexes. Crit Rev Oncol Hematol, 1993, 15: 191-219.

[136] Galatin PS, Advani RH, Fisher GA, Francisco B, Julian T, Losa R, et al. Phase I trial of oblimersen (Genasense(R)) and gemcitabine in refractory and advanced malignancies. Invest New Drugs, 2011, 29: 971-977.

[137] Ozvaran MK, Cao XX, Miller SD, Monia BA, Hong WK, Smythe WR. Antisense oligonucleotides directed at the bcl-xl gene product augment chemotherapy response in mesothelioma. Mol Cancer Ther, 2004, 3: 545-550.

[138] Littlejohn JE, Cao X, Miller SD, Ozvaran MK, Jupiter D, Zhang L, et al. Bcl-xL antisense oligonucleotide and cisplatin combination therapy extends survival in SCID mice with established mesothelioma xenografts. Int JCancer, 2008, 123: 202-208.

[139] Moretti L, Li B, Kim KW, Chen H, Lu B. AT-101, a pan-Bcl-2 inhibitor, leads to radiosensitization of non-small cell lung cancer. J Thorac Oncol, 2010, 5: 680-687.

[140] Baggstrom MQ, Qi Y, Koczywas M, Argiris A, Johnson EA, Millward MJ, et al. A phase II study of AT-101 (Gossypol) in chemotherapy-sensitive recurrent extensive-stage small cell lung cancer. J Thorac Oncol, 2011, 6: 1757-1760.

[141] Ready N, Karaseva NA, Orlov SV, Luft AV, Popovych O, Holmlund JT, et al. Double-blind, placebo-controlled, randomized phase 2 study of the proapoptotic agent AT-101 plus docetaxel, in second-line non-small cell lung cancer. J Thorac Oncol, 2011, 6: 781-785.

[142] Leal TA, Schelman WR, Traynor AM, Kolesar J, Marnocha RM, Eickhoff JC, et al. A phase I study of r-(−)-gossypol (AT-101, NSC 726190) in combination with cisplatin (P) and etoposide (E) in patients with advanced solid tumors and extensive-stage small cell lung cancer (ES-SCLC). J Clin Oncol, 2010, 28(Suppl): Abstract e13030.

[143] Nguyen M, Marcellus RC, Roulston A, Watson M, Serfass L, Murthy Sr M, et al. Small molecule obatoclax (GX15-070) antagonizes MCL-1 and overcomes MCL-1-mediated resistance to apoptosis. Proc Natl Acad Sci USA, 2007, 104: 19512-19517.

[144] Heidari N, Hicks MA, Harada H. GX15-070 (obatoclax) overcomes glucocorticoid resistance in acute lymphoblastic leukemia through induction of apoptosis and autophagy. Cell Death Dis, 2010, 1: e76.

[145] Dasmahapatra G, Lembersky D, Son MP, Patel H, Peterson D, Attkisson E, et al. Obatoclax interacts synergistically with the irreversible proteasome inhibitor carfilzomib in GC- and ABC-DLBCL cells in vitro and in vivo. Mol

Cancer Ther, 2012, 11: 1122-1132.

[146] O'Brien SM, Claxton DF, Crump M, Faderl S, Kipps T, Keating MJ, et al. Phase I study of obatoclax mesylate (GX15-070), a small molecule pan-Bcl-2 family antagonist, in patients with advanced chronic lymphocytic leukemia. Blood, 2009, 113: 299-305.

[147] Oki Y, Copeland A, Hagemeister F, Fayad LE, Fanale M, Romaguera J, et al. Experience with obatoclax mesylate (GX15-070), a small molecule pan-Bcl-2 family antagonist in patients with relapsed or refractory classical Hodgkin lymphoma. Blood, 2012, 119: 2171-2172.

[148] Degterev A, Lugovskoy A, Cardone M, Mulley B, Wagner G, Mitchison T, et al. Identification of smallmolecule inhibitors of interaction between the BH3 domain and Bcl-xL. Nat Cell Biol, 2001, 3: 173-182.

[149] Oltersdorf T, Elmore SW, Shoemaker AR, Armstrong RC, Augeri DJ, Belli BA, et al. An inhibitor of Bcl-2 family proteins induces regression of solid tumours. Nature, 2005, 435: 677-681.

[150] Shoemaker AR, Mitten MJ, Adickes J, Ackler S, Refici M, Ferguson D, et al. Activity of the Bcl-2 family inhibitor ABT-263 in a panel of small cell lung cancer xenograft models. Clin Cancer Res, 2008, 14: 3268-3277.

[151] Tse C, Shoemaker AR, Adickes J, Anderson MG, Chen J, Jin S, et al. ABT-263: a potent and orally bioavailable Bcl-2 family inhibitor. Cancer Res, 2008, 68: 3421-3428.

[152] Hann CL, Daniel VC, Sugar EA, Dobromilskaya I, Murphy SC, Cope L, et al. Therapeutic efficacy of ABT-737, a selective inhibitor of BCL-2, in small cell lung cancer. Cancer Res, 2008, 68: 2321-2328.

[153] Roberts AW, Seymour JF, Brown JR, Wierda WG, Kipps TJ, Khaw SL, et al. Substantial susceptibility of chronic lymphocytic leukemia to BCL2 inhibition: results of a phase I study of navitoclax in patients with relapsed or refractory disease. J Clin Oncol, 2012, 30: 488-496.

[154] Wilson WH, O'Connor OA, Czuczman MS, LaCasce AS, Gerecitano JF, Leonard JP, et al. Navitoclax, a targeted high-affinity inhibitor of BCL-2, in lymphoid malignancies: a phase 1 dose-escalation study of safety, pharmacokinetics, pharmacodynamics, and antitumour activity. Lancet Oncol, 2010, 11: 1149-1159.

[155] Rudin CM, Hann CL, Garon EB, Ribeiro dO, Bonomi PD, Camidge DR, et al. Phase II study of single-agent navitoclax (ABT-263) and biomarker correlates in patients with relapsed small cell lung cancer. Clin Cancer Res, 2012, 18: 3163-3169.

[156] Gandhi L, Camidge DR, Ribeiro dO, Bonomi P, Gandara D, Khaira D, et al. Phase I study of navitoclax (ABT-263), a novel Bcl-2 family inhibitor, in patients with small-cell lung cancer and other solid tumors. J Clin Oncol, 2011, 29: 909-916.

[157] Hu Y, Cherton-Horvat G, Dragowska V, Baird S, Korneluk RG, Durkin JP, et al. Antisense oligonucleotides targeting XIAP induce apoptosis and enhance chemotherapeutic activity against human lung cancer cells in vitro and in vivo. Clin Cancer Res, 2003, 9: 2826-2836.

[158] Cao C, Mu Y, Hallahan DE, Lu B. XIAP and survivin as therapeutic targets for radiation sensitization in preclinical models of lung cancer. Oncogene, 2004, 23: 7047-7052.

[159] Grossman D, McNiff JM, Li F, Altieri DC. Expression and targeting of the apoptosis inhibitor, survivin, in human melanoma. J Invest Dermatol, 1999, 113: 1076-1081.

[160] Sharma H, Sen S, Lo ML, Mariggio A, Singh N. Antisense-mediated downregulation of anti-apoptotic proteins induces apoptosis and sensitizes head and neck squamous cell carcinoma cells to chemotherapy. Cancer Biol Ther, 2005, 4: 720-727.

[161] Kami K, Doi R, Koizumi M, Toyoda E, Mori T, Ito D, et al. Downregulation of survivin by siRNA diminishes radioresistance of pancreatic cancer cells. Surgery, 2005, 138: 299-305.

[162] Yamaguchi Y, Shiraki K, Fuke H, Inoue T, Miyashita K, Yamanaka Y, et al. Targeting of X-linked inhibitor of apoptosis protein or survivin by short interfering RNAs sensitize hepatoma cells to TNF-related apoptosisinducing ligand- and chemotherapeutic agent-induced cell death. Oncol Rep, 2005, 14: 1311-1316.

[163] LaCasse EC, Cherton-Horvat GG, Hewitt KE, Jerome LJ, Morris SJ, Kandimalla ER, et al. Preclinical characterization of AEG35156/GEM 640, a second-generation antisense oligonucleotide targeting X-linked inhibitor of apoptosis. Clin Cancer Res, 2006, 12: 5231-5241.

[164] Shaw TJ, LaCasse EC, Durkin JP, Vanderhyden BC. Downregulation of XIAP expression in ovarian cancer cells induces cell death in vitro and in vivo. Int J Cancer, 2008, 122: 1430-1434.

[165] Jia LT, Chen SY, Yang AG. Cancer gene therapy targeting cellular apoptosis machinery. Cancer Treat Rev, 2012, 38: 868-876.

[166] Talbot DC, Ranson M, Davies J, Lahn M, Callies S, Andre V, et al. Tumor survivin is downregulated by the antisense oligonucleotide LY2181308: a proof-of-concept, first-in-human dose study. Clin Cancer Res, 2010, 16: 6150-6158.

[167] Tanioka M, Nokihara H, Yamamoto N, Yamada Y, Yamada K, Goto Y, et al. Phase I study of LY2181308, an antisense oligonucleotide against survivin, in patients with advanced solid tumors. Cancer Chemother Pharmacol, 2011, 68: 505-511.

[168] Vucic D, Deshayes K, Ackerly H, Pisabarro MT, Kadkhodayan S, Fairbrother WJ, et al. SMAC negatively regulates the anti-apoptotic activity of melanoma inhibitor of apoptosis (ML-IAP). J Biol Chem, 2002, 277: 12275-12279.

[169] Fulda S, Wick W, Weller M, Debatin KM. Smac agonists sensitize for Apo2L/T. Nat Med, 2002, 8: 808-815.

[170] Brunckhorst MK, Lerner D, Wang S, Yu Q. AT-406, an orally active antagonist of multiple inhibitor of apoptosis proteins, inhibits progression of human ovarian cancer. Cancer Biol Ther, 2012, 13: 804-811.

[171] Cai Q, Sun H, Peng Y, Lu J, Nikolovska-Coleska Z, McEachern D, et al. A potent and orally active antagonist (SM-406/AT-406) of multiple inhibitor of apoptosis proteins (IAPs) in clinical development for cancer treatment. J Med Chem, 2011, 54: 2714-2726.

[172] Eckhardt SG, Gallant G, Sikic BI, Camidge DR, Burris III HA, Wakelee HA, et al. Phase I study evaluating the safety, tolerability, and pharmacokinetics (PK) of HGS1029, a small-molecule inhibitor of apoptosis protein (IAP), in patients (pts) with advanced solid tumors. Abstract J Clin Oncol, 2010, 28(Suppl.): 2580.

[173] Sikic BI, Eckhardt SG, Gallant G, Burris HA, Camidge DR, Colevas AD, et al. Safety, pharmacokinetics (PK), and pharmacodynamics (PD) of HGS1029, an inhibitor of apoptosis protein (IAP) inhibitor, in patients (Pts) with advanced solid tumors: results of a phase I study. Abstract J Clin Oncol, 2011, 29(Suppl): 3008.

[174] Graham MA, Mitsuuchi Y, Burns J, Chunduru S, Benetatos C, McKinlay M, et al. Phase I PK/PD analysis of the Smac-mimetic TL32711 demonstrates potent and sustained cIAP1 suppression in patient PBMCs and tumor biopsies. Abstract Mol Cancer Ther, 2011, 10(11 Suppl): A25.

[175] Fetterly GJ, Liu B, Senzer NN, Amaravadi RK, Schilder RJ, Martin LP, et al. Clinical pharmacokinetics of the Smac-mimetic birinapant (TL32711) as a single agent and in combination with multiple chemotherapy regimens. Abstract J Clin Oncol, 2012, 30(Suppl): 3029.

[176] Yemelyanov A, Gasparian A, Lindholm P, Dang L, Pierce JW, Kisseljov F, et al. Effects of IKK inhibitor PS1145 on NF-κB function, proliferation, apoptosis and invasion activity in prostate carcinoma cells. Oncogene, 2006, 25: 387-398.

[177] Cilloni D, Messa F, Arruga F, Defilippi I, Morotti A, Messa E, et al. The NF-κB pathway blockade by the IKK inhibitor PS1145 can overcome imatinib resistance. Leukemia, 2006, 20: 61-67.

[178] Yang J, Amiri KI, Burke JR, Schmid JA, Richmond A. BMS-345541 targets inhibitor of kappaB kinase and induces apoptosis in melanoma: involvement of nuclear factor kappaB and mitochondria pathways. Clin Cancer Res, 2006, 12: 950-960.

[179] Navolanic PM, Steelman LS, McCubrey JA. EGFR family signaling and its association with breast cancer development and resistance to chemotherapy (review). Int J Oncol, 2003, 22: 237-252.

[180] Berns K, Horlings HM, Hennessy BT, Madiredjo M, Hijmans EM, Beelen K, et al. A functional genetic approach identifies the PI3K pathway as a major determinant of trastuzumab resistance in breast cancer. Cancer Cell, 2007, 12: 395-402.

[181] Knuefermann C, Lu Y, Liu B, Jin W, Liang K, Wu L, et al. HER2/PI-3K/Akt activation leads to a multidrug resistance in human breast adenocarcinoma cells. Oncogene, 2003, 22: 3205-3212.

[182] West KA, Castillo SS, Dennis PA. Activation of the PI3K/Akt pathway and chemotherapeutic resistance. Drug

Resist Updat, 2002, 5: 234-248.

[183] Wander SA, Hennessy BT, Slingerland JM. Next-generation mTOR inhibitors in clinical oncology: how pathway complexity informs therapeutic strategy. J Clin Invest, 2011, 121: 1231-1241.

[184] Brana I, Siu LL. Clinical development of phosphatidylinositol 3-kinase inhibitors for cancer treatment. BMC Med, 2012, 10: 161.

[185] Pal SK, Reckamp K, Yu H, Figlin RA. Akt inhibitors in clinical development for the treatment of cancer. Expert Opin Investig Drugs, 2010, 19: 1355-1366.

[186] Yap TA, Yan L, Patnaik A, Fearen I, Olmos D, Papadopoulos K, et al. First-in-man clinical trial of the oral pan-AKT inhibitor MK-2206 in patients with advanced solid tumors. J Clin Oncol, 2011, 29: 4688-4695.

[187] Le XF, Pruefer F, Bast Jr RC. HER2-targeting antibodies modulate the cyclin-dependent kinase inhibitor p27Kip1 via multiple signaling pathways. Cell Cycle, 2005, 4: 87-95.

[188] Ariyama H, Qin B, Baba E, Tanaka R, Mitsugi K, Harada M, et al. Gefitinib, a selective EGFR tyrosine kinase inhibitor, induces apoptosis through activation of Bax in human gallbladder adenocarcinoma cells. J Cell Biochem, 2006, 97: 724-734.

[189] Mohsin SK, Weiss HL, Gutierrez MC, Chamness GC, Schiff R, Digiovanna MP, et al. Neoadjuvant trastuzumab induces apoptosis in primary breast cancers. J Clin Oncol, 2005, 23: 2460-2468.

[190] Zhao YF, Wang CR, Wu YM, Ma SL, Ji Y, Lu YJ. P21 (wafl/cip1) is required for non-small cell lung cancer sensitive to Gefitinib treatment. Biomed Pharmacother, 2011, 65: 151-156.

[191] Green DR. Fas Bim boom!. Immunity, 2008, 28: 141-143.

[192] Zhang W, Konopleva M, Ruvolo VR, McQueen T, Evans RL, Bornmann WG, et al. Sorafenib induces apoptosis of AML cells via Bim-mediated activation of the intrinsic apoptotic pathway. Leukemia, 2008, 22: 808-818.

[193] Deng J, Shimamura T, Perera S, Carlson NE, Cai D, Shapiro GI, et al. Proapoptotic BH3-only BCL-2 family protein BIM connects death signaling from epidermal growth factor receptor inhibition to the mitochondrion. Cancer, Res 2007, 67: 11867-11875.

[194] Faber AC, Corcoran RB, Ebi H, Sequist LV, Waltman BA, Chung E, et al. BIM expression in treatment-naïve cancers predicts responsiveness to kinase inhibitors. Cancer Discov, 2011, 1: 352-365.

[195] Huh WK, Gomez-Navarro J, Arafat WO, Xiang J, Mahasreshti PJ, Alvarez RD, et al. Bax-induced apoptosis as a novel gene therapy approach for carcinoma of the cervix. Gynecol Oncol, 2001, 83: 370-377.

[196] Huang J, Gao J, Lv X, Li G, Hao D, Yao X, et al. Target gene therapy of glioma: overexpression of BAX gene under the control of both tissue-specific promoter and hypoxia-inducible element. Acta Biochim Biophys Sin (Shanghai), 2010, 42: 274-280.

[197] Santourlidis S, Warskulat U, Florl AR, Maas S, Pulte T, Fischer J, et al. Hypermethylation of the tumor necrosis factor receptor superfamily 6 (APT1, Fas, CD95/Apo-1) gene promoter at rel/nuclear factor kappaB sites in prostatic carcinoma. Mol Carcinog, 2001, 32: 36-43.

[198] Fulda S, Kufer MU, Meyer E, van Valen F, Dockhorn-Dworniczak B, Debatin KM. Sensitization for death receptor- or drug-induced apoptosis by re-expression of caspase-8 through demethylation or gene transfer. Oncogene, 2001, 20: 5865-5877.

[199] Watanabe K, Okamoto K, Yonehara S. Sensitization of osteosarcoma cells to death receptor-mediated apoptosis by HDAC inhibitors through downregulation of cellular FLIP. Cell Death Differ, 2005, 12: 10-18.

[200] MacKenzie SH, Schipper JL, Clark AC. The potential for caspases in drug discovery. Curr Opin Drug Discov Devel, 2010, 13: 568-576.

[201] Putt KS, Chen GW, Pearson JM, Sandhorst JS, Hoagland MS, Kwon JT, et al. Small-molecule activation of procaspase-3 to caspase-3 as a personalized anticancer strategy. Nat Chem Biol, 2006, 2: 543-550.

[202] Svingen PA, Loegering D, Rodriquez J, Meng XW, Mesner Jr PW, Holbeck S, et al. Components of the cell death machine and drug sensitivity of the National Cancer Institute Cell Line Panel. Clin Cancer Res, 2004, 10: 6807-6820.

[203] Peterson QP, Hsu DC, Goode DR, Novotny CJ, Totten RK, Hergenrother PJ. Procaspase-3 activation as an

anticancer strategy: structure-activity relationship of procaspase-activating compound 1 (PAC-1) and its cellular co-localization with caspase-3. J Med Chem, 2009, 52: 5721-5731.

[204] Wosikowski K, Regis JT, Robey RW, Alvarez M, Buters JT, Gudas JM, et al. Normal p53 status and function despite the development of drug resistance in human breast cancer cells. Cell Growth Differ, 1995, 6: 1395-1403.

[205] Kastan MB. Wild-type p53: tumors can't stand it. Cell, 2007, 128: 837-840.

[206] Cheok CF, Verma CS, Baselga J, Lane DP. Translating p53 into the clinic. Nat Rev Clin Oncol, 2011, 8: 25-37.

[207] Song H, Hollstein M, Xu Y. p53 gain-of-function cancer mutants induce genetic instability by inactivating ATM. Nat Cell Biol, 2007, 9: 573-580.

[208] Maslon MM, Hupp TR. Drug discovery and mutant p53. Trends Cell Biol, 2010, 20: 542-555.

[209] Kim AL, Raffo AJ, Brandt-Rauf PW, Pincus MR, Monaco R, Abarzua P, et al. Conformational and molecular basis for induction of apoptosis by a p53 C-terminal peptide in human cancer cells. J Biol Chem, 1999, 274: 34924-34931.

[210] Yu X, Vazquez A, Levine AJ, Carpizo DR. Allele-specific p53 mutant reactivation. Cancer Cell, 2012, 21: 614-625.

[211] Wischhusen J, Naumann U, Ohgaki H, Rastinejad F, Weller M. CP-31398, a novel p53-stabilizing agent, induces p53-dependent and p53-independent glioma cell death. Oncogene, 2003, 22: 8233-8245.

[212] Wang W, Takimoto R, Rastinejad F, el Deiry WS. Stabilization of p53 by CP-31398 inhibits ubiquitination without altering phosphorylation at serine 15 or 20 or MDM2 binding. Mol Cell Biol, 2003, 23: 2171-2181.

[213] Demma M, Maxwell E, Ramos R, Liang L, Li C, Hesk D, et al. SCH529074, a small molecule activator of mutant p53, which binds p53 DNA binding domain (DBD), restores growth-suppressive function to mutant p53 and interrupts HDM2-mediated ubiquitination of wild type p53. J Biol Chem, 2010, 285: 10198-10212.

[214] Kapetanovic IM, Muzzio M, McCormick DL, Thompson TN, Johnson WD, Horn TL, et al. Pharmacokinetics and tissue and tumor exposure of CP-31398, a p53-stabilizing agent, in rats. Cancer Chemother Pharmacol, 2012, 69: 1301-1306.

[215] Lehmann S, Bykov VJ, Ali D, Andren O, Cherif H, Tidefelt U, et al. Targeting p53 in vivo: a first-in-human study with p53-targeting compound APR-246 in refractory hematologic malignancies and prostate cancer. J Clin Oncol, 2012, 30: 3633-3639.

[216] Bykov VJ, Issaeva N, Shilov A, Hultcrantz M, Pugacheva E, Chumakov P, et al. Restoration of the tumor suppressor function to mutant p53 by a low-molecular-weight compound. Nat Med, 2002, 8: 282-288.

[217] Bao W, Chen M, Zhao X, Kumar R, Spinnler C, Thullberg M, et al. PRIMA-1Met/APR-246 induces wildtype p53-dependent suppression of malignant melanoma tumor growth in 3D culture and in vivo. Cell Cycle, 2011, 10: 301-307.

[218] Lambert JM, Moshfegh A, Hainaut P, Wiman KG, Bykov VJ. Mutant p53 reactivation by PRIMA-1MET induces multiple signaling pathways converging on apoptosis. Oncogene, 2010, 29: 1329-1338.

[219] Zache N, Lambert JM, Wiman KG, Bykov VJ. PRIMA-1MET inhibits growth of mouse tumors carrying mutant p53. Cell Oncol, 2008, 30: 411-418.

[220] Lambert JM, Gorzov P, Veprintsev DB, Soderqvist M, Segerback D, Bergman J, et al. PRIMA-1 reactivates mutant p53 by covalent binding to the core domain. Cancer Cell, 2009, 15: 376-388.

[221] Bykov VJ, Issaeva N, Zache N, Shilov A, Hultcrantz M, Bergman J, et al. Reactivation of mutant p53 and induction of apoptosis in human tumor cells by maleimide analogs. J Biol Chem, 2005, 280: 30384-30391.

[222] Zache N, Lambert JM, Rokaeus N, Shen J, Hainaut P, Bergman J, et al. Mutant p53 targeting by the low molecular weight compound STIMA-1. Mol Oncol, 2008, 2: 70-80.

[223] Wesierska-Gadek J, Schmid G. Dual action of the inhibitors of cyclin-dependent kinases: targeting of the cellcycle progression and activation of wild-type p53 protein. Expert Opin Investig Drugs, 2006, 15: 23-38.

[224] Dey A, Tergaonkar V, Lane DP. Double-edged swords as cancer therapeutics: simultaneously targeting p53 and NF-κB pathways. Nat Rev Drug Discov, 2008, 7: 1031-1040.

[225] Issaeva N, Bozko P, Enge M, Protopopova M, Verhoef LG, Masucci M, et al. Small molecule RITA binds to p53, blocks p. 53-HDM-2 interaction and activates p53 function in tumors. Nat Med, 2004, 10: 1321-1328.

[226] Vassilev LT, Vu BT, Graves B, Carvajal D, Podlaski F, Filipovic Z, et al. In vivo activation of the p53 pathway by small-molecule antagonists of MDM2. Science, 2004, 303: 844-848.

[227] Beryozkina A, Nichols GL, Reckner M, Vassilev LT, Rueger R, Jukofsky L, et al. Pharmacokinetics (PK) and pharmacodynamics (PD) of RG7112, an oral murine double minute 2 (MDM2) antagonist, in patients with leukemias and solid tumors. Abstract J Clin Oncol, 2011, 29(Suppl): 3039.

[228] Kojima K, Burks JK, Arts J, Andreeff M. The novel tryptamine derivative JNJ-26854165 induces wildtype p53- and E2F1-mediated apoptosis in acute myeloid and lymphoid leukemias. Mol Cancer Ther, 2010, 9: 2545-2557.

[229] Shangary S, Qin D, McEachern D, Liu M, Miller RS, Qiu S, et al. Temporal activation of p53 by a specific MDM2 inhibitor is selectively toxic to tumors and leads to complete tumor growth inhibition. Proc Natl Acad Sci USA, 2008, 105: 3933-3938.

[230] Popowicz GM, Czarna A, Wolf S, Wang K, Wang W, Domling A, et al. Structures of low molecular weight inhibitors bound to MDMX and MDM2 reveal new approaches for p53-MDMX/MDM2 antagonist drug discovery. Cell Cycle, 2010, 9: 1104-1111.

[231] Reed D, Shen Y, Shelat AA, Arnold LA, Ferreira AM, Zhu F, et al. Identification and characterization of the first small molecule inhibitor of MDMX. J Biol Chem, 2010, 285: 10786-10796.

[232] Johnson GG, Sherrington PD, Carter A, Lin K, Liloglou T, Field JK, et al. A novel type of p53 pathway dysfunction in chronic lymphocytic leukemia resulting from two interacting single nucleotide polymorphisms within the p21 gene. Cancer Res, 2009, 69: 5210-5217.

[233] Fan Z, Chakravarty P, Alfieri A, Pandita TK, Vikram B, Guha C. Adenovirus-mediated antisense ATM gene transfer sensitizes prostate cancer cells to radiation. Cancer Gene Ther, 2000, 7: 1307-1314.

[234] Zhang N, Song Q, Lu H, Lavin MF. Induction of p53 and increased sensitivity to cisplatin in ataxia-telangiectasia cells. Oncogene, 1996, 13: 655-659.

[235] Harris SL, Levine AJ. The p53 pathway: positive and negative feedback loops. Oncogene, 2005, 24: 2899-2908.

[236] Mujoo K, Watanabe M, Nakamura J, Khokhar AR, Siddik ZH. Status of p53 phosphorylation and function in sensitive and resistant human cancer models exposed to platinum-based DNA damaging agents. J Cancer Res Clin Oncol, 2003, 129: 709-718.

[237] Siddik ZH, Mims B, Lozano G, Thai G. Independent pathways of p53 induction by cisplatin and X-rays in a cisplatin-resistant ovarian tumor cell line. Cancer Res, 1998, 58: 698-703.

[238] He G, Kuang J, Khokhar AR, Siddik ZH. The impact of S- and G2-checkpoint response on the fidelity of G1-arrest by cisplatin and its comparison to a non-cross-resistant platinum(IV) analog. Gynecol Oncol, 2011, 122: 402-409.

[239] Arambula JF, Sessler JL, Siddik ZH. A texaphyrin-oxaliplatin conjugate that overcomes both pharmacologic and molecular mechanisms of cisplatin resistance in cancer cells. Med Chem Commun, 2012, 3: 1275-1281.

（郑灿辉译）

13

第13章

靶向MDM2-p53蛋白-蛋白相互作用：新型抗肿瘤药物的设计、发现和开发

Ian R. Hardcastle

在后基因组时代，通过小分子调控与肿瘤密切相关的分子靶点已成为肿瘤药物研究的主流。酶类靶点，例如与血管生成、生长、生存通路等息息相关的激酶就是一类高"成药性"的靶点。基于激酶的药物研发已取得了显著的成绩（参见第 1、10、12 和 18 章），已报道诸多新化学实体及其临床应用。与之相比，早期研究认为其他潜在靶点的小分子调节剂是较难寻找的，特别是蛋白-蛋白相互作用和蛋白-DNA 相互作用等都没有得到足够的关注。

以蛋白-蛋白相互作用为药靶，寻找其小分子药物的难度在于：结合界面较大（>600 Å^2）并且相对平坦，缺少明显的小分子结合位点，结合能较高等。这些特点使得蛋白-蛋白相互作用一开始并没有得到足够的关注。然而通过丙氨酸扫描分析其结合能揭示了"热点区域"的存在（特指对结合能贡献最大的氨基酸残基）[1,2]；热点残基常在结合界面中心附近，易形成疏水裂隙。这些研究大大提升了研究其小分子调节剂的可能，使之能以足够的亲和力与热点区域结合从而调控相应的蛋白-蛋白相互作用[3]。

临床上已有一些作用于蛋白-蛋白相互作用的抗肿瘤药物，有的作为稳定剂，也有的作为抑制剂（表 13.1）。其中以复杂天然产物为主，它们能精确识别蛋白的结合位点。Bcl 蛋白家族抑制剂（如 Navitoclax）是第一个通过合理的药物设计并进入临床研究的蛋白-蛋白相互作用抑制剂。尽管这个蛋白家族抑制剂的分子量较大，但它们的蛋白抑制活性仍然非常出色。

表 13.1　调控蛋白-蛋白相互作用的药物

药物名称	化学结构	作用靶点
长春新碱		α,β-微管蛋白
紫杉醇		α,β-微管蛋白
雷帕霉素		雷帕霉素靶蛋白（mTOR，Tor1 和 Tor 2）
Navitoclax		Bcl-2 和 Bcl-XL

13.1　p53 和肿瘤

p53 是 TP53 基因编码的一种分子量为 53 kDa 的蛋白。p53、p63 以及 p73 是一类较早发现的转录因子，在遗传学上有很古老的进化溯源[4]。p53 蛋白原则上是一种肿瘤抑制剂，并且在其他生理进程中也发挥着重要的作用，包括自吞噬、细胞黏附、细胞代谢、细胞生命力以及干细胞的老化和发展等（图 13.1）[5]。作为分子信号通路中的一个节点，p53 也常常被磷酸化、乙酰化、甲基化等一系列的蛋白质翻译后修饰过程所激活。研究最透彻的信号通路起始于细胞应激，最终导致 p53 在多个丝氨酸和苏氨酸位点发生磷酸化。无应激时，p53 维持在较低水平，这时它的半衰期非常短，一般在 20 min 以内。由离子辐射、紫外或者细胞毒化学治疗引起的 DNA 损伤可以通过一系列激酶而影响 p53。这些激酶包括 ATM、ATR、CDK2、CHK1/CHK2、CK1、DNA-PK、ERK2、JNK、MAPKAPK2 和 p38 等[6]。潜在的 p53 被磷酸化可导致其四聚体发生构象转化和其转录活性蛋白水平的快速增长。p53 随后可激活超过 150 种基因转录，这就是导致细胞凋亡、周期阻滞、DNA 修复、细胞衰老或者代谢的原因。另一方面，激活癌症相关信号通路可激活 p19[ARF]，从而激活 p53 而使得 MDM2 失活[4]。p53 激活的反应会依赖于组织和细胞的类型[7]。例如，小鼠的不同组织对γ辐射的反应就是不同的[8]：在一些组织中，激活 p53 导致 p53 堆积，激活 *Bax*、*Fas*、*Puma*、*Noxa* 等促凋亡基因；而在其他组织中，存在 p53 堆积现象却未见凋亡或未见 p53 诱导。应激反应的差别也受到辐射持续的时间和强度的影响[9]。p53 激活的多样性是多种激活通路以及一些潜在蛋白质翻译后修饰的共同结果，从而产生不同转录启动子和细胞反应。

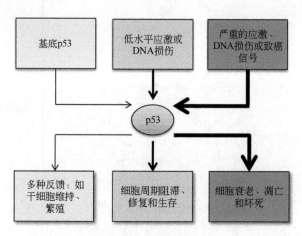

图 13.1　p53 激活及反馈

人类 50%左右的肿瘤中都存在 p53 突变而失活的现象[10]。一般来讲，失活是由于定点突变导致的，常常会影响到 DNA 结合区域。这些突变可分为两类：第一类影响 DNA 连接，另一类改变 DNA 结合必需的骨架构象[11]。p53 受野生型蛋白低聚化等多重机制的影响而减少，因此，p53 突变也可抑制转录过程[12,13]。

13.1.1　MDM2、MDMX 和 p53 调控

从 NIH-3T3 小鼠双微染色体扩增区域发现了鼠双微体 2（murine double-minute 2，MDM2）基因[14]，后续研究表明，在人肉瘤组织中 MDM2 是一种 p53 相关癌蛋白[15,16]。其同源物 MDMX（也称 MDM4）是从小鼠 cDNA 库中发现的另一种 p53 结合蛋白，后来也在人体中发现[17,18]。

基因敲除小鼠模型研究发现了 MDM2 和 MDMX 调节 p53 现象。Mdm2 双敲除的小鼠在胚胎期就会死亡，而同时敲除 Mdm2 和 Trp[53] 可以降低死亡率[19,20]。Mdmx 缺失小鼠的情况类似，在妊娠期 7.5～8.5 天死亡，这种情况可能是由于缺少细胞增殖而引起的。而 p53 缺失的小鼠在胚胎时完全存活而正常生长[21,22]。MDM2 过表达可降低 Mdmx 双敲除后的致死风险，这个现象表明这两种蛋白在通路上有一定的重叠[23]。以上研究说明 MDM2 和 MDMX 调控 p53 是相对独立且不重复的。

MDM2 通过以下几种方式直接抑制 p53 的活性：直接与 p53 结合；阻断 p53 超激活区域；促进复合物解离；或抑制其 E3 泛素连接酶的活性[24,25]。此外，MDM2 也是 p53 转录的靶基因，二者之间存在负反馈调节，因此可以肯定的是，p53 激活是比较短暂的现象。

与 MDM2 类似，MDMX 也可以与 p53 超激活区域结合而使其失活；不同的是，MDMX 失活是缺少 E3 泛素连接酶的相关活性。MDM2 与 MDMX 二者可形成异二聚体而提高 E3 泛素连接酶的活性，它可能调控 MDM2 的活性[26]，而 MDMX 不能转录激活 p53[27]。

p19[ARF] 抑癌蛋白（CDKN2A 的一个变体）是 MDM2 的另一负调控蛋白[28,29]。癌基因生长信号诱导 p19[ARF] 的转录，导致 MDM2 的解离。通过 MDM2 又可抑制 p53 泛素化而使其稳定，p53 出核、酶解也被阻断[30]。

p53 激活模式如图 13.2 所示，通过 MDM2 介导的酶解和 MDMX 阻断 p53 转录，MDM2 和 p53 在细胞内都维持着较低的浓度。在细胞应激或遗传毒性的作用下，p53 发生磷酸化并从 MDM2-MDMX 复合物中解离，而后直接激活微粒体内凋亡、开启核内转录过程。另外，p53 也可被 p19[ARF] 癌基因信号通路激活，或通过 MDM2 使之失活。转录激活 p53 使得 p53 聚集，而这个过程可以对信号提供正向反馈和扩增。MDM2 转录使得 p53 失活，形成负反馈回路。

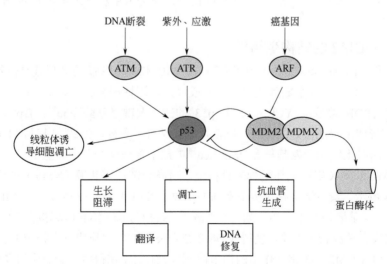

图 13.2　p53、MDM2 以及 MDMX 对细胞应激反应机制

在一部分肿瘤组织中可以观察到 MDM2 基因扩增、MDM2 蛋白高表达。总的来讲，大约 10%的肿瘤存在 MDM2 基因扩增：特别是在肝癌（44%）、肺癌（15%）、肉瘤（28%）、何杰金氏病（67%）中发现最多。关于 MDMX 基因扩增在较少一部分肿瘤中也有报道，发生概率也有所不同，比如大脑和神经系统肿瘤占了 5%～12%，乳腺癌 5%～40%，肉瘤 17%。有趣的是，在无基因扩增状态下，在多种器官的肿瘤中都发现 MDMX 蛋白 3～5 倍的过表达：例如乳腺 19%，子宫 15%，睾丸 27%，胃或小肠42%，结直肠 19%，喉 23%，肺 18%，还有 65%的黑色素瘤[26,31,32]。MDM2 和 MDMX基因扩增和 p53 的突变应当是互相矛盾的，这说明其中一种机制使得 p53 抑癌功能丧失，这也是肿瘤发生的充分且必要条件。

13.2　MDM2-p53 相互作用

基于以上的生物学理论，一种假设是通过一种高效抑制剂来阻断 MDM2-p53 蛋白-蛋白相互作用，使 p53 从 MDM2 解离，随后激活 p53 介导的肿瘤细胞死亡从而发挥治疗作用。在肿瘤细胞中，选择性是可以预期的，这是由于 p53 能感知已经被正常或过表达水平的 MDM2 阻断的 DNA 损伤或癌基因激活信号。在正常细胞中，p53 激活可使得非凋亡通路激活。另外，DNA 损伤治疗药物或者离子辐射治疗也有可能会与MDM2-p53 抑制有协同作用。

初步的反义寡核苷酸实验证明了以上这种假设。SJSA 和 JAR 细胞（MDM2 过表达，野生型 p53）用 MDM2 特异低聚硫代磷酸处理后，MDM2 蛋白表达水平降低，p21上调，诱导凋亡，并且一种 p53 依赖荧光素酶报告基因也被激活。这种低聚物可与拓扑异构酶 I 抑制剂喜树碱产生协同效果[33]。与之类似的是，在 SJSA-1 细胞，用 2'-O-乙基甲基醚取代物作用于 MDM2 mRNA 可完全抑制 MDM2 的表达，并诱导 p53 和 p21的表达。但这个实验中，在缺少 DNA 损伤治疗药物卡铂和丝裂霉素 C 的情况下不能诱导凋亡[34]。

13.2.1　MDM2 的结构生物学

1996 年，Kussie 等人首次报道了人和爪蟾 MDM2 与 p53 肽的 X 射线晶体复合物[35]。如图 13.3 所示，含 15 个氨基酸的 p53 肽段以亲水脂性α螺旋形式插入到 MDM2 形成疏水裂隙（PDB 编号：1YCR）。其中 p53 的三个关键氨基酸 Phe^{19}、Trp^{23}、Leu^{26} 与MDM2 在形状上形成很好的互补，以范德华力结合。另外，Phe^{19} 氨基与 MDM2 Gln^{72}的侧链、Trp^{23} 上吲哚亚氨基与 MDM2 Leu^{54} 的羰基形成两个分子间氢键。

MDM2 单体 X 射线晶体结构未见报道，而高分辨核磁共振（NMR）结构已解析。如图 13.4 所示，蛋白结构存在多个不同的构象（PDB 编号：1Z1M）[36]，MDM2 的 N端一部分（氨基酸残基 16～24）如一个"盖子"结构与 p53 结合区域接近[37]。这个"盖子"区域很容易被 p53 覆盖，使得 MDM2 结合裂隙扩大并形成更为稳定的复合物[38]。这个区域对 MDM2-p53 相互作用的调节起到关键作用，使得两个蛋白中可磷酸化残基相互靠近。

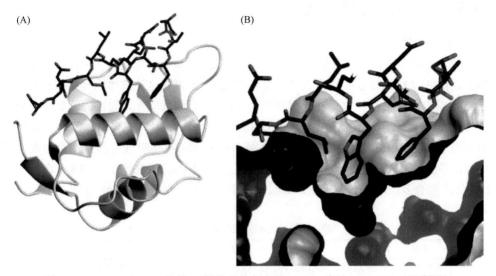

图 13.3　MDM2 与 p53 肽的 X 射线晶体复合物（PDB 编号：1YCR）（见彩图）

（A）带状图；（B）结合表面

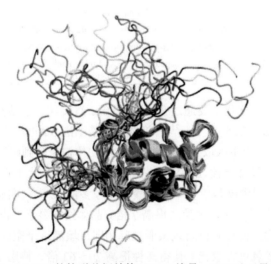

图 13.4　MDM2 的核磁共振结构（PDB 编号：1Z1M）（见彩图）

多个课题组对 MDM2 单体和 p53 结合状态进行了动力学研究[39,40]。MDM2 的 N 端"盖子"部位具有一定的可变性：在 p53 结合状态下，这个区域以"开放"状态为主；在单体状态下以"关闭"为主。这个"关闭"状态通过两个盐桥作用（Glu^{23} 与 Arg^{97} 或 Arg^{105}，Gln^{25} 与 Lys^{51}）形成稳定构象。

13.3　MDM2-p53 抑制剂

13.3.1　多肽抑制剂

MDM2-p53 抑制作用最早是在一次免疫共沉淀实验中发现的。一种抗体不能与细胞提取物中的 MDM2-p53 复合物产生免疫共沉淀，这表明这种抗体能够识别 p53 上与 MDM2 结合的区域[41]。根据 p53 设计一个 15 个氨基酸肽段库，通过酶联免疫反应筛选其 MDM2 结合活性。结果显示，MDM2 上结合位点应为 QETFSDLWKL，这条序列可通过噬菌体展示库对固定的 MDM2 蛋白或者 p53 抗体筛选而确定[42]。如表 13.2 所示，多肽 IP3（**1**）对 MDM2 的结合活性比野生型 p53 高 20 倍。在 SA-1 细胞中，IP3-GST 融合多肽可对 p53 活性、细胞周期和细胞生存产生特异性作用[43]。

表 13.2　MDM2-p53 多肽抑制剂

编号	多肽	多肽序列	IC_{50}/(nmol/L)
	野生型 p53	Ac-Gln[16]-Glu-Thr-Phe-Ser-Asp[21]-Leu-Trp-Lys-Leu-Leu-Pro[27]-NH_2	8673±164
1	IP3	Ac-Met-Pro-Arg-Phe[19]-Met-Asp-Tyr-Trp-Glu-Gly-Leu[26]-Asn-NH_2	313±10
2	八肽	Ac-Phe[19]-Met-Asp-Tyr-Trp-Glu-Gly-Leu[26]-NH_2	8949±85
3		Ac-Phe[19]-Met-Aib-Tyr-Trp-Glu-Ac₃c-Leu[26]-NH_2	2210±346
4		Ac-Phe[19]-Met-Aib-Pmp-Trp-Glu-Ac₃c-Leu[26]-NH_2	314±88
5	AP 肽	Ac-Phe[19]-Met-Aib-Pmp-6-Cl-Trp-Glu-Ac₃c-Leu[26]-NH_2	5±1
6		Ac-Phe[19]-Met-Aib-Pmp-Ala -Glu-Ac₃c-Leu[26]-NH_2	>2000
7		Biotin–Ser-Gly-Antennapedia43～58-Cys-Linker-Phe[19]-Met-Aib-Pmp-6-Cl-Trp-Glu-Ac₃c-Leu[26]-NH_2	9±1

随后对 IP3 的结构优化主要通过在未与 MDM2 直接结合的残基上引入 α,α-双取代氨基酸，其中活性最好的是将 Asp[21] 替换成 α-氨基丁酸（Aib），用环丙酸（Ac₃c）替换 Gly[25]。核磁共振确定引入取代基可使 α 螺旋的立体构象受到限制，从而更加稳定。与含 8 个氨基酸的多肽 **2** 相比，MDM2 结合熵的降低使得八肽 **3** 的结合活性提高 4 倍。根据核磁共振模型，用膦酰基甲基苯丙氨酸（Pmp，多肽 **4**）取代酪氨酸，使其与 MDM2 Lys[94] 的 ε-氨基形成盐桥，活性也随之提高 7 倍。晶体结构显示，Trp[23] 的吲哚环并没有完全占据其疏水口袋，而在 6 位引入亲脂性基团即可填满这个空腔。与预测一致的是，6 位用氟、甲基或者氯进行取代，使得活性提高 20～63 倍，特别是 6-氯代 AP 肽（**5**）的 IC_{50} 达到 5 nmol/L[44]。通过丙氨酸突变（多肽 **6**）确证了 6-Trp[23] 的重要性。X 射线晶体衍射（PDB 编号：2GV2，图 13.5）表明，其 6-氯吲哚完全占据 Trp[23] 口袋并与 Phe[86] 和 Ile[99] 形成额外的范德华相互作用，而 Pmp 残基没有形成预期的盐桥。尽管 AP 肽的细胞透膜能力不理想，在 100 μmol/L 时，可诱导 HCT116 细胞（野生型 p53、MDM2）中 p53、p21、MDM2 聚集，但在 p53 突变的 SKBR-3 细胞中没有此现象。另外，在 MDM2 过表达的 OSA-CL 细胞中可诱导细胞凋亡，成剂量依赖关系[45]。化合物 **7** 通过马来酰亚胺桥连接一个穿膜肽，不仅维持了 MDM2 的结合活性，且改善其透膜能力[46]。

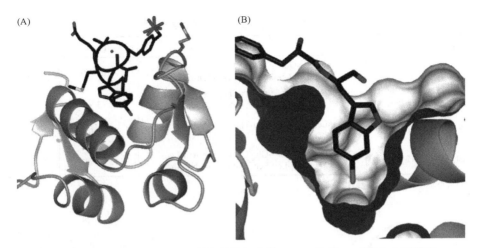

图 13.5　MDM2 与 AP 肽的 X 射线晶体复合物（PDB 编号：2GV2）（见彩图）
（A）带状图；（B）Trp[23] 结合口袋表面图

13.3.2　多肽模拟物抑制剂

众所周知，多肽抑制剂存在成药性差的缺点，已有多种方法用于改善 MDM2-p53 多肽抑制剂的性质，包括用碳氢化合物——"订书肽"（stapled peptide）对其稳定化，与小蛋白融合，或应用更稳定的骨架，使之关键残基重排至更优构象。

订书肽策略是通过碳氢连接子连接多肽链上距离较远的残基从而锁定其螺旋结构，并使其细胞透膜能力提高，改善其代谢稳定性[47]。对含 15 个氨基酸的 α 螺旋 p53 多肽修饰，连接 i 和 $i+7$ 氨基酸残基设计得到的八个多肽如表 13.3 所示，化合物 8 连接 Phe[19] 和 Leu[26] 后活性优异、α 螺旋率（α-helicity）为 62%，但细胞透膜力仍然不佳[48]。将具有电性的天冬氨酸和谷氨酸替换成天冬酰胺和谷氨酰胺（9）后活性没有降低，透膜力有了较大的提高。此外，p53 出核和泛素化相关的残基被突变后（10），MDM2 结合活性下降 50 倍，而细胞透膜和细胞活性都有所提高。化合物 10 对 SJSA-1 细胞表现出明显的剂量依赖抑制活性（EC_{50} 为 8.8 μmol/L）并激活 Caspase-3（EC_{50} 为 5.8 μmol/L）而诱导细胞凋亡。MDM2 与之晶体复合物（PDB 编号：3V3B，图 13.6）显示，多肽的 19～27 氨基酸残基形成一个较短的 α 螺旋，三个关键氨基酸 Phe[19]、Trp[23]、Leu[26] 的位置与原结构没有很大的区别[49]，MDM2 的结构产生微小的差别，特别是 Met[62] 的侧链为适应碳氢链而与 Met[50]-Lys[64] 螺旋重叠，从而形成了结合口袋的边缘。订书肽（10）也是 MDMX-p53 相互作用的高效抑制剂 [K_d=(2.3±0.2) nmol/L]，并对 MDM2、MDMX 高表达的细胞具有很强的细胞毒作用。

运用杂环连接子是订书肽的另一种设计策略。pDI 是一种 3_{10} 螺旋多肽（表 13.4），可以同时作用于 MDM2 和 MDMX[50]。运用光诱导烯烃、四唑修饰的赖氨酸残基环加成合成得到一系列钉书肽（11～13），蛋白结合活性与母体多肽类似[51]。化合物 13 用精氨酸取代两个活性非必需氨基酸，提高了化合物的电性、改善其细胞透膜力的同时未降低蛋白结合活性。遗憾的是，在 U2OS 细胞中激活 p53 的能力一般。

表 13.3　MDM2-p53 订书肽抑制剂[48]

编号	多肽	多肽序列	K_d/(nmol/L)	α-螺旋率
	野生型 p53	Ac-Leu-Ser-Gln[16]-Glu-Thr-Phe-Ser-Asp[21]-Leu-Trp-Lys-Leu-Leu-Pro[27]-Glu-Asn-NH$_2$	410 ± 19	11%
8	SAH-p53–4	Ac-Leu-Ser-Gln[16]-Glu-Thr-Phe[19]-*-Asp-Leu-Trp-Lys-Leu-Leu[26]-*-Glu-Asn-NH$_2$	0.92 ± 0.11	59%
9	SAH-p53–5	Ac-Leu-Ser-Gln[16]-Glu-Thr-Phe[19]-*-Asn-Leu-Trp-Lys-Leu-Leu[26]-*-Gln-Asn-NH$_2$	0.80 ± 0.05	20%
10	SAH-p53–8	Ac-Gln-Ser-Gln[16]-Glu-Thr-Phe[19]-*-Asn-Leu-Trp-Arg-Leu-Leu[26]-*-Gln-Asn-NH$_2$	55 ± 11	85%

注：* 表示碳氢化合物连接残基。

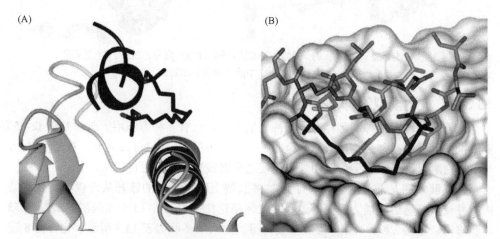

(A)　　　　　　　　　　　　　　(B)

图 13.6　MDM2 与订书肽的 X 射线晶体复合物（PDB 编号：3V3B）（见彩图）

（A）带状图；（B）碳氢订书链结合口袋表面图

表 13.4　MDM2-p53 和 MDMX-p53 订书肽抑制剂[51]

编号	多肽	多肽序列	IC$_{50}$/(nmol/L)	
			MDM2	MDMX
	pDI	Ac-Leu-Thr-Phe-Glu-His-Tyr-Trp-Ala-Gln-Leu-Leu-Thr-Ser-NH$_2$	44	550
11		Ac-Leu-Thr-Phe-α-His-Tyr-Trp-β-Gln-Leu-Leu-Thr-Ser-NH$_2$	61	540
12		Ac-Leu-Thr-Phe-α-His-Tyr-Trp-Ala-Gln-Leu-Leu-β-Ser-NH$_2$	6.2	340
13		Ac-Leu-Thr-Phe-α-Arg-Tyr-Trp-Ala-Arg-Leu-Leu-β-Ser-NH$_2$	39	550

注：α为烯烃修饰酪氨酸；β为四唑修饰酪氨酸。

　　通过运用其他可模拟 p53 侧链与 MDM2 相互作用的骨架可提高多肽衍生物的代谢稳定性，例如 D-多肽、β-多肽、双脯氨酸-β-发卡以及类肽结构等。

　　基于 D-氨基酸合成的多肽能降低其代谢降解。多肽 14 是一种用 D-氨基酸合成的多肽，具有 p53 多肽相反的氨基酸序列。D-多肽常形成左手螺旋，但多肽 14 仅有中等蛋白结合活性（IC$_{50}$=14 μmol/L），这表明化合物 14 可能形成了右手螺旋[52]。运用镜像噬菌体展示技术以及天然化学配体获得了 D 型多肽 ^{D}PMI-α（**15**）、^{D}PMI-β（**16**）、^{D}PMI-γ（**17**），它们都具有很好的 MDM2 结合活性（见表 13.5），并且不易被蛋白酶水解[53,54]。MDM2 与化合物 **15** 的晶体复合物见图 13.7（PDB 编号：3LNJ），多肽以 ^{D}Trp^3-^{D}Leu^7-^{D}Leu^{77} 或 ^{D}Trp^3-^{D}phe^7-^{D}Leu^{11} 三联体形成左手螺旋。经基于结构的优化策略，在化合物 **16** 引入了 ^{D}6-F-Trp^3 和 ^{D}4-CF$_3$-Phe^7 得到 ^{D}PMI-δ（**18**），其活性提高 400 倍[55]。D-多肽在细胞中是没有活性的，可能是由于较差的透膜力造成的。因此，用精氨酸-甘氨酸-天冬氨酸（RGD）脂质体封装策略可使其剂量依赖抑制 U87 神经胶质瘤细胞（野生型 p53）生长，并诱导 p53 相关蛋白的表达。以 7 mg/kg 的剂量静脉注射 **15** 的脂质体可明显抑制 U87 移植瘤的生长。

表 13.5　MDM2-p53 的 D-多肽抑制剂

编号	多肽	D-氨基酸序列	K_d/(nmol/L)①
14		Ac-Asn-Gln-Pro-Leu-Leu-Lys-Trp-Leu-Asp-Ser-Phe-Thr-Glu-Gln-Ser-NH$_2$	1400②
15	^{D}PMI-α	Thr-Asn-Trp-Tyr-Ala-Gln-Leu-Glu-Lys-Leu-Leu-Arg-NH$_2$	219±11
16	^{D}PMI-β	Thr-Ala-Trp-Tyr-Ala-Gln-Phe-Glu-Lys-Leu-Leu-Arg-NH$_2$	34.5±0.6
17	^{D}PMI-γ	^{L}His-Asp-Trp-Trp-Pro-Leu-Ala-Phe-Ala-Lys-Leu-Leu-Arg-NH$_2$	53±6
18	^{D}PMI-δ	Thr-Ala-6-F-Trp-Tyr-Ala-Gln-4-CF$_3$-Phe-Glu-Lys-Leu-Leu-Arg-NH$_2$	0.22±0.21

① 通过表面等离子共振竞争实验测试。

② 通过酶联免疫实验测试。

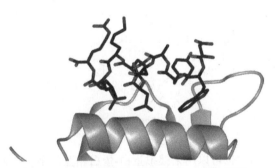

图 13.7　MDM2 与 ^{D}PMI-α(**15**)的 X 射线晶体复合物（PDB 编号：3LNJ）（见彩图）

β-多肽具有一个额外的骨架碳原子，可耐受蛋白酶水解和代谢。β^3-十肽在水溶液中形成稳定 14-螺旋，通过这个骨架将 p53 关键残基 Phe^{19}、Trp^{23}、Leu^{26} 排列在特定的螺旋上，可中等程度抑制 MDM2 的活性[56]。通过计算机全新药物设计在 6 位引入了 6-氯吲哚、3-三氟甲基、3,4-二氯苯丙氨等基团，测试发现这类 β^3-十肽有非常好的 MDM2 抑制活性（K_d<30 nmol/L）[57]。

D-脯氨酸-L-脯氨酸二肽序列可形成 β 发卡，常常用作 α 螺旋类似物，使得 p53 残基朝正确的方向与 MDM2 结合。从 β-发卡库中发现的 Asp^2、6-Cl-Trp^3 类似物（**19**），

MDM2 结合活性（IC_{50}）为 140 nmol/L。晶体复合物（PDB 编号：2AXI）显示化合物 **19** 的 Phe[1]、6-Cl-Trp[3]、Leu[4] 与 MDM2 形成疏水结合[58,59]。

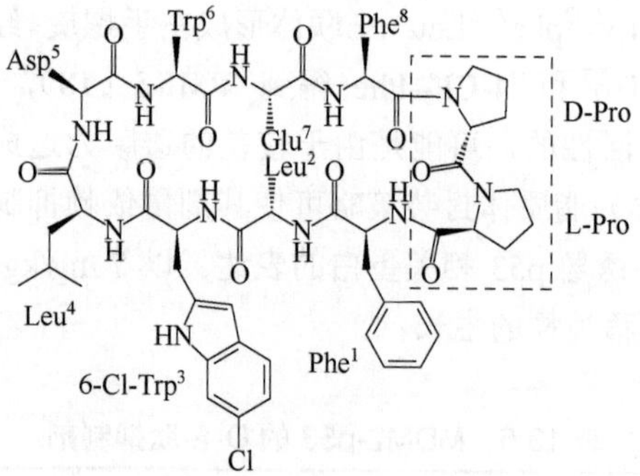

19

N-取代寡聚甘氨酸或类肽可耐受蛋白酶水解，引入手性侧链可在空间上调整螺旋的构象。类肽（**20**）可正确调整 p53 关键侧链基团的构象，引入非手性极性官能团，例如膦酸酯、磺胺以及对硝基苯以提高其水溶性、与 MDM2 产生额外的作用力，其蛋白结合抑制活性 IC_{50} 值为 9.9 μmol/L[60]。

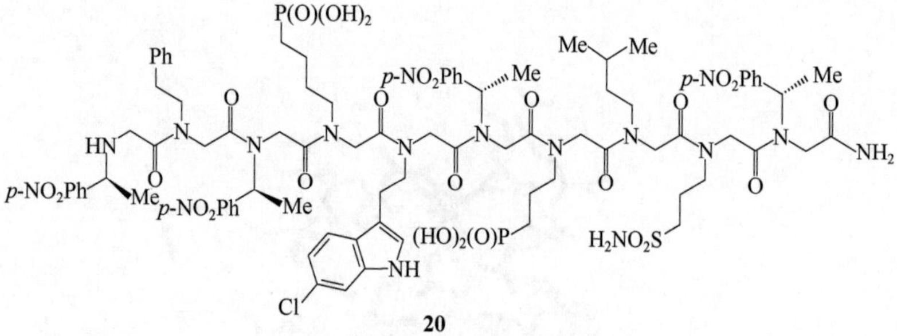

20

设计一系列寡聚结构也可以用来模拟蛋白-蛋白相互作用（包括 MDM2-p53）中重要的短 α 螺旋单侧结构。三联苯（**21**）将异丁基-2-萘甲基-异丁基排列，使之以正确的方向与 MDM2 结合（K_i=0.182 μmol/L）。NMR 研究显示，2-萘甲基可与 MDM2 的 Trp[23] 口袋结合[61]。寡聚酰胺也有类似的特点，可形成 α 螺旋模拟结构，与三联苯相比有更好的理化性质。测试 8000 个低聚苯甲酰胺的 MDM2 活性，其中一些化合物有中等抑制活性（例如 **22**，IC_{50}=8 μmol/L）[62]。一系列类似的邻氧烷基取代寡聚苯甲酰胺也设计为 p53 螺旋类似物，也有比较类似的抑制活性（例如 **23**，IC_{50}=1.0 μmol/L）[63]。同一课题组又发现了氮取代寡聚苯甲酰胺，显示了中等抑制活性（例如 **24**，IC_{50}=2.8 μmol/L）[64]。吡咯嘧啶结构被设计为 α 螺旋模拟物，用于取代低聚苯甲酰胺的氢键结合部位[65]，筛选 900 个化合物后发现两个化合物 **25**、**26** 可抑制 MDM2-p53（K_i

值分别为 0.62 μmol/L 和 0.84 μmol/L），它们也可以以类似的活性抑制 MDMX-p53。另外，一系列 α-1,4-三-2-脱氧半乳糖三糖（**27**）也被设计用于模拟 p53 多肽，但抑制活性比较弱，可能这个结构的优化尚不完全[66]。

13.3.3 小分子抑制剂

近年来，运用类药小分子抑制 MDM2-p53 相互作用受到了足够的关注。通过高通量筛选、虚拟筛选、药效团筛选以及基于结构的药物设计，已经发现了多种结构类型的高效小分子抑制剂。

（1）顺式咪唑啉（Nutlins）

通过高通量筛选获得了一系列具有顺式咪唑啉结构（**28～30**）的 MDM2-p53 抑制

剂（表 13.6）。这些结构由于在新泽西州纳特利（Nutley）研发中心发现而被命名为"Nutlins"[67]。竞争性表面等离子共振（SPR）实验测试这些外消旋体的活性都低于 1 μmol/L。Nutlin-3（**30**）的一对对映异构体可通过手性高效液相色谱进行分离，其中对映体 Nutlin-3a（**30a**）有非常好的抑制活性（IC_{50}=90 nmol/L），而 Nutlin-3b（**30b**）与之相比活性下降 150 倍。目前此化合物常常作为一个阳性对照药。Nutlin-2（**29**）与 MDM2 晶体复合物的研究发现，这类小分子能很好地占据 MDM2 的 p53 结合疏水位点（PDB 编号：1RV1，图 13.8）。两个溴代苯基分别与 Trp^{23}、Leu^{26} 口袋结合，而乙基醚取代基则与 Phe^{19} 口袋结合。哌啶侧链暴露在 MDM2 蛋白表面，可能对改善化合物的水溶性有比较好的作用。此外，Nutlin-1（**28**）的结合模式用核磁共振得到解析（PDB 编号：1TTV），并与 Nutlin-2（**29**）结合模式能完美吻合[68]。

表 13.6　顺式咪唑啉抑制剂

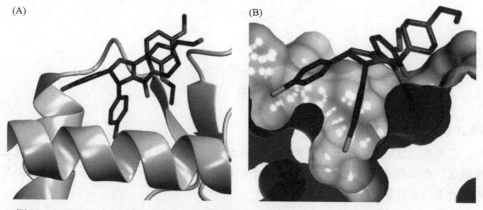

编号	化合物名称	X	R^1	R^2	$IC_{50}/(\mu mol/L)$[①]
28	Nutlin-1	Cl	$COCH_3$	CH_3	0.26
29	Nutlin-2	Br	CH_2CH_2OH	H	0.14
30a	Nutlin-3a	Cl	H	CH_3	0.09
30b	Nutlin-3b	Cl	H	CH_3	13.6

① 通过表面等离子共振竞争实验测试。

（A）

（B）

图 13.8　MDM2 与 Nutlin-2（**29**）的 X 射线晶体复合物（PDB 编号：1RV1）（见彩图）
（A）带状图；（B）结合表面

在细胞水平，Nutlin-1（28）能剂量依赖诱导 HCT116、RKO、SJSA-1（野生型 p53）细胞中 p53、MDM2、p21 的表达，而此现象在 p53 缺失的 SW480、MDA-MA-453 细胞中则不明显。细胞周期测试显示了类似的结果，细胞阻滞在 G1 期和 G2/M 期。同样的，细胞生长抑制活性结果表明，p53 野生型细胞的活性（$IC_{50}=1.4\sim1.8\ \mu mol/L$）要远好于突变型细胞（$IC_{50}=13\sim21\ \mu mol/L$）。SJSA-1 细胞 TUNEL 实验发现明显的细胞凋亡，Nutlin-1（28）的机制研究发现其抗肿瘤活性与抑制 p53 Ser[15] 磷酸化相关的 DNA 损伤无关。

Nutlin-3a（30a）的细胞活性经多种方法以及包括工程细胞在内的多种细胞得到验证[69]。它对正常表达 p53 的小鼠上皮纤维原细胞有生长抑制作用，而对 p53、mdm2 双敲除的小鼠细胞则没有作用。用 Affymetric 基因芯片（GeneChip）法考察 30a、30b 这两个化合物对 p53 野生型和 p53 缺失细胞基因表达的影响。在 HCT116 细胞 4000 个被考察的基因中，共有 143 个受到了活性化合物 30a 的影响，而 30b 对此细胞以及这两个化合物对 p53 缺失细胞的基因则没有影响。此外，对 p53 野生型细胞，30a 对 p21 成剂量依赖诱导，同时阻滞细胞周期并诱导细胞凋亡。

在体内活性方面，消旋体 Nutlin-3（30，200 mg/kg，一天 2 次，20 天）可抑制 90%SJSA-1 移植瘤的生长，并没有明显的毒性和体重减少[67]。同样的，活性异构体 Nutlin-3a（30a，200 mg/kg，一天 2 次，21 天）可在三周内完全逆转肿瘤生长且无明显的体重减少和毒性。化合物在 MHM、LNCaP、22Rv1 移植瘤中也具有类似的体内抗肿瘤活性。特别是在 MDM2 过表达的 MHM 和 SJSA-1 肿瘤细胞中，Nutlin-3a 的效果非常好，表明 Nutlin-3a 是 MDM2-p53 高效选择性抑制剂，并在后续多个研究中得到广泛应用[70]。

一些专利文献也报道了咪唑啉结构的后续研究[71,72]，结构优化旨在改善其活性和类药性（31~35）：保持两侧的氯代苯基不变，主要变化在 2 位芳基和含脲侧链上引入各种取代基。最近咪唑啉衍生物 RG7112（36）进入临床研究[73,74]，与母体化合物 30a 在结构上的区别在于：咪唑啉环上引入顺式甲基，在 2-苯基对位引入叔丁基，以及在哌啶环上增添 3-甲基磺酰丙基。RG7112 的临床研究将在本章进入临床研究的小分子抑制剂部分进行讨论。

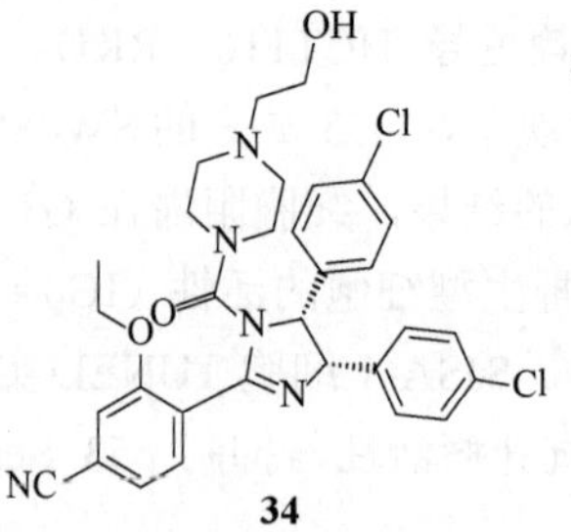

34

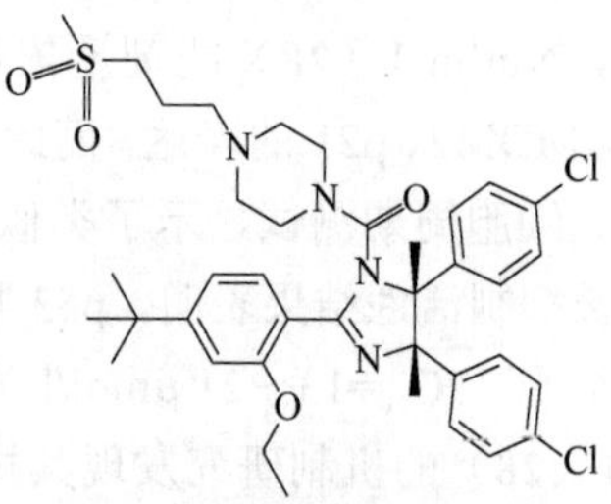

36; RG-7112

（2）苯二氮䓬

苯二氮䓬结构是从 33800 个化合物中通过荧光热变性 MDM2 亲和力高通量筛选发现的[75,76]。通过荧光偏振实验确定了此类化合物的活性，例如 **37** 可与 p53 多肽竞争性结合 MDM2 蛋白。构效关系研究表明，活性 (*S,S*)-非对映体中对氯取代苯基（**39**）的活性较好（表 13.7）。晶体复合物（PDB 编号：1T4E，图 13.9）显示化合物 **39** 以范德华疏水作用与蛋白结合。与 Nutlin-2 一致，卤代苯基结构分别占据 Trp[23] 和 Leu[26] 口袋，而杂环则平坦地结合在蛋白表面并与 Phe[19] 口袋结合。遗憾的是，化合物 **39** 的药代动力学性质、口服生物利用度较差，因此，后续优化大多在改善此缺点[77]。

表 13.7　苯二氮䓬

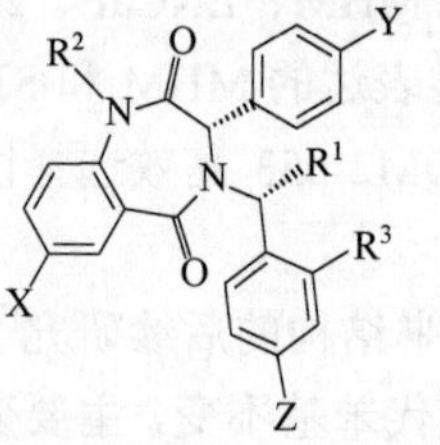

编号	X	Y	Z	R[1]	R[2]	R[3]	$IC_{50}/(\mu mol/L)$①
37	I	CF_3	H	CO_2CH_3	H	H	2.2
39	I	Cl	Cl	CO_2H	H	H	0.22
40	I	Cl	Cl	CO_2H	$(CH_2)_4CO_2H$	H	0.51
41	CCH	Cl	Cl	CH_3	$(CH_2)_4CO_2H$	H	0.71
42	I	Cl	Cl	CH_3	$(CH_2)_3N(C_2H_4)_2NCH_3$	NH_2	0.55

① 通过荧光偏振竞争实验测试。

苯二氮䓬环 N^1 位引入戊酸取代（**40**，表 13.7）可提高溶解性而不使其活性明显下降。7-乙炔基（**41**）和 2-苯胺基-4-氯代苯基（**43**）衍生物，因存在水溶性基团，无论是分子水平抑制 MDM2-p53 结合还是细胞水平诱导 PIG3 基因的活性都较好[78]。化合物 **39** 和 **41** 的细胞生长抑制活性不佳（GI$_{50}$=10～58 μmol/L），但对于 p53 野生型细胞的选择性还是令人满意的[79]。与 Nutlin-3a（**30a**）一致，p53 Ser[15] 以及 H2AX 的磷酸化并没有发生，表明化合物 **41** 不会引起细胞 DNA 损伤。在肝癌 Hep2G 细胞中，

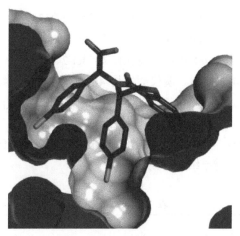

图 13.9　MDM2 与化合物 **39** 的 X 射线晶体复合物（PDB 编号：1T4E）（见彩图）

化合物 **41** 可快速诱导 mRNA 水平的 p21 和 MDM2 表达，较慢诱导 PIG3 基因的表达。蛋白印迹实验显示化合物 **41** 也可以诱导 PUMAα、p21、p53、MDM2 蛋白水平上调。

进一步结构优化获得化合物 **42**，细胞活性有所改善。在 A375 黑色素瘤细胞中，化合物 **42** 可对 p53 产生稳定作用，与多柔比星、5-氟尿嘧啶、依立替康等产生协同效应；然而与顺铂合用却产生拮抗作用。药代动力学实验表明，小鼠腹腔注射 **42**（25 mg/kg 或 50 mg/kg，一天 2 次），25 mg/kg 组 mRNA 水平 p21 上调 30 倍，与多柔比星对照组类似，而 50 mg/kg 组上调超过 150 倍。毒性方面，25 mg/kg 组基本没有明显的不良反应和毒性，而 50 mg/kg 组体重下降明显。

基于体外试验的结果，Koblish 等用 A375 移植瘤模型考察化合物 **42** 单独用药以及与多柔比星联合用药的抗肿瘤活性。单独给药 **42**（口服，100 mg/kg，一天 2 次，10 天）和多柔比星（1.5 mg/kg，一天 1 次，5 天）后，**42** 有中等的抑制活性，而多柔比星没有明显抑制肿瘤生长。而用相同剂量（100 mg/kg、1.5 mg/kg）将二者合并用药则与较高剂量多柔比星（3 mg/kg，一天 1 次，5 天）单独用药的效果相当。而合并用药的毒性比多柔比星小得多。尽管这类化合物的结果具有较好的研究前景，遗憾的是缺少后续的活性研究报道。

（3）螺吲哚酮

基于底物的搜寻研究发现天然产物中的羟吲哚结构可以模拟 p53 的 Trp[23]，螺吲哚酮系列 MDM2-p53 抑制剂最初就是基于这一概念而发现的[80]。通过分子对接，生物碱 spirotryprostatin A 和 alstonisine 中都存在的螺羟吲哚-3,3'-吡咯酮骨架被用于设计 MDM2 抑制剂。荧光偏振实验显示，化合物 **43**（表 13.8）有很好的抑制活性。对接实验结果显示氯代羟吲哚环、3-氯苯基、叔丁基分别与 Trp[23]、Phe[19]、Leu[26] 口袋结合。通过模拟 p53 Leu[22] 的作用设计所得的化合物 **44** 的活性有所提高，其中吗啉环上的碳原子和连接子模拟 Leu[22] 与 MDM2 结合，吗啉环上的氧原子与 MDM2 Lys[94] 氨基较为接近。在 2-苯基引入氟原子使得 MI-63（**45**）的活性提高 3 倍[81]。这个化合物在 LNCaP 前列腺癌细胞中抑制 p53 依赖的细胞生长，诱导 p53 转录产物，但在 p53 缺失的 PC3 细胞中没有此作用。对其他 α 螺旋结合蛋白，如 Bcl-2、Bcl-XL 等活性不佳，对 MDM2 有 10000 倍以上的选择性抑制。溴代衍生物 **46** 对一系列肠癌细胞都有较好的活性，显著上调 p53 相关基因水平[82]；它对两对同源细胞，HCT-116(p53 野生型、p53 缺失) 和 RKO（p53 野生型、p53-shRNA 染毒）的生长抑制明显不同，受 p53 选择性的影响，有 11 倍和 20 倍的差别。同样的，细胞凋亡也是 p53 依赖的，HCT-116 经处理 p21 缺失后，化合物 **46** 则不能诱导细胞周期阻滞。

表 13.8　螺吲哚酮

编号	X	Y	Z	R¹	R²	IC₅₀/(nmol/L)①	Kᵢ/(nmol/L)①
43	Cl	H	H	CH₃	CH₃	86	
44	Cl	H	H	—(CH₂)₂N(C₂H₄)₂O	H	13	
45	Cl	F	H	—(CH₂)₂N(C₂H₄)₂O	H		1.7±0.5
46	Br	H	H	—(CH₂)₂N(C₂H₄)₂O	H	18	
47	Cl	F	H	—(CH₂)₂N(C₂H₄)₂NCH₃	H		1.5±0.4
48	Cl	F	H	—(CH₂)₂CH(C₂H₄)₂NCH₃	H		2.0±0.5
49	Cl	F	H	—(CH₂)₂CH(S)OHCH₂OH	H		0.6±0.1
50	Cl	H	F	—(CH₂)₂CH(S)OHCH₂OH	H		13.3±1.8
51	Cl	F	F	—(CH₂)₂CH(S)OHCH₂OH	H		9.6±3.9

① 通过荧光偏振竞争实验测试。

后续研究主要优化这一系列化合物的蛋白结合及口服活性[83]。母体化合物 **45** 的口服生物利用度只有 10%，半衰期只有 1.3 h。吗啉环上引入 N-甲基哌嗪（**47**）和 N-甲基哌啶（**48**）提高活性的同时，一定程度上改善了其药代动力学性质：半衰期分别为 3.8 h、7.1 h，口服生物利用度分别为 31%和 14%。1,3-二醇侧链取代的化合物 **49** 的半衰期为 3.9 h，口服生物利用度为 21%。与 **49** 相比只有一个简单的变化，将氟原子替换到苯环 5 位后，蛋白结合活性有明显的下降，但细胞活性下降较少，口服生物利用度大幅提高到 65%，因此设计了双氟取代类似物 **51**[84]。机制方面，**49** 和 **50** 都能剂量依赖激活 p53 相关基因。氟代抑制剂 **50**、**51** 对野生型 p53 淋巴瘤有抑制活性并进一步诱导细胞凋亡和周期阻滞。

体内活性方面，化合物 **49** 能明显抑制 SJSA-1 移植瘤的生长，效果与依立替康相当且没有明显的毒性。**48** 与依立替康合并用药有一定的协同效应。MI-219（**50**）在正常细胞中可激活 p53 通路，但不能诱导 PUMA 而启动凋亡，在正常细胞和肿瘤细胞中都产生了细胞周期阻滞[85]。此外，在 SJSA-1 和 LNCaP 移植瘤模型中，化合物 **50** 都能抑制移植瘤生长并不显明显的毒性。双氟化合物 **51** 在小裂细胞淋巴瘤合并免疫缺陷小鼠模型中有显著的活性[84]。

目前已有一个此类小分子 SAR-405838 进入临床研究，但 I 期临床试验结果尚未公布。

（4）异吲哚酮

通过分子对接虚拟筛选和对较低活性抑制剂的结构优化，得到了两个异吲哚酮化合物 **52** 和 **53**，MDM2 的抑制活性分别为 5.3 μmol/L 和 16 μmol/L，并能中等程度抑制肿瘤细胞的生长[86,87]。异吲哚酮与 MDM2 的结合模式通过核磁共振的方法确定[88,89]，结果进一步解释了抑制剂的预测结合模式，*R*-**52** 和 *R*-**53** 的对氯苯基或异吲哚酮环与 Trp^{23} 口袋结合。构效关系研究表明，在含醚侧链上引入环丙基、在苯环上引入硝基，可显著提高其活性（**54**）（见表 13.9）。异吲哚酮环 4 位引入氯原子（**55**）、用成药性更好的溴（**56**）或者氰基（**57**）替换硝基，活性都有不同程度的提高。其中化合物 **55** 与早期合成的化合物相比细胞活性较好并能诱导 p53 相关基因的转录，抑制率与 **30a** 相当。特别是对 p53 野生型 HCT-116 细胞的 IC_{50} 值为 3.7 μmol/L，比 p53 缺失型 HCT-116 细胞的抑制活性强 3 倍。

表 13.9　异吲哚酮

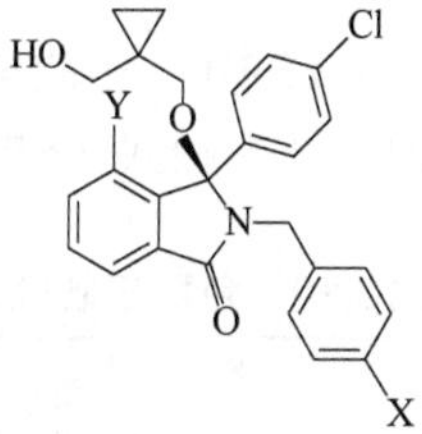

编号	X	Y	IC_{50}/(nmol/L)①
54	NO$_2$	H	170
55	NO$_2$	Cl	44
56	Br	Cl	137
57	CN	Cl	136

① 通过酶联免疫实验测试。

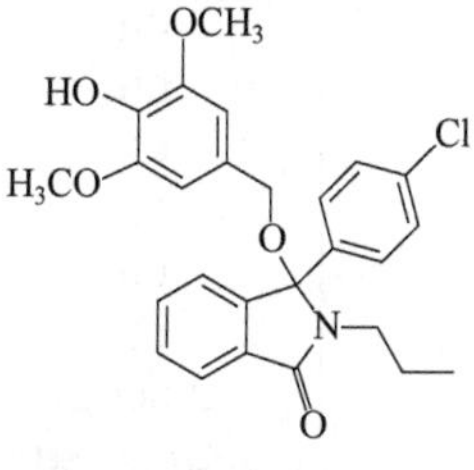

52 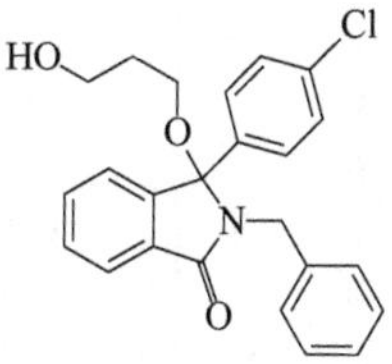　　　　　　53

（5）异喹啉酮

异喹啉酮（如 **59**）源于对高活性 MDM2-p53 抑制剂的骨架跃迁以及对 p53 结合位点的三维结构匹配[90]。部分合成化合物经核磁共振图谱、等温比色法（isothermal colorimetry，ITC）、表面等离子共振等技术共同评价其活性，其中化合物 **60** 具有中等程度的蛋白抑制活性（$K_D^{ITC}=2$ μmol/L），但对 PA-1 卵巢癌细胞没有抑制活性。引入亲水性氨基侧链后，活性得以保持（$K_D^{ITC}=4$ μmol/L），并且显示了 p53 依赖的细胞活性。引入 6-氯吲哚和 *N*-甲基哌嗪取代（**62**，$K_D^{ITC}=2.5$ μmol/L）可进一步提高细胞活性（$GI_{50}=6.3$ μmol/L），对 E6 p53 缺失细胞有 2 倍的选择性。化合物 **60** 可在 AP-1 细胞中诱导其凋亡、促进 p53 相关基因的表达。

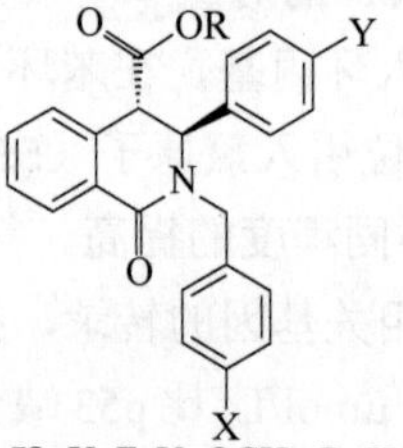

59: X=F; Y=OCH₃; R=H
60: X=Cl; Y=Cl; R=H
61: X=Cl; Y=Cl; R=NHCH₂CH₂OCH₃

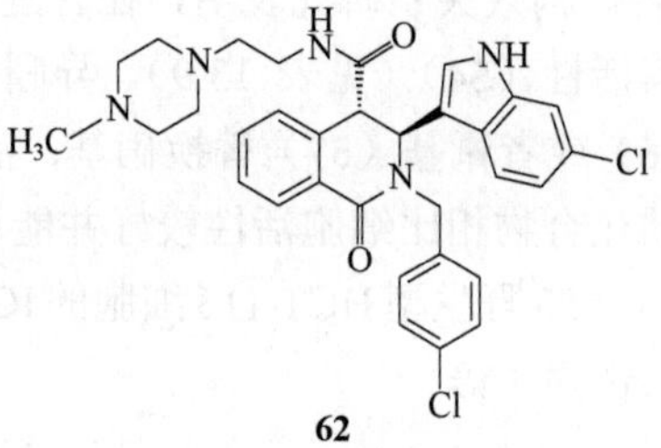

62

（6）色酮三唑嘧啶

色酮三唑嘧啶（消旋体 **63**）（表 13.10）是通过均相时间分辨荧光实验对 140 万个化合物进行高通量筛选时发现的，其中顺式（6*R*,7*S*）构型为活性异构体[91]。在溶

表 13.10　色酮三唑嘧啶

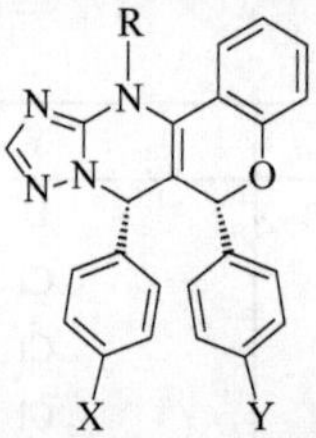

编号	X	Y	R	IC_{50}/(μmol/L)[①]
63	Br	Br	H	1.2
64	Br	Br	CH₃	1.2
65	Cl	Cl	CH₃	1.2
66	Br	Cl	CH₃	0.89
67	Br	CN	CH₃	2.1
68	Br	CH₃	CH₃	4.6
69	Br	CH₂CH₃	CH₃	>100
70	Br	Br	CH₂CO₂H	0.48
71	Br	Br	(CH₂)₄CO₂H	0.35

① 通过均相时间分辨荧光实验测试。

液中，化合物 **63** 的稳定构象活性较差。在 11 位氮上引入甲基使得稳定性提高，而不影响其 MDM2-p53 蛋白结合抑制活性。构效关系研究表明，二氯衍生物（**65**）和 6-对氯苯基- 7-对溴苯基衍生物（**66**）的活性与先导物相当，在 6-苯基对位引入氰基（**67**）或甲基（**68**）活性保持，而引入乙基（**69**）活性完全丧失。**63** 与 MDM2 晶体复合物显示（PDB 编号：3JZK，图 13.10），7-对溴苯基与 Leu^{26} 口袋结合，6-对氯苯基占据 Trp^{23} 疏水口袋，色酮三唑嘧啶骨架占据了 Phe^{19} 口袋（苯环）和 Val^{93} 口袋（三唑环）。

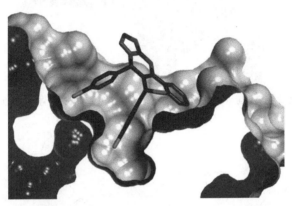

图 13.10　化合物 **63** 与 MDM2 晶体复合物（PDB 编号：3JZK）（见彩图）

进一步的结构优化集中在 11 位氮上引入取代基以期改善其活性及药代动力学性质[92]。引入极性或酸性基团（**70**～**71**）可提高其活性，改善其水溶性，并且具有中等程度的口服生物利用度，分别为 14% 和 54%。

（7）咪唑抑制剂

诺华公司运用基于结构的药物设计获得了一类咪唑骨架的非肽类 MDM2-p53 抑制剂[93]。保留 AP 肽以及其他一些抑制剂中的氯代芳基与 Trp^{23} 口袋结合，芳环取代占据另外的 Phe^{19}、Leu^{26} 口袋并与 MDM2 Val^{93} 产生作用。通过子结构搜索内部化合物库以及时间分辨荧光共振能量转移（TR- FRET）实验发现咪唑抑制剂 **72**，IC_{50} 值为 3.8 μmol/L。分子对接表明，用 6-氯吲哚替代对氯芳基可与 MDM2 结合并形成氢键。4 位取代将亚甲基除去，可更好地与 Phe^{19} 口袋结合而提高其活性。化合物 **73** 和 **74** 就是基于此原理改造得到的，两个化合物的活性分别为 0.9 μmol/L 和 0.2 μmol/L，它们的芳基和脂肪取代都能与 Leu^{26} 口袋结合。通过酰胺键在吲哚 2 位引入吗啉侧链（**75**，IC_{50}=0.03 μmol/L）可显著改善其理化性质。**75** 与 MDM2 复合物晶体结构（PDB 编号：4DIJ，图 13.11）确定了其结合模式。此外，His^{96} 与 1-氯苯基产生额外的 π-π 堆积作用，酰胺部位可通过结晶水与 MDM2 形成氢键。

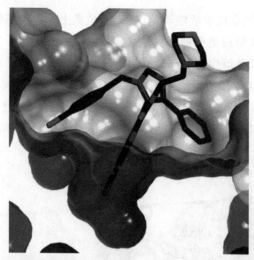

图 13.11　化合物 **74** 与 MDM2 复合物的晶体结构（PDB 编号：4DIJ）（见彩图）

72　　　　　**73**　　　　　**74**

有意思的是，这类化合物对 MDMX 也有抑制活性（如 **75**，IC_{50}=19 μmol/L）。**76**（MDM2，IC_{50}=0.19 μmol/L）与 MDMX（IC_{50}=20 μmol/L）结合模式（PDB 编号：4LBJ）见图 13.12，化合物能很好地模拟 p53 的结合模式[94]。MDMX 蛋白会发生适应性构象变化，例如 6-氯吲哚与 Trp[23] 口袋结合使得周围的残基侧链重新布局。*N*,*N*-二甲基丙胺可通过覆盖 α螺旋的边缘而占据 Phe[19] 口袋。总之，与 MDM2 相比，MDMX 蛋白在能量上不利的运动导致抑制剂结合活性降低。

75: R=

76: R=

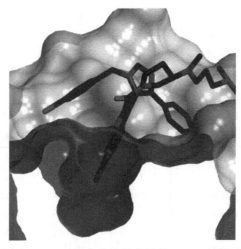

图 13.12　化合物 **76** 与 MDMX 复合物的晶体结构（PDB 编号：4LBJ）（见彩图）

（8）哌啶酮

77

通过对已报道 MDM2 抑制剂的结合模式分析，设计了全新的 1,3,5,6-四取代哌啶酮（**77**，IC_{50}=2.4 μmol/L）[95]。化合物 **78** 是由 **77** 顺式芳基变换成反式芳基、C3 手性翻转得到的，其活性提高了 50 倍（表 13.11）。预测的结合模式为：5-间氯苯基与 Leu^{26} 口袋结合，6-对氯苯基与 Trp^{23} 口袋结合，环丙甲基与 Phe^{19} 口袋形成疏水作用；2 位羧基可与 His^{96} 的咪唑环形成静电作用，这是在其他 MDM2 抑制剂中没有发现的。

结构优化首先在哌啶酮氮上引入不同的烷基取代。化合物 **78** 中环丙甲基取代时活性最好。同样的，C3 取代中 3*R*-乙酸（**78**）、3*R*-亚甲基四唑（**79**）的活性最好。在 *N*-丙基的 *α* 位引入酯基使得取代基团定位并获得最佳构象，因此，乙酯衍生物 **80** 和叔丁酯衍生物 **81** 使活性分别提高 3 倍和 8 倍。四唑化合物 **82** 进一步提高了蛋白结合抑制活性。

高分辨晶体衍射复合物确定了化合物 **81** 与 MDM2 的结合模式（PDB 编号：4ERE），其中两个芳基取代呈歪扭构象。经计算发现，这样的结合构象在能量上并不是最优的，因此在结合过程中会发生变化。如在 C3 位引入甲基可增加与 C5 位氯苯之间的空间位阻，从而稳定构象。化合物 **83**、**84** 的活性提高了 2 倍左右，不同温度下 ^{1}HNMR 的邻位偶合常数都证实了这个预测。体外活性测试显示，化合物 **84** 可激活人孕烷 X 受体（human pregnane X receptor，hPXR）、抑制 CYP3A4。

表 13.11 哌啶酮

编号	R^1	R^B	R^2	R^3	IC$_{50}$/(nmol/L)①	IC$_{50}$/(nmol/L)②
78	A	—	COOH	H	34	372
79	A	—	T	H	14	190
80	B	CO$_2$Et	COOH	H	7.6	86
81	B	CO$_2$tBu	COOH	H	4.2	43
82	B	CO$_2$tBu	T	H	1.8	20
83	B	CO$_2$tBu	COOH	CH$_3$	2.2	20
84	B	CO$_2$tBu	T	CH$_3$	0.9	9.0
85	B	Et	COOH	CH$_3$	2.8	36
86	B	CH$_2$OH	COOH	CH$_3$	1.7	6.8
87	B	(S)-CH(CH$_3$)OH	COOH	CH$_3$	1.1	4.2
88	B	CH$_2$OH	COOH	H	6.2③	—

① 通过均相时间分辨荧光实验测试。

② 在15%人血清中通过均相时间分辨荧光实验测试。

③ 运用全段 MDM2 蛋白通过表面等离子共振实验测试的 K_D 值。

将 N 上乙基（**85**）替换为叔丁酯使得活性下降 3 倍，其末端甲基用羟基（**86**）替换或替换成仲醇（**87**）后，活性都有所提升。在 15%人血清存在下，化合物的活性都比 **84** 有提高，表明化合物与其他蛋白的结合相对弱。

化合物 **87** 与 MDM2 复合物的晶体结构（PDB 编号：4ERF，图 13.13）显示其结合模式与 **81** 较为类似：6 位碳上对氯苯基与 Trp^{23} 口袋结合；5 位碳上 3-氯苯基与 Leu^{26} 口袋结合并与 His^{96} 形成 π-π 堆积作用，His^{96} 也与其 3 位碳上羧基形成静电作用力；N 上乙基取代与 Phe^{19} 口袋结合，方向受 α 位取代基的空间位阻影响，羟基则暴露在溶剂中。运用包含 N 端的 MDM2 蛋白（氨基酸残基 6～125）进行核磁共振以及 X 射线衍射研究，获得了 MDM2 "盖子" 区域与其配体结合的更多信息[96]。**78** 的 NMR 结构（PDB 编号：2LZJ）和 **88** 的 X 射线晶体衍射结构（PDB 编号：4HBM，图 13.14）都表明，N 端区域排列到与配体邻近的 α 螺旋、β 转角、β 短链。此外，Val^{14}、Thr^{16} 与 5 位碳上 3-氯苯基产生作用，Thr^{16} 侧链羟基与 His^{96} 咪唑形成氢键。晶体结构显示，MDM2 分子中 β 链与另一 MDM2 分子形成反向平行 β 折叠，从而形成 MDM2-小分子二聚复合物。

在体外抗肿瘤活性方面，化合物 **83** 和 **87** 抑制 SJSA-1（GI$_{50}$ 分别为 0.19 μmol/L、0.07 μmol/L）和 HCT-116（GI$_{50}$ 分别为 0.85 μmol/L、0.20 μmol/L）细胞生长，而对 p53 缺失的 HCT116 细胞的选择性非常明显，活性下降 100 倍以上。在 SJSA-1 移植瘤模

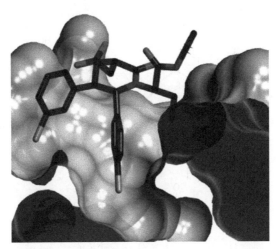

图 13.13　化合物 **87** 与 MDM2 晶体复合物（PDB 编号：4ERF）（见彩图）

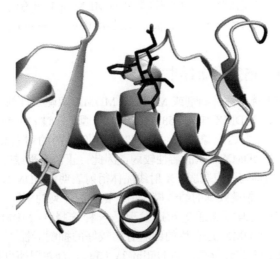

图 13.14　化合物 **88** 与 MDM2 复合物的晶体结构（PDB 编号：4HBM）（见彩图）

型中，化合物 **83** 在 300 mg/kg 的剂量下可诱导 p21 基因表达提高 15 倍；200 mg/kg 剂量给药 14 天，抑瘤率达 91%（EC_{50} 为 118 mg/kg）。化合物 **87** 的药代动力学性质与 **83** 相比，激活 hPXR、抑制 CYP3A4 以及肝清除能力较弱；但诱导 p21 的能力较强，200 mg/kg 剂量时抑瘤活性较强（EC_{50} 为 78 mg/kg），可完全抑制肿瘤生长，且无明显的毒性。考虑到化合物 **87** 清除快、半衰期短等问题，改为一天给药两次。与一天给药一次相比，75 mg/kg 或 100 mg/kg 时都能显著抑制肿瘤生长。总之，这类化合物无论是活性还是药代动力学性质都非常出色，是非常有前景的一类小分子抑制剂。

（9）其他小分子抑制剂

近年来，专利文献中也报道了多种结构类型的 MDM2-p53 抑制剂（如 **89～92**）[72,73]。其中一些结构是螺吲哚酮结构的变体，如吲哚结构（**89**）、螺吲哚酮扩环结构（**90**）以及 4-氰基吡啶（**91**）。

13.4 MDMX-p53 抑制剂

设计 MDMX-p53 选择性抑制剂或 MDM2、MDMX 双靶点抑制剂的方式与 MDM2-p53 抑制剂非常类似。MDMX 作为 p53 的重要调节因子，过表达或基因扩增在多种肿瘤中存在。MDMX 过表达现象常与 MDM2-p53 抑制剂的耐药相关。上文中提到 MDM2-p53 抑制剂对 MDMX-p53 的活性较弱，因此，正常水平或高表达的 MDMX 会导致 p53 对 MDM2 的抑制效应减弱。X 射线晶体衍射表明，MDM2、MDMX 与相同的 p53 残基结合，而这三个关键残基的结合模式由于氨基酸序列的不同而有明显的区别[97]。

化合物 **93** 经荧光偏振高通量筛选发现是一种选择性 MDMX 抑制剂（IC$_{50}$=0.9 μmol/L），并且对 MDMX 过表达的细胞有比较好的抑制活性[98]；分子对接显示，化合物 **93** 能结合在 p53 结合位点；与 Nutlin-3a（**30a**）合并用药可提高细胞毒活性；然而后续机制研究表明，**93** 的乙烯基部位可与 MDMX 的半胱氨酸巯基共价结合，此结合是可逆的，且可将蛋白固定在某一结合活性较弱的构象[99]。由于其反应性，这个结构在后续研究中并没有得到太多的关注。

吲哚乙内酰脲（如 **94**）是一类高通量筛选发现的 MDMX-p53 抑制剂[100]。在苄位引入取代基获得水溶性较好的化合物 **95**，这两个化合物对 MDMX-p53 及 MDM2-p53 都具有抑制活性（表 13.12）。核磁共振确定，**95** 可结合于 p53 结合口袋，排阻色谱法发现蛋白与小分子结合并形成二聚体，但等温比色法的结果为抑制剂与蛋白的比例为 1：1 或 2：2。晶体复合物（PDB 编号：3U15）如图 13.15 所示，二聚体为化合物 **95** 以一种非常规结合模式占据二聚体 MDMX 的结合口袋；3,4-二氟苯基与 Trp[23] 口袋结合，而同一 MDMX 的 Phe[19] 则被另一小分子的吲哚杂环占据；同样的，另一分子 MDMX 则与相对应的基团结合。**95** 与 MDM2 复合物的晶体结构（PDB 编号：3VBG）也是类似的二聚体结合模式。有意思的是，这类结构都没有与 Leu[26] 产生作用。

表 13.12　吲哚乙内酰脲

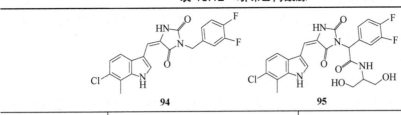

编号	MDM2 IC_{50}/(nmol/L)	MDMX IC_{50}/(nmol/L)
94	33	41
95	17	25

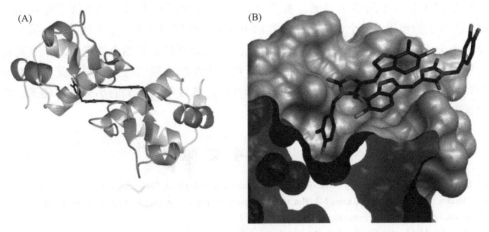

图 13.15　MDMX 与化合物 95 的 X 射线晶体复合物（PDB 编号：3U15）（见彩图）

（A）二聚体带状图；（B）结合表面

13.5　进入临床试验阶段的 MDM2-p53 抑制剂

目前已有多个临床候选化合物被报道，最有进展的是源于 Nutlin-3a（**30a**）的系列，包括 RG7112（**36**）。罗氏的 RG7388、螺吲哚酮 SAR-405838 都已进入 I 期临床试验。其他一些化合物也已进入临床前评价阶段。

13.5.1 RG7112

近期报道了咪唑啉类衍生物 RG7112 的 I 期临床试验[74]。20 个脂肪肉瘤病人中 14 人有 MDM2 过表达，2 人 Tp53 基因错义突变，试验以期证明 RG7112 的 MDM2-p53 抑制活性。试验终结点通过生物标志物的调控进行评估决定。病人在 28 天的周期中，前 10 天用 1440 mg/m^2 的最大耐受剂量，随后病人手术切除肿瘤组织或进行活组织检查，病人病情稳定则转用 3 个疗程的药物。在治疗前后测试 p53、p21、增殖标志物 Ki-67 以及凋亡标志物 TUNEL 的水平；此外，还监测了血液中 p53 激活标志物巨噬细胞抑制因子-1（macrophageinhibitory cytokine-1，MIC-1）的水平。

手术前有一部分病人反应较好，14 人病情稳定，5 人有进行性病变；手术后，8 人没有疾病迹象。通过生物标志物评估，p53、p21、MDM2、Ki-67 都有变化；TUNEL、MIC-1 在给药前后有明显变化。

RG7112 的毒性评价主要包括口服引起的胃肠毒性，p53 激活可能产生的血液毒性如血小板减少、嗜中性白血球减少症等。这些毒性可能是化合物固有的毒性，也可能是药物发挥作用而引起的。总而言之，RG7112 无论是作为单一抗肿瘤药物还是与细胞毒或靶向药物合并用药，都非常值得进一步探究。

13.6 结论

在 MDM2 被视为一个癌蛋白的这二十年来，我们已经了解了 MDM2 与 p53 或其他蛋白相互作用的多个方面。蛋白-蛋白相互作用结构上的认识加快了寻找激活 p53 新方法的步伐。首个进入临床研究的 RG7112 给我们带来了巨大的希望，其他类型的小分子临床试验会提供更多的活性数据、也会解释更多的毒性现象。未来药物化学设计抑制剂的挑战在于如何获得一个结构上匹配、脂溶性好，同时又有非常好的口服活性及药代动力学性质的小分子。目前，各种结构类型的小分子都还远远没有达到这个预期。

参 考 文 献

[1] Bogan AA, Thorn KS. Anatomy of hot spots in protein interfaces. J Mol Biol, 1998, 280: 1-9.

[2] Moreira IS, Fernandes PA, Ramos MJ. Hot spots—a review of the protein-protein interface determinant aminoacidresidues. Proteins Struct Funct Bioinf, 2007, 68: 803-812.

[3] Wells JA, McClendon CL. Reaching for high-hanging fruit in drug discovery at protein-protein interfaces. Nature, 2007, 450: 1001-1009.

[4] Junttila MR, Evan GI. p53—a jack of all trades but master of none. Nat Rev Cancer, 2009, 9: 821-829.

[5] Lane DP. Cancer. p53, guardian of the genome. Nature, 1992, 358: 15-16.

[6] Bode AM, Dong Z. Post-translational modification of p53 in tumorigenesis. Nat Rev Cancer, 2004, 4: 793-805.

[7] Murray-Zmijewski F, Slee EA, Lu X. A complex barcode underlies the heterogeneous response of p53 to stress. Nat Rev Mol Cell Biol, 2008, 9: 702-712.

[8] MacCallum DE, Hupp TR, Midgley CA, Stuart D, Campbell SJ, Harper A, et al. The p53 response to ionisingradiation in adult and developing murine tissues. Oncogene, 1996, 13: 2575-2587.

[9] Alvarez S, Drané P, Meiller A, Bras M, Deguin-Chambon V, Bouvard V, et al. A comprehensive study of p53 transcriptional activity in thymus and spleen of γ irradiated mouse: high sensitivity of genes involved in the two main apoptotic pathways. Int J Radiat Biol, 2006, 82: 761-770.

[10] Hollstein M, Sidransky D, Vogelstein B, Harris C. p53 mutations in human cancers. Science, 1991, 253: 49-53.

[11] Cho Y, Gorina S, Jeffrey P, Pavletich N. Crystal structure of a p53 tumor suppressor-DNA complex: understanding tumorigenic mutations. Science, 1994, 265: 346-355.

[12] Chan WM, Siu WY, Lau A, Poon RYC. How many mutant p53 molecules are needed to inactivate a tetramer? Mol Cell Biol, 2004, 24: 3536-3551.

[13] Jõers A, Kristjuhan A, Kadaja L, Maimets T. Tumour associated mutants of p53 can inhibit transcriptional activity of p53 without heterooligomerization. Oncogene, 1998, 17: 2351-2358.

[14] Cahilly-Snyder L, Yang-Feng T, Francke U, George DL. Molecular analysis and chromosomal mapping of amplified genes isolated from a transformed mouse 3T3 cell line. Somat Cell Mol Genet, 1987, 13: 235-244.

[15] Oliner JD, Kinzler KW, Meltzer PS, George DL, Vogelstein B. Amplification of a gene encoding a p53-associated protein in human sarcomas. Nature, 1992, 358: 80-83.

[16] Oliner JD, Pietenpol JA, Thiagalingam S, Gyuris J, Kinzler KW, Vogelstein B. Oncoprotein MDM2 conceals the activation domain of tumor suppressor p53. Nature, 1993, 362: 857-860.

[17] Shvarts A, Steegenga WT, Riteco N, van Laar T, Dekker P, Bazuine M, et al. MDMX: a novel p53-binding protein with some functional properties of MDM2. EMBO J, 1996, 15: 5349-5369.

[18] Shvarts A, Bazuine M, Dekker P, Ramos YFM, Steegenga WT, Merckx G, et al. Isolation and identification of the human homolog of a new p53-binding protein, MDMX. Genomics, 1997, 43: 34-42.

[19] Jones SN, Roe AE, Donehower LA, Bradley A. Rescue of embryonic lethality in Mdm2-deficient mice by absence of p53. Nature, 1995, 378: 206-208.

[20] Montes de Oca Luna R, Wagner DS, Lozano G. Rescue of early embryonic lethality in MDM2-deficient mice by deletion of p53. Nature, 1995, 378: 203-206.

[21] Parant J, Chavez-Reyes A, Little NA, Yan W, Reinke V, Jochemsen AG, et al. Rescue of embryonic lethality in Mdm4-null mice by loss of Trp53 suggests a nonoverlapping pathway with MDM2 to regulate p53. Nat Genet, 2001, 29: 92-95.

[22] Finch RA, Donoviel DB, Potter D, Shi M, Fan A, Freed DD, et al. MDMX is a negative regulator of p53 activity in vivo. Cancer Res, 2002, 62: 3221-3225.

[23] Steinman HA, Hoover KM, Keeler ML, Sands AT, Jones SN. Rescue of Mdm4-deficient mice by Mdm2 reveals functional overlap of Mdm2 and Mdm4 in development. Oncogene, 2005, 24: 7935-7940.

[24] Momand J, Zambetti GP, Olson DC, George D, Levine A. The mdm-2 oncogene product forms a complex with p53 protein and inhibits p53-mediated transactivation. Cell, 1992, 69: 1237-1245.

[25] Momand J, Wu H-H, Dasgupta G. MDM2—master regulator of the p53 tumor suppressor protein. Gene, 2000, 242: 15-29.

[26] Toledo F, Wahl GM. Regulating the p53 pathway: in vitro hypotheses, in vivo veritas. Nat Rev Cancer, 2006, 6: 909-923.

[27] Marine J-C, Jochemsen AG. MDMX as an essential regulator of p53 activity. Biochem Biophys Res Commun, 2005, 331: 750-760.

[28] Zhang Y, Xiong Y, Yarbrough WG. ARF promotes MDM2 degradation and stabilizes p53: ARF-INK4a locus deletion impairs both the Rb and p53 tumor suppression pathways. Cell, 1998, 92: 725-734.

[29] Honda R, Yasuda H. Association of p19(ARF) with Mdm2 inhibits ubiquitin ligase activity of Mdm2 for tumor suppressor p53. EMBO J, 1999, 18: 22-27.

[30] Tao W, Levine AJ. P19ARF stabilizes p53 by blocking nucleo-cytoplasmic shuttling of Mdm2. Proc Natl Acad Sci USA, 1999, 96: 6937-6941.

[31] Danovi D, Meulmeester E, Pasini D, Migliorini D, Capra M, Frenk R, et al. Amplification of Mdmx (or Mdm4) directly contributes to tumor formation by inhibiting p53 tumor suppressor activity. Mol Cell Biol, 2004, 24: 5835-5843.

[32] Gembarska A, Luciani F, Fedele C, Russell EA, Dewaele M, Villar S, et al. MDM4 is a key therapeutic target in cutaneous melanoma. Nat Med, 2012, 18: 1239-1247.

[33] Chen L, Agrawal S, Zhou W, Zhang R, Chen J. Synergistic activation of p53 by inhibition of MDM2 expression and DNA damage. Proc Natl Acad Sci USA, 1998, 95: 195-200.

[34] Geiger T, Husken D, Weiler J, Natt F, Woods-Cook KA, Hall J, et al. Consequences of the inhibition of Hdm2 expression in human osteosarcoma cells using antisense oligonucleotides. Anticancer Drug Des, 2000, 15: 423-430.

[35] Kussie PH, Gorina S, Marechal V, Elenbaas B, Moreau J, Levine AJ, et al. Structure of the MDM2 oncoprotein bound to the p53 tumor suppressor transactivation domain. Science, 1996, 274: 948-953.

[36] Uhrinova S, Uhrin D, Powers H, Watt K, Zheleva D, Fischer P, et al. Structure of free MDM2 N-terminal domain reveals conformational adjustments that accompany p53-binding. J Mol Biol, 2005, 350: 587-598.

[37] McCoy MA, Gesell JJ, Senior MM, Wyss DF. Flexible lid to the p53-binding domain of human Mdm2: implications for p53 regulation. Proc Natl Acad Sci USA, 2003, 100: 1645-1648.

[38] Schon O, Friedler A, Bycroft M, Freund SMV, Fersht AR. Molecular mechanism of the interaction between MDM2 and p53. J Mol Biol, 2002, 323: 491-501.

[39] Carotti A, Macchiarulo A, Giacchè N, Pellicciari R. Targeting the conformational transitions of MDM2 and MDMX: insights into key residues affecting p53 recognition. Proteins Struct Funct Bioinf, 2009, 77: 524-535.

[40] Chen HF, Luo R. Binding induced folding in p53-MDM2 complex. J Am Chem Soc, 2007, 129: 2930-2937.

[41] Picksley SM, Vojtesek B, Sparks A, Lane DP. Immunochemical analysis of the interaction of p53 with MDM2—fine mapping of the MDM2 binding site on p53 using synthetic peptides. Oncogene, 1994, 9: 2523-2529.

[42] Böttger V, Böttger A, Howard SF, Picksley SM, Chene P, Garcia-Echeverria C, et al. Identification of novel MDM2 binding peptides by phage display. Oncogene, 1996, 13: 2141-2147.

[43] Wasylyk C, Salvi R, Argentini M, Dureuil C, Delumeau I, Abecassis J, et al. p53 mediated death of cells overexpressing MDM2 by an inhibitor of MDM2 interaction with p53. Oncogene, 1999, 18: 1921-1934.

[44] Garcia-Echeverria C, Chene P, Blommers MJJ, Furet P. Discovery of potent antagonists of the interaction between human double minute 2 and tumor suppressor p53. J Med Chem, 2000, 43: 3205-3208.

[45] Chene P, Fuchs J, Bohn J, Garcia-Echeverria C, Furet P, Fabbro D. A small synthetic peptide, which inhibits the p53-hdm2 interaction, stimulates the p53 pathway in tumour cell lines. J Mol Biol, 2000, 299: 245-253.

[46] Garcia-Echeverria C, Furet P, Chene P. Coupling of the Antennapedia third helix to a potent antagonist of the p53/hdm2 protein-protein interaction. Bioorg Med Chem Lett, 2001, 11: 2161-2164.

[47] Schafmeister CE, Po J, Verdine GL. An all-hydrocarbon cross-linking system for enhancing the helicity and metabolic stability of peptides. J Am Chem Soc, 2000, 122: 5891-5892.

[48] Bernal F, Wade M, Godes M, Davis TN, Whitehead DG, Kung AL. A stapled p53 helix overcomes HDMXmediated suppression of p53. Cancer Cell, 2010, 18: 411-422.

[49] Baek S, Kutchukian PS, Verdine GL, Huber R, Holak TA, Lee KW, et al. Structure of the stapled p53 peptide bound to Mdm2. J Am Chem Soc, 2011, 134: 103-106.

[50] Hu B, Gilkes DM, Chen J. Efficient p53 activation and apoptosis by simultaneous disruption of binding to MDM2 and MDMX. Cancer Res, 2007, 67: 8810-8817.

[51] Madden MM, Muppidi A, Li Z, Li X, Chen J, Lin Q. Synthesis of cell-permeable stapled peptide dual inhibitors of the p53-Mdm2/Mdmx interactions via photoinduced cycloaddition. Bioorg Med Chem Lett, 2011, 21: 1472-1475.

[52] Sakurai K, Chung HS, Kahne D. Use of a retroinverso p53 peptide as an inhibitor of MDM2. J Am Chem Soc, 2004, 126: 16288-16289.

[53] Liu M, Pazgier M, Li C, Yuan W, Li C, Lu W. A left-handed solution to peptide inhibition of the p53-MDM2 interaction. Angew Chem Int Ed, 2010, 49: 3649-3652.

[54] Liu M, Li C, Pazgier M, Li C, Mao Y, Lv Y, et al. D-peptide inhibitors of the p53-MDM2 interaction for targeted

molecular therapy of malignant neoplasms. Proc Natl Acad Sci USA, 2010, 107: 14321-14326.

[55] Zhan C, Zhao L, Wei X, Wu X, Chen X, Yuan W, et al. An ultrahigh affinity d-peptide antagonist of MDM2. J Med Chem, 2012, 55: 6237-6241.

[56] Kritzer JA, Lear JD, Hodsdon ME, Schepartz A. Helical β-peptide inhibitors of the p53-hDM2 interaction. J Am Chem Soc, 2004, 126: 9468-9469.

[57] Michel J, Harker EA, Tirado-Rives J, Jorgensen WL, Schepartz A. In silico improvement of β3-peptide inhibitors of p53•hDM2 and p53•hDMX. J Am Chem Soc, 2009, 131: 6356-6357.

[58] Fasan R, Dias RLA, Moehle K, Zerbe O, Vrijbloed JW, Obrecht D. Using a β-hairpin to mimic an α-helix: cyclic peptidomimetic inhibitors of the p53-HDM2 protein-protein interaction. Angew Chem Int Ed, 2004, 43: 2109-2112.

[59] Fasan R, Dias RLA, Moehle K, Zerbe O, Obrecht D, Mittl PRE, et al. Structure-activity studies in a family of β-hairpin protein epitope mimetic inhibitors of the p53-HDM2 protein-protein interaction. Chem Bio Chem, 2006, 7: 515-526.

[60] Hara T, Durell SR, Myers MC, Appella DH. Probing the structural requirements of peptoids that inhibit HDM2-p53 interactions. J Am Chem Soc, 2006, 128: 1995-2004.

[61] Yin H, Lee GI, Park HS, Payne GA, Rodriguez JM, Sebti SM, et al. Terphenyl-based helical mimetics that disrupt the p53/HDM2 interaction. Angew Chem Int Ed, 2005, 44: 2704-2707.

[62] Shaginian A, Whitby LR, Hong S, Hwang I, Farooqi B, Searcey M, et al. Design, synthesis, and evaluation of an α-helix mimetic library targeting protein−protein interactions. J Am Chem Soc, 2009, 131: 5564-5572.

[63] Plante JP, Burnley T, Malkova B, Webb ME, Warriner SL, Edwards TA, et al. Oligobenzamide proteomimetic inhibitors of the p53-hDM2 protein-protein interaction. Chem Commun, 2009: 5091-5093.

[64] Campbell F, Plante JP, Edwards TA, Warriner SL, Wilson AJ. N-alkylated oligoamide α-helical proteomimetics. Org Biomol Chem, 2010, 8: 2344-2351.

[65] Lee JH, Zhang Q, Jo S, Chai SC, Oh M, Im W, et al. Novel pyrrolopyrimidine-based α-helix mimetics: cellpermeable inhibitors of protein−protein interactions. J Am Chem Soc, 2010, 133: 676-679.

[66] Sakurai K, Kahne D. Design and synthesis of functionalized trisaccharides as p53-peptide mimics. Tetrahedron Lett, 2010, 51: 3724-3727.

[67] Vassilev LT, Vu BT, Graves B, Carvajal D, Podlaski F, Filipovic Z, et al. In vivo activation of the p53 pathway by small-molecule antagonists of MDM2. Science, 2004, 303: 844-848.

[68] Fry DC, Emerson SD, Palmeb S, Vua BT, Liua CM, Podlaskia F. NMR structure of a complex between MDM2 and a small molecule inhibitor. J Biomol NMR, 2004, 30: 163-173.

[69] Tovar C, Rosinski J, Filipovic Z, Higgins B, Kolinsky K, Hilton H, et al. Small-molecule MDM2 antagonists reveal aberrant p53 signaling in cancer: implications for therapy. Proc Natl Acad Sci USA, 2006, 103: 1888-1893.

[70] Workman P, Collins I. Probing the probes: fitness factors for small molecule tools. Chem Biol, 2010, 17: 561-577.

[71] Fotouhi N, Haley GJ, Simonsen KB, Vu BT, Webber SE. Cis-2,4,5-triaryl-imidazolines and their use as anticancer medicaments. US, 2006 WO/2006/097261.

[72] Weber L. Patented inhibitors of p53-MDM2 interaction (2006-2008). Exp Opin Ther Pat, 2010, 20: 179-191.

[73] Khoury K, Popowicz GM, Holak TA, Domling A. The p53-MDM2/MDMX axis: a chemotype perspective. Med Chem Comm, 2011, 2: 246-260.

[74] Ray-Coquard I, Blay J-Y, Italiano A, Le Cesne A, Penel N, Zhi J, et al. Effect of the MDM2 antagonist RG7112 on the p53 pathway in patients with MDM2-amplified, well-differentiated or dedifferentiated liposarcoma: an exploratory proof-of-mechanism study. Lancet Oncol, 2012, 13: 1133-1140.

[75] Parks DJ, LaFrance LV, Calvo RR, Milkiewicz KL, Gupta V, Lattanze J, et al. 1,4-benzodiazepine-2,5-diones as small molecule antagonists of the HDM2-p53 interaction: discovery and SAR. Bioorg Med Chem Lett, 2005, 15: 765-770.

[76] Grasberger BL, Lu TB, Schubert C, Parks DJ, Carver TE, Koblish HK, et al. Discovery and cocrystal structure of benzodiazepinedione HDM2 antagonists that activate p53 in cells. J Med Chem, 2005, 48: 909-912.

[77] Parks DJ, LaFrance LV, Calvo RR, Milkiewicz KL, Marugan JJ, Raboisson P, et al. Enhanced pharmacokinetic

properties of 1,4-benzodiazepine-2,5-dione antagonists of the HDM2-p53 protein-protein interaction through structure-based drug design. Bioorg Med Chem Lett, 2006, 16: 3310-3314.

[78] Marugan JJ, Leonard K, Raboisson P, Gushue JM, Calvo R, Koblish HK, et al. Enantiomerically pure 1,4-benzodiazepine-2,5-diones as Hdm2 antagonists. Bioorg Med Chem Lett, 2006, 16: 3115-3120.

[79] Koblish HK, Zhao SY, Franks CF, Donatelli RR, Tominovich RM, LaFrance LV, et al. Benzodiazepinedione inhibitors of the Hdm2: p53 complex suppress human tumor cell proliferation in vitro and sensitize tumors to doxorubicin in vivo. Mol Cancer Ther, 2006, 5: 160-169.

[80] Ding K, Lu Y, Nikolovska-Coleska Z, Qiu S, Ding Y, Gao W, et al. Structure-based design of potent non-peptide MDM2 inhibitors. J Am Chem Soc, 2005, 127: 10130-10131.

[81] Ding K, Lu Y, Nikolovska-Coleska Z, Wang G, Qiu S, Shangary S, et al. Structure-based design of spiro-oxindoles as potent, specific small-molecule inhibitors of the MDM2-p53 interaction. J Med Chem, 2006, 49: 3432-3435.

[82] Shangary S, Ding K, Qiu S, Nikolovska-Coleska Z, Bauer JA, Liu M, et al. Reactivation of p53 by a specific MDM2 antagonist (MI-43) leads to p21-mediated cell cycle arrest and selective cell death in colon cancer. Mol Cancer Ther, 2008, 7: 1533-1542.

[83] Yu S, Qin D, Shangary S, Chen J, Wang G, Ding K, et al. Potent and orally active small-molecule inhibitors of the MDM2a-p53 interaction. J Med Chem, 2009, 52: 7970-7973.

[84] Mohammad RM, Wu J, Azmi AS, Aboukameel A, Sosin A, Wu S, et al. An MDM2 antagonist (MI-319) restores p53 functions and increases the life span of orally treated follicular lymphoma bearing animals. Mol Cancer, 2009, 8: 115.

[85] Shangary S, Qin D, McEachern D, Liu M, Miller RS, Qiu S, et al. Temporal activation of p53 by a specific MDM2 inhibitor is selectively toxic to tumors and leads to complete tumor growth inhibition. Proc Natl Acad Sci USA, 2008, 105: 3933-3938.

[86] Hardcastle IR, Ahmed SU, Atkins H, Farnie G, Golding BT, Griffin RJ, et al. Isoindolinone based inhibitors of the MDM2-p53 protein-protein interaction. Bioorg Med Chem Lett, 2005, 15: 1515-1520.

[87] Hardcastle IR, Ahmed SU, Atkins H, Farnie G, Golding BT, Griffin RJ, et al. Small-molecule inhibitors of the MDM2-p53 protein-protein interaction based on an isoindolinone scaffold. J Med Chem, 2006, 49: 6209-6221.

[88] Riedinger C, Endicott JA, Kemp SJ, Smyth LA, Watson A, Valeur E, et al. Analysis of chemical shift changes reveals the binding modes of isoindolinone inhibitors of the MDM2-p53 interaction. J Am Chem Soc, 2008, 130: 16038-16044.

[89] Riedinger C, Noble ME, Wright DJ, Mulks F, Hardcastle IR, Endicott JA, et al. Understanding small-molecule binding to MDM2: insights into structural effects of isoindolinone inhibitors from NMR spectroscopy. Chem Biol Drug Des, 2011, 77: 301-308.

[90] Rothweiler U, Czarna A, Krajewski M, Ciombor J, Kalinski C, Khazak V, et al. Isoquinolin-1-one inhibitors of the MDM2-p53 interaction. Chem Med Chem, 2008, 3: 1118-1128.

[91] Allen JG, Bourbeau MP, Wohlhieter GE, Bartberger MD, Michelsen K, Hungate R, et al. Discovery and optimization of chromenotriazolopyrimidines as potent inhibitors of the mouse double minute 2-tumor protein 53 protein-protein interaction. J Med Chem, 2009, 52: 7044-7053.

[92] Beck HP, DeGraffenreid M, Fox B, Allen JG, Rew Y, Schneider S, et al. Improvement of the synthesis and pharmacokinetic properties of chromenotriazolopyrimidine MDM2-p53 protein-protein inhibitors. Bioorg Med Chem Lett, 2011, 21: 2752-2755.

[93] Furet P, Chène P, De Pover A, Valat TS, Lisztwan JH, Kallen J, et al. The central valine concept provides an entry in a new class of non peptide inhibitors of the p53-MDM2 interaction. Bioorg Med Chem Lett, 2012, 22: 3498-34502.

[94] Popowicz GM, Czarna A, Wolf S, Wang K, Wang W, Dömling A, et al. Structures of low molecular weight inhibitors bound to MDMX and MDM2 reveal new approaches for p53-MDMX/MDM2 antagonist drug discovery. Cell Cycle, 2010, 9: 1104-1111.

[95] Rew Y, Sun D, Gonzalez-Lopez De Turiso F, Bartberger MD, Beck HP, Canon J, et al. Structure-based design of novel inhibitors of the MDM2-p53 interaction. J Med Chem, 2012, 55: 4936-4954.

[96] Michelsen K, Jordan JB, Lewis J, Long AM, Yang E, Rew Y, et al. Ordering of the N-terminus of human MDM2 by small molecule inhibitors. J Am Chem Soc, 2012, 134: 17059-17067.

[97] Popowicz GM, Czarna A, Rothweiler U, Szwagierczak A, Krajewski M, Weber L, et al. Molecular basis for the inhibition of p53 by MDMS. Cell Cycle, 2007, 6: 2386-2392.

[98] Reed D, Shen Y, Shelat AA, Arnold LA, Ferreira AM, Zhu F, et al. Identification and characterization of the first small molecule inhibitor of MDMX. J Biol Chem, 2010, 285: 10786-10796.

[99] Bista M, Smithson D, Pecak A, Salinas G, Pustelny K, Min J, et al. On the mechanism of action of SJ-172550 in inhibiting the interaction of MDM4 and p53. PLoS ONE, 2012, 7: e37518.

[100] Graves B, Thompson T, Xia M, Janson C, Lukacs C, Deo D, et al. Activation of the p53 pathway by smallmolecule-induced MDM2 and MDMX dimerization. Proc Natl Acad Sci USA, 2012, 109: 11788-11793.

（庄春林译）

第14章
靶向改变代谢——新兴肿瘤治疗策略

Minsuh seo，Robert Blake Crochet，Yong-Hwan Lee

14.1 肿瘤的代谢改变

细胞为了维持其生物功能和存活，就必须不断地产生能量[1-3]。为了满足能量需求，细胞通过不断地调整代谢，以适应持续的生理条件、保持最优的代谢状态；肿瘤细胞也不例外[4]。实际上，为了生存和快速生长，在实现这种代谢适应（metabolic adaptation）方面，肿瘤细胞可能是最成功的细胞[5,6]。诸如葡萄糖、脂肪酸和氨基酸等营养素的氧化，会以 ATP（三磷酸腺苷，为所有细胞提供主要能量）的形式产生细胞能量[7]。然而快速生长期的肿瘤细胞通常会出现氧供应不足，与邻近细胞共生营养交流受限的情况[8]。为了能在如此恶劣的环境中生存、生长，肿瘤细胞会重新调整代谢类型，即更少地依赖于氧供给和邻近细胞[5,9]。

例如，糖酵解（glycolysis）几乎是所有生物体的主要碳代谢途径，通过糖酵解，葡萄糖转化为丙酮酸并产生细胞能量（图 14.1）[10]。在有氧环境下，丙酮酸被运送到线粒体，通过三羧酸（柠檬酸）循环和呼吸链将丙酮酸完全氧化成二氧化碳和水，最终生成 36 分子的 ATP。然而在无氧条件下，为了不断地维持糖酵解，丙酮酸则转化为乳酸，并同时生成氧化的烟酰胺腺嘌呤二核苷酸（NAD^+）。除了产生能量之外，糖酵解同时还提供了合成氨基酸、脂肪酸和核苷酸的重要前体，这些前体是大分子合成必需的，并最终促进细胞增殖。由于具有这种优势，肿瘤细胞更多的依赖糖酵解而不是氧化磷酸化，使葡萄糖完全氧化成二氧化碳和水[11,12]。这些致癌的代谢适应通常需要有别于正常细胞使用的代谢酶和养分转移蛋白。因此，致癌的代谢适应必然涉及到适应相关蛋白的基因表达激活。这一进程通过转录调控因子实现，转录调控因子的活性则是由其他的致癌信号转导分子和/或生理环境调控的。

14.1.1 基因表达模式的适应性变化

已有的研究还没有阐明肿瘤代谢改变的具体原因和肿瘤代谢改变产生的影响[13]。然而已经证实肿瘤通常与受损线粒体的呼吸作用、关键致癌因子的激活、肿瘤缺氧微

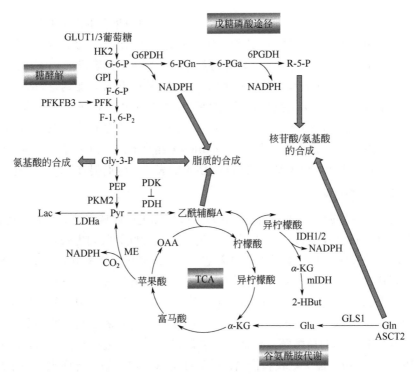

图 14.1　肿瘤代谢涉及的途径

图中阐述了与肿瘤有关的代谢途径，包括酶和转运蛋白，其基因表达可被 *c-myc* 和 HIF-1 激活。
产生生物合成的中间体以及氧化应激内环境稳态调节（NADPH）的原料分别用箭头或
不同的字体表示。所有缩写已在正文中给出定义

环境的改变（可能是肿瘤代谢适应的主要原因）有关。致癌的线粒体的损伤必然牵涉到电子转移复杂系统和细胞凋亡系统的紊乱。然而三羧酸（TCA）循环在许多情况下仍可进行[9,14]。尽管肿瘤细胞群迅速的立体性增长促使新血管生成，但这些血管的数量仍然不足。因此，必须在肿瘤细胞群中心细胞的周围建立缺氧的微环境[15,16]。这种情况会激活缺氧诱导因子-1（hypoxia-inducible factor-1，HIF-1）。HIF-1 是一种转录激活因子，它在无氧条件下激活细胞糖酵解中发挥着重要的作用[16,17]（参见第 10 章和第 14 章）。虽然在氧气供给充足时，正常细胞中的 HIF-1 会不断降解，然而即使在非缺氧条件下，肿瘤细胞中的 HIF-1α 也会稳定存在；HIF-1α 的稳定存在可以引起包括葡萄糖转运蛋白在内的几乎全部有氧糖酵解必需蛋白的基因表达，并因此引发瓦博格表型（Warburg phenotype）[17,18]。这种 HIF-1 的转录激活通过 *c-myc* 和 *c-ras* 致癌基因得以增强[19]。

　　c-myc、*c-ras* 和 *c-src* 的致癌激活可引起糖酵解速率调控蛋白的表达上调，比如引起葡萄糖转运蛋白 1 和 3（GLUT1/3）、己糖激酶 2（HK2）、6-磷酸果糖-2-激酶/果糖-2,6-二磷酸酶 3 和 4（PFKFB3/4）、丙酮酸激酶 M2（PKM2）和乳酸脱氢酶（LDH）的蛋

白表达上调[20]。许多观察结果揭示：这些致癌基因也可以增强 HIF-1 的作用。由于线粒体损伤、致癌基因激活和 HIF-1 的稳定化，肿瘤细胞的能量主要依靠增强的有氧糖酵解产生[21]。HIF-1 主要通过转录激活糖酵解相关基因来激活糖酵解；与 HIF-1 相比，*c-myc* 则激活谷氨酰胺代谢和糖酵解相关的基因表达[22]。因此，激活 *c-myc* 会导致谷氨酰胺转运蛋白（ASCT2）、肾脏型谷氨酰胺酶（GLS1）和一系列与 TCA 循环相关基因的转录激活[23]。除了作为转录激活基因外，*c-myc* 同时还通过产生 miR23a 和 miR23b 间接地促进基因表达[23]。正常情况下，microRNA 结合 GLS1 的 3′-非编码区并阻止转录。然而 *c-myc* 的激活可以抑制这些 microRNA 的表达，进而促进 GLS1 的转录[42]。

14.1.2　瓦博格效应

肿瘤是一种由细胞生长失控引起的疾病，肿瘤细胞可以转移扩散到周围其他组织和器官[24]。瓦博格（Warburg）最先指出：为了满足细胞无限制生长和增殖的要求，肿瘤细胞在能量代谢方面发生了显著的变化[14]。在诸多代谢改变中，大多数肿瘤细胞最主要的代谢改变是大幅度提高葡萄糖的吸收，增强糖酵解。与正常细胞相比，肿瘤细胞提高葡萄糖代谢成乳酸，而不是用于整个呼吸作用[5,6]。很多肿瘤细胞，包括肺癌细胞、结肠癌细胞、乳腺癌细胞、皮肤癌细胞和白血病细胞，即使是在富氧情况下也表现出高速率的糖酵解，进而进行乳酸发酵[11,12]。近一个世纪前，奥托·瓦博格（Otto Warburg）首次记载和推测：肿瘤细胞从正常细胞变异而来，由于线粒体呼吸链的破坏，肿瘤细胞表现出更高速率的糖酵解进而进行乳酸发酵的代谢特点[14]。肿瘤细胞的高糖酵解现象称为"Warburg 效应"，该现象有助于全面理解肿瘤代谢和癌症预后的代谢标志物。

有氧糖酵解的代谢改变可能会为癌细胞带来一系列的优势。首先，与氧化磷酸化相比，有氧糖酵解尽管产出的净能量较低，但比有氧呼吸产生能量更快、更安全。TCA 循环调控氧化磷酸化并产生活性氧（ROS）。对于大多数肿瘤细胞而言，当线粒体受损时，细胞内 ROS 将会增加[26,27]。在缺氧条件下，减少对利用氧气产生能量的依赖保证了肿瘤细胞的存活和生长。其次，加速糖酵解进程为核苷酸和脂质提供了必需的生物合成前体，这些前体对细胞的分裂和增殖非常重要[28]。再次，乳酸生成的增加降低了肿瘤组织细胞内和细胞外的 pH 值，促使邻近的正常细胞凋亡，增强了肿瘤的侵袭性，为肿瘤提供了保护，对免疫系统和抗癌药物产生了抵抗[29]，这样肿瘤细胞与相邻近正常细胞在争夺营养物质中获得了优势，为其生存和生长提供营养保障[30]。

因此，Warburg 效应已经成为了抗肿瘤新药研发中的热门靶标。在临床上，利用 Warburg 效应诊断和检查肿瘤有着广泛的应用，采用正电子发射断层成像（PET），以 [2-^{18}F]2-脱氧葡萄糖（一种放射性葡萄糖同系物）为探针，可以定位高葡萄糖摄取和糖酵解的位点[9]。然而具有显著疗效的药物治疗最近才刚刚发展起来。虽然糖酵解是细胞之间最常用的共享途径（忽略异常情况），只有揭示了 Warburg 效应的分子作用机制，才有可能找到合理的药物治疗靶标[13, 31]。

14.1.3　谷氨酰胺代谢

越来越多的证据表明，尽管基质细胞的共生依赖仍处于有限水平，但致癌代谢适应可以使细胞倾向于自主代谢。在这方面，激活糖酵解是必要的，但又不足以满足增殖细胞的合成代谢。糖酵解仅能提供碳，然而细胞的合成代谢途径迫切需要氮，如氨基酸和核苷酸的合成。因此，研究者致力于寻找与糖酵解互补的作用机制。有证据表明，通过 TCA 循环，肿瘤细胞中的谷氨酰胺也在积极消耗，这种通路称为谷氨酰胺代谢（glutaminolysis）[3,25]。研究发现，在无氧条件下，某些癌细胞的氧气消耗并没有显著低于正常细胞。即使线粒体功能受损，TCA 循环依然可以进行。因此，最新的研究结果表明，肿瘤细胞中的糖酵解和谷氨酰胺代谢都很活跃，为肿瘤细胞同时提供能量和合成代谢的前体[32]。

谷氨酰胺是哺乳动物体内最丰富的游离氨基酸，并且是许多代谢过程中重要的氮源[33]。传统上认为它是一种非必需氨基酸，其主要功能是参与氮的代谢、储存和运输。然而在过去的几十年中，谷氨酰胺的重要性已经非常明确，即它不仅仅是核苷酸、氨基酸和其他生物学上重要的代谢产物的前体，同时也是促进细胞快速生长的能量来源[32]。研究表明，高增殖细胞，如癌细胞，表现出高谷氨酰胺依赖性生长和增殖[33]。最近已有研究表明，谷氨酰胺除了作为生物合成前体和代谢燃料之外，其在调节代谢蛋白基因的表达、信号转导、细胞维持和细胞内信号转导通路中也发挥了重要的作用[34,35]。

谷氨酰胺代谢在线粒体中进行，其功能是降解谷氨酰胺为细胞提供能量（图 14.1）[32]。该过程通过高亲和力的谷氨酰胺转运蛋白（glutamine transport protein，ASCT2）将谷氨酰胺转运到细胞内[22,36]。尽管 ASCT2 对正常水平的谷氨酰胺摄取非常重要，它由 c-myc 转录激活并在许多肿瘤细胞中表达上调[22, 37, 38]。ASCT2 的这种表达变化有利于谷氨酰胺的吸收，并保障肿瘤细胞内谷氨酰胺的含量。一旦谷氨酰胺进入细胞，细胞就会通过多级过程，利用 TCA 循环和苹果酸-天冬氨酸穿梭支路（malate-aspartate shuttle）提供的蛋白降解谷氨酰胺。这一过程在细胞质基质或线粒体中发生，依赖于谷氨酰胺酶（glutaminase）亚型。谷氨酰胺酶首先对谷氨酰胺进行γ-氮脱氨基作用，产生谷氨酸和氨[39]。线粒体谷氨酰胺酶亚型 GLS1（以前认为该亚型是肾脏型）对肿瘤细胞特别重要。肿瘤细胞中的磷酸活化的谷氨酰胺酶亚型通常过表达，引起高水平的谷氨酰胺代谢[40]。

在线粒体中，通过 GLS1 谷氨酰胺脱氨基化形成的谷氨酸可能有两种用途：谷胱甘肽半胱氨酸连接酶（glutathione cysteine ligase）利用谷氨酸生成谷胱甘肽，以对抗 ROS 的氧化应激；谷氨酸转化成α-酮戊二酸为 TCA 循环提供底物[37,41]。值得一提的是，在 TCA 循环中，异柠檬酸脱氢酶（isocitrate dehydrogenase，IDH）催化异柠檬酸转化为α-酮戊二酸，并产生脱羧副产物烟酰胺腺嘌呤二核苷酸（NADH）。相比之下，尽管催化反应是相同的，当 IDH1 和 IDH2（存在于细胞质基质中）以从线粒体中转运到细胞质基质的柠檬酸为底物时，催化反应的产物是磷酸烟酰胺腺嘌呤二核苷酸（NADPH）而不是 NADH[37a]。这种细胞基质的 IDH 催化反应是 NADPH 的来源，NADPH 是合成脂肪酸和氧化应激内环境稳态的重要还原剂。此外，细胞质基质中的 IDH 在肿瘤细胞中通常会发生突变（代表的有 mIDH，图 14.1），并催化 α-酮戊二酸转化成 2-羟基丁酸而不发生正常的反应。NADPH 的另一来源是通过谷氨酰胺代谢获取：苹果酸酶（malic enzyme）催化苹果酸脱羧生成丙酮酸（图 14.1）。α-酮戊二酸进一步的反应可以产生能量（一分子谷氨酰胺产生六分子 ATP 和一分子丙酮酸），也可以为 TCA 循环和其他代谢通路提供代谢中间体。

14.1.4 代谢适应和氧化应激

已有研究表明，肿瘤细胞的 ROS 水平比正常细胞高，说明肿瘤的氧化应激与 ROS 有关[42,43]。然而 ROS 的增高是肿瘤发展的原因还是结果，目前仍不明确[44,45]。致癌环境，如异常代谢改变、线粒体损伤、缺氧、基质脱附和炎症，都与 ROS 增高有关[46,47]。ROS 的慢性增高可导致由核酸链断裂引起的遗传不稳定性、鸟嘌呤和胸腺嘧啶的改变、姐妹染色单体的交换，进而增加肿瘤进一步恶化的可能性[48,49]。近期的研究表明，ROS 可以促进肿瘤细胞的增殖和肿瘤的发生、发展。目前认为，c-Jun 氨基端激酶/应激活化蛋白激酶（c-Jun amino-terminal kinase/stress-activated protein kinase）、Rac1、NADPH-氧化酶和丝裂原活化蛋白激酶（mitogen-activated protein kinase）通路的 ROS 诱导激活引起了 ROS 相关的肿瘤细胞增殖[50,51]。

此外，ROS 产量的增加可以诱导细胞周期的进展，特别是促进细胞周期中 G1/S 期的转变[52-54]。慢性氧化应激使肿瘤细胞的多药耐药外排泵（multidrug-resistance efflux pump）和 P-糖蛋白（P-glycoprotein）表达上调，降低了化疗的效果。通过刺激血管生成因子白细胞介素-8（interleukin-8）、血管内皮生长因子（vascular endothelial growth factor）、基质金属蛋白酶-1（matrix metalloproteinase-1）促进血管生长，氧化应激同样也会增加对肿瘤细胞的供血[49,55]。此外，ROS 通过激活 p38 Map 激酶和 Rac1 来促进肿瘤细胞的侵袭和转移，反过来又可以改变肌动蛋白细胞骨架（actin cytoskeleton）的排列和识别。肿瘤微环境内的 ROS 可以直接损害血管内皮细胞，促进肿瘤的血管侵袭[56]。尽管 ROS 促进肿瘤的发展[49]，但当其水平过高时也会产生有害的氧化应激，导致细胞成分破坏，引起细胞死亡。肿瘤抑制蛋白 p53 和促凋亡信号分子，如 ASK1、JNK、p38，在 ROS 诱导的细胞凋亡中发挥着作用[49,57,58]。

14.2 肿瘤中氧化应激内环境稳态的调节

传统意义上，Warburg 效应可以简单定义为肿瘤细胞内异常增高的糖酵解。然而现有研究已经将该定义扩展到包括谷氨酰胺代谢在内的肿瘤细胞整体代谢的改变[42,43]。受损线粒体中持续的 TCA 循环过程和之后进行的谷氨酰胺代谢，是肿瘤细胞的 ROS 比正常细胞多的主要原因。尽管如此，肿瘤细胞也会精确地将 ROS 调节至无害水平[44,

[45]。近来，肿瘤的 ROS 内环境稳态（homeostasis）调节作用机制成为了研究的主要问题之一。细胞的致癌性转化伴随着线粒体功能障碍，导致无法进行细胞凋亡，最终使肿瘤细胞得以存活[46,47]。研究认为，线粒体功能障碍至少是肿瘤细胞产生过量 ROS 的原因之一[59,60]。尽管大多数的葡萄糖经过糖酵解代谢成了乳酸，小部分的丙酮酸会被转移到功能障碍的线粒体中，参与 TCA 循环和后续的氧化磷酸化。大部分谷氨酰胺代谢产物，如 α-酮戊二酸，参与到 TCA 循环中。然而在功能障碍的线粒体中，氧化磷酸化被减弱，从而产生了 ROS。最近的研究表明，与前述相比，糖酵解的增强为肿瘤细胞提供了又一优势。糖酵解的第一步是葡萄糖通过己糖激酶生成葡萄糖-6-磷酸（glucose-6-phosphate，G-6-P）。如图 14.1 所示，G-6-P 不仅是糖酵解中间体，同时还是戊糖磷酸途径（pentose phosphate pathway，PPP）的起始底物，PPP 的总体速率受底物水平控制。在这一通路中，葡萄糖不是进入糖酵解过程就是进入 PPP 途径。因为 PPP 途径是 NADPH 的主要来源，两种途径可以相互调节。谷胱甘肽是细胞内最重要的抗氧化剂，它只能利用细胞内的 NADPH 进行再生。

14.2.1　氧化应激、谷胱甘肽和戊糖磷酸途径

尽管 ROS 有助于肿瘤的发展，但即使是在肿瘤细胞中，ROS 的产量也必须严格控制在一定水平，以避免过度氧化应激带来伤害[61]。抗氧化剂的生物作用机制已经演变为：它可以保护细胞免受 ROS 的毒性影响并维持氧化还原平衡[62,63]。抗氧化剂的作用是淬灭自由基并阻断不可控的氧化串联反应。谷胱甘肽（γ-谷酰基-半胱氨酸-甘氨酸，GSH）是最可再生的细胞内抗氧化剂之一，半胱氨酸残基的巯基作为质子供体在清除 ROS 中发挥着重要的作用[64-67]。GSH 存在于大多数组织中，其浓度在毫摩尔范围（1~10 mmol/L），它既是细胞内浓度最高的抗氧化剂，又是多种抗氧化酶重要的辅因子[67]。谷胱甘肽能够以两种互变的氧化还原状态存在：还原状态的 GSH 和氧化状态的二硫化谷胱甘肽（GSSG）。在氧化状态下，谷胱甘肽形成了稳定的二硫键连接的复合物。GSH 的 ROS 保护作用机制是向 ROS 贡献一个电子，发生巯基/二硫化物交换反应（RS-SR+R′SH ↔ R′S-SR+RSH），形成混合的二硫键化产物（GSSG）[67]。如图 14.2 所示，由谷胱甘肽还原酶（glutathione reductase，GR）催化 GSSG 消耗 NADPH［在 PPP 的初始步骤和后续谷氨酰胺代谢（图 14.1）中产生］，实现 GSH 的再生[68]。GSH 可以对重金属、有机外源性物质和其他多种毒性代谢产物的副产物起到解毒作用[69]。因此，细胞内 GSH 与 GSSG 的比率通常是氧化应激的敏感指标[70]。

GSH 除了作为合成高分子前体的储存物之外，有超过 65% 的细胞内所需的 GSH 依赖 PPP 产生，尽管谷氨酰胺代谢后的 TCA 循环也可以通过细胞质基质的异柠檬酸脱氢酶和苹果酸酶提供少量的 GSH（图 14.1 和图 14.2）[71]。PPP 的第一步和第三步分别由葡萄糖-6-磷酸脱氢酶（glucose-6-phosphate dehydrogenase，G6PDH）和 6-磷酸葡萄糖酸脱氢酶（6-phosphogluconate dehydrogenase，6PGDH）催化，产生的 NADPH

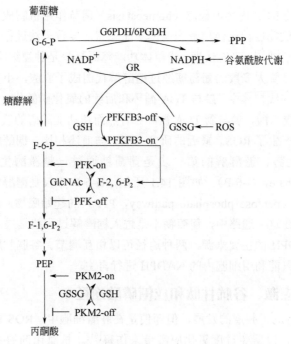

图 14.2　糖酵解和戊糖磷酸途径的相互调节

两个糖酵解限速酶和 PFKFB3 的共价修饰作用机制如图所示。两种活化状态用"开（on）"和"关（off）"表示，加在蛋白名字后分别表示该蛋白的活化状态和非活化状态。S-谷胱甘肽化和对位-N-乙酰葡萄糖胺（O-GlcNAc）糖基化修饰分别用 GSSG 和 GlcNAc 表示。标注了 G-6-P 与 F-6-P 间的转化是可逆反应，反应方向取决于两种代谢物的浓度

用于由谷胱甘肽还原酶（glutathione reductase，GR）催化 GSSG 再生 GSH[67]。因此，提高 PPP 可使 GSH 的产量增加（图 14.2）。换言之，肿瘤细胞的糖酵解周期性中断是激活 PPP 生成 GSH 的必要条件，生成的 GSH 用以抵消由糖酵解或其他呼吸氧化作用增加的 ROS[72]。因此，Warburg 效应必须重新定义为由 PPP 调节的 ROS 内环境稳态的糖酵解增强。

14.2.2　ROS 传感和 S-谷胱甘肽化

除了作为细胞内抗氧化剂之外，谷胱甘肽通过 S-谷胱甘肽化进程在蛋白翻译后的共价修饰方面同样发挥着重要的作用。类似于氧化条件下形成的蛋白-蛋白二硫键，一个蛋白质的半胱氨酸残基和 GSH 的残基在氧化条件下同样也会形成二硫键。因此，该蛋白质就会被谷胱甘肽（glutathione，PSSG）共价标记[73, 74]。通过阻碍底物进入催化口袋和/或通过蛋白构象变化（取决于被修饰半胱氨酸残基在蛋白质中的位置），谷胱甘肽共价结合蛋白影响了蛋白的功能[74-76]。S-谷胱甘肽化涉及多种生理过程，如细胞生长、细胞周期进程、分化、转录、细胞骨架功能和代谢[74,77]。此外，在增强的还原条件下，这些功能很容易被逆转——还原性谷胱甘肽参与的直接硫醇/二硫键交换反应

或还原性酶介导的反应可促进蛋白中谷胱甘肽的解离。由于谷胱甘肽对氧化还原条件敏感,当 ROS 水平突然发生变化时,就会执行这种调控机制。研究证实,多种蛋白可发生谷胱甘肽化,包括多种代谢酶(烯醇化酶、醛缩酶、6-磷酸葡萄糖酸内酯酶、腺苷酸激酶、磷酸甘油酸激酶、磷酸丙糖异构酶和焦磷酸酶)、细胞骨架蛋白(肌球蛋白、原肌球蛋白、抑制蛋白和肌动蛋白)、氧化还原酶、应激蛋白(HSP70 和 HSP60)、脂肪酸结合蛋白等[74,78,79]。

研究表明,糖酵解的限速酶受 ROS 依赖性调控机制支配。对作用机制更为深入的理解对发展靶向 Warburg 效应的肿瘤治疗非常重要。在这方面值得一提的是,ROS 依赖性调控机制是由两个不同的肿瘤特异性糖酵解限速酶调控的:丙酮酸激酶 M2(pyruvate kinase M2,PKM2)和 PFKFB3(图 14.2)[80,81]。PKM2 是一种肿瘤特异性的肌型丙酮酸激酶(muscle-type pyruvate kinase,PKM)亚型,它催化糖酵解的最后一步,即利用磷酸烯醇式丙酮酸和 ADP 生成丙酮酸和 ATP。与 PKM 通常以四聚体形式发挥活性不同,PKM2 是一种酶活性较低的二聚体。当细胞内 ROS 水平上升时,PKM2 的 Cys358 残基被 S-谷胱甘肽化[81]。

PFKFB3 和 PKM 的 S-谷胱甘肽化可抑制糖酵解并激活 PPP。这种翻译后的修饰通过活化的 PPP 来恢复,说明糖酵解和 PPP 是一个循环调节过程。如图 14.2 所示,PFKFB3 的 Cys206 残基通过同样的过程发生 S-谷胱甘肽化,同时抑制其产生 F-2,6-P_2(变构的6-磷酸果糖-1-激酶活化因子),从而降低糖酵解[81a]。PFKFB3 和 PKM 的 ROS 依赖性调控产生的代谢结果是相同的:减少糖酵解和增加 PPP。唯一不同的是,PFKFB3 的 S-谷胱甘肽化抑制糖酵解的第一步,而 PKM2 抑制糖酵解的最后一步。在一个 10 种酶参与的通路中有两个开关系统可能是有利的。改变糖酵解到 PPP 的葡萄糖代谢通量并重新启动糖酵解,将比只有一个开关系统进行得更加顺利;两步之间所有的糖分解中间体将作为快速重新启动糖酵解和合成代谢前体的储备。

14.2.3 代谢传感和 O-GlcNAc 糖基化修饰

近期报道,尽管通过糖基化的其他蛋白调控并不常见,但 O-GlcNAc 糖基化修饰(O-连接的 β-N-乙酰基氨基葡萄糖糖基化修饰,O-GlcNAcylation)是调节葡萄糖代谢的又一作用机制[82]。有研究表明,在低氧状态下,O-GlcNAc 糖基化发生在糖酵解限速酶 6-磷酸果糖-1-激酶(6-phosphofructo-1-kinase,PFK)的 Ser529 位点(图 14.2)。这种糖基化抑制了与变构活化因子果糖-2,6-二磷酸(F-2,6-P_2)的结合,从而降低了 PFK 的活性。因此,造成果糖-6-磷酸(F-6-P)富积,葡萄糖的动态变化重新改变路线:从糖酵解转向 PPP。通过糖酵解和 PPP 的双重调控,这种机制同时也赋予了肿瘤细胞控制 ROS 的能力(图 14.2)。蛋白的 O-GlcNAc 糖基化通过 O-GlcNAc 转移酶(O-GlcNAc transferase)催化,O-GlcNAc 转移酶从尿苷二磷酸-N-乙酰基氨基葡萄糖(UDP-GlcNAc)将 N-乙酰基氨基葡萄糖转移到蛋白的丝氨酸或者苏氨酸残基上[82a]。这一机制的意义在于动态改变了细胞内 UDP-GlcNAc 的水平,后者由细胞关键代谢产物(如葡萄糖、谷氨酰胺、乙酰辅酶 A、尿苷和 ATP）的含量所决定。换言之，细胞中 UDP-GlcNAc 的水平反映了不同代谢途径的总体状况。S-谷胱甘肽化直接诱导和恢复 ROS 的水平，与之相比，O-GlcNAc 糖基化则涉及许多酶促反应，因此 O-GlcNAc 糖基化有可能适合作为癌症整体代谢长期控制的调控机制。

14.3 靶向肿瘤代谢疗法的发展

到目前为止，Warburg 效应及改变细胞代谢的研究已经明确表明，大多数肿瘤中部分代谢蛋白的特异性亚型可以被选择性激活。这些肿瘤特异性的蛋白亚型作为药物靶标具有特有的潜力，最近成为了研究热点。在这一部分，我们综述了最有前景的与 Warburg 效应相关的药物靶标，并简述其药物开发的现状。表 14.1 和表 14.2 列出了临床上或处于开发阶段的抑制剂，并描述了它们的作用靶标和预期效果。

表 14.1 靶向肿瘤糖酵解的抑制剂

分子靶标	化合物	适应证	状态	生物学功能
GLUT1/3	STF-31	肾细胞癌	临床前	阻断葡萄糖吸收
	根皮素（Phloretin）	黑色素瘤、白血病、肝癌、乳腺癌	临床前	
HKII	2-脱氧葡萄糖	前列腺癌	临床 II 期	减少葡萄糖-6-磷酸的产生；促使线粒体膜和电压依赖性阴离子通道的 HKII 分解
	3-溴丙酮酸	结肠直肠癌、乳腺癌、肝癌	临床前	
	氯尼达明	乳腺癌	临床 II 期	
PFKFB3	3-PO	结肠直肠癌、乳腺癌、肝癌、前列腺癌、胃癌	临床前研究	抑制 F-2,6-P$_2$ 的产生，阻断 PFK1 的变构激活
	N4A 及其衍生物		临床前研究	
丙酮酸脱氢酶激酶（PDK）	DCA	多形性胶质母细胞瘤、乳腺癌	临床 II 期	阻止 PDH 失活，有助于乙酰辅酶 A 生成
丙酮酸脱氢酶（PDH）	CPI-613	胰腺癌	临床 I 期	抑制 PDH，阻止乙酰辅酶 A 的生成
PKM2	TLN-232 肽	黑色素瘤、肾细胞癌	临床 II 期	阻断通过糖酵解生成的丙酮酸
LDHA	FX11	淋巴癌、胰腺癌	临床前	抑制乳酸的生成和 NAD$^+$ 再生
	草氨酸盐	遗传性平滑肌瘤病肾癌、B-细胞非霍奇金淋巴癌	临床前	

表 14.2 癌细胞中氧化应激内环境稳态和谷氨酰胺代谢的靶向抑制剂

分子靶标	化合物	作用机制	临床状态
硫氧还蛋白氧化还原酶	三氧化二砷（As$_2$O$_3$）	抑制线粒体呼吸链的功能；提高活性氧（ROS）生成量	已批准（白血病）
电子传递复合物	伊利司莫（STA-4783）	诱导急性 ROS 富积	临床 III 期
谷胱甘肽（GSH）	苄基异硫氰酸酯	结合 GSH 以消耗 GSH 储存	临床前研究
	苯乙基异硫氰酸酯	结合 GSH 以消耗 GSH 储存	临床前研究
	氮杂环丙烷衍生物	结合 GSH 以消耗 GSH 储存	临床 I/II 期

分子靶标	化合物	作用机制	临床状态
γ-谷氨酰半胱氨酸合成酶	丁硫氨酸亚砜胺	抑制 GSH 的合成	临床 I / II 期
谷胱甘肽巯基转移酶	柳氮磺胺吡啶	抑制 GSH 的合成	临床 III 期
SLC6A14（非选择性氨基酸转体）	α-甲基-D,L-色氨酸	降低氨基酸利用率	临床前研究
ASCT2	1,2,3-双噻唑聚合物	降低谷氨酰胺的转运和利用率	临床前研究
	6-重氮-5-氧代-L-亮氨酸	抑制谷氨酰胺代谢	临床前研究
谷氨酰胺酶 1	双-2-(苯乙酰胺基-1,2,4-噻二唑-2-基）乙基硫醚（BPTES）	抑制谷氨酰胺代谢	临床前研究

14.3.1 靶向肿瘤糖酵解的抑制剂

14.3.1.1 葡萄糖转运蛋白（GLUT1 和 GLUT3）

恶性肿瘤细胞需要迅速摄取细胞环境内的葡萄糖，以满足其不断增长的能量需求。特异性葡萄糖转运蛋白（glucose transport proteins，GLUTs）在癌细胞中过表达，能使肿瘤细胞获取大量的葡萄糖[83]。在众多 GLUT 亚型中，肿瘤细胞的 HIF-1 和 c-myc 转录因子与丝氨酸-苏氨酸激酶 Akt/ PKB[84]通常可使 GLUT1 和 GLUT3 基因表达上调。与此相反，许多肿瘤细胞能使胰岛素敏感性亚型 GLUT4 基因表达下调，进而促进了胰岛素抵抗。

（1）STF-31

STF-31 及其类似物是第一类可选择性抑制葡萄糖转移酶不同亚型的抑制剂[85]。研究表明，这类具有细胞通透性的磺胺类化合物竞争性、选择性地结合肾癌细胞（RCC）中的 GLUT1，有效阻断葡萄糖的摄取，随之通过坏死引起细胞死亡。SFC-31 可利用肿瘤细胞代谢的刚性，选择性地杀死肾癌细胞。肿瘤细胞需要充足的葡萄糖以维持足够的 ATP 水平。与此不同的是，在 GLUT1 抑制过程中正常细胞仍然能够存活，它能利用其他葡萄糖转运体和不断变化的能量代谢以维持氧化磷酸化。正常细胞具有这种灵活性可能是因为 STF-31 对 GLUT1 的特异性抑制作用[85]。

（2）根皮素（phloretin）

根皮素是查尔酮类天然产物的氢化衍生物，能够抑制葡萄糖转运体 GLUT1 和 GLUT2 的活性。根皮素对人白血病细胞的作用显示：根皮素通过抑制细胞生长和激活细胞凋亡发挥抗肿瘤作用。根皮素对膀胱癌和乳腺癌细胞的抗肿瘤特点与前述类似[86,87]。

14.3.1.2 己糖激酶 2

在己糖激酶的催化下，葡萄糖迅速转换成葡萄糖-6-磷酸，从而为肿瘤特异性GLUT蛋白高水平摄取葡萄糖提供支持。肿瘤细胞可通过增强己糖激酶 2（hexokinase 2，HK2）的表达来上调这一过程。不同于其他亚型，HK2 通过孔道蛋白电压依赖性阴离子通道（voltage dependent anion channel，VDAC）与线粒体膜相连接[88]。相比之下，肿瘤细胞内 HK2 的水平比正常肝细胞里高出 500 倍。这种 HK2 表达的巨大差距有利于提高肿瘤细胞赖以生存的糖酵解水平。HK2 还有另外一个作用，即能通过与线粒体的相互作用促进肿瘤生长。研究表明，HK2 水平的升高可以干扰肿瘤细胞经线粒体启动的细胞凋亡，从而有助于癌细胞的存活。鉴于 HK2 具有双重促癌作用，它作为肿瘤代谢研究中潜在的药物靶标受到了高度关注。目前，2-脱氧葡萄糖、3-溴丙酮酸和氯尼达明等多个作用于 HK2 的化合物正处于临床试验中。

（1）2-脱氧葡萄糖

2-脱氧葡萄糖（2-DG）是葡萄糖的衍生物，在己糖激酶的作用下可发生磷酸化，生成 2-脱氧葡萄糖-磷酸（2-DG-P）[89]。这个反应的产物被限制在细胞内，不能用于进行后续的糖酵解反应，因此会导致 2-DG-P 的聚集并抑制 HK2 [90]。2-脱氧葡萄糖的体外活性研究表明，它可以抑制 HK2 并消耗 ATP。但是，在动物模型中进行的体内试验结果却不尽如人意，结果表明 2-脱氧葡萄糖单独用药时不能抑制肿瘤生长。然而有新的证据显示，当它和其他靶向肿瘤代谢的药物联合用药时具有一定的效果。

（2）3-溴代丙酮酸

3-溴代丙酮（3-BrP）是丙酮酸类似物，是一种烷化剂和 HK2 的强效抑制剂。该化合物能通过一种致死性抑制（dead-end inhibition）的方式来共价修饰巯基，从而抑制 HK2 或者其他糖酵解酶。以 HK2 为例，这种修饰能导致 HK2 从线粒体分离出来，并阻止其阻断细胞凋亡。研究发现，线粒体与己糖激酶的结合对阻止细胞凋亡的启动非常重要，因此，促进膜连己糖激酶分解的药物可能会引发肿瘤细胞的凋亡性死亡[89, 91]。

（3）氯尼达明（TH-070）

氯尼达明（lonidamine）是吲哚-3-羧酸衍生物，可以抑制肿瘤细胞的有氧糖酵解[92]。在缺氧状态下（肿瘤常见的状态），与 3-BrP 的作用机制类似，氯尼达明通过干扰与生物膜结合的 HK2 来降低 ATP 水平。体外模型研究表明，细胞给药氯尼达明后，表现出明显的细胞凋亡。当与顺铂、美法仑、BCNU（氯化亚硝脲）等烷化剂联用时，氯尼达明同样可以表现出协同作用[93]。

14.3.1.3 葡萄糖-6-磷酸异构酶

葡萄糖-6-磷酸异构酶（glucose-6-phosphate isomerase，GPI）是糖酵解途径中的第二种酶，它以一种二聚酶的形式催化葡萄糖-6-磷酸转化为果糖-6-磷酸。因其可控制葡萄糖-6-磷酸的水平，它与肿瘤细胞的增殖和活动性有关[72]。在某些肿瘤中，葡萄糖-6-磷酸不仅是糖酵解的中间体，也可以作为肿瘤分泌的细胞因子和促血管生成因子。并且已有证据表明，GPI 能诱导基质金属蛋白酶-3（matrix metalloproteinase-3）蛋白的表达，随后增强肿瘤的侵袭。但是，以 GPI 为治疗靶点的研究并不活跃[89]。

14.3.1.4 6-磷酸果糖-2-激酶/果糖-2,6-二磷酸酶 3

6-磷酸果糖-1-激酶（6-phosphofructo-1-kinase，PFK）催化糖酵解不可逆反应的第一步：将果糖-6-磷酸转化为果糖-1,6-二磷酸。因此，PFK 是糖酵解途径中最主要的限速酶之一，并且控制 PFK 活性是调节细胞内糖酵解通量的重要方式。特别是在大多数真核细胞中，ATP 在细胞内浓度下能显著抑制 PFK，进而限制糖酵解。为了克服这种抑制作用，6-磷酸果糖-2-激酶/果糖-2,6-二磷酸酶（6-phosphofructo-2-kinase/fructose-2,6-bisphosphatase，PFKFB）的四种组织特异性亚型能够产生果糖-2,6-二磷酸（F-2,6-P_2），后者是最为有效的 PFK 变构激活剂[94,95]。然而与正常细胞不同的是，肿瘤细胞能够持续高表达正常细胞中低表达但具有高活性的 6-磷酸果糖-2-激酶/果糖-2,6-二磷酸酶（PFKFB3）亚型，这种亚型也叫作可诱导型亚型或者肿瘤亚型[96, 97]。PFKFB3 的升高将导致细胞内 F-2,6-P_2 异常升高，引发 PFK 持续的激活。多项研究表明，多种肿瘤细胞中 F-2,6-P_2 的升高伴随着高增殖率、细胞周期进程加快和转化加快。事实上，PFKFB3 在快速增殖细胞或肿瘤（如：乳腺癌、白血病、结肠癌）中过表达并可以提高细胞内 F-2,6-P_2 的浓度，表明 PFKFB3 与 Warburg 效应可能有联系[98, 99]。

（1）3-(3-吡啶基)-1-(4-吡啶基)-2-丙烯-1-酮

3-(3-吡啶基)-1-(4-吡啶基)-2-丙烯-1-酮（3PO）是由另一亚型 PFKFB4 衍生而来的[100]，它可以阻断果糖-6-磷酸进入激酶结构域的活性位点。肿瘤细胞的糖酵解通量极易受到抑制。体内研究已经证实 3PO 可以抑制糖酵解。此外，对黑色素瘤细胞株的研究表明，在 3PO 诱导下可引起 Fru-2、6-P_2、ATP、乳酸、NAD^+ 和 NADH 浓度的降低，该效应已经得到定量测定。3PO 的亚型选择性目前未知。

（2）N4A 和 N4A 衍生物

与 3PO 不同，N4A［5,6,7,8-四羟基-2-(4-羟基苯基)色满-4-酮］是基于 PFKFB3 晶体结构得到的抑制剂。其衍生物的改进采用了基于结构的优化方法[101]。抑制剂结合在 PFKFB3 的 F-6-P 口袋，并抑制合成 F-2,6-P_2，引起糖酵解降低，最终导致肿瘤细胞死亡而不产生毒性。尽管 N4A 及其衍生物具有一定的局限性，但它们具有选择性抑制 PFKFB3 的功能。通过高效阻断糖酵解，它们可以引起 HeLa 和 T47D 肿瘤细胞死亡。

14.3.2 丙酮酸脱氢酶和丙酮酸脱氢酶激酶

丙酮酸脱氢酶（pyruvate dehydrogenase，PDH）是大型丙酮酸脱氢酶复合物的双组分之一，位于线粒体中，催化丙酮酸转化为乙酰辅酶 A（TCA 循环的初始底物）[102]。PDH 催化丙酮酸脱羧和硫辛酸还原乙酰化，可与第二种酶组分产生共价结合。丙酮酸脱氢酶激酶（pyruvate dehydrogenase kinase，PDK）调控 PDH，使 PDH 磷酸化，磷酸化的 PDH 则没有活性。因为 PDH 的活性对葡萄糖的氧化磷酸化至关重要，一般假定肿瘤细胞中的大部分丙酮酸必须转化为乳酸，从而使 PDH 的活性降低，但 PDK 仍具有活性。这一概念使得"PDH 抑制是治疗肿瘤的有效策略"变得矛盾，尽管如此，PDH 抑制对肿瘤治疗仍非常有效。

（1）CPI-613

CPI-613 诱导了肿瘤细胞中对 PDH 过度磷酸化的肿瘤特异性调控，导致 PDH 功能抑制[103]。这些功能和药物相关的肿瘤特异性作用会导致肿瘤线粒体代谢的毁灭性破坏，进而使得肿瘤细胞缺乏能量和生物合成的关键中间体，最终导致细胞死亡。CPI-613 是不具有氧化还原活性的硫辛酸衍生物，它可以破坏线粒体代谢。CPI-613 可以强效抑制非小细胞肺癌的生长，在人胰腺癌临床前小鼠肿瘤模型中也显示了类似的作用[104]。

（2）二氯乙酸

二氯乙酸（DCA）抑制 PDK 是恢复线粒体氧化磷酸化途径（细胞能量的主要来源）的关键步骤。DCA 对 PDK 的抑制可释放线粒体"门控酶"（gatekeeping enzyme）PDH，PDH 进一步将丙酮酸转化为乙酰辅酶 A 并通过 TCA 循环启动正常的氧化磷酸化[104]。

Krebs 循环的重激活生成了 ROS 和 H^+。ROS 释放至细胞质中，促使膜离子通道开放，并稳定了钙离子敏感性细胞核转录因子（calcium sensitive nuclear transcription factor）[105]。H^+ 的外流有助于重建负电性线粒体膜电位，从而有助于 ATP 的合成。维持负电性的膜电位也打开了线粒体的过渡孔道，从而允许细胞色素 c 和细胞凋亡诱导因子的流出，进入细胞质中。细胞色素 c 和 ROS 打开细胞质中膜氧化还原敏感性 K^+ 通道 Kv1.5，导致细胞膜超极化并抑制电压依赖性钙离子进入细胞。细胞内 Ca^{2+} 浓度减少，抑制了活化 T 淋巴细胞中细胞核因子的激活，从而导致其从细胞核外流和 Kv1.5 细胞膜通道的进一步表达。细胞内 K^+ 流出增加，减少了[K^+]对半胱天冬酶 3（caspase 3）和半胱天冬酶 9（caspase 9）的抑制，并促进细胞凋亡。

14.3.3　丙酮酸激酶 M2

丙酮酸激酶（PK）催化糖酵解途径中的最后一步反应，研究者已经长期研究了它在 Warburg 效应中的作用[3, 80]。致癌信号激活 PFKFB3 的表达，用以激发早期糖酵解，与 PFKFB3 不同，推测丙酮酸激酶通过额外调节丙酮酸的产量促进肿瘤的生长和增殖。这种看似矛盾的现象被称为"肿瘤特异性代谢预算制度"（cancer-specific metabolic budgeting system），即 ATP 生成步骤中丙酮酸的下调有利于产生糖酵解中间体，为合成代谢所用[106]。

丙酮酸激酶与 Warburg 效应关联主要是通过丙酮酸激酶的 M 亚型，它是 PKM 基因的剪接变构体，在羧基端的小区域内相差 23 个氨基酸（氨基酸残基 378～484），可以编码 M2 亚型的变构位点，结合果糖-1,6-二磷酸（F-1,6-P_2)[107]。M1 亚型与正常的细胞代谢有关，与 M1 亚型不同，普遍认为 M2 亚型是促进肿瘤发生的酶。肿瘤细胞丙酮酸激酶的这种调控和前述的 PFKFB3 对的 ROS 依赖性调控已被证明是抗氧化细胞代谢的关键调节因子。通过减少丙酮酸的生成量，引起糖酵解中间体的累积，肿瘤细胞形成 NADPH（NADPH 是减少谷胱甘肽氧化物的必须组分）以免受 ROS 伤害，也可以通过激发适应性氧化应激所需的戊糖磷酸途径调控基因来实现上述功能[106]。

TLN-232 是一种含七个氨基酸的环状多肽，由 Thallion 制药开发，用以靶向肿瘤细胞中常见的 KM2 过表达。TLN-232 在治疗胰腺癌、黑色素瘤、肝癌、肉瘤和其他肿瘤类型的动物模型中有效。目前，TLN-232 的 II 期临床试验已经完成[104]。

14.3.4 乳酸脱氢酶

乳酸脱氢酶（lactate dehydrogenase，LDH）催化无氧糖酵解的最后一步，它通过 NADH 到 NAD^+ 的偶合氧化作用将丙酮酸转化成乳酸。在肿瘤细胞中，这一过程则是通过肿瘤特异性 LDH-A 亚型（由转录因子 *c-myc* 和 HIF-1 调控）来实现的[108, 109]。肿瘤细胞中 LDH-A 的表达增加，导致丙酮酸更多地用于生成乳酸，这样使得用于生成乙酰辅酶 A 的丙酮酸减少。考虑到 Warburg 效应，就不难理解这种将丙酮酸转化成乳酸而不是乙酰辅酶 A 的方式[110]。因此，一直以来，LDH-A 被认为是肿瘤代谢中的潜在药物靶标。如果能够发现一种 LDH-A 抑制剂，就可以将丙酮酸转化为乙酰辅酶 A 而不是乳酸，这样可高效消除 NAD^+（NAD^+ 是维持糖酵解必需的）的再生。

作为靶向 LDH 的概念验证，LDH 抑制剂 FX11 在人淋巴癌和胰腺癌的肿瘤治疗模型中都可以导致肿瘤退化。此外，某些 LDH 抑制剂有望成为有效的抗原生动物药物，例如草酸和草氨酸盐[104]。

14.3.5 靶向肿瘤内 ROS 调控和谷氨酰胺代谢的抑制剂

增加肿瘤细胞内 ROS 的生成和改变氧化还原状态是两种相反的肿瘤治疗策略。一种策略是调节肿瘤的 ROS 水平或者上调肿瘤的抗氧化能力，从而克服了与氧化还原适应相关的耐药性，并抑制肿瘤发展。然而研究表明，临床上还未成功开发出这种抗氧化剂。进一步阐明 ROS 调控肿瘤治疗的潜在作用机制，将会更清楚地了解靶向 ROS 治疗策略的有效性。由于严重的氧化应激可以诱导细胞死亡，进一步增加 ROS 的生成量好像会对肿瘤细胞产生毒性。有趣的是，一些增加 ROS 生成量的药物似乎对肿瘤细胞产生了细胞毒作用。然而通过消耗 GSH 储备和抑制氧化还原调节酶、过氧化物酶、过氧化还原酶、超氧化物歧化酶、过氧化氢酶和硫醇还原酶，干扰细胞内 ROS 清除系统的策略似乎是靶向肿瘤治疗的有效方式。

（1）三氧化二砷

尽管砒霜具有毒性，但三氧化二砷（As_2O_3）通过抑制硫氧蛋白还原酶（thioredoxin reductase，TR）似乎可以诱导肿瘤细胞凋亡[111, 112]。以 NADPH 作为还原剂，TR 能维持硫氧还原蛋白处于还原状态，从而防止细胞质蛋白间随机性形成二硫键。

（2）伊利司莫（STA-4783）

STA-4783 是一种有效的氧化应激诱导剂，能触发肿瘤细胞凋亡，对恶性肿瘤具有治疗作用[113, 114]。这种药物可以阻断电子转移复合物。

（3）异硫氰酸酯、苯乙基异硫氰酸酯、氮杂环丙烷衍生物

几种能消耗谷胱甘肽的药物对不同类型的肿瘤细胞具有抗肿瘤活性。苄基异硫氰酸酯、苯乙基异硫氰酸酯和氮杂环丙烷衍生物等化合物通过结合硫醇来消耗 GSH，具

有较好的抗肿瘤活性[115-117]。

（4）柳氮磺胺吡啶

柳氮磺胺吡啶曾用于炎症疾病的治疗。因其抗炎作用，长期使用可预防癌症。虽然从表型上观察到谷胱甘肽合成的下降，分子机制仍未知[117a]。

（5）丁硫氨酸亚砜胺

丁硫氨酸亚砜胺（buthionine sulphoximine）是靶向 GSH 合成的抑制剂，尤其是靶向限速酶——谷氨酰半胱氨酸合成酶（glutamylcysteine synthetase，γ-GCS）[118]。通过抑制半胱氨酸前体——胱氨酸的摄取，丁硫氨酸亚砜胺对 GSH 合成产生抑制作用[46, 119]。

（6）α-甲基-DL-色氨酸

α-甲基-DL-色氨酸（α-MT）是一种钠、氯依赖性的中性和碱性氨基酸转运蛋白（SLC6A14）的选择性阻滞剂。抑制剂α-MT 在体内和体外均能引起人雌激素受体阳性的乳腺癌细胞死亡。大多数肿瘤细胞中 ASCT2 由 *c-myc* 基因表达上调，不同于 ASCT2，SLC6A14 的上调很不常见。SLC6A14 缺乏普遍性，限制了α-MT 作为化疗药物的前景[119a]。

（7）1,2,3-二噻唑

1,2,3-二噻唑是最近合成的 ASCT2 抑制剂[119b]。其抑制作用是通过加成 1,4-二硫苏糖醇实现的，这种化合物似乎可以与 ASCT2 的半胱氨酸残基发生氧化还原反应。生物活性测试尚未进行。

（8）6-重氮-5-氧杂-L-正亮氨酸和双-2-(5-苯乙酰胺基-1,2,4-噻二唑-2-基)乙硫醚

6-重氮-5-氧杂-L-正亮氨酸（DON）是水溶性谷氨酰胺类似物。研究表明，DON 结合谷氨酰胺 GLS1 口袋[120]。根据结构生物学研究，与 DON 相比，双-2-（5-苯乙酰胺基-1,2,4-噻二唑-2-基）乙硫醚结合在由 GLS1 二聚体界面形成的变构口袋[121]。这两种化合物最终通过抑制糖酵解途径中的第一种酶——谷氨酰胺酶 1，降低肿瘤细胞中的谷氨酰胺代谢。

14.4 展望

近来，肿瘤代谢的研究进展迅速。研究揭示，肿瘤细胞中的糖酵解和谷氨酰胺代谢都能被显著激活。这种代谢变化伴随着氧化还原代谢变化和 ROS 内环境的稳态变化。因而有多个蛋白质已经成为了肿瘤治疗的潜在靶点，它们的抑制剂目前正在开发中。然而如果能与快速发展的表观遗传学和代谢谱结合起来，肿瘤代谢的研究将会取得丰硕的成果。

核酸的表观遗传修饰与细胞的代谢状态有关。肿瘤细胞的代谢改变可能导致了表观遗传修饰模式的改变，正如不同的肿瘤细胞代谢需求引起不同的代谢模式改变。有理由相信，肿瘤代谢和相关表观遗传修饰的整合，将会从多元化而非统一的观点去更好地理解肿瘤。

为发展有效的治疗，这种综合的策略可能是必要的。癌症不是一种单一的疾病，而是由多因素导致的细胞生长失控引起的复杂疾病。持续专注于这种整合策略的研究，有可能会在这一振奋人心的领域取得重大发现。这些研究工作同样可能会为诸如糖尿病、中风、心肌缺血等其他代谢疾病的治疗做出突出的贡献。

参 考 文 献

[1] Rolland F, Winderickx J, Thevelein JM. Glucose-sensing mechanisms in eukaryotic cells. Trends Biochem Sci, 2001, 26: 310-317.

[2] McCord JM. Superoxide dismutase in aging and disease: an overview. Methods Enzymol, 2002, 349: 331-341.

[3] Hsu PP, Sabatini DM. Cancer cell metabolism: Warburg and beyond. Cell, 2008, 134: 703-707.

[4] Bergareche AM, Ruiz-Mirazo K. Metabolism and the problem of its universalization. Biosystems, 1999, 49: 45-61.

[5] DeBerardinis RJ, Lum JJ, Hatzivassiliou G, Thompson CB. The biology of cancer: metabolic reprogramming fuels cell growth and proliferation. Cell Metab, 2008, 7: 11-20.

[6] Bauer DE, Harris MH, Plas DR, Lum JJ, Hammerman PS, Rathmell JC, et al. Cytokine stimulation of aerobic glycolysis in hematopoietic cells exceeds proliferative demand. FASEB J, 2004, 18: 1303-1305.

[7] Vander Heiden MG, Cantley LC, Thompson CB. Understanding the Warburg effect: the metabolic requirements of cell proliferation. Science, 2009, 324: 1029-1033.

[8] Dirkx AE, Oude Egbrink MG, Wagstaff J, Griffioen AW. Monocyte/macrophage infiltration in tumors: modulators of angiogenesis. J Leukoc Biol, 2006, 80: 1183-1196.

[9] Wechalekar K, Sharma B, Cook G. PET/CT in oncology-a major advance. Clin Radiol, 2005, 60: 1143-1155.

[10] Welberg L. Metabolism: Spotlight on aerobic glycolysis. Nat Rev Neurosci, 2010, 11: 729.

[11] Gatenby RA, Gillies RJ. Why do cancers have high aerobic glycolysis? Nat Rev Cancer, 2004, 4: 891-899.

[12] Moreno-Sanchez R, Rodriguez-Enriquez S, Marin-Hernandez A, Saavedra E. Energy metabolism in tumor cells. FEBS J, 2007, 274: 1393-1418.

[13] Xu RH, Pelicano H, Zhou Y, Carew JS, Feng L, Bhalla KN, et al. Inhibition of glycolysis in cancer cells: a novel strategy to overcome drug resistance associated with mitochondrial respiratory defect and hypoxia. Cancer Res, 2005, 65: 613-621.

[14] Warburg O. On the origin of cancer cells. Science, 1956, 123: 309-314.

[15] Caro J. Hypoxia regulation of gene transcription. High Alt Med Biol, 2001, 2: 145-154.

[16] Brahimi-Horn C, Pouyssegur J. The role of the hypoxia-inducible factor in tumor metabolism growth and invasion. Bull Cancer, 2006, 93: E73-E80.

[17] Dang CV, Semenza GL. Oncogenic alterations of metabolism. Trends Biochem Sci, 1999, 24: 68-72.

[18] Minchenko A, Leshchinsky I, Opentanova I, Sang N, Srinivas V, Armstead V, et al. Hypoxia-inducible factor-1-mediated expression of the 6-phosphofructo-2-kinase/fructose-2,6-bisphosphatase-3 (PFKFB3) gene. Its possible role in the Warburg effect. J Biol Chem, 2002, 277: 6183-6187.

[19] Ravi R, Mookerjee B, Bhujwalla ZM, Sutter CH, Artemov D, Zeng Q, et al. Regulation of tumor angiogenesis by p. 53-induced degradation of hypoxia-inducible factor 1alpha. Genes Dev, 2000, 14: 34-44.

[20] Levine AJ, Puzio-Kuter AM. The control of the metabolic switch in cancers by oncogenes and tumor suppressor genes. Science, 2010, 330: 1340-1344.

[21] Obach M, Navarro-Sabate A, Caro J, Kong X, Duran J, Gomez M, et al. 6-Phosphofructo-2-kinase (pfkfb3) gene promoter contains hypoxia-inducible factor-1 binding sites necessary for transactivation in response to hypoxia. J Biol Chem, 2004, 279: 53562-53570.

[22] Wise DR, DeBerardinis RJ, Mancuso A, Sayed N, Zhang XY, Pfeiffer HK, et al. Myc regulates a transcriptional program that stimulates mitochondrial glutaminolysis and leads to glutamine addiction. Proc Natl Acad Sci USA,

2008, 105: 18782-18787.

[23] Gao P, Tchernyshyov I, Chang TC, Lee YS, Kita K, Ochi T, et al. c-Myc suppression of miR-23a/b enhances mitochondrial glutaminase expression and glutamine metabolism. Nature, 2009, 458: 762-765.

[24] Dang CV, Le A, Gao P. MYC-induced cancer cell energy metabolism and therapeutic opportunities. Clin Cancer Res, 2009, 15: 6479-6483.

[25] Jones RG, Thompson CB. Tumor suppressors and cell metabolism: a recipe for cancer growth. Genes Dev, 2009, 23: 537-548.

[26] Bui T, Thompson CB. Cancer's sweet tooth. Cancer Cell, 2006, 9: 419-420.

[27] Holley AK, Dhar SK, St Clair DK. Curbing cancer's sweet tooth: is there a role for MnSOD in regulation of the Warburg effect? Mitochondrion, 2012, [Epub ahead of print].

[28] Pfeiffer T, Schuster S, Bonhoeffer S. Cooperation and competition in the evolution of ATP-producing pathways. Science, 2001, 292: 504-507.

[29] Williams AC, Collard TJ, Paraskeva C. An acidic environment leads to p53 dependent induction of apoptosis in human adenoma and carcinoma cell lines: implications for clonal selection during colorectal carcinogenesis. Oncogene, 1999, 18: 3199-3204.

[30] DeBerardinis RJ. Good neighbours in the tumour stroma reduce oxidative stress. Nat Cell Biol, 2012, 14: 235-236.

[31] Pelicano H, Martin DS, Xu RH, Huang P. Glycolysis inhibition for anticancer treatment. Oncogene, 2006, 25: 4633-4646.

[32] Dang CV. Glutaminolysis: supplying carbon or nitrogen or both for cancer cells? Cell Cycle, 2010, 9: 3884-3886.

[33] Meng M, Chen S, Lao T, Liang D, Sang N. Nitrogen anabolism underlies the importance of glutaminolysis in proliferating cells. Cell Cycle, 2010, 9: 3921-3932.

[34] Feron O. Pyruvate into lactate and back: from the Warburg effect to symbiotic energy fuel exchange in cancer cells. Radiother Oncol, 2009, 92: 329-333.

[35] Chen JQ, Russo J. Dysregulation of glucose transport, glycolysis, TCA cycle and glutaminolysis by oncogenes and tumor suppressors in cancer cells. Biochim Biophys Acta, 2012, 1826: 370-384.

[36] Wise DR, Thompson CB. Glutamine addiction: a new therapeutic target in cancer. Trends Biochem Sci, 2010, 35: 427-433.

[37] Wang JB, Erickson JW, Fuji R, Ramachandran S, Gao P, Dinavahi R, et al. Targeting mitochondrial glutaminase activity inhibits oncogenic transformation. Cancer Cell, 2010, 18: 207-219.

[37a] Jones NP, Sculze A. Targeting cancer metabolism-aiming at a tumour's sweet-spot. Drug Discovery Today, 2012, 17: 232-241.

[38] Dang CV. Rethinking the Warburg effect with Myc micromanaging glutamine metabolism. Cancer Res, 2010, 70: 859-862.

[39] Elgadi KM, Meguid RA, Qian M, Souba WW, Abcouwer SF. Cloning and analysis of unique human glutaminase isoforms generated by tissue-specific alternative splicing. Physiol Genomics, 1999, 1: 51-62.

[40] Erickson JW, Cerione RA. Glutaminase: a hot spot for regulation of cancer cell metabolism? Oncotarget, 2010, 1: 734-740.

[41] Board M, Humm S, Newsholme EA. Maximum activities of key enzymes of glycolysis, glutaminolysis, pentose phosphate pathway and tricarboxylic acid cycle in normal, neoplastic and suppressed cells. Biochem J, 1990, 265: 503-509.

[42] Lawless MW, O'Byrne KJ, Gray SG. Targeting oxidative stress in cancer. Expert Opin Ther Targets, 2010, 14: 1225-1245.

[43] Visconti R, Grieco D. New insights on oxidative stress in cancer. Curr Opin Drug Discov Dev, 2009, 12: 240-245.

[44] Benz CC, Yau C. Ageing, oxidative stress and cancer: paradigms in parallax. Nat Rev Cancer, 2008, 8: 875-879.

[45] Dreher D, Junod AF. Role of oxygen free radicals in cancer development. Eur J Cancer, 1996, 32A: 30-38.

[46] Trachootham D, Alexandre J, Huang P. Targeting cancer cells by ROS-mediated mechanisms: a radical therapeutic approach? Nat Rev Drug Discov, 2009, 8: 579-591.

[47] Valko M, Rhodes CJ, Moncol J, Izakovic M, Mazur M. Free radicals, metals and antioxidants in oxidative stressinduced cancer. Chem Biol Interact, 2006, 160: 1-40.

[48] Perera RM, Bardeesy N. Cancer: when antioxidants are bad. Nature, 2011, 475: 43-44.

[49] Wu WS. The signaling mechanism of ROS in tumor progression. Cancer Metastasis Rev, 2006, 25: 695-705.

[50] Benhar M, Engelberg D, Levitzki A. ROS, stress-activated kinases and stress signaling in cancer. EMBO Rep, 2002, 3: 420-425.

[51] Ushio-Fukai M. Compartmentalization of redox signaling through NADPH oxidase-derived ROS. Antioxid Redox Signal, 2009, 11: 1289-1299.

[52] Shackelford RE, Kaufmann WK, Paules RS. Oxidative stress and cell cycle checkpoint function. Free Radic Biol Med, 2000, 28: 1387-1404.

[53] Kopnin PB, Kravchenko IV, Furalyov VA, Pylev LN, Kopnin BP. Cell type-specific effects of asbestos on intracellular ROS levels, DNA oxidation and G1 cell cycle checkpoint. Oncogene, 2004, 23: 8834-8840.

[54] Deng X, Gao F, May JrWS. Bcl2 retards G1/S cell cycle transition by regulating intracellular ROS. Blood, 2003, 102: 3179-3185.

[55] Chen J, Liu B, Yuan J, Yang J, Zhang J, An Y, et al. Atorvastatin reduces vascular endothelial growth factor (VEGF) expression in human non-small cell lung carcinomas (NSCLCs) via inhibition of reactive oxygen species (ROS) production. Mol Oncol, 2012, 6: 62-72.

[56] Ishikawa K, Takenaga K, Akimoto M, Koshikawa N, Yamaguchi A, Imanishi H, et al. ROS-generating mitochondrial DNA mutations can regulate tumor cell metastasis. Science, 2008, 320: 661-664.

[57] Simon HU, Haj-Yehia A, Levi-Schaffer F. Role of reactive oxygen species (ROS) in apoptosis induction. Apoptosis, 2000, 5: 415-418.

[58] Tanaka H, Matsumura I, Ezoe S, Satoh Y, Sakamaki T, Albanese C, et al. E2F1 and c-Myc potentiate apoptosis through inhibition of NF-κB activity that facilitates MnSOD-mediated ROS elimination. Mol Cell, 2002, 9: 1017-1029.

[59] Singh KK. Mitochondrial dysfunction is a common phenotype in aging and cancer. Ann N Y Acad Sci, 2004, 1019: 260-264.

[60] Modica-Napolitano JS, Singh KK. Mitochondrial dysfunction in cancer. Mitochondrion, 2004, 4: 755-762.

[61] Finkel T, Holbrook NJ. Oxidants, oxidative stress and the biology of ageing. Nature, 2000, 408: 239-247.

[62] Di Pietro G, Magno LA, Rios-Santos F. Glutathione S-transferases: an overview in cancer research. Expert Opin Drug Metab Toxicol, 2010, 6: 153-170.

[63] Balendiran GK, Dabur R, Fraser D. The role of glutathione in cancer. Cell Biochem Funct, 2004, 22: 343-352.

[64] Valko M, Leibfritz D, Moncol J, Cronin MT, Mazur M, Telser J. Free radicals and antioxidants in normal physiological functions and human disease. Int J Biochem Cell Biol, 2007, 39: 44-84.

[65] Fridovich I. Superoxide radical and superoxide dismutases. Annu Rev Biochem, 1995, 64: 97-112.

[66] Meister A, Anderson ME. Glutathione. Annu Rev Biochem, 1983, 52: 711-760.

[67] Lushchak VI. Glutathione homeostasis and functions: potential targets for medical interventions. J Amino Acids, 2012, 2012: 736837.

[68] Pastore A, Federici G, Bertini E, Piemonte F. Analysis of glutathione: implication in redox and detoxification. Clin Chim Acta, 2003, 333: 19-39.

[69] Cooper AJ, Kristal BS. Multiple roles of glutathione in the central nervous system. J Biol Chem, 1997, 378: 793-802.

[70] Franco R, Schoneveld OJ, Pappa A, Panayiotidis MI. The central role of glutathione in the pathophysiology of human diseases. Arch Physiol Biochem, 2007, 113: 234-258.

[71] Schafer FQ, Buettner GR. Redox environment of the cell as viewed through the redox state of the glutathione disulfide/glutathione couple. Free Radic Biol Med, 2001, 30: 1191-1212.

[72] Cairns RA, Harris IS, Mak TW. Regulation of cancer cell metabolism. Nat Rev Cancer, 2011, 11: 85-95.

[73] Dalle-Donne I, Rossi R, Giustarini D, Colombo R, Milzani A. S-glutathionylation in protein redox regulation. Free

Radic Biol Med, 2007, 43: 883-898.

[74] Dalle-Donne I, Rossi R, Colombo G, Giustarini D, Milzani A. Protein S-glutathionylation: a regulatory device from bacteria to humans. Trends Biochem Sci, 2009, 34: 85-96.

[75] Shelton MD, Mieyal JJ. Regulation by reversible S-glutathionylation: molecular targets implicated in inflammatory diseases. Mol Cells, 2008, 25: 332-346.

[76] Dulce RA, Schulman IH, Hare JM. S-glutathionylation: a redox-sensitive switch participating in nitroso-redox balance. Circ Res, 2011, 108: 531-533.

[77] Mieyal JJ, Gallogly MM, Qanungo S, Sabens EA, Shelton MD. Molecular mechanisms and clinical implications of reversible protein S-glutathionylation. Antioxid Redox Signal, 2008, 10: 1941-1988.

[78] Cotgreave IA, Gerdes R, Schuppe-Koistinen I, Lind C. S-glutathionylation of glyceraldehyde-3-phosphate dehydrogenase: role of thiol oxidation and catalysis by glutaredoxin. Methods Enzymol, 2002, 348: 175-182.

[79] Shenton D, Perrone G, Quinn KA, Dawes IW, Grant CM. Regulation of protein S-thiolation by glutaredoxin 5 in the yeast Saccharomyces cerevisiae. J Biol Chem, 2002, 277: 16853-16859.

[80] Luo W, Semenza GL. Emerging roles of PKM2 in cell metabolism and cancer progression. Trends Endocrinol Metab, 2012, 23: 560-566.

[81] Anastasiou D, Poulogiannis G, Asara JM, Boxer MB, Jiang JK, Shen M, et al. Inhibition of pyruvate kinase M2 by reactive oxygen species contributes to cellular antioxidant responses. Science, 2011, 334: 1278-1283.

[81a] Seo M, Lee YH. PFKFB3 regulates oxidative stress homeostasis via its S-glutathionylation in cancer. Submitted for publication.

[82] Yi W, Clark PM, Mason DE, Keenan MC, Hill C, Goddard 3rd WA, et al. Phosphofructokinase 1 glycosylation regulates cell growth and metabolism. Science, 2012, 337: 975-980.

[82a] Slawson C, Hart GW. Alterations in O-GlcNAc signaling: implications for cancer cell biology. Nature Reviews Cancer, 2011, 11: 678-684.

[83] Medina RA, Owen GI. Glucose transporters: expression, regulation and cancer. Biol Res, 2002, 35: 9-26.

[84] Smith TA. Facilitative glucose transporter expression in human cancer tissue. Br J Biomed Sci, 1999, 56: 285-292.

[85] Chan DA, Sutphin PD, Nguyen P, Turcotte S, Lai EW, Banh A, et al. Targeting GLUT1 and the Warburg effect in renal cell carcinoma by chemical synthetic lethality. Sci Transl Med, 2011, 3: 94ra70.

[86] Chan SS, Lotspeich WD. Comparative effects of phlorizin and phloretin on glucose transport in the cat kidney. Am J Physiol, 1962, 203: 975-979.

[87] Wu CH, Ho YS, Tsai CY, Wang YJ, Tseng H, Wei PL, et al. In vitro and in vivo study of phloretin-induced apoptosis in human liver cancer cells involving inhibition of type Ⅱ glucose transporter. Int J Cancer, 2009, 124: 2210-2219.

[88] Mathupala SP, Rempel A, Pedersen PL. Glucose catabolism in cancer cells: identification and characterization of a marked activation response of the type Ⅱ hexokinase gene to hypoxic conditions. J Biol Chem, 2001, 276: 43407-43412.

[89] Porporato PE, Dhup S, Dadhich RK, Copetti T, Sonveaux P. Anticancer targets in the glycolytic metabolism of tumors: a comprehensive review. Front Pharmacol, 2011, 2: 49.

[90] Ben Sahra I, Laurent K, Giuliano S, Larbret F, Ponzio G, Gounon P, et al. Targeting cancer cell metabolism: the combination of metformin and 2-deoxyglucose induces p53-dependent apoptosis in prostate cancer cells. Cancer Res, 2010, 70: 2465-2475.

[91] Ganapathy-Kanniappan S, Vali M, Kunjithapatham R, Buijs M, Syed LH, Rao PP, et al. 3-bromopyruvate: a new targeted antiglycolytic agent and a promise for cancer therapy. Curr Pharm Biotechnol, 2010, 11: 510-517.

[92] Miyato Y, Ando K. Apoptosis of human melanoma cells by a combination of lonidamine and radiation. J Radiat Res, 2004, 45: 189-194.

[93] Calvino E, Estan MC, Simon GP, Sancho P, Boyano-Adanez Mdel C, de Blas E, et al. Increased apoptotic efficacy of lonidamine plus arsenic trioxide combination in human leukemia cells. Reactive oxygen species generation and defensive protein kinase (MEK/ERK, Akt/mTOR) modulation. Biochem Pharmacol, 2011, 82: 1619-1629.

[94] Reinhart GD, Lardy HA. Rat liver phosphofructokinase: kinetic activity under near-physiological conditions.

Biochemistry, 1980, 19: 1477-1484.

[95] Furuya E, Uyeda K. An activation factor of liver phosphofructokinase. Proc Natl Acad Sci USA, 1980, 77: 5861-5864.

[96] Manzano A, Rosa JL, Ventura F, Perez JX, Nadal M, Estivill X, et al. Molecular cloning, expression, and chromosomal localization of a ubiquitously expressed human 6-phosphofructo-2-kinase/fructose-2, 6-bisphosphatase gene (PFKFB3). Cytogenet Cell Genet, 1998, 83: 214-217.

[97] Sakakibara R, Okudaira T, Fujiwara K, Kato M, Hirata T, Yamanaka S, et al. Tissue distribution of placenta-type 6-phosphofructo- 2-kinase/fructose-2,6-bisphosphatase. Biochem Biophys Res Commun, 1999, 257: 177-181.

[98] Hamilton JA, Callaghan MJ, Sutherland RL, Watts CK. Identification of PRG1, a novel progestin-responsive gene with sequence homology to 6-phosphofructo-2-kinase/fructose-2,6-bisphosphatase. Mol Endocrinol, 1997, 11: 490-502.

[99] Chesney J, Mitchell R, Benigni F, Bacher M, Spiegel L, Al-Abed Y, et al. An inducible gene product for 6-phosphofructo-2-kinase with an AU-rich instability element: role in tumor cell glycolysis and the Warburg effect. Proc Natl Acad Sci USA, 1999, 96: 3047-3052.

[100] Clem B, Telang S, Clem A, Yalcin A, Meier J, Simmons A, et al. Small-molecule inhibition of 6-phosphofructo-2-kinase activity suppresses glycolytic flux and tumor growth. Mol Cancer Ther, 2008, 7: 110-120.

[101] Seo M, Kim JD, Neau D, Sehgal I, Lee YH. Structure-based development of small molecule PFKFB3 inhibitors: a framework for potential cancer therapeutic agents targeting the Warburg effect. PLoS One, 2011, 6: e24179.

[102] Lee KC, Shorr R, Rodriguez R, Maturo C, Boteju LW, Sheldon A. Formation and anti-tumor activity of uncommon in vitro and in vivo metabolites of CPI-613, a novel anti-tumor compound that selectively alters tumor energy metabolism. Drug Metab Lett, 2011, 5: 163-182.

[103] Zachar Z, Marecek J, Maturo C, Gupta S, Stuart SD, Howell K, et al. Non-redox-active lipoate derivates disrupt cancer cell mitochondrial metabolism and are potent anticancer agents in vivo. J Mol Med (Berl), 2011, 89: 1137-1148.

[104] Cheong H, Lu C, Lindsten T, Thompson CB. Therapeutic targets in cancer cell metabolism and autophagy. Nat Biotechnol, 2012, 30: 671-678.

[105] Bonnet S, Archer SL, Allalunis-Turner J, Haromy A, Beaulieu C, Thompson R, et al. A mitochondria-K$^+$ channel axis is suppressed in cancer and its normalization promotes apoptosis and inhibits cancer growth. Cancer Cell, 2007, 11: 37-51.

[106] Mazurek S, Boschek CB, Hugo F, Eigenbrodt E. Pyruvate kinase type M2 and its role in tumor growth and spreading. Semin Cancer Biol, 2005, 15: 300-308.

[107] Gupta V, Bamezai RN. Human pyruvate kinase M2: a multifunctional protein. Protein Sci, 2010, 19: 2031-2044.

[108] Shim H, Dolde C, Lewis BC, Wu CS, Dang G, Jungmann RA, et al. c-Myc transactivation of LDH-A: implications for tumor metabolism and growth. Proc Natl Acad Sci USA, 1997, 94: 6658-6663.

[109] Qing G, Skuli N, Mayes PA, Pawel B, Martinez D, Maris JM, et al. Combinatorial regulation of neuroblastoma tumor progression by N-Myc and hypoxia inducible factor HIF-1alpha. Cancer Res, 2010, 70: 10351-10361.

[110] Fantin VR, St-Pierre J, Leder P. Attenuation of LDH-A expression uncovers a link between glycolysis, mitochondrial physiology, and tumor maintenance. Cancer Cell, 2006, 9: 425-434.

[111] Hour TC, Huang CY, Lin CC, Chen J, Guan JY, Lee JM, et al. Characterization of molecular events in a series of bladder urothelial carcinoma cell lines with progressive resistance to arsenic trioxide. Anticancer Drugs, 2004, 15: 779-785.

[112] Zhou P, Kalakonda N, Comenzo RL. Changes in gene expression profiles of multiple myeloma cells induced by arsenic trioxide (ATO): possible mechanisms to explain ATO resistance in vivo. Br J Haematol, 2005, 128: 636-644.

[113] Tuma RS. Reactive oxygen species may have antitumor activity in metastatic melanoma. J Natl Cancer Inst, 2008, 100: 11-12.

[114] Kirshner JR, He S, Balasubramanyam V, Kepros J, Yang CY, Zhang M, et al. Elesclomol induces cancer cell

apoptosis through oxidative stress. Mol Cancer Ther, 2008, 7: 2319-2327.

[115] Dvorakova K, Payne CM, Tome ME, Briehl MM, McClure T, Dorr RT. Induction of oxidative stress and apoptosis in myeloma cells by the aziridine-containing agent imexon. Biochem Pharmacol, 2000, 60: 749-758.

[116] Xu K, Thornalley PJ. Involvement of glutathione metabolism in the cytotoxicity of the phenethyl isothiocyanate and its cysteine conjugate to human leukaemia cells in vitro. Biochem Pharmacol, 2001, 61: 165-177.

[117] Zhang Y, Talalay P. Anticarcinogenic activities of organic isothiocyanates: chemistry and mechanisms. Cancer Res, 1994, 54: 1976s-1981s.

[117a] Narang VS, Pauletti GM, Gout PW, Buckley DJ, Buckley AR. Sulfasalazine-induced reduction of glutathione levels in breast cancer cells: enhancement of growth-inhibitory activity of doxorubicin. Chemotherapy, 2007, 53: 210-217.

[118] Griffith OW, Meister A. Potent and specific inhibition of glutathione synthesis by buthionine sulfoximine (S-nbutyl homocysteine sulfoximine). J Biol Chem, 1979, 254: 7558-7560.

[119] Lo M, Wang YZ, Gout PW. The x(c)-cystine/glutamate antiporter: a potential target for therapy of cancer and other diseases. J Cell Physiol, 2008, 215: 593-602.

[119a] Karunakaran S, Ramachandran S, Coothankandaswamy V, Elangovan S, Babu E, Periyasamy-Thandavan S, et al. SLC6A14 (ATB0,+) protein, a highly concentrative and broad specific amino acid transporter, is a novel and effective drug target for treatment of estrogen receptor-positive breast cancer. J Biol Chem, 2011, 286: 31830-31838.

[119b] Oppedisano F, Catto M, Koutentis PA, Nicolotti O, Pochini L, Koyioni M, et al. Inactivation of the glutamine/amino acid transporter ASCT2 by 1,2,3-dithiazoles: proteoliposomes as a tool to gain insights in the molecular mechanism of action and of antitumor activity. Toxicol Appl Pharmacol, 2012, 265: 93-102.

[120] Shapiro RA, Clark VM, Curthoys NP. Inactivation of rat renal phosphate-dependent glutaminase with 6-diazo-5-oxo-L-norleucine. Evidence for interaction at the glutamine binding site. J Biol Chem, 1979, 254: 2835-2838.

[121] Thangavelu K, Pan CQ, Karlberg T, Balaji G, Uttamchandani M, Suresh V, et al. Structural basis for the allosteric inhibitory mechanism of human kidney-type glutaminase (KGA) and its regulation by Raf-Mek-Erk signaling in cancer cell metabolism. Proc Natl Acad Sci USA, 2012, 109: 7705-7710.

（武善超译）

第15章
磷脂酰肌醇3-激酶通路的抑制剂

William A. Denny，Gordon W. Rewcastle

15.1   简介

Ⅰ A 类的磷脂酰肌醇 3-激酶（phosphatidylinositol 3-kinases，PI3Ks）催化磷脂酰肌醇 4,5-二磷酸（PIP2）的 3′-磷酸化，是生成重要的"第二信使"脂质——磷脂酰肌醇-3,4,5-三磷酸（PIP3）的主要途径（图 15.1）。它们以一个调节亚基连接到一个催化亚基的异二聚体形式存在，其中调节亚基有两种（p85 或 p55），催化亚基 p110 有三种（α，β或δ）。调节亚基由基因 *PIKR1*、*PIKR2* 和 *PIKR3* 编码，主要响应来自跨膜受体酪氨酸激酶的信号，而三种 p110 催化亚基则分别由基因 *PIK3CA*、*PIK3CB* 和 *PIK3CD* 所编码。Ⅰ B 类的 PI3K 包含催化亚基 p110γ以及相关联的调节亚基 p84～p87 和 p101，主要响应来自 G 蛋白偶联受体（GPCR）的信号[1]。p110α和 p110β亚型广泛存在，而 p110γ和 p110δ主要发现于白细胞中[2]。Ⅱ 类 PI3K（PI3K-C2α，PI3K-C2β和 PI3K-C2γ）[3]和Ⅲ类 PI3K[4]分别在调控细胞膜和囊泡运输中发挥作用，但迄今尚未成为抑制剂设计的靶标。Ⅰ 类和Ⅱ 类 PI3K 主要是经由它们生成 PIP3，PIP3 通过结合丝氨酸-苏氨酸激酶蛋白激酶 B（PKB/Akt）的 PH 结构域并募集[5,6]，从而激活 Akt 的 Thr308 和 Ser473 的磷酸化[7,8]，控制许多信号传导途径，调控细胞的生长、增殖、存活和迁移。PI3K

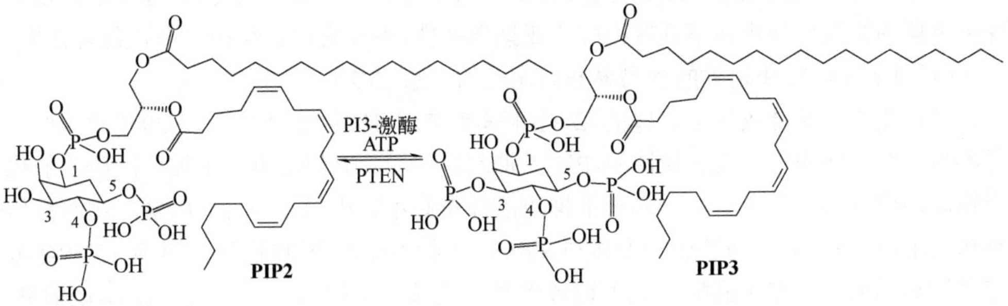

图 15.1   磷脂酰肌醇 3-激酶（PI3K）的功能

的作用由磷酸酶 PTEN 所调节，它可以使 PIP3 转化回到 PIP2，从而抑制由 PIP3 募集 AKT 到细胞膜所导致的过度生长[9]。

迄今，抑制剂开发的主要靶点是 p110α（通常称为 PI3Kα）。这是因为在各种亚型中发现它独自以显著的比例在许多人类癌症中频繁突变，特别是卵巢癌、乳腺癌、胃癌、脑癌和结肠癌（在某些类型中高达 30%）[10-12]。尽管突变发生在许多位置，绝大多数只有两个位点：在螺旋结构域（E542K 和 E545K）和激酶结构域（H1047R）。虽然这些突变体确实显示催化效率的适度增加，并不完全清楚其致癌潜力是什么。而其他亚型则不显示这些突变，p110β在结肠癌和膀胱癌中过表达，p110δ在急性髓细胞性白血病和其他几种癌症中过表达[13]。

15.2　抑制机理

与绝大多数蛋白激酶的小分子抑制剂相同，PI3K 抑制剂靶向 ATP 位点，与 ATP 竞争性结合。这并不奇怪，因为它们与蛋白激酶共享许多结构模体，包括一个总体的二叶架构，一个与镁离子螯合的 DFG（天门冬氨酸-苯丙氨酸-甘氨酸）环[14]和处理来自 ATP 的磷酸转移的类似模体。ATP 与 p110γ结合的晶体结构显示[15]，ATP 的 N1 与 Val882 形成一个氢键，其 NH_2 则作为供氢体与 Glu880 形成氢键。因此，并不奇怪，许多 PI3K 抑制剂的晶体结构复合物表明其与 Val882 的氢键结合是一个关键结合组件。

15.3　PI3K 抑制剂的主要类型的演化

erbB 受体酪氨酸激酶的庞大家族的抑制剂中，绝大多数都包含单一的 4-苯胺基喹唑啉的结构模块，与之相比，总体上 PI3K 激酶抑制剂的结构类型的多样性令人惊讶。这可能是由于 PI3K 的 ATP 结合位点多少更为开阔，另外，也是由于各种亚型都具有独特的生物学作用，需要搜寻四种亚型各自的选择性抑制剂所致（相反，在 erbB 领域主要在搜寻泛抑制剂）。尽管存在多样性，一些不同 PI3K 亚型的主要抑制剂的结构类型和它们的演化，还是可以看出端倪。下面讨论的主要焦点是到达临床试验的化合物以及一些具有特别兴趣的实验性化合物。

尽管针对 p110α的选择性是发展 PI3K 抑制剂的一个早期的驱动力（迄今依然是），许多早期的原型化合物并不具有很好的亚型选择性，不过它们在结构层面也包含在内。

（1）LY294002 和相关的含吗啉基的化合物（图 15.2）

来自礼来公司合成化合物库的 2-吗啉基-8-苯基-4H-色烯-4-酮（LY294002，1），并不是一个活性非常强或选择性的 PI3K 抑制剂[16,17]，但却是第一个被广泛研究的化合物。构效关系研究表明，吗啉对于抑酶活性是必不可少的，与 p110γ复合物的晶体结构显示，吗啉的氧作为氢键的受体与 Val882 上的 NH 形成氢键[15]。为改善 LY294002 半衰期短的问题，在色满酮的氧上通过烷基化连接一个靶向整合素的 CH_2O-琥珀酰-精氨酸-甘氨酸-天冬氨酸-丝氨酸-CO_2H 的四肽单元，得到 SF1126（2）[18,19]。

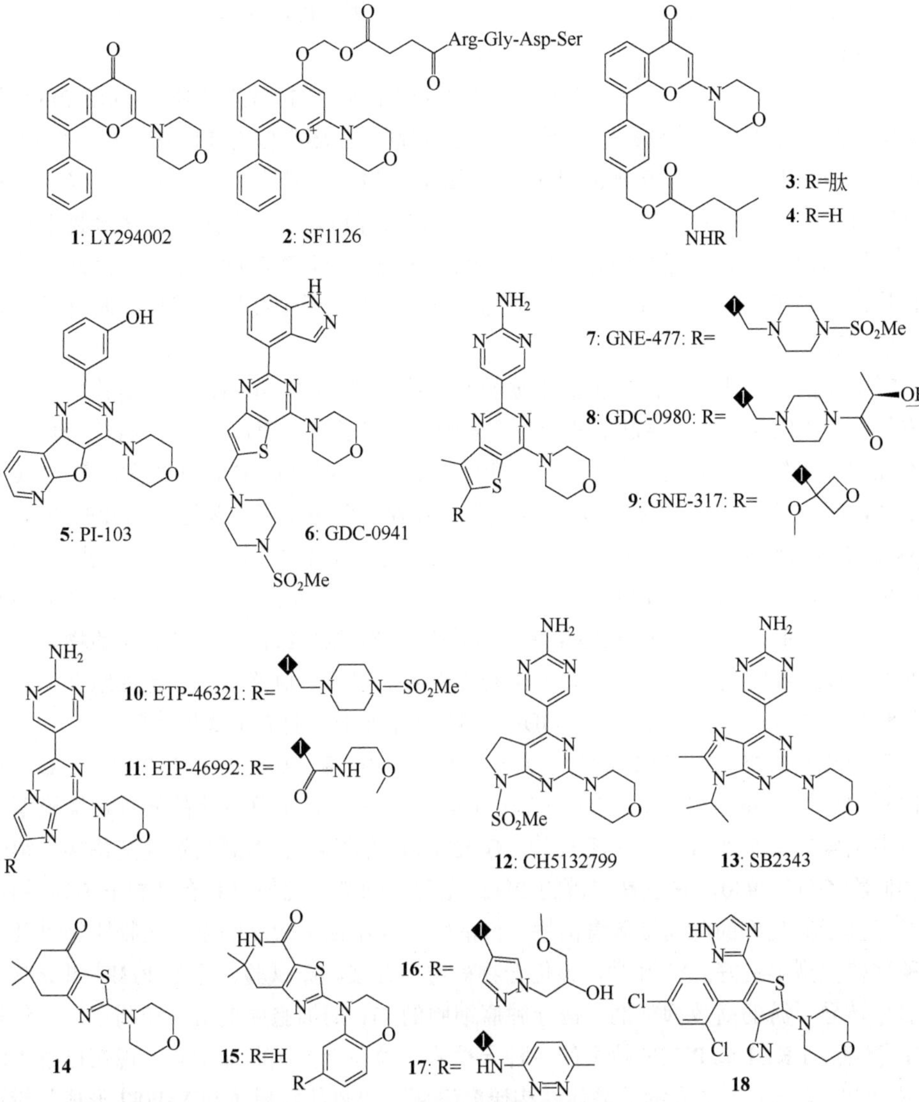

图 15.2　LY294002 及相关的吗啉基化合物

SF1126 对一系列的侵袭性 B-NHL 肿瘤细胞的 IC_{50} 小于 4 μmol/L；而且 Akt 和 GSK-3β 磷酸化程度降低，证实是 PI3K 抑制剂的作用机制，并剂量依赖性地诱导细胞凋亡[20]。在治疗 CD20+的 B 细胞恶性肿瘤的一期临床研究中，最大给药剂量是 1110 mg/m^2，没有出现剂量限制性毒性。在可评估的患者中，33 例中的 19 例（58%）发现疾病稳定[21]。

　　在一个替代性方法中，在 LY294002 的苯环 4 位连接一个可切割的肽连接子，得到的前药是前列腺特异性抗原（PSA）蛋白酶的底物[22]。结果找到了一个水溶性的且潜伏的 PI3K 抑制剂的前药（3），其激活依赖于 PSA 切割。一旦被激活，得到的亮氨酸-O-CH₂-LY294002（**4**）可在 PSA 分泌型的前列腺癌细胞中特异性地抑制 PI3K，诱导凋亡的活性可与 LY294002 本身相当[22]。

从 LY294002 提供的先导结构出发，陆续发现了大量的含有吗啉基团的泛 PI3K 和 mTOR（哺乳动物中雷帕霉素的靶蛋白）的抑制剂。三环类似物 PI-103（**5**）对 PI3K 的各种亚型和下游的 mTOR 激酶显示了更强的广谱抑制活性[23-25]，但它的血浆半衰期相对较短（在小鼠中为 0.7 h），通过苯酚基团的葡糖醛酸化而降解，该化合物不溶于水[26]；然而由于具有良好的细胞和体内活性，它是一个有影响的化合物。因此，随后还有其他一些相关的含有酚羟基的抑制剂被研究，但由于葡萄糖醛酸化的问题而未能进一步推进[27-31]。

PI-103 的进一步结构改造得到了噻吩并嘧啶系列，GDC-0941（**6**）是其中一个重要成员。在该化合物中，通过用吲唑替换苯酚，改善了半衰期，通过引入哌嗪磺酰胺，水溶性和口服生物利用度也有明显的改善[32]。GDC-0941 与 p110γ 的共晶的 X 射线分析发现，吗啉的氧原子与 Val882 形成氢键，吲唑与靶酶也形成氢键（吲唑的 NH 与 Asp841，NH 邻近的 C=N 与 Tyr867），核心结构噻吩并嘧啶位于腺嘌呤结合位点中[32,33]。动物模型中，GDC-0941 和 MEK 抑制剂 GDC-0973 的合并治疗表明，PI3K 和 MAPK 通路的间歇抑制对 BRAF 和 KRAS 突变的肿瘤有效，诱导细胞凋亡[34]。在动物模型中开展的 GDC-0941 的临床前药代动力学研究表明，它可与血浆蛋白广泛性结合，有符合预测的中等程度的人肝清除率。GDC-0941 目前处于 II 期临床试验[35,36]。

最近开发的类似物 GNE-477（**7**）和 GDC-0980（**8**）都是高效的 PI3K-mTOR 双重抑制剂[37,38]。GNE-477 按照 20 mg/(kg·d) 给药，在 PC3 前列腺癌的异种移植模型上表现出优异的抑制肿瘤生长的活性[37]。GDC-0941 的吲唑用 2-氨基嘧啶基替换，得到其类似物 GDC-0980，它也是广谱的 PI3K 激酶抑制剂，此外也具有抑制 mTOR 的活性[38]。基于其良好的肿瘤细胞毒活性、低清除率和小鼠中较高的游离药物比例以及在异种移植模型中良好的疗效[38]，该化合物被选中开展临床试验。它是 PI3K 和 mTOR 的信号转导下游的高效抑制剂，诱导肿瘤细胞的 G1 期细胞周期阻滞和凋亡；在包括 PI3K 激活、LKB1 或 PTEN 缺失的多种异种移植模型上抑制肿瘤生长。现在已进入临床试验[39]。与 p110γ 复合物的晶体结构研究表明，吗啉的氧原子与 Val882 形成氢键，Asp836 和 Asp841 在这些情况下，分别与氨基嘧啶结构的 2-NH₂ 和 N2 形成氢键作用[38]。GDC-0980 具有低的血浆蛋白结合和肝清除率，但它是 P-糖蛋白和 BCRP（乳腺癌耐药蛋白）的底物。目前处于二期临床试验中[40]。

用氧杂环丁烷替换 GDC-0941、GDC-0980 和 GNE-477 的哌嗪单元，得到化合物 GNE-317（**9**），这一优化旨在穿越血脑屏障[41,42]。将噻吩并嘧啶的核心结构替换成咪唑并[1,2-*a*]吡嗪，得到如 ETP-46321（**10**）和 ETP-46992（**11**）所示的抑制剂，它们是双重的 p110α/δ 抑制剂，较其他两种 PI3K 亚型和 mTOR 的选择性更好[43-45]。含有 2-氨基嘧啶基团的吗啉基衍生物的其他例子包括吡啶胺基嘧啶类[46]、咪唑并嘧啶类[47] 和目前处于临床试验阶段的二氢吡咯并嘧啶类化合物 CH5132799（**12**）[48,49]。

CH5132799 是选择性的 I 类 PI3K 抑制剂，对含有 PIK3CA 突变的肿瘤具有很好的抗肿瘤活性，但对 mTOR 只具有较弱的活性[48,49]。相反，平面的嘌呤衍生物 SB2343（**13**）也包含 2-氨基嘧啶和吗啉基团，据报道是 PI3K 和 mTOR 的双重抑制剂[50]。吗啉取代的双环杂环结构的其他实例，包括吡唑[3,4-*d*]并嘧啶类[51]、咪唑[4,5-*d*]并嘧啶（或嘌呤）类[52]、吡咯[2,3-*d*]并嘧啶类和吡咯[3,2-*d*]并嘧啶类[53]、1,2,3-三唑并[4,5-*d*]并嘧啶类[54]。

虽然精确的化学结构已分类，p110α-mTOR 双重抑制剂 PWT33597 也符合一般的吗啉取代的 PI3K 抑制剂的范畴[55]。PWT33597 抑制 p110α 和 mTOR 的 IC$_{50}$ 值分别是 19 nmol/L 和 14 nmol/L，相对于 p110γ 和 p110δ 具有约 10 倍的选择性。PWT33597 在多种临床前动物上具有良好的药代动力学行为，在异种移植肿瘤模型上显示了对 PI3K 和 mTOR 信号途径的可持续抑制[55]。PWT33597 于 2011 年 7 月进入临床试验。

吗啉取代的 PI3K 抑制剂不局限于六元环的例子，一系列 2-吗啉基噻唑类衍生物也有被研究。从"虚拟筛选命中结构" **14** 开始[56]，构效关系研究发现了内酰胺化合物 **15**[57]，随后发现了多亚型的抑制剂 **16** 和 **17**，此优化旨在针对提高细胞内活性和药理活性[58]。最后，四取代的吗啉基噻吩化合物 **18** 对 p110α 显示了纳摩尔级的活性和对 mTOR 7000 多倍的选择性[59]。

（2）双吗啉基取代的嘧啶类和三嗪类化合物（图 15.3）

ZSTK474（**19**）是一个早期的基于三嗪的化合物，它是在评估化合物对肿瘤细胞系的抗增殖活性的筛选中发现的；它是一种活性中等但相对非选择性的 PI3K 抑制剂[60]，虽然它对 I 类 PI3K 亚型的选择性优于 mTOR[61]。最近的 ZSTK474 与 p110δ 活性位点的复合物的晶体结构显示，它以与其他含吗啉基团的抑制剂同样的方式结合[62]，一个吗啉的氧原子与铰链区 Val828 残基（相当于 p110γ 中的 Val882）形成极其重要的氢键，苯并咪唑的 N3 与 Lys779（相当于在 p110γ 中的 Lys833）形成另一个氢键。重要的 CHF$_2$ 基团与疏水亲和口袋中的 Pro758 形成氢键接触。据报道，ZSTK474 已经进入一期临床试验[63]。6-氨基-4-甲氧基的类似物 **20** 对分离的 PI3K 酶的活性是 ZSTK474 的 15～75 倍，在人 U87MG 胶质瘤的异种移植瘤模型上显示了良好的抑制活性[64]。

双吗啉基嘧啶衍生物 NVP-BKM120（**21**）是一种中等强度的 PI3K 抑制剂，对 PI3K 的各亚型的抑制活性为 50～250 nmol/L，其对 mTOR 的 IC$_{50}$ 值为 4600 nmol/L（表 15.1），在与 PI3K 通路调控异常相关的肿瘤（A2780 卵巢癌和 U87MG 胶质瘤）的异种移植模型上显示了良好的体内疗效[66]。相比 NVP-BEZ235（见下节），该化合物缺少 mTOR 抑制活性，被认为是缺少了一个与 PI3K 的 Ser774 残基的关键作用所致，这一作用也被认为是对 mTOR 抑制重要[66]。在广谱的肿瘤细胞系中，BKM120 优先抑制含 PIK3CA 而不是 KRAS 或 PTEN 突变的肿瘤细胞，在一系列的异种移植模型上有效（即显示了对 pAkt 和肿瘤生长的显著抑制），并且与 MEK 抑制剂合用显示了协同的效果[109]。一期临床研究中，BKM120 的每日一次（QD）给药的最大耐受剂量（MTD）是 100 mg/d，结论是药物的耐受性良好，而且具有有利的药动学轮廓和明确的抑制靶蛋白（磷酸化核糖体蛋白 S6）的证据[110]。BKM120 目前处于 II 期临床试验中。

表 15.1　PI3K 各亚型和 mTOR 的抑制剂的活性数据

抑制剂	IC_{50}[①]/(nmol/L)					参考文献
	p110α	p110β	p110δ	p110γ	mTOR	
PI3K 和 PI3K-mTOR						
1 (LY294002)	720	306	1330	7260		[65]
5 (PI-103)	2	3	3	15	<500	[26]
6 (GDC-0941)	3	33	3	75	580[②]	[32]
7 (GNE-477)	4	86	6	15	21	[37]
8 (GDC-0980)	5	27	7	14	17	[38]
9 (GNE-317)	2[②]				9[②]	[41]
10 (ETP-46321)	2.3[②]	170[②]	14[②]	179[②]	4880	[44]
11 (ETP-46992)	2.4[②]	94[②]	8[②]	63[②]	>3000	[45]
12 (CH5132799)	14	120	500	36	1600	[48]
13 (SB2343)	16	68	42	25	37	[50]
PWT33597	19		337	167	14	[55]
14	1333	693	701	3453		[56]
15		1226	1631	959		[57]
16			14	52		[58]
17			4	20		[58]
18	0.35[②]				2470[②]	[59]
19 (ZSTK474)	17	53	6			[60]
20	0.2	1.4	0.4			[64]
21(NVP-BKM120)	52	166	116	262	4600	[66]
22(PKI-587/PF-05212384)	0.4	6	6	8	1.6	[67]
23 (PKI-179)	8	24	74	77	0.42	[68]
24 (NVP-BEZ235)	4	75	7	5	21	[69]
26 (PF-04979064)	0.13[②]		0.12[②]	0.11[②]	1.4[②]	[70]
27 (PIK-90)	11	350	58	18	1050	[25]
28 (BAY 80-6946)	0.5	3.7	0.7	6.4	45	[71]
29 (PF-04691502)	0.6[②]				16[②]	[72]
33 (GSK1059615)	0.4[②]	0.6[②]	1.7[②]	4.7[②]		[73]
34 (GSK2126458)	0.04	0.13[②]	0.024[②]	0.06[②]		[74]
35	4.6	13	4.3	8.1	3.9	[75]
38	1.2[②]	2.0[②]	1.2[②]	4.7[②]	2.0	[76]
39	1.4[②]	3.5[②]	0.8[②]	1.9[②]	0.4	[77]
41	7.7[②]	0.6[②]	0.4[②]	1.0[②]	163	[78]
43	25					[79]
44 (AMG 511)	4[②]	6[②]	2[②]	1[②]	>10^4	[80]
45 (GNE-614)	5	60	2	5	530	[81]
α						
46	670					[82]
47	1.8					[82]
48	2.8	170		230		[82]
49(PIK75)	6	1300	510	76	>1000	[25]
50	3.8	230	150			[83]

抑制剂	IC$_{50}$[①]/(nmol/L)					参考文献
	p110α	p110β	p110δ	p110γ	mTOR	
51	0.9	46	49			[83]
52(NVP-BYL719)	5	1200	290			[84]
53 (NVS-PI3-1)	5[②]	2000[②]	220[②]	530[②]	9100[②]	[85]
54 (A66)	32	>12500	>1250	3480	>5000	[86]
β						
55 (TGX221)	5000	5	100	>10^4		[87]
56 (AZD6482/KIN-193)	136	0.69	14	48	3930	[88]
59 (GSK2636771)	>5800	5.2	58	>12600	>50000	[89]
60	2000	1	8	1000	32	[90]
61	320	0.3	4	60	6.3	[91]
62	2500	0.6	20	790		[92]
64	27200	38	168	97		[93]
65	2138	42	118	>10^4		[94]
66	>10^4	99	1395	>10^4		[95]
δ						
67 (IC87114)	>10^5	75000	500	29000		[96]
68 (PIK39)	>10^5	11000	180	17000	>10^5	[25]
69 (SW13)	1300	220	0.7	33		[62]
70 (CAL-101/GS-1101)	820	565	2.5	89	>10^3	[97]
71	1290	760	3.8	1560	>10^3	[98]
72	78	680	2.7	630		[99]
73	168	547	2	>10^4		[100]
γ						
74 (AS-605240)	60	270	300	8		[101]
75 (AS-604850)	4500	>10^4	>10^4	250		[101]
76 (AS-252424)	940	20000	20000	30		[65]
77 (CZC24832)	>10^4	1100	>10^6	27		[102]
78	435	2059	690	18	623	[103]
79		15		3		[104]
δ/γ						
80 (TG100-115)	1300	1200	235	83		[105]
81	411	391	22	5		[105]
82 (IPI-145)	1602	85	2.5	27		[106]
β/δ						
83 不可逆型	41000	60	360	18000		[107]
86 (渥曼青霉素)	4	0.7	4.1	9		[108]
88 (PX-866)	5.5	>300	2.7	9		[108]

① 注意测试条件存在变化。

② K_i 值。

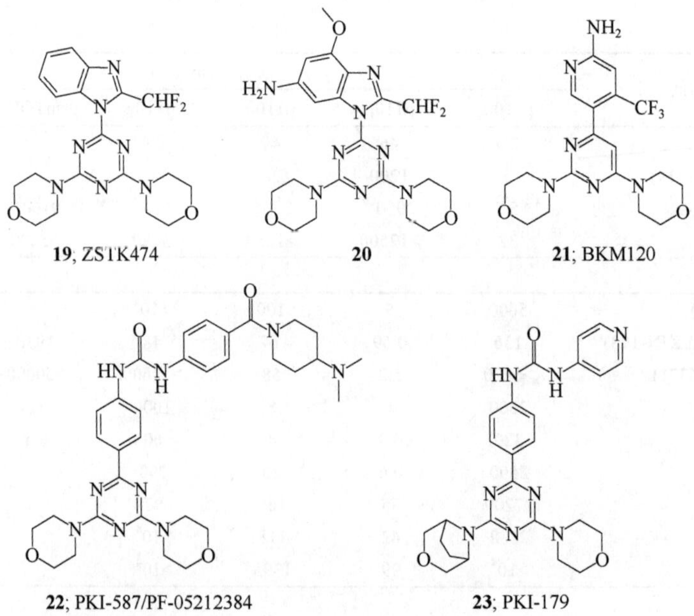

19; ZSTK474   20   21; BKM120

22; PKI-587/PF-05212384   23; PKI-179

图 15.3　双吗啉基嘧啶类及三嗪类化合物

三嗪类似物 PKI-587（PF-05212384）（**22**）也是一个 p110α-mTOR 的双重抑制剂，IC_{50} 值分别为 0.4 nmol/L 和 1.6 nmol/L（表 15.1）[67]。在细胞中，PKI-587 抑制 MDA-361 肿瘤细胞的生长与其抑制 PI3K-mTOR 信号通路相关，抑制 Akt 的 Ser473 磷酸化。它在小鼠中的半衰期长（14 h），第 1、5、9 天各静脉注射 20 mg/kg 的剂量一次，即可显著地引起大体积（约 900 mm³）的 MDA-361 肿瘤衰退[67]。在体内，PKI-587 抑制乳腺癌（MDA-MB-361 和 BT474）、结肠癌（HCT116）、肺癌（H1975）和神经胶质瘤（U87MG）异种移植模型的肿瘤生长，引起肿瘤衰退的大小与抑制磷酸化 Akt 的效果相关。与 MEK、拓扑异构酶 I 或拓扑异构酶 II 的抑制剂合用可以提高疗效。PKI-587 目前处于一期临床试验[111]，必须通过静脉给药，因为口服给药时血浆药物水平较差。为了解决这个问题，通过将增加水溶性的侧链简化成吡啶，并在一个吗啉上成桥环来增加亲脂性，后来发展了其类似物 PKI-179（**23**）[68]。在小鼠 MDA-361 肿瘤异种移植模型中，口服给药 PKI-179 显示了抑制 PI3K 和 mTORC1 的效果（缺少 Akt 的 Thr308 磷酸化），它主要是在增加桥环的吗啉基团的亚乙基上羟基化进行代谢。PKI-587 和其类似物的活性只需要两个吗啉基团之一即可，这可由用 3-氧杂环丁烷更换第二个吗啉基得到的化合物的活性相当得到证实[112]。

（3）咪唑并[4,5-*c*]喹啉类化合物 NVP-BEZ235 和相关化合物（图 15.4）

双重 PI3K-mTOR 抑制剂 NVP-BEZ235（**24**）来源于一系列基于咪唑并[4,5-*c*]喹啉的 PDK1 抑制剂，后来发现该类化合物对 PI3K 各亚型的 IC_{50} 值处于低纳摩尔水平[69,113]。基于结构的药物设计使得优化后的类似物 NVP-BEZ235 成为 PI3K-mTOR 激酶的双重抑制剂[69]。

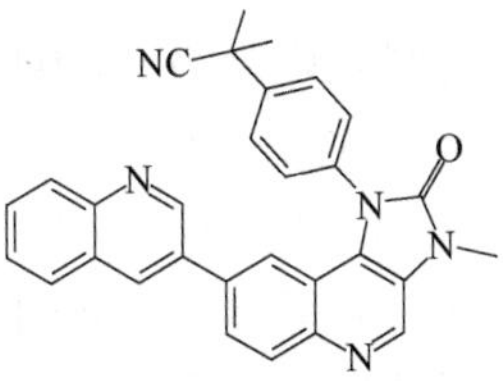

24; NVP-BEZ235

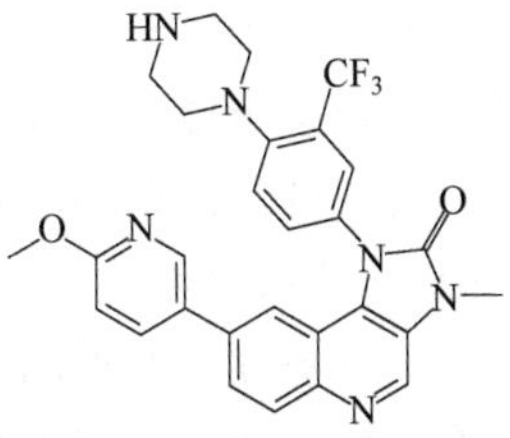

25; NVP-BGT226

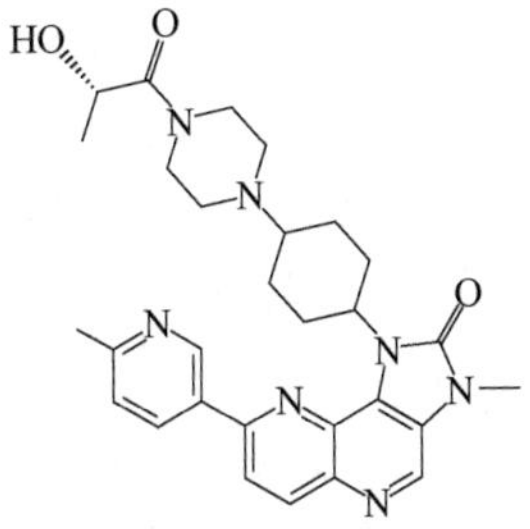

26; PF-04979064

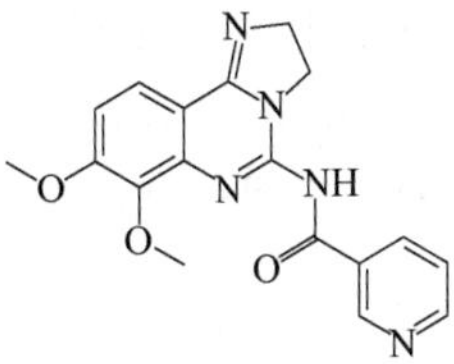

27; PIK-90

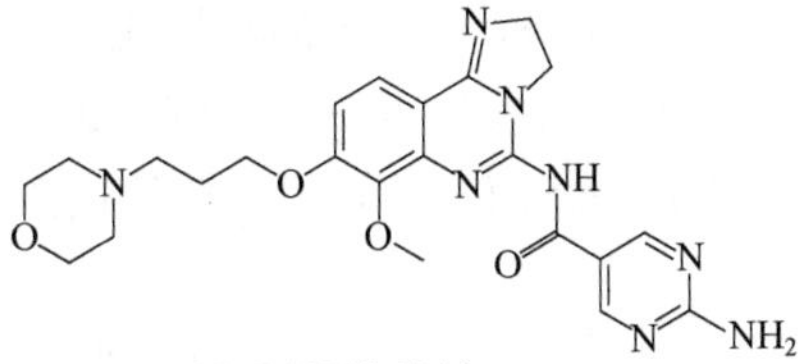

28; BAY 80-6946

图 15.4　咪唑并[4,5-*c*]喹诺酮类、咪唑并[1,2-*c*]喹唑啉类及相关的化合物

一项将 NVP-BEZ235 对接到同源模拟的 p110α的结构模型（以 p110γ晶体结构为模板）的研究提示：该分子核心的喹啉结构的 N 原子与 p110α蛋白的 Val851（对应 p110γ 的 Val882）的骨架的 NH 形成氢键，这在许多 PI3K 复合物的晶体结构中都曾观察到。其他氢键相互作用是分子的氰基和 Ser774（对应 PI3Kγ的 Ser806）、分子外周喹啉的氮原子和 Asp933（对应 PI3Kγ的 Asp964），以及与 ATP 位点内保守的疏水残基所形成的范德华力接触[69]。结果表明，当 p110α的 E545K 和 H1047R 突变引起的 PI3K-mTOR 信号途径过度活化被逆转时，在异种移植模型上产生较强的抗肿瘤活性[114]，目前在Ⅱ期临床试验中。相关的咪唑并[4,5-*c*]喹啉酮类化合物 NVP-BGT226（**25**）也是一个双重的 PI3K-mTOR 抑制剂，正在晚期实体瘤病人中进行临床研究[115,116]，而咪唑并[4,5-*c*][1,5]萘啶酮类化合物 PF-04979063（**26**）也是一个双重的 PI3K-mTOR 抑制剂，被设计成临床候选药物 PF-04691502 的备份化合物（见本书吡啶并[2,3-*d*]嘧啶酮的部分）[70]。

（4）咪唑并[1,2-*c*]喹唑啉类化合物（图 15.4）

咪唑并[1,2-*c*]喹唑啉类衍生物 PIK-90（**27**）是一个有广泛基础的泛 PI3K 抑制剂，其对 mTOR 的活性虽弱但可检测到[25]。它被较广泛地作为 PI3K 抑制剂的工具药，探索各种实验性组合疗法的生物效果[23,25,117]。在 PIK-90 与 p110γ的共晶结构中，PIK-90 的二氢咪唑和 Val882 酰胺的氮形成一个氢键，与 Val882 骨架上的羰基形成第二个氢键，磺酰胺部分和 Asp964 的侧链形成第三个氢键，吡啶环可能也与 Lys833 形成氢键[25]。详尽拓展得到的类似物 BAY 80-6946 的活性更强，对 p110α和 mTOR 的 IC_{50} 值分别为 0.5 nmol/L 和 45 nmol/L[71]。它可高效地阻断 140 种肿瘤细胞系里面的 60 种细胞的增殖，IC_{50} 值为 1～100 nmol/L，显著地诱导 PIK3CA 突变的乳腺癌细胞的凋亡，在多种含 PI3CA 突变或 PTEN 缺失的异种移植肿瘤模型上有效[118]。

（5）吡啶并[2,3-*d*]嘧啶酮类化合物（图 15.5）

一项高通量筛选（HTS）研究导致了吡啶并[2,3-*d*]嘧啶酮类化合物 PF-04691502（**29**）的发现，它也是一个有效的 p110α-mTOR 双重抑制剂[72,119]（K_i 值分别为 0.6 nmol/L 和 16 nmol/L）。PF-04691502 与 p110γ的共晶结构显示了 Val882 和氨基嘧啶的 2-氨基和 3 位环上的氮形成的典型氢键，甲氧基吡啶的氮与选择性口袋里一个保守的水分子形成关键的氢键。羟乙基末端的醇羟基与环己基附近的氧原子形成分子内氢键，降低了氢键供体的有效数量。在含 PIK3CA 突变或 PTEN 缺失的肿瘤细胞系中，PF-04691502 降低了 AKT 的 Thr308 和 Ser473 的磷酸化，IC_{50} 值分别低于 50 nmol/L 和 20 nmol/L，它在 U87MG（PTEN 缺失）、SKOV3（PIK3CA 基因突变）、对吉非替尼和厄洛替尼耐药的非小细胞肺癌（NSCLC）异种移植瘤模型中均有效。它目前在临床试验中[120]。

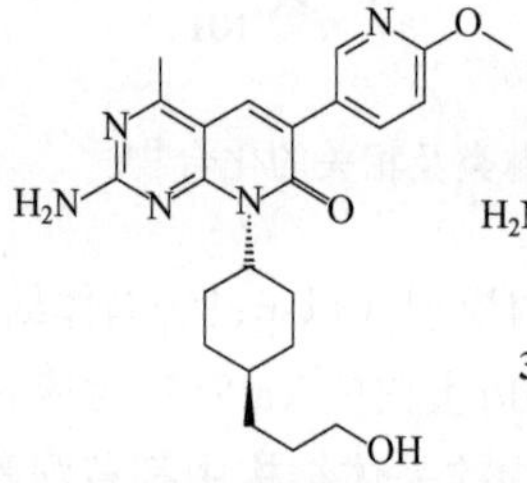

29; PF-04691502

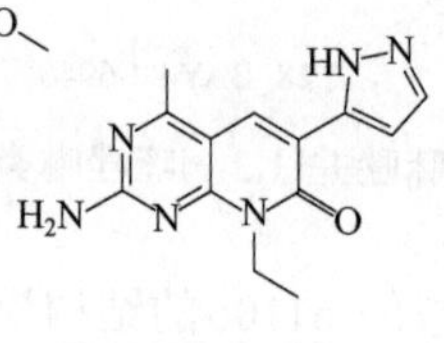

30; XL765/SAR245409

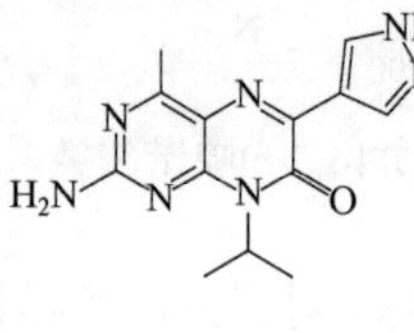

31

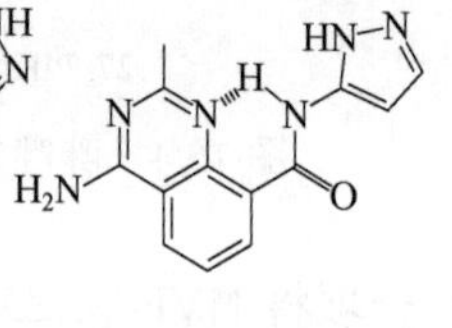

32

图 15.5　吡啶并[2,3-*d*]嘧啶酮类和相关的化合物

XL765（SAR245409）（**30**）是一个双重的 PI3K-mTOR 抑制剂[121]，据报道目前处于乳腺癌的二期临床试验中[122]，具有和 PF-04691502 相同的 4-甲基吡啶并[2,3-*d*]嘧啶酮的骨架结构[123]。结构相似的 4-甲基喋啶酮类化合物也有类似的活性报道（例如 **31**）[124]，而含有分子内氢键骨架的喹唑啉衍生物（iMHBS）（例如 **32**）也有类似的表现[125]。这些化合物通过 C4 甲基进入额外的小结合口袋，从而获得对 PI3K 的选择性，优于普通的蛋白激酶。这种独特的 PI3K-mTOR 的结合口袋的大小可以接受 4-甲基，但不能是 4-甲氧基[124]。

（6）磺酰胺嘧啶类化合物（图 15.6）

喹啉基噻唑烷二酮化合物 GSK1059615（**33**）是一个高效的泛 PI3K 抑制剂，曾短暂地进入到治疗难治性恶性肿瘤患者的临床试验[73,74]。在后续研究中，为设计活性、选择性和药代动力学性质改善的第二代抑制剂，得到了 GSK1059615 与 p110γ的共晶结构[74]。结果表明，噻唑烷二酮环与 ATP 结合口袋的催化性的赖氨酸（Lys833）具有相互作用，而喹啉的氮则与 Val882 形成氢键[74]。然而晶体结构也显示喹啉 6 位附近有容纳较大的基团的潜力，用（可解离的）二氟苯磺酰胺填充该空间发现了 GSK2126458（**34**），显示了较大的活性提升（对 p110α的 IC_{50} 为 0.04 nmol/L，而 GSK1059615 对 p110α

的 IC$_{50}$ 仅为 2 nmol/L）[74]。晶体结构测定结果显示出一致的相互作用，其中离子化磺酰胺和 Lys833 形成氢键作用，吡啶的氮与保守的水分子形成一个关键氢键[74]。据报道，该化合物目前在进行治疗实体瘤和淋巴瘤的临床试验[122]。由于负电性强的磺酰胺与保守的赖氨酸残基（p110γ 上的 Lys833，分别相当于 p110α 的 Lys802，p110β 的 Lys805，p110δ 的 Lys779）形成相互作用，GSK2126458 实际上对所有的 PI3K 亚型和 mTOR 均显示了很高的活性。这导致数个科研小组致力于保留 GSK2126485 的可解离的磺酰胺吡啶部分，用其他杂环替换哒嗪基喹啉，以便发现新的抑制剂。

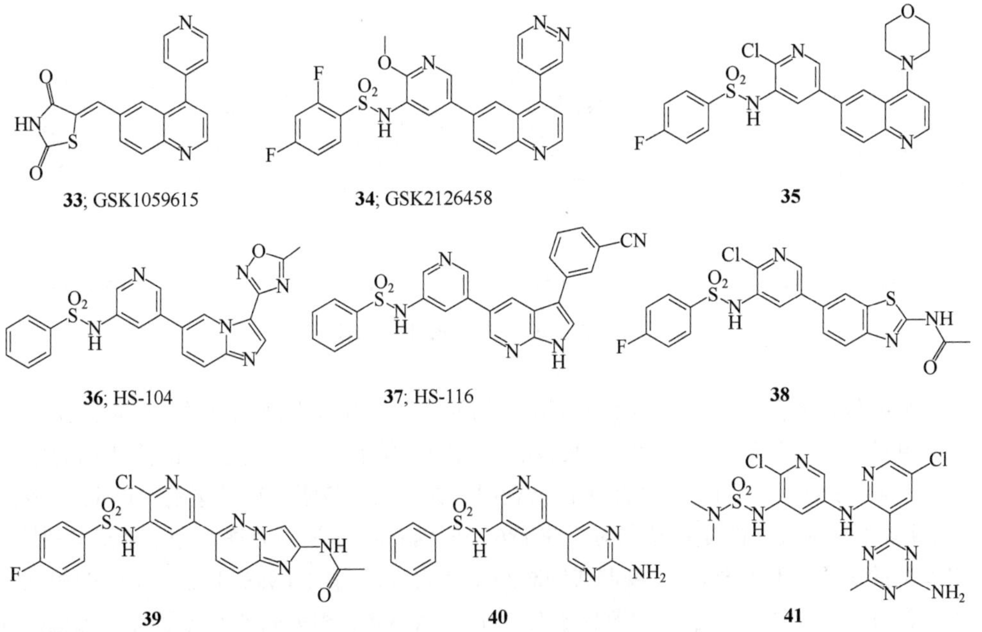

图 15.6 磺酰胺吡啶类化合物

采用吗啉替换 GSK2126458 的哒嗪基得到 **35**，它是所有 I 类 PI3K 亚型、mTOR 和Ⅲ类 PI3K 的 hVPS34 高效抑制剂[75]。虽然该化合物较其他蛋白激酶具有一定的选择性，它也是 DNA-PK 的高效抑制剂[75]。用其他杂环替换喹啉是新型抑制剂研究的主要途径，比如一系列咪唑并[1,2-*a*]吡啶（例如 HS-104[36]）和吡咯并[2,3-*b*]吡啶（例如 HS-116[37]）替换后发现的抑制剂，对所有 I 类 PI3K 亚型和 mTOR 都显示出广泛的抑制活性[126-130]。此外还发现这些化合物可通过靶向 PI3K-AKT-mTOR 信号通路诱导肿瘤细胞的凋亡，并抑制血管新生[126-133]。

据报道，苯并[*d*]噻唑和咪唑并[1,2-*b*]哒嗪的乙酰胺类化合物 **38** 和 **39** 均为高效的 p110α-mTOR 的双重抑制剂[76,77]，尽管没有提供对其他 PI3K 亚型的活性的比较数据。氨基嘧啶衍生物 **40** 确实表现出对 p110β 具有一定的选择性，超过 p110α、p110γ 和 mTOR，但其对 p110δ 的选择性仅为 3 倍[134]。最后，氨基三嗪化合物 **41** 也是强效的泛

PI3K 抑制剂，对 mTOR 有一定的选择性[78]，而更多的高效磺酰胺吡啶衍生物的例子可以在专利文献中找到（例如[135]）。

（7）各式各样的泛 PI3K 抑制剂（图 15.7）

喹喔啉苯磺酰胺类 PI3K 抑制剂，包括 XL147（SAR245408）（**42**）已有报道[123,136]，较 mTOR 有一定的选择性[137]。据报道 XL147 正在进行治疗子宫内膜癌和乳腺癌的二期试验[122]，尽管有文献报道，单独使用该化合物对儿科癌症的活性一般[138]。将 XL147 的磺酰胺基变为磺酰基，得到的化合物如 WR23（**43**），据报道该化合物是一个 p110α 抑制剂（25 nmol/L），尽管没有提供对于其他 PI3K 亚型的比较数据[79,139]。

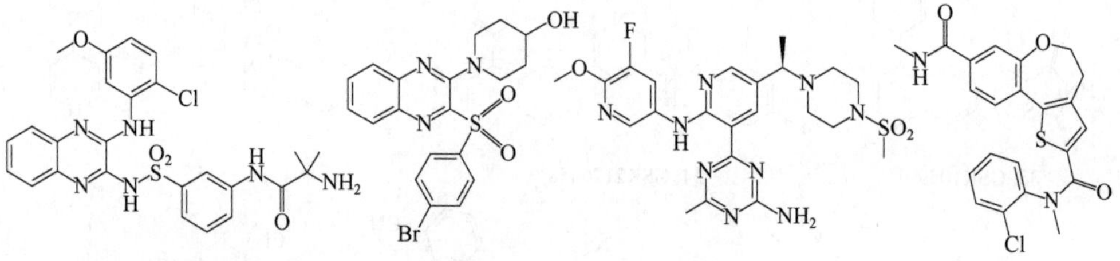

42; XL147/SAR245408   **43**; WR23   **44**; AMG 511   **45**; GNE-614

图 15.7　多样的泛 PI3K 抑制剂

临床候选新药 AMG 511（**44**）是从最初的高通量筛选发现的氨基三嗪类的结构衍生得到的[140]，是各种 I 类 PI3K 亚型的高效的泛抑制剂，具有优异的药代动力学轮廓[80]。AMG 511 与 p110γ 的结晶复合物表明，氨基三嗪基团与铰链区的 Val882 形成两个氢键，甲氧基吡啶的氮原子与位于 Tyr867 和 Asp841 之间的有序水分子形成氢键[80]。甲氧基的氧原子和额外的 3-氟取代同时与亲和力口袋内的 Lys833 形成良好的相互作用。在分子骨架中心的吡啶的氮原子与一个与 Asp964 相关联的水分子形成氢键，并且在苄基位置的甲基有效地填充酶底部的残基 Thr887、Ile963 和 Asp950 形成的疏水口袋，而甲基磺酰胺的氧原子与 Lys802 和 Ala805 生成氢键[80]。

最后，噻吩并苯并氧杂卓类化合物 GNE-614（**45**）显示了对 p110α、δ 和 γ 亚型的中等程度的选择性（IC$_{50}$ 2～5 nmol/L），优于 p110β（IC$_{50}$ 为 60 nmol/L）[81]，虽然采取适当的取代基操作，p110α-β 的比值能够被增加到 100 倍以上[141]。GNE-614 对 mTOR（530 nmol/L）相对而言是无活性的，虽然它也是 DNA-PK 的强效抑制剂（6 nmol/L）[81]。

15.4　PI3K 亚型的选择性抑制剂

（1）p110α 的选择性抑制剂（图 15.8）

咪唑并[1,5-*a*]吡啶类化合物最初是从高通量筛选中识别得到的，在分离的酶活性测试中发现，它是一类新且有效的对 p110α 具有较好选择性的化合物[82]。最初的高通量筛选的命中结构 **46** 对 p110α 的 IC$_{50}$ 为 630 nmol/L，主要通过在吡啶环上进行取代，发展了活性更好的类似物 **47**，它对 p110α 的 IC$_{50}$ 为 1.8 nmol/L[82]（表 15.1）。吡唑基砜类化合物的结构不稳定，无法做动物实验，但进一步的工作表明，这可以通过用更稳定的噻唑基砜替代，**48** 保留了抑酶活性（尽管对 p110α的选择性降低；表 15.1），显示了细胞活性。为了提高水溶性，噻唑后来换成磺酰脲连接子，吡啶环被供电基溴所取代，得到了类似物 PIK75（PI-387）（**49**）[25,142,143]，结果显示它对 p110α而非其他亚型的选择性恢复（表 15.1）。虽然它也对 DNA-PK 有效（IC_{50} 为 2 nmol/L），现已非常广泛地在文献中用作工具化合物[25,117]。然而结构不稳定性依然存在，排除了进一步发展的可能。

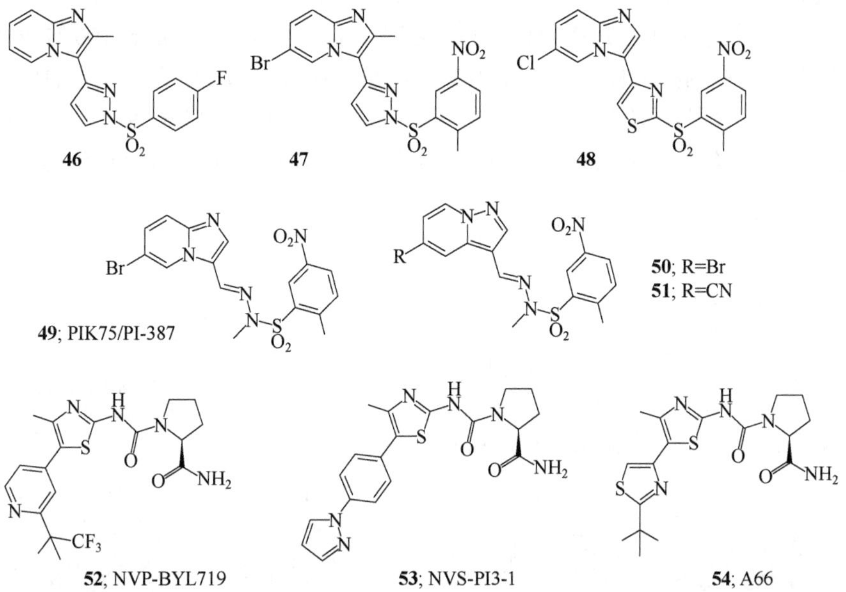

图 15.8　咪唑并[1,2-*a*]吡啶类和噻唑基-吡咯烷-2-甲酰胺类及相关的化合物

后来的研究报告指出，咪唑并[1,2-*a*]吡啶生色团可以被其他基团替换[144]，在这个过程中，生色团的 N1 对结合（到酶的 Val882 的 NH）和生物活性显示了关键作用。因此，相应的吡唑并[1,5-*a*]吡啶类化合物 **50**（5-溴），尤其是 **51**（5-氰基）是比 PIK-75 更有效的抑制剂[83]（表 15.1）。别的构效关系研究表明，脲的氮上取代和更换磺酰连接子都会导致抑制 p110α的活性降低，但苯环周围的取代则是许可的，为设计更易水溶的类似物提供了启发[145]。

最近的一类 p110α特异性的抑制剂是噻唑基-吡咯烷-2-甲酰胺类，以临床候选药物 NVP-BYL719（**52**）为范例，其中，选择性是由 S 型对映异构体的甲酰胺基和非保守的残基 Gln859 之间形成特异性氢键作用而实现的[84]。NVP-BYL719 的发展最初来自一个采用 p110γ的生化测试的高通量筛选，它识别得到 2-乙酰氨基噻唑作为合适的先导化合物[85]。S-吡咯烷甲酰胺单元的加入，导致如 NVS-PI3-1 所示的 p110α选择性化合物（**53**）[85]，进一步发展产生了更有效的 NVP-BYL719[84]，目前在含 PIK3CA 突变的肿瘤患者中开展临床试验[146]。

用工具化合物 A66（**54**）进行研究证实，Gln859 是这一系列化合物所靶向的关键残基。结果表明，类似的 *R*-对映体，或相关的不含甲酰胺的化合物比 A66 的活性差 30 多倍[86,147]。事实上，Gln859 不仅对结合是关键的，而且也是亚型选择性的关键，这一点可以由 p110β 上发生相应突变则恢复对 A66 的 *S*-对映体的亲和力可知[147]。

（2）p110β 的选择性抑制剂（图 15.9）

将 LY294002（**1**）的 2-吗啉基色满酮转化为相应的吡啶并嘧啶-4-酮，并进行构效关系研究，导致发现了一系列的 9-取代的对 p110β 有独特选择性的化合物[148]。这些化合物中，研究最充分的是 TGX221（**55**），它对于 p110β 的选择性是 p110α 的 200 倍以上，并且有兴趣作为抗血栓药物[149]，能够预防在血管损伤部位整合素介导的血小板黏附[87]。TGX221 及其类似物也表现出一定的对 p110β～p110δ 的选择性[25,87]，被认为是由于它们利用了构成 ATP 结合位点的入口部位的残基的可塑性差异所产生的[25]。

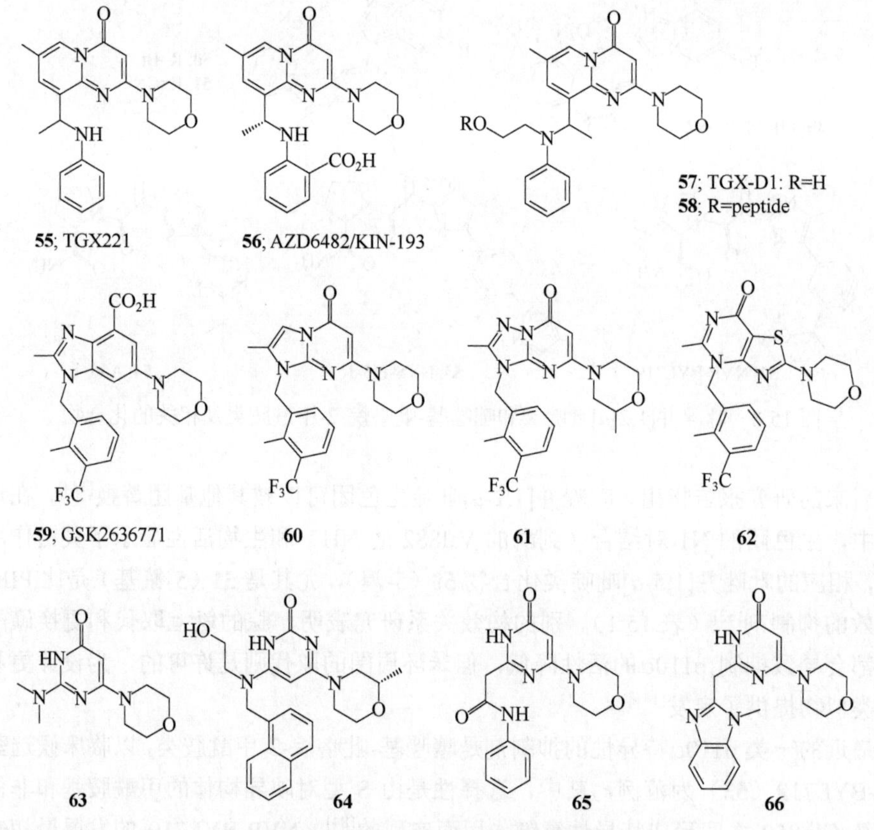

图 15.9 TGX221 及相关的化合物

p110β 亚型在 PTEN 缺失的肿瘤中重要性的发现[150,151]，导致近年来开发 p110β 抑制剂作为抗癌药的显著兴趣。研究显示，TGX-221 的 *R*-对映体是活性形式[90]，R 型的羧基类似物 AZD6482/KIN-193（**56**）也是 p110β 高选择性的抑制剂（表 15.1），该化合物对一大组癌细胞系（含 422 种）的抗增殖活性与 PTEN 突变大致上相关[88]。它在源于 PTEN 缺失的肿瘤细胞的移植瘤模型上也显示出良好的体内活性。这很有意义，因为在体内有效的抗肿瘤细胞增殖的 p110β 选择性抑制剂可能减少泛 PI3K 抑制剂和 p110α 选择性抑制剂导致的不良反应[152]。该化合物也作为抗血栓药进入临床研究[153]。

将一个靶向 HER2 肽前药连接子连接在 TGX-221 的 *N*-羟乙基衍生物 TGX-D1（**57**）上面，得到肽-药共轭物 **58**，显示出类似的生物学特征，实验证明可由 PSA 逐步切割来释放 TGX-D1[154]。肽-药共轭物 **58** 在前列腺癌细胞中的胞内摄取比母体药物显著提高。相关的前药策略也用于开发包药系统，通过一个前列腺特异性的膜适体自胃肠道外向靶组织递送 TGX-D1（也称 BL05），发现很少或没有不良反应[155]。

在搜寻可能有效治疗 PTEN 缺失的肿瘤的新型 p110β 选择性抑制剂的过程中，使用 TGX-221 为起点，许多不同结构类型的抑制剂已被研究[90]。这最终导致了苯并咪唑-4-羧酸衍生物 GSK2636771（**59**）的发现，目前处于临床试验中，用于治疗 PTEN 缺失的晚期实体瘤病人[89]。GSK2636771 是一个可口服的高效 p110β 抑制剂（5 nmol/L），对 p110δ 的选择性超过 12 倍，对 p110α、p110γ 和 mTOR 的选择性大于 1000 倍[89]。在从 TGX-221 到 GSK2636771 的路上，也考察了其他化合物，包括咪唑并[1,2-*a*]嘧啶酮（**60**）[90]、1,2,4-三唑并[1,5-*a*]嘧啶酮（**61**）[91]以及噻唑并[4,5-*d*]嘧啶酮（**62**）[92]。

单环 p110β 抑制剂也有研究，从虚拟筛选得到的命中结构片段 **63** 开始，考察了一系列的 2-和 4-嘧啶酮衍生物[156]，发现了高效的 p110β 选择性的 2*S*-2-甲基吗啉基衍生物（**64**）（38 nmol/L），它较 p110δ 显示了 4 倍的选择性，较 p110α 和 p110γ 显示了 700 多倍的选择性[93]。该化合物显示了良好的体内抗血小板作用，尽管如此，它并没有显著增加犬的出血时间。此外，由于对 p110α 的选择性增强，它不诱导大鼠中胰岛素耐受[93]。

一种替代的高通量筛选方法识别发现了一系列如 **65** 所示的 2-嘧啶酮类衍生物[94]，然后将其优化，得到苯并咪唑衍生物 **66**，在给予耐受良好的剂量下显示了显著的生物活性和对 PI3Kβ 的选择性以及足够的体外药代动力学性质[95]。当口服给药到植入 PTEN 缺陷型的人类肿瘤异种移植模型且合并免疫缺陷的重症小鼠上[95]，该化合物实现了对药靶的可持续调控和肿瘤生长延迟。

（3）p110δ 的选择性抑制剂（图 15.10）

嘌呤甲基喹唑啉类化合物 IC87114（**67**）是报道的第一个选择性 p110δ 抑制剂[96]。相关化合物 PIK-39（**68**）与 p110γ 的复合物的晶体结构显示出酶的可塑性现象[25]，该抑制剂通过嘌呤部分和 Val882 和 Glu880 形成氢键，Met804 残基向抑制剂移动并结合，产生一个新的"选择性口袋"，被 PIK-39（和相关化合物 IC87114）的喹唑啉酮环所占据。后者被认为是该类化合物具有 p110δ（以及对 p110γ 的程度略小）选择性的主要原因，因为 p110α 和 p110β 不能进行这种变化。这可由药物不能抑制 Met804 突变为异亮氨酸或缬氨酸的 p110δ 突变体看出。最近 PIK-39 与 p110δ 催化亚基的晶体结构显示

Met804 具有类似的运动，以及嘌呤至铰链区的确通过氢键结合[62]。IC87114 吲唑类似物（SW13）（**69**）被证明是一个更为有效的 p110δ 抑制剂，同时保留了对 p110α 和 p110β 的高选择性[157]。

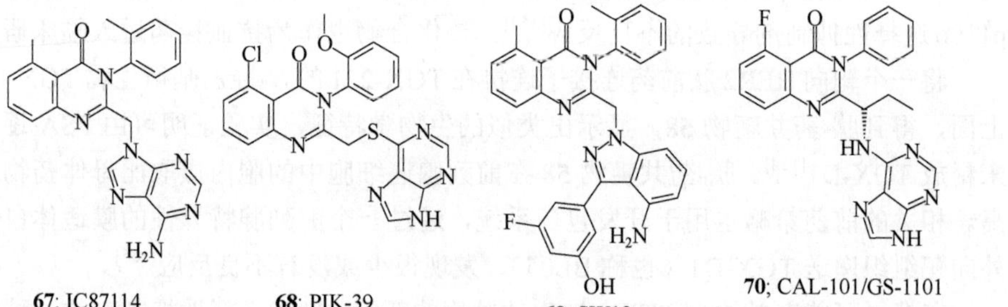

67; IC87114　　　68; PIK-39　　　69; SW13　　　70; CAL-101/GS-1101

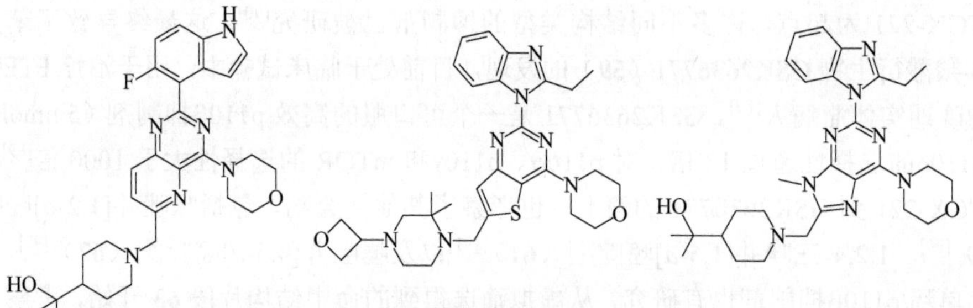

71　　　　　72　　　　　73

图 15.10　选择性的 p110δ 抑制剂

　　IC87114 的另一种衍生物 **70**（CAL-101，或 GS-1101）有更好的药理学性质，目前处于治疗 B 细胞癌症的临床试验中[97]。尽管 CAL-101 的第一个临床研究针对的疾病是过敏性鼻炎，反映了 p110δ 抑制剂主要用于抗炎的期望，最近的兴趣聚焦在对多种 B 细胞恶性肿瘤上，包括慢性淋巴细胞白血病（CLL）、非霍奇金淋巴瘤（NHL）、急性骨髓性白血病和多发性骨髓瘤[158]。至今发表的最好的结果是在 CLL 上，在早期的 I 期临床试验取得了 25%的总反应率[159]，并在非霍奇金淋巴瘤的一些亚型上也取得了不错的效果。用 CAL-101、利妥昔单抗（CD20 抗体）和苯达莫司汀（一种 DNA 烷化剂）合并用药治疗 CLL 和慢性 NHL 的研究看上去也非常有前途[160]。p110δ 的其他选择性抑制剂，如 AMG-319，据报道也已经进入临床试验[158]，不过其化学结构尚未公开。专利文献中也有许多其他的例子[161]。

　　最近被描述的还有完全不同的一类 p110δ 抑制剂（例如 **71**、**72** 和 **73**）[98-100]。因此，尽管 IC87114 和 CAL-101 等化合物采取"螺旋桨形状"，并诱导一个变构性的"亚型特异性口袋"，这些新发现的抑制剂结合到亲和力口袋，从 I 类 PI3K 抑制剂 GDC-0941 和 I 类 PI3K-mTOR 联合抑制剂 GDC-0980 的可抑制所有四个 PI3K 亚型的吗啉基噻吩并嘧啶的骨架衍生得到，目前作为抗肿瘤药进入临床试验。这些化合物利用一个浅浅的"酒窝"[62]，也可称为"色氨酸架子"，由 Met752 与 Thr750 的小侧链和 Trp760 形成。这些化合物的哌啶或哌嗪取代基可以进入该位点[98-100]。在其他 p110 亚型中，与 p110δ亚型的 Thr750 对应的残基是一个较大的赖氨酸或精氨酸。最初的工作发现了吲哚衍生物 **71**[98]，寻找代谢更稳定的抑制剂的工作导致了苯并咪唑衍生物 **72** 和 **73** 的发现，它们都是有效的和高度选择性的 p110δ 的抑制剂[99,100]。

（4）p110γ的选择性抑制剂（图 15.11）

IB 类激酶 p110γ是最容易（也是第一个）被结晶的。因此，许多早期的抑制剂，尽管有不同的亚型选择性，都是通过与它共结晶从而得到结构信息的。然而第一个 p110γ选择性抑制剂 AS-605240（**74**）直到 2005 年才有报道[101]。该化合物和相关的化合物 AS-604850（**75**）最初是瞄向类风湿性关节炎，这是一种由嗜中性粒细胞介导的关节的慢性炎症，众所周知趋化性的激活是由 p110γ介导的。两个化合物都是合理地有效和具有适度选择性的 p110γ抑制剂（表 15.1）。结晶学研究显示，AS-605240 和 AS-604850 这两种化合物与 p110γ的复合物结构已解析出[101]。这两个化合物都是通过喹喔啉环的氮或苯并二噁酮环的氧，分别与 Val882 形成稳定性的氢键，而离子化噻唑烷-2,3-二酮的氮与 Lys833 和 Asp964 形成盐桥[101]。几乎与此同时，呋喃类似物 AS-252424（**76**）也被报道是 p110γ选择性的化合物（IC$_{50}$ 值为 33 nmol/L），该化合物与 p110γ的共晶结构中，也观察到相同的与 Val882 所成的氢键和与 Lys833 所成的盐桥[65]。

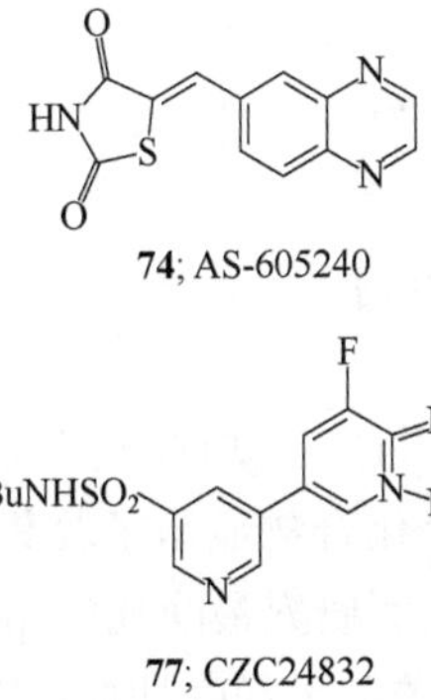

74; AS-605240 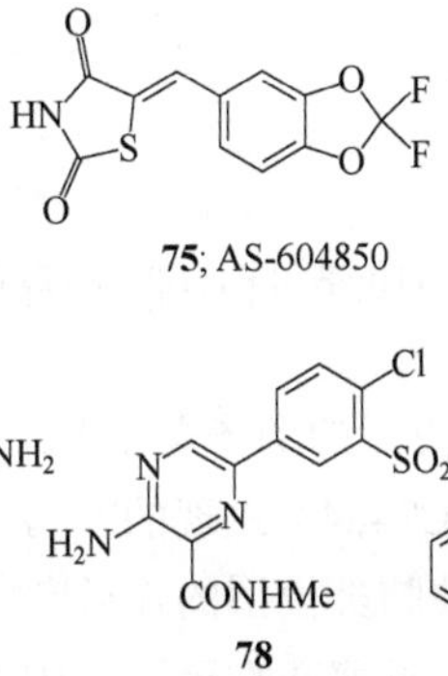　　　**75**; AS-604850 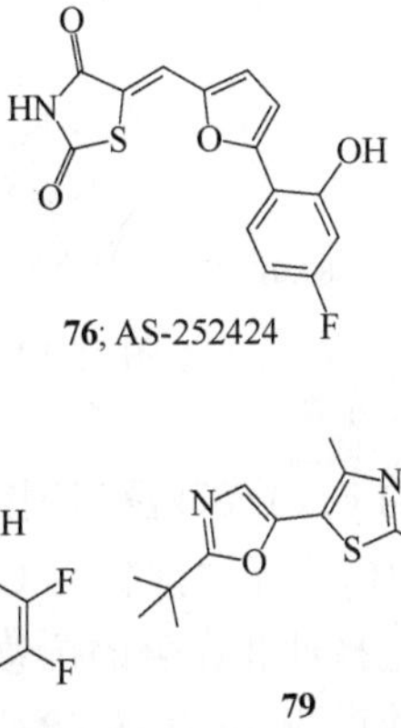　　　**76**; AS-252424

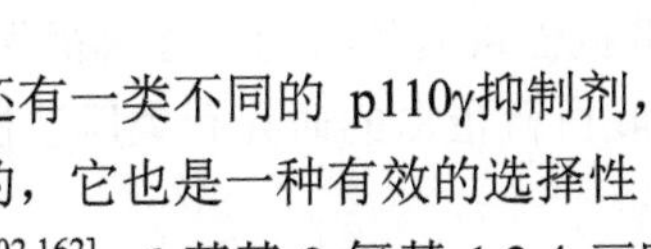

77; CZC24832 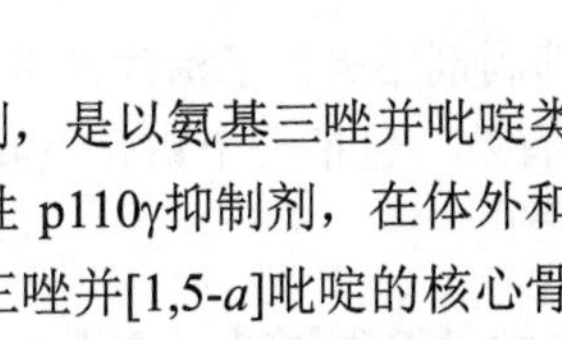　　　**78** 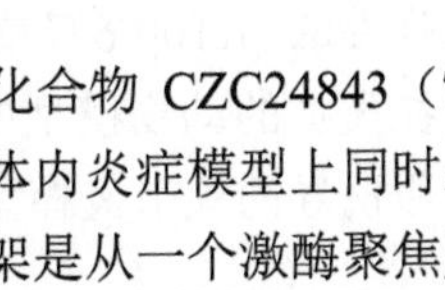　　　**79**

图 15.11　选择性的 p110γ抑制剂

还有一类不同的 p110γ抑制剂，是以氨基三唑并吡啶类化合物 CZC24843（**77**）所代表的，它也是一种有效的选择性 p110γ抑制剂，在体外和体内炎症模型上同时显示了疗效[102,162]。6-芳基-2-氨基-1,2,4-三唑并[1,5-a]吡啶的核心骨架是从一个激酶聚焦库进行化学蛋白组学筛选识别得到的，该系列化合物进一步优化后得到 CZC24843[102,162]。

已报道的选择性 p110γ抑制剂的其他例子，包括 3-氨基吡嗪衍生物 **78**[103]和噁唑衍

生物 **79**[104]。

（5）p110β/δ和 p110γ/δ的双重抑制剂（图 15.12）

p110γ和 p110δ的双重抑制剂有意义，是因为它们在自身免疫性疾病和炎症的潜力[157,163-165]。二苯基蝶啶衍生物 TG100-115（**80**）是第一个报道的选择性双重 p110γ/δ抑制剂[105]。TG100-115 与 p110γ的模拟研究显示，在蝶啶的 N3 和 Val882 主链的 NH，和蝶啶的 4-NH_2 与 Val882 的主链的羰基之间，形成强的氢键。在 ATP 结合位点的后面的口袋容纳苯酚，其中酚羟基可与 Asp841 和/或 Tyr867 形成氢键[105]。TG100-115 在心肌梗死的大鼠模型上显示了活性[166]。其雾化制剂在哮喘和慢性阻塞性肺病（COPD）的小鼠模型上的研究表明，TG100-115 显著降低了肺嗜酸粒细胞增多、气道高反应性和肺部炎症，其活性轮廓适宜作为哮喘和 COPD 的疗法进一步开发[167]。

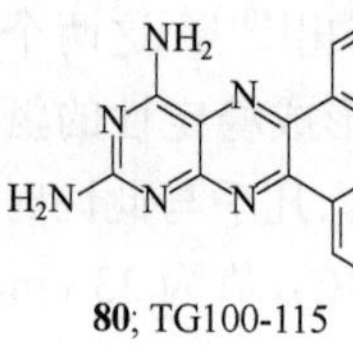

80; TG100-115

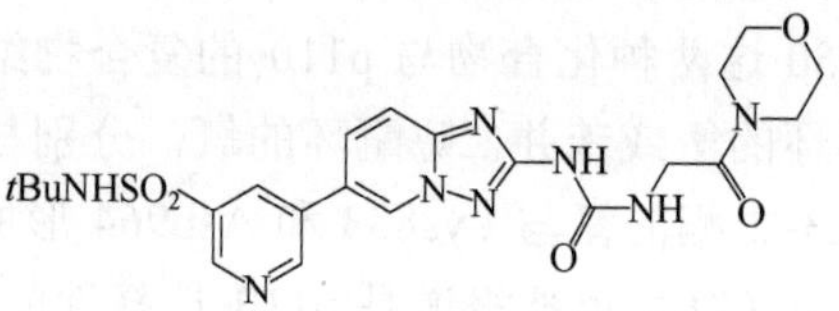

81

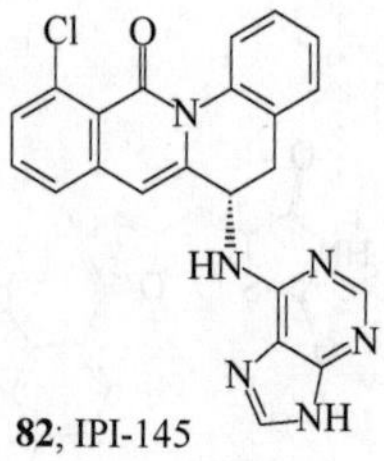

82; IPI-145

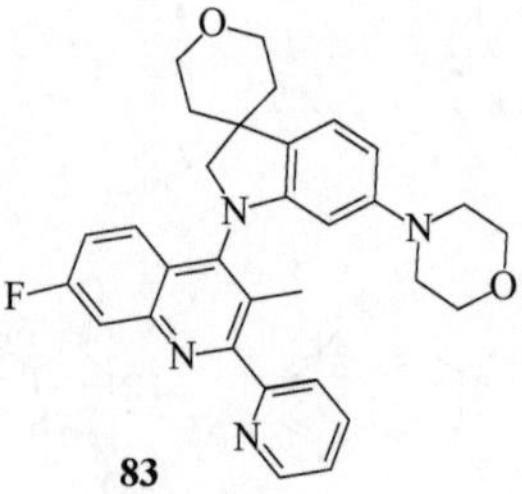

83

图 15.12　p110γ/δ和 p110β/δ的双重抑制剂

选择性的 p110γ/δ双重抑制剂更近的例子是 1,2,4-三唑并[1,5-*a*]吡啶化合物（**81**），它是基于 p110γ选择性抑制剂 CZC24843 发现的[168]。这个化合物显示了较其他 PI3K 亚型优异的选择性和显著的抗急性肺炎模型的疗效[168]。然而研究最晚期的 p110γ/δ双重抑制剂是喹诺酮 IPI-145（**82**），目前在临床试验中治疗关节炎和晚期血液系统恶性肿瘤[106,169]。

选择性的 p110β/δ双重抑制剂还提供了治疗许多炎性疾病的潜力，喹啉衍生物 **83** 被发现在炎症的动物模型中有效，包括一个钥孔虫戚血蓝蛋白的研究和类风湿性关节炎的胶原诱导的关节炎模型[107]。

15.5 非可逆的 PI3K 抑制剂（图 15.13）

激酶不可逆抑制的概念最早是由 ErbB 抑制剂卡奈替尼在临床上证实的（**84**），它靶向于邻近 ATP 结合站点的一个自由的半胱氨酸残基[170]，进入了治疗非小细胞肺癌和卵巢癌的二期试验[171]。由于可逆型的抑制剂需要与高浓度的 ATP 竞争，这种不可逆的抑制会导致酶关闭的时间更长和更彻底，这可能转化为对药代动力学性质的依赖变小，从而减少用药次数。后来相关的类似物如阿法替尼（**85**）目前在三期临床试验中[172]。

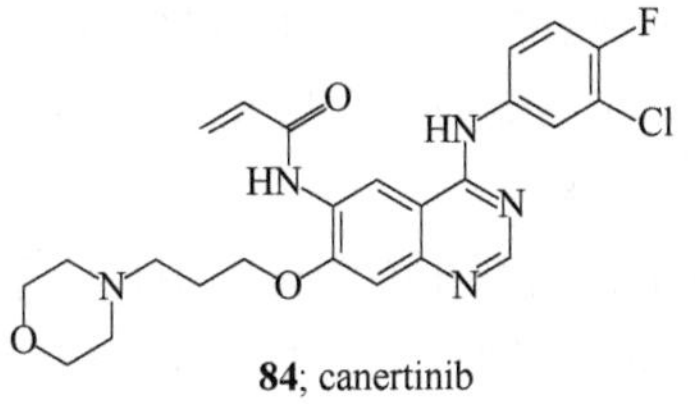

84; canertinib

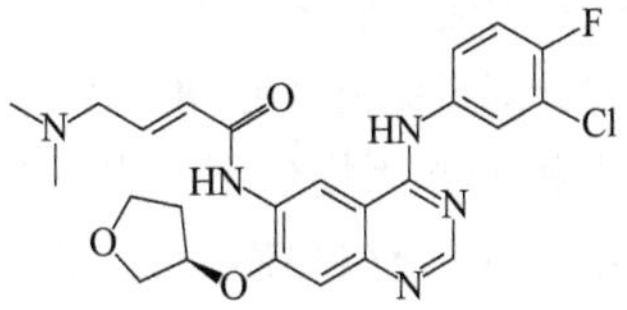

85; afatanib

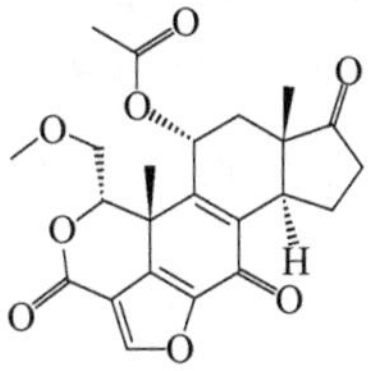

86; wortmannin

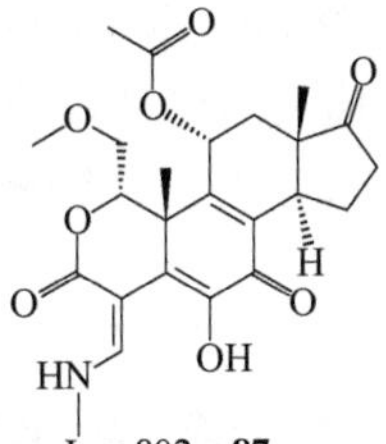

87

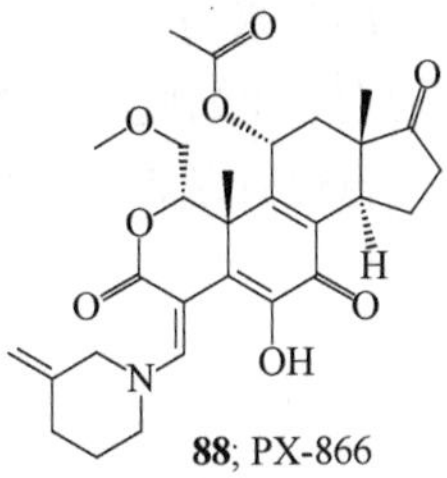

88; PX-866

图 15.13　渥曼青霉素和其他的非可逆性抑制剂

自从发现真菌代谢产物渥曼青霉素（**86**）是一个 ATP 非竞争性的 PI3K 抑制剂以后，随后的机理研究显示，它的呋喃环被 Lys802（p110α的结合位点内）所烷基化，形成在生理 pH 下稳定的烯胺（**87**），但在 pH 低于 6 时则可水解[173]。构效研究表明，D 环的环戊酮尽管远离烷基化位点，对于初始的结合是至关重要的[174]。尽管渥曼青霉素已被证明毒性太大而不能用作药物，通过席夫碱加成的开环形式掩蔽呋喃的类似物毒性更小，且更稳定。PX-866（**88**）是数个从渥曼青霉素制备的半合成的深翠绿类似物中最稳定的，并在抑制单独的 PI3K 亚型和关闭 AKT（以抑制 AKT 的 Ser473 磷酸化的方法测试，得到的 IC_{50} 为 20 nmol/L）表现出与渥曼青霉素类似的效力[175]。它在人的 OVCAR-3 卵巢癌和 A-549 肺癌移植瘤模型中有效[175]。它作为前药，最大耐受剂量为 19.5 mg/kg，6 倍高于渥曼青霉素，它可以烷基化 p110α、p110γ和 p110δ，但不能烷基化 p110β[176]。PX-866 可以增强吉非替尼对较大体积的 A-549 非小细胞肺癌异种移植模型的抗肿瘤活性，合并用药可以彻底地控制肿瘤生长，提示可作为一个潜在的临床应用以增加非小细胞肺癌患者对表皮生长因子受体抑制剂的治疗响应[108]。PX-866 的一期临床试验中，间歇性（1～5 天和 8～12 天）或连续性（1～28 天）每日口服给药，确定的最大耐受剂量分别是 12 mg/d 和 8 mg/d。在可评估的患者中，分别观察到 22%和 53%的患者病情稳定[177]。

15.6 总结与结论

本章总结的工作表明，早期工作主要围绕相对非特异性的抑制剂，先演化成一类广泛的 PI3Kα-mTOR 双重抑制剂，最早进入到达临床试验。随后在越来越多的关于各种 PI3K 亚型的结构生物学信息的引导下，在很多化学家的努力下，产生了高效和高选择性的抑制剂。例子包括针对α亚型的化合物 **52~54**，针对β亚型的化合物 **55**、**56** 和 **59**，针对δ亚型的化合物 **69~73** 和针对γ亚型的化合物 **74** 和 **77**。这些化合物与"双重"抑制剂，如针对δ和γ亚型的 **82**，针对β和δ亚型的化合物 **83**，为进一步区分不同亚型在细胞内所发挥的作用提供了一系列的工具药。

广泛的"第一代"的 PI3Kα-mTOR 双重抑制剂在临床试验中显示了效果，当前与标准的细胞毒化疗或其他激酶抑制剂（如 MEK 抑制剂）的合并用药的研究正在继续进行。然而目前大部分兴奋点已经转移到例如 CAL-101（**70**）的δ亚型的选择性抑制剂，它已经在一系列的 B 细胞恶性肿瘤显示出良好的效果，包括慢性淋巴细胞白血病、非霍奇金淋巴瘤、急性骨髓性白血病和多发性骨髓瘤。总体而言，该领域看上去未来很有希望。

参 考 文 献

[1] Fruman DA, Meyers RE, Cantley LC. Phosphoinositide kinases. Ann Rev Biochem, 1998, 67: 481-507.

[2] Vogt PK, Bader AG, Kang S. PI 3-kinases—hidden potentials revealed. Cell Cycle, 2006, 5: 946-949.

[3] Misawa H, Ohtsubo M, Copeland NG, Gilbert DJ, Jenkins NA, Yoshimura A. Cloning and characterization of a novel class Ⅱ phosphoinositide 3-kinase containing C2 domain. Biochem Biophys Res Commun, 1998, 244: 531-539.

[4] Schu PV, Takegawa K, Fry MJ, Stack JH, Waterfield MD, Emr SD. Phosphatidylinositol 3-kinase encoded by yeast VPS34 gene essential for protein sorting. Science, 1993, 260: 88-91.

[5] James SR, Downes CP, Gigg R, Grove SJA, Holmes AB, Alessi DR. Specific binding of the Akt-1 protein kinase to phosphatidylinositol 3,4,5-trisphosphate without subsequent activation. Biochem J, 1996, 315: 709-713.

[6] Kavran JM, Klein DE, Lee A, Falasca M, Isakoff SJ, Skolnik EY, et al. Specificity and promiscuity in phosphoinositide binding by pleckstrin homology domains. J Biol Chem, 1998, 273: 30497-30508.

[7] Stephens L, Anderson K, Stokoe D, Erdjument-Bromage H, Painter GF, Holmes AB, et al. Protein kinase B kinases that mediate phosphatidylinositol 3,4,5-trisphosphate-dependent activation of protein kinase B. Science, 1998, 279: 710-714.

[8] Manning BD, Cantley LC. AKT/PKB signaling: navigating downstream. Cell, 2007, 129: 1261-1274.

[9] Cully M, You H, Levine AJ, Mak TW. Beyond PTEN mutations: the PI3K pathway as an integrator of multiple inputs during tumorigenesis. Nat Rev Cancer, 2006, 6: 184-192.

[10] Downward J. PI 3-kinase, Akt and cell survival. Sem Cell Dev Biol, 2004, 15: 177-182.

[11] Parsons R, Simpson L. PTEN and cancer. Methods Mol Biol, 2003, 222: 147-166.

[12] Samuels Y, Ericson K. Oncogenic PI3K and its role in cancer. Curr Opin Oncol, 2006, 18: 77-82.

[13] Kang S, Bader AG, Vogt PK. Phosphatidylinositol 3-kinase mutations identified in human cancer are oncogenic. Proc Natl Acad Sci USA, 2005, 102: 802-807.

[14] Walker EH, Perisic O, Ried C, Stephens L, Williams RL. Structural insights into phosphoinositide 3-kinase catalysis and signalling. Nature, 1999, 402: 313-320.

[15] Walker EH, Pacold ME, Perisic O, Stephens L, Hawkins PT, Wymann MP, et al. Structural determinants of

phosphoinositide 3-kinase inhibition by wortmannin, LY294002, quercetin, myricetin, and staurosporine. Mol Cell, 2000, 6: 909-919.

[16] Vlahos CJ, Matter WF, Hui KY, Brown RF. A specific inhibitor of phosphatidylinositol 3-kinase, 2-(4-morpholinyl)-8-phenyl-4H-1-benzopyran-4-one (LY294002). J Biol Chem, 1994, 269: 5241-5248.

[17] Matter WF, Brown RF, Vlahos CJ. The inhibition of phosphatidylinositol 3-kinase by quercetin and analogs. Biochem Biophys Res Commun, 1992, 186: 624-631.

[18] Garlich JR, De P, Dey N, Jing DS, Peng X, Miller A, et al. A vascular targeted pan phosphoinositide 3-kinase inhibitor prodrug, SF1126, with antitumor and antiangiogenic activity. Cancer Res, 2008, 68: 206-215.

[19] Peirce SK, Findley HW, Prince C, Dasgupta A, Cooper T, Durden DL. The PI-3 kinase-Akt-MDM2-survivin signaling axis in high-risk neuroblastoma: a target for PI-3 kinase inhibitor intervention. Cancer Chemother Pharmacol, 2011, 68: 325-335.

[20] Qi W, Stejskal A, Morales C, Cooke LS, Garlich JR, Durden D, et al. SF1126, a pan-PI3K inhibitor has potent pre-clinical activity in aggressive B-cell non-Hodgkin lymphomas by inducing cell cycle arrest and apoptosis. J Cancer Sci Ther, 2012, 4: 207-213.

[21] Mahadevan D, Chiorean EG, Harris WB, Von Hoff DD, Stejskal-Barnett A, Qi W, et al. Phase I pharmacokinetic and pharmacodynamic study of the pan-PI3K/mTORC vascular targeted pro-drug SF1126 in patients with advanced solid tumours and B-cell malignancies. Eur J Cancer, 2012, 48: 3319-3327.

[22] Baiz D, Pinder TA, Hassan S, Karpova Y, Salsbury F, Welker ME, et al. Synthesis and characterization of a novel prostate cancer-targeted phosphatidylinositol-3-kinase inhibitor prodrug. J Med Chem, 2012, 55: 8038-8046.

[23] Fan QW, Cheng CK, Nicolaides TP, Hackett CS, Knight ZA, Shokat KM, et al. A dual phosphoinositide-3-kinase alpha/mTOR inhibitor cooperates with blockade of epidermal growth factor receptor in PTEN-mutant glioma. Cancer Res, 2007, 67: 7960-7965.

[24] Hayakawa M, Kaizawa H, Moritomo H, Koizumi T, Ohishi T, Yamano M, et al. Synthesis and biological evaluation of pyrido[3',2': 4,5]furo[3,2-d]pyrimidine derivatives as novel PI3 kinase p110α inhibitors. Bioorg Med Chem, 2007, 15: 2438-2442.

[25] Knight ZA, Gonzalez B, Feldman ME, Zunder ER, Goldenberg DD, Williams O, et al. A pharmacological map of the PI3-K family defines a role for p110α in insulin signaling. Cell, 2006, 125: 733-747.

[26] Raynaud FI, Eccles S, Clarke PA, Hayes A, Nutley B, Alix S, et al. Pharmacologic characterization of a potent inhibitor of class I phosphatidylinositide 3-kinases. Cancer Res, 2007, 67: 5840-5850.

[27] Pecchi S, Renhowe PA, Taylor C, Kaufman S, Merritt H, Wiesmann M, et al. Identification and structure-activity relationship of 2-morpholino-6-(3-hydroxyphenyl)pyrimidines, a class of potent and selective PI3 kinase inhibitors. Bioorg Med Chem Lett, 2010, 20: 6895-6898.

[28] Wang J, Wang X, Chen Y, Chen S, Chen G, Tong L, et al. Discovery and bioactivity of 4-(2-arylpyrido[3',2': 3,4] pyrrolo[1,2-f][1,2,4]triazin-4-yl) morpholine derivatives as novel PI3K inhibitors. Bioorg Med Chem Lett, 2012, 22: 339-342.

[29] Large JM, Torr JE, Raynaud FI, Clarke PA, Hayes A, di Stefano F, et al. Preparation and evaluation of trisubstituted pyrimidines as phosphatidylinositol 3-kinase inhibitors. 3-Hydroxyphenol analogues and bioisosteric replacements. Bioorg Med Chem, 2011, 19: 836-851.

[30] Hayakawa M, Kaizawa H, Moritomo H, Koizumi T, Ohishi T, Okada M, et al. Synthesis and biological evaluation of 4-morpholino-2-phenylquinazolines and related derivatives as novel PI3 kinase p110α inhibitors. Bioorg Med Chem, 2006, 14: 6847-6858.

[31] Li T, Wang J, Wang X, Yang N, Chen S-m, Tong L-j, et al. WJD008, a dual phosphatidylinositol 3-kinase (PI3K)/ mammalian target of rapamycin inhibitor, prevents PI3K signaling and inhibits the proliferation of transformed cells with oncogenic PI3K mutant. J Pharmacol Exp Ther, 2010, 334: 830-838.

[32] Folkes AJ, Ahmadi K, Alderton WK, Alix S, Baker SJ, Box G, et al. The identification of 2-(1H-indazol-4-yl)-6-(4-methanesulfonyl-piperazin-1-ylmethyl)-4-morpholin-4-yl-thieno[3,2-d]pyrimidine (GDC-0941) as a potent, selective, orally bioavailable inhibitor of class I PI3 kinase for the treatment of cancer. J Med Chem, 2008, 51:

5522-5532.

[33] Sutherlin DP, Sampath D, Berry M, Castanedo G, Chang Z, Chuckowree I, et al. Discovery of (thienopyrimidin-2-yl)aminopyrimidines as potent, selective, and orally available pan-PI3-kinase and dual pan-PI3-kinase/mTOR inhibitors for the treatment of cancer. J Med Chem, 2010, 53: 1086-1097.

[34] Hoeflich KP, Merchant M, Orr C, Chan J, Den Otter D, Berry L, et al. Intermittent administration of MEK inhibitor GDC-0973 plus PI3K inhibitor GDC-0941 triggers robust apoptosis and tumor growth inhibition. Cancer Res, 2012, 72: 210-219.

[35] Raynaud FI, Eccles SA, Patel S, Alix S, Box G, Chuckowree I, et al. Biological properties of potent inhibitors of class I phosphatidylinositide 3-kinases: from PI-103 through PI-540, PI-620 to the oral agent GDC-0941. Mol Cancer Ther, 2009, 8: 1725-1738.

[36] Salphati L, Pang J, Plise EG, Chou B, Halladay JS, Olivero AG, et al. Preclinical pharmacokinetics of the novel PI3K inhibitor GDC-0941 and prediction of its pharmacokinetics and efficacy in human. Xenobiotica, 2011, 41: 1088-1099.

[37] Heffron T, Berry G, Castanedo G, Chang I, Chuckowree J, Dotson A, et al. Identification of GNE-477, a potent and efficacious dual PI3K/mTOR inhibitor. Bioorg Med Chem Lett, 2010, 20: 2408-2411.

[38] Sutherlin DP, Bao L, Berry M, Castanedo G, Chuckowree I, Dotson J, et al. Discovery of a potent, selective, and orally available class I phosphatidylinositol 3-kinase (PI3K)/mammalian target of rapamycin (mTOR) kinase inhibitor (GDC-0980) for the treatment of cancer. J Med Chem, 2011, 54: 7579-7758.

[39] Wallin JJ, Edgar KA, Guan J, Berry M, Prior WW, Lee L, et al. GDC-0980 is a novel class I PI3K/mTOR kinase inhibitor with robust activity in cancer models driven by the PI3K pathway. Mol Cancer Ther, 2011, 10: 2426-2436.

[40] Salphati L, Pang J, Plise EG, Lee LB, Olivero AG, Prior WW, et al. Preclinical assessment of the absorption and disposition of the phosphatidylinositol 3-kinase/mammalian target of rapamycin inhibitor GDC-0980 and prediction of its pharmacokinetics and efficacy in human. Drug Metab Dispos, 2012, 40: 1785-1796.

[41] Heffron TP, Salphati L, Alicke B, Cheong J, Dotson J, Edgar K, et al. The design and identification of brain penetrant inhibitors of phosphoinositide 3-kinase α. J Med Chem, 2012, 55: 8007-8020.

[42] Salphati L, Heffron TP, Alicke B, Nishimura M, Barck K, Carano RA, et al. Targeting the PI3K pathway in the brain-efficacy of a PI3K inhibitor optimized to cross the blood-brain barrier. Clin Cancer Res, 2012, 18: 6239-6248.

[43] Martinez Gonzalez S, Hernandez AI, Varela C, Rodriguez-Aristegui S, Alvarez RM, Garcia AB, et al. Imidazo[1,2-a]pyrazines as novel PI3K inhibitors. Bioorg Med Chem Lett, 2012, 22: 1874-1878.

[44] Martinez Gonzalez S, Hernandez AI, Varela C, Rodriguez-Aristegui S, Lorenzo M, Rodriguez A, et al. Identification of ETP-46321, a potent and orally bioavailable PI3K α, δ inhibitor. Bioorg Med Chem Lett, 2012, 22: 3460-3466.

[45] Martinez Gonzalez S, Hernandez AI, Varela C, Lorenzo M, Ramos-Lima F, Cendon E, et al. Rapid identification of ETP-46992, orally bioavailable PI3K inhibitor, selective versus mTOR. Bioorg Med Chem Lett, 2012, 22: 5208-5214.

[46] Burger MT, Knapp M, Wagman A, Ni Z-J, Hendrickson T, Atallah G, et al. Synthesis and in vitro and in vivo evaluation of phosphoinositide-3-kinase inhibitors. ACS Med Chem Lett, 2011, 2: 34-38.

[47] Poulsen A, Williams M, Nagaraj HM, William AD, Wang H, Soh CK, et al. Structure-based optimization of morpholino-triazines as PI3K and mTOR inhibitors. Bioorg Med Chem Lett, 2012, 22: 1009-1013.

[48] Ohwada J, Ebiike H, Kawada H, Tsukazaki M, Nakamura M, Miyazaki T, et al. Discovery and biological activity of a novel class I PI3K inhibitor, CH5132799. Bioorg Med Chem Lett, 2011, 21: 1767-1772.

[49] Tanaka H, Yoshida M, Tanimura H, Fujii T, Sakata K, Tachibana Y, et al. The selective class I PI3K inhibitor CH5132799 targets human cancers harboring oncogenic PIK3CA mutations. Clin Cancer Res, 2011, 17: 3272-3281.

[50] Hart S, Novotny-Diermayr V, Goh KC, Williams M, Tan YC, Ong LC, et al. VS-5584, a novel and highly selective PI3K/mTOR kinase inhibitor for the treatment of cancer. Mol Cancer Ther, 2013, 12: 151-161.

[51] Gilbert A, Nowak P, Brooijmans N, Bursavich MG, Dehnhardt C, Santos ED, et al. Novel purine and pyrazolo[3,4-d]pyrimidine inhibitors of PI3 kinase-α: hit to lead studies. Bioorg Med Chem Lett, 2010, 20: 636-639.

[52] Venkatesan AM, Dehnhardt CM, Chen Z, Santos ED, Dos Santos O, Bursavich M, et al. Novel imidazolopyrimidines as dual PI3-kinase/mTOR inhibitors. Bioorg Med Chem Lett, 2010, 20: 653-656.

[53] Chen Z, Venkatesan AM, Dehnhardt CM, Ayral-Kaloustian S, Brooijmans N, Mallon R, et al. Synthesis and SAR of novel 4-morpholinopyrrolopyrimidine derivatives as potent phosphatidylinositol 3-kinase inhibitors. J Med Chem, 2010, 53: 3169-3182.

[54] Dehnhardt CM, Venkatesan AM, Delos Santos E, Chen Z, Santos O, Ayral-Kaloustian S, et al. Lead optimization of N-3-substituted 7-morpholinotriazolopyrimidines as dual phosphoinositide 3-kinase/mammalian target of rapamycin inhibitors: discovery of PKI-402. J Med Chem, 2010, 53: 798-810.

[55] Matthews DJ, O'Farrell M, James J, Stott G, Giddens AC, Rewcastle GW, et al. Preclinical characterization of PWT33597, a dual inhibitor of PI3-kinase alpha and mTOR. Proceedings of the 102nd Annual Meeting of the American Association for Cancer Research, Apr 2-6, 2011, Orlando, FL, Cancer Res. 71 (Suppl), Abstract 4485.

[56] Alexander R, Balasundaram A, Batchelor M, Brookings D, Crepy K, Crabbe T, et al. 4-(1,3-Thiazol-2-yl) morpholine derivatives as inhibitors of phosphoinositide 3-kinase. Bioorg Med Chem Lett, 2008, 18: 4316-4320.

[57] Perry B, Alexander R, Bennett G, Buckley G, Ceska T, Crabbe T, et al. Achieving multi-isoform PI3K inhibition in a series of substituted 3,4-dihydro-2H-benzo[1,4]oxazines. Bioorg Med Chem Lett, 2008, 18: 4700-4704.

[58] Perry B, Beevers R, Bennett G, Buckley G, Crabbe T, Gowers L, et al. Optimization of a series of multi-isoform PI3 kinase inhibitors. Bioorg Med Chem Lett, 2008, 18: 5299-5302.

[59] Liu KK-C, Zhu JJ, Smith GL, Yin M-J, Bailey S, Chen JH, et al. Highly selective and potent thiophenes as PI3K inhibitors with oral antitumor activity. ACS Med Chem Lett, 2011, 2: 809-813.

[60] Yaguchi SI, Fukui Y, Koshimizu I, Yoshimi H, Matsuno T, Gouda H, et al. Antitumor activity of ZSTK474, a new phosphatidylinositol 3-kinase inhibitor. J Natl Cancer Inst, 2006, 98: 545-556.

[61] Kong D, Yamori T. ZSTK474 is an ATP-competitive inhibitor of class I, phosphatidylinositol 3 kinase isoforms. Cancer Sci, 2007, 98: 1638-1642.

[62] Berndt A, Miller S, Williams O, Le DD, Houseman BT, Pacold JI, et al. The p110δ structure: mechanisms for selectivity and potency of new PI(3)K inhibitors. Nature Chem Biol, 2010, 6: 117-124.

[63] Dan S, Okamura M, Mukai Y, Yoshimi H, Inoue Y, Hanyu A, et al. ZSTK474, a specific phosphatidylinositol 3-kinase inhibitor, induces G1 arrest of the cell cycle in vivo. Eur J Cancer, 2012, 48: 936-943.

[64] Rewcastle GW, Gamage SA, Flanagan JU, Frederick R, Denny WA, Baguley BC, et al. Synthesis and biological evaluation of novel analogues of the pan class I phosphatidylinositol 3-kinase (PI3K) inhibitor 2-(difluoromethyl)-1-[4,6-di(4-morpholinyl)-1,3,5-triazin-2-yl]-1H-benzimidazole (ZSTK474). J Med Chem, 2011, 54: 7105-7126.

[65] Pomel V, Klicic J, Covini D, Church DD, Shaw JP, Roulin K, et al. Furan-2-ylmethylene thiazolidinediones as novel, potent, and selective inhibitors of phosphoinositide 3-kinase γ. J Med Chem, 2006, 49: 3857-3871.

[66] Burger MT, Pecchi S, Wagman A, Ni Z-J, Knapp M, Hendrickson T, et al. Identification of NVP-BKM120 as a potent, selective, orally bioavailable class I PI3 kinase inhibitor for treating cancer. ACS Med Chem Lett, 2011, 2: 774-779.

[67] Venkatesan AM, Dehnhardt CM, Delos Santos E, Chen Z, Dos Santos O, Ayral-Kaloustian S, et al. Bis(morpholino-1,3,5-triazine) derivatives: potent adenosine 5-triphosphate competitive phosphatidylinositol-3-kinase/mammalian target of rapamycin inhibitors: discovery of compound 26 (PKI-587), a highly efficacious dual inhibitor. J Med Chem, 2010, 53: 2636-2645.

[68] Venkatesan AM, Chen Z, Dos Santos O, Dehnhardt C, Santos ED, Ayral-Kaloustian S, et al. PKI-179: an orally efficacious dual phosphatidylinositol-3-kinase (PI3K)/mammalian target of rapamycin (mTOR) inhibitor. Bioorg Med Chem Lett, 2010, 20: 5869-5873.

[69] Maira SM, Stauffer F, Brueggen J, Furet P, Schnell C, Fritsch C, et al. Identification and characterization of NVP-BEZ235, a new orally available dual phosphatidylinositol 3-kinase/mammalian target of rapamycin inhibitor with potent in vivo antitumor activity. Mol Cancer Ther, 2008, 7: 1851-1863.

[70] Cheng H, Li C, Bailey S, Baxi SM, Goulet L, Guo L, et al. Discovery of the highly potent PI3K/mTOR dual inhibitor PF-04979064 through structure based drug design. ACS Med Chem Lett, 2013, 4: 91-97.

[71] Scott WJ, Hentemann M, Rowley B, Bull C, Jenkins S, Bullion AM, et al. Novel 2,3-dihydroimidazo[1,2-c] quinazoline PI3K inhibitors: discovery and structure-activity relationship. 22nd EORTC-NCI-AACR symposium, Berlin, 2010, Abstract 444, poster 185.

[72] Cheng H-M, Bagrodia S, Bailey S, Edwards M, Hoffman J, Hu Q-Y, et al. Discovery of the highly potent PI3K/mTOR dual inhibitor PF-04691502 through structure based drug design. Med Chem Commun, 2010, 1: 139-144.

[73] Auger KR, Luo L, Knight SD, Van Aller G, Tummino PJ, Copeland RA, et al. GSK1059615: a novel inhibitor of phosphoinositide 3-kinase for the treatment of cancer. EORTC-NCI-AACR International Conference on Molecular Targets and Cancer, Geneva, Switzerland, October, 2008.

[74] Knight SD, Adams ND, Burgess JL, Chaudhari AM, Darcy MG, Donatelli CA, et al. Discovery of GSK2126458, a highly potent inhibitor of PI3K and the mammalian target of rapamycin. ACS Med Chem Lett, 2010, 1: 39-43.

[75] Nishimura N, Siegmund A, Liu L, Yang K, Bryan MC, Andrews KL, et al. Phosphoinositide 3-kinase (PI3K)/ mammalian target of rapamycin (mTOR) dual inhibitors: discovery and structure-activity relationships of a series of quinoline and quinoxaline derivatives. J Med Chem, 2011, 54: 4735-4751.

[76] D'Angelo ND, Kim T-S, Andrews K, Booker SK, Caenepeel S, Chen K, et al. Discovery and optimization of a series of benzothiazole phosphoinositide 3-kinase (PI3K)/mammalian target of rapamycin (mTOR) dual inhibitors. J Med Chem, 2011, 54: 1789-1811.

[77] Stec MM, Andrews KL, Booker SK, Caenepeel S, Freeman DJ, Jiang J, et al. Structure-activity relationships of phosphoinositide 3-kinase (PI3K)/mammalian target of rapamycin (mTOR) dual inhibitors: investigations of various 6,5-heterocycles to improve metabolic stability. J Med Chem, 2011, 54: 5174-5184.

[78] Wurz RP, Liu L, Yang K, Nishimura N, Bo Y, Pettus LH, et al. Synthesis and structure-activity relationships of dual PI3K/mTOR inhibitors based on a 4-amino-6-methyl-1,3,5-triazine sulfonamide scaffold. Bioorg Med Chem Lett, 2012, 22: 5714-5720.

[79] Wu P, Su Y, Liu X, Zhang L, Ye Y, Xu J, et al. Synthesis and biological evaluation of novel 2-arylamino-3-(arylsulfonyl)quinoxalines as PI3Kα inhibitors. Eur J Med Chem, 2011, 46: 5540-5548.

[80] Norman MH, Andrews KL, Bo YY, Booker SK, Caenepeel S, Cee VJ, et al. Selective class I phosphoinositide 3-kinase inhibitors: optimization of a series of pyridyltriazines leading to the identification of a clinical candidate, AMG 511. J Med Chem, 2012, 55: 7796-7816.

[81] Staben ST, Siu M, Goldsmith R, Olivero AG, Do S, Burdick DJ, et al. Structure-based design of thienobenzoxepin inhibitors of PI3-kinase. Bioorg Med Chem Lett, 2011, 21: 4054-4058.

[82] Hayakawa M, Kaizawa H, Kawaguchi KI, Ishikawa N, Koizumi T, Ohishi T, et al. Synthesis and biological evaluation of imidazo[1,2-a]pyridine derivatives as novel PI3 kinase p110α inhibitors. Bioorg Med Chem 2007, 15: 403-412.

[83] Kendall JD, O'Connor P, Marshall A, Frederick R, Flanagan JU, Rewcastle GW, et al. Discovery of pyrazolo [1,5-a]pyridines as p110α-selective PI3 kinase inhibitors. Bioorg Med Chem, 2012, 20: 69-85.

[84] Caravatti G, Guagnano V, Fairhurst R, Imbach P, Bruce I, Knapp M, et al. 2-Aminothiazoles as potent and selective PI3K alpha inhibitors: discovery of NVP-BYL719 and structural basis for the isoform selectivity. Proceedings of the 103rd Annual Meeting of the American Association for Cancer Research, Mar 31-Apr 4, 2012, Chicago, IL. Cancer Res. 72(Suppl), Abstract 1922.

[85] Bruce I, Akhlaq M, Bloomfield GC, Budd E, Cox B, Cuenoud B, et al. Development of isoform selective PI3-kinase inhibitors as pharmacological tools for elucidating the PI3K pathway. Bioorg Med Chem Lett, 2012, 22: 5445-5450.

[86] Jamieson S, Flanagan JU, Kolekar S, Buchanan C, Kendall JD, Lee W-J, et al. A drug targeting only p110α can block phosphoinositide 3-kinase signalling and tumour growth in certain cell types. Biochem J, 2011, 438: 53-62.

[87] Jackson SP, Schoenwaelder SM, Goncalves I, Nesbitt WS, Yap CL, Wright CE, et al. PI 3-kinase p110β: A new target for antithrombotic therapy. Nat Med, 2005, 11: 507-514.

[88] Ni J, Liu Q, Xie S, Carlson CB, Von T, Vogel KW, et al. Functional characterization of an isoform-selective inhibitor of PI3K-p110β as a potential anticancer agent. Cancer Discovery, 2012, 2: 425-433.

[89] Blackman SC, Gainer SD, Suttle BB, Skordos KW, Greshock JD, Motwani M, et al. A phase Ⅰ/Ⅱa, first time in human, open-label dose-escalation study of GSK2636771 in subjects with advanced solid tumors with PTEN deficiency. Proceedings of the 103rd Annual Meeting of the American Association for Cancer Research, Mar 31-Apr 4, 2012, Chicago, IL. Cancer Res. 72(Suppl), Abstract 1752.

[90] Lin H, Erhard K, Hardwicke MA, Luengo JI, Mack JF, McSurdy-Freed J, et al. Synthesis and structure-activity relationships of imidazo[1,2-*a*]pyrimidin-5(1*H*)-ones as a novel series of beta isoform selective phosphatidylinositol 3-kinase inhibitors. Bioorg Med Chem Lett, 2012, 22: 2230-2234.

[91] Sanchez RM, Erhard K, Hardwicke MA, Lin H, McSurdy-Freed J, Plant R, et al. Synthesis and structure-activity relationships of 1,2,4-triazolo[1,5-*a*]pyrimidin-7(3*H*)-ones as novel series of potent β isoform selective phosphatidylinositol 3-kinase inhibitors. Bioorg Med Chem Lett, 2012, 22: 3198-3202.

[92] Lin H, Schulz MJ, Xie R, Zeng J, Luengo JI, Squire MD, et al. Rational design, synthesis, and SAR of a novel thiazolopyrimidinone series of selective PI3K-beta inhibitors. ACS Med Chem Lett, 2012, 3: 524-529.

[93] Giordanetto F, Waallberg A, Ghosal S, Iliefski T, Cassel J, Yuan Z-Q, et al. Discovery of phosphoinositide 3-kinases (PI3K) p110β isoform inhibitor 4-[2-hydroxyethyl(1-naphthylmethyl)amino]-6-[(2*S*)-2-methylmorpholin-4-yl]-1*H*-pyrimidin-2-one, an effective antithrombotic agent without associated bleeding and insulin resistance. Bioorg Med Chem Lett, 2012, 22: 6671-6676.

[94] Certal V, Halley F, Virone-Oddos A, Thompson F, Filoche-Romme B, El-Ahmad Y, et al. Preparation and optimization of new 4-(morpholin-4-yl)-(6-oxo-1,6-dihydropyrimidin-2-yl)amide derivatives as PI3Kβ inhibitors. Bioorg Med Chem Lett, 2012, 22: 6381-6384.

[95] Certal V, Halley F, Virone-Oddos A, Delorme C, Karlsson A, Rak A, et al. Discovery and optimization of new benzimidazole- and benzoxazole-pyrimidone selective PI3Kβ inhibitors for the treatment of phosphatase and TENsin homologue (PTEN)-deficient cancers. J Med Chem, 2012, 55: 4788-4805.

[96] Sadhu C, Masinovsky B, Dick K, Sowell CG, Staunton DE. Essential role of phosphoinositide 3-kinase δ in neutrophil directional movement. J Immunol, 2003, 170: 2647-2654.

[97] Lannutti BJ, Meadows SA, Herman SEM, Kashishian A, Steiner B, Johnson AJ, et al. CAL-101, a p110δ selective phosphatidylinositol-3-kinase inhibitor for the treatment of B-cell malignancies, inhibits PI3K signaling and cellular viability. Blood, 2011, 117: 591-594.

[98] Sutherlin DP, Baker S, Bisconte A, Blaney PM, Brown A, Chan BK, et al. Potent and selective inhibitors of PI3Kδ: obtaining isoform selectivity from the affinity pocket and tryptophan shelf. Bioorg Med Chem Lett, 2012, 22: 4296-4302.

[99] Safina BS, Baker S, Baumgardner M, Blaney PM, Chan BK, Chen Y-H, et al. Discovery of novel PI3-kinase δ specific inhibitors for the treatment of rheumatoid arthritis: taming CYP3A4 time-dependent inhibition. J Med Chem, 2012, 55: 5887-5900.

[100] Murray JM, Sweeney ZK, Chan BK, Balazs M, Bradley E, Castanedo G, et al. Potent and highly selective benzimidazole inhibitors of PI3-kinase delta. J Med Chem, 2012, 55: 7686-7695.

[101] Camps M, Ruckle T, Ji H, Ardissone V, Rintelen F, Shaw J, et al. Blockade of PI3K gamma suppresses joint inflammation and damage in mouse models of rheumatoid arthritis. Nat Med, 2005, 11: 936-943.

[102] Bergamini G, Bell K, Shimamura S, Werner T, Cansfield A, Mueller K, et al. A selective inhibitor reveals PI3Kγ dependence of TH17 cell differentiation. Nat Chem Biol, 2012, 8: 576-582.

[103] Leahy JW, Buhr CA, Johnson HWB, Kim BG, Baik T, Cannoy J, et al. Discovery of a novel series of potent and orally bioavailable phosphoinositide 3-kinase γ inhibitors. J Med Chem, 2012, 55: 5467-5482.

[104] Oka Y, Yabuuchi T, Fujii Y, Ohtake H, Wakahara S, Matsumoto K, et al. Discovery and optimization of a series of 2-aminothiazole-oxazoles as potent phosphoinositide 3-kinase γ inhibitors. Bioorg Med Chem Lett, 2012, 22: 7534-7538.

[105] Palanki MSS, Dneprovskaia E, Doukas J, Fine RM, Hood J, Kang X, et al. Discovery of 3,3′-(2,4-diaminopteridine-6,7-diyl)diphenol as an isozyme-selective inhibitor of PI3K for the treatment of ischemia reperfusion injury associated with myocardial infarction. J Med Chem, 2007, 50: 4279-4294.

[106] Porter JR, Ali J, DiNitto JP, Dunbar J, Faia K, Hoyt J, et al. The potent phosphoinositide-3-kinase-(δ,γ) inhibitor IPI-145 is active in preclinical models of arthritis and well tolerated in healthy adult subjects. American College of Rheumatology (ACR)/Association of Rheumatology Health Professionals (ARHP), 2012, 2012 Annual Meeting, Washington D C, November 9-14, 2012. Abstract 338.

[107] Gonzalez-Lopez de Turiso F, Shin Y, Brown M, Cardozo M, Chen Y, Fong D, et al. Discovery and in vivo evaluation of dual PI3Kβ/δ inhibitors. J Med Chem, 2012, 55: 7667-7685.

[108] Ihle NT, Paine-Murrieta G, Berggren MI, Baker A, Tate WR, Wipf P, et al. The phosphatidylinositol-3-kinase inhibitor PX-866 overcomes resistance to the epidermal growth factor receptor inhibitor gefitinib in A-549 human non-small cell lung cancer xenografts. Mol Cancer Ther, 2005, 4: 1349-1357.

[109] Maira S-M, Pecchi S, Huang A, Burger M, Knapp M, Sterker D, et al. Identification and characterization of NVP-BKM120, an orally available pan-class I PI3-kinase inhibitor. Mol Cancer Ther, 2012, 11: 317-328.

[110] Bendell JC, Rodon J, Burris HA, de Jonge M, Verweij J, Birle D, et al. Phase I, dose-escalation study of BKM120, an oral pan-class I PI3K inhibitor, in patients with advanced solid tumors. J Clin Oncol, 2012, 30: 282-290.

[111] Mallon R, Feldberg LR, Lucas J, Chaudhary I, Dehnhardt C, Santos ED, et al. Antitumor efficacy of PKI-587, a highly potent dual PI3K/mTOR kinase inhibitor. Clin Cancer Res, 2011, 17: 3193-3203.

[112] Dehnhardt CM, Venkatesan AM, Chen Z, Delos-Santos E, Ayral-Kaloustian S, Brooijmans N, et al. Identification of 2-oxatriazines as highly potent pan-PI3K/mTOR dual inhibitors. Bioorg Med Chem Lett, 2011, 21: 4773-4778.

[113] Stauffer F, Sauveur-Michel M, Furet P, García-Echeverría C. Imidazo[4,5-c]quinolines as inhibitors of the PI3K/PKB-pathway. Bioorg Med Chem Lett, 2008, 18: 1027-1030.

[114] Serra V, Markman B, Scaltriti M, Eichhorn PJA, Valero V, Guzman M, et al. NVP-BEZ235, a dual PI3K/mTOR inhibitor, prevents PI3K signaling and inhibits the growth of cancer cells with activating PI3K mutations. Cancer Res, 2008, 68: 8022-8030.

[115] Chang K-W, Tsai SY, Wu C-M, Yen C-J, Chuang B-F, Chang J-Y. Novel phosphoinositide 3-kinase/mTOR dual inhibitor, NVP-BGT226, displays potent growth-inhibitory activity against human head and neck cancer cells in vitro and in vivo. Clin Cancer Res, 2011, 17: 7116-7126.

[116] Markman B, Tabernero J, Krop I, Shapiro GI, Siu L, Chen LC, et al. Phase I safety, pharmacokinetic, and pharmacodynamic study of the oral phosphatidylinositol-3-kinase and mTOR inhibitor BGT226 in patients with advanced solid tumors. Ann Oncol, 2012, 23: 2399-2408.

[117] Chen JS, Zhou LJ, Entin-Meer M, Yang X, Donker M, Knight ZA, et al. Characterization of structurally distinct, isoform-selective phosphoinositide 3′-kinase inhibitors in combination with radiation in the treatment of glioblastoma. Mol Cancer Ther, 2008, 7: 841-850.

[118] Liu N, Rowley B, Schneider C, Bull C, Hoffmann J, Kaekoenen S, et al. BAY 80-6946, a highly selective and potent pan class I PI3K inhibitor induces tumor apoptosis in vitro and tumor regression in vivo in a sub-set of tumor models. Proceedings of the 101st Annual Meeting of the American Association for Cancer Research, Apr 17-21, 2010, Washington DC. Cancer Res. 70(8 Suppl): Abstract 4476.

[119] Le PT, Cheng H, Ninkovic S, Plewe M, Huang X, Wang H, et al. Design and synthesis of a novel pyrrolidinyl pyrido pyrimidinone derivative as a potent inhibitor of PI3Kα and mTOR. Bioorg Med Chem Lett, 2012, 22: 5098-5103.

[120] Yuan J, Mehta PP, Yin M-J, Sun S, Zou A, Chen J, et al. PF-0469502, a potent and selective oral inhibitor of PI3K and mTOR kinases with antitumor activity. Mol Cancer Ther, 2011, 10: 2189-2199.

[121] LoRusso P, Markman B, Tabarnero J, Shazer R, Nguyen L, Heath E, et al. A phase I dose-escalation study of the safety, pharmacokinetics (PK), and pharmacodynamics of XL765, a PI3K/TORC1/TORC2 inhibitor administered orally to patients (pts) with advanced solid tumors. American Society of Clinical Oncology, 2009 Annual Meeting, Orlando, FL, Abstract 3502.

[122] Verheijen JC, Richard DJ, Zask DJ. Non-protein kinases as therapeutic targets. RSC Drug Discovery Series, 2012, 19(Kinase Drug Discovery): 161-217.

[123] Debussche L, Garcia-Escheverria C, Ma J, McMillan S, Ogden JAM, Vincent L. Compositions comprising a PI3K

inhibitor and a MEK inhibitor and their use for treating cancer. WO 2012/078832, published 14th June, 2012.

[124] Liu KK-C, Bagrodia S, Bailey S, Cheng H, Chen H, Gao L. 4-Methylpteridinones as orally active and selective PI3K/mTOR dual inhibitors. Bioorg Med Chem Lett, 2010, 20: 6096-6099.

[125] Liu KKC, Huang X, Bagrodia S, Chen JH, Greasley S, Cheng H, et al. Quinazolines with intra-molecular hydrogen bonding scaffold (iMHBS) as PI3K/mTOR dual inhibitors. Bioorg Med Chem Lett, 2011, 21: 1270-1274.

[126] Kim O, Jeong Y, Lee H, Hong S-S, Hong S. Design and synthesis of imidazopyridine analogues as inhibitors of phosphoinositide 3-kinase signaling and angiogenesis. J Med Chem, 2011, 54: 2455-2466.

[127] Lee H, Li G-Y, Jeong Y, Jung KH, Lee J-H, Hamb K, et al. A novel imidazopyridine analogue as a phosphatidylinositol 3-kinase inhibitor against human breast cancer. Cancer Lett, 2012, 318: 68-75.

[128] Li G-Y, Jung KH, Lee H, Son MK, Seo J-H, Hong S-W, et al. A novel imidazopyridine derivative, HS-106, induces apoptosis of breast cancer cells and represses angiogenesis by targeting the PI3K/mTOR pathway. Cancer Lett, 2013, 329: 59-67.

[129] Lee H, Jung KH, Jeong Y, Hong S, Hong S-S. HS-173, a novel phosphatidylinositol 3-kinase (PI3K) inhibitor, has anti-tumor activity through promoting apoptosis and inhibiting angiogenesis. Cancer Lett, 2013, 328: 152-159.

[130] Jung KH, Choi M-J, Hong S, Lee H, Hong S-W, Zheng H-M, et al. HS-116, a novel phosphatidylinositol 3-kinase inhibitor induces apoptosis and suppresses angiogenesis of hepatocellular carcinoma through inhibition of the PI3K/AKT/mTOR pathway. Cancer Lett, 2012, 316: 187-195.

[131] Jung KH, Zheng H-M, Jeong Y, Choi M-J, Lee H, Hong S-W, et al. Suppression of tumor proliferation and angiogenesis of hepatocellular carcinoma by HS-104, a novel phosphoinositide 3-kinase inhibitor. Cancer Lett, 2013, 328: 176-187.

[132] Lee J-H, Lee H, Yun S-M, Jung KH, Jeong Y, Yan HH, et al. IPD-196, a novel phosphatidylinositol 3-kinase inhibitor with potent anticancer activity against hepatocellular carcinoma. Cancer Lett, 2013, 329: 99-108.

[133] Hong S, Lee S, Kim B, Lee H, Hong S-S, Hong S. Discovery of new azaindole-based PI3Kα inhibitors: apoptotic and antiangiogenic effect on cancer cells. Bioorg Med Chem Lett, 2010, 20: 7212-7215.

[134] Kim J, Hong S, Hong S. Discovery of new aminopyrimidine-based phosphoinositide 3-kinase beta (PI3Kβ) inhibitors with selectivity over PI3Kα. Bioorg Med Chem Lett, 2011, 21: 6977-6981.

[135] Adams ND, Darcy MG, Johnson NW, Kasparec J, Knight SD, Newlander KA, et al. Pyridosulfonamide derivatives as PI3 kinase inhibitors. WO 2009/055418, published 30th April, 2009.

[136] Aftab DT, Decillis A. Phosphatidylinositol 3-kinase inhibitors and methods of their use. WO 2012/065057, published 18th May, 2012.

[137] Foster PG. Potentiating the antitumor effects of chemotherapy with the selective PI3K inhibitor XL147. AACRNCI-EORTC International Conference on Molecular Targets and Cancer Therapeutics, San Francisco, CA, October 22-26, 2007, Abstract C199.

[138] Reynolds CP, Kang MH, Carol H, Lock R, Gorlick R, Kolb EA, et al. Initial testing (stage 1) of the phosphatidylinositol 3′ kinase inhibitor, SAR245408 (XL147) by the pediatric preclinical testing program. Pediatr Blood Cancer, 2013, 60: 791-798.

[139] Wu P, Su Y, Liu X, Yang B, He Q, Hu Y. Discovery of novel 2-piperidinol-3-(arylsulfonyl)quinoxalines as phosphoinositide 3-kinase α (PI3Kα) inhibitors. Bioorg Med Chem, 2012, 20: 2837-2844.

[140] Smith AL, D'Angelo ND, Bo YY, Booker SK, Cee VJ, Herberich B, et al. Structure-based design of a novel series of potent, selective inhibitors of the class I phosphatidylinositol 3-kinases. J Med Chem, 2012, 55: 5188-5219.

[141] Heffron TP, Wei BQ, Olivero A, Staben ST, Tsui V, Do S, et al. Rational design of phosphoinositide 3-kinase α inhibitors that exhibit selectivity over the phosphoinositide 3-kinase β isoform. J Med Chem, 2011, 54: 7815-7833.

[142] Hayakawa M, Kawaguchi KI, Kaizawa H, Koizumi T, Ohishi T, Yamano M, et al. Synthesis and biological evaluation of sulfonylhydrazone-substituted imidazo[1,2-a]pyridines as novel PI3 kinase p110α inhibitors. Bioorg Med Chem, 2007, 15: 5837-5844.

[143] Guillard S, Clarke PA, te Poele R, Mohri Z, Bjerke L, Valenti M, et al. Molecular pharmacology of phosphatidylinositol 3-kinase inhibition in human glioma. Cell Cycle, 2009, 8: 443-453.

[144] Kendall JD, Rewcastle GW, Frederick R, Mawson C, Denny WA, Marshall ES, et al. Synthesis, biological evaluation and molecular modeling of sulfonohydrazides as selective PI3 kinase p110α inhibitors. Bioorg Med Chem, 2007, 15: 7677-7687.

[145] Kendall JD, Giddens A, Tsang S, Frederick R, Flanagan JU, Rewcastle GW, et al. Novel pyrazolo[1,5-a]pyridines as p110α-selective PI3 kinase inhibitors: exploring the benzenesulfonohydrazide SAR. Bioorg Med Chem, 2012, 20: 58-68.

[146] Fritsch CM, Schnell C, Chatenay-Rivauday C, Guthy DA, De Pover A, Wartmann M, et al. NVP-BYL719, a novel PI3K alpha selective inhibitor with all the characteristics required for clinical development as an anticancer agent. Proceedings of the 103rd Annual Meeting of the American Association for Cancer Research, Mar 31-Apr 4, 2012, Chicago, IL. Cancer Res. 72(8 Suppl), Abstract 3748.

[147] Zheng Z, Amran SI, Zhu J, Schmidt-Kittler O, Kinzler KW, Vogelstein B, et al. Definition of the binding mode of a new class of phosphoinositide 3-kinase α-selective inhibitors using in vitro mutagenesis of non-conserved amino acids and kinetic analysis. Biochem J, 2012, 444: 529-535.

[148] Robertson AD, Jackson S, Kenche V, Yaip C, Parbaharan H, Thompson P. Therapeutic morpholino-substituted compounds. WO 2001/53266, published 26th July, 2001.

[149] Sturgeon SA, Jones C, Angus JA, Wright CE. Advantages of a selective β-isoform phosphoinositide 3-kinase antagonist, an anti-thrombotic agent devoid of other cardiovascular actions in the rat. Eur J Pharmacol, 2008, 587: 209-215.

[150] Wee S, Wiederschain D, Maira S-M, Loo A, Miller C, de Beaumont R, et al. PTEN-deficient cancers depend on PIK3CB. Proc Natl Acad Sci USA, 2008, 105: 13057-13062.

[151] Jia S, Liu Z, Zhang S, Liu P, Zhang L, Lee SH, et al. Essential roles of PI(3)K-p110β in cell growth, metabolism and tumorigenesis. Nature, 2008, 454: 776-779.

[152] Smith GC, Ong WK, Rewcastle GW, Kendall JD, Han W, Shepherd PR. Effects of acutely inhibiting PI3K isoforms and mTOR on regulation of glucose metabolism in vivo. Biochem J, 2012, 442: 161-169.

[153] Nylander S, Kull B, Bjorkman JA, Ulvinge JC, Oakes N, Emanuelsson BM. Human target validation of phosphoinositide 3-kinase (PI3K)β: effects on platelets and insulin sensitivity, using AZD6482 a novel PI3Kβ inhibitor. J Thromb Haemost, 2012, 10: 2127-2136.

[154] Tai W, Shukla RS, Qin B, Li B, Cheng K. Development of a peptide-drug conjugate for prostate cancer therapy. Mol Pharmaceutics, 2011, 8: 901-912.

[155] Zhao Y, Duan S, Zeng X, Liu C, Davies N, Li B. Prodrug strategy for PSMA-targeted delivery of TGX-221 to prostate cancer cells. Mol Pharmaceutics, 2012, 9: 1705-1716.

[156] Giordanetto F, Waallberg A, Cassel J, Ghosal S, Kossenjans M, Yuan Z-Q. Discovery of 4-morpholino-pyrimidin-6-one and 4-morpholino-pyrimidin-2-one-containing phosphoinositide 3-kinase (PI3K) p110β isoform inhibitors through structure-based fragment optimisation. Bioorg Med Chem Lett, 2012, 22: 6665-6670.

[157] Williams O, Houseman BT, Kunkel EJ, Aizenstein B, Hoffman R, Knight ZA. Discovery of dual inhibitors of the immune cell PI3Ks p110δ and p110γ: a prototype for new anti-inflammatory drugs. Chem Biol, 2010, 17: 123-134.

[158] Fruman DA, Rommel C. PI3Kδ inhibitors in cancer: rationale and serendipity merge in the clinic. Cancer Discovery, 2011, 1: 562-572.

[159] Furman RR, Byrd JC, Brown JR, Coutre SE, Benson DM, Wagner-Johnston ND, et al. CAL-101, an isoform-mselective inhibitor of phosphatidylinositol 3-kinase p. 110δ, demonstrates clinical activity and pharmacodynamic effects in patients with relapsed or refractory chronic lymphocytic leukemia. Blood (ASH Annual Meeting Abstracts), 2010, 116: Abstract 55.

[160] Courtney KD, Corcoran RB, Engelman JA. The PI3K pathway as drug target in human cancer. J Clin Oncol, 2010, 28: 1075-1083.

[161] Norman P. Selective PI3Kδ inhibitors: a review of the patent literature. Expert Opin Ther Pat, 2011, 21: 1773-1790.

[162] Bell K, Sunose M, Ellard K, Cansfield A, Taylor J, Miller W, et al. SAR studies around a series of triazolopyridines

as potent and selective PI3Kγ inhibitors. Bioorg Med Chem Lett, 2012, 22: 5257-5263.

[163] Cushing TD, Metz DP, Whittington DA, McGee LR. PI3Kδ and PI3Kγ as targets for autoimmune and inflammatory diseases. J Med Chem, 2012, 55: 8559-8581.

[164] Foster JG, Blunt MD, Carter E, Ward SG. Inhibition of PI3K signaling spurs new therapeutic opportunities in inflammatory/autoimmune diseases and hematological malignancies. Pharmacol Rev, 2012, 64: 1027-1054.

[165] Rommel C, Camps M, Ji H. PI3K delta and PI3K gamma: partners in crime in inflammation in rheumatoid arthritis and beyond? Nat Rev Immunol, 2007, 7: 191-201.

[166] Doukas J, Wrasidlo W, Noronha G, Dneprovskaia E, Fine R, Weis S, et al. Phosphoinositide 3-kinase γ/δ inhibition limits infarct size after myocardial ischemia/reperfusion injury. Proc Natl Acad Sci USA, 2006, 103: 19866-19871.

[167] Doukas J, Eide L, Stebbins K, Racanelli-Layton A, Dellamary L, Martin M, et al. Aerosolized phosphoinositide 3-kinase γ/δ inhibitor TG100-115 [3-[2,4-diamino-6-(3-hydroxyphenyl)pteridin-7-yl] phenol] as a therapeutic candidate for asthma and chronic obstructive pulmonary disease. J Pharmacol Exp Ther, 2009, 328: 758-765.

[168] Ellard K, Sunose M, Bell K, Ramsden N, Bergamini G, Neubauer G. Discovery of novel PI3Kγ/δ inhibitors as potential agents for inflammation. Bioorg Med Chem Lett, 2012, 22: 4546-4549.

[169] Flinn IW, Horwitz SM, Patel M, Younes A, Porter JR, Sweeney J, et al. Clinical safety and activity in a phase 1 trial of IPI-145, a potent inhibitor of phosphoinositide-3-kinase (PI3K)-δ,γ in patients with advanced hematologic malignancies. 54th American Society of Hematology (ASH) Annual Meeting, Atlanta, GA, December 8-11, 2012. Abstract 3663.

[170] Smaill JB, Rewcastle GW, Loo JA, Greis KD, Chan OH, Reyner EL, et al. Tyrosine kinase inhibitors. 17. Irreversible inhibitors of the epidermal growth factor receptor: 4-(phenylamino)quinazoline- and 4-(phenylamino) pyrido[3,2-d]pyrimidine-6-acrylamides bearing additional solubilizing functions. J Med Chem, 2000, 43: 1380-1397.

[171] Srivastava SK, Jha A, Agarwal SK, Mukherjee R, Burman AC. Synthesis and structure-activity relationships of potent antitumor active quinoline and naphthyridine derivatives. Anticancer Agents Med Chem, 2007, 7: 685-709.

[172] Hirsh V. Afatinib (BIBW 2992) development in non-small-cell lung cancer. Future Oncol, 2011, 7: 817-825.

[173] Wymann MP, Bulgarelli-Leva G, Zvelebil MJ, Pirola L, Vanhaesebroeck B, Waterfield MD, et al. Wortmannin inactivates phosphoinositide 3-kinase by covalent modification of Lys-802, a residue involved in the phosphate transfer reaction. Mol Cell Biol, 1996, 16: 1722-1733.

[174] Norman BH, Shih C, Toth JE, Ray JE, Dodge JA, Johnson DW, et al. Studies on the mechanism of phosphatidylinositol 3-kinase inhibition by wortmannin and related analogs. J Med Chem, 1996, 39: 1106-1111.

[175] Ihle NT, Williams R, Chow S, Chew W, Berggren MI, Paine-Murrieta G, et al. Molecular pharmacology and antitumor activity of PX-866, a novel inhibitor of phosphoinositide-3-kinase signalling. Mol Cancer Ther, 2004, 3: 763-772.

[176] Howes AL, Chiang GG, Lang ES, Ho CB, Powis G, Vuori K, et al. The phosphatidylinositol 3-kinase inhibitor, PX-866, is a potent inhibitor of cancer cell motility and growth in three-dimensional cultures. Mol Cancer Ther, 2007, 6: 2505-2514.

[177] Hong DS, Bowles DW, Falchook GS, Messersmith WA, George GC, O'Bryant CL, et al. A multicenter phase I trial of PX-866, an oral irreversible phosphatidylinositol 3-kinase inhibitor, in patients with advanced solid tumors. Clin Cancer Res, 2012, 18: 4173-4182.

（宋云龙译）

第16章
具有DNA细胞毒性的抗体偶联药物

John A. Hartley

Paul Ehrlich，是尝试使用细胞毒性药物对癌症进行化学治疗的创始人，同时，他指出，在未来，抗体将会成为"有魔力的子弹"。细胞毒性药物和抗体是当今肿瘤学最成功的两类治疗剂，然而两者的发展几乎是相互独立的。不加修饰的抗体有很强的专一性，但是，抗体作为单一制剂使用，常受制于抗肿瘤活性不高，且只对实体瘤有特别的疗效。由于抗体有较高的安全性，它与化疗药物联用，可以有效改善化疗药物对肿瘤专一性较差及组织毒性较强等缺点。

近年来，一种被称作抗体偶联药物（Antibody-Drug Conjugates，ADC）的新型治疗药物正蓬勃发展。这一疗法利用单克隆抗体精准的选择性和细胞毒性小分子有效的细胞杀伤性，以完成对肿瘤细胞有效的选择性杀伤。如果这一设想能够成功实现，这两大类药物各自的缺陷都将被克服。尽管设计理念简单，但人们已经证实，获得临床效果显著的ADC是一项极具挑战性的工作。关于ADC的念想，已萦绕在人们心头30余年[1,2]，但直到最近，ADC才作为一类重要的且迅猛发展的血液恶性肿瘤和实体瘤治疗药物登上舞台[3-6]。尤其是在近几年，这一领域的研究成果层出不穷。例如，2011年，用于治疗霍奇金淋巴瘤和系统性间变性大细胞淋巴瘤的Brentuximabvedotin（Adcetris®）经批准上市[7,8]；2013年，用于治疗HER-2阳性晚期转移性乳腺癌的Ado-trastuzuma-bemtansine(T-DM1, Kadcyla®)经批准上市[9]。

16.1 抗体偶联药物的组成

ADC是一类高度复杂的分子实体，由三个部分组成——抗体，连接链和药物（图16.1）。欲完成由科研到临床的过渡，ADC的三个组成部分都需要进行精心优化，也需要对ADCs的作用机理进行大量的细致的研究。并且靶抗原的选择决定了ADC的活性和耐受性，理想的靶抗原应该大量地并且相对专一地被肿瘤细胞表达，在正常组织中几乎没有表达或者很少表达，这样才能保证治疗指数最大化，同时，理想的抗原在治疗过程中不能被降解。靶抗原必须在细胞表面出现。如果抗原可以发生内化作用，在

ADC与抗原结合之后，可以有效地通过受体介导的胞吞作用进入细胞内部，随后活性药物在细胞内环境中（例如，溶酶体的作用下，图16.2）释放出来。然而如果抗原无法发生内化作用，这些有毒的制剂将在细胞外分解，随后扩散到靶细胞内，进而发挥作用，这一途径可能更加适合于那些无需通过内化作用（或者释放过程）即可杀灭细胞的制剂，比如放射性同位素[10]。显然，靶抗原的表达水平决定了ADC的效能[11]。如果使用杀伤效果更加精准的细胞毒性药物作为"弹头"，即使靶抗原在肿瘤中的表达水平相对较低，也可实现对肿瘤细胞的有效杀伤。

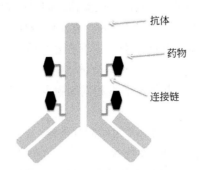

图 16.1　抗体偶联药物（ADC）的结构包含三个部分：抗体，连接链和药物

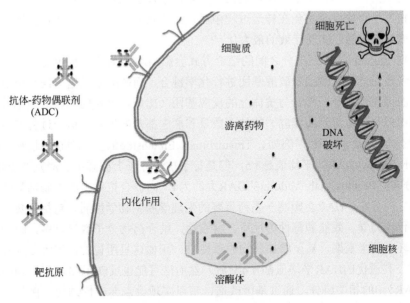

图 16.2　具有 DNA 细胞毒性的 ADC 相关作用机理

　　ADC和细胞表面的靶抗原结合，随后ADC-抗原配合物通过受体介导的胞吞作用进入细胞，在溶酶体的作用下直接切断连接链或者通过抗体水解释放出活性药物。被释放的细胞毒性弹头游离出来并转运至细胞核，进而破坏DNA，最终导致细胞死亡。

迄今为止，全抗体仍然最为频繁地被选作ADC的靶向部分。尽管经过广泛的评估，更小的分子片段和非抗体分子支架，甚至小到简单的多肽，都有潜力作为药物的运载工具。转基因技术和噬菌体展示技术衍生了人源化抗体、去免疫抗体或者全人源化抗体的发展，它们成为了ADC革新的重要影响因素。到目前为止，只有全抗体ADC，主要是免疫球蛋白-G1（IgG1）亚型，被用于临床。这类抗体的体积大大超过了肾清除的限制尺寸，因而有较长的临床半衰期。然而为了改善ADC的效果，可能没有必要对药代动力学进行优化，因为放射性同位素标记的抗体表明，仅有低于0.1%的注射剂量IgG转运到每克实体瘤组织中[12]。ADC和Fc受体之间可能会发生相互作用，这将影响ADCs的免疫效应功能，可能会使ADC失效，甚至相反地，由于ADC通过内化作用进入Fc受体，从而抑制免疫细胞功能，会产生不必要的系统不良反应。尽管临床上还几乎未曾直接对比过ADC及其相对应的未结合抗体的作用，但是对于单独制剂而言，以相似的病人群体为研究对象，相比于具有相同细胞表面抗原的裸露抗体，ADC展现出更好的反应速率。

连接抗体和具有细胞毒性"弹头"之间的分子链，是ADC结构中的重要组成部分，需要精心设计和研制。它的一端既要连接抗体，又不能影响抗体-抗原结合功能。同时，它必须满足某种要求，即仅仅在ADC分子通过内化过程进入靶细胞后才有效解离，进而使药物从抗体上释放出来。连接链在储藏条件下以及血液循环中的稳定性，是避免游离药物过早释放以及避免在转运过程中脱靶的药物分子分解，从而使药物最大限度地与肿瘤细胞接触，实现疗效的最大化[13]。

药物-连接链-抗体三部分之间的结合方式会影响ADC的活性和耐受性。一般情况下，三者是通过赖氨酸或者硫醇基团进行化学键合，而硫醇基团这一结合位点会表现出更好的可控性和专一性。与抗体上的反应基团（比如，大量的赖氨酸残基或者由链间二硫键部分还原得到的硫醇）的结合数量和顺序都是随机的，这一过程遵循非均相载药量化学计量学规律。例如，Trastuzumab Emtansine的药物/抗体比率（Drug：Antibody Ratio，DAR）平均值是3.5，但是每个抗体分子上被修饰的赖氨酸数量在1～7之间分布；Brentuximab Vedotin的DAR大约为4，而嵌合抗体上的被修饰的硫醇数量在0～8之间分布。DAR会影响一系列重要的生理学和生物学性质，包括聚集、抗原结合、药代动力学、效能和毒性等性质。特别地，结合药物分子数量过多，将会缩短药物在循环中的半衰期，甚至增加药物的毒性[14]。正如这里所说的，绝大多数临床应用的ADC，其最优的DAR平均值都在4左右。然而这可能也反映了ADC混合物中，需要存在DAR为0的相关组分。通过基因改造，可以实现位点专一性结合，例如，特殊表面位置的未配对的半胱氨酸[15]、硒代半胱氨酸[16]或乙酰苯丙氨酸[17]等都是结合位点。利用Genentech公司的THIOMAB技术得到的改造半胱氨酸[18]，可以实现更均一的结合，进而得到更为一致的药物分布，这一特性更易满足生产和监管认证的要求。使用改造硫醇结合位点以及使用未改造硫醇结合位点的两种抗体-MUC16偶联剂直接对比数据表明，二者的效果相似，但前者的耐受性更高。然而有趣的是，不同结合位点的对比数据表明，相比于血清蛋白中的其他半胱氨酸，高度暴露的半胱氨酸作为结合位点，所得的ADC在体内敏感，特别是ADC与马来酰亚胺的偶联反应敏感[19]。

释放出活性药物，既可以选用可消除的连接链，也可以选用不可消除的连接链。设计在特定细胞环境中可消除的连接链，可选用酸敏感的腙类结构，这类连接链在核内体和溶酶体等pH较低的环境中极其敏感；也可选用二硫键结构，这类连接链在谷胱甘肽含量水平较高（毫摩尔级别）的细胞液（相比于血清）中可以被还原；甚至可以选用二肽结构，这类连接链可以被特殊的溶酶体蛋白酶水解。在某些情况下，可能在一个前药释放过程中会同时出现两种释放结果。不可消除的连接链依赖于药物分子能否有效转移到溶酶体，在溶酶体中，抗体水解并最终将结合在氨基酸上的药物分子释放出来。所以，核转运过程和细胞毒性分子活性受附加基团的影响不大，这样的设计才行之有效。连接链的性质不仅影响药物向细胞外释放的能力，也影响了药物的药效学特性，甚至包括旁侧效应（如果产生旁侧效应，不仅会杀伤肿瘤细胞，对正常细胞也会有影响）。

ADC的最后一个重要组成部分是细胞毒性药物，抑或称之为"弹头"。尽管早期的ADC采用临床上的常规化疗药物，诸如多柔比星、氨甲蝶呤、苯丁酸氮芥等[1,20]，但显而易见的是，如果想维持较低的DAR，就必须选用效果更强的药物。人们已经评价了植物毒素（如蓖麻毒素[21]）和微生物毒素（如假单胞菌内毒素[22]）等药物，然而发现它们都有包括免疫原性在内的诸多局限性。当前临床分期中，ADC采用更加有效的细胞毒性药物，在绝大多数情况下，这些药物的毒性太大以至于不能用于非靶向制剂中。依据机理不同，这类药物可分为两类。第一类是微管蛋白抑制剂，这类分子作用于分裂期细胞，与微管结合从而抑制微管聚合，导致细胞周期停止并引起细胞凋亡。这类药物的代表有阿里他汀（Auristatins），这类物质基于天然产物的海兔毒素-10（Dolastatin-10）的改造以及美登素（Maytansine）衍生物，最初从一种名为 *Maytenusovatus* 的非洲灌木树皮中提取得到。Brentuximab Vedotin的细胞毒性部分是单甲基阿里他汀E（Monomethylauristatin E），而Trastuzumab Emtansine的细胞毒性部分则是美登素衍生物。当前临床分期中，大多数ADC使用其中一种微管蛋白抑制剂，尽管有多种肿瘤分型（例如结肠癌和胰腺癌）对这类药物有固有的抵抗力。另一类用作ADC弹头的细胞毒性药物是作用于细胞核DNA的药物，它们是本章余下部分将主要讨论的内容。

16.2 含有传统的 DNA 相互作用制剂的抗体偶联药物

最早用于临床的ADC使用了常规的DNA交联剂苯丁酸氮芥[1]。把位于细胞表面的针对人类黑色素瘤的异种抗体和苯丁酸氮芥相连，所得到的分子保留了烷化剂的活性，同时具有抗体结合能力。一个罹患弥散性黑色素肉瘤的病人，静脉注射ADC或者直接将ADC注射到转移性瘤体内，结果会延缓病情的进一步恶化。二十年之后，蒽环类DNA嵌入剂多柔比星与嵌合人-鼠抗体 BR96相连，可以直接识别路易斯-Y抗原（Lewis-Y

Antigen），并在生物体内试验中，发现它表现出对人类癌细胞异种皮移植瘤的抑制活性[23]。然而该ADC的DAR大概为8，在随后的临床试验中，患有转移性乳腺癌的病人服用该药物，发现其临床抗肿瘤活性有限，却同时伴有严重的胃肠毒性[24]。最近人们发现，人源化抗-CD74抗体-多柔比星偶联剂（Milatuzumab-Dox）（其DAR同样为8）却表现出较好的体内活性[25]。现在该药物正处于临床Ⅰ/Ⅱ期试验中，用于治疗多发性骨髓瘤（表16.1）。除Milatuzumab-Dox之外，唯一一个正在进行临床试验的含有常规的DNA相互作用药物的ADC，是将CEACAM5-靶向人源化抗体与SN-38相连，通过在体内产生活性代谢物拓扑异构酶I抑制剂喜树碱。该ADC（labetuzumab-SN-38）的DAR介于6～7之间，在生物体内试验中，对结肠癌和胰腺癌移植瘤表现出较强的抑制活性[26]，现在正处于临床I期试验中，用于治疗结肠癌（表16.1）。

表 16.1 处于临床研究阶段含有 DNA 细胞毒性分子的抗体偶联药物

抗体偶联药物	靶点	适应证	临床阶段	连接链	细胞毒素药效分子
吉妥珠单抗奥唑米星（Gemtuzumab Ozogamycin, Mylotarg®）	CD33	急性髓细胞白血病（AML）	加速审批（美国）2000年，撤市2010年	酰腙，酸裂解	卡奇霉素（Calicheam icin）（DNA 裂解）
奥英妥珠单抗（Inotuzumab ozogamicin）	CD22	复发性非霍奇金淋巴瘤（NHL）	III	酰腙，酸裂解	卡奇霉素（Calicheami cin）（DNA 裂解）
多柔比星（Milatuzumab-Dox, IMMU-110）	CD74	多发性骨髓瘤（Multiple myeloma）	Ⅰ/Ⅱ	MCC 硫醚，非裂解	倍癌霉素（Doxorubic in）（DNA 嵌入剂和拓扑异构酶Ⅱ抑制剂）
MDX-1203	CD70	肾癌细胞，急性髓胞白血病（Renal cellcarcinoma, NHL）	I	缬氨酸-瓜氨酸二肽，肽裂解	倍癌霉素（Duocarmy cin）/CC1065 类似物（DNA 小沟烷基化）
Labetuzumab-SN-48（IMMU-130）	CEACAM5	结肠癌（Colorectalc ancer）	I	CL2A，酸裂解	SN-48，喜树碱（camptothe cin）活性成分（DN 拓扑异构酶I 抑制剂）

16.3 含有 DNA 切断剂的抗体偶联药物

吉妥珠单抗奥唑米星（GemtuzumabOzogamicin），商品名：麦罗塔®（Mylotarg®），是最早获得批准上市的ADC。2000年，美国食品药品管理局（FDA）通过加速审批程序，批准该药物上市，用于CD33-阳性急性粒细胞性白血病（acute myeloid leukemia, AML）一次复发患者的治疗，特别适用于60岁以上的老年患者，以及其他不宜使用其他细胞毒性化疗药物的患者[27]。该药物由抗CD33重组人源化IgG4抗体，与细胞毒药物卡奇霉素（Calicheamicin）通过酸敏感的肼链连接而成（图16.3）。卡奇霉素是一类天然存在的抗肿瘤抗生素，由土壤细菌*Micromonosporaechino-spora*的亚种*calichensis*分离得到。卡奇霉素的活性机理，首先与细胞DNA特异序列的小沟结合，当其被细胞内的谷胱甘肽激活之后，生成一种双自由基的分子，该分子进攻DNA骨架并使之断裂，最终诱导肿瘤细胞凋亡。人们对这类药物的其他几个活性物种进行了研究，并对其进行结构改造以期获得可单独使用的药物，然而降低了分子的细胞毒性之后，同时治疗指数也大大受限，因而并没有在临床上取得突破性进展。

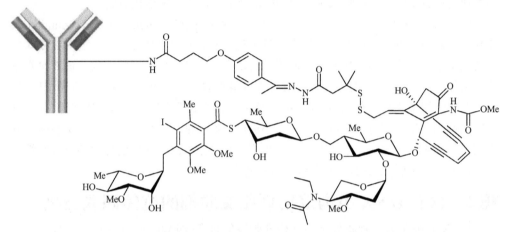

图 16.3 　ADC 吉妥珠单抗奥唑米星包括一段抗 CD33 的人源重组化的 IgG4 抗体，以及其上的赖氨酸通过酸敏感的腙键与细胞毒药物卡奇霉素相连而成

　　吉妥珠单抗奥唑米星的批准，是基于142名AML一次复发患者的治疗结果。这些患者分别参与了三组总计公开单臂Ⅱ期临床试验，在试验中，每位患者每两周服药9 mg/m^2，总治愈率为30%（完全治愈案例或者伴有不完全血小板恢复的完全治愈案例）[28]。某些患者可见严重的肝毒性。随后，审批后的随机Ⅲ期临床试验（SWOG 106）于一线患者中开展，将标准剂量疗法（60 mg/m^{2}柔红霉素与胞嘧啶阿糖胞苷联用）与45 mg/m^{2}柔红霉素与胞嘧啶阿糖胞苷联用且服用6 mg/m^{2}吉妥珠单抗奥唑米星的疗法进行对比。结果发现，服用吉妥珠单抗奥唑米星的试验组并没有表现出明显的治疗优势，而且该组病人呈现出更高的死亡率。2010年，辉瑞公司主动将该药物撤市。

　　然而更近几年的试验暗示，吉妥珠单抗奥唑米星可能针对特定的患者亚群有效。MRC AML15试验表明，吉妥珠单抗奥唑米星（单次治疗剂量3 mg/m^2）更加有益于某些具有细胞遗传学优势的年轻的AML患者（年龄低于60周岁）[29]。随后，NCRI AML16试验表明，年龄较大的患者（年龄介于51～84周岁之间）服用吉妥珠单抗奥唑米星后，在统计学上有重要的存活优势[30]。这样一来，人们发现，吉妥珠单抗奥唑米星的治疗效果并不局限于任何患者亚群。人们对超过2000名服用吉妥珠单抗奥唑米星的患者进行了随机对照试验，证实了该药物有良好的耐受性。在ALFA-0701 Ⅲ期临床研究中，在标准化疗方法中，为年龄介于50～70周岁的AML患者追加分次剂量服用的吉妥珠单抗奥唑米星（在第1、4、7日分别服用3 mg/m²），患者的无病生存率和总存活率显著提高[31]。在AML15试验中，这样的效果仅仅体现在那些具有细胞遗传学优势以及中等风险的患者中。综上所述，这些研究都表明吉妥珠单抗奥唑米星应该具有临床价值，特别是针对那些低风险或者中等风险的患者有效，并且凸显了适宜的临床试验设计以及个性化治疗的重要性[32]。

奥英妥珠单抗奥唑米星（Inotuzumab Ozogamicin）是另一种含有卡奇霉素的ADC（表16.1），该药物正在进行临床评价。该药物由抗-CD22重组人源化Ig4抗体与细胞毒药物通过与吉妥珠单抗奥唑米星相同的酸敏感的乙酰丁酯链连接而成。

CD22是一种B细胞表面活性抗原，在非霍奇金淋巴瘤（non-Hodgkin lymphomas, NHL）以及急性淋巴细胞性白血病中广泛表达。基础医学支持探索并发展奥英妥珠单抗奥唑米星单用或者与立妥普单抗联用的方法[33,34]。几次单臂试验证实，该药物具有临床活性。随后，人们针对多次复发或者难以根治的白血病患者进行了剂量递增研究，在试验中使用最高耐受剂量 1.8 mg/m²（该剂量远远低于吉妥珠单抗奥唑米星），并且每四周监测一次。剂量限制性毒性为血小板减少和中性粒细胞减少，客观缓解率随淋巴瘤亚型的不同而变化，剂量水平为39%[35]。针对难治愈和复发的急性淋巴细胞性白血病的 II 期临床研究表明，总缓解率可达57%[36]。

16.4　含有 DNA 小沟烷化剂和交联剂的抗体偶联药物

MDX-1203是另一种正处于临床研究阶段的含有DNA相互作用药物的ADC。（表16.1）。该ADC结构中，作用于CD70的抗体通过马来酸酰亚胺与二肽与一种倍癌霉素（duocarmycin）类似物相连（图16.4）。包括CC1065在内的倍癌霉素及其类似物都是链霉菌属（Streptomyces）产生的抗肿瘤抗生素。与卡奇霉素类似，这类天然存在的抗肿瘤抗生素都具有较好的抗肿瘤活性，但是由于它们的迟发毒性较强（CC1065中表现为较强的肝脏毒性），在临床上不能单独使用。倍癌霉素及其类似物是DNA小沟结合剂，具有位置选择性，可以与N3位的特殊腺嘌呤碱基形成共价键。

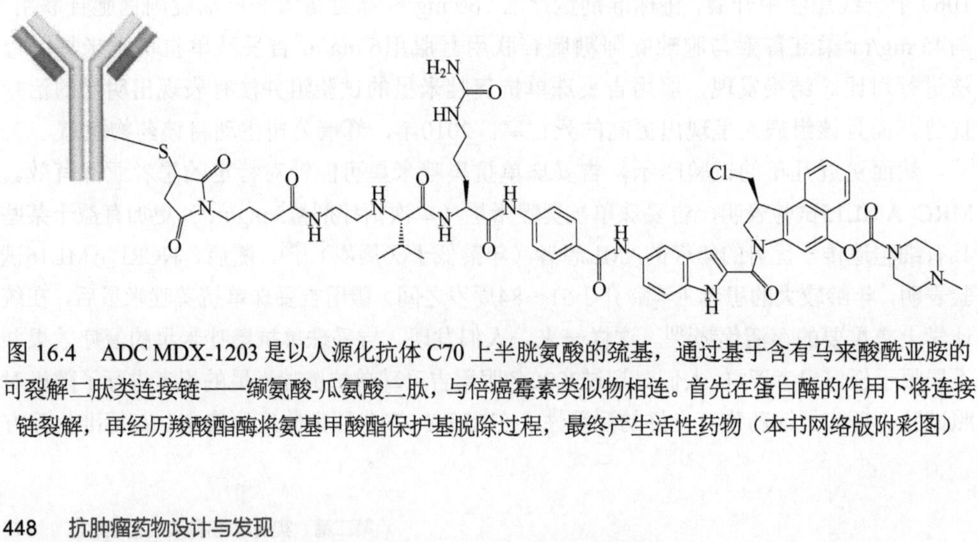

图 16.4　ADC MDX-1203 是以人源化抗体 C70 上半胱氨酸的巯基，通过基于含有马来酸酰亚胺的可裂解二肽类连接链——缬氨酸-瓜氨酸二肽，与倍癌霉素类似物相连。首先在蛋白酶的作用下将连接链裂解，再经历羧酸酯酶将氨基甲酸酯保护基脱除过程，最终产生活性药物（本书网络版附彩图）

研究人员发现，MDX-1203针对CD70高表达的人类癌细胞移植瘤模型有着很高的抑制活性[37]。CD70在肾细胞癌和NHL两种细胞中的表达水平较高。目前正在对MDX-1203进行早期试验，用于治疗肾细胞癌和NHL。值得注意的是，MDX-1203的活性不仅依赖于连接链在溶酶体蛋白酶的作用下能否有效裂解，进而释放倍癌霉素衍生物，也依赖于羧酸酯酶去除药物分子上的氨基甲酸酯保护基（此保护基的作用是为了进一步提高药物的安全水平）。

苯二氮䓬类（pyrrolobenzodiazepines，PBDs）药物是另一类在ADC领域迅速出现的新型药效分子[38]。这一类药效分子是另一类天然存在于链霉素中的抗肿瘤抗生素。PBD单体能够与DNA小沟结合，与嘌呤–鸟嘌呤–嘌呤序列中鸟嘌呤上的环外N2氨基共价结合形成缩醛胺。通过一定数目的聚甲烯，将两个PBD单体聚合成PBD二聚体，这种二聚物能够在DNA链间生成两个共价键，是一种高细胞毒性的DNA链间交联剂。DNA链间的交联键形成之后，DNA结构相对地变得不能扭曲，使DNA无法启动修复机制，这种DNA修复机制常常使肿瘤细胞获得对传统交联剂的耐药性。SG2000是一种PBD二聚物，目前处于临床II期阶段，用来治疗一些耐顺铂的卵巢癌和血液恶性肿瘤。

PBD一个重要的特点是，经过合理的结构修饰，可以在纳摩尔级（nmol）到亚皮摩尔级（spmol）之间调节交联能力和细胞毒性[38]。另外，不论抗体和药效分子两部分之间的连接链是可切断的，还是不可切断的，都能够使药效分子发挥作用。例如，连接在N10位上或者在C2位苯胺取代基上的连接链（例如SGD-1910，图16.5）需完全切断以释放活性PBD分子，然而芳香性的连接链可以是可切断的，也可以是不可切断的。因此，合成的PBD二聚体符合ADC中的DNA细胞毒性药效分子的概念，既满足了治疗的准确性，又充分保证了治疗指数（不像卡奇霉素和倍癌霉素那样），同时缺少与常用化疗药物的交叉抗药性。PBD抗体偶联药物的另一个优点是可监控性。通过彗星电泳法[39]可以测定随药物释放而在细胞内产生的DNA交联产物。然而连有其他类型药物分子的ADC不能通过这样的方法获得相应的药效学数据。

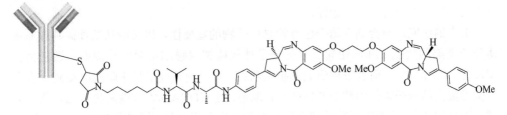

图16.5　将高效的苯二氮䓬（PBD）二聚体（SGD-1919）以马来酸亚胺与缬氨酸-丙氨酸连接到抗体上制备的ADC。该连接链可以为蛋白酶切断

近年来，人们已经证实，含有PBD的ADC既可以用于治疗实体瘤，又可以用于治疗血液病恶性肿瘤。例如，一种抗CD70的ADC，该ADC通过马来酸酰亚胺与一个重

链半胱氨酸残基将SGD-1919（图16.5）与相应抗体相连，其DAR为2。该ADC对CD70高表达的肾细胞癌细胞表现出高选择抗癌活性，在异种移植瘤模型试验中，良好的耐受剂量可低至0.1 mg/kg[40]。在另一项研究中，用相同的连接链与CD33抗体（SGN-CD33A）连接，所得到的ADC对全身原发性AML样本表现出较好的抗肿瘤活性，对AML潜伏期模型（包括多例阳性耐药AML）也表现出持续的缓解作用。这些临床耐药模型对常规化学疗法和吉妥珠单抗奥唑米星（Gemtuzumab Ozogamicin）（一种含卡奇霉素的抗CD33的ADC）表现出显著的耐药性[41]。将来临床试验的研究目的是评判含有PBD的ADC的临床应用价值。

16.5   抗体偶联药物的展望

Adcetris®和Kadcyla®的批准上市，证明ADC作为靶向抗癌药物有着光明的前景和巨大的潜力。这一领域正在迅速发展，目前已有超过20种ADC正在进行临床试验，还有更多的品种正在进行临床前研究。实现"因人施治"是这类药物临床上取得成功的关键所在。要继续优化ADC的临床应用，必须充分考量适当的肿瘤靶标，必须探索抗体工程、偶联化学、连接链技术等新方法，并设计更为有效的细胞毒素药效分子。另外，研究人员发现血液和实体瘤的新抗原，以及优化的内化过程和细胞内转运特性，都是未来ADC发展的突破口。

相比于实体瘤的细胞表面抗原而言，一些血液恶性肿瘤的细胞表面抗原有较多的复制数目。这些抗原的内化过程动力学更为优化。另外，血液恶性肿瘤的靶向抗原常在肿瘤细胞群体中均一表达（更加易于计量），并且在健康组织中表达量受限，更适宜作为治疗靶点。由于这些原因，事实上许多血液恶性肿瘤细胞对DNA损伤药物天生地敏感。很明显，治疗血液恶性肿瘤可选用连有DNA细胞毒性药物的ADC。然而随着优化的肿瘤抗原的识别，以及适宜药物的设计，ADC在治疗实体瘤中也占据着重要的地位，比如前文介绍的曲妥珠单抗（Trastuzumabemtansine）。肿瘤起始细胞（或者肿瘤干细胞）对大多数常规化疗药物具有天然耐药性。然而利用更为高效的、非细胞周期特异性的ADC药效分子，比如DNA切断剂和交联剂，可以有效杀伤肿瘤起始细胞。这可能是治疗实体瘤的另一条途径。

未来的研究可能会确立结合位点特异性药物的重要性，以及确认抗体碎片和非抗体分子支架的效能。降低靶向部分的分子体积能够增强ADC对实体瘤的穿透能力。ADC是一类重要的、而且发展迅速的抗癌药物。尽管现在处于临床阶段的ADC大多采用微管蛋白结合药物作为细胞毒性弹头，但是，连有DNA细胞毒性药物的ADC都给人留下深刻的印象，比如吉妥珠单抗奥唑米星的临床数据结果以及其他靶向治疗药物（比如以PBD二聚体为药效分子的ADC）的临床前数据结果。这预示着含有DNA细胞毒性药物的ADC将成为下一代ADC中的主力成员。

参 考 文 献

[1] Ghose T, Norvell ST, Guclu A, Cameron D, Bodurtha A, MacDonald AS. Immunochemotherapy of cancer with hlorambucil-carrying antibody. Br Med J, 1972, 3: 495-499.

[2] Rowland GF, O'Neill GJ, Davies DA. Suppression of tumour growth in mice by a drug-antibody conjugate sing a novel approach to linkage. Nature, 1975, 255: 487-491.

[3] Polson AG, Ho WY, Ramakrishnan V. Investigational antibody-drug conjugates for hematological malignancies. Expert Opin Investig Drugs, 2011, 20: 75-85.

[4] Sapra P, Hooper AT, O'Donnell CJ, Gerber HP. Investigational antibody drug conjugates for solid tumors. Expert Opin Investig Drugs, 2011, 20: 1131-1149.

[5] Adair JR, Howard PW, Hartley JA, Williams DG, Chester KA. Antibody drug conjugates—a perfect synergy. Expert Opin Biol Ther, 2012, 12: 1191-1206.

[6] Sievers EL, Senter PD. Antibody-drug conjugates in cancer therapy. Annu Rev Med, 2012, [Epub ahead of print].

[7] Younes A, Bartlett NL, Leonard JP, Kennedy DA, Lynch CM, Sievers EL, et al. Brentuximab vedotin (SGN-35) for relapsed CD30-positive lymphomas. N Engl J Med, 2010, 363: 1812-1821.

[8] Gualberto A. Brentuximab vedotin (SGN-35), an antibody-drug conjugate for the treatment of CD30-positive alignancies. Expert Opin Investig Drugs, 2012, 21: 205-216.

[9] Verma S, Miles D, Gianni L, Krop IE, Welslau M, Baselga J, et al. EMILIA Study Group. Trastuzumab emtansinefor HER2-positive advanced breast cancer. N Engl J Med, 2012, 367: 1783-1789.

[10] Dancey G, Violet J, Malaroda A, Green AJ, Sharma SK, Francis R, et al. A phase I clinical trial of CHT-25, a 131I-labeled chimeric anti-CD25 antibody showing efficacy in patients with refractory lymphoma. Clin Cancer Res, 2009, 15: 7701-7710.

[11] Mao W, Luis E, Ross S, Silva J, Tan C, Crowley C, et al. EphB2 as a therapeutic antibody drug target for the treatment of colorectal cancer. Cancer Res, 2004, 64: 781-788.

[12] Sharkey RM, Goldenberg DM. Targeted therapy of cancer: new prospects for antibodies and immunoconjugates. CA Cancer J Clin, 2006, 56: 226-243.

[13] Teicher BA, Chari RV. Antibody conjugate therapeutics: challenges and potential. Clin Cancer Res, 2011, 17: 6389-6397.

[14] Hamblett KJ, Senter PD, Chace DF, Sun MM, Lenox J, Cerveny CG, et al. Effects of drug loading on the antitumor activity of a monoclonal antibody drug conjugate. Clin Cancer Res, 2004, 10: 7063-7070.

[15] Lyons A, King DJ, Owens RJ, Yarranton GT, Millican A, Whittle NR, et al. Site-specific attachment to recombinant antibodies via introduced surface cysteine residues. Protein Eng, 1990, 3: 703-708.

[16] Hofer T, Thomas JD, Burke Jr TR, Rader C. An engineered selenocysteine defines a unique class of antibody derivatives. Proc Natl Acad Sci USA, 2008, 105: 12451-12456.

[17] Hutchins BM, Kazane SA, Staflin K, Forsyth JS, Felding-Habermann B, Smider VV, et al. Selective formation of covalent protein heterodimers with an unnatural amino acid. Chem Biol, 2011, 18: 299-303.

[18] Junutula JR, Raab H, Clark S, Bhakta S, Leipold DD, Weir S, et al. Site-specific conjugation of a cytotoxic drug to an antibody improves the therapeutic index. Nat Biotechnol, 2008, 26: 925-932.

[19] Shen BQ, Xu K, Liu L, Raab H, Bhakta S, Kenrick M, et al. Conjugation site modulates the in vivo stability and therapeutic activity of antibody-drug conjugates. Nat Biotechnol, 2012, 30: 184-189.

[20] Senter PD. Potent antibody drug conjugates for cancer therapy. Curr Opin Chem Biol, 2009, 13: 235-244.

[21] Tsukazaki K, Hayman EG, Ruoslahti E. Effects of ricin A chain conjugates of monoclonal antibodies to human alpha-fetoprotein and placental alkaline phosphatase on antigen-producing tumor cells in culture. Cancer Res, 1985, 45: 1834-1838.

[22] Pirker R, FitzGerald DJ, Hamilton TC, Ozols RF, Willingham MC, Pastan I. Anti-transferrin receptor antibody linked to *Pseudomonas exotoxin* as a model immunotoxin in human ovarian carcinoma cell lines. Cancer Res, 1986, 45: 751-757.

[23] Trail PA, Willner D, Lasch SJ, Henderson AJ, Hofstead S, Casazza AM, et al. Cure of xenografted human

carcinomas by BR96-doxorubicin immunoconjugates. Science, 1993, 261: 212-215.

[24] Tolcher AW, Sugarman S, Gelmon KA, Cohen R, Saleh M, Isaacs C, et al. Randomized phase II study of BR96-doxorubicin conjugate in patients with metastatic breast cancer. J Clin Oncol, 1999, 17: 478-484.

[25] Sapra P, Stein R, Pickett J, Qu Z, Govindan SV, Cardillo TM, et al. Anti-CD74 antibody-doxorubicin conjugate, IMMU-110, in a human multiple myeloma xenograft and in monkeys. Clin Cancer Res, 2005, 11: 5257-5264.

[26] Govindan SV, Cardillo TM, Moon SJ, Hansen HJ, Goldenberg DM. CEACAM5-targeted therapy of human colonic and pancreatic cancer xenografts with potent labetuzumab-SN-38 immunoconjugates. Clin Cancer Res, 2009, 15: 6052-6061.

[27] Trail PA, Willner D, Lasch SJ, Henderson AJ, Hofstead S, Casazza AM, et al. Approval summary: gemtuzumab ozogamicin in relapsed acute myeloid leukemia. Clin Cancer Res, 2001, 7: 1490-1496.

[28] Sievers EL, Larson RA, Stadtmauer EA, Estey E, Löwenberg B, Dombret H, et al. Mylotarg Study Group. Efficacy and safety of gemtuzumab ozogamicin in patients with CD33-positive acute myeloid leukemia in first relapse. J Clin Oncol, 2001, 19: 3244-3254.

[29] Burnett AK, Hills RK, Milligan D, Kjeldsen L, Kell J, Russell NH, et al. Identification of patients with acute myeloblastic leukemia who benefit from the addition of gemtuzumab ozogamicin: results of the MRC AML15 trial. J Clin Oncol, 2011, 29: 369-377.

[30] Burnett AK, Russell NH, Hills RK, Kell J, Freeman S, Kjeldsen L, et al. Addition of gemtuzumab ozogamicin to induction chemotherapy improves survival in older patients with acute myeloid leukemia. J Clin Oncol, 2012, 30: 3924-3931.

[31] Castaigne S, Pautas C, Terré C, Raffoux E, Bordessoule D, Bastie JN, et al. Acute Leukemia French Association. Effect of gemtuzumab ozogamicin on survival of adult patients with de-novo acute myeloid leukaemia (ALFA-0701): a randomised, open-label, phase 3 study. Lancet, 2012, 379: 1508-1516.

[32] Ravandi F, Estey EH, Appelbaum FR, Lo-Coco F, Schiffer CA, Larson RA, et al. Gemtuzumab ozogamicin: time to resurrect? J Clin Oncol, 2012, 30: 3921-3923.

[33] DiJoseph JF, Goad ME, Dougher MM, Boghaert ER, Kunz A, Hamann PR, et al. Potent and specific antitumor efficacy of CMC-544, a CD22-targeted immunoconjugate of calicheamicin, against systemically disseminated B-cell lymphoma. Clin Cancer Res, 2004, 10: 8620-8629.

[34] DiJoseph JF, Dougher MM, Kalyandrug LB, Armellino DC, Boghaert ER, Hamann PR, et al. Antitumor efficacy of a combination of CMC-544 (inotuzumab ozogamicin), a CD22-targeted cytotoxic immunoconjugate of calicheamicin, and rituximab against non-Hodgkin's B-cell lymphoma. Clin Cancer Res, 2006, 12: 242-249.

[35] Advani A, Coiffier B, Czuczman MS, Dreyling M, Foran J, Gine E, et al. Safety, pharmacokinetics, and preliminary clinical activity of inotuzumab ozogamicin, a novel immunoconjugate for the treatment of B-cell nonHodgkin's lymphoma: results of a phase I study. J Clin Oncol, 2010, 28: 2085-2093.

[36] Kantarjian H, Thomas D, Jorgensen J, Jabbour E, Kebriaei P, Rytting M, et al. Inotuzumab ozogamicin, an anti-CD22-calecheamicin conjugate, for refractory and relapsed acute lymphocytic leukaemia: a phase 2 study. Lancet Oncol, 2012, 13: 403-411.

[37] Cardarelli P, King D, Terrett J, Gangwar S, Cohen L, Pan C, et al. Efficacy and safety of a human anti-CD70 antibody-MGBA conjugate. Proceedings American Association for Cancer Research Annual Meeting, 2008, 49: Abstract 4061.

[38] Hartley JA. The development of pyrrolobenzodiazepines as antitumour agents. Expert Opin Investig Drugs 2011, 20: 733-744.

[39] Spanswick VJ, Hartley JM, Hartley JA. Measurement of DNA interstrand crosslinking in individual cells using the single cell gel electrophoresis (Comet) assay. Methods Mol Biol, 2010, 613: 267-282.

[40] Jeffrey S, Burke P, Meyer D, Lyon R, Miyamoto J, Anderson M, et al. Anti-CD70 antibody-drug conjugates containing pyrrolobenzodiazepine dimers demonstrate robust antitumor activity. Proceedings American Association Cancer Research, 2012, 53: abstract 4631.

[41] Sutherland MSK, RB Walter, SC Jeffrey, Burke PJ, Yu C, Harrington KH, et al. SGN-CD33A: a novel CD33-directed antibody-drug conjugate, utilizing pyrrolobenzodiazepine dimers, demonstrates preclinical antitumor activity against multi-drug resistant human AML. Proceedings American Society Haematology, 2012, abstract 3589.

第17章
端粒酶的抑制：前景、进展和潜在的缺陷

Christopher G. Tomlinson，Scott B. Cohen，Tracy M. Bryan

17.1　引言

端粒是位于线性染色体末端的重复的 DNA-蛋白结构。随着细胞分裂和 DNA 复制周期，端粒逐渐缩短到一个极限，导致复制的衰老。端粒酶通过核苷酸增加催化端粒的增长，从而抵消端粒缩短，使细胞无限增殖。约 85%～90%的人类癌症的增长需要端粒酶。因此，抑制端粒酶提供了一个充满希望的研发广谱抗癌药物的途径。此外，端粒酶抑制剂的治疗，预计将比目前的疗法毒性低，由于大多数正常细胞具有检测不到或非常低的水平的端粒酶。本章提供端粒生物学和端粒酶的简要概述，并对当前端粒酶抑制剂及其有效性中潜在的注意事项进行综述。我们报道直接抑制端粒酶，以及间接靶向端粒底物。注意在临床中还有其他有前途的以端粒酶为基础的癌症治疗，包括细胞表达端粒酶部分的免疫治疗和使用端粒基因治疗的细胞酶启动子表达的"自杀基因"；这些策略最近已在别处评估[1,2]。

17.1.1　端粒

人类端粒位于染色体末端，由重复的 DNA 序列 5′-TTAGGG-3′组成[3,4]，通常为 5～15 K（KBP）。这是以 300～500 个核苷酸的单链 TTAGGG 重复序列为终止，提供 3′突出[5,6]。端粒 DNA 由特定的一组蛋白保护，也称端粒蛋白复合体[7]。人类的端粒蛋白复合体由六个蛋白组成：端粒重复序列结合因子 1（TRF1）[8]、TRF2 [9,10]、阻遏-激活蛋白 1（RAP1）[11]、TRF1 相互作用的核蛋白 2（TIN2）[12]、TIN2 相互作用蛋白 TPP1[13-15]、保护离子蛋白 1（POT1）[16]。足够长的端粒长度和完整的蛋白成分的组合对染色体端粒的稳定性和对 DNA 损伤的保护修理至关重要[17-19]。

线性 DNA 分子末端不能完全由 DNA 半保留复制机制复制。在细胞分裂过程中，亲代 DNA 在复制叉的作用下解旋成两条单链的 DNA，后随链和先导链。由于 5′→3′DNA 合成的定向性，前导链不断生成，在端粒的末端形成平端 DNA，而后随链通过单独不连续地合成冈崎片段产生[20]。在后随链合成完成时，RNA 引物不能取代

DNA，因为没有 5′→3′DNA 聚合酶δ取代它。RNA 引物随后降解，重新生成原有的 3′
单链悬突。然而作为先导链仍然是平端，一个 3′端悬突只能通过模板 DNA 链的核酸
外切酶的作用来再生，导致净端粒损失。这被称为"末端复制问题"[21-23]（图 17.1），
在正常人的体细胞分裂时端粒缩短了 50～200 碱基对[24]。最终达到端粒长度的阈值，
从而导致细胞复制被停止。这有时被称为"死亡 1"（M1）阶段，是由一些端粒的缩
短造成的，这些端粒的缩短导致的生长停滞被称为细胞衰老（图 17.2）[25,26]。衰老不

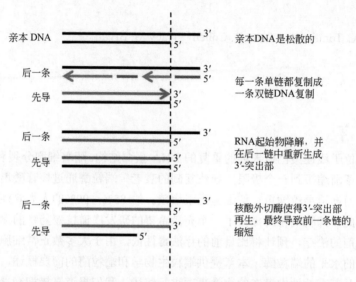

图 17.1 "末端复制问题"通过每个 DNA 复制周期发生端粒 DNA 损失，至少部分是
通过先导 DNA 链模板降解核酸外切酶，从而再生所必需的端粒 3′端突出（见彩图）

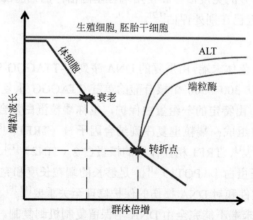

图 17.2 人类生物学中的端粒动力学（见彩图）

端粒缩短是细胞的"计数"机制，激活衰老细胞的非增殖状态，被认为是一个主要的肿瘤抑制机制。抑癌基因的
失活可能会允许一个细胞绕过衰老而继续增殖直到端粒达到一个临界长度（危象期），导致基因组不稳定和细胞死
亡。端粒维持机制的激活（端粒酶和 ALT）将允许一个细胞继续增殖和永生化

是细胞死亡，而是稳定的不分裂状态可以通过废除人类肿瘤抑制基因 *p53* 和 *pRb* 的功能而被绕过[27]。细胞能够复制直到端粒变得足够短，从而产生 M2 阶段，或危象期[26]。当大部分的端粒极其短，端到端的融合和染色体断裂–融合–桥周期造成标记了致命因子的染色体的异常和细胞凋亡[28]。因此，端粒缩短被看作是细胞衰老过程中的一种内在的计数机制。正常人体细胞有限的复制能力是一个重要的肿瘤抑制机制；反之，逃避衰老的屏障（永生）是肿瘤发生的一个重要方面[25]。

17.1.2　逃避衰老和实现永生化

有两个已知的端粒维持机制，细胞可以通过它们实现永生化（图 17.2）。第一个途径是通过核糖核蛋白酶复合端粒酶的作用，这将是本章的重点。端粒酶通过核苷酸的加入调控端粒伸长，即催化 TTAGGG 重复核苷酸的从头合成，从而抵消缩短和使细胞无限增殖[29]。尽管激活快速分裂的细胞和在胚胎发育过程中的大部分组织[30]，在大多数正常组织中端粒酶的含量低甚至检测不到[31,32]。相比之下，端粒酶在 85%～90%的人类癌症中是高表达的，在它们的无限增殖过程中是必要的[32-35]。这使得端粒酶成为一个非常特殊的癌症诊断和发展新的治疗药物的靶点。

抑制端粒酶的活性将为大多数癌症提供潜在的治疗方法。此外，由于大多数正常细胞端粒酶的水平低或检测不到，端粒酶抑制剂治疗的毒性比目前的疗法要小。第二条细胞可以逃避衰老的途径，是端粒延长替代机制（ALT）途径[36]。4%～15%的人类癌症使用 ALT 途径克服端粒缩短[37-39]。ALT 机制涉及端粒重组[40]，利用此途径的细胞有不寻常的特点，包括异常的端粒长度（相对的端粒酶阳性细胞）[36]和丰富的染色体外端粒 DNA[38]。ALT 广泛存在于肿瘤，但比较少见于最常见类型的来源于上皮细胞的肿瘤[39,41]。

17.1.3　端粒酶组分

活跃的人核心端粒酶复合物已被纯化，并被发现包括三个组成部分：人端粒酶逆转录酶（hTERT），RNA 组分（hTR）和蛋白质 dyskerin[42]。三种端粒酶基因突变，包括 *hTERT* 基因[43]、*hTR*[44] 和 *dyskerin*[45]或其他端粒酶相关蛋白，导致低水平的端粒酶或酶的活性降低，进而导致胚胎发育过程中产生不足够的端粒维持。这可以体现在多个端粒综合征如先天性角化不良（DC）和特发性肺纤维化（IPF）[46]。*dyskerin* 基因，一种 X 连锁基因，首次通过家系连锁分析 DC 患者被确定[47]。DC是一种增生组织过早破坏的疾病，特别是骨髓衰竭。dyskerin 突变导致最严重的DC 案例，患者仅有不到 20 年的寿命[48]。*hTERT* 和 *hTR* 基因突变导致常染色体显性遗传的 DC，说明即使在发育过程中低的端粒酶水平也是有害的[43,44,49]。IPF 是一种晚期成人发生的破坏性的肺纤维化疾病。肺组织中多余的瘢痕组织的形成，减少了肺体积和症状，病症包括慢性咳嗽和呼吸急促。IPF 的一些家族性病例是由编码端粒酶和 hTERT 基因的突变引起的[50]。DC 和 IPF 患者比平均健康年龄人有显著较短的端粒[48,51,52]。

17.1.4 端粒酶机制

端粒酶介导的端粒延长是由 hTR 结合端粒 3′末端发起的（图 17.3）。一旦结合，hTERT 催化互补 hTR 模板的端粒的核苷酸加入。一旦 hTR 模板 3′边界形成，会引生两种进一步的核苷酸加入机制。

① 解离：端粒和另一个端粒酶分子简单解离和再聚合。

② 重复加成合成能力：涉及 DNA-RNA 双链分离和与酶活性部位相关的 DNA 6-nt 易位，可以使端粒 DNA 重复序列的多个副本在不解离的情况下被添加到相同的分子。

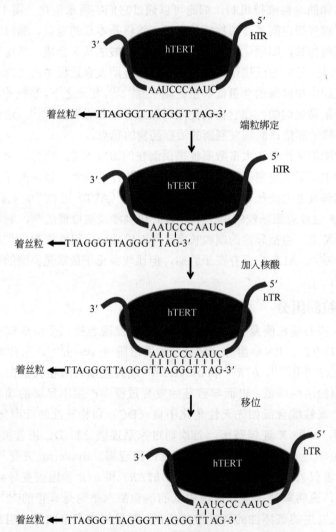

图 17.3 人端粒酶端粒延长机制的示意图（见彩图）

端粒酶与端粒的 3′末端结合一旦结合，以 hTR 模板互补的核苷酸添加到 DNA。
一旦模板边界达成，当端粒酶保持结合端粒时 hTR 易位后者机制的细节尚未完全阐明，但可能需要一个酶的主要构象变化。公认的端粒酶和核酸引物 5′区域的相互作用（2～3 个重复的 3′末端）要求易位，这不同于 RNA–DNA 杂交[53-57]。DNA 易位即 DNA 在 RNA 重新排列前取消配对时，这个"锚点"允许端粒酶保持结合到 DNA。hTR-hTERT 稳定复合物的形成和重复加成合成能力是区别端粒酶的作用机制与其他逆转录酶的两个独特的性质。dyskerin 是三组分中特点最少的。它的主要功能是稳定 hTR，随着 dyskerin 表达减少或蛋白的突变已经导致 hTR 水平大幅降低[45,58,59]。

17.1.5 端粒酶结构

虽然整个端粒酶复合物的结构还没有被解决，TERT 和 TR 子域的结构增加了我们对它的组织和其独特的逆转录酶活性机理的认识。

17.1.6 端粒酶逆转录酶

人端粒酶逆转录酶（TERT）蛋白（1132 个氨基酸，分子量为 127000）[60-62]包含四个保守结构域：端粒酶必需 N-末端（TEN）结构域[63]，端粒酶 RNA 结合结构域（TRBD）[64]，逆转录酶（RT）结构域[65]和 C 末端延伸（CTE）结构域（图 17.4）。纤毛原生动物 *Tetrahymena thermophilia* 的 TERT 结构（TRBD 和 TEN）[63,66]和甲虫 *Triboleum castaneum* 全长但截断的 TERT[67]已经被解析。TcTERT 缺乏 TEN 结构域，仅有 596 个氨基酸；但 RNA 组分尚未确定[68]。然而 RT 结构域是相对保守的，所以 TcTERT 晶体结构为高等真核生物 RT 结构域的可能体系结构提供了一个有用的指南。

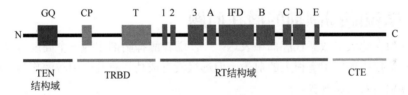

图 17.4　hTERT 蛋白的线性表示（见彩图）

端粒酶必需 N-末端（TEN）结构域、端粒酶 RNA 结合结构域（TRBD）、逆转录酶（RT）结构域和
C 末端延伸（CTE）结构域显示的是它们的保守的功能突出基序

RT 结构域包含七个保守的基序与传统的 RTs 共享：基序 1、2 和 A、B′、C、D、E。在 TcTERT 中观察蛋白质的构象与逆转录病毒 RT 的掌和指结构域类似，指结构域采用 DNA 底物没有的相似的开放构象[67,69,70]。基序 A 和 C 包含一个普遍保守的天冬氨酸残基的催化三联；残基的突变使端粒酶活性消失[65]。这支持了传统的逆转录酶共同的机制，端粒酶和金属离子一起稳定在核苷酸加成产生的负电荷。RT 结构域的一个独有的特征是插入位于基序 A 和 B 的指域（IFD）之间。IFD 介导部分端粒酶稳定短 RNA–DNA 杂交，是体内易位和端粒酶功能的关键[71]。RT 结构域内另一个 TERT 特定基序，被称为基序 3，也参与易位中 RNA-DNA 杂交分离和重组[72,73]。

T. thermophilia 和 *T. castaneum* 的 TRBD 结构非常相似，尽管物种间的大系统发育多样性。高度保守的 TRBD 对于体外和体内的活性是至关重要的，还赋予 TERT 专门的结合 RNA 活性[64,74-76]。

TRBD 的 T 和 CP 基序是 RNA 结合的关键[64,77]，QFP 基序也被证明对结合有影响[75,77]。

在 TERT 的 N 端存在 TEN 结构域。它的主要功能是稳定核酸引物结合到端粒酶（即，它包含了端粒酶的"锚点"）[78]。它促进端粒酶的构象变化，定位引物的 3′端到核苷酸加成的活性位点[79]。因此，毫不奇怪，TEN 结构域缺失显著降低端粒酶活性和取消重复加成合成能力[63,76]。

C 末端结构域的作用在很大程度上是未知的；然而研究已经表明对体内和体外端粒酶的活性，低 DNA 结合亲和力和持续合成能力是很重要的[80,81]。

17.1.7 端粒酶 RNA

与 TERT 的保守性质相反，端粒酶的 RNA 组分在两个物种的大小和序列上都有很大的差异。然而端粒酶 RNAs（TR）仍然包含了一些保守序列[82-84]支持端粒酶有着一个共同的机制介导端粒延伸。多数端粒酶的 RNAs 包含模板序列，通过模板边界成分（TBE）位于 5′端[85,86]，紧随其后通过一段单链 RNA 位于 3′端[87-89]。在模板和侧翼序列之间的共价连接需要有效的易位，可能参与模板定位于 *T. thermophilia* 端粒酶[90,91]。一个参与端粒酶 RNA 易位的模型已被提出，在催化循环过程中，在模板的任何一个边的 RNA 单链区域，可以同时进行相互压缩和扩展以适应模板 RNA 的运动[92]。这被称为 RNA 的手风琴模型。

17.2 端粒酶抑制剂的潜在问题

端粒酶在绝大多数恶性肿瘤中表达[31,32]。端粒酶抑制剂作为一个高度特异性的疗法在癌症治疗中的应用有很大的前景，但远远没有成功。有几个端粒酶作为抗癌靶点的注意事项需要加以解决。

17.2.1 滞后阶段

已经开发了几种不同的方法来抑制端粒酶的活性。这些策略的基本前提是，直接或间接地抑制端粒酶导致端粒缩短，最终导致细胞生长停滞或细胞死亡。然而由于要求在倍增的许多人口中端粒缩短，这会是一个预期的滞后阶段，此时端粒酶被抑制，癌细胞的端粒长度对信号的衰老和/或细胞死亡足够短。这种滞后阶段会随初始肿瘤端粒长度而变化，并会需要导致持续的抑制作用。事实上，有起始长度端粒的肿瘤没有生长缺陷，尽管端粒在端粒酶抑制剂 BIBR1532 抚育后变短（见"BIBR1532，一个非核苷端粒酶抑制剂"章节）[93]。这种长的治疗时间对患者的一些增殖组织有潜在的毒性。因此，任何抗端粒酶药物都需要有效性，无毒，并能与现有的治疗药物协同作用。端粒酶的抑制剂与一些抗癌药物的组合已被用来减少这种滞后阶段，并诱导细胞的快速死亡[94-100]。这种效应被认为是特定的 DNA 损伤剂，对细胞周期的 S/G2 阶段有毒性，提示端粒酶对 DNA 损伤的保护[101]。在某些情况下，联合治疗仍依赖于端粒缩短[98,99]，但在其他情况下，快速凋亡发生在端粒缩短的情况下[97-100]。这可能是由于端粒酶的端粒末端功能，在使用策略以降低 hTERT 和 hTR 水平如核酶或沉默的 RNA 时特别观察到的[102-106]。许多实验室正在进一步研究端粒酶介导端粒的机制，可能有新的方法克服端粒酶抑制的滞后阶段。

17.2.2 对表达端粒酶的体细胞的影响

和肿瘤细胞一样，端粒酶表达于造血干细胞、表达生殖细胞、快速分裂的细胞如基底层的表皮和肠隐窝细胞[30,107,108]。端粒酶的抑制剂可能会影响这些细胞的功能。正常（无疾病的）细胞的端粒已被观察到比在许多类型的肿瘤癌细胞的端粒长（如图 17.6所示）[109-113]，期望暂时的端粒酶抑制所导致的任何端粒缩短，对正常细胞可以忽略不计。对于某些实体肿瘤如前列腺癌，这种端粒长度的差异似乎是临界的[111]，因此，有必要仔细选择初步临床试验的肿瘤类型是必要的，并已应用于抑制剂 GRN163L 的治疗中（见"包括基础的反义寡核苷酸抑制剂"章节）[1]。

更深入的是，最深的干细胞只能断断续续地增殖，静态时，不发生端粒缩短还可以忽略不计端粒酶活性[115]。端粒酶的表达和端粒长度的差异，预测正常与肿瘤细胞的干细胞动力学，使端粒酶成为最安全的癌症靶点。然而即使所有的影响都比预期要小，也不能假设正常组织不会受到端粒酶抑制剂的影响。端粒酶抑制剂安全性的最翔实的测试将在一期临床试验进行；药物 GRN163L（见"GRN163L，一个基于寡核苷酸的反义抑制剂"部分）是唯一已经达到这个阶段的端粒酶抑制剂，但据报道，对时间有很好的耐受性[1]。

17.2.3 端粒酶抑制剂的耐药性

癌细胞基本上有无限的进化能力，而癌细胞对端粒酶抑制剂可能的耐药性必须予以考虑。不管治疗方法，在一些患者中很可能发现已经存在的或新的难治性癌症。

抗端粒酶疗法将不会成为有效对抗使用 ALT 通路和缺乏可检测端粒酶活性的4%～15%人类癌症的治疗方法。此外，最初只有端粒酶活性的恶性肿瘤可以通过激活的 ALT 的机制产生对端粒酶抑制剂的抗药性。在使用人类癌症细胞系的体外试验中，机制的转换是相对不常见的[116]。但是当在特定细胞培养实验中的细胞数目的数量级低于临床重要的肿瘤，这种机制不能被忽略。最近的一项研究表明，在小鼠中端粒酶与ALT 通路之间的转换是有可能的[117]。

改造端粒长度限制的小鼠可诱导 TERT 的表达，这样一来就可以监控在端粒酶-阳性 T 淋巴瘤细胞中端粒酶再生与随后灭绝的作用。端粒酶激活开启全恶性进展和预防检查点功能紊乱所引起的端粒。当端粒酶表达被叫停时，肿瘤生长最终将放缓；然而经由 ALT 通路，肿瘤随后就恢复生长。这些现象对人类肿瘤生物学有何关联在此时还不能确定。

一些肿瘤可能利用端粒酶和 ALT 活性[37,38]，至少部分是由于瘤内非均质性。然而目前尚不清楚两个端粒延长机制可以自发地在相同的细胞被激活。确定的是，如果肿瘤生长在一定程度上依赖于 ALT 阳性细胞，那么这些肿瘤将迅速产生对端粒酶抑制剂的抗药性。有关 ALT 通路是如何运作的明确的分子细节仍尚不清楚；然而随着越来越多的研究关注 ALT，认为特异性分子靶点和缺陷有可能导致 ALT 抑制剂的发展。因此，要解决由 ALT 通路而导致的端粒酶抑制剂产生任何抗药性，一种方法是使用该组合抑制剂端粒酶和 ALT 的方法。同样的方法也可以在 ALT 阳性肿瘤治疗中使用，例如，使用的端粒酶和 ALT 酶抑制剂的组合可能被证明是在癌症中的绝大多数治疗的有力工具[118]。

一个常见的介导肿瘤耐药的机制是转运分子从细胞除去药物，如 P-糖蛋白[119]。有人认为，至少对于这种减少抗药模式的可能性类型的寡核苷酸端粒酶抑制剂是不太可能成为这种药物流出通路的底物，如 GRN163L（见"GRN163L，一个基于寡核苷酸的反义抑制剂"）。由于靶向蛋白的突变，靶向癌症疗法也易于产生耐药性[120]。为此，继续研究端粒酶的结构与功能机制与努力寻找抑制剂并行是至关重要的，这样我们就可以合理设计靶向于酶的许多部分和其功能的各个方面的抑制剂。

17.3　通过小分子药物直接抑制端粒酶

使用小分子药物直接抑制端粒酶的酶活性至今还未有建树，只有几个化合物在细胞水平上显示有高的酶亲和力、特异性以及表型效应。在撰写本文时，只有一个化合物研究工作进展到临床试验阶段。在这方面取得进展的主要挑战现在仍然是①人类端粒酶的细胞丰度极低，甚至在表达"健壮"端粒酶活性的永生细胞系中，测得每个细胞约 50 分子[42]；②对于高通量直接活性测定的发展，无法产生大量的纯酶，适用于大的化合物库（>10^6）；③缺乏完整的酶复合物的结构数据来指导基于结构的药物设计。到目前为止，没有 hTERT 结构数据，仅有一些 hTR 小段通过核磁共振（NMR）已经得到了解决[121-123]；完整的六分子酶复合物的总体构架是未知的。

本节将首先描述一些应用到端粒酶活性和端粒长度动力学研究在体外和基于细胞的实验的标准。紧随其后将讨论最有前途的和良好的候选药物，包括它们在基于细胞实验和体内肿瘤模型中的生物化学抑制机制和生物效应。

17.3.1　端粒酶活性与端粒长度动力学实验

有三个既定的体外试验来测量端粒酶活性，在这里定义这种酶的能力指催化 5′-TTAGGG-3′重复序列添加到合成DNA底物。端粒重复扩增技术(TRAP)是基于PCR的检测，利用这种酶的能力使特定的非端粒DNA作为其底物，在dTTP、dATP和dGTP存在下很容易地添加TTAGGG重复序列[31]。非端粒序列可以使用不同的PCR引物（其他为互补的TTAGGG）来放大延伸产物，使得TRAP格外灵敏，定期从100以下的肿瘤细胞中检测端粒酶。扩增也可以轻易检测到电泳产物，作为可见的梯状条带，每个不同长度的对应一个TTAGGG重复序列。TRAP的发展是有助于建立人类癌症与端粒酶活性失调的很强的相关性[31]。应该指出的是，基于PCR的检测手段，TRAP显示只是略微定量并易受存在于原细胞裂解液中的 Taq DNA 聚合酶的抑制剂影响。事实上，这种抑制剂的存在甚至会导致样品输入与信号输出之间成反比关系（即，少量样品→少量抑制剂→大PCR扩增）[124,125]。

简单地被称为"直接测定法"，即用饱和浓度（约1 μmol/L）的合成DNA底物5′-(TTAGGG)₃-3′和脱氧核苷酸（dNTPs）来处理端粒酶溶液，这将导致TTAGGG重复序列加到DNA底物上[56]。顾名思义，这种检测形式不使用PCR，因此不能展示TRAP的灵敏性。通常情况下，α-32P-dGTP辅助这一反应，并成为放射自显影法或磷屏成像的可视化产物的一部分，表现为由六核苷酸（一个TTAGGG重复序列）产生的一个不同大小的阶梯状产物（图17.5）。由于它的低敏感性,结合端粒酶的低细胞丰度，直接测定法对天然细胞裂解物的影响不是很有效果；相反，某种形式的酶的浓缩和/或色谱法通常是必须的[114,126,127]。尽管如此，当需要进行活性的定量分析时，如当评估潜在的端粒酶抑制剂时，直接测定法是首当之选。

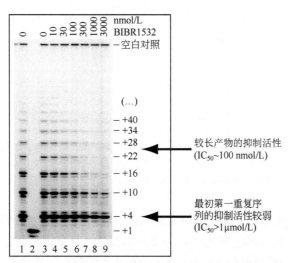

图 17.5　BIBR1532 对端粒酶活性的抑制（引用许可自参考文献[114]）

BIBR1532 特异性的抑制端粒酶迁移，导致与最初第一重复序列产物相比较长产物得到了显著抑制

一个中等高通量版本的直接测定法，称为 Telospot，通过在印迹膜上显色 DNA 并与寡核苷酸探针杂交，使端粒酶产物可见，从而无需凝胶电泳[128]。该测定法可以使用96 孔或 386 孔规格的液体自动处理器进行测试。一旦确定候选药物，使用基于凝胶的直接测定法可以被验证候选药物并测定它们的作用机理[128]。

在细胞中端粒的长度与其端粒维持机制直接相关。末端限制性片段（TRF：与TRF1/2 无关）分析法能对细胞内所有端粒的分布总量进行测量[129]。当考虑到细胞过多的 PDs 时，当变化可能出现时，末端限制性分析法是最有益的分析方法。用限制性内切酶的混合物治疗基因组 DNA，其不能识别(TTAGGG)ₙ 片段 DNA，同时保持端粒完整性。产物由电泳分离得到，并通过使用含有放射性标记与 TTAGGG 互补的 DNA 的 Southern 杂交法来检测端粒 DNA（图 17.6）。这个"弥散"条带说明了细胞群内的端粒长度的异质性。

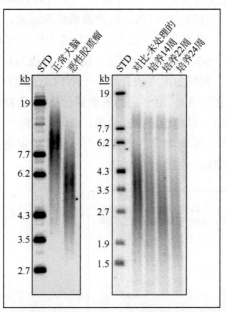

图 17.6　末端限制性片段分析法对正常与疾病的脑细胞的端粒分析

左图：较短恶性胶质瘤端粒长度与正常脑细胞相比。右图：胶质瘤干细胞拥有甚至更短的端粒，其用 GRN163L 培养会变短。正常细胞与疾病细胞的端粒长度的这种差异提供了一个对端粒酶抑制剂管理的安全界限值

定量测定细胞培养的 PDs 的速度随时间的变化可以反映端粒维持的动力学。对于端粒维持机制（TMM）永生细胞系，不受培养基与培养空间的限制，绘制的 PDs 的数值（y 轴）相对于培养时间（x 轴）成一个基本上无限的线性关系。然而 TMM 的破坏，就端粒酶抑制剂来说，可能最终会导致偏离线性关系，当非常短的端粒诱导细胞衰老时趋于平稳。

17.3.2　经典核苷类逆转录酶抑制剂对端粒酶的抑制

一旦发现逆转录酶[65]、经典逆转录病毒逆转录酶抑制剂（图 17.7）能对端粒酶起识别作用，迅速对其进行端粒酶抑制活性评价[130]。为了测量端粒酶抑制活性，在体外直接活性检测试验中，Strahl 和 Blackburn 评估了两个链终止剂 2′,3′-二脱氧腺苷-5′-三磷酸（ddG）和 3′-叠氮胸苷（AZT）。AZT 被发现是端粒酶的弱抑制剂，需要高微摩尔（约 100 μmol/L）的浓度。仅用 AZT 的等摩尔或更大的浓度来实现对 dTTP 的竞争。ddGTP 得到更有效的抑制，其在直接测定法中 1 μmol/L 足以使活性减少 50%，即使在 5 μmol/L dGTP 的存在下。这种差异可能部分地反映了鸟嘌呤衍生物比胸腺嘧啶

更大的亲和力。作为链终止剂，人们期望端粒酶将合并这些衍生物到生长的 DNA 产物，从而终止反应，并使得较短产物在分布上起变化。然而这并未观察到，这表明 ddATP 的抑制作用在本质上是可逆性竞争而不是不可逆纳入 DNA 产物所导致的结果。

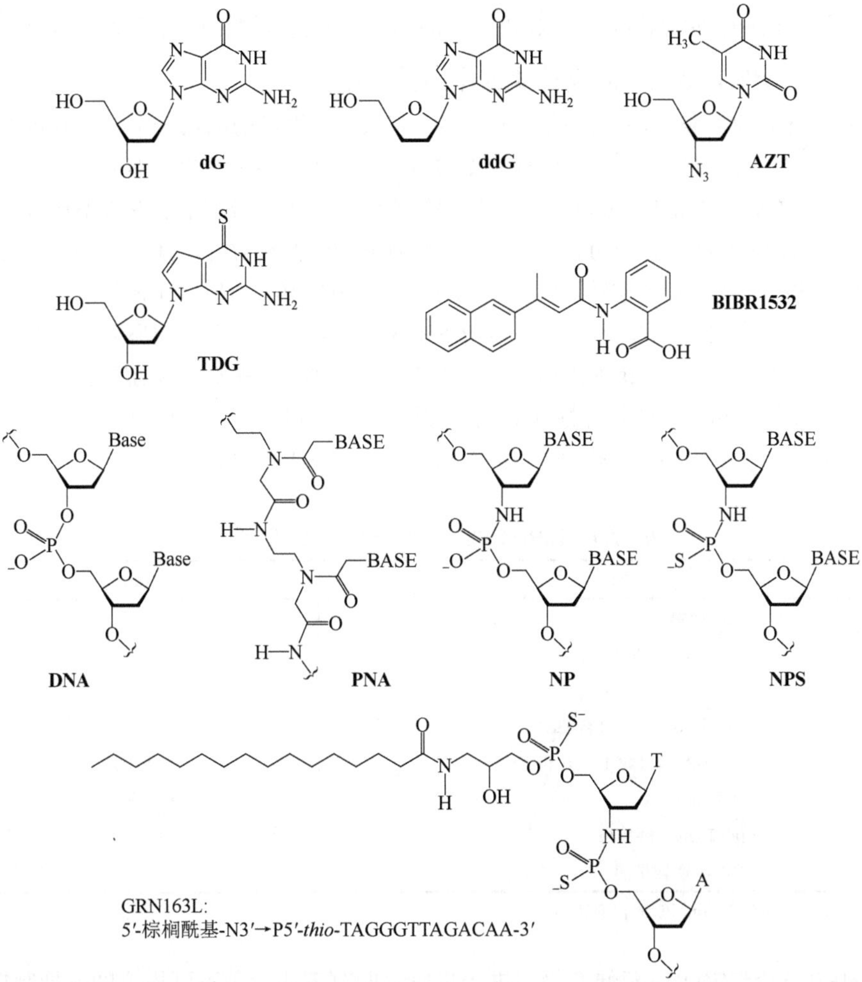

图 17.7　抑制剂

10 μmol/L 的 ddG 加入永生 B 细胞系的培养基中导致了显著的端粒缩短在首个约 50 PDs 上。然而在持续培养高达 200 PDs 时（约 1 年），端粒长度则保持稳定，在此期间，细胞系的倍增速率没有变化。这比前面提到的"滞后期"端粒诱导的衰老长度更长。为了确定通过突变和筛选后者培养的端粒酶是否已获得对 ddG 的耐药性，作者测定并证实了 ddGTP 体外抑制端粒酶活性的能力。因此，作者得出结论认为，虽然在这些细胞系端粒酶的活性减少，但是抑制的程度不足以诱导衰老[130]。

各种合成的核苷酸类似物有关基础的优化至今已评价。例如，在直接测定法中发现 7-脱氮的 dATP 和 7-脱氮-dGTP 有抑制端粒酶活性，其 IC_{50} 分别为 8 μmol/L 和 11 μmol/L[131]。到目前为止，最强的核苷酸类似物是 6-硫代-7-脱氮-dGTP（TDG，Chart1）[132]，直接测定实验中与 DNA 聚合酶α的 IC_{50} 为 2.5 μmol/L 相比其 IC_{50} 为 60 nmol/L。不幸的是，未进行细胞培养与 TDG 进一步的实验，该类似物的研究好像尚未继续。

17.3.3 BIBR1532，非核苷类端粒酶抑制剂

2001 年，勃林格殷格翰制药公司的科学家报道了端粒酶的第一个非核苷抑制剂，即 BIBR1532（图 17.7）[133]。该化合物库的范围和规模都没有透露。然而作者曾开发了一种从细胞裂解物中富集 1000 倍人端粒酶的方法，采用直接测定法有限筛选程序便可实现[134]。BIBR1532 被发现可抑制 HeLa 细胞裂解物中的端粒酶，其 IC_{50} 为 90 nmol/L，比本章描述的一些核苷类逆转录酶抑制剂强 100～1000 倍。当使用在体外重组的重建端粒酶时，观察到一样的 IC_{50} 值，这表明 BIBR1532 确实直接靶向端粒酶而不是通过间接作用机制，如酶辅因子或相关蛋白，确实存在于一个细胞为基础的系统中。也许并不奇怪，BIBR1532 对端粒酶的特异性在其他核酸聚合酶上远远优于核苷类逆转录酶抑制剂。在浓度低于 50 μmol/L 的 BIBR1532 存在下，表 17.1 中所有的酶未被抑制。

表 17.1   BIBR1532 对核酸聚合酶的抑制[133]

酶	IC_{50}/(μmol/L)
人端粒酶	0.09
Taq DNA 聚合酶	–
人 DNA 聚合酶α，β，γ	–
小牛胸腺 DNA 聚合酶α	–
人 RNA 聚合酶Ⅰ，Ⅱ和Ⅲ	>100
体外翻译	–
细菌 DNA 解旋酶	–
HIV-1 逆转录酶	–

注：1. –表示在 50 μmol/L 时没有影响。

BIBR1532 滴定 DNA 延伸产物的进一步研究即刻表明一种不可思议的酶抑制模式。如图 17.5 所示，相比于首个加入循环的核苷酸的合成产物。用低浓度的 BIBR1532 处理较长 DNA 延伸物（即对应的 3 个或更多核苷酸的添加与易位合成的）优先被抑制。对应于第一轮核苷酸添加的产物仅得到轻微的抑制，即使 BIBR1532 浓度在 3 μmol/L。BIBR1532 抑制的另一个特征是，六核苷酸产物谱是保守的：BIBR1532 并不妨碍反转录 RNA 模板产生中等长度的产物。这些观察结果表明，当逆转录已到达模板的末端时（新增的 5′-GGTTAG-3′），BIBR1532 发挥作用在其易位上。从机制上来看，这可以通过以下方式来实现：①增加酶和 DNA 产物的解离速率；②降低定义易位的构想改变速率。旨在确定酶抑制作用的精确模式的动力学实验显示 V_{max} 值增加不能改变 DNA 底物的

K_{m}值，这说明了 BIBR1532 不能竞争 DNA 结合位点。对于dNTPs，用BIBR1532观察到弱的（2～3倍）变构抑制，其中BIBR1532显示与游离的dNTP酶有更大的亲和力，dNTP显示与BIBR1532自由酶具有更大的亲和力。作者得出结论，BIBR1532相当于是一种混合型非竞争性抑制剂[114]。

人永生细胞系的培养基中加入 10 μmol/L 的 BIBR1532 会对端粒动力学和细胞生长特性产生巨大的影响。衍生自肺癌、乳腺癌和前列腺癌的细胞系都显示了显著的端粒缩短在 100～140 PDs 之上，从 4～5 kb（典型的用于端粒酶阳性细胞系）到大约 1.5 kb [133]。尽管端粒缩短，用 BIBR1532 来恒定培养的细胞系的倍增率至少为 100 PDs 基本上不变。然而 PD 大约到 120 后，倍增速率就明显下降，随后到大约 140 PD 时扩散几乎完全停止。这伴随着的形态学变化与衰老表型一致。

随后的两项研究测试 BIBR1532 对造血障碍的影响：慢性淋巴细胞白血病（CCL）、急性骨髓性白血病（AML）[135]和 T 幼淋巴细胞白血病（T-PLL）[112]。在这些研究中，BIBR1532 以更高的浓度应用，浓度在 50～100 μmol/L 的范围内。据推测，这是由于端粒酶活性被完全抑制，虽然这并没有实验证实。然而用 10 μmol/L 的 BIBR1532 处理的细胞持续倍增，直到通过平缓的端粒缩短来耗尽其增殖潜力，高水平 BIBR1532 导致直接的细胞毒性作用，仅仅 10 天的培养，其细胞存活率就<10%。此外，这种毒性不受端粒酶活性的支配，因为有些 CCL 和 AML 细胞（来源于患者的样本）测试端粒酶活性呈阴性。细胞毒性可能是由 BIBR1532 诱导端粒加帽功能缺陷所致的。端粒结合蛋白 TRF2 被耗尽，并且染色体端-端融合（端粒功能障碍的标志）出现[135]。与此相反，来自健康供体的正常细胞没有显示对 BIBR1532 的短期敏感性。未受刺激的 T 细胞和来源于脐祖细胞的抗药性分别高达 100 μmol/L 和 120 μmol/L。BIBR1532 对有关端粒脱帽的分子机制目前并不清楚。

BIBR1532 的宿命还不清楚。尽管化合物显示出显著的酶抑制和特异性，但它在临床试验上似乎没有进展。

17.3.4　GRN163L，反义寡核苷酸抑制剂

据我们所知，只有一个端粒酶位点的直接酶抑制剂已经进展到临床试验：合成由 Geron 公司开发（Menlo Park，CA，USA）的反义寡核苷酸 GRN163L。通过碱基互补配对使端粒酶 RNA（hTR）的模板区域与反义寡聚物互补变得容易明白与认识到，从生物化学方面来看，端粒酶是一种反转录酶。作为具有功能特征的 hTR 基因，作者证明了用反义 RNA 对端粒酶的抑制作用[136]。不管是体外细胞裂解物的分析还是在体内作为候选药物的分析，由于其通过核酸酶迅速降解，DNA 或 RNA 寡聚物都不是理想的研究工具。德州大学西南医学中心（University of Texas Southwestern Medical Center）的科学家们与 Geron 公司的合作首次报道，利用化学修饰寡核苷酸——肽核酸（PNAs，图 17.7）靶向于端粒酶的反义抑制[137]。用端粒重复序列扩增法（TRAP）检测，确定长度为 13 个碱基的 PNA TAGGGTTAGACAA 抑制端粒酶，其 IC_{50} 为 0.9 nmol/L。值得注意的是，

只有九个 PNA "碱基"（下划线）与 hTR 的模板域配对，而其他四个延伸到 RNA 的 5′ 末端区域。正如特异性的说明，非互补 13 个碱基 PNA TGTAAGGAACTAG（相同的碱基组成）没有显示出任何抑制。

使用优化的序列 TAGGGTTAGACAA，结合两个其他的化学修饰和抗核酸酶磷酸盐的连接链，N3′→P5′磷酰胺（NPS）和 N3′→P5′硫代磷酰胺酯（NPSS，图 17.7），对其酶抑制和特异性进行评价。这些 NP 和 NPS 寡核苷酸显示与 hTR 有高的双链稳定性，其熔融温度（T_m）分别为 72.4℃和 70.5℃[138]。也就是说，一旦形成双链，这种稳定性将转化成端粒酶基本不可逆的抑制。在非变性聚丙烯酰胺凝胶的离散条带上观察到端粒酶的复合物和 NPS-TAGGGTTAGACAA，证明了它的稳定性。与此相反，该非互补 TAGGTGTAAGCAA NP 和 NPS 化合物不能与 hTR 形成稳定双链体（T_{mS} 大约 20℃）。在体外的 TRAP 和 T_m 分析表明，该 NP 和 NPS 化合物显示相似的特性。然而用上皮乳癌细胞株进行的细胞培养实验观察到一个显著的差异。在阳离子脂质载体（FuGENE6）的存在下促进细胞摄取 NP 化合物，显示的 IC_{50} 大约为 1 μmol/L。NPS 化合物，非桥氧键的氧原子统一用硫原子替换，强度约增强 200 倍，其 IC_{50} 约 5 nmol/L。与"硬"氧相比，硫的存在推测提供一个"软"的分子，可以更有效地穿透细胞（即，它具有更大的生物利用度）。NPS-TAGGGTTAGACAA，以下称 GRN163，对其进行了进一步的研究。

培养基里 GRN163 的添加证明了其对乳腺癌、前列腺癌、肺癌、结肠癌和其他肿瘤衍生的永生细胞系有端粒酶抑制作用。在不存在脂质体摄取增强剂的情况下，通过 TRAP 测定，其 IC_{50} 值一般为 0.5～1.0 μmol/L[139]。

用 GRN163 对 A431 表皮样肿瘤细胞进行长期培养显示了与由于缺乏 TMM 引起的端粒损耗一致的生长模式：倍增时间近线性速度持续到 100 PDs，此时，培养到 162 天步入危机。TRF 分析证实端粒耗损，从在实验开始时大约 4.5 kb 到在危机时约 1.8 kb。在多发性骨髓瘤细胞系和患者样品中观察到类似的趋势[140,141]。

与多发性骨髓瘤细胞系一致的现象是，GRN163 连同脂质的摄取增强剂合用，致使 IC_{50} 减小到约 1 nmol/L。脂质增强剂使其生物利用度的增加致使 GRN163L 最终进化：加入脂质（棕榈酰）到 5′末端（图 17.7）[142]。GRN163 的脂质修饰使细胞摄取增加，对其代表的八个组织类型的 12 永生细胞系中进行了评价。用不含脂质摄取增强剂的 GRN163 或 GRN163L 培养细胞后进行端粒酶活性测定，显示其 IC_{50} 明显减少，根据细胞系高达 40 倍，端粒酶成为普适性的靶点。对包括肺癌[143]、肝癌[144]、乳腺癌[145]以及其他的一系列的人类癌症进行了小鼠体内移植瘤模型的临床前研究，结果显示 GRN163L 有抗肿瘤作用。

最近，GRN163L 显示具有抗肿瘤干细胞的疗效。在肿瘤细胞中，它们可以自我更新并且可以促使新的肿瘤产生，是非常罕见的。肿瘤干细胞可能具有更强的耐药性，它们的残留物被认为是导致肿瘤复发的主要原因。例如，在胶质母细胞瘤中，一种致命的脑瘤大约可生存 1 年，复发的原因是由于肿瘤干细胞的存在，它们对电离辐射有抵抗力，从而增加了 DNA 的修复能力[146]。在长期培养的胶质母细胞瘤干细胞中加入 2 μmol/L 的 GRN163L 可使其增殖速率减慢，并且当肿瘤细胞接种在低密度时会产生新细胞通过非贴壁生长[113]。通过对端粒长度的分析进一步证实了端粒酶抑制剂可有效抑制胶质母细胞瘤。正常的脑细胞端粒长度平均约为 12 kb，与胶质母细胞瘤的端粒长度约 6 kb 相比，肿瘤细胞的端粒比正常细胞的端粒短，与大众观点相一致。干细胞具有更短的端粒长度约 3.5 kb，加入 2 μmol/L 的 GRN163L 连续培养超过 20 周可使其端粒逐步缩短到小于 2 kb。(图 17.6)[113]。跨越血脑屏障的药物传递是治疗脑肿瘤的另一个挑战。在将胶质瘤干细胞注射到小鼠的大脑中的异种移植模型中，GRN163L 可减少端粒酶70%的活性，可能是它通过棕榈酰的修饰后而具有的特性[113]。

此外，相比大部分肿瘤细胞的干细胞，GRN163L 优先缩短和减少来自前列腺、多发性骨髓瘤、乳腺癌和胰腺癌细胞系中的干细胞端粒酶，这可导致癌症干细胞耗竭殆尽[147-149]。这种作用的机制仍是未知的，在一些研究中，最初的端粒长度在两个群体之间没有区别，但 GRN163L 的端粒酶抑制作用将导致肿瘤复发率低于其他类型，这对肿瘤的治疗提供了希望。

一个颇有前景的临床前研究数据显示，一系列的肿瘤细胞为 Geron 公司着手 GRN163L 临床试验提供了基础。到 2011 年底，GRN163L 对血液系统疾病——慢性淋巴细胞白血病和多发性骨髓瘤以及乳腺和肺的实体瘤完成了临床 I 期的研究。最主要的目标是建立一个最大安全耐受剂量,这可推进 2012 年具有针对性的第二阶段临床研究。GRN163L 目前正在评估可作为多发性骨髓瘤的单剂，一种骨髓增殖性疾病（血液病）；这些疾病由于细胞有明显的短端粒可能非常适合端粒酶治疗[150]。初步的数据报告是令人鼓舞的 (http//www.geron.com/imetelstat)，在大多数患者中可观察到祖细胞的细胞计数快速下降。相比之下，在第二阶段临床试验中，转移性乳腺癌患者联合使用 GRN163L 与紫杉醇，结果并没有得到改善，随后这项试验被停止。这些结果说明肿瘤在分子、细胞和生理水平具有异质性，而且达到成功治疗是一个漫长的过程。尽管近来的研究是挫败的，但是端粒酶的直接抑制仍被认为是癌症治疗的一个有希望的途径。

17.4 使 G-四链体稳定的分子间接抑制端粒酶活性

在肿瘤细胞中实现端粒缩短的另一种策略是靶向端粒酶在体内的底物而不是端粒酶本身。端粒是基因组中富含鸟嘌呤的结构域之一，它具有一个好的体外培养特点就是它的四个鸟嘌呤氢键相互呈现平面周期性排列，称为 G-四链体；中心的空腔可结合一价阳离子（如 Na^+、K^+）来稳定结构[151]。多层堆叠的 G-四链体叠加形成 G-四链体聚集体，DNA 链以分子内或分子间构型形成组装在一起。G-四链体表现出广泛的结构多态性。$5'$DNA 主链骨架与 $3'$DNA 主链骨架的取向可能是反向平行或正向平行的［图 17.8（A）、(B)］或两者交叉的［称为"混合"的构象；图 17.8（C）］，连接 G-四链体的环的长度与拓扑结构可以有很大的不同[152]。

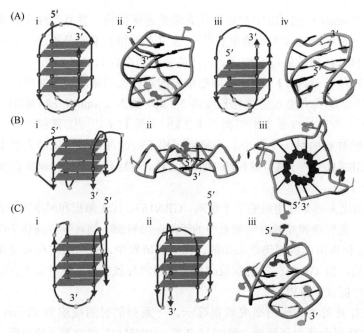

图 17.8　人端粒分子内的 G-四链体（见彩图）

（A）寡核苷酸 AGGG(TTAGGG)3 在钠溶液中（i,ii）[153]的拓扑结构和核磁共振以及寡核苷酸 GGG(TTAGGG)3T 在钠溶液中（iii,iv）[154]的拓扑结构和核磁共振，展示了两种不同的反平行构型。（B）寡核苷酸 AGGG(TTAGGG)3 在钾溶液中的拓扑结构（i）和晶体结构（ii,iii）呈现出平行结构[155]。晶体结构分别为侧视图（ii）和顶视图（iii）。（C）钾溶液中的混合构象。杂交 1（i）和杂交 2（ii）的拓扑结构展现了环结构的差异[156,157]。杂交 2 的核磁共振结构为（iii）[157]（这些数据将在彩版部分会被重载）

　　人类细胞中的端粒 G-四链体结构的功能是未知的。不同的构象可能有不同的作用。分子间的 G-四链体可以促进端粒间的相互协调作用；这种相互作用已被观察到，在端粒丰富的大核纤毛原生动物中，并且有证据表明：它们是四链体调节的[158,159]。这些直接的证据是由一个抗 G-四链体的抗体检测实验提供的[159]。端粒结合蛋白参与这些四链体的形成以及核酸复制过程中的裂解[160]。分子间平行 G-四链体被假设可能与减数分裂中姐妹染色单体的排列有关[161]。人类端粒序列的杂交形式具有堆叠成长阵的潜力，从而完成端粒压实[156,157,162]。非常多的蛋白质已被证明绑定、促进、解决或裂解 G-四链体，从而证实了这种结构的体内相关性[163]。一个被标记的小分子可以特异性识别 G-四链体（将在这一章中进一步讨论 pyridostatin），在固定的细胞内它的结合位点可贯穿整个基因组，为 G-四链体在人类基因组内的优选固定提供了证据[164]。最近发现在自身端粒缺乏的情况下，在酿酒酵母中体内端粒的 G-四链体能实现封盖功能[165]。在整个人体细胞的基因组中，通过使用 G-四链体特异性抗体，端粒的 G-四链体可被直接可视化，从而确认这些结构在体内的存在[166]。

　　一篇发表于 1991 年的论文开创性地阐述了纤毛虫中的一种新型尖毛虫的端粒序列形成的 G-四链体不能延长端粒酶[167]。这表明了在体内可稳定端粒 G-四链体的小分子也具有可以阻断端粒酶作用的可能性。二十多年来，一系列研究去发掘 G-四链体稳定配体的癌症治疗潜力[168]。现在有数百个或者可能是数千个这种分子已被文献提及；我们不可能全部提及但将会在这里讨论令人兴奋的最新趋势以及这些分子的特异性和生物有效性。

近年来，我们不断广泛学习有关端粒酶和端粒的知识后发现这一战略可能比原先设想的要复杂得多。例如，我们的实验室已经证明从纤毛虫原生动物和人类中可得到端粒酶，但事实上却无法扩展分子内反平行的 G-四链体，只能延长分子间平行的端粒 G-四链体（见参考文献[169,170]及 K. Porter 和 T. Bryan 的未发表的数据）。以上行为可能被 G-四链体稳定配体阻断，由于解除部分 G-四链体的 3′末端对端粒酶核酸杂交是必要的，并且许多配体已经结束叠加终端 G-四链体[171-174]。然而这种抑制作用仍有待证实，但这一发现也说明了知道生物各种 G-四链体构象功能不同的必要性。此外，最近的许多研究证明 G-四链体稳定配体在体内具有端粒和非端粒效应并且远远超出了简单的端粒酶抑制作用 (在本章将进一步讨论)。然而显而易见的是这些影响集中在肿瘤细胞特异性死亡，这使得 G-四链体配体成为一个很有前途的治疗药物的新兴分子。

17.4.1　G-四链体配体的亲和性和特异性

在基因组中具有丰富的 G-四链体结构的双链 DNA 是化合物可在体内使用低毒而有效的关键。早期的努力主要集中在可以叠加在 DNA 外部的 G-四链体，由于分子太大而未能插入 DNA 双链的平面芳香分子。卟啉类化合物是芳香的平面大环化合物，虽然早期的例子如 TMPyP4 被发现具有非常差的 G-四链体的特异性，但是很多仍为优秀的候选药物[175-177]。大体积的侧链提高了化合物的特异性，如 N-甲基卟啉（X，NMM，图 17.9）、五价阳离子锰（Ⅲ）卟啉和原卟啉（Ⅸ）曾被报道具有 500～1000 倍的双 G-四链体的特异性[176-181]。

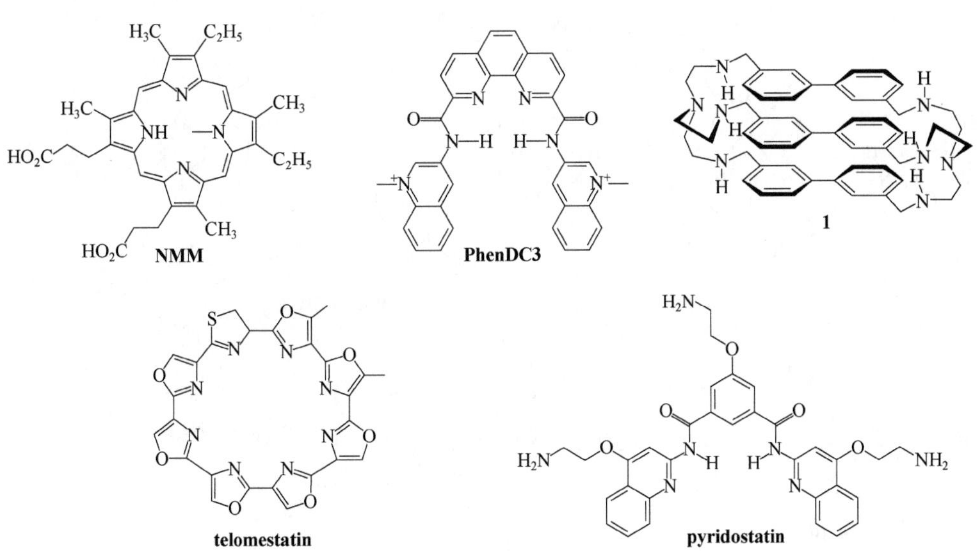

图 17.9

最近关于 TMPyP4 特性的研究发现，这类卟啉具有人类端粒双螺旋 DNA G-四链体特定亚型特性的 100 倍[182]。双喹啉类化合物是一类对 G-四链体具有良好亲和性和选择性的化合物，例如已被充分研究的分子 360A 以及最近研究的分子 PhenDC3（图 17.9）具有超过 50～100 倍选择性的特性[183-185]。同样类似的平面芳香分子 pyridostatin（图 17.9）显示了对 G-四链体更高亲和性的特性[186]。芳香配体被广泛研究的天然大环产物，典型的例子如端粒酶（图 17.9）[187]，它具有约 70 倍以上的双螺旋 DNA 的特异性[188]，并且它具有很好的生物学特性（将在本章中讨论），但由于它合成复杂则不易获得[189]。一个更易得的大环类化合物是双环嵌入化合物，例如下面的化合物 **1**（图 17.9），它不同于上面那些非平面具有柔性的分子。需要通过一个双阶段的筛选，第一阶段筛选出了大量对人类端粒 G-四链体具有亲和性的分子，第二阶段测试了这些具有高亲和力的化合物，发现了两类具有极佳的亲和力和大于 50 倍选择性的大环化合物[190]。事实上，分子具有一定的柔性是可取的，可能是因为分子应插入 G-四链体的环和槽不是正对着它的。一系列具有对双 G-四链体[191]300～2000 倍选择性的双吲哚化合物和一系列具有三个芳香基的化合物[192]可很好地解释这个概念。在后者化合物中，有一种趋势就是相比具有温和亲和力的化合物，具有异常高的稳定 G-四链体能力的化合物对双链核酸的选择性较低[192]，这表明了不能总是选择亲和力最高的化合物。随着不同 G-四链体的晶体结构以及 NMR 结构的可用性的提高[193]，在设计特异性的化合物上，基于结构的药物设计和分子模拟技术发挥着越来越大的作用。例如以人类端粒 DNA 与三取代吖啶 BRACO19 的复合物的晶体结构作为出发点，基于结构设计改进此类化合物，产生了一系列对双 G-四链体的选择性大于 1000 的三取代三唑化合物（**2**，图 17.10）[94]，此类化合物比 BRACO19 本身的择性高出 30～40 倍[195]。

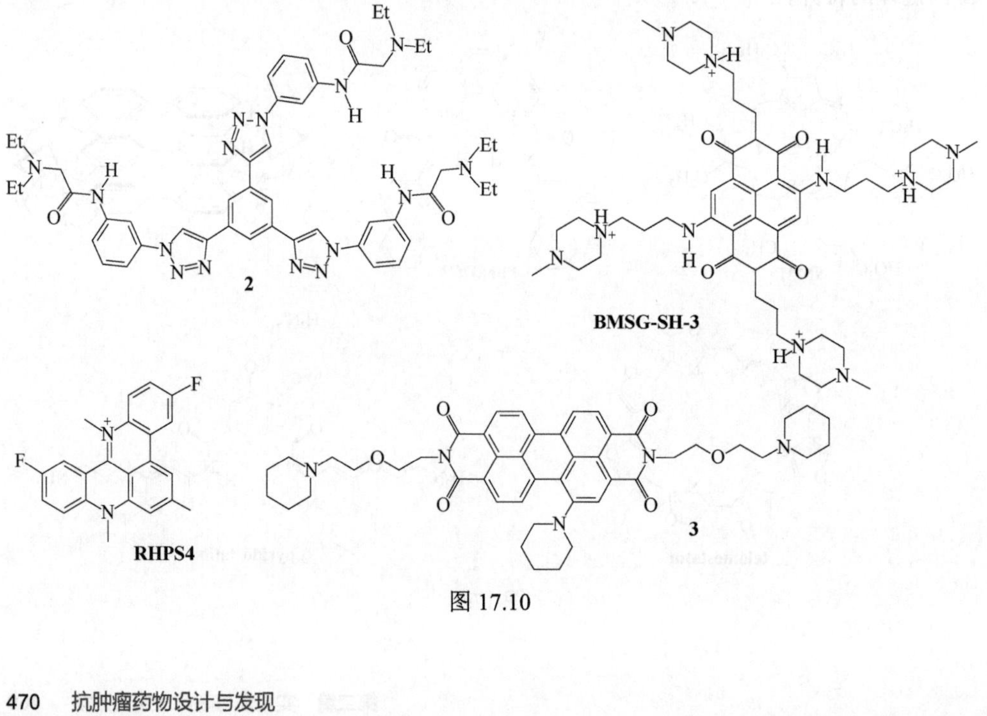

图 17.10

17.4.2　抑制端粒酶与缩短端粒

　　发展稳定 G-四链体分子的前提是抑制端粒酶,并且很多化合物已被证实可以成为有效的抑制剂。然而由于可用 TRAP 实验在 G-四链体配体存在下测试端粒酶活性,许多化合物的抑制程度很可能被高估。由于配体在延长端粒酶产物和被 Taq 聚合酶阻断它们的扩增时可以稳定 G-四链体,所以为达到目的用此方法检测是不恰当的,并且已被证实[196]。在对 TRAP 实验的改进过程中,涉及到端粒酶延伸步骤后配体的清除,并且此技术(被称为 TRAP-LIG[197])正在被更广泛地使用。使用这种检测方法或直接进行端粒酶活性的测定,表明了许多 G-四链体化合物可抑制端粒酶,具有微摩尔或亚微摩尔 IC_{50},包括化合物 BRACO19、telomestatin、TMPyP4、PhenDC3、360A、四取代萘酰亚胺(BMSG-SH-3,图 17.10)、2-苯基-苯并吡喃嘧啶衍生物、铂(Ⅱ)二吡啶吩嗪化合物和一系列的萘酰亚胺(例如 **3**,图 17.10)[175,196,198-201]。

　　直接进行端粒酶活性测定是个可行的办法,因为它还可以提供关于端粒酶抑制机制的信息。由于四重端粒引物可以对折叠构象底物进行锁定,所以可以为测试提供一个直接的方法。端粒酶、PhenDC3 和 360A 的 IC_{50} 值抑制程度都在数以万计的纳摩尔范围内[196]。另一方面三重端粒引物或非端粒引物无法形成分子内 G-四链体,它们对这些底物初始扩展的抑制表现为可直接抑制端粒酶或非 G-四链体的相关配体,这发生在对相对高浓度的配体的检测过程中[196]。一旦非端粒或三重端粒引物分别被延长四个或重复一个,端粒酶产物可能会形成一个分子内四链体。正如第一次描述的端粒酶可被 G-四链体配体抑制[202],化合物可以稳定本化合物的 G-四链体,并可从脱氧核糖核酸中分离端粒酶,导致四重复周期的缩短。这种效应随后被证明,在各种不同的化合物中都存在[175,196,201]。有趣的是,并不是所有的 G-四链体稳定分子都具有这种能力,telomestatin 可增加端粒酶的合成能力[196],尽管它对 G-四链体具有特殊的亲和力[188]。telomestatin 可以结合反平行的 G-四链体[188],这表明 G-四链体形成的端粒酶产物是平行或杂交的结构。有趣的是它与端粒酶合成特殊结构的能力相关联将变得更有特点(将在本章中讨论)。当培养小剂量浓度的端粒酶阳性永生细胞时,许多 G-四链体配体被证实可抑制端粒酶后,逐渐引起端粒缩短和最终的衰老或凋亡[99,200,203-209]。这表明这些化合物尽管有上述滞后时间,但凭借其端粒酶的抑制作用便可以用作抗癌剂。

17.4.3　G-四链体配体使端粒脱帽

　　最近 G-四链体稳定化合物可能影响癌细胞活力变得显而易见。许多类似可抑制端粒酶和诱导端粒缩短的化合物(例如 BRACO19、360A 和五环吖啶 **RHPS4**,图 17.10),在端粒缩短的情况下,使用稍高的浓度时也可以造成细胞增殖迅速停止[183,206,210]。端粒 3′长度的减短伴随着端粒自身的融合[183,206,210-213]和细胞核的聚集,这就是众所周知的转化细胞的染色体融合[214,215]。G-四链体配体减少保护端粒的结合蛋白 POT1 和 TRF2[186,211,212,216-218]以及与脱氧核糖核酸损伤反应相关的聚集在端粒上的蛋白例如 γH2AX[186,212,217-219]。这些脱氧核糖核酸损伤被称为致端粒损伤(TIFs),它们就是端粒脱帽的标志。G-四链体诱导的 TIFs 是被 POT1 和 TRF2 抑制的，这表明从端粒除去这些蛋白即可以起到端粒脱帽的作用[217]。许多 G-四链体配体 telomestatin、BRACO19、RHPS4、360A、pyridostatin、perylene 3 和 BMSG-SH-3 现在已被证明可导致端粒脱帽[183,206,210,211,213,214,218]。

有些证据表明 G-四链体可诱导 TIFs 给端粒 DNA 复制带来困难。在 S 期 TIFs 的含量会增加[164,218,219]，并且会依赖激酶 ATR（共济失调毛细血管扩张症 Rad3 相关），在整个基因组中，它在复制叉停滞反应中扮演着重要的角色[217,220]。配体 RHPS4 和 360A 都已被证明可诱导重复端粒，被称为"端粒双峰"或"脆弱的端粒"，这就是由于复制叉停滞而产生的[219,221,222]，这些被 360A 诱导的重复端粒主要发生在滞后链上[221,223]。这些数据与实验模型相符，此模型在复制过程中，在富有 G 的端粒单链上 G-四链体配体诱导过度稳定的 G-四链体。有趣的是，在 360A 存在时，无论是 ATR 或 DNA 损伤导致的反应激酶 ATM 损失（共济失调毛细血管扩张症，突变）都可导致端粒畸变数目的增加[221,224]。这表示 DNA 损伤反应可试图保护端粒，从而接受这些畸变，从而导致基因组不稳定。这个机制仍然是未知的，但它可能涉及通过 ATR 的解旋酶 WRN 和 BLM 来募集，从而在 RHPS4 治疗后可在端粒富集，被 ATR 磷酸化并且被称为松弛的 G-四链体结构[219,225-227]。

POT1 或 TRF2 过表达可抑制端粒 DNA 的损伤和 RHPS4 引起的细胞快速死亡[217]，这表明端粒脱帽和端粒异常是与配体诱导细胞快速死亡存在因果关系。虽然出人意料，但这些影响给癌症治疗带来了希望：①它们克服了延迟期，在抑制端粒酶后缩短了端粒；②他们预测，癌细胞利用 ALT 可能比利用端粒酶更易导致 G-四链体介导细胞死亡。确实许多 G-四链体配体已被证明可诱导 ALT 细胞端粒功能障碍和细胞死亡，例如 telomestatin、360A、RHPS4、TMPyP4 和蒽衍生物[183,188,228-231]。然而这些差别是普遍发生的，因为无论是 pyridostatin 还是三嗪 12459 均能杀死 ALT 细胞[213,232]。只有一小部分的 ALT 细胞系是被 G-四链体配体处理的，为建立此反应的通用性，需要检测一个更广泛的细胞系。

17.4.4 对癌细胞的特异性超过正常细胞

对端粒的裂解和稳定的影响意味着 G-四链体配体会对正常细胞也有不利影响。根据经验来看这并非是必然的情况，在本章中讨论的许多配体也已被证明显示对癌细胞死亡具有不同程度的特异性。一些化合物在癌细胞系与正常细胞中，特别是端粒酶和一系列 4,5-二取代吖啶酮具有较好的 IC_{50} 值[198,199,211,233-236]。许多 G-四链体配体在转化细胞系中可产生 TIFs，但在正常细胞中并不产生[211,217,218,237]。这种基于分子水平的差别仍是未知的，可能是由于正常细胞和那些 TMM 细胞具有不同的端粒结构，或在没有完整细胞周期检查点的转化细胞中可能会因端粒损伤而产生不同的反应，再者每个化合物只经过了 1 个或 2 个细胞株测试（典型成纤维细胞 WI38、IMR90 或 BJ-hTERT），因此，需要测试更广泛的不同类型的细胞来证实这个差别。尽管有些化合物具有区别 G-四链体和双链 DNA 的能力，但是对癌细胞仍会展示出更为温和的或无特异性[200,213,238,239]。这强调了在进行临床前研究时，需要测试每个化合物的细胞系，应对其具有特异性。

17.4.5 不同构象的 G-四链体的特异性

体外培养的人类端粒序列所形成的 G-四链体具有高度多态性，根据不同的条件和寡核苷酸应用的需要，一个四重端粒寡核苷酸可以折叠成至少五个不同的构象，包括平行、反平行和混合的形式[152]（图 17.8）。在不同的情况下，在体内的端粒中这些构象存在是可能的，但我们还不知道哪种构象在哪种细胞环境中占有主导地位。鉴于端粒酶可平行延长而不是不平行的端粒 G-四链体[169,170]，很可能是不同构象具有不同的生物学功能。此外，端粒绝不是基因组中唯一富有 G 部分的，利用生物信息学分析确定了在人类基因组 375000~候选序列中可形成 G-四链体的结构[240,241]。假定可形成 G-四链体序列的结构都集中在启动子区，在人类基因组中，几乎近一半的已知基因的这样的序列在转录起始位点上游的 1000 个核苷酸内，具有 1000 个核苷酸[242]。许多基因已被实验证实，G-四链体形成的调控区域在调节基因表达中起着关键的作用[243]。在 c-*MYC* 基因启动子中，这导致该基因的转录活性增加了 3 倍，相反，TMPyP4 能够抑制 c-*MYC* 的激活[244]。其他的 G-四链体配体可调节 hTERT 和 c-*KIT* 基因的表达，它们仍可在启动子中隐藏 G-四链体形成序列[245,246]。在许多基因的 5′非编码区，G-四链体形成序列也可被丰富，在这些基因的 mRNA 上，G-四链体的形成已被证明可调节翻译[247]。

为了专门针对端粒 G-四链体，理想设计的化合物需具有区分它们不同构象的能力。迄今为止所描述的许多化合物显示出不同构象的选择性[185]，结构特异性配体逐渐开始出现。它们在已知的分子内对反平行"篮子"形式的人类端粒 G-四链体构象具有特异性[188,248]，虽然在 hTERT 启动子中发现了它们也可与 G-四链体相结合[249]。利于与反平行人类端粒 G-四链体结合的化合物要超过与平行人类端粒 G-四链体结合的化合物，包括 RHPS4，无环 oligoheteroaryle 被称为 TOxaPy 以及一系列的菲咯啉[250-252]。一个特定的对映异构体的手性金属螺旋复合物对杂交人类端粒 G-四链体具有较强的特异性，超过所有其他测试端粒或启动子的构象[209,253]。一些化合物可结合平行而不是反平行或混合端粒 G-四链体[178,254-257]，对这些化合物的考虑就是启动子 G-四链体仍是平行的。最近，利用平行人类端粒 G-四链体的晶体结构基于结构药物设计产生了酰亚胺衍生物和三唑–吖啶结合物，它们对人类端粒 G-四链体 c-*KIT* 基因的启动子具有高特异性[198,236]。相反，双芳基酮衍生物被证实对在人类端粒 G-四链体构象中的 c-*MYC* 基因启动子具有约 200 倍的特异性[258]。专门针对不同临床用途设计的 G-四链体可能变得更现实。

对 DNA 损伤部位基因组进行定位，通过免疫荧光γH2AX 的方法实现可视化，这些可以提供关于不同化合物在体内倾向的一些线索，特别是靶向端粒。菲（3）诱导的

γH2AX 灶可贯穿整个核，只有一小部分与端粒共存[218]。然而据报道 70% RHPS4 诱导的 DNA 损伤位点在端粒上[217]。对于吡啶类端粒酶，在低剂量时，化合物的 DNA 损伤位点不在端粒上，随着剂量增加逐渐定位端粒[164,212]。目前尚无配体被报道可引起特定的端粒γH2AX 灶。有趣的是,被发现在转录区域内潜在的 G-四链体形成的序列频率显示出与肿瘤基因功能有关。它们经常被发现在原癌基因中，包括 c-*MYC*，*VEGF*，c-*KIT*，*HIF-1a* 和 *BCL2*，但在肿瘤抑制基因中明显不足[259]。这就提高了 G-四链体稳定剂对许多类型 G-四链体亲和力的可能性，并且可能通过多种途径会产生抗癌效果。Pyridostatin 可造成强大的端粒脱帽效应[186]也被证明可下调癌基因，特别是 *SRC*[164]。端粒酶活性和端粒的完整性对端粒酶的影响都是很好的，这些化合物在胶质瘤细胞中也可下调癌基因 c-*MYB*[234]。然而由于 G-四链体可靶向除了癌基因以外的基因，所以应该谨慎使用。用微阵列方法分析经过 PhenDC3 或 360A 处理后的 HeLa 细胞显示出代谢基因表达多变性[260]，并且除了癌基因 pyridostatin 还可以下调抑癌基因[164]。

17.4.6　端粒 G-四链体靶向化合物的临床前研究

从上述几个化合物的临床前研究中得到些有价值的数据。BRACO19、telomestatin、RHPS4 和 BMSG-SH-3 都可很快减小小鼠异种移植模型中肿瘤的体积[205,217,229,233,234,261,262]。BRACO19 增强紫杉醇的抗肿瘤作用[263]以及 RHPS4 展示出对拓扑异构酶Ⅰ抑制剂（TopoⅠ）具有戏剧性的协同作用[229,261,264]。对后者作用机制的检测揭示了当单独使用 RHPS4 时，可引起端粒应用的增加，导致 TopoⅠ可介入修复稳定 G-四链体造成的端粒损伤的假说的可能性。在异种移植肿瘤中，RHPS4 也能诱导γH2AX 的高水平表达，POT1 或 TRF2 的过度表达可废除γH2AX 和肿瘤体积减小，这为该化合物的抗肿瘤作用是通过端粒脱帽行为来介导的提供了很好的证据。

17.5　展望

直接或间接的端粒酶的抑制作用，作为未来的癌症治疗策略是很有前途的，但为实现这一目标还有大量的工作要做。在我们看来，为集中目前的研究工作，最紧迫的工作包括以下几点：

① 端粒酶活性复合物高分辨率结构的确定，实现结构为基础的药物设计；

② 为了克服端粒酶的"滞后期"这种影响，阐明"端粒脱帽"的机制，端粒酶诱导酶抑制剂，端粒酶组分的减少或 G-四链体稳定分子；

③ 为了建立肿瘤细胞的治疗方法，在本章中讨论的测试方法不适合于更广泛的正常人细胞，包括干细胞；

④ 为了合理设计阻断体内功能的替代途径，进行人端粒酶生化结构的功能分析；

⑤ 端粒特定的 G-四链体稳定分子或稳定剂具体到特定的癌基因 G-四链体启动子的鉴定。

参 考 文 献

[1] Harley CB. Telomerase and cancer therapeutics. Nat Rev Cancer, 2008, 8: 167-179.

[2] Ruden M, Puri N. Novel anticancer therapeutics targeting telomerase. Cancer Treat Rev, 2012.

[3] Moyzis RK, Buckingham JM, Cram LS, Dani M, Deaven LL, Jones MD, et al. A highly conserved repetitiveDNA sequence, (TTAGGG)n, present at the telomeres of human chromosomes. Proc Natl Acad Sci USA, 1988, 85: 6622-6626.

[4] McEachern MJ, Krauskopf A, Blackburn EH. Telomeres and their control. Annu Rev Genet, 2000, 34: 331-358.

[5] Makarov VL, Hirose Y, Langmore JP. Long G tails at both ends of human chromosomes suggest a C strand degradation mechanism for telomere shortening. Cell, 1997, 88: 657-666.

[6] Wright WE, Tesmer VM, Huffman KE, Levene SD, Shay JW. Normal human chromosomes have long G-rich telomeric overhangs at one end. Genes Dev, 1997, 11: 2801-2809.

[7] de Lange T. Shelterin: the protein complex that shapes and safeguards human telomeres. Genes Dev, 2005, 19: 2100-2110.

[8] Zhong Z, Shiue L, Kaplan S, de Lange T. A mammalian factor that binds telomeric TTAGGG repeats in vitro. Mol Cell Biol, 1992, 12: 4834-4843.

[9] Broccoli D, Smogorzewska A, Chong L, de Lange T. Human telomeres contain two distinct Myb-related proteins,TRF1 and TRF2. Nat Genet, 1997, 17: 231-235.

[10] Bilaud T, Brun C, Ancelin K, Koering CE, Laroche T, Gilson E. Telomeric localization of TRF2, a novel human telobox protein. Nat Genet, 1997, 17: 236-239.

[11] Li B, Oestreich S, de Lange T. Identification of human Rap1: implications for telomere evolution. Cell, 2000, 101: 471-483.

[12] Kim SH, Kaminker P, Campisi J. TIN2, a new regulator of telomere length in human cells. Nat Genet, 1999, 23: 405-412.

[13] Houghtaling BR, Cuttonaro L, Chang W, Smith S. A dynamic molecular link between the telomere length regulator TRF1 and the chromosome end protector TRF2. Curr Biol, 2004, 14: 1621-1631.

[14] Liu D, Safari A, O'Connor MS, Chan DW, Laegeler A, Qin J, et al. PTOP interacts with POT1 and regulates its localization to telomeres. Nat Cell Biol, 2004, 6: 673-680.

[15] Ye JZ, Hockemeyer D, Krutchinsky AN, Loayza D, Hooper SM, Chait BT, et al. POT1-interacting protein PIP1: a telomere length regulator that recruits POT1 to the TIN2/TRF1 complex. Genes Dev, 2004, 18: 1649-1654.

[16] Baumann P, Cech TR. Pot1, the putative telomere end-binding protein in fission yeast and humans. Science, 2001, 292: 1171-1175.

[17] d'Adda di Fagagna F, Reaper PM, Clay-Farrace L, Fiegler H, Carr P, von Zglinicki T, et al. A DNA damage checkpoint response in telomere-initiated senescence. Nature, 2003, 426: 194-198.

[18] Palm W, de Lange T. How shelterin protects mammalian telomeres. Annu Rev Genet, 2008, 42: 301-334.

[19] Sfeir A, de Lange T. Removal of shelterin reveals the telomere end-protection problem. Science, 2012, 336: 593-597.

[20] Ogawa T, Okazaki T. Discontinuous DNA replication. Annu Rev Biochem, 1980, 49: 421-457.

[21] Watson JD. Origin of concatemeric T7 DNA. Nat New Biol, 1972, 239: 197-201.

[22] Olovnikov AM. A theory of marginotomy. The incomplete copying of template margin in enzymic synthesis of polynucleotides and biological significance of the phenomenon. J Theor Biol, 1973, 41: 181-190.

[23] Lingner J, Cooper JP, Cech TR. Telomerase and DNA end replication: no longer a lagging strand problem?Science, 1995, 269: 1533-1534.

[24] Harley CB, Futcher AB, Greider CW. Telomeres shorten during ageing of human fibroblasts. Nature, 1990, 345: 458-460.

[25] Reddel RR. The role of senescence and immortalization in carcinogenesis. Carcinogenesis, 2000, 21: 477-484.

[26] Wright WE, Shay JW. The two-stage mechanism controlling cellular senescence and immortalization. Exp Gerontol, 1992, 27: 383-389.

[27] Shay JW, Pereira-Smith OM, Wright WE. A role for both RB and p53 in the regulation of human cellular senescence. Exp Cell Res, 1991, 196: 33-39.

[28] Counter CM, Avilion AA, LeFeuvre CE, Stewart NG, Greider CW, Harley CB, et al. Telomere shortening associated with chromosome instability is arrested in immortal cells which express telomerase activity. EMBOJ, 1992, 11: 1921-1929.

[29] Greider CW, Blackburn EH. Identification of a specific telomere terminal transferase activity in *Tetrahymena* extracts. Cell, 1985, 43: 405-413.

[30] Wright WE, Piatyszek MA, Rainey WE, Byrd W, Shay JW. Telomerase activity in human germline andembryonic tissues and cells. Dev Genet, 1996, 18: 173-179.

[31] Kim NW, Piatyszek MA, Prowse KR, Harley CB, West MD, Ho PL, et al. Specific association of humantelomerase activity with immortal cells and cancer. Science, 1994, 266: 2011-2015.

[32] Shay JW, Bacchetti S. A survey of telomerase activity in human cancer. Eur J Cancer, 1997, 33: 787-791.

[33] Hiyama E, Hiyama K. Clinical utility of telomerase in cancer. Oncogene, 2002, 21: 643-649.

[34] Herbert BS, Pitts AE, Baker SI, Hamilton SE, Wright WE, Shay JW, et al. Inhibition of human telomerase in immortal human cells leads to progressive telomere shortening and cell death. Proc Natl Acad Sci USA, 1999, 96: 14276-14281.

[35] Zhang X, Mar V, Zhou W, Harrington L, Robinson MO. Telomere shortening and apoptosis in telomerase-inhibited human tumor cells. Genes Dev, 1999, 13: 2388-2399.

[36] Bryan TM, Englezou A, Gupta J, Bacchetti S, Reddel RR. Telomere elongation in immortal human cells without detectable telomerase activity. EMBO J, 1995, 14: 4240-4248.

[37] Bryan TM, Englezou A, Dalla-Pozza L, Dunham MA, Reddel RR. Evidence for an alternative mechanism for maintaining telomere length in human tumors and tumor-derived cell lines. Nat Med, 1997, 3: 1271-1274.

[38] Henson JD, Reddel RR. Assaying and investigating alternative lengthening of telomeres activity in human cells and cancers. FEBS Lett, 2010, 584: 3800-3811.

[39] Heaphy CM, Subhawong AP, Hong SM, Goggins MG, Montgomery EA, Gabrielson E, et al. Prevalence of the alternative lengthening of telomeres telomere maintenance mechanism in human cancer subtypes. Am J Pathol, 2011, 179: 1608-1615.

[40] Dunham MA, Neumann AA, Fasching CL, Reddel RR. Telomere maintenance by recombination in humancells. Nat Genet, 2000, 26: 447-450.

[41] Durant ST. Telomerase-independent paths to immortality in predictable cancer subtypes. J Cancer, 2012, 3: 67-82.

[42] Cohen SB, Graham ME, Lovrecz GO, Bache N, Robinson PJ, Reddel RR. Protein composition of catalytically active human telomerase from immortal cells. Science, 2007, 315: 1850-1853.

[43] Armanios M, Chen JL, Chang YP, Brodsky RA, Hawkins A, Griffin CA, et al. Haploinsufficiency of telomerase reverse transcriptase leads to anticipation in autosomal dominant dyskeratosis congenita. Proc Natl Acad Sci USA, 2005, 102: 15960-15964.

[44] Vulliamy T, Marrone A, Goldman F, Dearlove A, Bessler M, Mason PJ, et al. The RNA component of telomerase is mutated in autosomal dominant dyskeratosis congenita. Nature, 2001, 413: 432-435.

[45] Mitchell JR, Wood E, Collins K. A telomerase component is defective in the human disease dyskeratosis congenita. Nature, 1999, 402: 551-555.

[46] Armanios M, Blackburn EH. The telomere syndromes. Nat Rev Genet, 2012, 13: 693-704.

[47] Heiss NS, Knight SW, Vulliamy TJ, Klauck SM, Wiemann S, Mason PJ, et al. X-linked dyskeratosis congenita is caused by mutations in a highly conserved gene with putative nucleolar functions. Nat Genet, 1998, 19: 32-38.

[48] Vulliamy TJ, Kirwan MJ, Beswick R, Hossain U, Baqai C, Ratcliffe A, et al. Differences in disease severity but similar telomere lengths in genetic subgroups of patients with telomerase and shelterin mutations. PLoS One, 2011,

6: e24383.

[49] Vulliamy TJ, Walne A, Baskaradas A, Mason PJ, Marrone A, Dokal I. Mutations in the reverse transcrip-tasecomponent of telomerase (TERT) in patients with bone marrow failure. Blood Cells Mol Dis, 2005, 34: 257-263.

[50] Armanios MY, Chen JJ, Cogan JD, Alder JK, Ingersoll RG, Markin C, et al. Telomerase mutations in families with idiopathic pulmonary fibrosis. N Engl J Med, 2007, 356: 1317-1326.

[51] Vulliamy T, Marrone A, Szydlo R, Walne A, Mason PJ, Dokal I. Disease anticipation is associated withprogressive telomere shortening in families with dyskeratosis congenita due to mutations in TERC. Nat Genet, 2004, 36: 447-449.

[52] Goldman F, Bouarich R, Kulkarni S, Freeman S, Du HY, Harrington L, et al. The effect of TERC haploin-sufficiencyon the inheritance of telomere length. Proc Natl Acad Sci USA, 2005, 102: 17119-17124.

[53] Lee MS, Gallagher RC, Bradley J, Blackburn EH. In vivo and in vitro studies of telomeres and telomerase. Cold Spring Harb Symp Quant Biol, 1993, 58: 707-718.

[54] Finger SN, Bryan TM. Multiple DNA-binding sites in *Tetrahymena* telomerase. Nucleic Acids Res, 2008, 36: 1260-1272.

[55] Lue NF, Peng Y. Negative regulation of yeast telomerase activity through an interaction with an upstreamregion of the DNA primer. Nucleic Acids Res, 1998, 26: 1487-1494.

[56] Morin GB. The human telomere terminal transferase enzyme is a ribonucleoprotein that synthesizes TTAGGGrepeats. Cell, 1989, 59: 521-529.

[57] Harrington LA, Greider CW. Telomerase primer specificity and chromosome healing. Nature, 1991, 353: 451-454.

[58] Montanaro L, Brigotti M, Clohessy J, Barbieri S, Ceccarelli C, Santini D, et al. Dyskerin expression influences the level of ribosomal RNA pseudo-uridylation and telomerase RNA component in human breast cancer. J Pathol, 2006, 210: 10-18.

[59] Wong JM, Collins K. Telomerase RNA level limits telomere maintenance in X-linked dyskeratosis congenita. Genes Dev, 2006, 20: 2848-2858.

[60] Nakamura TM, Morin GB, Chapman KB, Weinrich SL, Andrews WH, Lingner J, et al. Telomerase catalytic subunit homologs from fission yeast and human. Science, 1997, 277: 955-959.

[61] Kilian A, Bowtell DD, Abud HE, Hime GR, Venter DJ, Keese PK, et al. Isolation of a candidate human telomerase catalytic subunit gene, which reveals complex splicing patterns in different cell types. Hum MolGenet, 1997, 6: 2011-2019.

[62] Meyerson M, Counter CM, Eaton EN, Ellisen LW, Steiner P, Dickinson Caddle S, et al. *hEST2*, the putative human telomerase catalytic subunit gene, is up-regulated in tumor cells and during immortalization. Cell, 1997, 90: 785-795.

[63] Jacobs SA, Podell ER, Cech TR. Crystal structure of the essential N-terminal domain of telomerase reverse transcriptase. Nat Struct Mol Biol, 2006, 13: 218-225.

[64] Bryan TM, Goodrich KJ, Cech TR. Telomerase RNA bound by protein motifs specific to telomerase reverse transcriptase. Mol Cell, 2000, 6: 493-499.

[65] Lingner J, Hughes TR, Shevchenko A, Mann M, Lundblad V, Cech TR. Reverse transcriptase motifs in the catalytic subunit of telomerase. Science, 1997, 276: 561-567.

[66] Rouda S, Skordalakes E. Structure of the RNA-binding domain of telomerase: implications for RNA recognition and binding. Structure, 2007, 15: 1403-1412.

[67] Gillis AJ, Schuller AP, Skordalakes E. Structure of the *Tribolium castaneum* telomerase catalytic subunit TERT. Nature, 2008, 455: 633-637.

[68] Osanai M, Kojima KK, Futahashi R, Yaguchi S, Fujiwara H. Identification and characterization of the telomerase reverse transcriptase of *Bombyx mori* (silkworm) and *Tribolium castaneum* (flour beetle). Gene, 2006, 376: 281-289.

[69] Ding J, Das K, Hsiou Y, Sarafianos SG, Clark Jr AD, Jacobo-Molina A, et al. Structure and functional implications

of the polymerase active site region in a complex of HIV-1 RT with a double-stranded DNA template-primer and an antibody Fab fragment at 2. 8 ? resolution. J Mol Biol, 1998, 284: 1095-1111.

[70] Rodgers DW, Gamblin SJ, Harris BA, Ray S, Culp JS, Hellmig B, et al. The structure of unliganded reverse transcriptase from the human immunodeficiency virus type 1. Proc Natl Acad Sci USA, 1995, 92: 1222-1226.

[71] Lue NF, Lin YC, Mian IS. A conserved telomerase motif within the catalytic domain of telomerase reverse tran-scriptase is specifically required for repeat addition processivity. Mol Cell Biol, 2003, 23: 8440-8449.

[72] Qi X, Xie M, Brown AF, Bley CJ, Podlevsky JD, Chen JJ. RNA/DNA hybrid binding affinity determines telomerase template-translocation efficiency. EMBO J, 2011, 31: 150-161.

[73] Xie M, Podlevsky JD, Qi X, Bley CJ, Chen JJ. A novel motif in telomerase reverse transcriptase regulates telomere repeat addition rate and processivity. Nucleic Acids Res, 2010, 38: 1982-1996.

[74] Friedman KL, Cech TR. Essential functions of amino-terminal domains in the yeast telomerase catalytic subunit revealed by selection for viable mutants. Genes Dev, 1999, 13: 2863-2874.

[75] Moriarty TJ, Huard S, Dupuis S, Autexier C. Functional multimerization of human telomerase requires an RNA interaction domain in the N terminus of the catalytic subunit. Mol Cell Biol, 2002, 22: 1253-1265.

[76] Lai CK, Mitchell JR, Collins K. RNA binding domain of telomerase reverse transcriptase. Mol Cell Biol, 2001, 21: 990-1000.

[77] Bosoy D, Peng Y, Mian IS, Lue NF. Conserved N-terminal motifs of telomerase reverse transcriptase required for ribonucleoprotein assembly in vivo. J Biol Chem, 2003, 278: 3882-3890.

[78] Collins K. Single-stranded DNA repeat synthesis by telomerase. Curr Opin Chem Biol, 2011, 15: 643-648.

[79] Jurczyluk J, Nouwens AS, Holien JK, Adams TE, Lovrecz GO, Parker MW, et al. Direct involvement of the TEN domain at the active site of human telomerase. Nucleic Acids Res, 2011, 39: 1774-1788.

[80] Huard S, Moriarty TJ, Autexier C. The C terminus of the human telomerase reverse transcriptase is a determinant of enzyme processivity. Nucleic Acids Res, 2003, 31: 4059-4070.

[81] Banik SS, Guo C, Smith AC, Margolis SS, Richardson DA, Tirado CA, et al. C-terminal regions of the human telomerase catalytic subunit essential for in vivo enzyme activity. Mol Cell Biol, 2002, 22: 6234-6246.

[82] Chen JL, Greider CW. An emerging consensus for telomerase RNA structure. Proc Natl Acad Sci USA, 2004, 101: 14683-14684.

[83] Lin J, Ly H, Hussain A, Abraham M, Pearl S, Tzfati Y, et al. A universal telomerase RNA core structure includes structured motifs required for binding the telomerase reverse transcriptase protein. Proc Natl Acad Sci USA, 2004, 101: 14713-14718.

[84] Lingner J, Hendrick LL, Cech TR. Telomerase RNAs of different ciliates have a common secondary structure and a permuted template. Genes Dev, 1994, 8: 1984-1998.

[85] Lai CK, Miller MC, Collins K. Template boundary definition in Tetrahymena telomerase. Genes Dev, 2002, 16: 415-420.

[86] Chen JL, Greider CW. Template boundary definition in mammalian telomerase. Genes Dev, 2003, 17: 2747-2752.

[87] ten Dam E, van Belkum A, Pleij K. A conserved pseudoknot in telomerase RNA. Nucleic Acids Res, 1991, 19: 6951.

[88] Romero DP, Blackburn EH. A conserved secondary structure for telomerase RNA. Cell, 1991, 67: 343-353.

[89] Chen JL, Blasco MA, Greider CW. Secondary structure of vertebrate telomerase RNA. Cell, 2000, 100: 503-514.

[90] Mason DX, Goneska E, Greider CW. Stem-loop IV of Tetrahymena telomerase RNA stimulates processivity in trans. Mol Cell Biol, 2003, 23: 5606-5613.

[91] Miller MC, Collins K. Telomerase recognizes its template by using an adjacent RNA motif. Proc Natl Acad SciUSA, 2002, 99: 6585-6590.

[92] Berman AJ, Akiyama BM, Stone MD, Cech TR. The RNA accordion model for template positioning by telomerase RNA during telomeric DNA synthesis. Nat Struct Mol Biol, 2011, 18: 1371-1375.

[93] Mueller S, Hartmann U, Mayer F, Balabanov S, Hartmann JT, Brummendorf TH, et al. Targeting telomerase activity by BIBR1532 as a therapeutic approach in germ cell tumors. Invest New Drugs, 2007, 25: 519-524.

[94] Misawa M, Tauchi T, Sashida G, Nakajima A, Abe K, Ohyashiki JH, et al. Inhibition of human telomerase enhances the effect of chemotherapeutic agents in lung cancer cells. Int J Oncol, 2002, 21: 1087-1092.

[95] Tentori L, Portarena I, Barbarino M, Balduzzi A, Levati L, Vergati M, et al. Inhibition of telomerase increases resistance of melanoma cells to temozolomide, but not to temozolomide combined with poly (adp-ribose) polymerase inhibitor. Mol Pharmacol, 2003, 63: 192-202.

[96] Kondo Y, Kondo S, Tanaka Y, Haqqi T, Barna BP, Cowell JK. Inhibition of telomerase increases the susceptibility of human malignant glioblastoma cells to cisplatin-induced apoptosis. Oncogene, 1998, 16: 2243-2248.

[97] Ludwig A, Saretzki G, Holm PS, Tiemann F, Lorenz M, Emrich T, et al. Ribozyme cleavage of telomerase mRNA sensitizes breast epithelial cells to inhibitors of topoisomerase. Cancer Res, 2001, 61: 3053-3061.

[98] Chen Z, Koeneman KS, Corey DR. Consequences of telomerase inhibition and combination treatments for theproliferation of cancer cells. Cancer Res, 2003, 63: 5917-5925.

[99] Cookson JC, Dai F, Smith V, Heald RA, Laughton CA, Stevens MF, et al. Pharmacodynamics of the G-quadruplex-stabilizing telomerase inhibitor 3,11-difluoro-6,8,13-trimethyl-8H-quino [4,3,2-kl]acridinium me-thosulfate (RHPS4) in vitro: activity in human tumor cells correlates with telomere length and can beenhanced, or antagonized, with cytotoxic agents. Mol Pharmacol, 2005, 68: 1551-1558.

[100] Massard C, Zermati Y, Pauleau AL, Larochette N, Metivier D, Sabatier L, et al. hTERT: a novel endogenous inhibitor of the mitochondrial cell death pathway. Oncogene, 2006, 25: 4505-4514.

[101] Tamakawa RA, Fleisig HB, Wong JM. Telomerase inhibition potentiates the effects of genotoxic agents in breastand colorectal cancer cells in a cell cycle specific manner. Cancer Res, 2010, 70: 8684-8694.

[102] Saretzki G, Ludwig A, von Zglinicki T, Runnebaum IB. Ribozyme-mediated telomerase inhibition inducesimmediate cell loss but not telomere shortening in ovarian cancer cells. Cancer Gene Ther, 2001, 8: 827-834.

[103] Li S, Rosenberg JE, Donjacour AA, Botchkina IL, Hom YK, Cunha GR, et al. Rapid inhibition of cancer cell growth induced by lentiviral delivery and expression of mutant-template telomerase RNA and anti-telomerase short-interfering RNA. Cancer Res, 2004, 64: 4833-4840.

[104] Kedde M, Sage CL, Duursma A, Zlotorynski E, Leeuwen BV, Nijkamp W, et al. Telomerase independent regulation of ATR by human telomerase RNA. J Biol Chem, 2006, 281: 40503-40514.

[105] Lai SR, Cunningham AP, Huynh VQ, Andrews LG, Tollefsbol TO. Evidence of extra-telomeric effects of hTERT and its regulation involving a feedback loop. Exp Cell Res, 2007, 313: 322-330.

[106] Folini M, Bandiera R, Millo E, Gandellini P, Sozzi G, Gasparini P, et al. Photochemically enhanced delivery of a cell-penetrating peptide nucleic acid conjugate targeting human telomerase reverse transcriptase: effects on telomere status and proliferative potential of human prostate cancer cells. Cell Prolif, 2007, 40: 905-920.

[107] Blasco MA. Telomere length, stem cells and aging. Nat Chem Biol, 2007, 3: 640-649.

[108] Roth A, Yssel H, Pene J, Chavez EA, Schertzer M, Lansdorp PM, et al. Telomerase levels control the lifespan of human T lymphocytes. Blood, 2003, 102: 849-857.

[109] Engelhardt M, Drullinsky P, Guillem J, Moore MA. Telomerase and telomere length in the development and progression of premalignant lesions to colorectal cancer. Clin Cancer Res, 1997, 3: 1931-1941.

[110] Damle RN, Batliwalla FM, Ghiotto F, Valetto A, Albesiano E, Sison C, et al. Telomere length and telomera-seactivity delineate distinctive replicative features of the B-CLL subgroups defined by Ig V gene mutations. Blood, 2003, 103: 375-382.

[111] Engelhardt M, Albanell J, Drullinsky P, Han W, Guillem J, Scher HI, et al. Relative contribution of normal and neoplastic cells determines telomerase activity and telomere length in primary cancers of the prostate, colon,and sarcoma. Clin Cancer Res, 1997, 3: 1849-1857.

[112] Roth A, Durig J, Himmelreich H, Bug S, Siebert R, Duhrsen U. Short telomeres and high telomerase activity inT-cell prolymphocytic leukemia. Leukemia, 2007, 21: 2456-2462.

[113] Marian CO, Cho SK, McEllin BM, Maher EA, Hatanpaa KJ, Madden CJ, et al. The telomerase antagonist, imetelstat, efficiently targets glioblastoma tumor-initiating cells leading to decreased proliferation and tumor growth. Clin Cancer Res, 2010, 16: 154-163.

[114] Pascolo E, Wenz C, Lingner J, Hauel N, Priepke H, Kauffmann I, et al. Mechanism of human telomerase inhibition by BIBR1532, a synthetic, non-nucleosidic drug candidate. J Biol Chem, 2002, 277: 15566-15572.

[115] Allen ND, Baird DM. Telomere length maintenance in stem cell populations. Biochim Biophys Acta, 2009, 1792: 324-328.

[116] Bechter OE, Zou Y, Walker W, Wright WE, Shay JW. Telomeric recombination in mismatch repair deficient human colon cancer cells after telomerase inhibition. Cancer Res, 2004, 64: 3444-3451.

[117] Hu J, Hwang SS, Liesa M, Gan B, Sahin E, Jaskelioff M, et al. Antitelomerase therapy provokes ALT andmitochondrial adaptive mechanisms in cancer. Cell, 2012, 148: 651-663.

[118] Shay JW, Reddel RR, Wright WE. Cancer and telomeres—an ALTernative to telomerase. Science, 2012, 336: 1388-1390.

[119] Xia CQ, Smith PG. Drug efflux transporters and multidrug resistance in acute leukemia: therapeutic impact and novel approaches to mediation. Mol Pharmacol, 2012, 82: 1008-1021.

[120] Reddy EP, Aggarwal AK. The ins and outs of BCR-ABL inhibition. Genes Cancer, 2012, 3: 447-454.

[121] Theimer CA, Finger LD, Trantirek L, Feigon J. Mutations linked to dyskeratosis congenita cause changes in thestructural equilibrium in telomerase RNA. Proc Natl Acad Sci USA, 2003, 100: 449-454.

[122] Leeper T, Leulliot N, Varani G. The solution structure of an essential stem-loop of human telomerase RNA. Nucleic Acids Res, 2003, 31: 2614-2621.

[123] Zhang Q, Kim NK, Peterson RD, Wang Z, Feigon J. Structurally conserved five nucleotide bulge determines the overall topology of the core domain of human telomerase RNA. Proc Natl Acad Sci USA, 2010, 107: 18761-18768.

[124] Wright WE, Shay JW, Piatyszek MA. Modifications of a telomeric repeat amplification protocol (TRAP) result in increased reliability, linearity and sensitivity. Nucleic Acids Res, 1995, 23: 3794-3795.

[125] Au AY, Hackl T, Yeager TR, Cohen SB, Pass HI, Harris CC, et al. Telomerase activity in pleural malignant mesotheliomas. Lung Cancer, 2011, 73: 283-288.

[126] Cristofari G, Lingner J. Telomere length homeostasis requires that telomerase levels are limiting. EMBO J, 2006, 25: 565-574.

[127] Cohen SB, Reddel RR. A sensitive direct human telomerase activity assay. Nat Methods, 2008, 5: 355-360.

[128] Cristofari G, Reichenbach P, Regamey PO, Banfi D, Chambon M, Turcatti G, et al. Low- to high-throughput analysis of telomerase modulators with Telospot. Nat. Methods, 2007, 4: 851-853.

[129] de Lange T, Shiue L, Myers RM, Cox DR, Naylor SL, Killery AM, et al. Structure and variability of human chromosome ends. Mol Cell Biol, 1990, 10: 518-527.

[130] Strahl C, Blackburn EH. Effects of reverse transcriptase inhibitors on telomere length and telomerase activity in two immortalized human cell lines. Mol Cell Biol, 1996, 16: 53-65.

[131] Fletcher TM, Salazar M, Chen SF. Human telomerase inhibition by 7-deaza-2′-deoxypurine nucleoside triphosphates. Biochemistry, 1996, 35: 15611-15617.

[132] Fletcher TM, Cathers BE, Ravikumar KS, Mamiya BM, Kerwin SM. Inhibition of human telomerase by7-deaza-2′-deoxyguanosine nucleoside triphosphate analogs: potent inhibition by 6-thio-7-deaza-2′-deoxyguanosine 5′-triphosphate. Bioorg Chem, 2001, 29: 36-55.

[133] Damm K, Hemmann U, Garin-Chesa P, Hauel N, Kauffmann I, Priepke H, et al. A highly selective telomerase inhibitor limiting human cancer cell proliferation. EMBO J, 2001, 20: 6958-6968.

[134] Schnapp G, Rodi HP, Rettig WJ, Schnapp A, Damm K. One-step affinity purification protocol for human telomerase. Nucleic Acids Res, 1998, 26: 3311-3313.

[135] El-Daly H, Kull M, Zimmermann S, Pantic M, Waller CF, Martens UM. Selective cytotoxicity and telomere damage in leukemia cells using the telomerase inhibitor BIBR1532. Blood, 2005, 105: 1742-1749.

[136] Feng J, Funk WD, Wang SS, Weinrich SL, Avilion AA, Chiu CP, et al. The RNA component of human telomerase. Science, 1995, 269: 1236-1241.

[137] Norton JC, Piatyszek MA, Wright WE, Shay JW, Corey DR. Inhibition of human telomerase activity by peptide

nucleic acids. Nat Biotechnol, 1996, 14: 615-619.

[138] Shea-Herbert B, Pongracz K, Shay JW, Gryaznov SM. Oligonucleotide N3′→P5′ phosphoramidates as efficient telomerase inhibitors. Oncogene, 2002, 21: 638-642.

[139] Asai A, Oshima Y, Yamamoto Y, Uochi TA, Kusaka H, Akinaga S, et al. A novel telomerase template antagonist (GRN163) as a potential anticancer agent. Cancer Res, 2003, 63: 3931-3939.

[140] Akiyama M, Hideshima T, Shammas MA, Hayashi T, Hamasaki M, Tai YT, et al. Effects of oligonucleotide N3′→P5′ thio-phosphoramidate (GRN163) targeting telomerase RNA in human multiple myeloma cells. Cancer Res, 2003, 63: 6187-6194.

[141] Wang ES, Wu K, Chin AC, Chen-Kiang S, Pongracz K, Gryaznov S, et al. Telomerase inhibition with an oligonucleotide telomerase template antagonist: in vitro and in vivo studies in multiple myeloma and lymphoma. Blood, 2003, 103: 258-266.

[142] Herbert BS, Gellert GC, Hochreiter A, Pongracz K, Wright WE, Zielinska D, et al. Lipid modification of GRN163, an N3′→P5′ thio-phosphoramidate oligonucleotide, enhances the potency of telomerase inhibition. Oncogene, 2005, 24: 5262-5268.

[143] Dikmen ZG, Gellert GC, Jackson S, Gryaznov S, Tressler R, Dogan P, et al. In vivo inhibition of lung cancer by GRN163L: a novel human telomerase inhibitor. Cancer Res, 2005, 65: 7866-7873.

[144] Djojosubroto MW, Chin AC, Go N, Schaetzlein S, Manns MP, Gryaznov S, et al. Telomerase antagonists GRN163 and GRN163L inhibit tumor growth and increase chemosensitivity of human hepatoma. Hepatology, 2005, 42: 1127-1136.

[145] Hochreiter AE, Xiao H, Goldblatt EM, Gryaznov SM, Miller KD, Badve S, et al. Telomerase template antagonist GRN163L disrupts telomere maintenance, tumor growth, and metastasis of breast cancer. Clin Cancer Res, 2006, 12: 3184-3192.

[146] Bao S, Wu Q, McLendon RE, Hao Y, Shi Q, Hjelmeland AB, et al. Glioma stem cells promote radioresistance by preferential activation of the DNA damage response. Nature, 2006, 444: 756-760.

[147] Marian CO, Wright WE, Shay JW. The effects of telomerase inhibition on prostate tumor-initiating cells. Int J Cancer, 2010, 127: 321-331.

[148] Joseph I, Tressler R, Bassett E, Harley C, Buseman CM, Pattamatta P, et al. The telomerase inhibitor imetelstat depletes cancer stem cells in breast and pancreatic cancer cell lines. Cancer Res, 2010, 70: 9494-9504.

[149] Brennan SK, Wang Q, Tressler R, Harley C, Go N, Bassett E, et al. Telomerase inhibition targets clonogenic-multiple myeloma cells through telomere length-dependent and independent mechanisms. PLoS One, 2010, 5: e12487.

[150] Wu KD, Orme LM, Shaughnessy J, Jacobson J, Barlogie B, Moore MA. Telomerase and telomere length in multiple myeloma: correlations with disease heterogeneity, cytogenetic status and overall survival. Blood, 2003, 101: 4982-4989.

[151] Williamson JR, Raghuraman MK, Cech TR. Monovalent cation-induced structure of telomeric DNA: the G-quartet model. Cell, 1989, 59: 871-880.

[152] Phan AT. Human telomeric G-quadruplex: structures of DNA and RNA sequences. FEBS J, 2010, 277: 1107-1117.

[153] Wang Y, Patel DJ. Solution structure of the human telomeric repeat d[AG3(T2AG3)3] G-tetraplex. Structure, 1993, 1: 263-282.

[154] Lim KW, Amrane S, Bouaziz S, Xu W, Mu Y, Patel DJ, et al. Structure of the human telomere in K^+ solution: a stable basket-type G-quadruplex with only two G-tetrad layers. J Am Chem Soc, 2009, 131: 4301-4309.

[155] Parkinson GN, Lee MP, Neidle S. Crystal structure of parallel quadruplexes from human telomeric DNA. Nature, 2002, 417: 876-880.

[156] Phan AT, Kuryavyi V, Luu KN, Patel DJ. Structure of two intramolecular G-quadruplexes formed by natural human telomere sequences in K^+ solution. Nucleic Acids Res, 2007, 35: 6517-6525.

[157] Dai J, Carver M, Punchihewa C, Jones RA, Yang D. Structure of the Hybrid-2 type intramolecular human telomeric G-quadruplex in K^+ solution: insights into structure polymorphism of the human telomeric sequence. Nucleic

Acids Res, 2007, 35: 4927-4940.

[158] Lipps HJ. In vitro aggregation of the gene-sized DNA molecules of the ciliate *Stylonychia mytilus*. Proc Natl Acad Sci USA, 1980, 77: 4104-4147.

[159] Schaffitzel C, Berger I, Postberg J, Hanes J, Lipps HJ, Pluckthun A. *In vitro* generated antibodies specific for telomeric guanine-quadruplex DNA react with *Stylonychia lemnae* macronuclei. Proc Natl Acad Sci USA, 2001, 98: 8572-8577.

[160] Paeschke K, Simonsson T, Postberg J, Rhodes D, Lipps HJ. Telomere end-binding proteins control the formation of G-quadruplex DNA structures *in vivo*. Nat Struct Mol Biol, 2005, 12: 847-854.

[161] Sen D, Gilbert W. Formation of parallel four-stranded complexes by guanine-rich motifs in DNA and its implications for meiosis. Nature, 1988, 334: 364-366.

[162] Yu HQ, Miyoshi D, Sugimoto N. Properties of long human telomeric DNAs under cell-mimicking conditions. Nucleic Acids Symp Ser (Oxf), 2006, 50: 207-208.

[163] Oganesian L, Bryan TM. Physiological relevance of telomeric G-quadruplex formation: a potential drug target. Bio Essays, 2007, 29: 155-165.

[164] Rodriguez R, Miller KM, Forment JV, Bradshaw CR, Nikan M, Britton S, et al. Small-molecule-induced DNA damage identifies alternative DNA structures in human genes. Nat Chem Biol, 2012, 8: 301-310.

[165] Smith JS, Chen Q, Yatsunyk LA, Nicoludis JM, Garcia MS, Kranaster R, et al. Rudimentary G-quadruplex-based telomere capping in *Saccharomyces cerevisiae*. Nat Struct Mol Biol, 2011, 18: 478-485.

[166] Biffi G, Tannahill D, McCafferty J, Balasubramanian S. Quantitative visualization of DNA G-quadruplex structures in human cells. Nat Chem, 2013.

[167] Zahler AM, Williamson JR, Cech TR, Prescott DM. Inhibition of telomerase by G-quartet DNA structures. Nature, 1991, 350: 718-720.

[168] Monchaud D, Teulade-Fichou MP. A hitchhiker's guide to G-quadruplex ligands. Org Biomol Chem, 2008, 6: 627-636.

[169] Oganesian L, Moon IK, Bryan TM, Jarstfer MB. Extension of G-quadruplex DNA by ciliate telomerase. EMBOJ, 2006, 25: 1148-1159.

[170] Oganesian L, Graham ME, Robinson PJ, Bryan TM. Telomerase recognizes G-quadruplex and linear DNA as distinct substrates. Biochemistry, 2007, 46: 11279-11290.

[171] Gavathiotis E, Heald RA, Stevens MF, Searle MS. Drug recognition and stabilisation of the parallel-stranded DNA quadruplex d(TTAGGGT)(4) containing the human telomeric repeat. J Mol Biol, 2003, 334: 25-36.

[172] Gabelica V, Baker ES, Teulade-Fichou MP, De Pauw E, Bowers MT. Stabilization and structure of telomeric and c-myc region intramolecular G-quadruplexes: the role of central cations and small planar ligands. J Am Chem Soc, 2007, 129: 895-904.

[173] Campbell NH, Parkinson GN, Reszka AP, Neidle S. Structural basis of DNA quadruplex recognition by an acridine drug. J Am Chem Soc, 2008, 130: 6722-6724.

[174] Parkinson GN, Cuenca F, Neidle S. Topology conservation and loop flexibility in quadruplex-drug recognition: crystal structures of inter- and intramolecular telomeric DNA quadruplex-drug complexes. J Mol Biol, 2008, 381: 1145-1156.

[175] Wheelhouse RT, Sun DK, Han HY, Han FX, Hurley LH. Cationic porphyrins as telomerase inhibitors: the interaction of tetra-(N-methyl-4-pyridyl)porphine with quadruplex DNA. J Am Chem Soc, 1998, 120: 3261-3262.

[176] Ren J, Chaires JB. Sequence and structural selectivity of nucleic acid binding ligands. Biochemistry, 1999, 38: 16067-16075.

[177] Arthanari H, Basu S, Kawano TL, Bolton PH. Fluorescent dyes specific for quadruplex DNA. Nucleic Acids Res, 1998, 26: 3724-3728.

[178] Nicoludis JM, Barrett SP, Mergny JL, Yatsunyk LA. Interaction of human telomeric DNA with N-methyl meso-porphyrin IX. Nucleic Acids Res, 2012, 40: 5432-5447.

[179] Dixon IM, Lopez F, Tejera AM, Esteve JP, Blasco MA, Pratviel G, et al. A G-quadruplex ligand with 10000-fold

selectivity over duplex DNA. J Am Chem Soc, 2007, 129: 1502-1503.

[180] Romera C, Bombarde O, Bonnet R, Gomez D, Dumy P, Calsou P, et al. Improvement of porphyrins for G-quadruplex DNA targeting. Biochimie, 2011, 93: 1310-1317.

[181] Li T, Wang E, Dong S. Parallel G-quadruplex-specific fluorescent probe for monitoring DNA structural changes and label-free detection of potassium ion. Anal Chem, 2010, 82: 7576-7580.

[182] Martino L, Pagano B, Fotticchia I, Neidle S, Giancola C. Shedding light on the interaction between TMPyP4 and human telomeric quadruplexes. J Phys Chem B, 2009, 113: 14779-14786.

[183] Pennarun G, Granotier C, Gauthier LR, Gomez D, Hoffschir F, Mandine E, et al. Apoptosis related to telomere instability and cell cycle alterations in human glioma cells treated by new highly selective G-quadruplex ligands. Oncogene, 2005, 24: 2917-2928.

[184] De Cian A, Delemos E, Mergny JL, Teulade-Fichou MP, Monchaud D. Highly efficient G-quadruplex recognition by bisquinolinium compounds. J Am Chem Soc, 2007, 129: 1856-1857.

[185] Tran PL, Largy E, Hamon F, Teulade-Fichou MP, Mergny JL. Fluorescence intercalator displacement assay for screening G4 ligands towards a variety of G-quadruplex structures. Biochimie, 2011, 93: 1288-1296.

[186] Rodriguez R, Muller S, Yeoman JA, Trentesaux C, Riou JF, Balasubramanian S. A novel small molecule that alters shelterin integrity and triggers a DNA-damage response at telomeres. J Am Chem Soc, 2008, 130: 15758-15759.

[187] Shin-Ya K, Wierzba K, Matsuo K, Ohtani T, Yamada Y, Furihata K, et al. Telomestatin, a novel telomerase inhibitor from Streptomyces anulatus. J Am Chem Soc, 2001, 123: 1262-1263.

[188] Kim MY, Gleason-Guzman M, Izbicka E, Nishioka D, Hurley LH. The different biological effects of telomestatin and TMPyP4 can be attributed to their selectivity for interaction with intramolecular or intermolecular Gquadruplex structures. Cancer Res, 2003, 63: 3247-3256.

[189] Linder J, Garner TP, Williams HE, Searle MS, Moody CJ. Telomestatin: formal total synthesis and cation-mediated interaction of its seco-derivatives with G-quadruplexes. J Am Chem Soc, 2011, 133: 1044-1051.

[190] Granzhan A, Monchaud D, Saettel N, Guedin A, Mergny JL, Teulade-Fichou MP. "One ring to bind them all"-part Ⅱ: identification of promising G-quadruplex ligands by screening of cyclophane-type macrocycles. J Nucleic Acids, 2010, pii: 460561.

[191] Dash J, Nath Das R, Hegde N, Pantos GD, Shirude PS, Balasubramanian S. Synthesis of bis-indole carboxamides as G-quadruplex stabilizing and inducing ligands. Chemistry, 2012, 18: 554-564.

[192] Smith NM, Labrunie G, Corry B, Tran PL, Norret M, Djavaheri-Mergny M, et al. Unraveling the relationship between structure and stabilization of triarylpyridines as G-quadruplex binding ligands. Org Biomol Chem, 2011, 9: 6154-6162.

[193] Haider SM, Neidle S, Parkinson GN. A structural analysis of G-quadruplex/ligand interactions. Biochimie, 2011, 93: 1239-1251.

[194] Lombardo CM, Martinez IS, Haider S, Gabelica V, De Pauw E, Moses JE, et al. Structure-based design of selective high-affinity telomeric quadruplex-binding ligands. Chem Commun (Camb), 2010, 46: 9116-9118.

[195] Read M, Harrison RJ, Romagnoli B, Tanious FA, Gowan SH, Reszka AP, et al. Structure-based design of selective and potent G quadruplex-mediated telomerase inhibitors. Proc Natl Acad Sci USA, 2001, 98: 4844-4849.

[196] De Cian A, Cristofari G, Reichenbach P, De Lemos E, Monchaud D, Teulade-Fichou MP, et al. Reevaluation of telomerase inhibition by quadruplex ligands and their mechanisms of action. Proc Natl Acad Sci USA, 2007, 104: 17347-17352.

[197] Reed J, Gunaratnam M, Beltran M, Reszka AP, Vilar R, Neidle S. TRAP-LIG, a modified telomere repeat amplification protocol assay to quantitate telomerase inhibition by small molecules. Anal Biochem, 2008, 380: 99-105.

[198] Hampel SM, Sidibe A, Gunaratnam M, Riou JF, Neidle S. Tetrasubstituted naphthalene diimide ligands with slectivity for telomeric G-quadruplexes and cancer cells. Bioorg Med Chem Lett, 2010, 20: 6459-6463.

[199] Ma DL, Che CM, Yan SC. Platinum(Ⅱ) complexes with dipyridophenazine ligands as human telomerase inhibitors and luminescent probes for G-quadruplex DNA. J Am Chem Soc, 2009, 131: 1835-1846.

[200] Wu WB, Chen SH, Hou JQ, Tan JH, Ou TM, Huang SL, et al. Disubstituted 2-phenyl-benzopyranopyrimidine derivatives as a new type of highly selective ligands for telomeric G-quadruplex DNA. Org Biomol Chem, 2011, 9: 2975-2986.

[201] D'Ambrosio D, Reichenbach P, Micheli E, Alvino A, Franceschin M, Savino M, et al. Specific binding of telomeric G-quadruplexes by hydrosoluble perylene derivatives inhibits repeat addition processivity of human telomerase. Biochimie, 2012, 94: 854-863.

[202] Sun D, Thompson B, Cathers BE, Salazar M, Kerwin SM, Trent JO, et al. Inhibition of human telomerase by a G-quadruplex-interactive compound. J Med Chem, 1997, 40: 2113-2116.

[203] Tauchi T, Shin-Ya K, Sashida G, Sumi M, Nakajima A, Shimamoto T, et al. Activity of a novel G-quadruplexinteractive telomerase inhibitor, telomestatin (SOT-095), against human leukemia cells: involvement of ATM-dependent DNA damage response pathways. Oncogene, 2003, 22: 5338-5347.

[204] Gunaratnam M, Greciano O, Martins C, Reszka AP, Schultes CM, Morjani H, et al. Mechanism of acridine-based telomerase inhibition and telomere shortening. Biochem Pharmacol, 2007, 74: 679-689.

[205] Burger AM, Dai F, Schultes CM, Reszka AP, Moore MJ, Double JA, et al. The G-quadruplex-interactive molecule BRACO-19 inhibits tumor growth, consistent with telomere targeting and interference with telomerase function. Cancer Res, 2005, 65: 1489-1496.

[206] Leonetti C, Amodei S, D'Angelo C, Rizzo A, Benassi B, Antonelli A, et al. Biological activity of the G-quadruplex ligand RHPS4 (3,11-difluoro-6,8,13-trimethyl-8H-quino [4,3,2-kl]acridinium methosulfate) is associated with telomere capping alteration. Mol Pharmacol, 2004, 66: 1138-1146.

[207] Zhou JM, Zhu XF, Lu YJ, Deng R, Huang ZS, Mei YP, et al. Senescence and telomere shortening induced by novel potent G-quadruplex interactive agents, quindoline derivatives, in human cancer cell lines. Oncogene, 2006, 25: 503-511.

[208] Li Z, Tan JH, He JH, Long Y, Ou TM, Li D, et al. Disubstituted quinazoline derivatives as a new type of highly selective ligands for telomeric G-quadruplex DNA. Eur J Med Chem, 2012, 47: 299-311.

[209] Yu H, Zhao C, Chen Y, Fu M, Ren J, Qu X. DNA loop sequence as the determinant for chiral supramolecular compound G-quadruplex selectivity. J Med Chem, 2010, 53: 492-498.

[210] Incles CM, Schultes CM, Kempski H, Koehler H, Kelland LR, Neidle S. A G-quadruplex telomere targeting agent produces p16-associated senescence and chromosomal fusions in human prostate cancer cells. Mol Cancer Ther, 2004, 3: 1201-1206.

[211] Tahara H, Shin-Ya K, Seimiya H, Yamada H, Tsuruo T, Ide T. G-quadruplex stabilization by telomestatin induces TRF2 protein dissociation from telomeres and anaphase bridge formation accompanied by loss of the3′ telomeric overhang in cancer cells. Oncogene, 2006, 25: 1955-1966.

[212] Gomez D, Wenner T, Brassart B, Douarre C, O'Donohue MF, El Khoury V, et al. Telomestatin induced telomere uncapping is modulated by POT1 through G-overhang extension in HT1080 human tumor cells. J Biol Chem, 2006, 281: 38721-38729.

[213] Muller S, Sanders DA, Di Antonio M, Matsis S, Riou JF, Rodriguez R, et al. Pyridostatin analogues promote telomere dysfunction and long-term growth inhibition in human cancer cells. Org Biomol Chem, 2012, 10: 6537-6546.

[214] Hampel SM, Pepe A, Greulich-Bode KM, Malhotra SV, Reszka AP, Veith S, et al. Mechanism of the anti-proliferative activity of some naphthalene diimide G-quadruplex ligands. Mol Pharmacol, 2013, 83: 470-480.

[215] Louis SF, Vermolen BJ, Garini Y, Young IT, Guffei A, Lichtensztejn Z, et al. c-Myc induces chromosomal rearrangements through telomere and chromosome remodeling in the interphase nucleus. Proc Natl Acad SciUSA, 2005, 102: 9613-9618.

[216] Gomez D, O'Donohue MF, Wenner T, Douarre C, Macadre J, Koebel P, et al. The G-quadruplex ligand telomestatin inhibits POT1 binding to telomeric sequences in vitro and induces GFP-POT1 dissociation from telomeres in human cells. Cancer Res, 2006, 66: 6908-6912.

[217] Salvati E, Leonetti C, Rizzo A, Scarsella M, Mottolese M, Galati R, et al. Telomere damage induced by the G-quadruplex ligand RHPS4 has an antitumor effect. J Clin Invest, 2007, 117: 3236-3247.

[218] Casagrande V, Salvati E, Alvino A, Bianco A, Ciammaichella A, D'Angelo C, et al. *N-cyclic* bay-substituted-perylene G-quadruplex ligands have selective antiproliferative effects on cancer cells and induce telomeredamage. J Med Chem, 2011, 54: 1140-1156.

[219] Rizzo A, Salvati E, Porru M, D'Angelo C, Stevens MF, D'Incalci M, et al. Stabilization of quadruplex DNA perturbs telomere replication leading to the activation of an ATR-dependent ATM signaling pathway. Nucleic Acids Res, 2009, 37: 5353-5364.

[220] Dart DA, Adams KE, Akerman I, Lakin ND. Recruitment of the cell cycle checkpoint kinase ATR to chromatin during S-phase. J Biol Chem, 2004, 279: 16433-16440.

[221] Pennarun G, Hoffschir F, Revaud D, Granotier C, Gauthier LR, Mailliet P, et al. ATR contributes to telomere maintenance in human cells. Nucleic Acids Res, 2010, 38: 2955-2963.

[222] Sfeir A, Kosiyatrakul ST, Hockemeyer D, MacRae SL, Karlseder J, Schildkraut CL, et al. Mammalian telomeres resemble fragile sites and require TRF1 for efficient replication. Cell, 2009, 138: 90-103.

[223] Gauthier LR, Granotier C, Hoffschir F, Etienne O, Ayouaz A, Desmaze C, et al. Rad51 and DNA-PKcs are involved in the generation of specific telomere aberrations induced by the quadruplex ligand 360A that impair mitotic cell progression and lead to cell death. Cell Mol Life Sci, 2012, 69: 629-640.

[224] Pennarun G, Granotier C, Hoffschir F, Mandine E, Biard D, Gauthier LR, et al. Role of ATM in the telomere response to the G-quadruplex ligand 360A. Nucleic Acids Res, 2008, 36: 1741-1754.

[225] Pichierri P, Franchitto A. Werner syndrome protein, the MRE11 complex and ATR: menage-à-trois in guarding genome stability during DNA replication? BioEssays, 2004, 26: 306-313.

[226] Mohaghegh P, Karow JK, Brosh Jr RM, Bohr VA, Hickson ID. The Bloom's and Werner's syndrome proteins are DNA structure-specific helicases. Nucleic Acids Res, 2001, 29: 2843-2849.

[227] Sun H, Karow JK, Hickson ID, Maizels N. The Bloom's syndrome helicase unwinds G4 DNA. J Biol Chem, 1998, 273: 27587-27592.

[228] Temime-Smaali N, Guittat L, Sidibe A, Shin-Ya K, Trentesaux C, Riou JF. The G-quadruplex ligand telomestatin impairs binding of topoisomerase IIIα to G-quadruplex-forming oligonucleotides and uncaps telomeres inALT cells. PLoS One, 2009, 4: e6919.

[229] Salvati E, Scarsella M, Porru M, Rizzo A, Iachettini S, Tentori L, et al. PARP1 is activated at telomeres upon G4 stabilization: possible target for telomere-based therapy. Oncogene, 2010, 29: 6280-6293.

[230] Folini M, Pivetta C, Zagotto G, De Marco C, Palumbo M, Zaffaroni N, et al. Remarkable interference with telomeric function by a G-quadruplex selective bisantrene regioisomer. Biochem Pharmacol, 2010, 79: 1781-1790.

[231] Fujimori J, Matsuo T, Shimose S, Kubo T, Ishikawa M, Yasunaga Y, et al. Antitumor effects of telomerase inhibitor TMPyP4 in osteosarcoma cell lines. J Orthop Res, 2011, 29: 1707-1711.

[232] Riou JF, Guittat L, Mailliet P, Laoui A, Renou E, Petitgenet O, et al. Cell senescence and telomere shortening induced by a new series of specific G-quadruplex DNA ligands. Proc Natl Acad Sci USA, 2002, 99: 2672-2677.

[233] Tauchi T, Shin-Ya K, Sashida G, Sumi M, Okabe S, Ohyashiki JH, et al. Telomerase inhibition with a novelG-quadruplex-interactive agent, telomestatin: *in vitro* and *in vivo* studies in acute leukemia. Oncogene, 2006, 25: 5719-5725.

[234] Miyazaki T, Pan Y, Joshi K, Purohit D, Hu B, Demir H, et al. Telomestatin impairs glioma stem cell survival and growth through the disruption of telomeric G-quadruplex and inhibition of the proto-oncogene, c-Myb. Clin Cancer Res, 2012, 18: 1268-1280.

[235] Cuenca F, Moore MJ, Johnson K, Guyen B, De Cian A, Neidle S. Design, synthesis and evaluation of 4,5-di-substituted acridone ligands with high G-quadruplex affinity and selectivity, together with low toxicity to normal cells. Bioorg Med Chem Lett, 2009, 19: 5109-5113.

[236] Sparapani S, Haider SM, Doria F, Gunaratnam M, Neidle S. Rational design of acridine-based ligands with selectivity for human telomeric quadruplexes. J Am Chem Soc, 2010, 132: 12263-12272.

[237] Franceschin M, Rizzo A, Casagrande V, Salvati E, Alvino A, Altieri A, et al. Aromatic core extension in the series of N-cyclic bay-substituted perylene G-quadruplex ligands: increased telomere damage, antitumor activity, and

strong selectivity for neoplastic over healthy cells. Chem Med Chem, 2012, 7: 2144-2154.

[238] Campbell NH, Karim N, Parkinson GN, Gunaratnam M, Petrucci V, Todd AK, et al. Molecular basis of structure-activity relationships between salphen metal complexes and human telomeric DNA quadruplexes. JMed Chem, 2012, 55: 209-222.

[239] Drewe WC, Nanjunda R, Gunaratnam M, Beltran M, Parkinson GN, Reszka AP, et al. Rational design of substituted diarylureas: a scaffold for binding to G-quadruplex motifs. J Med Chem, 2008, 51: 7751-7767.

[240] Huppert JL, Balasubramanian S. Prevalence of quadruplexes in the human genome. Nucleic Acids Res, 2005, 33: 2908-2916.

[241] Todd AK, Johnston M, Neidle S. Highly prevalent putative quadruplex sequence motifs in human DNA. Nucleic Acids Res, 2005, 33: 2901-2907.

[242] Huppert JL, Balasubramanian S. G-quadruplexes in promoters throughout the human genome. Nucleic AcidsRes, 2007, 35: 406-413.

[243]Balasubramanian S, Hurley LH, Neidle S. Targeting G-quadruplexes in gene promoters: a novel anticancer strategy? Nat Rev Drug Discov, 2011, 10: 261-275.

[244] Siddiqui-Jain A, Grand CL, Bearss DJ, Hurley LH. Direct evidence for a G-quadruplex in a promoter region and its targeting with a small molecule to repress c-MYC transcription. Proc Natl Acad Sci USA, 2002, 99: 11593-11598.

[245] Shalaby T, von Bueren AO, Hurlimann ML, Fiaschetti G, Castelletti D, Masayuki T, et al. Disabling c-Myc in childhood medulloblastoma and atypical teratoid/rhabdoid tumor cells by the potent G-quadruplex interactive agent S2T1-6OTD. Mol Cancer Ther, 2010, 9: 167-179.

[246] Gunaratnam M, Swank S, Haider SM, Galesa K, Reszka AP, Beltran M, et al. Targeting human gastrointestinal stromal tumor cells with a quadruplex-binding small molecule. J Med Chem, 2009, 52: 3774-3783.

[247] Bryan TM, Baumann P. G-quadruplexes: from guanine gels to chemotherapeutics. Mol Biotechnol, 2011, 49: 198-208.

[248] Rezler EM, Seenisamy J, Bashyam S, Kim MY, White E, Wilson WD, et al. Telomestatin and diseleno sapph- yrin bind selectively to two different forms of the human telomeric G-quadruplex structure. J Am Chem Soc, 2005, 127: 9439-9447.

[249] Palumbo SL, Ebbinghaus SW, Hurley LH. Formation of a unique end-to-end stacked pair of G-quadruplexes in the hTERT core promoter with implications for inhibition of telomerase by G-quadruplex-interactive ligands. J Am Chem Soc, 2009, 131: 10878-10891.

[250] Garner TP, Williams HE, Gluszyk KI, Roe S, Oldham NJ, Stevens MF, et al. Selectivity of small molecule ligands for parallel and anti-parallel DNA G-quadruplex structures. Org Biomol Chem, 2009, 7: 4194-4200.

[251] Wang L, Wen Y, Liu J, Zhou J, Li C, Wei C. Promoting the formation and stabilization of human telomeric G-quadruplex DNA, inhibition of telomerase and cytotoxicity by phenanthroline derivatives. Org Biomol Chem, 2011, 9: 2648-2653.

[252] Hamon F, Largy E, Guedin-Beaurepaire A, Rouchon-Dagois M, Sidibe A, Monchaud D, et al. An acycli coligoheteroaryle that discriminates strongly between diverse G-quadruplex topologies. Angew Chem Int Ed Engl, 2011, 50: 8745-8749.

[253] Yu H, Wang X, Fu M, Ren J, Qu X. Chiral metallo-supramolecular complexes selectively recognize human telomeric G-quadruplex DNA. Nucleic Acids Res, 2008, 36: 5695-5703.

[254] Manet I, Manoli F, Donzello MP, Viola E, Andreano G, Masi A, et al. A cationic Zn II porphyrazine induces astable parallel G-quadruplex conformation in human telomeric DNA. Org Biomol Chem, 2011, 9: 684-688.

[255] Chen M, Song G, Wang C, Hu D, Ren J, Qu X. Small-molecule selectively recognizes human telomeric Gquadruplex DNA and regulates its conformational switch. Biophys J, 2009, 97: 2014-2023.

[256]Li Q, Xiang J, Li X, Xu X, Tang Y, Zhou Q, et al. Stabilizing parallel G-quadruplex DNA by a new class of ligands: two non-planar alkaloids through interaction in lateral grooves. Biochimie, 2009, 91: 811-819.

[257] Gornall KC, Samosorn S, Tanwirat B, Suksamrarn A, Bremner JB, Kelso MJ, et al. A mass spectrometric inve- stigation of novel quadruplex DNA-selective berberine derivatives. Chem Commun (Camb), 2010, 46: 6602-6604.

[258] Peng D, Tan JH, Chen SB, Ou TM, Gu LQ, Huang ZS. Bisaryldiketene derivatives: a new class of selective ligands for *c-myc* G-quadruplex DNA. Bioorg Med Chem, 2010, 18: 8235-8242.

[259] Eddy J, Maizels N. Gene function correlates with potential for G4 DNA formation in the human genome. Nucleic Acids Res, 2006, 34: 3887-3896.

[260] Halder R, Riou JF, Teulade-Fichou MP, Frickey T, Hartig JS. Bisquinolinium compounds induce quadruplex-specific transcriptome changes in HeLa S3 cell lines. BMC Res Notes, 2012, 5: 138.

[261] Biroccio A, Porru M, Rizzo A, Salvati E, D'Angelo C, Orlandi A, et al. DNA damage persistence as determinant of tumor sensitivity to the combination of Topo I inhibitors and telomere-targeting agents. Clin Cancer Res, 2011, 17: 2227-2236.

[262] Gunaratnam M, de la Fuente M, Hampel SM, Todd AK, Reszka AP, Schatzlein A, et al. Targeting pancreatic cancer with a G-quadruplex ligand. Bioorg Med Chem, 2011, 19: 7151-7157.

[263] Gowan SM, Harrison JR, Patterson L, Valenti M, Read MA, Neidle S, et al. A G-quadruplex-interactive potentsmall-molecule inhibitor of telomerase exhibiting in vitro and in vivo antitumor activity. Mol Pharmacol, 2002, 61: 1154-1162.

[264] Leonetti C, Scarsella M, Riggio G, Rizzo A, Salvati E, D'Incalci M, et al. G-quadruplex ligand RHPS4 potentiates the antitumor activity of camptothecins in preclinical models of solid tumors. Clin Cancer Res, 2008, 14: 7284-7291.

（杜吕佩译）

第18章
靶向B-RAF: B-RAF抑制剂的发现及发展

Philip A. Harris

18.1　B-Raf 激酶信号转导

在信号转导中，细胞外信号经由膜受体激活、转导、放大和传播，这一过程包含一系列复杂的级联反应：蛋白的磷酸化及去磷酸化反应。通过互相啮合的激酶途径，这些信号通路往往受到严格的监控，其中每个激酶本身可以由一个或多个其他激酶和蛋白磷酸酶调节。这样一来，细胞膜的受体活性与支配细胞增殖、分化和存活的细胞质或细胞核靶标调节最终联系在一起。在具有一些共同特征的哺乳动物细胞中，三个经典的丝裂原活化蛋白激酶（MAPK）通路已经被确证，如激活取决于两个磷酸化反应、三层激酶级联以及类似的底物识别位点[1]。JNK 激酶途径主要与细胞应激相关联，其中 p38 途径为炎症反应的关键，它和细胞外信号调节激酶（ERK）途径在细胞分裂调控中起着关键作用，如图 18.1 所示[2]。

与正常或失控的细胞的生长最相关的 MAPK 通路是 RAS-RAF-MEK-ERK 途径[3]。胞内的有丝分裂配体与酪氨酸激酶受体结合引起反式自身磷酸化，进而导致适配器蛋白 GRB2 的聚集，接着，GRB2 募集鸟嘌呤交换因子 SOS1/ SOS2，随后通过促进结合二磷酸鸟苷交流进而促进 RAS 激活（GDP）为鸟苷三磷酸（GTP）。然后通过 RAS-GTP募集，触发质膜上 RAF 激酶的激活，在质膜 RAF 经历磷酸化和构象变化的复杂过程，最终导致 B-RAF 和 C-RAF 同二聚体和异二聚体的形成。具体来说，RAF 定位于原生质膜诱导"开放"的构象，这有利于对丝氨酸和苏氨酸残基磷酸转移的监控。这些调节位点中的 RAF 蛋白的磷酸化去稳定的无活性构象会导致激酶活化。然后活化的 RAF 激酶磷酸化并激活细胞内蛋白激酶 MEK1 和 MEK2（MAP-ERK 激酶）。MEK1/2 是双特异性蛋白激酶，能够优先在 ERK1 和 ERK2 唯一底物的苏氨酸介导氨基酸的磷酸化。磷酸化激活的 ERK1 / 2 依赖于二聚化的丝氨酸和苏氨酸蛋白激酶。不同于具有较窄底物特异性的 RAF 和 MEK1/2，ERK1 和 ERK2 能够引发细胞的一系列复杂的生物反应，包括调节的核转运、DNA 修复、核小体装配、mRNA 加工以及蛋白质翻译等（图 18.2）。

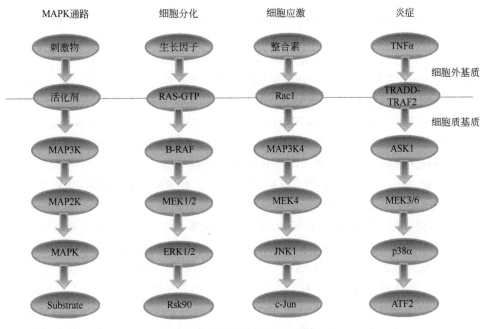

图 18.1　经典的 MAPK 通路

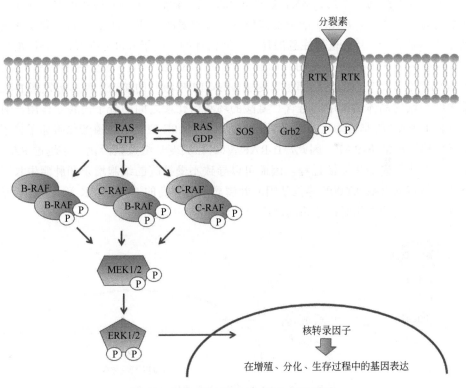

图 18.2　RAS-RAF-MEK-ERK 信号通路

RAF 是在 1983 年发现的有关逆转录病毒的癌基因,属于丝氨酸-苏氨酸激酶家族,包含三个亚型 A-RAF、B-RAF 和 C-RAF[4]。小鼠肉瘤病毒 3611 能够增强新生 MSF/N 小鼠纤维肉瘤的诱导,RAF 的全称为快速增长型纤维肉瘤(Rapidly Accelerated Fibrosarcoma)。RAF-1 是在 1985 年发现的,现在被称为 C-BRAF。A-RAF 于 1984 年被发现。随后,人们于 1988 年发现了 B-RAF。由于现有 DNA 测序改变误差的校正,B-RAF 基因的残基编号在 2004 年被改变,所以原先残基编号自 32 之后的位置,每个编号要增加 1[5]。与 A-RAF 和 C-RAF 相比 B-RAF 表现出较高的基础激酶活性,这与人类癌症的关联较少。迄今为止,在 B-RAF 激酶结构域上已经有 40 个不同的突变被确证,相比之下,在 A-RAF 和 C-RAF 罕有突变。在 RAS-RAF-MEK-ERK 信号转导级联已经牵涉于许多人类癌症,经常导致 ERK 途径的组成型活化[6]。组成型活化的 ERK 激酶级联可以导致 B-RAF 和 MEK 基因的异常表达,或是上游的 RAS 途径激活体细胞发生突变。人们已经做了大量的工作,旨在发现靶向被激活 RAS 的药物,然而都没有取得成功。这表明 RAS 是一个药理学领域棘手的靶点。一方面,由于人们已经证明,激酶可作为药物靶标,并且大多数活化突变都在 B-RAF 发生,B-RAF 已成为一个特别有吸引力的靶点。在 2002 年,人们对 B-RAF 在癌症中的作用取得了显著的进展。当时 Davis 和在桑格研究院的同事们报道,B-RAF-激活体突变发生在所有的人类癌症的几率约为 8%,包括 60% 的黑色素瘤,40% 的甲状腺癌,以及 20% 的结肠癌和卵巢癌。B-RAF 的突变聚集在富含甘氨酸的环(外显子 11)和激酶的活化环(外显子 15)[7]。值得注意的是,在活化环的密码子 600(V600E)谷氨酸单替代成缬氨酸,占 B-RAF 突变的约 90%。B-RAF V600E 基因突变发生在重叠的分布,RAS 的突变表明任何的活化都足以促进 MEK-ERK 级联的接合。Wan 等发现 B-RAF 激酶结构域的晶体结构中,富含甘氨酸的环和活化段之间的分子内相互作用,有助于维持 B-RAF 的非活动状态[6]。然而激活段或 V600E 突变中的磷酸化破坏了分子内相互作用以激活 B-RAF。因此,B-RAF V600E 突变是组成型活化,会越过 RAS 介导的二聚化和磷酸化激活过程,因而可以导致不受控制的细胞增殖和肿瘤生长(图 18.3)。携带 B-RAF V600E 等位基因的肿瘤显示出较高的 MEK-ERK 活性,这和它们的异种移植瘤的生长对该通路的高度依赖性是密不可分的。

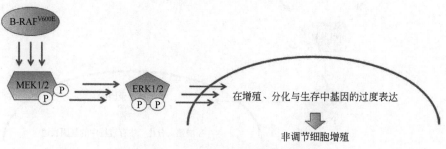

图 18.3 B-RAF[V600E] 突变的信号通路

18.2　B-RAF 的结构和调控

在激酶 RAF 的亚型中，B-RAF 是最大的，包括 766 个残基，其分子量可达 84400。它们具有三个共同的高度保守的区域：CR1，CR2 和 CR3（图 18.4）[8]。N-末端的 CR1 包含 RAS-GTP 结合结构域（RBD），质膜上 RAF 募集激活所需的保守精氨酸残基（R188 在 B-RAF）以及一个富含半胱氨酸可以结合两个锌离子域（CRD），它可以发起与 RAS-GTP 的相互作用。CR2 是一种富含丝氨酸的结构域，其中之一（S365）在磷酸化时可以绑定到 14-3-3（一负调控蛋白）[9]。激活 14-3-3 结合位点位于 S729 激酶结构域之后。在未激活的细胞中，B-RAF 中的 S365 和 S729 被磷酸化，其介导结合到 14-3-3 蛋白二聚体被认为是稳定的封闭无活性构象。它绑定到 RAS-GTP 后，导致 phopsho-S36514-3-3 位移，诱导激酶结构域呈现开放构象，并暴露在其底物 MEK 之下。

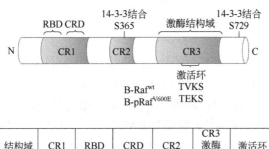

结构域	CR1	RBD	CRD	CR2	CR3 激酶 结构域	激活环
残基	150-290	155-227	234-280	360-375	451-717	594-623

图 18.4　B-RAF 保守区域和调控域

CR3 是位于 C-末端附近的蛋白激酶结构域。激酶具有所有蛋白激酶应有的特征：小的 N-末端裂片和大的 C-末端裂片。图 18.5 为 B-RAF 和索拉非尼的共晶结构[6]。较小的 N-末端裂片具有主要反向平行的 β 片层结构和锚和定向 ATP 或抑制剂。它包含一个富含甘氨酸的 ATP 的磷酸结合环（富含 G 的环），有时也被称为 P-环和 α-C-螺旋。激酶的活化环是一个柔性环，在未活化状态时锁死催化作用。该环路包含磷酸化位点（苏氨酸和丝氨酸，B-RAF 存在的情况下）。磷酸化会导致环的构象变化，以打通催化口袋，也为 γ-磷酸的催化转移可以正确对齐保留的氨基酸。在晶体结构中，因为活化环的灵活性，几个区域是无序的。较大的 S-端主要是 α-螺旋结构，并包含基底 MEK1/2 的结合位点。催化 ATP 结合口袋在通过一个铰链区连接在一起的小叶和大叶之间的裂谷中。ATP 的腺嘌呤杂环与铰链骨干形成双齿氢键。B-RAF 激酶抑制剂类似于 ATP，具有 ATP 竞争性，可以透过核心杂环与铰链形成氢键相互作用。

RAK 激酶的活化需要激酶结构域 N-末端与活化环的磷酸化[10]。C-RAF 包含位于 N-末端的 S338/339 和 Y340/341 的 RAS 依赖性磷酸；而在 B-RAF 中是 S446/447 和

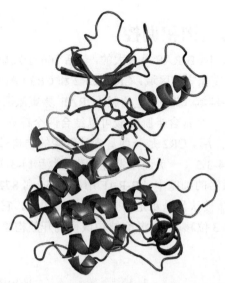

图18.5　B-RAF和索拉菲尼的共晶结构（见彩图）

D448/449[9]。由于具有两个组成型磷酸化的天冬氨酸 D448/449 和 S446，不需要额外的酶催化修饰，B-RAF 的 N-末端结构域就能够带有负电荷，这为 B-RAF 高的体外激酶活性奠定了基础。在 B-RAF 激酶结构域的晶体结构中，D448 被发现通过与 R506 的α螺旋盐桥以稳定活性构象[6]。激活 B-RAF 第二个关键是活化环 T599 和 S602 的磷酸化。BRAF 基因的增益的功能突变，主要是缬氨酸 600 被谷氨酸取代，进而模仿了由这两个激活的磷酸化诱导的构象变化。

18.3　索拉非尼（NEXAVAR®或 BAY43-9006）

　　索拉非尼（sorafenib）是由 Bayer 和 Onyx 确定的新型吡啶基芳尿素多激酶抑制剂，针对这两种抗增殖 RAF 和抗血管生成的 VEGFR-PDGFRβ信号通路。它是第一个已获得 FDA 批准上市，用于治疗肾细胞癌（RCC）和肝细胞癌（HCC）的小分子 RAF 抑制剂。尽管它对肾癌的疗效可能在很大程度上依赖于其抗血管生成活性。索拉非尼于 2005 年 12 月获得 FDA 批准，并在 2006 年 7 月获得欧盟上市许可，用于晚期肾癌的治疗。2007 年 10 月，欧盟委员会批准许可该药物用于治疗原发性肝癌（肝癌最常见的形式），随后，2007 年 11 月，FDA 同样批准该药物用于肝癌患者。然而针对黑色素瘤，索拉非尼的临床试验均宣告失败。

18.3.1　索拉非尼的发现

　　1995 年（最终批准的 10 年前），人们初次发现索拉非尼。利用高通量筛选方法，其中一个苯基-脲噻吩酯（**1**）从采用针对 C-RAF-MEK-ERK 激酶级联的闪烁亲近测定法的小分子化学库中获得（图 18.6）[11]。先导结构（**1**）具有中度抗 C-RAF 活性（IC_{50} 为 17 μmol/L），并观察到在苯环上 4-甲基取代的化合物 **2**，其抗 C-RAF 活性提高 10

倍。然后先导化合物的双芳基脲类似物的文库构建，进一步探索了系列的结构-活性关系（SAR），这确证了 3-氨基异噁唑（**3**）的 C-RAF 激酶抑制活性（IC$_{50}$ 为 1.1 μmol/L）。用 4-吡啶取代其远端环 4 的 C-RAF 活性提高 5 倍，这也减少亲脂性，提高了水溶性，并赋予其抗人结肠癌 HCT116 细胞增殖显著的抑制活性，同时伴有 MEK 和 ERK 磷酸化水平的下降。化合物 **4** 的口服生物利用度高，并可抑制体内 HCT116 异种移植瘤的生长，从而为这类新的激酶抑制剂类药物提供实验证据。随后，通过进一步开展 SAR 研究，包括酰胺官能团引入至吡啶邻位制备得索拉非尼，其 C-RAF 激酶抑制活性 IC$_{50}$=6 nmol/L。进一步的分析揭示了索拉非尼能够有效地抑制 B-RAF、野生型和 V600E，以及 VEGFR2 和其他许多激酶。

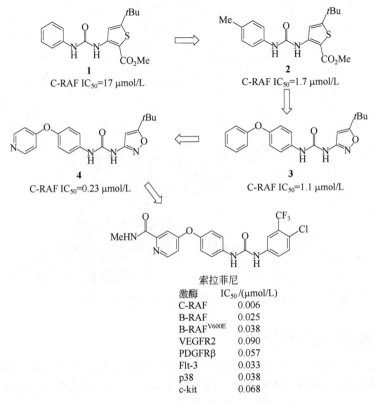

图 18.6　发现索拉非尼的关键步骤

18.3.2　B-RAF 中索拉非尼的结构

通过观察共晶体结构，可以得知结合到 B-RAF 激酶结构域的索拉非尼，通过 4-吡啶基的氮与所述铰链的主链上的 NH Cys532 的 H 形成氢键，而甲基酰胺的 NH 的 H 与 Cys532 的羧基形成氢键（图 18.7）[6]。有趣的是，该吡啶基部分被引入先导化合物的后期优化阶段，这意味着初始目标分子（**1**）和早期先导化合物（**2～3**）不具有任何铰链结合基序。该抑制剂结合到激酶的天冬氨酸-苯丙氨酸-甘氨酸（DFG）-尾失活构象具有在 ATP 结合裂活化循环中，首端存在几乎 180°旋转的保守 DFG 基序的特征，然而活性构象中存在α-C-螺旋移位。这样构建了一个由索拉非尼的芳基尿素部分占据的疏水口袋（DFG 的口袋里），同时，索拉非尼的亲脂性三氟甲基占据一个额外的小疏水口袋。一条是活化环上 DFG 的 Asp594 骨架；另一条和位于α-C-螺旋中部的 Glu501 侧链的双齿相互作用。

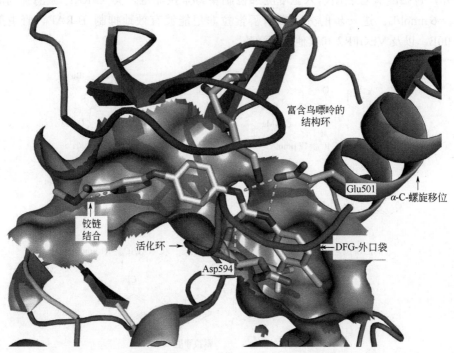

图 18.7　索菲拉尼与 ATP 结合然后结合到 B-RAF 口袋中（见彩图）

18.3.3　索拉非尼的生物学

除了抑制 C-RAF 和 B-RAF，索拉非尼对几种酪氨酸受体激酶具有抑制作用，例如 VEGFR-1、2 和 3，PDGFRβ，FLT-3 和 c-kit，这与该化合物的抗肿瘤和抗血管生成活性相关。Wilhelm 等利用各种肿瘤细胞株，通过细胞测定法证明索拉非尼能够抑制包括结肠癌、胰腺癌、甲状腺癌、肺癌、乳腺癌和黑色素瘤等肿瘤细胞的增殖[12]。在剂量分别为 30 mg/kg 和 60 mg/kg 时，索拉非尼对接种结肠癌移植瘤小鼠模型的肿瘤生长也显示出明显的抑制作用（HT-29 和 COLO205，两者都是 B-RAF^{V600E}和 DLD-1，*K-ras* 基因阳性）。索拉非尼还可以对乳腺癌异种移植瘤模型（含 G463V *B-RAF* 和 *K-ras* 癌基因表达 MDA-MB-231）有完全肿瘤停滞效应。此外，索拉非尼能够抑制一些其他的人异种移植瘤的生长，包括卵巢癌（SK-OV-3）、胰腺癌（K-ras

阳性米亚 PACA2）、甲状腺癌（含有致癌 RET）以及恶性黑色素瘤（LOX，UACC903 和含有 B-RAF^{V600E} 的 1205 Lu）和两个非小细胞肺癌（NSCLC）异种移植物模型 （A549 和 NCI-H460）[12]。

通过对 HT-29 和 MDA-MB-231 异种移植瘤模型进行 Western blot 分析和免疫组化测定的 P-ERK 水平，人们确定了抗肿瘤活性和 RAF-MEK-ERK 信号通路的抑制之间的关系[12]。然而在人类结肠癌（COLO205）和非小细胞肺癌（A549 和 NCI-H460）异种移植瘤模型中观察到，索拉非尼对 ERK1/2 磷酸化无显著影响。表明索拉非尼对这几类肿瘤的抑制活性主要是通过抗血管生成活性推动的。相比于空白未被处理的小鼠，COLO205、HT-29 和 MDA-MB-231 肿瘤的微血管区和微血管密度明显减少，这表明抗血管生成是索拉非尼的功效的一个重要组成部分，也表明了在 COLO205 中不存在 pERK1/2 磷酸化过程。因此，索拉非尼对内皮细胞 VEGFR2 和周细胞 PDGFRβ 激酶的抑制活性，导致了在这些模型中的抗血管生成作用。

18.3.4　索拉非尼的临床疗效

在索拉非尼的 I 期临床试验中，选取了 69 例晚期难治性实体瘤患者，每天两次 （BID）（连续）连续几天以最大耐受剂量（MTD）400 mg 给药[13]。剂量限制性毒性（DLTs）为 3 级腹泻和乏力（800 mg bid）以及 3 级皮肤毒性（600 mg bid）。在剂量为 200 mg bid 或更高时，ERK 磷酸化水平显著降低。在 45 例患者的疗效评估中，有 1 例患者部分缓解（HCC，400 mg bid）；25 例患者病情稳定（有 8 个持续>6 个月，5 个>12 个月）；18 例患者有渐进性疾病和肿瘤的反应，不可能在一个病人中进行评估。

在 II 期临床随机试验中，选取 202 例转移性肾细胞癌（RCC）患者，每天两次口服给以 400 mg 索拉非尼，持续 12 周[14]。其中 65 例病情稳定被随机分配到安慰剂组或索拉非尼组，随机 12 周后，无恶化存活（PFS）为 24，索拉非尼组时间延长了 6 周。皮疹脱屑，手足皮肤反应和疲劳是最常见的不良反应。RCC 患者服药 12 周后病情不再恶化的比率较高，这一结果促成了 FDA 和其他监管部门对索拉非尼的批准，也促成了Ⅲ期临床试验，即肾癌治疗方法全球性评价项目（TARGET）的开始[15]。先前接受过治疗的 903 名患者被随机分配到索拉非尼组和安慰剂组。为证明索拉非尼的 PFS 效应，为分配给安慰剂组的患者提供索拉非尼。最终，服用索拉非尼的患者（17.8 个月）与服用安慰剂的患者（15.2 个月）相比，多存活了两个半月；然而对后交叉安慰剂生存数据的分析表明，其差异更为明显（17.8 个月相对于 14.3 个月）。最终，TARGET 的结果证实，索拉非尼对晚期肾细胞癌的确有较好的有效性和较高的安全性。

同样的，在 II 期随机临床试验，37 例晚期黑色素瘤患者连续 12 周口服给药索拉非尼（400 mg bid）[16]。一名病人在持续使用索拉非尼后，肿瘤缩小率超过 25%，但有 27 名患者的肿瘤生长率超过 25%，并停止治疗。6 名其他患者的肿瘤生长率低于 25%，并随机给以安慰剂或索拉非尼，但 3 名随机索拉非尼组患者 24 周后病情仍有加重现象。总体而言，37 名服用索拉非尼的黑色素瘤患者最好的反应是 19%病情稳定和 62%渐进性疾病（PD），19%是未评价的结果。总之，索拉非尼（400 mg bid）对晚期黑色素瘤很少或没有抗肿瘤活性。B-RAF^{V600E} 状态和疾病稳定之间没有任何关系。

在临床前试验中，索拉非尼对肝癌细胞系表现出抗增殖活性，并且它在人肝癌的小鼠异种移植瘤模型中，能有效减少肿瘤血管生成和加速肿瘤细胞凋亡[17]。已知的是，RAS-RAF-MEK-ERK 途径在肝癌中发挥重要作用，该类肿瘤高度血管化，同时血管内皮生长因子（VEGF）增加肝癌的发展和转移。该研究为索拉非尼用于此适应证提供了很好的佐证。在一项被称为索拉非尼肝癌评估随机协议（SHARP）的随机III期临床研究中，平均总存活期由安慰剂组的 7.9 个月增加到索拉非尼组的 10.7 个月[18]。就疾病进展的时间而言，索拉非尼也呈显著有利，索拉非尼组平均 5.5 个月和安慰剂组为2.8 个月。这些发现的基础上，索拉非尼被批准用于晚期 HCC 治疗。SHARP 试验报告的最常见的不良反应为腹泻和手足皮肤反应。这些研究结果已在亚洲的随机对照试验中重复，已经在多达 1500 余名患者的索拉非尼IV期临床试验中得到安全数据。现在已将索拉非尼作为晚期肝癌的护理标准[19]。

18.4　RAF265

18.4.1　RAF265 的发现

RAF265，也称为 CHIR-265，以芳氨基苯并咪唑为基础的 B-RAF、C-RAF 和VEGFR2 抑制剂由 Chiron 公司开发，后来由诺华公司获得。最初的设计是基于索拉非尼的结构，其中所述脲被往后连到相邻的中心苯环形成苯并咪唑类似物 **5**，如图 18.8所示[20]。这一变化导致相比通过先导化合物优化的索拉非尼的效力明显下降。苯并咪唑杂环的甲基化，尤其是氮对位的氧连接基团，使对 RAF 的两种异构体酶的效力从 **5**倍显著提高至 60 倍。苯并咪唑（**6**）被选定在小鼠（HT29-BRAF V600E）人结肠肿瘤异种移植瘤模型中评估。由于吡啶杂环的存在，此系列相较于其他类似物有较高的溶解性。每日给药 10 mg/kg、30mg/kg 或 100 mg/kg，共 28 天。苯并咪唑（**6**）的给药剂量为 30 mg/(kg·d)时，有明显的抗肿瘤活性；在 100 mg/(kg·d)时，肿瘤明显消退。该化合物对 ERK 磷酸化具有时间依赖性抑制，并伴随有肿瘤 BRAF^{V600E} 的抑制。然而由于该抑制剂具有与索拉非尼类似的抗 VEGF 和 PDGFRβ激酶活性，其抗血管生成机制对观察疗效的贡献不可小视。

18.4.2　在 B-RAF 中 RAF265 的结构

这一系列的 B-RAF 激酶结构域的结合分子模型表明了与索拉非尼非常相似的结合模式，与 Cys532 的骨架相同吡啶 N 甲基酰胺基的铰链发生相互作用，如图 18.7 所示[20]。抑制剂被认为是结合到激酶的 DFG-处无活性构象，氨基苯并咪唑部分模仿索拉非尼脲基与催化区的天冬氨酸 594 谷氨酸 501 对形成氢键网。

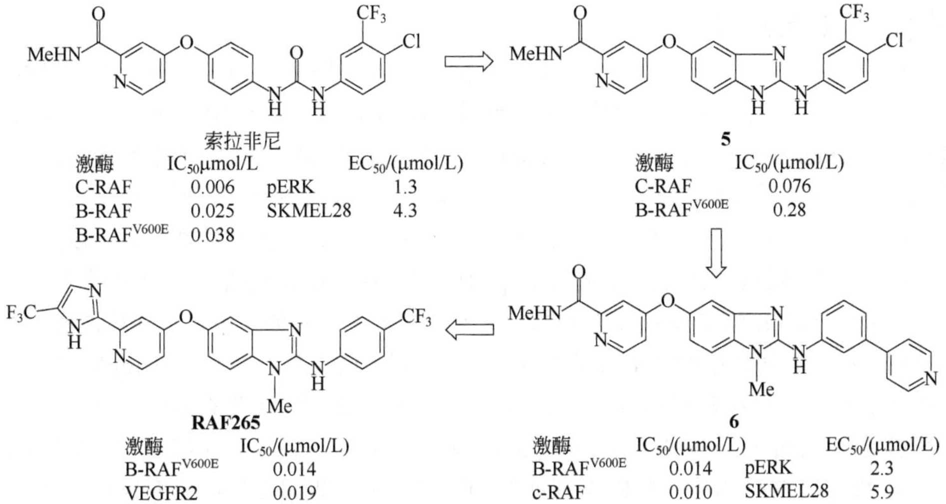

索拉非尼

激酶	IC$_{50}$μmol/L		EC$_{50}$/(μmol/L)
C-RAF	0.006	pERK	1.3
B-RAF	0.025	SKMEL28	4.3
B-RAF^{V600E}	0.038		

5

激酶	IC$_{50}$/(μmol/L)
C-RAF	0.076
B-RAF^{V600E}	0.28

RAF265

激酶	IC$_{50}$/(μmol/L)
B-RAF^{V600E}	0.014
VEGFR2	0.019

6

激酶	IC$_{50}$/(μmol/L)		EC$_{50}$/(μmol/L)
B-RAF^{V600E}	0.014	pERK	2.3
c-RAF	0.010	SKMEL28	5.9

图 18.8　发现 RAF265 的关键步骤

18.4.3　RAF265 的临床疗效

　　该系列中最先进的抑制剂是 RAF265。在确定 RAF265 有效性的临床前研究中，来自 17 名患者的晚期转移性黑色素瘤移植在裸鼠，应用于评价 RAF265 的响应（每日剂量为 40 mg/kg，30 天）[21]。病人的特点，包括基因突变轮廓、基因表达、肿瘤生长的 RAF265 效应以及 MEK 和 pERK 的磷酸化与增殖和凋亡标志物的关系等已经被确定。有趣的是，9 个 BRAF V600E/ K 肿瘤中，只有 2 个响应 RAF265 治疗，且肿瘤生长降低 50%以上；而 8 个中的 5 个是 B-RAF 的反应。基因表达的微阵列数据表明，响应者表现出参与细胞生长、增殖、发育、细胞信号、基因表达和癌症途径的基因的富集表达。RAF265 响应与由免疫印迹观察到的 ERK1/2 的减少没有关联。然而 RAF265 响应显示出低水平的 pMEK1，并且这种抑制伴随着磷酸细胞周期蛋白 D1（Thr286）和 polo 样激酶 1（PLK1）的还原，表明响应于 RAF265 细胞周期受到了抑制。

　　在 RAF265 的Ⅰ期临床试验剂量递增研究中，76 例晚期恶性黑色素瘤患者每天口服 2～67 mg[22]。RAF265 迅速吸收，3 h 后到达最大浓度，平均半衰期延长 11 天。对 70 个肿瘤样本进行评价发现，B-RAF 和 NRAS 的基因突变率分别为 59%和 16%。71 例可评估的患者中，在 28 天的第一个周期中，6 个出现剂量限制性毒性；在 3 级和 4 级血小板减少发生在最高日剂量 67 mg，其 MTD 为 48 mg。37 例突变 B-RAF 患者的整体回应率为 16%，30 例野生型基因 B-RAF 为 13%。Ⅱ期剂量扩展研究已经被取消了（http://www.clinicaltrials.gov，ID: NCT00304525）。然而 RAF265 与 Array Biopharma 发现诺华公司获权的 MEK 抑制剂 MEK162 联合的剂量Ⅰb 期临床试验递增研究，已经在 RAS 或 B-RAF$^{v600 E/K}$ 突变的中晚期肿瘤患者中进行（http://www.clinicaltrials.gov，ID: NCT01352273）。

18.5　LGX818

诺华最近推出了另一种 lgx818 B-RAF 抑制剂,其结构尚未披露,该药物已经进入 I 期临床试验。对于 A375 人黑色素瘤细胞株（B-RAF^{V600E}）,LGX818 能够抑制 PERK（EC$_{50}$ = 3 nmol/L）和增殖（EC$_{50}$ = 4 nmol/L）,同时,对 100 种已测的激酶表现出良好的选择性,而不是抑制表达野生型基因多于 400 的细胞系增殖[23]。据报道,lgx818 与 B-RAF^{V600E} 的反应速率缓慢,分解半衰期超过 24 h,从而以药物冲洗细胞可以实现持续抑制。在人黑色素瘤移植瘤模型中,lgx818 口服单剂量 6 mg/kg（B-RAF^{V600E}）24 h 以上,显示 pMEK 的减少率可达 75%。在多个 B-RAF 突变的人肿瘤异种移植模型中,LGX818 诱导瘤体缩小的剂量低至 1 mg/kg,但每日两次每次高达 300 mg/kg 剂量对 B-RAF 的野生型肿瘤没有活性。I 期临床试验的 B-RAF^{V600E} 黑色素瘤或结肠癌目前正在招募患者（http://www.clinicaltrials.gov, ID: NCT01436656）,B-RAF$^{V600E/K}$ 变异晚期实体瘤 Ib 期 LGX818 与 MEK 抑制剂 MEK162 联合的剂量递增的研究也在招募患者（http://www.clinicaltrials.gov, ID: NCT01543698）。

18.6　维罗非尼（ZELBORAF®或 PLX4032）

维罗非尼（vemurafenib）是首创的小分子 B-RAF 选择性抑制剂,于 2011 年 8 月通过 FDA 批准,用于治疗 B-RAF^{V600E} 突变的不能切除或转移性黑色素瘤。并于 2012 年 2 月在欧洲国家作为成人患者 B-RAF^{V600E} 基因阳性突变的单药治疗上市[24]。"维罗非尼"一词来自 V600E 基因突变 B-RAF 抑制。它是由 Plexxicon 发现的,现在由 Daiichi Sankyo 和与罗氏共同开发。

18.6.1　维罗非尼的发现

维罗非尼是由 Plexxikon 发现的,不是采用高通量筛选的方法,而是通过基于骨架结构来鉴定先导化合物的方法[25]。这种方法筛选了一个拥有 20000 个小分子的化合物库,这些分子都具有有利的化学性质（例如低分子量,氢键供体和受体少,可旋转的化学键和好的溶解性）。五种不同的激酶被用于筛选这个小分子数据库,浓度为 200 μmol/L,其中有 238 个化合物对 PIM-1、p38 和 CSK 这三种酶的抑制活性最低,并被选定为这些酶中至少一种的后续共晶晶体学研究。100 多种抑制剂和酶的共晶已经被成功鉴定出来了。PIM1 激酶和小分子低亲和的化合物的共晶提供了最稳定的共晶系统。PIM 1 共晶结构的其中一种是 7-氮杂吲哚绑定在 ATP 结合位点,尽管在多个绑定模式符合弱的亲和力 (IC$_{50}$ > 200 μmol/L)。3-苯胺-7-氮杂吲哚结构（7）随后被合成,用来改善与 PIM-1 作用的性质（IC$_{50}$～100 μmol/L）,其拥有一个保守键模式能让两个氢键和激酶的铰链区相互作用（图 18.9）。进一步优化 FGFR1 受体的共同结晶,鉴定出的 3-(m-甲氧苄基)-7-氮杂吲哚（8）结构,拥有实质性的效能增加（IC$_{50}$ 为 1.9 μmol/L）,可能是由于甲氧基氧与蛋白质之间的附加氢键的相互作用。7-氮杂吲哚核的单和双取代类似物库的准备和筛选,带来了具有优秀 B-RAF 效力的二氟苯硫酰胺结构。然后这些化合物以工程形式与 B-RAF^{V600E} 和野生型 B-RAF 共晶，允许其迭代的优化，得到了 PLX4720，其对 B-RAF^{V600E} 具有优秀的效价（IC$_{50}$ 为 0.013 μmol/L）并对 B-RAF^{WT} 受体具有 10 以上的治疗窗。这种方法成功的关键是对 B-RAF 激酶稳定的表达和共晶体系，一个对 B-RAF 激酶结构域的高度可溶形式已经被工程化，通过把表面疏水性残基突变成相对吸附亲水的氨基酸。高通量结构生物学方法允许获得 100多种 B-RAF 和不同抑制剂的共晶结构，这些结构通过分子建模和随后的多轮先导化合物的优化获得，并促进了 PXR4720 的快速进展，维罗非尼在 2005 年初首次被发现。维罗非尼和 PLX4720 被选中，由于其在啮齿类动物中持续的药代动力学性质。为进一步药物开发，维罗非尼之所以最终入选而不是 PLX4720，是因为维罗非尼的药代动力学特性在狗和猴子中更加有利[24]。

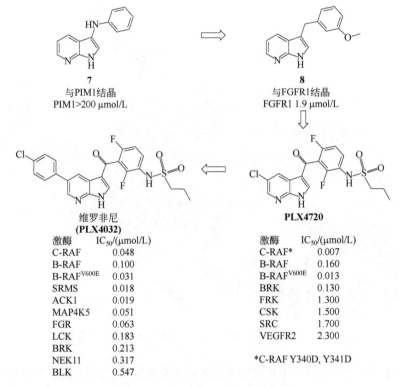

图 18.9　发现维罗非尼的关键步骤

18.6.2　维罗非尼在 B-RAF 中的结构

在维罗非尼和 B-RAF^{V600E} 的激酶结构域共晶结构中，蛋白质形成二聚体在活性DFG 构象中，在这构象激活环的起始部分，保守的天冬氨酸-苯丙氨酸-甘氨酸区域被埋在里面，并远离 ATP 结合口袋[24]。有趣的是，维罗非尼仅存在原聚体的一种当中。然而在野生型 B-RAF 和 PLX4720 的共晶结构中，配体完全的占据蛋白二聚体的一个

ATP 口袋，而另一个口袋的占有率较低，大约为 60%。在部分配体占有的原聚体中，B-RAF 以未活化的 DFG 在外的构象存在，因为天冬氨酸-苯丙氨酸-甘氨酸区域形成一个近乎 180°的旋转，从而使苯丙氨酸阻碍 ATP 口袋的结合。7-氮杂吲哚核心（图 18.10）是铰链结合处。这个位置占据几乎 ATP 腺苷酸结合的区域，使一个氢键受体和 Cys532 的 NH 相互作用，类似于索拉非尼的吡啶，同时，另一个氢键供体和 Gln530 处的羧基相互作用。人们认为，芳香磺酰胺的氮原子以去质子的形式存在着，这样可作为一个氢键受体和 Asp594 的支柱胺 NH 相互作用，同时磺酰胺的氧原子以氢键方式作用于 Phe595 的 NH 和 Lys483 的侧链。磺酰胺的丙基链作用于一个小的亲脂性内部口袋，这个口袋是通过 RAF 家族所特有的 α-C-螺旋向外旋转形成的，很有可能考虑到它的有利的激酶选择性情况。5-p-氯-苯基部分被直接指向于激酶的溶剂前沿。

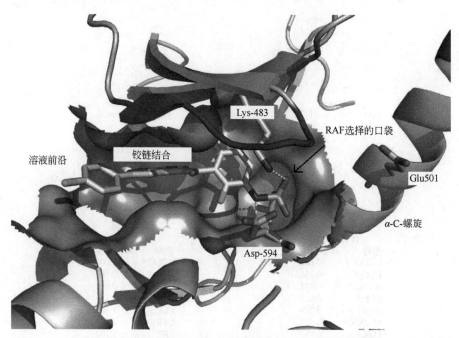

图 18.10　维罗非尼与 ATP 结合后结合到 B-RAF（见彩图）

　　B-RAF^{V600E} 二聚体有一个扩展的界面在两个原聚体间，其特点是有许多极性作用，包括 16 个氢键和 7 个盐桥键[24]。在一个原聚体的 Arg509 和它的二聚体的 α-C-螺旋形成 4 个氢键，而这个氨基酸的突变会阻碍二聚体的形成。维罗非尼结合，尤其是磺酰胺的丙基链作用于一个小的亲脂性内部口袋，导致 B-RAF^{V600E} 的 α-C-螺旋向外旋转，从而改变了与 Arg509 的相互作用，这反过来又会影响 RAF 的二聚体形成。矛盾的是，在细胞缺乏 B-RAF 突变时，药物通过变构反式激活非药物结合的存在于 B-RAF-C-RAF 异源二聚体和 C-RAF 同源二聚体的原聚体上调下游信号（图 18.11）。在拥有 B-RAF^{V600E} 的细胞中，信号通过单聚体而产生。而抑制剂可以完全地阻断它的激酶活性。这也许能解释药物对 B-RAF 突变的肿瘤的特异性，以及本来拥有正常皮肤细胞的一些患者由于服用维罗非尼药物而产生的鳞状细胞癌并发症。这有时会在启动维罗非尼治疗的几周内出现，它看上去似乎是维罗非尼加速病人潜在性癌变的发生。在老鼠上的实验研究进一步支持这一假设，即 RAF 抑制剂不会启动或者促进皮肤癌，从而极大地增加了既有 *HRAS* 突变又暴露于肿瘤启动子的病变组织的增殖[26]。

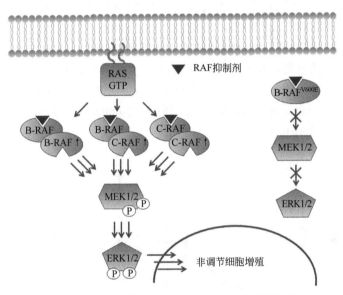

图 18.11　非突变 RAF–MAPK 反式激活模型通路

18.6.3　维罗非尼的生物学

在生物化学实验中，维罗非尼对于 B-RAF^V600E 的选择性要强于对野生型的，在评价维罗非尼在平行的癌细胞系中对 RAF–MEK–ERK 通路的抑制和增殖抑制的影响实验中，细胞选择性有所增加[27]。在 17 种黑色瘤细胞系中，维罗非尼在表达密码子 600B-RAF 突变体（V600E，V600R，V600D 和 V600R）而不是 B-RAF 野生型的细胞系中，是一种有效的增殖抑制剂。选择性的增加，可能是由于 *B-RAF* 基因突变的细胞在细胞增殖过程中依赖于激活的 MAPK 通路。

维罗非尼被报道可以抑制 MEK 和 ERK 通路的磷酸化，这一报道是在表达 V600E 的黑色素瘤细胞中如 COLO 829 和 LOX 通过蛋白质印迹法所测得的[27]。此外，它在表达其他 V600 位置突变如 WM2664 (V600D) 和 WM1341D (V600R)的黑色素瘤细胞中，也展示了对 MEK 和 ERK 的磷酸化的有效抑制。维罗非尼在不表达密码子 600 *B-RAF* 突变体的黑色素瘤细胞中，对 MEK 和 ERK 磷酸化的影响作用是更加多样的。

维罗非尼的抗肿瘤活性和存活率是通过老鼠体内试验完成的，采用的是老鼠 LOX 黑色素瘤异种模型，给药量为 12.5 mg/kg、25 mg/kg、75 mg/kg[27]。维罗非尼以 25 mg/kg

和 75 mg/kg 的剂量诱导肿瘤衰退，并且大多数老鼠（5/9）的给药量为 12.5 mg/kg。维罗非尼被报道能够显著增加存活率，在给药量为 75 mg/kg 的老鼠组中 8/10 的老鼠被认为已经完全治愈了。然而肿瘤会再发作，如果老鼠被给予更低剂量的药物。在其他的黑色素瘤模型中，维罗非尼对 A-375 和 COLO 829 肿瘤都具有完全的退化作用，给药量分别为 75 mg/kg 和 100 mg/kg。在 A-375 模型中，和大量给药方式相比，老鼠的存活时间被延长了 227% 在治疗 11 天以后；然而在 COLO 829 模型中，经过 21 天的治疗后，存活时间被延长了 61%。

维罗非尼的体内抗肿瘤活性是通过使用直肠癌（CRC）COLO 205 异种移植模型测得的，给药剂量分别为 6 mg/kg 和 20 mg/kg，如图 18.12 所示[28]。在这个模型中，肿瘤生长抑制是温和的，每天的给药量为 6 mg/kg，尽管肿瘤稳定化是通过每天给药量为 20 mg/kg 进行的。有效的肿瘤抑制给药量为 20 mg/kg，对应于老鼠在第 7 天的维罗非尼 300 μmol/(L·h) 的给药量。

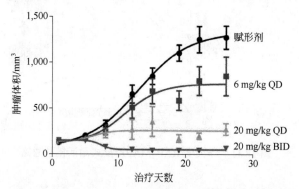

图 18.12　维罗非尼对 COLO 205 移植肿瘤生长的作用

18.6.4　维罗非尼的临床作用

在临床前安全评价时，老鼠和狗服用维罗非尼 28 天，给药量最大达到 1000 mg/(kg·d)，没有任何毒性。通过老鼠给药 26 周，狗给药 13 周，耐受性进一步被确定。安全给药量确定之后，给药量提高，在老鼠中达到 2600 μmol/L，在狗中达到 820 μmol/L。在任何动物、任何剂量或治疗的持续时间，皮肤组织无任何变化。

口服的维罗非尼的最初是以包括结晶粉末的胶囊这种形式应用，尽管结晶性粉末能够胜任初期的临床试验要求，然而由于结晶形式不稳定，不适合生产和储存过程，同时为了提高水溶性和稳定性，罗氏将维罗非尼转化成一种稳定的非晶形的形式。这种非晶形的形式表现为微孔可滤过的散装粉末，是通过聚合体分子筛过滤出得到的。和晶体形式相比，这种非晶形形式的口服利用度增加了 6 倍。

Ⅰ 期临床剂量递增研究部分开始于 2006 年后期，使用的是晶体形式，给药量从开始的 200 mg/d 增加至 1600 mg[28]。药物起始累积后，达到饱和，稳定值<200 μmol/(L·h)。这一值小于临床前的肿瘤抑制量 300 μmol/(L·h)。然而维罗非尼的新剂型使药物剂量递增研究从新开始，剂量为 240 mg，300 μmol/(L·h)，通过计算机断层照相法得到了第一个病人肿瘤收缩的证据。这提供了一个肿瘤转化科学的罕见例子，体内的异种转移模型可以准确地预测人类效应。当剂量增加至 720 mg 时，会产生更加持续显著的肿瘤抑制，包括在代谢位点。在 21 个患有转移性黑色素瘤的病人中，16 个带有 B-RAF 突变。这 21 个病人被给予血药浓度曲线下面积高于 300 μmol/(L·h)的给药量。带有 B-RAF 突变的 10 个黑色素瘤病人获得了肿瘤抑制，这被定为局部反应，并且一个病人得到了完全的响应。患有黑色素瘤的没有 B-RAF 突变的患者都没有获得一个局部反应。因此，进一步扩大试验人群仅局限于 B-RAF 突变肿瘤患者。剂量限制性毒性检测得出最高剂量为 1120 mg，会产生包括疲劳、皮疹和关节疼痛等不良反应；因此，剂量为 960 mg 被选为后来研究所使用的剂量。

在 I 期临床剂量递增研究部分之后，一个扩展的阶段开始包括两组。一组由 32 名转移性黑色素瘤患者组成，一组由 21 名带有 B-RAF 突变 CRC 的患者组成[29]。在第一组中，26 个病人带有 B-RAF^{V600E} 突变，临床试验中，81%的患者获得显著的局部反应，其中两个获得完全的响应。当比较带有野生型 B-RAF 的病人或者那些服用低剂量的维罗非尼的患者，肿瘤响应的持续性和显著的整体存活性使这个剂量更加具有说服力。

正电子发射断层扫描（PET）是用于在临床 I 期阶段扩展研究时的肿瘤成像，并使用 ^{18}F-脱氧葡萄糖模拟，代表性的患者如图 18.13 所示[28]。患者在开始治疗前和经过两周的维罗非尼治疗后进行扫描比较。所有的来自这个研究的病人在服用维罗非尼后都表现出肿瘤转移的抑制。肿瘤抑制相继被记录下来：最好的响应是 70%为病人 45，70%为病人 59，68%为病人 61，37%为病人 69。

在 21 个带有 B-RAF 突变 CRC 的患者中，维罗非尼表现出一定的活性，其中一个患者具有局部效应[24]。然而与带有黑色素瘤的患者相比，更少的响应率表明 B-RAF 突变转移性 CRC 在生物学上的不同。支持这些临床观察结果的信息是：B-RAF 突变的 CRC 细胞活性是不易被维罗非尼抑制的，同时与 B-RAF 突变的黑色素瘤细胞相比，对 pERK 的抑制更加短暂[30,31]。表皮生长因子受体 (EGFR)-介导的 MAPK 通路的再次激活被认为可导致相对不敏感性。在 B-RAF 突变的 CRC 细胞系中，维罗非尼和 EGFR 抑制剂吉非替尼或者 EGFR-ErbB2 双靶点抑制剂拉帕替尼的共同治疗会导致更加完全的 pERK 抑制作用和增殖抑制作用。一个在人类细胞中基于 RNA 干扰的筛选，报道了阻碍 EGFR 可以对 B-RAF^{V600E} 抑制表现强的协同作用[31]。来源于 HT-29、WiDr 和 VACO432CRC 细胞的 B-RAF 突变的 CRC 异种转移体对于维罗非尼和 EGFR 抑制剂的联合作用相对于单独作用也是更加敏感的。EGFR 抑制剂可以是抗体药物西妥昔单抗，也可以是肿瘤抑制的小分子药物吉非替尼或厄洛替尼。B-RAF^{V600E} 抑制作用会引发 EGFR 的快速的反馈激活，在 B-RAF^{V600E} 抑制的情况下，EGFR 的激活又促使细

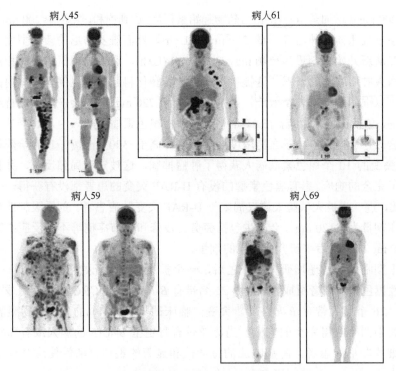

病人45　　　　　　　　　病人61

病人59　　　　　　　　　病人69

图 18.13　病人服用维罗非尼前与服用两周后对比

胞不断的增殖。黑色素瘤细胞往往表达低水平的 EGFR，因此不会受到这种反馈抑制的影响。MAPK 通路的再次激活可以通过 EGFR 介导的 RAS 和 C-RAF 激活实现。这也有利于了解对带有 B-RAF 突变 CRC 的患者 BRAF 和 EGFR 的联合治疗作用的评估。

基于临床 I 阶段的史无前例的效应，Plexxikon 和 Roche 在进行临床 II 期试验的同时也进行了大量的随机的临床 III 期研究，以加快药物注册的进程。临床 II 期研究选取了大量的携带 B-RAF^{V600} 突变基因的以前被治疗的代谢性黑色素瘤患者，并进行维罗非尼的有效性和安全性研究[32]。在研究的 132 例病例中，确定的总共有效率为 53%，其中 6% 的患者完全有效。平均有效期为 6.7 个月，平均总存活期为 15.9 个月，而患有代谢性黑色素瘤的患者的总存活期为 6～10 个月。最常见的不良反应为一级或二级的关节疼痛、皮疹、光敏感型、疲劳和脱发。

人们发现，26% 的患者出现皮肤鳞状细胞癌（其中绝大多数是棘皮瘤型）这种服药后并发疾病，这很可能是在 8 周的治疗过程中，易受阳光晒伤的皮肤中 RAF-MEK-ERK 通路上调的结果。

在 2010 年，一个被称为 BRIM-3 的随机化临床 III 期临床注册试验登记了 675 个携带激活的 B-RAF^{V600} 突变基因的黑色瘤患者，维罗非尼作为单药治疗手段和烷基化试剂达卡巴嗪联用治疗晚期阶段 IIIc 或阶段 IV 的黑色素瘤[33]。直到 2011 年初，一个总存活率的临时统计数据清晰地证明了维罗非尼的优势功效，并且使用达卡巴嗪治疗的病人允许转向维罗非尼治疗。临床Ⅲ期的数据表明，和使用达卡巴嗪治疗的病人相比，使用维罗非尼治疗的病人在治疗阶段表现为临床意义的和统计学意义上的提高，死亡风险下降了63%。对临床Ⅲ期病人的更长久的追踪观察将提供一个对整个生存率的更可靠的评价。尽管维罗非尼表现出显著的成效，然而很多挑战依旧还未解决。例如，由于本身抵抗力的原因，对于携带野生型 B-RAF 基因的黑色素瘤患者，维罗非尼治疗不发挥作用，同时，对于携带 B-RAF 突变基因的患者可能也不会产生效应。此外，由于机体产生的获得性抵抗力，尽管提供了不间断的治疗，但是几乎所有的病人病情会复发。所以，目前人们开展集中的调查研究，以揭示在驱赶免疫和开发联合治疗方面的潜在机理，并且这些工作被综述归纳在这一章节中。

18.7 达拉菲尼（TAFINLAR®或 GSK2118436）

18.7.1 SB-590885 的发现

在20世纪90年代末期，史克必成开始了开发 B-RAF 抑制剂的调查研究。这一项目开始于探索神经保护治疗手段来治疗中风，人们在神经死亡的体外试验中发现，ERK 的激活水平显著提高[34]。被筛选出来的起始先导化合物是三取代的咪唑环（**11**），它具有温和的 B-RAF 活性，开始被用作 p38 激酶抑制剂（图 18.14）。在 1998 年，默克公司开发出一个相关的芳香环取代的咪唑化合物 L-779450。这个化合物在结构上的改

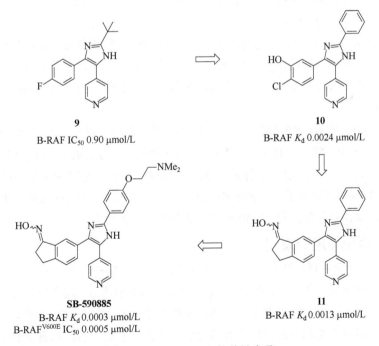

9
B-RAF IC$_{50}$ 0.90 μmol/L

10
B-RAF K_d 0.0024 μmol/L

SB-590885
B-RAF K_d 0.0003 μmol/L
B-RAF^{V600E} IC$_{50}$ 0.0005 μmol/L

11
B-RAF K_d 0.0013 μmol/L

图 18.14　SB-590885 的关键步骤

变，是以氯酚结构代替了 4-氟苯基，B-RAF 活性上有了一个显著的提高。这一发现促使这个小组开始了基于三芳香环咪唑结构的构效关系研究，从芳香咪唑结构（11）可以看出，它属于二氢化茚-肟结构，也是氯苯酚的生物电子等排体，并具有和 L-779450 相似的效力。SB-590885 增加了一个基本的氨基链以提高其水溶性，此外，这个化合物对 B-RAF 表现出极好的效力，对 C-RAF 也表现出近乎 10 倍的选择性。更令人兴奋的是，SB-590885 表现出更加显著的 B-RAF 特异性抑制作用，它具有很小的脱靶效应，这使 SB-590885 成为进一步调查 B-RAF 的生物角色的一个很好的工具。人们证实，SB-590885 在体外具有神经保护作用，可以防止老鼠海脑切片受到氧和葡萄糖的侵蚀。然而尽管 SB-590885 具有优越的体外活性，但是它表现出温和的血液清除能力，以及较差的中枢神经系统渗透能力，最终，这一结果差强人意。

人们通过培养正常细胞和恶性肿瘤细胞，获得了 SB-590885 在肿瘤学上的应用[35]。通过在表达 B-RAF^{V600E} 的 CRC（Colo-205 和 HT29）细胞系和黑色素瘤细胞系(A375P, SKMEL28 和 MALME-3M)中加入 SB-590885 进行孵育，SB-590885 的细胞增殖抑制作用表现最为突出。然而不表达突变 B-RAF 基因（HT-1080，HCT-116 和 SKMEL2）的正常细胞（HFF，HMEC 和 PREC）及恶性细胞展示了中间的选择性和抵抗性。此外，更长时间的 SB-590885 孵育使得表达恶性肿瘤基因的 B-RAF^{V600E} 黑色素瘤细胞增殖继续下降。表达 B-RAF^{WT} (WM-NCI)的正常黑色角质细胞和初级的黑色素瘤细胞在经过 SB-590885 孵育后都表现为增加的 ERK 磷酸化。另一个矛盾的例子是非突变的 RAF MAPK 通路被一个 B-RAF 抑制剂所激活（图 18.11）。SB-590885 可以抑制带有表达突变 B-RAF 的黑色素瘤细胞鼠类异种移植瘤的形成，尽管这种效果在抑制肿瘤增长方面表现得更加温和。然而由于 SB-590885 的药代动力学较差，在异种移植模型中效价一般，以及在 7 天毒理学研究中安全窗较低等不足，最终导致了它作为抗癌药物研究工作的终止。

如图 18.15 所示，SB-590885 结合 B-RAF^{V600E} 激酶区域的共晶显示，SB-590885 占据了 ATP 结合口袋，并且作用于 B-RAF 的一个活性构象。吡啶和 Cys532 的 NH 相互作用形成铰链。而二氢化茚-肟和 Z 构型几何体的共晶，通过 B-RAF 在 Lys403 和 Glu501 的盐桥作用形成了一个强的相互作用，同时在活性区域 Asp594 的骨架酰胺处形成一个氢键，这样可能使 SB-590885 的选择性和效力增强。

18.7.2　达拉菲尼的发现

达拉菲尼的开发最初源于一个开发 EGFR-erbB2 双激酶抑制剂拉帕替尼（Tykerb®）的后续药物的项目。这个项目在 20 世纪初通过临床试验进行。这个项目的早期目的是鉴定抑制剂对 EGFR-erbB2 双靶点及其他激酶如 B-RAF 和 IGF1R 的抑制活性，这些激酶被认为对具有拉帕替尼抗性的肿瘤增殖作用是非常重要的。在葛兰素史克激酶抑制剂的筛选工作中，人们确定了吡唑并吡啶类化合物 12，这个化合物对 EGFR 和 erbB2

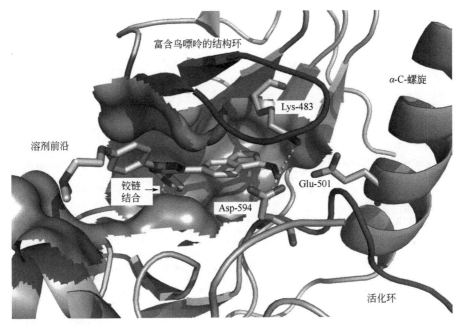

图 18.15　SB-590885 与 ATP 结合然后结合到 B-RAF 口袋中（见彩图）

有很好的抑制作用，对 B-RAF 和 IGF1R 也有温和的抑制作用（图 18.16）。通过将杂环结构变成咪唑并吡啶，并且在吡啶胺上加上 N-甲基-四氢异喹啉结构，将原来的结构改造成化合物 13，这样显著地增加了 B-RAF 的效力[36]。然而咪唑并吡啶结构 13 在代谢性（pERK）或抗细胞增殖实验中表现出很弱的活性（细胞为 B-RAF^{V600E} 突变的 SKMEL28 细胞系）。围绕杂环中心进行的先导化合物优化研究确定了噻唑类化合物 14，在证明机械性 pERK 实验中这个化合物相对于其他杂环化合物表现出具有优势的功效。

　　作为先导物优化的过程，这个项目的焦点已经从优化一个三重激酶抑制剂外形（EGFR–ERBB2，B-RAF 和/或 IGF1R）转变到一个 B-RAF 基因独立工作。理由是拉帕替尼成功通过后期临床试验，其被批准的概率增加，这一工作变得更为清晰，多激酶抑制可以更容易地作为单一剂的组合被评价而不是试图将所需的功能拟合为一个分子。这样一来将有利于大大简化噻唑系列先导物的优化。对于几种有芳酰胺连接的替代品的评价以及在突变 SKMEL28 细胞中进行 B-RAF^{V600E} 检测抗恶性肿瘤增殖分析，显示了明确的 pERK 机理。2,6-二氟磺酰胺提供效力和代谢稳定性的最佳组合，并因此被进一步用于在其他分子区域的合成孔径雷达探测。在酶和细胞水平分析上已经展现出优异的效果，不过由于它在大鼠肝微粒体内过高的内在清除率，以及较差的口服利用率，暴露出下一步的研发重点是提高这一系列化合物的代谢稳定性。为了提高该系列的代谢稳定性，以潜在的代谢位点为靶标，其中一种途径是在苯磺酰胺环连接噻唑的核心周围系统连接氟原子。人们发现，氟化噻唑的对位结构 16 可以降低内在清

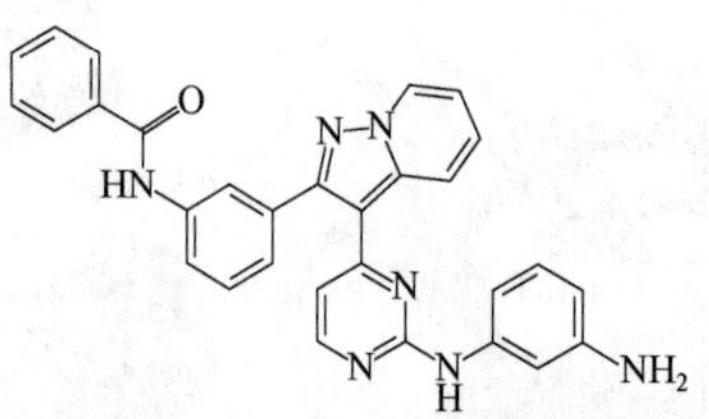

12

激酶	IC$_{50}$/(μmol/L)
B-RAF	0.316
B-RAF^{V600E}	0.100
EGFR	0.003
erbB2	0.006
IGF1R	0.158

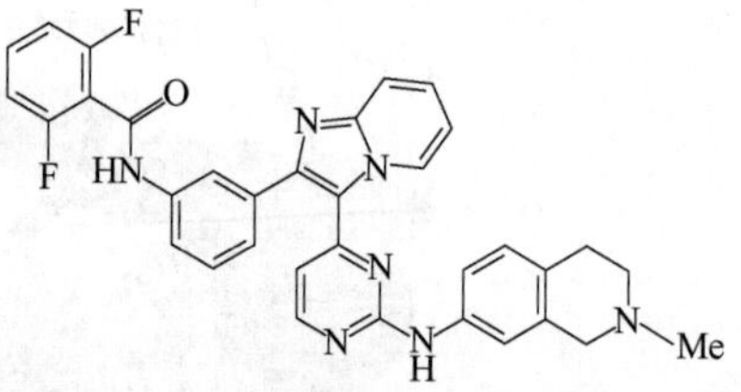

13

激酶	IC$_{50}$/(μmol/L)		EC$_{50}$/(μmol/L)
B-RAF	0.008	pERK	>10
B-RAF^{V600E}	0.025	SKMEL28	5.3
EGFR	0.001		
erbB2	0.002		
IGF1R	0.063		

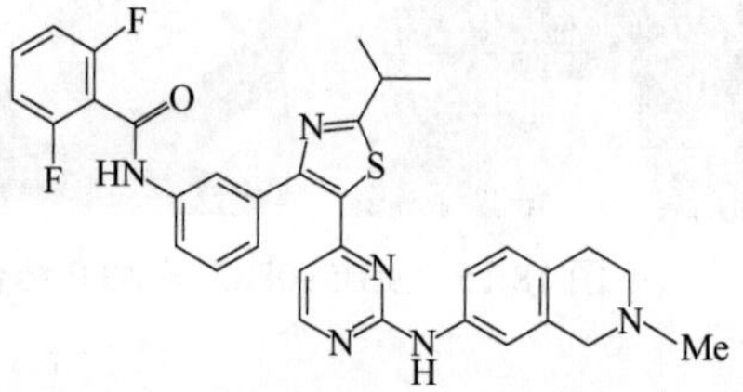

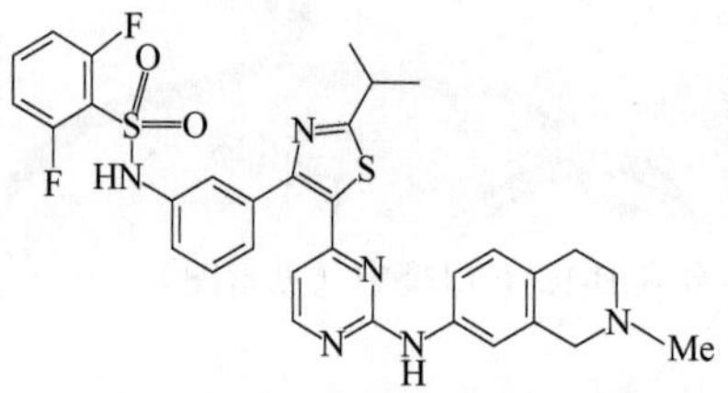

15

激酶	IC$_{50}$/(μmol/L)		EC$_{50}$/(μmol/L)
B-RAF^{V600E}	0.013	pERK	0.052
EGFR	0.013	SKMEL28	0.297
erbB2	0.063		
IGF1R	2.5		

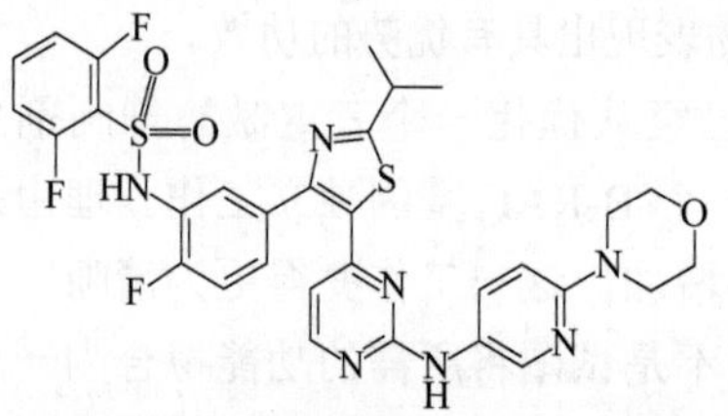

14

激酶	IC$_{50}$/(μmol/L)		EC$_{50}$/(μmol/L)
B-RAF^{V600E}	0.008	pERK	0.58
EGFR	0.001	SKMEL28	2.7
erbB2	0.003		
IGF1R	0.251		

16

激酶	IC$_{50}$/(μmol/L)		EC$_{50}$/(μmol/L)
B-RAF^{V600E}	0.004	pERK	0.007
EGFR	0.795	SKMEL28	0.006
erbB2	0.316		
IGF1R	0.794	po DNAUC	μg·h/mL
		Rat	1.75
		Dog	0.042

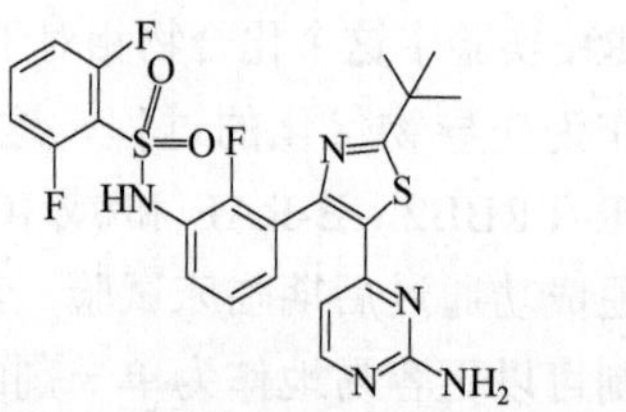

达拉菲尼

激酶	IC$_{50}$/(μmol/L)		EC$_{50}$/(μmol/L)
B-RAF	0.005	pERK	0.004
B-RAF^{V600E}	0.001	SKMEL28	0.003
C-RAF	0.006		
EGFR	>1		
erbB2	>1	po DNAUC	μg·h/mL
IGF1R	6.3	Rat	0.73
ALK5	0.012	Dog	3.75

图 18.16 发现达拉菲尼的关键步骤

除率和静脉清除率。大鼠口服剂量归一化曲线面积与非氟化模拟相比，代谢稳定性提高了 70 倍。通过氟化大鼠口服利用率有了很大的飞跃，造成这个结果的原因可能是代谢稳定性增加，通过阻断一个主要的代谢部位，口服吸收后，或许可以提供一个与磺胺 NH 相互作用的分子内氢键，从而掩盖一个氢键供体。在较高级的物种（例如狗）得到更高的药代动力学的挑战仍然存在。在狗和猴肝微粒体代谢物鉴定的研究中，确定了几个主要的代谢产物集中于异丙基噻唑核心和化合物 **16** 的 6-(4-吗啉基)-3-氨基吡啶位置[37]。为了修饰这些代谢热点，化合物 **16** 噻唑上的异丙基基团被叔丁基基团取代，嘧啶基团被 2-氨基-嘧啶截断。这样大体上降低分子量 20% 以上。最后，在噻唑、磺胺邻位引入氟，从而产生了达拉菲尼。研究显示达拉菲尼在酶和细胞中很好的摩尔抑制浓度，同样的，达拉菲尼也能够抑制 B-RAF^{V600E}-驱动的黑色素瘤细胞系的增殖。此外，对比早期的类似物制备过程，可以观察到能够接受的大鼠实验以及显著改进狗的药代动力学数据。

18.7.3 达拉菲尼在基因结构的研究

达拉菲尼是一种 B-RAF 可逆性 ATP 竞争性抑制剂，它用来绑定一种非活性的激酶构象。如图 18.18 所示，是一个在 B-RAF V600E 激酶结构域的相关噻唑模拟晶体结构 **17**（图 18.17）的共结晶结构。类似于维罗非尼的晶体结构，是一个 α-C-螺旋"转移"，相对于一个主动式构象，在保守的 Lys483 与 Glu501 之间的盐桥是断裂的。而 Phe595 不是在"DFG-外在"的形态，它是旋转的形成与被报道的拉帕替尼-EGFR 的结构相类似的口袋结构。嘧啶 N1 与 Cys532 在 ATP 结合的酶的口袋里形成经典的铰链相互作用，叔丁基和噻唑核心结合在 P 环下面，只留下一个相对较小的部分的抑制剂作为溶剂暴露在外。类似于维罗非尼的芳基磺酰胺绑定到"*RAF* 选择性口袋"，磺酰胺 NH 被描述为去质子化的形式，留下 N 作为 Asp594 氢键受体的骨干，这是与经计算的磺酰胺 NH pK_a7 左右是一致的，而其他连接基团的 pK_a 大概从 10 到 12，如酰胺或尿素的差异，当处在细胞 pH 情况下对 NH 的电离能力可以解释被观察到磺酰胺类 pK_a 得到大幅提升的现象。最后，Lys483 铵离子与磺酰胺阴离子极为贴近，可以与一个磺酰胺的氧形成氢键，而其他磺酰胺氧与 Phe595 骨干 NH 形成氢键。被观察效能提高含氟取代化合物被认为对磺胺 NH 的 pK_a 有潜在调制，使这可能在细胞 pH 情况下促进离子化，并允许更有利的构象对芳基磺酰胺进行绑定。

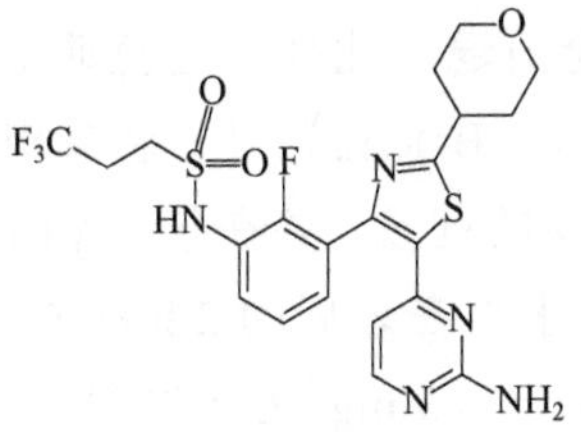

图 18.17　达拉菲尼类似物 **17**

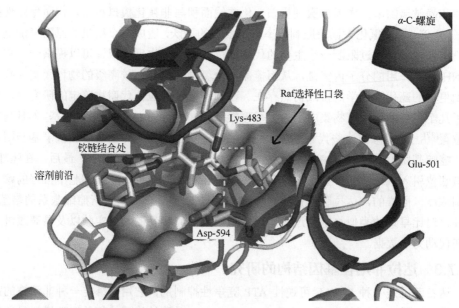

图 18.18　达拉菲尼类似物与 ATP 结合后与 B-RAF 口袋结合（参见彩图）

图中标注：α-C-螺旋、Raf选择性口袋、Lys-483、Glu-501、铰链结合处、溶剂前沿、Asp-594

18.7.4　达拉菲尼的生物学研究

　　通过对 61 种不同激酶的筛选实验，人们发现达拉菲尼是一种有效的针对 B-RAF 和 C-RAF 纳摩尔级别的生化抑制剂。与大多数被筛选的激酶相比，达拉菲尼对 B-RAF 有大于 500 倍的选择性。其他表现出很好活性（<100 倍的选择性）激酶，仅仅在 ALK5 激酶筛选板上观察到[37]。人们在细胞机理分析中观察到有效的抑制活性。人们利用达拉菲尼对黑色素瘤细胞与大肠癌细胞系、COLO205（pERK IC$_{50}$ 为 7 nmol/L）的增殖活性抑制进行了体内研究，并发现小鼠体内 B-RAF^{V600E} 人类黑色素瘤小鼠肿瘤的生长显著降低[38]。在这个模型中，CD1 裸鼠肿瘤 A375P F11（B-RAFV600E）每日口服达拉菲尼，以 0.1 mg/(kg·d)、1 mg/(kg·d)、10 mg/(kg·d)、100 mg/(kg·d) 的剂量口服 14 天（图 18.19）。在 0.1 mg/kg 和 1 mg/kg 的剂量组肿瘤生长变慢，在 10 mg/kg 的剂量组发现肿瘤停滞，在 100 mg/kg 的剂量组发现肿瘤消退。并且经测试所有组的裸鼠体重并没有显著变化。值得注意的是，在 100 mg/kg 这一剂量组中 50%被处理过的动物肿瘤完全消退。此外，达拉菲尼在体内单次口服剂量成剂量依赖性，降低了在 A375P F11（B-RAF^{V600E}）肿瘤组织中 pERK 的表达水平，收集肿瘤 2 h、6 h 和 24 h 后药物的剂量，并在每个 pERK 水平进行测定并归一化当前 ERK 总量，pERK 和 ERK 水平在之后的 2 h 和 6 h 中，剂量大大减小，并呈现显著的药效作用（>50%抑制）（≥3 mg/kg 单剂量研究），24 h 后它返回到未经处理的水平（≤3 mg/kg）。

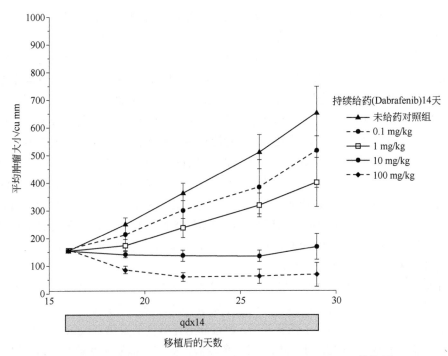

图 18.19　达拉菲尼对 CD1 裸鼠肿瘤 A375P F11（B-RAFV600E）的作用（*n*=8）

18.7.5　达拉菲尼临床疗效的研究

Ⅰ期剂量递增试验的研究纳入了 184 例有 B-RAF 突变的患者,其中 156 例产生转移性黑色素瘤[39],剂量增加至 300 mg。未发现 MTD 的报道,在安全性实验、药代动力学和反馈数据的基础上,Ⅱ期临床试验选择 150 mg 的剂量。最常见的治疗不良反应等级是 2 级,或者更糟糕的是,偶见皮肤鳞状细胞癌（11%）、疲劳（8%）以及发热（6%）等不良反应。在 150 mg 剂量的患者中,36 例 B-RAF V600 突变的黑色素瘤,25 例患者出现反应,18 例可以确诊,17 例治疗 6 个多月。整个试验过程,并没有 B-RAF V600E 突变响应的患者被记录。

在黑色素瘤和未经治疗的脑转移瘤患者中,10 例患者中有 9 例减少脑损伤的程度。在一项研究中达拉菲尼对脑转移瘤的活性最初是一个偶然的发现。起初,考虑到达拉菲尼不可以通过血脑屏障,因此,脑转移瘤患者通常不包括在临床试验中,因为可以预测其不会产生任何作用。在一个患病动物刚开始治疗前进行扫描发现有一个脑转移瘤,直到治疗开始时,这一结果仍不清楚。2 周后,对动物扫描显示大脑转移肿瘤的代谢减少,随后的核磁共振成像显示肿瘤尺寸减小。在 28 例 B-RAF 突变非黑色素瘤实体肿瘤患者中,达拉菲尼表现出明显的抗肿瘤活性,同时它对于胃肠道间质瘤、甲状腺乳头状癌甚至非小细胞肺癌、卵巢癌以及结直肠癌等都有良好的抑制活性。

在Ⅱ期研究中没有脑内肿瘤转移患者,被称为 breakmb,经病理证实患有 B-RAF

V600K 或 B-RAF V600E 突变的黑色素瘤患者，用达拉菲尼治疗后，有至少一个患者没有发生脑内肿瘤转移[40]。研究登记 172 例患者，其中 81%例 B-RAF V600E 突变的黑色素瘤。患者被分为 2 个组：A 组是没有接受过局部治疗的脑瘤转移患者，B 组是在局部治疗前发生脑瘤转移的患者。A 组中 74 例 B-RAF V600E 突变的黑色素瘤患者中共有 29 例实现了整体颅内响应，同样的，B 组中 65 人中 20 人有整体颅内响应。A 组中 15 个 B-RAF V600K 突变的黑色素瘤患者在队列中取得了总体颅内反应，在 B 组中 18 例患者中有 4 例。38 例（22%）患者治疗中不良事件发生 3 例甚至更多。达拉菲尼的开放随机Ⅲ期研究（break-3）在 250 例转移性黑色素瘤 B-RAF V600E 突变患者中进行[41]。患者随机以 3∶1 的比例分为 150 mg 口服达拉菲尼或每三周静脉滴注达卡巴嗪 1000 mg/m^2 两组，在疾病发展情况下，达卡巴嗪组允许交叉到达拉菲尼组。在 187 例患者随机分配到达拉菲尼的研究中，93 例（50%）出现被证实客观的反应与第一到第二阶段的研究，以及与维罗非尼 brim-3 的试验情况相吻合；然而 6 例（3%）有一个完整的响应，如图 18.20 所示。

最常见的不良事件是皮肤鳞状细胞癌、发热、疲劳、头痛、关节痛。更严重等级 3 到 4 徐行效应是罕见的。虽然通过试验来精确比较达拉菲尼的毒性是不可能的，但是达拉菲尼的毒性似乎不同于维罗非尼，达拉菲尼光敏性的发病率较低（<1%相对于 12%）鳞状细胞癌（6%相对于 18%）发病率较低，关节疼痛发病率较高（21%相对于 6%），疲劳发病率较低（6%相对于 13%）。与维罗非尼相比，潜在的低剂量的结果以及对 C-RAF 或野生型 B-RAF 有更好的效力，是对达拉菲尼更有利的支持。

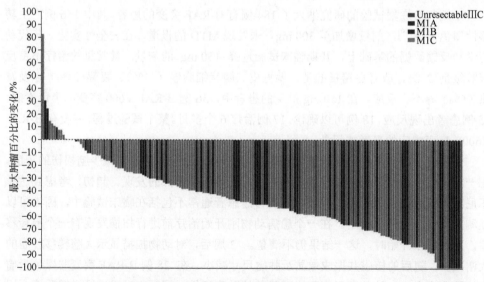

图 18.20　病人服用维罗非尼后最大肿瘤百分比的变化（*n*=187）（见彩图）

一个柱状图代表一个个体，负值代表肿瘤减小。

图片来自文献[41] © (2012) Elsevier，保留版权

18.8　XL281（BMS-908662）

XL281 是 B-RAF WT、B-RAF V600E 和 C-RAF 的一个竞争性抑制剂，对它们三者的效能分别是 4.5 nmol/L、6.0 nmol/L 和 2.6 nmol/L[42]。它是由 Exelixis 公司开发并授权给 Bristol Myers Squibb 公司的。目前尚未披露 XL281 的结构。XL281 对各种肿瘤细胞系和带有突变或野生基因型 B-RAF 或 K-ras 的人类肿瘤异种移植瘤模型（A375，MDA-MB-231，HCT116 和 A431）表现出良好的活性，并在一次口服剂量之后能够观察到它对 pMEK、pERK 等生物标志物也有抑制作用。在 2007 年进行了 XL281 的一期临床试验，有 30 例结直肠癌（CRC）、甲状腺乳头状癌（PTC）、非小细胞肺癌、恶性黑色素瘤和其他肿瘤患者参与其中[42]。在一个 28 天周期中，XL281 口服剂量为每日一次，口服最大耐受量确定为 150 mg。观察到疲劳、恶心、呕吐和腹泻等不良反应的剂量限制性毒性为 225 mg。在肿瘤或代替组织的 pERK 和 pMEK 下调大约 70%，并且随着细胞增殖和凋亡而降低。10 名各自患有 CRC、黑色素瘤、PTC 和非小细胞肺癌的患者服用最大耐受剂量 150 mg 之后，其中一名患者的眼部黑色素瘤在持续用药 4 个月之后达到部分缓解。12 例患者的病情稳定持续三个月以上，包括两个隐形 B-RAF[V600E] 突变 PTC 患者。随后，使用 XL281 与西妥昔单抗（爱必妥®）、EGFR 单克隆抗体联用继续 XL281 的 I 期临床试验，并观察患有 KRAS 基因或基因突变-阳性晚期或转移性结直肠癌的受试者病情的恢复情况（http://www.clinicaltrials. gov，ID：NCT01086267）。

18.9　耐药机制研究

耐药性可以分为 2 种类型：从治疗开始就抵抗治疗的原发性耐药，以及在治疗过程中发展的获得性耐药。大部分抗突变 B-RAF 抑制剂的耐药机制尚不明确，常见于复发和危重病人。用于研究耐药性的最容易获得的体系是长期暴露于选择性 B-RAF 抑制剂中的永生化 B-RAF[V600E] 黑色素瘤耐药细胞株，但这些细胞系在临床上表现出原发性黑色素瘤耐药的原因仍有待验证。事实上，值得注意的是，原发性耐药现象通常伴随着遗传改变，如基因 B-RAF 突变，并激活 PI3K–AKT 和细胞周期蛋白 D1–CDK4 途径[43]。磷酸酶和张力蛋白同源物（PTEN）功能能够通过负调节 PI3K AKT 信号，从而可以作为一种抑癌途径（图 18.21）。人们认为，大约有一半的 B-RAF 突变的黑色素瘤，PTEN 基因突变隐藏、缺失或表观遗传沉默，从而显著降低 PTEN 表达。在 B-RAF V600E 和 PTEN 缺失的细胞系中，敏感性小干扰 RNA 被敲除 B-RAF 基因或其中之一选择性 B-RAF 抑制剂比 B-RAF[V600E] 和 PTEN 完整细胞系中的要少。

18.9.1　获得性耐药性

人们不希望看到抗癌药物出现获得性耐药，但获得性耐药确实是可以预测的，可以通过在临床上有限时间内观察单个 B-RAF 抑制剂的抗肿瘤活性变化来确证这一现象。为了在改进抑制剂的同时选择合适的药物进行组合治疗，了解新一代的 B-RAF

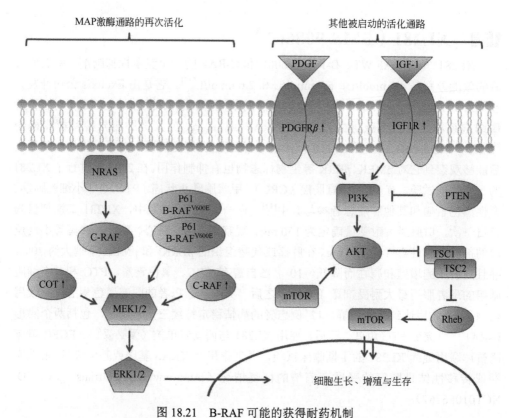

图 18.21　B-RAF 可能的获得耐药机制

PI3K、AKT 或 mTOR 抑制剂与 B-RAF 抑制剂的体外协同作用已被证明，并且，靶向基因
药物 B-RAF 和/或 MEK 抑制剂与 PI3K 通路抑制剂联用，临床耐受性良好[44]

抑制剂的耐药机制是至关重要的。获得性耐药激酶抑制剂开发领域已经取得突破。例
如，2001 年，伊马替尼（格列卫®）成为第一个被批准的小分子激酶抑制剂，上市后
不久，研究者们开始发现一些在体外培养的细胞系获得了耐药，随后又迅速发现了临
床上病人的耐药性。通过研究发现，伊马替尼可以抑制 BCR- ABL 酪氨酸激酶，而点
突变的 BCR ABL 激酶域内的 BCR- ABL 依赖机制干扰了伊马替尼与相应靶点的结合，
反而完全保留了激酶的致癌活性。随着对慢性髓细胞性白血病的耐药性机理的深入认
识，人们开发出新一代抑制剂——达沙替尼和尼洛替尼，这两种药物分别在 2006 年和
2007 年被批准上市，对伊马替尼耐药或过敏的患者可以使用。遵循这一先例，在 B-RAF
激酶域发生的二次突变是细胞系获得对维罗非尼耐药性的主要动力。但令人惊讶的是，
这似乎并非如此。使用维罗非尼获得性耐药患者的肿瘤切片，对 B-RAF 的外显子进行
直接测序，没有发现 B-RAF 突变和 V600E 突变[45]。更令人惊讶的是，模仿给予伊马
替尼耐药性的改造的基因突变，特别是在位于 ATP 结合口袋背面的苏氨酸残基，人们
发现在异种移植瘤模型中给予维罗非尼，会导致 B-RAF V600E 的肿瘤产生耐药性[46]。
自从发现许多既服用维罗非尼又服用达拉非尼的患者病情复发后，人们描述了两种不同的耐药机制，如图 18.21 所示，重新激活 MAP 激酶途径和已经激活了其他激酶的途径[45]。在个别情况下，人们已经发现同时激活 NRAS、MEK 突变和 B-RAF^{V600E} 的现象。已经证明，RAS 的突变优先通过 C-RAF 而不是 B-RAF 发出信号[47]。人们也观察到，COT 是一种在 B-RAF 无关的形式里使 MEK 磷酸化的激酶增加[45]。

此外，通过 B-RAF^{V600E} 选择性剪接，在 B-RAF 被抑制的情况下，会产生 RAS 单独持续性激活。已经证明，P61 和 B-RAF^{V600E} 二聚体能够激活 MAPK 通路[48]。另外，酪氨酸激酶过度表达的血小板衍生生长因子受体（PDGFRβ）和胰岛素样生长因子受体（IGF1-R）会上调 PI3K-AKT 通路，从而为 MAPK 提供多余的生存信号[43]。

18.9.2　组合疗法

充分理解耐药机制将对设计出克服 B-RAF 抑制剂的耐药性的靶向药物组合疗法产生重要的影响。通过重新激活 MAP 激酶途径以及对 MEK 的活化修复，以 B-RAF 抑制剂和 MEK 抑制剂的组合疗法能够阻止或延缓达拉菲尼和维罗非尼产生耐药性的患者的耐药性。此外，这样的组合疗法能够防止 MEK 在正常组织中活化，这能有效免除低级别鳞状细胞癌的并发症。人们发现，从 A375 B-RAF^{V600E}、YUSIT1 B-RAF^{V600K} 和黑色素瘤细胞系中分离出来的对达拉菲尼耐药的细胞系，同时也降低了对 MEK 抑制剂曲美替尼的敏感性。达拉菲尼和曲美替尼的组合能够有效地抑制肿瘤细胞的生长，降低 ERK 的磷酸化，降低 cyclin D1 蛋白水平，从而增加抗性克隆蛋白 p27kip1 的表达[44]。

247 例转移性黑色素瘤和 B-RAF V600 突变患者参与了对达拉菲尼和曲美替尼联合治疗开放性 I 期和 II 期临床试验研究[49]。对 85 例口服达拉菲尼和曲美替尼的患者进行了药代动力学和安全性的初步评估，并发现两种药物之间没有相互作用，当每一种药物在其完整的单剂量的情况下，药物相互结合服用是安全的。在第二阶段研究中，162 名患者被随机分为三组，接受不同剂量的治疗组合：每两日 150 mg 剂量的达拉菲尼加 2 mg 或 1 mg 曲美替尼治疗剂量，或用达拉菲尼单独治疗。如果只服用达拉菲尼患者的癌症恢复发展，他们最终被允许接受全剂量组合治疗。一起服用达拉菲尼和曲美替尼的患者延迟了肿瘤 9.4 个月而单独服用达拉菲尼的患者只延迟了 5.8 个月。

经过一年的治疗，接受全剂量联合治疗的患者的癌症没有进一步发展，相比之下，只有 9% 的只服用达拉菲尼的患者没有病情恶化。在 150 mg 达拉菲尼与 2 mg 曲美替尼联合治疗的患者中，剂量限制性毒性的影响很少被发现。有 7% 的联合治疗患者，以及 19% 的单药治疗患者出现皮肤鳞状细胞癌。而发热却是最常见的不良反应，联合用药组与单独用药组相比达到 71% 和 26%。这些数据证实，MAPK 通路在阻止 B-RAF 抑制剂治疗方面扮演了一个重要的角色。同时，向 B-RAF 抑制剂中添加一个 MEK 抑制剂也是一个延缓这种抗药性出现的策略。

如表 18.1 所示，为了克服黑色素瘤治疗中的耐药性，开发 B-RAF 抑制剂与其他靶向药物的组合疗法，有大量的临床试验正在进行或正在招募志愿者。MEK 抑制剂能阻止 MAP 激酶的活化，人们正在积极探索它与维罗非尼、达拉菲尼、LGX818、RAF265 的组合疗法。PI3K 和 mTOR 抑制剂的组合，能够通过 PI3K-AKT 信号通路阻止 MEK 激活的恢复，人们正试图开发它与维罗非尼、LGX818、索拉非尼的组合疗法。最近，人们已经开发出一种达拉菲尼与介导的 MAPK 信号通路的 EGFR 抗体结合阻断剂的组合疗法。

表 18.1 已知或有活性的 B-RAF 联合用药临床试验

B-RAF 抑制剂	组合疗法	机制	ClinicalTrials.gov
Vemurafenib	Everolimus (Afinitor®, Novartis)	mTOR 抑制剂	NCT01596140
	Temsirolimus (Torisel®, Pfizer)	mTOR 抑制剂	NCT01596140
	PX-866 (Oncothyreon)	PI3K 抑制剂	NCT01616199
	BKM120 (BMS)	PI3K 抑制剂	NCT01512251
	GDC-0973 (Exelixis)	MEK 抑制剂	NCT01689519
	XL888 (Exelixis)	HSP90 抑制剂	NCT01657591
	Ipilimumab (Yervoy®, BMS)	CTLA-4 mAb	NCT01400451
	Bevacizumab (Avastin®, Roche)	VEGF-A mAb	NCT01495988
Dabrafenib	Trametinib (Mekinist®, GSK)	MEK 抑制剂	NCT01584648 NCT01597908
	Panitumumab (Vectibix®, Amgen)	EGFR mAb	NCT01750918
	Pazopanib (Votrient®, GSK)	VEGFR 抑制剂	NCT01713972
LGX818	MEK162 (Array/Novartis)	MEK 抑制剂	NCT01543698
	BYL719 (Novartis)	PI3K 抑制剂	NCT01719380
RAF265	MEK162 (Array/Novartis)	MEK 抑制剂	NCT01352273
Sorafenib	Temsirolimus (Torisel®, Pfizer)	mTOR 抑制剂	NCT00349206
	Everolimus (Afinitor®, Novartis)	mTOR 抑制剂	NCT01687673

18.10 结论

几十年来，第四阶段转移性黑色素瘤的治疗与化疗的生存率很低，除非它很早就被发现，这使得它成为一个最致命的实体瘤。十多年前发现，在大部分黑色素瘤中存在的 B-RAF 基因突变，为这些患者提供了一种新的治疗机会，引导了新一代的具有分子基础的选择性 B-RAF 靶向抑制剂的出现。

研究表明，即使在晚期症状，转移性疾病的患者也有非常高的响应率，而且治疗前景已完全改变。然而这些令人兴奋的发现伴随着这样的现实——服药的人通常寿命很短。如果要取得进展，就要优先考虑进一步探究耐药机制和寻找联合用药和第二代药物。人们希望，这些选择性 B-RAF 抑制剂的出现，能够开启一个靶向治疗转移性黑色素瘤和其他由 B-RAF 基因突变导致癌症的新时代，这样一来，癌症被打败的一天终将会到来。

致谢 共晶图 18.5、图 18.7、图 18.15 和图 18.18 由 Ami Lakdawala Shah（GlaxoSmith Kline, King of Prussia，PA，USA）通过 PyMOL 技术提供，感谢 Ami Lakdawala Shah 提供的帮助。

参 考 文 献

[1] Pearson G, Robinson F, Beers Gibson T, Xu BE, Karandikar M, Berman K, et al. Mitogen-activated protein (MAP) kinase pathways: regulation and physiological functions. Endocr Rev, 2001, 2: 153-183.

[2] Cargnello M, Roux PP. Activation and function of the MAPKs and their substrates, the MAPK-activated protein kinases. Microbiol Mol Biol Rev, 2011, 75: 50-83.

[3] Robinson MJ, Cobb MH. Mitogen-activated protein kinase pathways. Curr Opin Cell Biol, 1997, 9: 180-186.

[4] Zebisch A, Troppmair J. Back to the roots: the remarkable RAF oncogene story. Cell Mol Life Sci, 2006, 63: 1314-1330.

[5] Wellbrock C, Karasarides M, Marais R. The RAF proteins take centre stage. Nat Rev Mol Cell Biol, 2004, 5: 875-885.

[6] Wan PT, Garnett MJ, Roe SM, Lee S, Niculescu-Duvaz D, Good VM, et al. Mechanism of activation of the RAF-ERK signaling pathway by oncogenic mutations of B-RAF. Cell, 2004, 116: 855-867.

[7] Davies H, Bignell GR, Cox C, Stephens P, Edkins S, Clegg S, et al. Mutations of the BRAF gene in human cancer. Nature, 2002, 417: 949-954.

[8] Roskoski Jr R. RAF protein-serine/threonine kinases: structure and regulation. Biochem Biophys Res Commun, 2010, 399: 313-317.

[9] Brummer T, Martin P, Herzog S, Misawa Y, Daly RJ, Reth M. Functional analysis of the regulatory requirements of B-Raf and the B-Raf(V600E) oncoprotein. Oncogene, 2006, 25: 6262-6276.

[10] Santarpia L, Lippman SM, El-Naggar AK. Targeting the MAPK-RAS-RAF signaling pathway in cancer therapy. Expert Opin Ther Targets, 2012, 16: 103-119.

[11] Wilhelm S, Carter C, Lynch M, Lowinger T, Dumas J, Smith RA, et al. Discovery and development of sorafenib: a multikinase inhibitor for treating cancer. Nat Rev Drug Discov, 2006, 5: 835-844.

[12] Wilhelm SM, Carter C, Tang L, Wilkie D, McNabola A, Rong H, et al. BAY 43-9006 exhibits broad spectrum oral antitumor activity and targets the RAF/MEK/ERK pathway and receptor tyrosine kinases involved in tumor progression and angiogenesis. Cancer Res, 2004, 64: 7099-7109.

[13] Strumberg D, Richly H, Hilger RA, Schleucher N, Korfee S, Tewes M, et al. Phase I clinical and pharmacokinetic study of the novel Raf kinase and vascular endothelial growth factor receptor inhibitor BAY 43-9006 in patients with advanced refractory solid tumors. J Clin Oncol, 2005, 23: 965-972.

[14] Ratain MJ, Eisen T, Stadler WM, Flaherty KT, Kaye SB, Rosner GL, et al. Phase II placebo-controlled randomized discontinuation trial of sorafenib in patients with metastatic renal cell carcinoma. J Clin Oncol, 2006, 24: 2505-2512.

[15] Escudier B, Eisen T, Stadler WM, Szczylik C, Oudard S, Staehler M, et al. Sorafenib for treatment of renal cell carcinoma: final efficacy and safety results of the phase III treatment approaches in renal cancer global evaluation trial. J Clin Oncol, 2009, 27: 3312-3318.

[16] Eisen T, Ahmad T, Flaherty KT, Gore M, Kaye S, Marais R, et al. Sorafenib in advanced melanoma: a phase II randomised discontinuation trial analysis. Br J Cancer, 2006,95: 581-586.

[17] Liu L, Cao Y, Chen C, Zhang X, McNabola A, Wilkie D, et al. Sorafenib blocks the RAF/MEK/ERK pathway, inhibits tumor angiogenesis, and induces tumor cell apoptosis in hepatocellular carcinoma model PLC/PRF/5. Cancer Res, 2006, 66: 11851-11858.

[18] Llovet JM, Ricci S, Mazzaferro V, Hilgard P, Gane E, Blanc JF, et al. Sorafenib in advanced hepatocellular carcinoma. N Engl J Med, 2008, 359: 378-390.

[19] Forner A, Llovet JM, Bruix J. Hepatocellular carcinoma. Lancet, 2012, 379: 1245-1255.

[20] Ramurthy S, Subramanian S, Aikawa M, Amiri P, Costales A, Dove J, et al. Design and synthesis of orally bioavailable benzimidazoles as Raf kinase inhibitors. J Med Chem, 2008, 51: 7049-7052.

[21] Su Y, Vilgelm AE, Kelley MC, Hawkins OE, Liu Y, Boyd KL, et al. RAF265 inhibits the growth of advanced human melanoma tumors. Clin Cancer Res, 2012, 18: 2184-2198.

[22] Sharfman WH, Hodi FS, Lawrence DP, Flaherty KT, Amaravadi RK, Kim KB, et al. Results from the first-inhuman (FIH) phase I study of the oral RAF inhibitor RAF265 administered daily to patients with advanced cutaneous melanoma. J Clin Oncol, 2011, 29(Suppl). Abstract 8508.

[23] Stuart DD, Li N, Poon DJ, Aardalen K, Kaufman S, Merritt H, et al. Preclinical profile of LGX818: a potent and selective RAF kinase inhibitor. Cancer Res, 2012, 72(8 Suppl). Abstract 3790.

[24] Bollag G, Tsai J, Zhang J, Zhang C, Ibrahim P, Nolop K, et al. Vemurafenib: the first drug approved for BRAFmutant cancer. Nat Rev Drug Discov, 2012, 11: 873-886.

[25] Tsai J, Lee JT, Wang W, Zhang J, Cho H, Mamo S, et al. Discovery of a selective inhibitor of oncog enic B-Raf kinase with potent antimelanoma activity. Proc Natl Acad Sci USA, 2008, 105: 3041-3046.

[26] Su F, Viros A, Milagre C, Trunzer K, Bollag G, Spleiss O, et al. RAS mutations in cutaneous squamous-cell carcinomas in patients treated with BRAF inhibitors. N Engl J Med, 2012, 366: 207-215.

[27] Yang H, Higgins B, Kolinsky K, Packman K, Go Z, Iyer R, et al. RG7204 (PLX4032), a selective BRAFV600E inhibitor, displays potent antitumor activity in preclinical melanoma models. Cancer Res, 2010, 70:5518-5527.

[28] Bollag G, Hirth P, Tsai J, Zhang J, Ibrahim PN, Cho H, et al. Clinical efficacy of a RAF inhibitor needs broadtarget blockade in BRAF-mutant melanoma. Nature, 2010, 467: 596-599.

[29] Flaherty KT, Puzanov I, Kim KB, Ribas A, McArthur GA, Sosman JA, et al. Inhibition of mutated, activated BRAF in metastatic melanoma. N Engl J Med, 2010, 363: 809-819.

[30] Corcoran RB, Ebi H, Turke AB, Coffee EM, Nishino M, Cogdill AP, et al. EGFR-mediated re-activation of MAPK signaling contributes to insensitivity of BRAF mutant colorectal cancers to RAF inhibition with vemurafenib. Cancer Discov, 2012, 2: 227-235.

[31] Prahallad A, Sun C, Huang S, Di Nicolantonio F, Salazar R, Zecchin D, et al. Unresponsiveness of colon cancer to BRAF(V600E) inhibition through feedback activation of EGFR. Nature, 2012, 483: 100-103.

[32] Sosman JA, Kim KB, Schuchter L, Gonzalez R, Pavlick AC, Weber JS, et al. Survival in BRAF V600-mutant advanced melanoma treated with vemurafenib. N Engl J Med, 2012, 366: 707-714.

[33] Chapman PB, Hauschild A, Robert C, Haanen JB, Ascierto P, Larkin J, et al. Improved survival with vemurafenib in melanoma with BRAF V600E mutation. N Engl J Med, 2011, 364: 2507-2516.

[34] Takle AK, Brown MJ, Davies S, Dean DK, Francis G, Gaiba A, et al. The identification of potent and selective imidazole-based inhibitors of B-Raf kinase. Bioorg Med Chem Lett, 2006, 16: 378-381.

[35] King AJ, Patrick DR, Batorsky RS, Ho ML, Do HT, Zhang SY, et al. Demonstration of a genetic therapeutic index for tumors expressing oncogenic BRAF by the kinase inhibitor SB-590885. Cancer Res, 2006, 66: 11100-11105.

[36] Stellwagen JC, Adjabeng GM, Arnone MR, Dickerson SH, Han C, Hornberger KR, et al. Development of potent B-RafV600 inhibitors containing an arylsulfonamide headgroup. Bioorg Med Chem Lett, 2011,21: 4436-4440.

[37] Rheault TR, Stellwagen JC, Dickerson SH, Adjabeng GM, Hornberger KR, Petrov KG, et al. The discovery of GSK2118436 (dabrafenib): a potent and selective inhibitor of Raf kinases with anti-tumor activity against oncogenic B-Raf driven tumors. ACS Med Chem Lett, 2013,4: 358-362.

[38] King AJ, Arnone MR, Bleam MR, Moss KG, Yang J, Fisher KE, et al. Dabrafenib; Preclinical Characterization, Increased Efficacy when Combined with Trametinib, while BRAF/MEK Tool Combination Reduced Skin Lesions. PLoS One, 2013, in press.

[39] Falchook GS, Long GV, Kurzrock R, Kim KB, Arkenau TH, Brown MP, et al. Dabrafenib in patients with melanoma, untreated brain metastases, and other solid tumors: a phase 1 dose-escalation trial. Lancet, 2012, 379: 1893-1901.

[40] Long GV, Trefzer U, Davies MA, Kefford RF, Ascierto PA, Chapman PB, et al. Dabrafenib in patients with

Val-600Glu or Val600Lys BRAF-mutant melanoma metastatic to the brain (BREAK-MB): a multicentre, open-label, phase 2 trial. Lancet Oncol, 2012, 13: 1087-1095.

[41] Hauschild A, Grob JJ, Demidov LV, Jouary T, Gutzmer R, Millward M, et al. Dabrafenib in BRAF-mutated metastatic melanoma: a multicentre, open-label, phase 3 randomised controlled trial. Lancet, 2012, 380: 358-365.

[42] Schwartz GK, Robertson S, Shen A, Wang E, Pace L, Dials H, et al. A phase I study of XL281, a selective oral RAF kinase inhibitor, in patients (Pts) with advanced solid tumors. J Clin Oncol, 2009, 27(15s Suppl): Abstract 3513.

[43] Pérez-Lorenzo R, Zheng B. Targeted inhibition of BRAF kinase: opportunities and challenges for therapeutics in melanoma. Biosci Rep, 2012,32: 25-33.

[44] Greger JG, Eastman SD, Zhang V, Bleam MR, Hughes AM, Smitheman KN, et al. Combinations of BRAF, MEK, and PI3K/mTOR inhibitors overcome acquired resistance to the BRAF inhibitor GSK2118436 dabrafenib, mediated by NRAS or MEK mutations. Mol Cancer Ther, 2012, 11: 909-920.

[45] Solit D, Sawyers CL. Drug discovery: how melanomas bypass new therapy. Nature, 2010, 468: 902-903.

[46] Whittaker S, Kirk R, Hayward R, Zambon A, Viros A, Cantarino N, et al. Gatekeeper mutations mediate resistance to BRAF-targeted therapies. Sci Transl Med, 2010, 2: 1-10.

[47] Heidorn SJ, Milagre C, Whittaker S, Nourry A, Niculescu-Duvas I, Dhomen N, et al. Kinase-dead BRAF and oncogenic RAS cooperate to drive tumor progression through CRAF. Cell, 2010, 140: 209-221.

[48] Molina-Arcas M, Downward J. How to fool a wonder drug: truncate and dimerize. J Cancer Cell, 2012, 21: 7-9.

[49] Flaherty KT, Infante JR, Daud A, Gonzalez R, Kefford RF, Sosman J, et al. Combined BRAF and MEK inhibition in melanoma with BRAF V600 mutations. N Engl J Med, 2012, 367: 1694-1703.

（马朝译）

第三篇
抗肿瘤药物在临床中的实现

第19章
抗肿瘤药物发现和研发中失败的模式

Richard A. Walgren，Christopher A. Slapak

19.1 引言

　　药物研发过程高度复杂，结果很难预测。由于对生物学的理解不完全，药物研发存在着重大的风险。因此，在重大疾病药物研发的每个阶段都需要一个充满耐心和高度监管的环境。这些挑战的存在，使药物的研发过程漫长而且研发成本高。近几十年来，随着对各种疾病发病分子机制的阐明，越来越多的潜在治疗靶点得以被发现。改善临床前模型，包括更紧密地模仿人类疾病的更加复杂的工程细胞系和动物疾病模型，有助于检测这些生物关系的作用，并优化假定的药物靶点。高通量化学筛选技术，包括自动化的发展，提高了利用靶点筛选化合物的筛选规模，从而获得了更加多样的化学先导化合物用于生物活性化合物的比较和优化，最终加快了具有生物活性的新分子实体的研发。

　　尽管临床前药物研发有了这些提高，但在临床研发阶段，对于新化合物的测试效率还没有看到类似的改善，其仍然是一个漫长的、高风险的过程。值得注意的是，临床研发的总体成功率并没有改善。事实上，随着肿瘤药物的研发，在 1993 年到 2004 年间进行第一次人体试验的新化合物的研发成功率目前不到 10%[1]。

　　其他重大的研发困难也大大增加了研发新药物的成本，并且这几十年来一直在增加。DiMasi 组和 Verno 组分别使用两种不同的方法评估每个新分子实体（NME）的税前平均成本是 8.03 亿～9.92 亿美元[2,3]。临床研发的成功率低，许多固有的失败嵌入在整体研发成本中。每个新药审批的平均成本（评估成本是基于公司的研发预算除以同期的新分子实体的平均数量而计算出来的）范围为 3.7 亿～118 亿美元[4]。这个计算传递了一条重要的信息：通过减少药物研发的失败率可以显著降低成本。或者说，故障最好在研发过程中尽可能早地发生。

　　失败率最小化和成功率最大化对于理解抗癌药物研发中的"失败模式"非常重要。为了试图调查"为什么药物研发失败"的原因，本章将重点关注抗癌药物的临床研发。失败的定义为不能令人满意地推进一个新的分子实体进行下一阶段测试和最终充分满足新药审批的安全性和有效性的监管标准。

19.2　临床研发中的问题

　　随着更加丰富的肿瘤生物学新见解的出现和每一个难题的解决，新的机遇和新的复杂性也需要考虑。事实上，鉴于信息更新的速度和规模，迅速将新发现转化为临床试验的复合发展计划是一个巨大的挑战，它可能需要数年时间计划、执行、解释和移动到下一个阶段。很多关于癌症遗传基础的新信息是在疾病的过程中所体现的基因突变、缺失、拼接变体、过度、易位或沉默基因的产物。鉴于这些变化的潜在重要性，基于假定标记物的病人选择正成为试验设计的一个重要组成部分，但因为它不可能包含所有潜在的与癌症生物学有关的变量，因此往往给予其有限的关注。尽管很多问题可以解决并且能在实验下控制条件，但在临床研发中仍有很多失败的案例。临床研发首先必须制订一个可测试的假设和一系列可探索和可答复的目标，在所控制的条件下尽可能系统地排除重大风险。在这个过程中失败的原因有许多方法来分类。从失败中吸取经验非常有用，而引起失败的原因主要有两个。第一个失败的原因在于临床假设的测试和无效假设的证实。本质上，化合物对于一个特定的疾病是无活性的。当假设的靶点的药理作用或靶点参与的临床效果和/或调节通道没有改善临床效果时，这种类型的失败就会发生。涉及临床假说的失败可能会令人失望，但如果可以很好地进行，它们仍可能帮助我们扩展科学知识，并且可能直接有助于未来的成功。

　　由化合物的性质或其他技术的挑战等原因所导致的临床假说不能被充分测试是第二大类的失败。不幸的是，这种类型的失败在实验治疗领域过于频繁的遇到，这可能与药物的吸收、分布、代谢、排泄等药代过程出现异常而阻碍药物分子与靶点的结合有关。这种类型的失败也与化合物的毒性有关，这可能会限制化合物的研发。此外，它也与影响病人治疗的试验能力以及参与研究的人口获得性等外部原因有关。

　　能否通过临床试验决定了研发一种新型抗癌药物的最终成败与否。临床研发试图解决各种各样的问题，并且在这一过程中建立一个最终能告诉研究人员如何给患者合理用药的数据库。这些问题从简单描述化合物的固有特性（如溶解度和药代动力学性质）到更复杂的评估实验靶点，最终评估疾病的疗效。只有获得充足的、可靠的临床数据，一种化合物最终才可能获得政府监管部门的批准，成为可供临床使用的药物。

　　对最初引入的新细胞毒性剂进行优化是新抗癌药物研发的范例。根据这个范例，许多新的靶点被引入临床实践，显著提高了患者康复，如癌症相关的发病率和死亡率下降。这种客观地评估临床新药物的安全性和有效性的临床试验方法在过去半个世纪持续发展。新药物的研发通过临床试验测试——临床Ⅰ期、Ⅱ期和Ⅲ期——在所有治疗领域是类似的。然而抗癌药物研发存在的明显例外，最终可能会影响总体成功率；这些将在本章中讨论。

19.2.1　临床Ⅰ期

　　Ⅰ期临床试验是新药第一次在人体身上进行测试。从一个纯粹的观点看，Ⅰ期临床是药物第一次真正的应用于人体。然而某些经验往往决定抗癌化合物的试验进度，而事实上大多数抗癌药物将结合其他抗癌化合物被使用和研发，大多数新药在研发过程中都会经历多元的Ⅰ期临床。综合考虑这些，Ⅰ期临床研究可根据首要的治疗目的来决定治疗方案（单独或组合使用药物的方案和用药剂量），这对于患者的安全给药和进一步的有效指导研发有意义。早期Ⅰ期临床侧重于描述和理解有效使用任何药物所需的临床特性，如实现足够的、可再生的接触和识别潜在的剂量限制毒性。测试通常局限于少量的受试者或病人，并且专注于排除这些可能阻止最终测试假设的临床功能的风险。

从历史上看，大多数抗癌药物直接用于肿瘤，这通常是因为这些患者已经用尽了所有的已被证实有用的治疗方法。事实上这已被证明是合理的，但大多数抗癌药物狭窄的治疗谱引起了对癌症患者安全的担忧。对患者Ⅰ期临床的研究被用来和正常受试者进行临床研究的其他治疗领域作对比。

在患者中启动Ⅰ期临床试验的结果包括识别带有指定研究疾病的人口，还包含将允许解释端点检测吸收、代谢、曝光和安全研究的一个典型的多样性特征。

癌症病人可能存在与其疾病相关的并存症（器官功能紊乱），抗癌一线疗法所引起的潜在影响（术后、放射后或化疗后），以及非该研究相关的疾病或既往病史引发的疾病，所有这些都可能会混淆研究结果。疾病相关变化可能会产生以下结果，造成解剖学上的改变，从而引起吸收的变化；造成代谢性肝细胞转移或损伤，从而引起代谢的变化；造成腹水或积液引起的第三间隙容积增加，引起分配的变化。器官功能障碍也可能使试验参与者对潜在毒性的敏感性增强。例如，病人进行优先放射治疗之后引起放射性皮炎，或者蒽环霉素治疗之后，心脏毒性风险增加[5]。对这些风险的了解有助于纳入和排除某种标准，从而更好地设计治疗方案。然而过分严格的录用标准可能会限制早期试验病人的人数，而且必须与实验注册中的潜在延期相平衡（图19.1）。

在Ⅰ期肿瘤试验中，必须要测定其PK参数、评估药效学、监测毒性以及确定抗肿瘤活性的任何数据。在研发过程中尽可能早地了解这些参数对于确定最佳Ⅱ期试验的剂量是很重要的。队列剂量的增加形式过去常常用于确定最大耐受剂量，它是一个对细胞毒性药物有用的范例[6]。靶向制剂Ⅱ期试验最佳剂量确定的范例建立的很少。很明显，已经进入最后的临床试验的试验药物，如果没有对剂量范围以及接下来的最适剂量和安排有一个彻底的探究，那么很可能会有一个消极的结果[7]。

Ⅰ期试验研究的效率与每一队列需要评价的病人数目，以及用于建立Ⅱ期试验推荐剂量和进度所需的队列数有着很密切的联系。增加每个队列中评价的病人数目可以提高毒性评价的可靠性，而且能更好地估计观察到的不良事件的正确频率。然而这可能会在无形中使很多受试者处于不可忍受的剂量水平，从而增加试验参与者的风险。通常需要通过连续提高剂量，从而确定一个最大耐受剂量水平。而通常情况下，只有在一些病人处于"不可接受的毒性"时才可以被确定。

在《人用药品注册技术国际协调会议（ICH）S9指南》可用之前，多数ICHS指南和ICH M3指南的建议都不包括癌症治疗。由于缺少一个统一的指导，导致欧洲、美国以及日本之间的发展要求存在不确定性和差异性。新的S9指南提供非临床评价

举例	风险影响范围				
	很低	低	中间	高	很高
溶解度和溶出度	好或无食品影响		不定或食品影响		贫乏
PK/PD 变异	低变异				高变异
CYP抑制	无/已证实				基于机制/缺乏特点
药物-药物相互作用	无		结合方式不同于被用于探索靶点		具有低治疗指数的试剂
缓解方案	与当前标准类似				
安全限度	宽				窄
可见的毒性	无		可监督/可逆/可缓解		怪异的/连续的/致命的
靶点药理学	先前的临床验证				新颖/无前临床验证
PD生物标记	黄金标准				无验证/不可获得的
端点可用性	最终阶段3的应用		构建模型		新颖/不定/探索终点
临床有效性	发展早期阐述				延迟的阐述
临床效应	未满足未来需求		与已存在在治疗方法相似		临床反馈不足
	作为单个试剂反馈				只在联合治疗中反馈
反馈时间	短				长
反馈持久时间	长				短
靶标数量	普遍或多个适应症				少适应症/很稀少/依赖治疗前线
裁剪机会	很好定义/先前验证				无机会/必要分层但不可用
同伴诊断(CDx)	支持CDx可行性		CDx不实用/不赞成		同时发展新颖CDx和药物

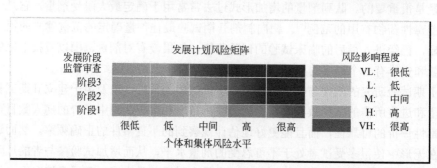

图 19.1　临床发展中失败药物的风险来源及其贡献（见彩图）

的建议，从而帮助鉴定其药理学特性、人类初始安全剂量水平，提高对癌症病人治疗药物的毒性简况的了解。由于恶性肿瘤威胁生命，S9 要求的目的是帮助抗癌药物的研发更及时便利。将 S9 应用于临床前试验中的结果可以描述为"减少癌症晚期病人初始临床试验的注意事项"，而且与 M3 指南相比，需要的结果数据包更加单一。比如说，S9 指南中，为期一个月的非临床试验数据研究可用于支持晚期癌症的 I 期试验。在 S9 指南下，临床 I 期数据通常足够应用到 II 期试验以及二线或一线治疗中。耗时三个月的非临床重复剂量研究可以在 II 期试验之前，并且"被认为是可充分用于上市的"。颇为荒谬的是，在志愿者的常规方案中，由于更多的酪氨酸激酶抑制剂应用于健康志愿者，对毒性数据包缺乏更为全面的理解可能会延误相对生物利用度的评估时间。

图 19.1 临床发展中失败药物的风险来源及其贡献。临床发展必须从一个可被探索和解答的可验证性临床假设和一系列目标的制订开始，并且可以在可控的条件下，有机会系统性的解除最重要风险。最佳情况下，试验性治疗的发展必须调整适应该项目的特定风险，寻找一个可以从临床假设方面尽早解除的风险，以及其他可能会阻碍该假设验证的潜在项目风险之间的平衡。在早期研发阶段不可控风险导致的失败，会使失败的风险集中于后续的临床研发中，而在这些阶段对风险的耐受性很差（该图表在颜色板部分对颜色进行了转载）。

通常情况下，I 期剂量-探索试验起始于非常简单的处方，比如胶囊剂处方。这种简洁有利于最初时间线的设计，而且它以对试验药物的"本质"的特性吸收的探究为前提，因此可被接受。很重要的是，多数简单的处方可能含有明显的惰性成分或有助于制造或允许与试验品形成一致载药的外在成分。辅药也可能作为填充剂（如乳果糖和磷酸氢钙）、崩解剂和稀释剂（如淀粉和微晶纤维素）、润滑剂（如硬脂酸镁、硬脂酸、氢化植物油和滑石粉）、粒化剂（如蔗糖、聚乙烯吡咯酮）、包衣剂或胶囊（如明胶、甲基纤维素、醋酸邻苯二甲酸纤维素）。这些辅药有的实际上可能会改变药物的吸收性，增加药物的吸收速率或延长药物在胃肠道的滞留时间，从而增加药物的吸收量。有的辅药可能会降低药物的溶出度或减少其在肠道的滞留时间，从而减少药物的吸收。有些可以改变 pH 值的辅药或合并用药也可能会改变其吸收特性。这些辅料的相对量通常也可能会增加，因为随着每次用量的增加，更多的试验品会被服用。

此外，多数药物会有处方的改变，以至于 I 期和 III 期试验品的辅料量显著不同。这些都可能导致最大血药浓度（c_{max}）、达峰时间、浓度时间曲线下面积（AUC）以及其他诸如特定浓度的时间等参数的改变，从而使 I 期、II 期试验中初始剂量的寻找以及疗效测定结果不能准确预估 III 期临床试验结果。

由于食物的化学或生理影响，药物代谢动力学的差异性也可能会被服药状态（如病人是在进食还是在空腹状态下服用药物）显著影响[8]。这对许多激酶抑制剂有着重要的意义，因为激酶抑制剂是一种低溶解性、高通透性的药物。根据生物药剂学分类系统，这种低溶解性、高通透性的药物被归为 II 类[9]，这种药物的吸收也易受 pH 影响而发生改变，而且这种状况可以发生在与进食状态无关的情况下，主要是由于抗酸药或质子泵抑制剂引起的[10,11]。拉帕替尼是一种 4-苯胺喹唑啉类的 ErbB1 和 ErbB2 双酪氨酸激酶竞争性抑制剂，被批准与卡培他滨合用，主要用于治疗晚期转移性乳腺癌。有趣的是，卡培他滨虽然标明是在餐后服用，但是拉帕替尼标明是空腹服用。正如很多激酶抑制剂一样，拉帕替尼的临床试验主要是在空腹状态下进行的。然而一个关于进食和空腹下药物代谢动力学的比较研究引起人们的关注[12]。与空腹状态相比，当在进食低脂早餐时服用拉帕替尼，其平均 AUC 增加 2.67 倍，而其平均 c_{max} 增加 2.42 倍。当食用高脂早餐时，这些增加进一步放大，AUC 增加 4.25 倍，c_{max} 增加 3.05 倍。更重要的是，进食状态下增加的生物利用度不会显著减少其相对变率，相反的，系统药物暴露中的绝对变率增加。由此例子推论，在这一数量级的改变足够引起安全和效力结果的潜在不同。甚至，如果在开发时更早的确认，进食状态的影响可能会成为研究设计和解释结果的重要的贡献者，或者可能会导致不同的处方的开发和试验。

ABL 激酶抑制剂尼罗替尼说明了暴露变率的风险可能由不同的潜在来源组成。尼罗替尼被批准用于包括伊马替尼在内的既往治疗耐受或不能容忍的处于慢性期和加速期的慢性粒细胞白血病病人[13]。尼罗替尼是用于空腹状态下的，而且也被证明在进食时，其吸收增加[14]。在空腹服用下，尼罗替尼的用量超过 400 mg 时，其存在吸收溶解度限制问题。在健康受试者中，尼罗替尼在高脂餐下服用时被发现可以将 T_{max} 延长 4～5 h，同时使 c_{max} 增加 2.12 倍，AUC 增加 1.82 倍。尼罗替尼也很容易受潜在药物相互作用的影响，包括 CYP3A4 的诱发剂和抑制剂[15]。在健康受试者中，CYP3A4 被利福平诱发后导致平均 c_{max} 下降 64%，平均 AUC 下降 80%，然而 CYP3A4 被酮康唑抑制后，平均 c_{max} 增加 1.84 倍，平均 AUC 增加 3.01 倍。

一个可能会耽误对潜在的 PK 变异性了解的设计特点是临床上进行血液测试的唯一信赖点。在目前的临床研究中，常规的做法是给药后，在有限的时间段中实行监测，进行一系列血液水平测试。由于诊所的时间表和患者的不便，这些稀疏的测试结果一般不超过 24h，并是在非常有限的几天内。此外，在临床上口服用药相对有限，而且当病人在家中服药的时候，血液水平测试可能不会准确地代表所观察到的变异性。最近，将干血样品测试法（DBS）用于 PK 值的评价引起研究者越来越大的兴趣[16,17]。几十年来，DBS 一直是新生儿代谢紊乱苯丙酮尿症的扩展性筛选方法。该方法由于样品使用体积少，处理简单，以及运输和储存成本效益好而引起人们的兴趣。因此，这种方法正在逐渐替代标准的血浆或全血 PK 测量方法。无论如何，由于它的侵入性少，以及易采集和易处理等特点，DBS 方法可能也适合病人在家中用于标准诊所抽血之外的辅助来源的 PK 值监测方法。家庭血糖常规监测的使用表明，患者在规定的或随机的时间用家庭手指棒收集 DBS 所需的系列样品存在一定的问题。DBS 卡片是可获得的，而且具有外包装材料，可以灭活细菌和病毒，并且相对稳定，因此病人可以返还或邮寄这些卡片，从而对 PK 值进行更稀疏或更慢性的评估。

基于药理学的生物标记物的应用，尤其是与药代动力学一起建立的正式的药代动力学-药效学（PK-PD）关系，已被认为是用于确定靶向药物 II 期试验剂量的最适当的方式[18]。但原则上来讲，将生物标记物应用到肿瘤靶向药物开发的临床研究仍然处于发展阶段。几个最近研发的药物的系统评论表明，很少有靶向药物真正依靠生物标志物作为上市的重要决策或剂量的选择，这也证明了这种方法执行的难度[7,19]。据古拉特等人[19]

报道，在 1991 年至 2002 年期间，美国临床肿瘤学会Ⅰ期试验摘要（503—2458）中的 20%包含生物标志物，而这个比例随着时间的推移不断增加（1991 年 14%与 2002 年的 26%；$P<0.02$）。在这些摘要中，发表在同行评议文献中的 87 项研究具有Ⅰ期临床试验数据。而其中只有 11 项（13%）利用生物标志物来支持Ⅱ期试验剂量的选择，Ⅱ期剂量和时间安排的主要决定因素是毒性和/或所有或一个试验中的疗效。与此相反的是，生物标志物的研究确实为 87 项发表的试验中的 34 项试验（39%）的作用机制提供了支持证据。

在患者群体界定明显的靶向治疗时代，将药效学或患者选择性的生物标志物与实验性治疗共同开发成为必要，这增加了技术的挑战性以及试验和监管的复杂性。由于许多原因，生物标记物测定法的发展通常滞后于实验性治疗的发展。而且通常情况下，试验的定量评估和分析具有一定的困难。这些挑战进一步因个体间和个体内存在的显著变异而进一步加剧。最终，使用生物标志物的初期阶段的研究不仅要回答正确的剂量的问题，而且要确定"从未经验证的试验得来的显著结果是什么？"的问题。面对混合生物标志物的挑战，最高耐受剂量应该首先被提出，这种范例可能是可信的。显然，Ⅰ期研究得益于药物开发的早期进展，药效学生物标志物测试的验证足以协助进行剂量的选择。在没有生物标志物时，经常采用默认的最高安全剂量测试（这可能成为或可能不会成为目标的最佳剂量）。因此，好的生物标志物能更早地告知这种情况，并解除风险。

在Ⅰ期试验的抗肿瘤人群中能够获得疗效方面的提示，这是抗癌药物开发和其他治疗领域之间的一个重要区别。疗效的证据是否必须在进一步开发检查前得以证明这一问题一直争论不休[20,21]。鉴于肿瘤治疗学药物开发的高流失率，我们最大的愿望是尽早发现有前途的候选药物，并加速其发展，这可以避免那些被认为很可能会最终失败的高风险分子的额外的开发成本。从患者的角度来看，则有一个更令人信服的理由，可以避免参与那些因疗效问题最终导致失败的试验。在细胞毒性药物开发的时代，回顾性分析表明，即使在少数的患者（10%）中，肿瘤收缩率的论证也应该被看到，否则该化合物可能是注定要失败的[22]。在分子靶向时代，许多Ⅰ期试验已与发现临床活性的初步证据的目标结合在一起。包括靶向药物的分析表明，阶段Ⅰ的整体反应率随着时间的延长而下降，这也许是用于Ⅰ期临床试验人群的不同所造成的[23,24]。然而最终在三期试验成功的药品与失败的药品相比（8%相对于 3%），表现出更高的平均反应率[24]。同样值得注意的是，存在同时具有细胞毒性和靶向的药物的案例，其表现为真正的 0%的回应率，但最终在Ⅲ期临床试验却获得了成功[25]。

试验的登记人口丰富，包括具体和靶向致癌病变或途径，当试验结果是阴性时，它是一种能减小药物早期的或潜在的失败风险的理想情况。在实践中，其中靶向药物制剂可以与患有主要目标靶点的肿瘤的一群患者适当配对，包含这种设计的一期试验并不常见。富集策略的实施可能面临一系列的挑战。鉴于大多数晚期患者的恶性肿瘤有复杂的分子组合物和对这种分子信号进行验证的生物标记物测定法的应用的有限性，在没有对照存在的Ⅰ期临床试验的小数量患者对单个甚至几个相关通路进行探索是最好的研究，可以减少参与的概率。当使用富集策略，在过去总结对的靶点的表达和临床结果的临床病理关联的基础之上，对目标患者群的选择的科学根据应当充分。几个Ⅰ期临床试验已经成功地富集特定的目标患者人群，包括用 hedgeho 抑制剂 GDC-0449 治疗的晚期基底细胞癌患者[26]；用口服 c-Met 和 ALK 抑制剂 crizotinib（PF-02341066）来治疗伴有 EML4-ALK 易位与非小细胞肺癌（NSCLC）的患者[27]；以及用 BRAF 抑制剂 PLX4032 治疗伴有 BRAF V600E 突变的恶性黑色素瘤患者[28]。参与Ⅰ期临床试验的患者并不仅限于这些人群，也包括其他晚期的实体肿瘤类型的患者。这确保了患者不论生物标记物检测的结果如何都可以参加，有利于达到Ⅰ期临床试验的推荐剂量和时间安排的基本目的。

19.2.2　临床Ⅱ期

Ⅰ期临床的研究有可确定试验治疗药物的临床潜在活性，而Ⅱ期临床的研究是专门探索临床活性和验证一种药物的临床假说的首要测试。理想情况下，具有一定临床疗效失败风险的药物要提前退出Ⅱ期，并无法进入Ⅲ期临床试验。肿瘤Ⅲ期临床试验的高失败率已被归因于Ⅱ期试验最终确定的活性化合物的低预测值。传统意义上讲，Ⅱ期研究参与的是参与人数相对较小的组（即20～50例），这些患者有组织学上定义的肿瘤类型，并达到癌症治疗之前指标的特定数值。从历史上看，许多Ⅱ期研究并不包括对照和终点，如响应速度，它已与过去的对照组进行了相比。这个方法不能使历史的响应率与当前的响应率等同，是因为响应的速率会由于诊断或支持性护理措施的变化而随着时间变化。对于Ⅲ期试验结论，Ⅱ期的结果的预测值依赖于与其相关联的样本大小和治疗效果好坏的可信区间。在现实中，许多试验疗法有一个温和的治疗效果。虽然总体来说这些温和的治疗会显著地改善病人护理方面，适度的影响导致第三阶段结果预测的不确定性增大[29]。Ⅱ期试验预测值也受到不同的分子表型特征或途径的影响。对于各种不同的低频突变事件的疾病，但不包括在研究分层方案，这些标记物交叉实验的录取率会有所不同。在这个设置中，很难找出什么是"治疗效果"，什么是"审判效果"[30]，而且Ⅲ期研究的成功主要来自于Ⅱ期和Ⅲ期终点之间的变化差异的影响（即响应率与存活率）、患者和肿瘤的异质性，以及大的抽样偏差[31,32]。

目前已经提出Ⅱ期研究设计的各种改进[33]。Ⅱ期设计的应用可能允许提前终止无效药物，两阶段设计会让患者减少承受这种化合物的风险。然而这种设计并没有被证明会最终改善Ⅲ期的结果。

随机的Ⅱ期试验利用活性药物对照组，而不是历史对照，它的应用有利于发展有针对性的药物。这项随机的方法已被报道出有显著的成功。在约100例的晚期结直肠癌患者中进行的三种药物的随机Ⅱ期临床试验（氟尿嘧啶和亚叶酸钙有或无贝伐单抗）为指导Ⅲ期临床试验提供足够充足的信息，最终使Ⅲ期试验获得成功[34]。这些数据不仅在引导去/不去这个决定方面做出指示，同样也对于Ⅲ期试验的最终规模提供指引，这都是成功所必需的[35]。然而反对这种方法的人认为，这些设计会导致α和β降低的Ⅲ期临床试验结果的产生，α和β最终的预测值由于置信区间的广泛而导致其受限。

在已知靶标和确定疾病的情况下，生物学的探索可能与疗效更有关，因此，自适应性设计试验的应用可能是更有益和有效的。适应性试验的研究，是在研究积累的数据基础上允许对试验或统计计划进行修改。适应性临床试验可以允许改变样本大小、纳入或排除标准、剂量、治疗方案或研究终点，旨在优化试验和提高对病人的利益。在动态安全评估明细表的基础上控制试验，这会产生"实时"的新结果，因此，这种方法有明显的效率优势，并具有潜在的道德优点。不太清楚的是，监管部门或其他主管部门是否允许这一方法的灵活范围。试验调整会引入偏差，但偏差的引入会最小化地限制适应性，有利于对后期的适应。在试验过程中，对于一个以此种方式进行的试验，最终研究人群的试验结果是与原目标人群有显著差异的。根据肿瘤类型和最终的人群，这可能会导致试验失败，达不到预期目的。内在的风险就是较大的变化可能会影响统计推断的可靠性（如研究的治疗效果的置信区间），导致无法产生重现性的结果。

没有一个试验的设计是完美的Ⅱ期试验，并且在实践中试验设计的变动范围很广。在很大程度上，一个设计的选择取决于对试验药物、其预定靶标和靶点的事先状态的现有的了解。试验设计也受目前治疗方法的种类和有效性的影响。在缺少一个有效电子疗法的情况下，癌症患者用一只胳膊参与Ⅱ期试验的试验疗效被认为可能是合理的。然而对于一种疾病来说，有活性但没有疗效的药物，这样的相似性设计是不太可能接受的。在这种背景下，研究可能需要设计比较两种治疗方法和允许交叉来对标准治疗加或减去试验药物进行比较。

19.2.3　临床Ⅲ期

最终，Ⅱ期的试验必须有助于评估是否能推进一个药物分子进入Ⅲ期的试验，并必须对Ⅲ期研究的适当设计提供意见。监管部门批准一种新的抗肿瘤化合物需要一个关键性的试验，即"充分和良好可控"。通常情况下，美国食品药品管理局的批准是基于"该药物延长了患者寿命，改善了生活质量，或产生一个良好的影响，建立一个长期或更好的生活等结果"[36]。这些要求一般是指规定使用的随机前瞻性试验，它有充分的理由被选定为终点，它们包括对活跃的比较测试，通常是临床上公认的治疗标准[37]。

有人认为，肿瘤Ⅲ期试验的高消耗率部分是由于监管部门在这方面的要求[38]。而存活优势的证明是疗效的最终检验，这是一个障碍，且一般不需要应用于其他治疗领域。在肿瘤临床试验中，使用"非劣效性"的结果一般是不鼓励的，因为它们都被看作是未满足医疗需要的不领先领域。在这种结构下，一个如何表明在整体存活的改善情况下提供了一个优势的实验性治疗是常见的。然而避免"非劣效性"的结果可能会阻碍竞争，并作为终点的生存依赖，可能会显著地降低成本和减少发病率，或减少卫生保健的利用率，从而减缓药物研发进程。

在某种程度上，总体生存率作为疗效的根本标准的应用可能会被通过治疗或交叉设计应用的附加途径阻碍。这种情况可能限制潜在的存活优势而无后续治疗的能力。具有生物活性及临床疗效的药物，由于肿瘤异质性等因素的影响可能不会表现出整体生存优势。有些酪氨酸激酶抑制剂通过 II 期 RECIST 标准已经表明能够延长实体瘤的无进展生存期，但没对整体生存率表现出相似的效果。药物靶点的选择可能发挥作用，但大多数的癌症似乎并没有与异常信号分子有直接的关系，慢性粒细胞白血病（CML）是依赖于 BCR ABL 的。事实上，许多其他肿瘤类型的靶向治疗的反应已经很少可用。这部分可能是由于其他分子靶标的预先存在或原发耐药的出现。肿瘤异质性的复杂性导致了可预测的结果，也表明未来的成功将依赖于针对性的药物适当组合的使用。如果 II 期和III 期试验的成功是完全基于整体的生存优势，有效组合的引入将是重大的发展挑战。

一种药物预期的临床结果是一个终点选择的关键。涉及疾病的预防或并发症的端点试验与那些重点在于对疾病进展或提高整体生存期的试验在大小和时间方面是不同的。以前癌症预防发展的成功例子包括在高风险的患者中，批准使用他莫西芬来降低患乳腺癌的风险。1999 年 12 月，美国食品药品监督管理局批准塞来昔布用于伴有家族性腺瘤性息肉病的腺瘤性息肉患者的治疗。然而预防研究可能需要大量的患者和大量的纵向观察。如果成功，证实这些发现是具有挑战性的，塞来昔布自愿退出欧洲营销授权的情况表明，引用缓慢的临床试验参与是无法提供验证的临床优势数据的[39]。

虽然已有研究表明，对第三期研究来说，整体存活的优势是一个标准的终点，临床发展也可以专注于终点，调节被认定为未满足的需求的疾病的并发症和症状。JAK2 抑制剂 Jakafi（ruxolitinib）在 2011 年得到 FDA 的批准，用于骨髓纤维化治疗，没有在总体生存率或无进展生存期方面表现出优势[40]。基于两个随机临床试验，授予完整的批准，这两个随机临床试验是：伴有 35%以上脾脏体积减少患者的比例的首要终点，在患者报告结果仪器上总症状评分减少 50%患者的比例的次要终点（在疾病相关症状变化不支持试验评估）。

不能正确地选择可能受益于一个给定疗法的合适患者仍然是阻碍关键的临床试验成功的一个关键因素。患者的选择或生物标志物的细分可使得那些最有可能受益的患者获得保障，以减少样本量，并增加了成功的概率。使用这种方法的成功案例已经出现，其中最引人注目的是在转移性乳腺癌患者中曲妥珠单抗的开发使用。曲妥珠单抗的关键试验采用免疫组化试验分析选择这些高表达 HER2 靶标的患者[43]。随后的分析表明，如果没有实现对病人的选择，曲妥珠单抗临床试验中将需要 23500 名患者，才能与 469 名患者参考的试验达到相同的结果[44]。

转移性癌症治疗失败最常见的原因是药物耐药[45]。从真正意义上讲，这一事实强调了开发药物的失败经历，并提出对新疗法的发现和发展的挑战。由于许多类药物的耐药机制已经确定[45,47]，它应该是可以把这些因素考虑到遵循耐药案例的药物开发过程中的，但如何再发现一些未预料到的耐药机制的新药呢？

耐药机制仍然是一个成功的发现和开展新靶向疗法的障碍。癌症标志的基因组的不稳定性增加了肿瘤治疗过程中产生耐药性的能力（耐药），最晚期的实体瘤肿瘤的遗传异质性往往会导致耐药克隆的选择出现（内在耐药）。这种情况在开发靶向激酶抑制剂中已经清晰地表现出来了。例如，激酶抑制剂伊马替尼通过抑制组成性激活的蛋白激酶 BCR-ABL 来治疗慢性粒细胞白血病并获得了显著的临床疗效。伊马替尼也通过抑制激酶 c-kit 而对胃肠道间质瘤（GIST）具有非常显著的治疗效果。在用伊马替尼治疗这两种疾病时，它的耐药机制已经被确证，是由于药物与内源性配体三磷酸腺苷结合的位点的突变[48, 49]。

内源性耐药性可能掩盖患者人群中针对性的治疗效果，其中大多数患者表现出对目前的药物靶点的敏感性下降。用酪氨酸激酶抑制剂吉非替尼或厄洛替尼来治疗非小细胞性肺癌会因靶点的突变特性变得复杂化，这种突变使得肿瘤对药物特别敏感[50]。这是药物靶点（表皮生长因子受体）体细胞突变的结果。因此，在临床试验中没有选择表达这种敏感突变的患者严重影响一线非小细胞肺癌的治疗疗效。所以，对患者的选择将成为新药研制成功的一个更重要的决定因素，并且预测生物标志物和药物基因组学的观点论述将成为药物发现的一个必要组成部分[18, 51–54]。

19.3 结论

在药物开发过程中，即从起初的着手研究到在多个地区监管部门的批准，始终保持高风险，伴随着大多数化合物最终的失败。尽管对癌症基本生物学的认识取得了显著的成就，肿瘤药物的发展仍然伴随着高消耗，总体成功率估计小于10%。总结高失败率的原因是推出新分子实体所需的惊人成本，现在估计多个途径的花费远远超过10亿美元。普遍观点是，这种伴有高失败率的巨大成本模式是不可持续的。

理解药物在发展道路上失败的原因对这一趋势的改变非常关键。药物开发是一个连续的数据收集和躲避风险的过程。一系列正确设计的临床试验是阶段性探索的关键问题，以此来躲避风险和促进研发开展。没有解决早期发展中的基本问题，如基本药理学，没有调节利益途径的能力，或没有在目标人群中建立对病人的安全保障，会在后期开发阶段带来额外的风险，增加最终失败的可能性。

在只有有限的数据资料时，很难决定对早期阶段的研发项目终止或失败。不想过早地放弃一个潜在的新的抗癌药物必须在持续资源消耗和接触一个未经证实的化合物对患者的安全性和有效性这两方面达到平衡。相反，许多最近批准的抗肿瘤药物遇到了一些主要挑战，这些挑战在药物的早期发展到监管部门的成功批准的过程中被克服。了解其中可能会遇到的风险和挑战，将有可能使调查人员和研发团队更好地应对获得监管部门批准的复杂情况。

参 考 文 献

[1] DiMasi JA, Feldman L, Seckler A, Wilson A. Trends in risks associated with new drug development: successrates for investigational drugs. Clin Pharmacol Ther, 2010, 87: 272-277.

[2] DiMasi JA, Hansen RW, Grabowski HG. The price of innovation: new estimates of drug development costs. J Health Econ, 2003, 22: 151-185.

[3] Vernon JA, Golec JH, Dimasi JA. Drug development costs when financial risk is measured using the Fama-French three-factor model. Health Econ, 2010, 19: 1002-1005.

[4] Herper M. The truly staggering cost of inventing new drugs. Forbes, 2012.

[5] Morris PG, Hudis CA. Trastuzumab-related cardiotoxicityfollowinganthracycline-based adjuvant chemotherapy: how worried should we be? J ClinOncol, 2010, 28: 3407-3410.

[6] Decoster G, Stein G, Holdener EE. Responses and toxic deaths in phase I clinical trials. Ann Oncol, 1990, 1: 175-181.

[7] Parulekar WR, Eisenhauer EA. Phase I trial design for solid tumor studies of targeted, non-cytotoxic agents: theory and practice. J Natl Cancer Inst, 2004, 96: 990-997.

[8] Singh BN, Malhotra BK. Effects of food on the clinical pharmacokinetics of anticancer agents: underlying mechanismsand implications for oral chemotherapy. Clin Pharm, 2004, 43: 1127-1156.

[9] Custodio JM, Wu CY, Benet LZ. Predicting drug disposition, absorption/elimination/transporter interplay andthe role of food on drug absorption. Adv Drug Deliv Rev, 2008, 60: 717-733.

[10] Budha NR, Benet LZ, Ware JA. Response to "Drug interactions produced by proton pump inhibitors: not simplya pH effect". Clin Pharmacol Ther, 2012.

[11] Budha NR, Frymoyer A, Smelick GS, Jin JY, Yago MR, Dresser MJ, et al. Drug absorption interactions betweenoral targeted anticancer agents and PPIs: ispH-dependent solubility the Achilles heel of targeted therapy? Clin Pharmacol Ther, 2012, 92: 203-213.

[12] Koch KM, Reddy NJ, Cohen RB, Lewis NL, Whitehead B, Mackay K, et al. Effects of food on the relative bioavailabilityoflapatinib in cancer patients. J Clin Oncol, 2009, 27: 1191-1196.

[13] Kim TD, le Coutre P, Schwarz M, Grille P, Levitin M, Fateh-Moghadam S, et al. Clinical cardiac safety profile ofnilotinib. Haematologica, 2012, 97: 883-889.

[14] Tanaka C, Yin OQ, Sethuraman V, Smith T, Wang X, Grouss K, et al. Clinical pharmacokinetics of the BCR-ABLtyrosine kinase inhibitor nilotinib. Clin Pharmacol Ther, 2010, 87: 197-203.

[15] Tanaka C, Yin OQ, Smith T, Sethuraman V, Grouss K, Galitz L, et al. Effects of rifampin and ketoconazole on thepharmacokinetics of nilotinib in healthy participants. J Clin Pharmacol, 2011, 51: 75-83.

[16] Edelbroek PM, van der Heijden J, Stolk LML. Dried blood spot methods in therapeutic drug monitoring: methods, assays, and pitfalls. Ther Drug Monit, 2009, 31: 327-336.

[17] Xu Y, Fang W, Zeng W, Leijen S, Woolf E. Evaluation of dried blood spot (DBS) technology versus plasmaanalysis for the determination of MK-1775 by HILIC-MS/MS in support of clinical studies. Anal Bioanal Chem, 2012, 404: 3037-3048.

[18] Woude GF, Kelloff GJ, Ruddon RW, Koo HM, Sigman CC, Barrett JC, et al. Reanalysis of cancer drugs: olddrugs, new tricks. Clin Cancer Res, 2004, 10: 3897-3907.

[19] Goulart BHL, Clark JW, Pien HH, Roberts TG, Finkelstein SN, Chabner BA. Trends in the use and role of biomarkersin phase I oncology trials. Clin Cancer Res, 2007, 13: 6719-6726.

[20] Horstmann E, McCabe MS, Grochow L, Yamamoto S, Rubinstein L, Budd T, et al. Risks and benefits of phase 1oncology trials, 1991 through 2002. N Engl J Med, 2005, 352: 895-904.

[21] Kurzrock R, Benjamin RS. Risks and benefits of phase 1 oncology trials, revisited. N Engl J Med, 2005, 352: 930-932.

[22] Estey E, Hoth D, Simon R, Marsoni S, Leyland-Jones B, Wittes R. Therapeutic response in phase I trials of antineoplasticagents. Cancer Treat Rep, 1986, 70: 1105-1115.

[23] Chen EX, Tannock IF. Risks and benefits of phase 1 clinical trials evaluating new anticancer agents: a case formore innovation. J Am Med Assoc, 2004, 292: 2150-2151.

[24] Roberts Jr TG, Goulart BH, Squitieri L, Stallings SC, Halpern EF, Chabner BA, et al. Trends in the risks andbenefits to patients with cancer participating in phase 1 clinical trials. J Am Med Assoc, 2004, 292: 2130-2140.

[25] Sekine I, Yamamoto N, Kunitoh H, Ohe Y, Tamura T, Kodama T, et al. Relationship between objectiveresponses in phase I trials and potential efficacy of non-specific cytotoxic investigational new drugs. Ann Oncol, 2002, 13: 1300-1306.

[26] Von Hoff DD, LoRusso PM, Rudin CM, Reddy JC, Yauch RL, Tibes R, et al. Inhibition of the hedgehog pathwayin advanced basal-cell carcinoma. N Engl J Med, 2009, 361: 1164-1172.

[27] Kwak EL, Camidge DR, Clark J, Shapiro GI, Maki RG, Ratain MJ, et al. Clinical activity observed in a phase Idose escalation trial of an oral c-met and ALK inhibitor, PF-02341066. ASCO Meeting Abstracts, 2009, 27: 3509.

[28] Flaherty K, Puzanov I, Sosman J, Kim K, Ribas A, McArthur G, et al. Phase I study of PLX4032: proof of conceptfor

V600E BRAF mutation as a therapeutic target in human cancer. ASCO Meeting Abstracts, 2009, 27: 9000.

[29] Berry D. Statistical innovations in cancer research//Kufe DW, Pollock RE, Weichselbaum RR, Bast RC, GanslerTS, Holland JF. Holland-Frei Cancer Medicine. 6th ed. London: BC Decker, 2003: 465-487.

[30] Estey EH, Thall PF. New designs for phase 2 clinical trials. Blood, 2003, 102: 442-448.

[31] Ratain MJ, Karrison TG. Testing the wrong hypothesis in phase II oncology trials: there is a better alternative. Clin Cancer Res, 2007, 13: 781-782.

[32] Vickers AJ, Ballen V, Scher HI. Setting the bar in phase II trials: the use of historical data for determining "go/no go" decision for definitive phase III testing. Clin Cancer Res, 2007, 13: 972-976.

[33] Dent S, Zee B, Dancey J, Hanauske A, Wanders J, Eisenhauer E. Application of a new multinomial phase II stoppingrule using response and early progression. J Clin Oncol, 2001, 19: 785-791.

[34] Ferrara N, Hillan KJ, Gerber HP, Novotny W. Discovery and development of bevacizumab, an anti-VEGFantibody for treating cancer. Nat Rev Drug Discov, 2004, 3: 391-400.

[35] Hurwitz H, Fehrenbacher L, Novotny W, Cartwright T, Hainsworth J, Heim W, et al. Bevacizumabplusirinotecan, fluorouracil, and leucovorin for metastatic colorectal cancer. N Engl J Med, 2004, 350: 2335-2342.

[36] Johnson JR, Williams G, Pazdur R. End points and United States Food and Drug Administration approval ofoncology drugs. J Clin Oncol, 2003, 21: 1404-1411.

[37] Schilsky RL. End points in cancer clinical trials and the drug approval process. Clin Cancer Res, 2002, 8: 935-938.

[38] Booth B, Glassman R, Ma P. Oncology's trials. Nat Rev Drug Discov, 2003, 2: 609-610.

[39] Agency EM. European Medicines Agency concludes on use of celecoxib in familial adenomatouspolyposis. 2011.

[40] Summary Review Application Number 202192Orig1s000.

[41] Harrison C, Kiladjian J J, Al-Ali HK, Gisslinger H, Waltzman R, Stalbovskaya V, et al. JAK inhibition withruxolitinib versus best available therapy for myelofibrosis. N Engl J Med, 2012, 366: 787-798.

[42] Verstovsek S, Mesa RA, Gotlib J, Levy RS, Gupta V, DiPersio JF, et al. A double-blind, placebo-controlled trial ofruxolitinib for myelofibrosis. N Engl J Med, 2012, 366: 799-807.

[43] Slamon DJ, Leyland-Jones B, Shak S, Fuchs H, Paton V, Bajamonde A, et al. Use of chemotherapy plus a monoclona-lantibody against HER2 for metastatic breast cancer that overexpresses HER2. N Engl J Med, 2001, 344: 783-792.

[44] Simon R, Maitournam A. Evaluating the efficiency of targeted designs for randomized clinical trials. Clin Cancer Res, 2004, 10: 6759-6763.

[45] Gottesman MM. Mechanisms of cancer drug resistance. Annu Rev Med, 2002, 53: 615-627.

[46] Chen S, Masri S, Wang X, Phung S, Yuan YC, Wu X. What do we know about the mechanisms of aromata-seinhibitor resistance? J Steroid Biochem Mol Biol, 2006, 102: 232-240.

[47] Wang, Guo Z. The role of sulfur in platinum anticancer chemotherapy. Anticancer Agents Med Chem, 2007, 7: 19-34.

[48] Fletcher JA, Rubin BP. KIT mutations in GIST. CurrOpin Genet Dev, 2007, 17: 3-7.

[49] Ritchie E, Nichols G. Mechanisms of resistance to imatinib in CML patients: a paradigm for the advantages andpitfalls of molecularly targeted therapy. Curr Cancer Drug Targets, 2006, 6: 645-657.

[50] Riely GJ, Politi KA, Miller VA, Pao W. Update on epidermal growth factor receptor mutations in non-small celllung cancer. Clin Cancer Res, 2006, 12: 7232-7241.

[51] Park JW, Kerbel RS, Kelloff GJ, Barrett JC, Chabner BA, Parkinson DR, et al. Rationale for biomarkers and surrogateend points in mechanism-driven oncology drug development. Clin Cancer Res, 2004, 10: 3885-3896.

[52] Baker M. In biomarkers we trust? Nat Biotechnol, 2005, 23: 297-304.

[53] Lenz HJ. Pharmacogenomics and colorectal cancer. AdvExp Med Biol, 2006, 587: 211-231.

[54] Longley DB, Allen WL, Johnston PG. Drug resistance, predictive markers and pharmacogenomics in colorectalcancer. Biochim Biophys Acta, 2006, 1766: 184-196.

（马朝译）

第20章
抗癌药物注册与监管：当前挑战与对策

20.1 引言

20世纪是见证了众多有效治疗方法发展的时期，这些方法能用于治疗许多影响孩子和工人们的传染性和非传染性疾病。然而随着人们年龄的增长和性别原因，由某些疾病如心肌梗死和中风所引起的死亡率已有所下降，癌症已经成为引起中年人和老年人发病及死亡的首要原因。因此，当令人满意且得到许可的治疗方法不再有效时，对早期未得到许可的抗癌疗法的需求在不断增长[1]，即使这些疗法可能无法提供显著的生存或生活质量优势。

负责监管药品安全及控制其进入市场的机构面临着修改其政策的压力。除了关注消费者团体的需求外，该机构可能会接触到相互矛盾的要求，例如，一方面，制药公司和其他研究资助者寻求维护他们的收入（和能力，以资助未来的创新），并让消费者有机会受益；另一方面，健康服务资助者试图限制服务成本和保护公共利益服务的负担能力。有时政府和联盟不言而喻地围绕这一章的核心问题而争论，它们渴望一些保健基金以尽可能地扩大临床试验期-在体外试验阶段，例如制药公司机构负责满足治疗费用，而科研资助机构期望尽早地在知识产权的保护期间"规范化"治疗经费。

除了欧洲和北美，改变癌症治疗模式的需求在中国、印度、巴西和其他新兴经济体国家变得越来越明显[2]。生活在这些环境中的人们对健康发展的期望更高，他们担心是否能确保及时地获得并能负担起日趋增加的肿瘤学诊断有关服务以及抗癌疗法所有类型的费用。这种情况造成的紧张局势已经有所反映，例如，印度决定颁发强制许可证，允许当地公司生产和销售专利药的仿制药，如拜耳的多吉美（索拉菲尼甲苯磺酸盐），其主要用于晚期肾癌和肝癌患者。获得这种现代抗癌药品是非正常的生活积蓄消费，特别是如果缺乏其他（总体而言，更昂贵的）有效地治疗癌症的卫生服务基础设施项目。然而市民们不必明白这个现实，特别是在欠发达的教育以及卫生保健系统的国家。从政策分析及政治经济学的角度来看，备受争议的抗癌药物定价纠纷有时会将人们的注意力从最基本的有关预防和治疗早期癌症的可行性问题上转移。

事实上，在一定程度上获得抗癌药物本身与相关获得更好的健康这一问题，目前是值得商榷的[3,4]。整体而言，在一个富裕的国家或世界其他地方，癌症作为一个整体的年龄标准化死亡率，还没有较大程度的下降，即使许多人被诊断为患有癌症或因放疗、药物和手术造成的不必要的后遗症也在增加[5]。对于特定的疾病，如儿童期急性淋巴细胞白血病和成年期乳腺癌、前列腺癌、睾丸癌和结肠癌，提高早期检测和得到更好的手术、药物及其他治疗，年龄化死亡率已经开始在发达国家降低。此外，随着心血管健康等领域的发展，已经注意到肺癌和其他与烟草相关（例如，膀胱癌）的癌症的发病率和死亡率在人群中由于吸烟率的下降而降低[6]。

自从理查德·尼克松在 1971 年签署了美国国家癌症法案，这里采取的观点是有价值的且已经有成本效益[7]。具有里程碑意义的事件包括在 1972 年推出的第一个用于治疗晚期乳腺癌的重要激素他莫昔芬和在 2001 年批准的甲磺酸伊马替尼，其最初用于治疗慢性粒细胞白血病。然而仍然存在着对更有效的和毒性较小的抗癌治疗方法的迫切需要。

尽管如此，例如，鉴于乳腺癌患者生存近况的改善[8]，这种疾病仍然是过早死亡和人类痛苦的主要原因。在比较贫穷的地区，如撒哈拉以南非洲和印度的农村，年轻女性甚至往往会死去，直到她们的疾病到达后期，并且她们处在相当大的悲痛中。在许多不富裕的国家（和一些相对富裕的国家），获取减少疼痛的吗啡治疗的途径都不令人满意。

有证据表明（部分在这本书的其他地方所描述），在商业、政府和慈善资助机构工作的全球肿瘤学研究机构成员，正在应对上述的挑战[9]。随着 21 世纪的发展，治疗肿瘤性疾病的新药数量显著增加，其将进入世界市场。然而可能的情况是，昂贵的努力创新需要得以持续，直到 21 世纪中期前我们将可以实现可靠而安全地预防或成功控制所有（或将近所有）的癌症病例。

在此背景下，本章探讨的问题和机遇与美国和欧洲抗癌药物的注册与监管有关。除了各个市场的规定，如孤儿药和儿科医学发展的动机，它提供了用于讨论肿瘤药物开发共同终点的监管优势和劣势。本章也分析了其他三个主题，其在肿瘤药物监管领域引起了越来越大的兴趣，即自适应许可，治疗药物和辅助诊断的共同发展，以及使用两个或更多的研究性肿瘤学组合产品的测试和授权。

20.2 美国的监管框架

Erling Donnelly，Silvia Chioato，David Taylor

在美国，抗癌药物（或其他药物）的赞助商要获得药物批准就必须向美国食品药品管理局（FDA）提供有效性的充分和良好的对照研究的大量证据（如临床受益）。临床受益通常被定义为通过预防或改善癌症症状来延长生存期、提高生活质量。对于某些疾病，如肾细胞癌、乳腺癌、非小细胞肺癌等，延长无进展生存期一直被视为是临床获益的证据。

1992年，据加速批准法规介绍[1]，FDA允许一种用于治疗严重或危及生命的疾病的产品供应，但是该药需要证明在此之前不曾有药物能提供类似的有效改善治疗或提供治疗。根据这些规定，美国食品药品管理局可能会批准一种基于对一个有可能预测临床获益的替代药物上市。这些替代药物的完善程度不及常规药物。在赞助者进行临床研究以验证和描述实际临床获益的条件下，一种药物在加速批准下被许可上市。如果上市后研究未能证明临床获益或不进行必要的研究甚至审查，药物可能会加速退出市场[10]。在1992年12月到2010年7月期间，FDA加速批准了对应47个新适应证的35个肿瘤产品[11]。

美国食品药品管理局通常要求至少2个充分且良好的临床对照试验。然而在某些情况下，一个单一的试验数据也是足够的，如一个多中心研究能提供高度可靠且稳健统计的重要的临床受益的证据（如生存的延伸），第二次试验的结果在理论上或道德上几乎是确定的。对于一个特定的恶性肿瘤患者的特定阶段的治疗药物的批准，一个试验证据也足以支持一个不同阶段的相同的癌症治疗的疗效补充。

20.2.1 美国的咨询过程

如果一个肿瘤产品的新药申请（New Drug Application，NDA）或生物许可申请在审查过程中出现问题，FDA可以召开一个肿瘤药物咨询委员会（ODAC）来获得独立专家系统的意见。肿瘤药物咨询委员会（Oncologic Drugs Advisory Committee, ODAC）的成员通常包括医生、科学家、统计学家、病人的倡导者、消费者代表和行业代表。这些委员会会议对公众开放，按需要进行，通常每年举办4~5次。除了审查处于申请过程中的新药的具体问题，FDA（Food and Drug Administration）也可以通过肿瘤药物咨询委员会（Oncologic Drugs Advisory Committee，ODAC）处理事项，如处理一个给定的肿瘤或其他的关键发展问题来支持新药的审批。

由于2012年处方药用户费用修正案授权过程（2012年7月签署成为美国法律的食品药物管理局安全和创新法案，或Food and Drug Administration Safety and Innovation Act，FDASIA），当赞助商收到归档确定信——一封透着新药申请关键步骤的提交和审核过程，现在赞助商需要通知咨询委员会。1992年颁布了第一个处方药使用者付费法案（Prescription Drug User Fee Act, PDUFA）。它授权美国食品药品管理局从公司生产的人类药物和生物制品收取费用。由于处方药使用者付费法案通道在加快药品审批过程中起到了重要的作用（有时有争议），相关立法必须每5年重新授权。

另一个美国的监管规定可以积极支持肿瘤药物开发被称为快速通道，这是"旨在促进发展和加快药物治疗严重疾病的审查，并填补未满足的医疗需求"。FDA做出决定，在60天内给予NDA提交书以加速审批状态。它涉及早期和经常的口头和书面沟通，美国食品药品管理局和申请人在整个药物的开发和审查过程中，并允许公司当他们回答的问题成为可用时提交已完成的部分。一种药物，被授予快速跟踪状态（其中在 1998 年至 2011 年有 248 个药品），预计在生存率、生活质量或疾病进展方面有影响，并优于现有的治疗方法。后者可以包括卓越的有效性，减少不良反应，提高诊断或降低毒性。选择快速通道的药物也有资格采取其他加速措施。

20.2.2　美国的孤儿药

根据发起人的要求，孤儿药法案（Orphan Drug Act，ODA）用于资助一种特殊的疾病，称为孤儿药指定病，用于治疗罕见疾病或罕见情况。发起人必须论证该疾病或相应药物的使用在美国的影响不足 200000 人（这意味着这一法案是建立在患病率约万分之十的基础之上的）。孤儿药的产品的税收优惠和市场激励是官方指定的。例如，一个关于治疗罕见疾病的药物的市场营销，是不向用户收取费用的，除非这种药物除了治疗罕见疾病外，还有其他作用。

在肿瘤科，治疗许多罕见的肿瘤类型的产品属于孤儿药的范畴。此外，治疗大肿瘤类型的小亚群（基于分子状态）的产品，也可以是孤儿药指定的。这种状况与发生在分子水平上的肿瘤变得越来越有关联，增加了人们对于肿瘤生物机制的了解。

20.2.3　突破疗法

食品药物管理局安全和创新法案（FDASIA）的另一个结果是，突破性疗法的名称将适用于权限正受追捧的化合物。确切的条款和效益（书面的时候）仍然是由美国食品药品管理局编著的，并且将在未来指导描述。两个主要的要求是一个药物，单独或与一个或多个其他药物成分组合，治疗重型或威胁生命的疾病和状况，并有初步的临床证据表明该药实质上是一个或多个临床意义的现有疗法的改善。例如，这可能包括在一个产品的临床开发中早期观察到的大量新的治疗效果的情况。

从理论上说，突破性疗法将至少导致美国食品药品管理局：

- 在整个药物开发过程中，召开发起人与评审组之间的会议；
- 向药品开发赞助商提供及时的建议，以确保非临床和临床发展计划是尽可能有效和可行的；
- 采取措施，以确保所需的临床试验的设计也尽可能有效和切实可行，例如，尽量减少患者暴露于一个潜在的不太有效的治疗的可能。

20.2.4　儿科

在美国，两项法律旨在促进对儿科药物的开发投资，即给孩子最好的药品法案（Best Pharmaceuticals for Children Act，BPCA）和儿科研究公平法案（Pediatric Research Equity Act, PREA）。FDASIA 使得这些立法是永久性的。此前，BPCA 必须每 5 年更新一次。

PREA 激励药物开发者进行儿科研究以改善用于儿童和婴儿产品的有效性和安全性数据。它允许赞助商有一个额外的 6 个月的独家销售权（在专利到期之后），如果完成有关指标的具体研究并提交给 FDA。书面申请是美国食品药品管理局发布的一份文件，概述了研究的类型，包括它们的设计和目标以及年龄组的研究。

虽然在儿童药的生产过程中，书面申请可由赞助商或 FDA 的任意一方发起，但是由于小儿的排他性条款是自愿的，药品赞助商可能拒绝书面请求。一个发起人可能会向美国食品药品管理局提出一个小儿科研究要求来进行小儿科研究。如果美国食品药品管理局认定有一个公共健康需要这样的研究，它会发出书面申请。研究包可以包括那些发起人提出的非临床和临床研究由。正如已经指出的，当 FDA 认为一个儿科数据需要外商企业投资的时候，他可能会另外发出自己的主动书面请求。

与自愿完成小儿科研究提供激励的 BPCA 相比，PREA 要求进行调查。然而这只适用于特定的适应证，为此赞助商为他们的肿瘤产品寻求认可。当申请（或补充申请）提交一个新的指示、新的给药方案、新的活性成分、新剂型或一种新的给药途径时，PREA 将被触发。

在 PREA 中，FDA 可能会要求赞助商开发适合年龄的配方用于儿科研究，并且必须将生成的数据告知儿科用药及管理机构。然而大多数肿瘤产品免征 PREA。这可能是因为它们的适应证属于孤儿药的指定或肿瘤药物的事实，这在成人和儿科的设置中往往不同。

20.3 欧盟的监管框架

欧洲药品管理局（European Medicines Agency,EMA）是一个相对自治体欧元-欧盟（EU）的结构；其总部在伦敦。EMA 负责公众和动物的健康以及评价人用和兽用药品的保护和提升。EMA 在 30 个欧盟和欧洲生态经济区（European Eco- nomic Area，EEA）–欧洲自由贸易协定国家,通过网络汇聚了超过 40 个主管超过 4500 名欧洲专家的科技资源的成员国。它有助于国际和地区与全球委员会的活动，如人用药品注册技术要求国际协调会议（International Conference on Harmonisation，ICH）。

EMA 通过一体化的过程，负责人药和兽药在欧盟市场营销授权申请的科学评价。通过这种方法，制药公司只需提交一个单一的营销授权的应用情况。一旦被基于 EMA 的欧盟委员会授权，这种授权在所有欧盟成员国以及冰岛、列支敦士登和挪威等都是有效的。一个公司只有在收到了营销授权后，才开始在欧盟市场推销一种药品。一体化程序如下：

- 用于治疗人类免疫缺陷病毒（Human Immunodeficiency Virus, HIV）/获得性免疫缺陷综合征的药物，癌症、糖尿病、神经退行性疾病、自身免疫等免疫功能障碍疾病和病毒性疾病的药物；
- 来自于生物过程的药物，如基因工程；
- 先进的治疗药物，如基因治疗、体细胞治疗和组织工程药物；
- 正式指定的孤儿药（用于罕见疾病的药物）。

不属于这些类别的药品（不同于肿瘤药物），公司也有向 EMA 提交欧盟一体化市场营销授权申请的选项，只要药品被认为是有效的，科学合理的，技术创新或者在公共卫生领域被授权的。通过一体化过程直接将申请提交给 EMA。报告起草人和共同起草人由 EMA 科学委员会——人用医药产品委员会（Committee for Medicinal Products for Human Use，CHMP）提交指定。当起草人准备起草报告，CHMP 协调报告起草人对药用产品的授权。一旦这些都可用，CHMP 的意见或反对意见将传达给申请人。报告起草中是申请人的特权者并且即使在被营销授予之后仍可继续充当该角色。

CHMP 认为有必要寻求肿瘤学的科学顾问小组的意见（Scientific Advisory Group on Oncology，SAG-O）。SAG-O 是一个根据自己专长和其他专家个人推荐挑选出的独立的欧洲专家核心团体，这些团体成员是在特定的领域带来额外的专业选择的人士[12]。同时考虑到 SAG-O 的地位，CHMP 成员最终对自己的意见负责。

申请人答复报告员提出的问题，共同起草人接收、评估，然后提交给委员会讨论。考虑 CHMP 辩论的结论，最终评估报告将被准备。一旦评估过程完成后，CHMP 对是否批准请求的授权给予意见。当舆论是有利的时候，它包括一个产品特性概要草案（Summary of Product Characteristics，SMPC），这是包装说明书和文本提出的各种包装材料，并递交到欧洲委员会。欧盟委员会在欧盟给予营销授权的最高权威。

EMA 评估占用 210 天，再加上额外"钟停工"的时间，这都发生在申请人准备在收到查询的响应程序。然而申请人的要求，"加快评估"可能是理所当然的。EMA 加速评估需要确保 CHMP 的意见给出，在 150 天内；然而在这样的评估过程中的任何时间，CHMP 可决定撤销其决定，在上述标准时限内继续这一进程。

20.3.1 欧盟批准方案

三种类型的营销授权可以由 EMA 授予：正常审批，认同条件审批，特殊情况。

20.3.1.1 正常审批

正常审批产品，评估风险效益的平衡需要提供全面的数据（一个"完整的档案"）。根据（欧共体）726 / 2004 法案第 14 条[1-3]的规定，这样的营销授权（MA）最初的有效期为 5 年。在到期前至少 9 个月内，该申请可由 MA 持有人申请续期。在风险收益平衡的总体评价的基础上，CHMP 推荐 MA 审批无限期的申请，或在做出最后决定之前要求一个额外的 5 年更新。

20.3.1.2 认同条件审批

虽然没有提供全面的临床数据，但是当以下所有的要求得到满足时，有条件的市场授权可以授予类似新的抗癌药物的产品：

- 有证据证明的效益/风险平衡的影响可能是积极的；
- 全面的临床数据很可能成为可供选择的；
- 未满足的医疗需求，可通过提供一个营销授权正在寻求的产品来解决；
- 可推断出对公共健康的及时可得性益处远大于不确定性隐藏的危害。

在美国为加速批准，有条件的市场授权机构有特定的义务完成正在进行的研究或进行新的研究以确定积极的风险收益平衡。如临时授权不能保持条件，他们的审查可以每年更新一次，但一旦提供了确定的正面效益风险关系所需的全部数据，它们可转换为正常的市场授权。

在美国立法初步对条件性审批十年之后的 2006 年，欧洲议会也开始进行条件性审批。第一个条件性审批通过的肿瘤化合物是由辉瑞生产的孤儿药产品——舒尼替尼。在产生耐药或不能耐受伊马替尼治疗，以及基于细胞因子治疗失败后晚期或转移性肾癌的治疗之后，舒尼替尼最初是用于不能切除或转移性恶性胃肠道间质瘤的治疗。在 2007 年初在对 3 期随机试验中，舒尼替尼被有条件地批准转换为肾细胞癌一线治疗药品。

2012 年，克唑替尼获条件批准，从电子商务与以前治疗成年人阳性间变性淋巴瘤激酶的晚期非小细胞肺癌。由日本武田公司开发的孤儿药产品 Brentuximab 在 2012 年也被条件批准。这种药物可以用于治疗成人复发性或自体干细胞移植（Autologous Stem Cell Transplant，ASCT）后难治性 CD30$^+$霍奇金淋巴瘤，或者当 ASCT 或多药化疗不是一种好的治疗选择的情况下。

根据 2013 年 1 月的条件模式批准的药品清单见表 20.1。医药和医学研究的重点继续转向针对目标基因等分子水平的发病机制，这在本章的介绍中提到是由于发展中国家的社会和经济力量；因此，药品监管和登记等将越来越多地涉及许可审批的增量形式似乎是不可避免的。

表 20.1 截至 2013 年 1 月欧洲授权安排核准的药物产品

药物名称	活性物质	适应证	批准日期	孤儿药
Adcetris	Brentuximab vedotin	霍奇金病，非霍奇金淋巴瘤	2012/10/25	是
Arepanrix	分离流感病毒，灭活，含有抗原[1]：A/加利福尼亚/7/2009（H1N1）V 样株（X-179A）	人类流行性感冒，免疫接种	2010/3/23	否
Arzerra	Ofatumumab	血癌，淋巴细胞，慢性病，B 细胞	2010/4/19	是
Caprelsa	凡德他尼	甲状腺肿瘤	2012/2/17	否
Diacomit	司替戊醇	青少年肌阵挛性癫痫	2007/1/4	是
Fampyra	氨吡啶	多发性硬化	2011/7/20	否
Humenza	分离流感病毒，灭活，含有抗原 1：A/加利福尼亚/7/2009（H1N1）V 样株（X-179A）	人流感免疫	2010/6/8	否
依曲韦林	依曲韦林	HIV 感染	2008/8.28	否
Pixuvri	Pixantrone dimaleate	非霍奇金淋巴瘤	2012/5/10	否
Tyverb	拉帕替尼	乳腺肿瘤	2008/6/10	否
维克替比	帕尼单抗	结肠直肠肿瘤	2007/12/3	否
Votrient	帕唑帕尼	肾细胞癌	2010/6/14	否
Votubia	依维莫司	星形细胞瘤	2011/9/2	是
Xalkori	克唑替尼	非小细胞肺癌	2012/10/23	否

尽管欧盟的有条件营销授权过程类似于美国的加速审批机制，但是在资格标准方面略有不同（表 20.2）。此外，有条件的市场营销授权只授予原营销授权申请（Marketing Authorization Application, MAA），没有后续效果的变更；相反，在美国加速审批可不止一次的授予相同的肿瘤产品。这种变化作为制药许可方法在未来可能提高全球相关问题，特别是分子水平的靶向药物（如肿瘤药物）带来越来越多的不同活性部分的授权。

表 20.2　资格标准条件营销授权欧盟与美国相比加速审批程序

欧盟营销授权条件	美国加速批准
利益风险平衡是积极的	药物产品对替代终点的影响很可能预测临床获益
申请人可以在一个约定的时间内提供全面的临床数据	批准是基于条件的，资助进行临床研究以验证和描述实际的临床受益
未满足的医疗需求将被满足	药物治疗严重或危及生命的疾病，并填补未满足的医疗需求
对公众健康的利益大于风险的直接访问任何的事实，仍然需要更多的数据	

欧洲议会和理事会法规（EC）507/2006/419127/05，EMEA 指南程序加速评估根据第 14（9）法规（EC）726/2004。

20.3.1.3　特殊情况

（欧共体）法规 726/2004 第 14（8）款指出，"在特殊情况下，与申请人协商，可授权须为申请人介绍具体的程序要求，尤其是对药品生产的安全性，以及向主管当局通报有关其使用的任何事件，并采取行动。"当申请人由于如下原因无法提供全面的数据时，该授权可以被授予：

- 罕见的疾病；
- 当前科学知识的局限性；
- 道德约束；
- 存在满足尚未满足的医疗需求的机会。

在特殊条件下给予营销授权的能力可以被看作是对欧洲其他地方的监管立法的灵活性和激励措施的补充。这种授权须每年通过 CHMP 重新评估效益/风险平衡。在表 20.3 中提供了一个以特殊情况为基础的营销授权的药品清单，如 2013 年 1 月。

表 20.3　欧洲特殊情况下批准的药物产品，2013.01

药物名称	活性物质	适应证	批准日期	孤儿药
AlduRazyme	Laronidase	黏多糖贮积症Ⅰ	2003/6/10	是
Atriance	奈拉滨	前体 T 细胞淋巴母细胞性白血病	2007/8/22	是
ATryn	抗凝血酶治疗	抗凝血酶Ⅲ缺乏	2006/7/28	否
二盐酸组胺制剂	二盐酸组胺		2008/10/7	是

药物名称	活性物质	适应证	批准日期	孤儿药
Daronrix	全病毒灭活，含有抗原1：A/越南/ 1194 / 2004（H5N1）	人类流行性感冒的疾病爆发和免疫	2007/3/21	否
Elaprase	Idursulfase	黏多糖贮积症 II	2007/1/8	是
Evoltra	氯法拉滨	前体细胞淋巴母细胞性白血病	2006/5/29	是
Firdapse	Amifampridine	兰伯特-伊顿肌无力综合征	2009/12/23	是
Foclivia	流感病毒表面抗原灭活：A/越南/ 1194 / 2004（H5N1）	人类流行性感冒的疾病爆发和免疫接种	2009/10/19	否
Glybera	Alipogene tiparvovec	Ⅰ型高脂蛋白血症	2006/5/29	是
Ilaris	Canakinumab	蛋白相关周期性综合征	2009/10/23	否
Increlex	美卡舍明	Laron 综合征	2007/8/3	是
Naglazyme	Galsulfase	黏多糖贮积症 VI	2006/1/24	是
大流行流感疫苗（H_5N_1）（病毒分离、灭活佐剂）葛兰素史克	分离流感病毒，灭活抗原1：A/越南/ 1194/2004（H_5N_1）喜欢使用的应变（nibrg-14）	人类流行性感冒的疾病爆发和免疫接种	2009/10/19	否
大流行流感疫苗 H_5N_1 巴克斯特	全病毒灭活，含有抗原1：A/越南/1194/2004（H_5N_1）	人类流行性感冒的疾病爆发和免疫接种	2009/10/16	否
Prialt	齐考诺肽	注射，脊柱疼痛	2005/2/21	是
Replagal	半乳糖苷酶	法布瑞氏症	2001/8/3	是
Vedrop	聚乙二醇琥珀酸维生素 E	胆汁淤积型维生素D缺乏症	2009/7/24	否
万他维	伊洛前列素	高血压，肺	2003/9/16	是
Vyndaqel	Tafamidis	淀粉样变性	2011/11/16	是
Xagrid	阿那格雷	原发性血小板增多症	2004/11/16	是
Yondelis	曲贝替定	卵巢肿瘤肉瘤	2007/9/17	是

2004 年 4 月 30 日（EC）议会和理事会法规第 726/2004 款。

20.3.2 欧盟的孤儿药

孤儿药产品编号是根据（欧共体）第 141/2000 号标准规定的。为了符合孤儿药的标准，药物必须符合下列标准之一：

● 在指定的应用程序提交时间内，用于诊断、预防、治疗危及生命或在欧洲影响率不超过万分之五的慢性衰弱状态（即在欧盟总人口中患者最高可达约 250000 人）的药物；

● 用于诊断、预防、治疗危及生命，在严重衰弱或严重慢性疾病的环境中，没有激励或孤儿药提供病人几乎不可能存活的，并且在医药产品营销中能够弥补其发展所需投资收益的药物。

在这两种情况下，必须是没有令人满意（以前授权）的诊断、预防或治疗方法的情况下，要么即使这种方法确实存在，该药也必须提供显著额外的好处。

一旦应用程序完成后，保荐机构应提交给 EMA，那里的孤儿药物委员会负责审查设计应用的人或公司寻求开发罕见病药物，（所谓的孤儿药）。赞助商的药物通过欧洲委员会指定为孤儿药，便可以受益于一系列的激励措施，包括：

援助协议：均限专门为孤儿药提供具体的科学建议的形式，使赞助商获得技术问题的答案，以及充分展现对于设计类型研究需要的药物的风险效益平衡性问题。这些可能涉及产品的质量问题，以及药物的非临床和临床方面的使用。无论是初始的和随后的请求，协议援助都是免费的。

- 10 年市场独占权的孤儿药的适应证；
- 如果孤儿产品符合欧盟的儿童化药品监管（见下文），2 年的市场独占权。

在欧盟，符合这些激励的孤儿药应具有一个单独的商标，适用于其他相同介绍的药物以允许简单和明确的识别。与美国不同的情况是：孤儿药和非孤儿药的适应证不能被同样的营销授权。因此，对于一个非孤儿药适应证来涵盖孤儿药适应证，在欧洲扩展现有的营销授权是不可能的，反之亦然。

20.3.3 儿科药品

儿科条例在 2007 年 1 月生效。它的主要目标是有助于提高欧洲孩子（18 岁）的健康，而没有给他们提供不必要的试验或者是推迟成人使用药物的授权。儿科委员会成立（Paediatric Committee, PDCO）是这些改革的一个关键组成部分，它是负责协调 EMA 的儿童药品的工作的。它的主要作用是指定企业必须对儿童的儿科进行研究，这是儿童调查计划（Pediatric Investigation Plans，PIPs）的一部分的研究（点）的监管要求。

在 2007 年 1 月 26 日之前，欧盟对新药品进行营销授权，但是没有对其授予。所有应用必须包括对不同年龄段的儿童进行研究的结果。这项规定也适用于当一家想增加一个新的医药形式，或专利药品已经被管理局授权营销的公司。然而格兰特 PDCO 可以延期（允许申请人延迟儿童药品的开发，直到有足够的信息来证明成人的安全性和有效性）或豁免。当开发儿童药物治疗是不需要的或是不合适的可以申请豁免，例如当相关指示只影响老年人的人口。

药物已被欧盟授权，PIP 的研究结果包括：即使研究的结果是阴性的，产品信息也有资格为它们的整体专利期限延长 6 个月。如上所述，孤儿药符合小儿调节可获得额外 2 年的独家销售权。为了在欧洲更好地开发儿童药物，其他奖励包括提供科学的建议和援助协议的均线，这是免费的有关儿童药物的发展的相关问题。

专门为儿童开发的药物已经授权，可以申请一个儿科使用的营销授权（彪马）；而不是保护的专利或补充的保护证书。当一个彪马被授予，即使它已经作为一种在欧洲广泛地用于治疗成年人的通用药物，也将受益于 10 年的市场保护。

通过考虑服务提供者或出资者和被仿制药制造商的金融利益受到影响，这一规定可能会受到挑战，有时甚至回避。然而这是一个法律上定义的所有形式的药事法规，旨在保护公共利益，不仅对现有治疗的安全性和承受能力，也为质量性进行研究和开发；同时对未来的效益创造新的机会。

20.4 当前问题和抗癌药品监管的未来方向

因为 20 世纪 50 年代末至 60 年代初的沙利度胺悲剧，之前所有的监管框架和领域内的额外控制，如临床前及临床试验（专栏 20.1）的设计和实施，意味着美国和欧盟已经建立了强有力的互补的系统用于授权的药品和管控它们的发展、安全、生产和销售。尽管有持续的担忧，如出版透明度[13]的问题，但这些积极的成果值得承认。然而因为研究人员和医疗供应商方面面临的挑战持续加剧，如肿瘤在发达国家和发展中国家的不断发展，在某些领域的发展仍被需要，例如进一步平衡患者对于治疗致命疾病的新药的加速的需求和严谨的药物试验的愿望。

因此，本章的其余部分介绍了一些相关的领域，开始考虑在试验中监管目的进行的终点。这些终点通常应与 FDA（Food and Drug Administration）、EMA（european medicines agency）和批准临床试验的当局讨论，以确保它们可以准确地评估药物的效力[21]，使得潜在偏差或其他误差最小，同时也尊重利益相关者的及时性和经济性的利益。

通常，总生存期已被视为在如癌症护理区证明临床益处的黄金终点。作为终点，总生存期通常比较容易的用无偏差来衡量，因为它可以通过死亡之日起记录在案。然而病人症状的改善，可能不会在基于死亡率的数据中反映出来。

专栏 20.1

临床前和临床试验

自从 20 世纪 60 年代初的沙利度胺事件发生后，发达国家的人类医学临床前和临床开发和试验的过程就不是一成不变的。它在肿瘤方面也有一些特征（如参考文献[14,15]）。但本质上它有以下阶段。

- **临床前开发和测试**

在这个阶段，对于潜在有效的给定生物靶点的新化学（或分子）实体（NCEs 或 NMEs），将会在它们对于人类的毒性（细胞或组织）和药代动力学方面进行测试（动物模型，体外模型）。其他临床前试验的目的是评价物质的化学及相关产品特性，以便于根据需要和合适的制剂生产而做出适当的制造安排。传统估计显示，所有药物开发成本的 1/4 将会与临床前试验相关。

- **I 期临床试验**

"第一次人类试验"将会在数量有限的健康志愿者中进行。其解决基本的安全和计量问题。然而对于潜在抗癌治疗合适活性的生物标记物，现在有时首先在选定的患者志愿者中使用。这种"0 期"临床试验包括对小部分人在限定的时间内如一周使用新药，以便获得这种新药物实体对身体影响的数据。这种类型的试验可以加速产品的发展或者通过尽早展示这种新化学实体不适合药用来节省成本。

- **Ⅱ期临床试验**

该试验在患者中进行，用来确定和优化在随后的大规模治疗试验中，要采用的治疗方案。

- **Ⅲ期临床试验**

该试验涉及大量的病人，他们被随机的测试比较其与相关药物的治疗效果。在传统批准过程中，尽管在许多国家抗癌药物一旦获得许可就是"关闭标签"，三期临床试验提供判断这种药物是否安全的证据，因此通过了美国的 FDA 或欧洲的 EMA。开发药物的真正成本是一个有争议的问题，因为失败的候选药物的研究支出也应该被计算在成功上市的药物中，也因为其中的风险成本难以被计算。减少成本加快审核的有效方式是加强Ⅰ期和Ⅱ期临床试验来节省在Ⅲ期临床试验中的开支。已有的资源显示Ⅲ期临床试验可能占用将近 1/3 的药物研发成本[18,19]，尽管它们可能占用一半的投资。

- **阶段 4：上市后药物警戒研究**

该研究通常在药品已经上市并正常使用后进行。在这个阶段，由于病人的数量增大，相对较少的不良反应可能被发现。一个常见的不良反应发生的概率为 1/500，相对于相似背景的发生率为 1/500,可以通过约 2 万名患者的试验显示出来。但是在不良反应发生率为 1/5000，相对于背景发生率为 1/200 的情况下，使用该药物的患者数目必须超过一百万，在正常 9.5%的概率中才有检测到不良反应的可能性[20]。

以生活质量测试作为主要终点的肿瘤药物的审批监管的例子是非常有限的。Ruxolitin-ib 被授权在美国和欧盟都用于治疗骨髓纤维化，很大一部分是由被称为骨髓纤维化症状评估日记的健康生活质量评估进行的（http//www.proqolid.org/instrumen/myelofibrosis_symp-tom_assessment_form_mfsaf）。其他的终点，如进展生存期、客观缓解率、长期完全缓解都多次被用来支持批准。

后来的肿瘤评估终点往往是依据间接的评估、计算和测试。因此，对于哪些衡量措施作为临床试验终点的研究，全球监管者必须决定的是是否这些测量结果应该被用作基础常规/正常批准或加速/条件批准。对于加速/有条件审核通过，目前正在进行授权程序，需要在进一步后续确认其在试验中或将来试验中的作用。

通常，人们认为这些终点用于注册审核的目的时，应该由盲审进行验证。然而在 2012 年 7 月，美国 FDA 肿瘤药物咨询委员会支持放宽盲审的要求，使用无进展生存期作为最佳疗效终点。成员们还表示，根据肿瘤类型和研究规模在特定情况下，FDA 应保留完整的案例审计的权利。表 20.4（这是从 FDA 的指导性文件，FDA，2007 年改编）提供了关于有潜在抗癌药物研究的替代终点的优势和劣势。

表 20.4　肿瘤审核终点

终点	监管证据	研究设计	优点	缺点
总体存活率	定期/正常审批 临床受益	• 随机研究必须的 • 盲化不是必须的	• 普遍接受的受益直接测试 • 方便测试 • 精确测试	• 研究时间长 • 被后续治疗价差治疗影响
症状端点(病人报告结果)	定期/正常审批 临床受益	• 随机研究 • 首选盲化	• 直接的临床获益患者的角度	• 盲化困难 • 数据丢失或者不准 • 临床重要改变未知 • 多种分析
无病生存率	替代加速/有条件批准或常规/正常审批	• 随机研究必须 • 首选盲化 • 盲化审查	• 小样本大小和更短的必要带存活研究	• 统计学上未证实可以替代存活率研究 • 测量不精确因为评估偏差 • 研究中的定义不同
客观缓解率	替代加速/有条件批准或常规/正常审批	• 可用单一或随机研究 • 比较研究首选盲化 • 盲化审查	• 可以在单组研究进行评估 • 评估早期与较小的生存研究 • 效果归因于药物(不自然史)	• 不直接测量 • 不综合测量药物活性
完全应答	替代加速/有条件批准或常规/正常审批	• 可用单次或随机研究 • 首选盲化 • 盲化审查	• 可单次进行评估 • 持久完全响应可以代表临床获益 • 评估早期与较小的生存研究	• 不直接测量 • 不综合测量药物活性
无进展生存期(包括所有死亡病例或死亡的前审查的进展)	替代加速/有条件批准或常规/正常审批	• 随机研究 • 首选盲化 • 盲化审查	• 较小的样本量和更短的后续研究作为替代生存研究的方法 • 测量稳定的病情 • 不被后续治疗影响 • 根据客观定量评估	• 统计学上未证实可以替代存活率研究 • 测量不精确因为评估偏差 • 研究中的定义不同 • 频繁放射或其他评估 • 涉及治疗组之间的评估时间平衡

20.4.1　自适应许可

传统的药物许可的方法是基于二元决策。这些意味着在被允许的情况下，一个试验疗法可以转化为对于给定疾病或生理靶点完全安全和有效的治疗。然而这一直是一个值得怀疑的假设，它在肿瘤等领域越来越多地被视为不适当的决策。

最近，多种自适应方法药品许可和支持的提案出现，包括交错的审批，管理的输入，自适应批准，渐进式授权和证据发展覆盖。这些提案在细节上有所不同，但都是基于接受的事实，药物安全和应用的知识不是二元的而是不断发展的。自适应批准被定义为一种有计划的灵活的方式来管理药物和生物制剂的审批方法[20]。通过证据收集的重复阶段不断降低管理评价和许可适应的不确定性。自适应批准通过平衡患者评价需求和提供好处和风险及时的进展信息，以最大限度地寻求新药对大众健康的积极影响，因此，一个更加明智的患者治疗体系就形成了。

本质上，进一步引入这类方法授权药物的使用将意味着那种是否通过审批的二元决策将被渐进式的管理和不确定性的降低而取代。在个性化和更有针对性用药的时代，这样的进展是受到欢迎的。它在避免牺牲保证治疗安全的公共利益的同时，可能帮助降低成本和避免明显的药物研发效率（如肿瘤药物）的降低。但是这个结论需要很多附加的注意事项。

● 没有明确的指导方针，在审核过程中创新疗法的提供者和医疗健康系统的资助者在药物成本的分界上将会有持续的争论。

● 然而靶向分子水平的精确药物通常也会有一些意想不到的不良反应，如乳腺癌治疗药物 trastuzumab 具有意想不到的心血管不良反应。个性化治疗在采用新的或者已存在的治疗方法的时候，不应该隐藏关于民众对药物使用注意事项的持续需要，基于合理系统地评估个体和群体的益处和风险。

20.4.2　治疗剂和伴随诊断的共同开发

美国食品药物管理局及其他监管机构越来越需要协调治疗和护理诊断合作开发项目[22]。美国食品药品管理局的体外诊断（in vitro diagnostic，IVD）护理诊断设备定义为一个提供对于安全和有效利用相应的治疗产品重要信息的设备。一个 IVD 特定治疗产品的护理诊断装置的使用应按照这两个诊断设备和相应的治疗产品的标签使用说明书的规定。在管理的角度上，为了支持治疗产品的有效安全使用，这个说明书应该同时获批。但是上述要求如果被不恰当地使用，有可能延误病人获得有效的治疗。

当制订一个全球性的治疗和伴随诊断发展规划时，一批重点项目应予以考虑。首先管理者希望临床试验中注册的治疗药物能证实这种新的诊断产品的临床用途。这需要在患者的选择使用之前，要有先进的规划以及伴随诊断的分析验证在关键的治疗试验中被验证。此外，如在美国市场，监管机构备案必须允许使用一种测试性的 IVD 伴随诊断实现选择试验患者。现在在美国可以通过提交档案到调查设备豁免（Investigational Device Exemption，IDE）或新药研究申请（Investigational New Drug，IND）提交所需的诊断信息。

在美国预提交（之前被称为 Pre-IDE）的会议可以在任何一个 IVD 发展过程中被要求召开，目的是为了寻求 FDA 设备与辐射健康中心（Center for Devices and Radiological Health，CDRH）关于注册和发展的建议。CDRH 和来自治疗审评部门的代表可以在旨在支持治疗和护理诊断登记的关键性试验开始之前举行一个预提交会议。由于解决分析验证等技术要求所需要的周期较长，赞助商最好是在开发周期尽早与 CDRH 会晤。预提交会议前没有任何数量限制。IVD 公司负责会议的计划和筹备工作，有的涉及制药/生物技术公司的投入和参与。合作伙伴之间的密切协调是非常重要的。

当开发发展计划时，从临床和临床操作的角度需要考虑很多。例如，用于诊断测试中央实验室的位置和数量是很重要的。为了满足美国FDA的要求，至少有三个实验室参与其中。诊断可重复性研究表明，不同实验室之间或者其他参与人员的实验产生的相关结果必须在批准之前进行。病例报告表的设计和随后的临床数据库必须进行调整以获取筛选和试验招募病人使用的诊断信息。FDA和EMA早期频繁的互动监管始终是关键，但是患者的选择或伴随诊断组成同样值得关注。

另一个关于治疗和伴随诊断的合作发展计划需要优先考虑的事情是确保获得候选药物治疗的生物标志物阴性的患者的信息。从这些患者身上获取的数据被用于证明问题诊断测试确实有必要并且有价值。如果生物标志物阳性和生物标志物阴性的患者的应答率相等，那么IVD伴随诊断显然缺乏临床应用。反之，如果一个新的治疗剂仅对生物标志物阳性的患者群体是安全和有效的，安全和有效的使用这种治疗剂的体外伴随诊断将被认为是必需的。收集生物标志物阴性的患者在生命后期的临床资料是很难的，所以事先考虑将如何收集这样的信息是非常重要的。

除了美国，很少有关于新药物和伴随诊断共同发展的明确指南，但为了确定进行试验的治疗药物对患者的利益风险，后者更被期待以CE标记或当地批准或需要的产品的形式提供。EMA目前未直接参与伴随诊断的审批过程。然而EMA没有限制对于药物和伴随诊断的发展问题提供的科学建议。

如在美国，从开发和注册卫生当局的医疗装置分支获得的关于IVDs的发展和限制的反馈，在全球关键试验的设计阶段是非常有价值的。目前在一些地区如日本、中国和欧洲等在讨论体外诊断医疗器械提议的新规定，还需要不断保持警惕，以改变在这方面的监管环境。

由于诊断法规目前的多样性和缺乏先例，治疗和伴随诊断的全球发展问题是困难的，总的来说，满足FDA的批准要求将会有助于合适的申请人的监管工作获得全球性的成功，尽管在肿瘤或其他领域有使用加速或有条件批准治疗产品的机会，提前考虑和情景规划关于注册和商业化进程的影响的伴随诊断开发是必要的。

最后，展望未来，由于分子定义的肿瘤分类划分（例如肺癌）变得更好、更小、更精确，一个单一的治疗剂的诊断模式再加上一个伴随治疗可能被证明是不可持续的。非常小的患者群体必然使其更难以保证筛选和在临床试验受试者的数量充足。很难获得足够的肿瘤组织来对几个生物标记物执行序列测试。这些困难增加了甄别出罕见而复杂的肿瘤类型的难度。因此，迫切需要新的平台和技术（例如，多重分析或新一代测序）以允许使用单个组织标本进行多种生物标志物的鉴定。这种解决方法的引入又会给行业、监管机构和学术及其他利益相关者带来新的问题，这些问题只有通过协作才能解决。

20.4.3 两个或多个肿瘤产品组合试验

组合疗法在许多情况中被使用，包括一些血癌和其他癌症、心血管疾病的预防和治疗，以及更广泛的各种感染性疾病的控制。包含互补作用的固定剂量组合产品的使用已经显现出可以转变对抗 HIV 的有效性。我们希望这种策略可以进一步用于肿瘤的治疗。

目前的监管模式往往主要侧重于评估单一的新的药物的有效性和安全性或者与已经批准的药品的联合作用。然而从公众利益的角度来看，这些模式应该更加灵活，甚至有利于引入更自由的模式。由于人们不断加深癌变机制和抗肿瘤药物耐药性的理解，在临床开发阶段有使用两个或两个以上之前未被开发的试验性肿瘤产品进行组合用药一个新的趋势，以实现提高效力或抑制抗性的发展的目的。

然而这一趋势使得一些相关领域的监管过程需要创造设计更复杂的方法。例如判断并同意使用能够准确评估单一的组合治疗成分和联合用药整体作用的统计技术。一个待实现的目标是特定的Ⅲ期临床试验应该要避免使用不必要的大型、复杂而且昂贵的设计方案。

鉴于肿瘤产品组合的研究相关的挑战和可能的公共健康收益，美国食品药品管理局最近发布了旨在赞助对两个或两个以上的新药物（而不是以前销售）共同开发的指南草案[5]。FDA 认为，共同开发通常应在这些情况下可以使用：

● 组合被用于治疗严重的疾病或情况；

● 其使用有令人信服的生物学的解释支持（例如，当使用这些药物抑制在同一分子通路不同靶点，同时在主要和代偿通路抑制或抑制同一靶点的不同的结合位点，以减少耐药性或最小化毒性）；

● 在已建立的生物标志物的临床前模型（体内或体外）或短期的临床研究证明这种联合用药有更大的活性或者比单一的加和作用更有效或者一个更长时间的响应（通过延迟耐药性）；

● 有一个令人信服的原因解释这种治疗剂为什么不能单独被开发（例如，当单一疗法用于治疗疾病会导致耐药性和/或一种或两种试剂单一使用时具有非常有限的活性）。

正如上述情况，这些新型治疗剂的共同开发是建立在这些疾病、病原体、肿瘤类型的生物机制被充分理解，并有一个合理的生物开发综合疗法来治疗疾病的理由。FDA 推荐发起者应该收集联合用药体内体外模型的生物机制证据。当为两个或更多的试验药物联用建立非临床安全性表征时，FDA 建议发起者参考最近修订的国际会议上的非临床安全性研究[6]。

现行指南建议，无论何时药物单独使用的安全性应该在Ⅰ期临床试验中被确定以开发此药的方式进行，包括测定最大耐受剂量、剂量限制性毒性的性质和药物动力学参数。对于联用的人类效用研究，起始剂量、给药上报间隔和剂量-反应研究，应该在个体药物Ⅰ期临床安全数据的基础上进行。

临床药理学上，人们期望两种药物的药理学研究都像被开发药物那样分别进行研究。这些研究应该包含很多方面，例如生物利用度和相关质量平衡。人们应该进行暴露响应评估，以及肝肾损伤等内在因素，食物作用和药物相互作用等外在因素的影响，这些都会影响药物的药代动力学和药效学，这些研究可以用联合用药进行而不是药物单独使用。

在第 2 阶段证明的概念研究而言，所涉及的测试应包括：

- 根据可用的非临床和药理数据，说明联合用药每个成分的贡献；
- 提供组合的有效性的证据；
- 优化的 3 期临床试验的剂量或剂量使用的组合。

研究设计的选择将考虑到待研究的组合用药的性质和所治疗疾病的研究，还有一些其他因素，例如期望的受益程度等。如果从体内或体外模型和 II 期试验得到的结果充分证明组合中每个成分的作用，比较组合治疗与标准治疗和安慰剂治疗的III期临床试验将足够证明其有效性。如果各个组分的贡献是不明确的或者如果使用单一成分或者组合中的一些成分作为治疗组群是可行的，那么在III期临床中通过析因设计证明组分的贡献是必要的。

尽管有一些详尽的指南，一些监管方面的问题依然没有定论。例如，相对于标准治疗，随着其治疗效果的改变，预测需要有严格的统计学证明试验组合用药中的每个成分的贡献。这要根据方案基础确定，考虑到试验组合的所有收益与风险。

此外，某些情况下，单独测试治疗剂是有悖伦理的。另一个关键的问题是，该使用和关键的三期临床试验是否有相同的终点，或者使用替代终点（例如总体响应率）来证明组合用药中每种成分的贡献（或者缺失）。有人可能会说，除非这种贡献可以用早期的终点证明或者目前预期的证据不那么严格，开发有效的治疗组合用药的可能性会被降低。最后，在启动试验组合之前，所需的临床前或临床数据仍然有待验证。

20.5 结论

在肿瘤学领域，这是一个前所未有的机遇。在基础科学研究人员对分子驱动癌症的了解以指数膨胀的背景下，照顾癌症病人（在手术和放疗共同进展）有着越来越多的机会使用日益增多的药物类型——从基于小分子的药物到单克隆抗体、抗体-药物结合物、治疗性疫苗和创新组合疗法、有无伴随诊断。结合这些发展，人们有充分的理由希望在未来的几十年里，人类癌症预防和生存的主要改善在全球基础上将可以实现。

然而科学技术和相关事物的发展，将在实践中显示出意义和益处，生活在世界不同地区的人们所享受的医疗待遇会有所不同，这是因为不同地区相关医疗因素会不同，这包括对新药的承受能力和获得诊断服务的水平，以及良好的医疗水平，为使诊疗效果最大化而相关的药学服务和护理服务。创新的投资率也会受到收入的影响——研究资助者可以从他们的产品中获得。这将在很大程度上决定（特别是在个别情况下，所批准的单独的治疗方案所涉及的患者相对较少）药物发现的初始注册标志的有效知识产权的保护，以及新药和成品药的二次和后续使用。

监管系统的本质是为了防止营销过度治疗和促进提供以人们可接受的风险平衡

效益的创新治疗，还将对抗癌药物研究的未来经济活力具有重要影响。本章没有试图深入讨论监管需求的变化对药物研究的成本和生产力的影响。本章也没有讨论肿瘤药物市场授权和相关程序以及其他重要因素之间的相互作用，还有如世界各地的治疗经费机制。此外，本章也没有详述特定国家的抗癌药物注册和监管的细节方面，如英国或印度。

例如，在英国，药品和保健品监管机构[23]近日举办了一次会议，允许患者提前获得一些尚未获得正式许可的药物。在印度，情况相反，抗癌药物的专利许可权的使用不仅与医疗手段相关，而且还与产业政策和全球抗癌研究基金策略相关。

然而尽管具有局限性，本章概述了欧盟和美国的主要法规规定，并表示新的规定条款会制定，以解决在 21 世纪早期抗癌药物研究的性质变化所带来的挑战。

这将表明，目前认为的新的肿瘤治疗方法的审批和许可是最优的这种说法，无论是在技术上还是在经济上都是一种不可取的建议。然而对于新的灵活性和方法的需要，是真正以病人和公共利益为中心的，许多机构如 FDA 和 EMA，其领导人已经认识到了这一点，从而可以合理的得出结论，积极努力帮助确保抗癌药物研究在工业、学术和自愿出资的地区的持续可行性，同时确保监管程序对于保护病人安全和不要获得适得其反的治疗结果，这是受癌症困扰的个人和家庭的最后希望。

参 考 文 献

[1] Eichler HG, Pignatti F, Flamion B, Leufkens H, Breckenridge A. Balancing early market access to new drugs with the need for benefit/risk data: a mounting dilemma. Nat Rev Drug Discov, 2008, 7(10): 818-826.

[2] Boyle P, Howell A. The globalisation of breast cancer. Breast Cancer Res, 2010, 12(Suppl 4): S7.

[3] Jonsson B, Wilking N. A global comparison regarding patient access to cancer drugs. Karolinska Institutet and the Stockholm School of Economics Ann Oncol, 2007, 18(Suppl 3): 1-74.

[4] Coleman MP. Not credible: a subversion of science by the pharmaceutical industry. Ann Oncol, 2007, 18: 1433-1435.

[5] Maher J. Personal communication with DGT. 2012.

[6] US Department of Health and Human Services. The health consequences of smoking: a report of the Surgeon General. US Department of Health and Human Services, Centers for Disease Control and Prevention, National Center for Chronic Disease Prevention and Health Promotion, Office on Smoking and Health, 2004.

[7] Lichtenberg F. The impact of new drug launches on longevity: evidence from longitudinal. Disease-Level Data from 52 Countries, 1982-2001 Int J Health Care Finance Econ, 2001, 5: 47.

[8] Peto R. Harveian Oration, http: //www. rcplondon. ac. uk/webstreamed-events/harveian-oration-2012-halving-premature-death-sir-richard-peto, 2012 [accessed February 2013].

[9] Kanavos P, Sullivan R, Lewison G, Schurer W, Eckhouse S, Vlachopioti Z. The role of funding and policies on innovation in cancer drug development. London: The London School of Economics and Political Science, 2010.

[10] US FDA. Guidance for industry: clinical trial endpoints the approval of cancer drugs and biologics: clinical trial endpoints for the approval of cancer drugs and biologics. US Food and Drug Administration, 2007.

[11] Johnson JR, Ning YM, Farrell A, Justice R, Keegan P, Pazdur R. Accelerated approval of oncology products: the food and drug administration experience. J Natl Cancer Inst, 2011, 103(8): 636-644.

[12] EMA. Human Medicines Development and Evaluation Mandate, objectives and rules of procedure for the scientific advisory groups (SAGs) and ad-hoc experts groups. 2010, (EMA/117014/2010).

[13] Goldacre B. Bad pharma: how drug companies mislead doctors and harm patients., 2012, Fourth Estate.

[14] Booth CM, Cescon DW, Wang L, Tannock IF, Krzyzanowska MK. Evolution of the randomized controlled trial (RCT) in oncology over three decades. J Clin Oncol, 2008, 26: 5458-5464.

[15] Davies JE, Neidle S, Taylor DG. Developing and paying for medicines for orphan indications in oncology: utilitarian regulation versus equitable care? Br J Cancer, 2012, 106(1): 14-17.

[16] Lancet. Phase 0 trials: a platform for drug development? Lancet, 2009, 374: 1176.

[17] Paul SM, Mytelka DS, Dunwiddie CT, Persinger CC, Munos BH, Lindborg SR, et al. How to improve R&D productivity: the pharmaceutical industry's grand challenge. Nat Rev Drug Discov, 2010, 9: 203-214.

[18] Di Masi JA, Hansen RW, Grabowski HG. The price of innovation: new estimates of drug development costs. J Health Econ, 2003, 22: 151-185.

[19] Kaitin K. Deconstructing the drug development process: the new face of innovation. ClinPharmacol Ther, 2010, 87(3): 356-361.

[20] Eichler HG, Oye K, Baird LG, Abadie E, Brown J, Drum CL, et al. Adaptive licensing: taking the next step in the evolution of drug approval. Clin Pharmacol Ther, 2012, (3): 426-437.

[21] Pazdur R. Endpoints for assessing drug activity in clinical trials. Oncologist, 2008, 13(2): 19-21.

[22] Pourkavoos N. Unique risks, benefits and challenges of developing drug-drug combination products in a pharmaceutical industrial setting. Comb Prod Ther, 2012, 10. 1007/s13556-012-0002-2.

[23] MHRA. Consultation on a proposal to introduce an early access to medicines scheme in the UK (MLX 376). London: the Medicines and Healthcare Products Regulatory Agency, 2012.

（姜天宇译）

词 汇 表

ABC adenosine triphosphate binding cassette 三磷酸腺苷结合盒

ACTH adrenocortico-tropic hormone 促肾上腺皮质激素

ADCC antibody-dependent cell-mediated cytotoxicity 抗体依赖性的细胞介导的细胞毒作用

ADT androgen deprivation therapy 雄激素阻断治疗

AFF2 AF4/FMR2 family, member 2 AF4/FMR2 家族，成员 2

AGT O^6-alkylguanine DNA alkyltransferase, the protein which removes alkyl groups from the O^6-position of guanine O^6-烷基鸟嘌呤-DNA 烷基转移酶

AKT v-akt murine thymoma viral oncogene homolog 1 v-akt 小鼠胸腺瘤病毒致癌基因同源物 1

ALK anaplastic lymphoma receptor tyrosine kinase 间变性淋巴瘤受体酪氨酸激酶

APC 7-ethyl-10-[4-*N*-(5-aminopentanoic acid)-1-piperidino]-carbonyloxy-camptothecin 7-乙基-10-[4-*N*-(5-氨基戊酸)1-哌啶基]-羰基氧喜树碱

AR androgen receptor 雄激素受体

ARID1A AT-rich interactive domain 1A (SWI-like) 富含 AT 的 DNA 相互作用结构域蛋白 1A（SWI 相似的）

ATP adenosine-5′-triphosphate 三磷酸腺苷

AUC area under the curve 曲线下面积

BER/SSBR base excision repair/single-strand break repair, a DNA repair pathway that repairs single base damage or nicks in DNA 碱基切除修复/单链损失修复，一种可以修复 DNA 中单个碱基损伤或缺失的 DNA 修复通路

BRAF v-raf murine sarcoma viral oncogene homolog B1 鼠类肉瘤滤过性毒菌致癌同源体 B1

BSA body surface area 体表面积

c_{max} maximal concentration 最大浓度

CAB combined androgen blockade 联合阻断雄激素治疗

CBFB core-binding factor, beta subunit 核心结合因子，β 亚基

CCDC6 coiled-coil domain containing 6 卷曲螺旋结构域 6

CCND3 cyclin D3 周期素 D3 抗体

CDKN2A cyclin-dependent kinase inhibitor 2A 细胞周期性蛋白依赖性激酶抑制剂 2A

CFTR cystic fibrosis transmembrane conductance regulator 囊性纤维化跨膜传导调节蛋白

CPY19 aromatase, estrogen synthase 芳香化酶，雌激素合成酶

CRH corticotropin-releasing hormone 促肾上腺皮质激素释放激素

CRPC castration-resistant prostate cancer 去势抵抗性前列腺癌

CYP cytochrome P450 细胞色素 P450

CYP11A1 P450scc, cholesterol side-chain cleavage enzyme P450scc, 胆固醇侧链裂解酶

CYP11B1 11β-hydroxylase 11β羟化酶

CYP11B2 aldosterone synthase 醛固酮合酶

CYP17 17α-hydroxylase-17,20-lyase 17α-羟化酶-17,20-碳链裂解酶

DACH1 dachshund homolog 1 细胞命运决定因子 1

DDR2 discoidin domain receptor tyrosine kinase 2 盘状结构域受体酪氨酸激酶 2

DHEA dehydroepiandrosterone 脱氢异雄（甾）酮

DHEA-S dehydroepiandrostenedione sulfate 脱氢异雄（甾）酮硫酸盐

DHT dihydrotestosterone 二氢睾酮

DNA DSB DNA double strand break DNA 双键断裂

DNA SSB DNA single-strand break DNA 单键断裂

DNA deoxyribonucleic acid 脱氧核糖核酸

DOC 11-deoxycorticosterone 11-脱氧皮质醇

DPD dihydropyrimidine dehydrogenase 二氢嘧啶脱氢酶

DPYD dihydropyrimidine dehydrogenase gene 二氢嘧啶脱氢酶基因

DRE digital rectal examination 直肠指检

EGF epidermal growth factor 表皮生长因子

EGFR epidermal growth factor receptor 表皮生长因子受体

EM extensive metabolizer 快代谢型

EML4 echinoderm microtubule-associated protein-like 4 棘皮动物微管结合蛋白 4

FDA US Food and Drug Administration 美国食品药品监督管理局

FdUMP fluorodeoxyuridine monophosphate 氟尿嘧啶脱氧核苷单磷酸

FdUTP fluorodeoxyuridine triphosphate 氟尿嘧啶脱氧核苷三磷酸

FGFR fibroblast growth factor receptor 纤维原细胞生长因子受体

FISH fluorescence in situ hybridization 荧光原位杂交

FoxA1 forkhead box transcription factor A 叉头框转录因子 A

FSH follicle-stimulating hormone 促卵泡激素

5-FU 5-fluorouracil 5-氟尿嘧啶

FUTP fluorouridine triphosphate 三磷酸氟尿嘧啶

G6PD glucose-6-phosphate dehydrogenase 葡萄糖-6-磷酸脱氢酶

GIST gastrointestinal stromal tumor 胃肠道间质瘤

GnRH gonadotropin-releasing hormone 促性腺素释放激素

GWAS genome-wide association study 全基因组关联分析

hCE carboxylesterase 羧酸酯酶

HER v-erb-b2 erythroblastic leukemia viral oncogene homolog 人源表皮生长因子受体

HR hazard ratio 危害比

HRAS v-Ha-ras Harvey rat sarcoma viral oncogene homolog Harvey 鼠肉瘤病毒致癌基因同源物

HRR homologous recombination repair, a DNA DSB repair pathway involving use of the sister chromatid as a template for repair of the damaged DNA 同源重组修复

IC$_{50}$ the concentration of a drug that inhibits the activity of its target by 50% 半数抑制浓度

IGF insulin-like growth factor 胰岛素样生长因子

IHC immunohistochemistry 免疫组织化学

IM intermediate metabolizer 中间代谢型

IR ionizing radiation, such as X-rays 电离辐射

isogenic of the same genetic background 同基因的

JAK Janus kinase JAK 激酶

K_i inhibition constant 抑制常数

K_M Michaelis constant 米氏常数

KIF5B kinesin family member 5B 驱动蛋白 5B

KIT v-kit Hardy–Zuckerman 4 feline sarcoma viral oncogene homolog KIT 致癌蛋白

KRAS v-Ki-ras2 Kirsten rat sarcoma viral oncogene homolog Kirsten 鼠肉瘤病毒致癌基因同源物

LH luteinizing hormone 促黄体（生成）激素

LHRH hypothalamic luteinizing hormone–releasing hormone 下丘脑促黄体激素释放激素

Ligation joining DNA ends 连接 DNA 末端

M phase cell division or mitosis phase of the cell cycle 细胞周期中的细胞分化或有丝分裂期

MAPK mitogen-activated protein kinase 促分裂原活化蛋白激酶

MET hepatocyte growth factor receptor 干细胞生长因子受体

MMR DNA mismatch repair DNA 错配修复

6-MP 6-mercaptopurine 6-巯基嘌呤

MSI microsatellite instability 微卫星不稳定性

NAD⁺ nicotinamide adenine dinucleotide 烟酰胺腺嘌呤二核苷酸；辅酶

NF1 neurofibromin 1 神经纤维瘤蛋白 1

NHEJ nonhomologous end joining, a DNA DSB repair pathway where the DNA ends are brought together and relegated 非同源性末端连接

NPC 7-ethyl-10-(4-amino-1-piperidino)-carbonyloxy-camptothecin 7-乙基-10-(4-氨基-1-哌啶基)羰基氧基喜树碱

NPM nucleophosmin 核仁磷酸蛋白

NRAS neuroblastoma RAS viral (v-ras) oncogene homolog 神经母细胞瘤 RAS 病毒（V-ras）致癌基因同源物

NSCLC non-small-cell lung cancer 非小细胞肺癌

ORR overall response rate 总缓解率

OS overall survival 总生存率

PARP poly(ADP-ribose) polymerase, an enzyme involved in signaling DNA SSB to the BER/SSBR pathway 多聚（ADP-核糖）聚合酶

PARPi PARP inhibitor PARP 抑制剂

PCa prostate cancer 前列腺癌

PDGFRA platelet-derived growth factor receptor-a 血小板源生长因子受体-a

PFS progression-free survival 无进展生存期

PI3K phosphatidylinositol 3 kinase 磷脂酰肌醇 3 激酶

PIK3R1 phosphoinositide-3-kinase, regulatory subunit 1 (alpha) 磷酸肌醇 3 激酶调节亚单位 1（alpha）

PM poor metabolizer 缓慢代谢型

PREX2 phosphatidylinositol-3,4,5-trisphosphate-dependent Rac exchange factor 2 磷脂酰肌醇- 3,4,5-三磷酸依赖的 Rac 交换因子 2

PSA prostate-specific antigen 前列腺特异性抗原

PTPN22 protein tyrosine phosphatase, nonreceptor type 22 蛋白酪氨酸磷酸酶非受体型 22

PTPRD protein tyrosine phosphatase, receptor type, D 蛋白酪氨酸磷酸酶受体型 D

5α-R 5α-reductase 5α-还原酶

RAF v-raf murine sarcoma viral oncogene homolog 鼠类肉瘤滤过性毒菌致癌同源体

RBM10 RNA-binding motif protein 10 RNA 结合基序蛋白 10

RECIST response evaluation criteria in solid tumors 实体瘤治疗疗效评价标准

RELN reelin 络丝蛋白

RET ret proto-oncogene ret 原癌基因

ROS1 c-ros oncogene 1, receptor tyrosine kinase c-ros 致癌基因 1，受体酪氨酸激酶

RUNX1 runt-related transcription factor 1 runt 相关转录因子 1

S phase DNA replication or synthesis-phase of the cell cycle 细胞周期中的 DNA 复制或合成期

SAR structure–activity relationship, where the chemical structure of inhibitors with a range of potency is compared to determine the structural features that confer potency 构效关系

SCF stem cell factor 干细胞因子

SF3B1 splicing factor 3b, subunit 1 剪接因子 3b，亚型 1

SLCO solute carrier organic anion transporter family 溶质载体有机阴离子转运蛋白家族

SN-38G SN-38 glucuronide SN-38 葡萄糖苷酸

STAT signal transducer and activator of transcription 信号转导和转录激活因子

synapsis bringing together of DNA molecules 染色体接合

TBX3 T-box 3 T-框蛋白 3

T-DM1 trastuzumab-emtansine 曲妥珠单抗

TGF-α transforming growth factor-alpha 转化生长因子-α

TK tyrosine kinase 酪氨酸激酶

TKI tyrosine kinase inhibitor 酪氨酸激酶抑制剂

TMZ temozolomide 替莫唑胺

TPM tropomyosin 原肌球蛋白

TPMT thiopurine methyltransferase 巯嘌呤甲基转移酶

TS thymidylate synthase 胸苷酸合成酶

Tumor xenograft tumor material or cells from one species (usually human) implanted into an immunocompromized host (usually mouse) 移植瘤

TYMS thymidylate synthase gene 胸苷酸合成酶基因

U2AF1 U2 small nuclear RNA auxiliary factor 1 U2 小核 RNA 辅助因子 1

UGT uridine 5′-diphospho-glucuronosyltransferase 尿苷 5′-二磷酸葡萄糖醛酸转移酶

UM ultrarapid metabolizer 超快代谢型

UTR untranslated enhancer region 非编码的增强子区域

VNTR variable-number tandem repeat 数目可变串联重复序列

WNT wingless-type MMTV integration site family WNT 基因，无翅型小鼠乳腺癌病毒整合位点家族

索　引

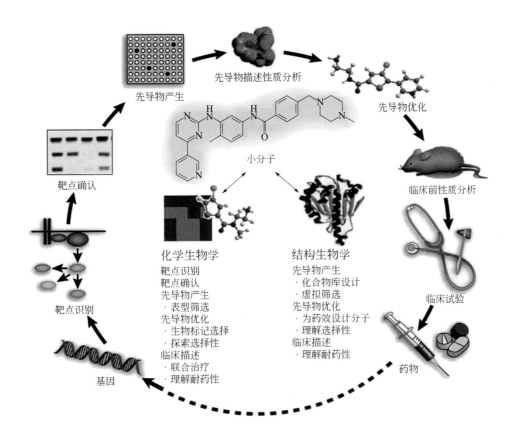

图 1.2 现代药物发现的过程经常会是一条完整的、非线性的道路。结构生物学和由各种方法综合而来的"化学生物学"共同将药物发现过程中的多个元素连接在一起[3]

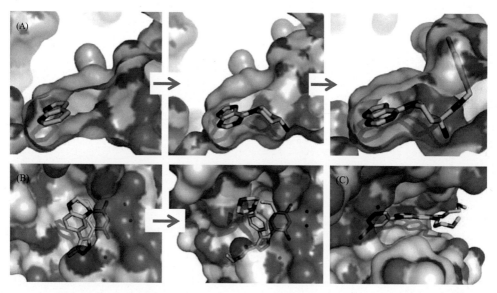

图 1.6　在新靶点的药物发现中基于结构的设计

配体以棍状模型显示，颜色根据原子类别显示（碳＝绿色）。蛋白质以透明表面形式显示，颜色根据原子类别显示（碳＝灰色）。（A）一系列 X 射线晶体结构显示了 7- 氮杂吲哚与嵌合蛋白的 PKA-PKB 的 ATP 位点结合（源自 PDB库 2UVX[173]），由片段生长成为更强效和更有选择性的吡咯嘧啶 PKB 抑制剂（源自 PDB 库 2VNY[174]），紧跟着是有口服活性的 CCT129254（源自 PDB 库 2X39[175]）。（B）CCT018159 结合到 HSP90 ATP 酶区域（源自 PDB库 2BRC[177]）的晶体结构和成为临床候选药 NVP–AUY922 结合在 HSP90 ATP 酶区域（源自 PDB 库 2VCI[178]）。CCT018159 的中与蛋白的结合水分子相互作用的间苯二酚基团被保留，而后加的氨基取代基与蛋白具有新的相互作用使效能提高。调节药物药代动力学表现的吗啉基团伸向外面溶剂中。（C）埃罗替尼结合到 EGFR 激酶域的 X 射线晶体结构的细节（源自 PDB 库 1M17[179]）显示出官能团的分离，包括调节靶点结合，进入结合口袋以及伸向溶剂的调整溶解性和药代动力学性质的基团

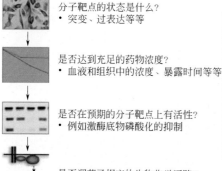

分子靶点的状态是什么？
· 突变、过表达等等

是否达到充足的药物浓度？
· 血液和组织中的浓度、暴露时间等等

是否在预期的分子靶点上有活性？
· 例如激酶底物磷酸化的抑制

是否调节了相应的生物化学通路？
· 通路活性的下游信号读出

是否产生了期望的生物效应？
· 例如细胞凋亡、入侵组织、血管生成的变化

临床反应？
· 例如肿瘤复发、进展时间、继续生存

优　势

· 逻辑和实践框架
· 基于靶点状态的病人选择
· PD 端点概念的证明
· 最佳剂量和计划的选择
· 去/留的决定
· 药学风险管理

图 1.7　药理学逐位追踪图示

参数的层次集合提供了概念上和实践的框架，可以帮助在临床前和临床药物研发中做出决定。逐位追踪与分子靶点的状态（通过药代动力学暴露时间和药效学在靶点的影响）、通路、对治疗和毒性反应的生物影响相关联，也对选择最佳药物剂量和计划有帮助（这张图是重新上色的，修改得到了文献 [3]的允许）

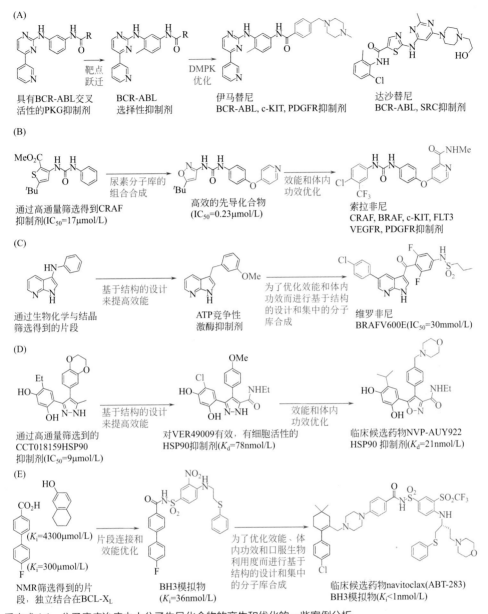

反应式 1.1　分子癌症治疗中小分子先导化合物的产生和优化的一些案例分析

（A）伊马替尼的骨架结构苯胺嘧啶是从蛋白激酶 C 的抑制剂筛选中得到的，并且仅通过增加了一个甲基取代基（红色）而获得了对 BCR-ABL 的选择性。先导化合物的优化集中在提高 DMPK 特性上（蓝色）。第二代 BCR-ABL 抑制剂达沙替尼对一些伊马替尼耐药的 BCR-ABL 突变体激酶也有活性。（B）多靶点激酶抑制剂索拉非尼发现的起点来自对大量化合物进行的 CRAF 蛋白的高通量筛选（HTS），在中心脉络结构上两个取代基的组合变化产生了有效能的先导化合物（红色）。先导物优化集中于提高效能和体内抗肿瘤活性（蓝色）。（C）维罗非尼的骨架结构 3- 苯氨基 -7- 氮杂吲哚是一个结合在激酶（包括 BRAF）ATP 结合位点的低分子量药物片段，是通过生物化学和结晶组合筛选的方法得到的。对该片段的修饰产生了活性更强的 3- 苯基 -7- 氮杂吲哚抑制剂（红色）。集中的化合物库与基于结构的设计结合得到优化的化合物维罗非尼（PLX4720）（蓝色）。（D）对 HSP90 ATP 酶的高通量筛选发现了新型间苯二酚吡唑抑制剂 CCT018159，并且该小分子与酶进行了共结晶。基于结构的设计指导了添加亲脂性和产生氢键的官能团的定位，以形成具有细胞活性的抑制剂 VER-49009（红色）。进一步对效能、药代动力学和药效学性质的优化（蓝色）获得了异噁唑临床候选药物 NVP-AUY922。（E）用 NMR 进行筛选发现了与 BCL-XL 蛋白上两个相邻的次位点结合较弱的片段。将片段连接以保持它们的方向并进行取代获得了抑制 BH3 对 BCL-XL 的结合可以占据全部的结合位点的有效抑制剂（红色）。基于结构的设计进行效能和体内功效优化以及随后的口服药代动力学性质优化，得到了临床候选药物 navitoclax（蓝色）

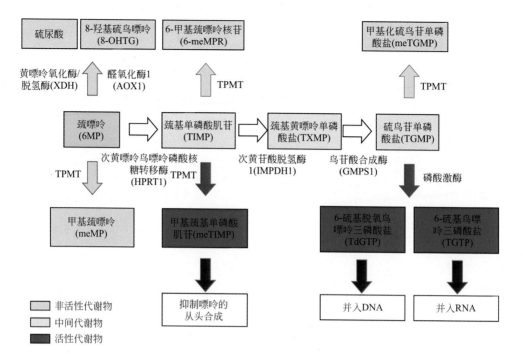

图 2.1　6-MP 在人体内的代谢通路

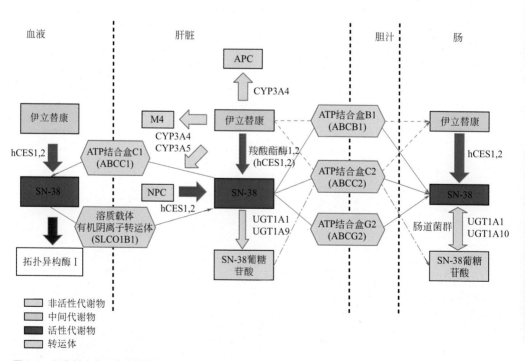

图 2.2　伊立替康在人体内的代谢通路

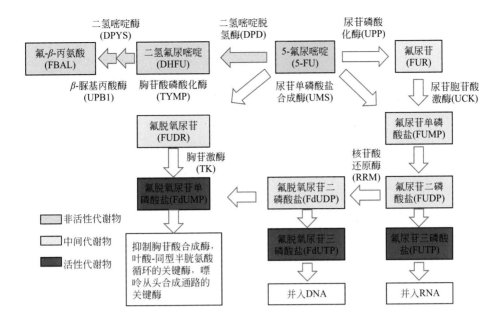

图 2.3　5-FU 在人体内的代谢通路

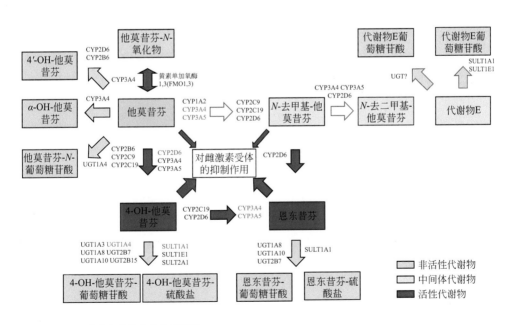

图 2.4　他莫昔芬在人体内的代谢通路

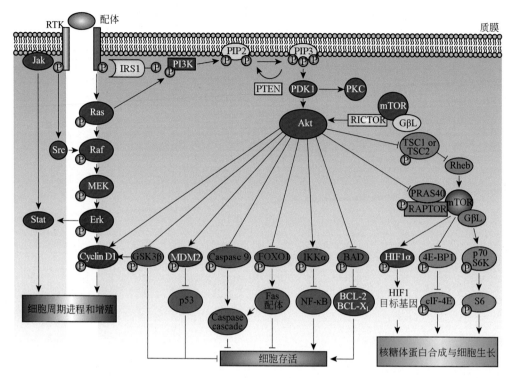

图 4.1　PKB 在细胞信号通路中的作用

（来源：Yap TA 等，Nature Reviews Cancer, 2009）

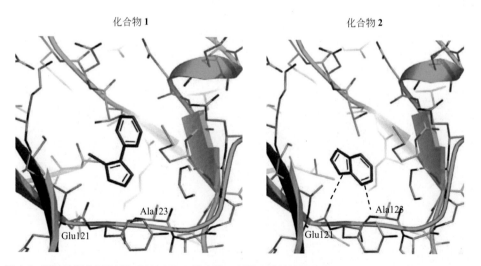

图 4.2　活性片段分子及其与 PKA-PKB 嵌合体 X 射线晶体结构的结合模式

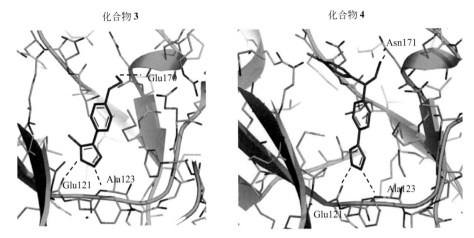

图 4.4　化合物 **3** 和 **4** 结合到 PKA–PKB 嵌合体的 X 射线晶体结构

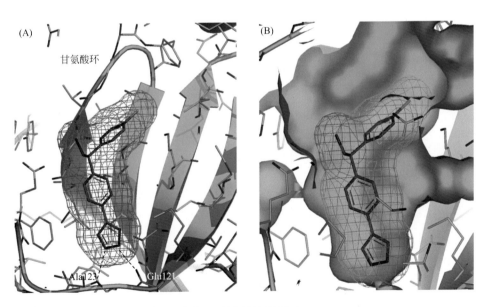

图 4.5　化合物 **4** 的 X 射线晶体结构（图 4.4 结构旋转 180°）
（A）显示了相互作用，（B）显示了蛋白的填充表面

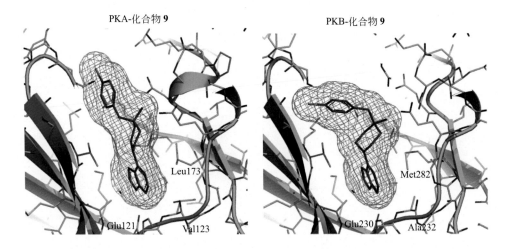

图 4.8　化合物 **9** 与 PKA 和 PKB 结合模式的对比
配体在 PKB 中的构象有利于形成更好的空间匹配和表面接触，导致其具有更高的亲和力

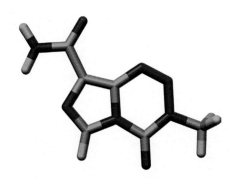

图 5.1　替莫唑胺的结构
（来源：感谢 Mark Beardsall 提供图片）

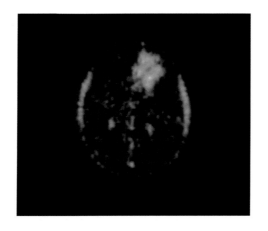

图 5.8　成胶质细胞瘤患者接受 C4 位 ^{11}C 取代的替莫唑胺治疗后的 PET 谱

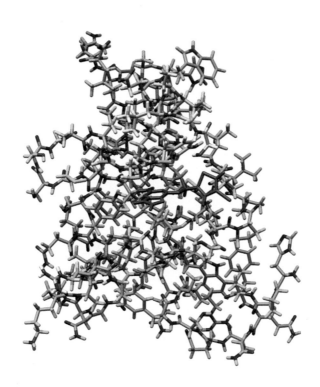

图 5.10　抑制剂 Patrin 2（红色）非共价结合在 MGMT 活性位点
（来源：感谢 Mark Beardsall 博士提供图片）

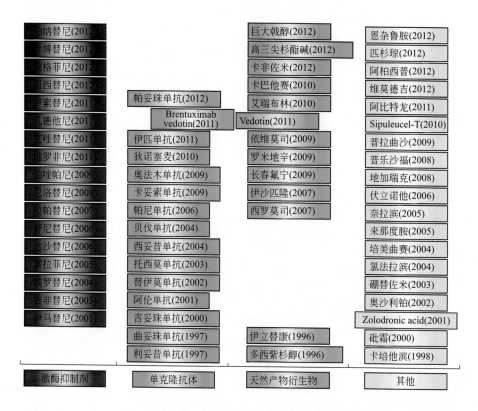

图 7.1 最近批准用于治疗癌症的四类药物（美国食品药品管理局或欧洲药品管理局最先批准的年份）
为了更清楚的表现，所有小分子都没有提到（这张图的色彩在色盘上重制过）

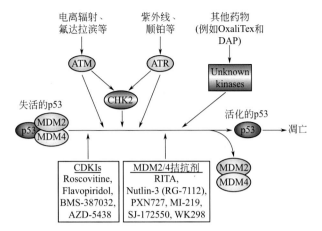

图 12.6 通过干扰其与 MDM2/MDM4 的结合来激活野生型 p53

野生型 p53 通过与 MDM2/ MDM4 蛋白相互作用来保持失活状态。CDK 抑制剂（CDKIs）和 MDM2/4 拮抗剂显示于各自的红色方框内，干扰 p53 的结合从而释放和激活野生型 p53 以诱导凋亡。p53 也可被能激活独立 DNA 损伤通路的药物激活。因此，因翻译后修饰激酶（比如 ATM）缺失而导致的失活野生型 p53，可被其他能诱导替代激酶（ATR）的药物重活化

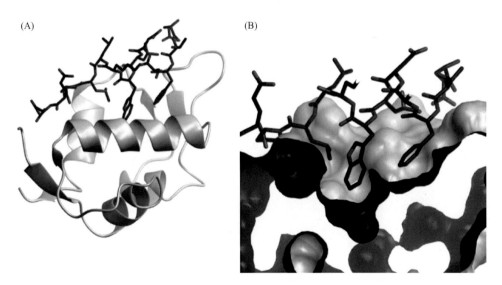

图 13.3 MDM2 与 p53 肽的 X 射线晶体复合物（PDB 编号：1YCR）

（A）带状图；（B）结合表面

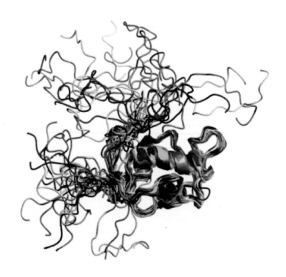

图 13.4　MDM2 的核磁共振结构（PDB 编号: 1Z1M）

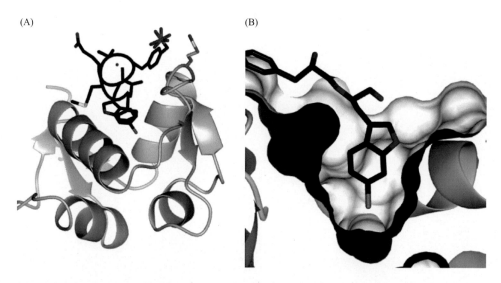

图 13.5　MDM2 与 AP 肽的 X 射线晶体复合物（PDB 编号: 2GV2）。
（A）带状图;（B）Trp[23] 结合口袋表面图

(A)

(B)

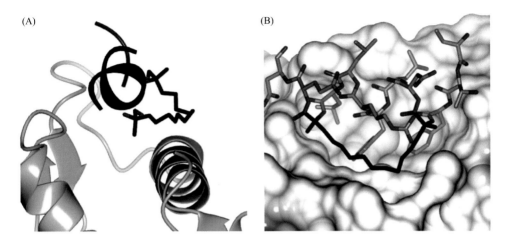

图 13.6　MDM2 与订书肽的 X 射线晶体复合物（PDB 编号：3V3B）
（A）带状图；（B）碳氢订书链结合口袋表面图

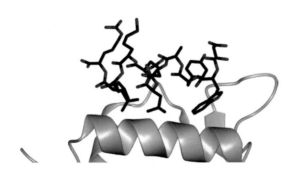

图 13.7　MDM2 与 ^DPMI-α(**15**) 的 X 射线晶体复合物（PDB 编号：3LNJ）

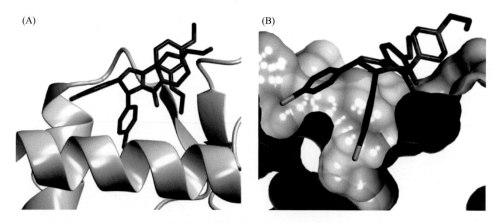

(A)　(B)

图 13.8　MDM2 与 Nutlin-2（**29**）的 X 射线晶体复合物（PDB 编号：1RV1）
（A）带状图；（B）结合表面

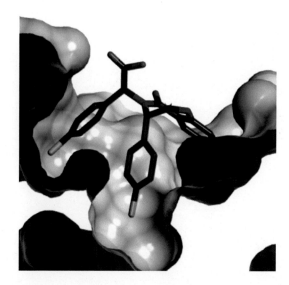

图 13.9　MDM2 与化合物 **39** 的 X 射线晶体复合物（PDB 编号：1T4E）

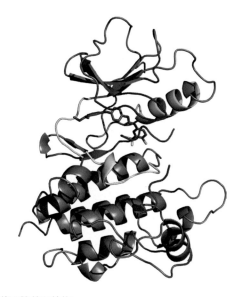

图 18.5　B-RAF 和索拉菲尼的共晶结构

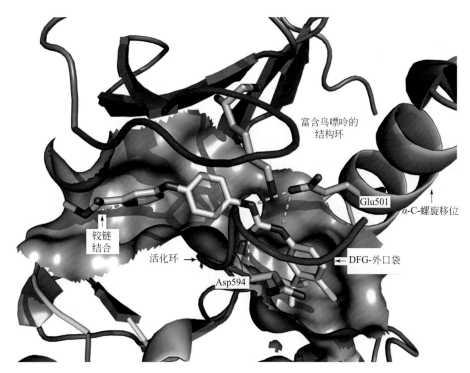

图 18.7　索菲拉尼与 ATP 结合然后结合到 B-RAF 口袋中

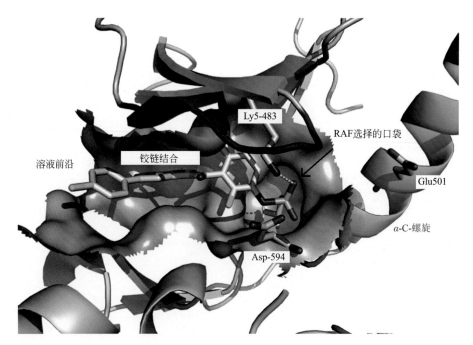

图 18.10　维罗非尼与 ATP 结合后结合到 B-RAF

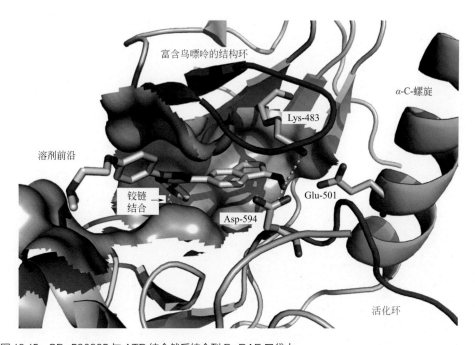

图 18.15　SB-590885 与 ATP 结合然后结合到 B-RAF 口袋中

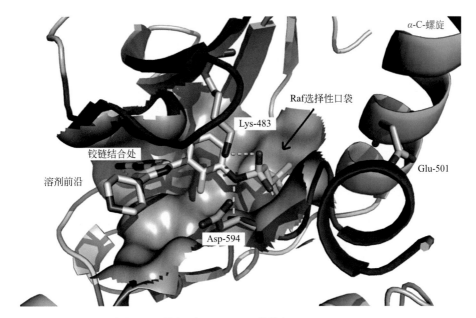

图 18.18　达拉菲尼类似物与 ATP 结合后与 B-RAF 口袋结合

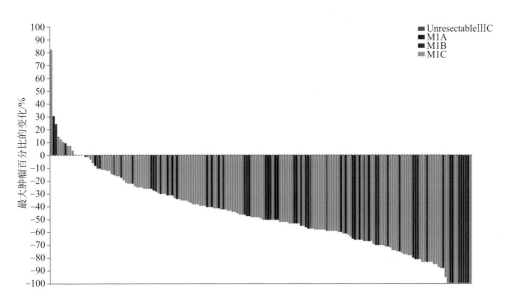

图 18.20　病人服用维罗菲尼后最大肿瘤百分比的变化（n=187）
一个柱状图代表一个个体，负值代表肿瘤减小

举例	风险影响范围				
	很低	低	中间	高	很高
溶解度和溶出度	好或无食品影响		不定或食品影响		贫乏
PK/PD 变异	低变异				高变异
CYP抑制	无/已证实				基于机制/缺乏特点
药物-药物相互作用	无		结合方式不同于被用于探索靶点		具有低治疗指数的试剂
缓解方案	与当前标准类似				
安全限度	宽				窄
可见的毒性	无		可监督/可逆/可缓解		怪异的/连续的/致命的
靶点药理学	先前的临床验证				新颖/无前临床验证
PD生物标记	黄金标准				无验证/不可获得的
端点可用性	最终阶段3的应用		构建模型		新颖/不定/探索终点
临床有效性	发展早期阐述				延迟的阐述
临床效应	未满足未来需求		与已存在治疗方法相似		临床反馈不足
	作为单个试剂反馈				只在联合治疗中反馈
反馈时间	短				长
反馈持久时间	长				短
靶标数量	普遍或多个适应症				少适应症/很稀少/依赖治疗前线
裁剪机会	很好定义/先前验证				无机会/必要分层但不可用
同伴诊断(CDx)	支持CDx可行性		CDx不实用/不赞成		同时发展新颖CDx和药物

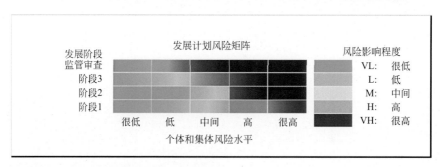

发展计划风险矩阵

发展阶段
监管审查
阶段3
阶段2
阶段1

很低　　低　　中间　　高　　很高

个体和集体风险水平

风险影响程度
VL: 很低
L: 低
M: 中间
H: 高
VH: 很高

图 19.1　临床发展中失败药物的风险来源及其贡献

临床发展必须从一个可被探索和解答的可验证性临床假设和一系列目标的制订开始，并且可以在可控的条件下，有机会系统性的解除最重要风险。最佳情况下，试验性治疗的发展必须调整适应该项目的特定风险，寻找一个可以从临床假设方面尽早解除的风险，以及其他可能会阻碍该假设验证的潜在项目风险之间的平衡。在早期研发阶段不可控风险导致的失败，会使失败的风险集中于后续的临床研发中，而在这些阶段对风险的耐受性很差